Médecine intensive – réanimation, urgences et défaillances viscérales aiguës

Chez le même éditeur

Dans la même collection

Activité physique et sportive : facteur de santé, par le Collège français des enseignants en médecine et traumatologie du sport et de l'exercice physique (CFEMTSEP). 2019, 96 pages.

Anatomie et cytologie pathologiques, par le Collège français des pathologistes (CoPath), 3e édition, 2019, 416 pages.

Chirurgie maxillo-faciale et stomatologie, par le Collège hospitalo-universitaire français de chirurgie maxillofaciale et stomatologie, 4e édition, 2017, 408 pages.

Dermatologie, par le Collège des enseignants en dermatologie de France (CEDEF), 7e édition, 2017, 472 pages.

Endocrinologie, diabétologie et maladies métaboliques, par le Collège des enseignants d'endocrinologie, diabète et maladies métaboliques (CEEDMM), 4e édition, 2019, 584 pages.

Gériatrie, par le Collège national des enseignants de gériatrie (CNEG), 4e édition, 2018, 384 pages.

Gynécologie obstétrique, par le Collège national des gynécologues et obstétriciens français (CNGOF), 4e édition, 2018, 768 pages.

Hématologie, par la Société française d'hématologie, 3e édition, 2018, 400 pages.

Hépato-gastro-entérologie – Chirurgie digestive, par la Collégiale des universitaires en hépato-gastro-entérologie (CDU-HGE), 4e édition, 2018, 536 pages.

Imagerie médicale par le Collège National des Enseignants de Biophysique et de Médecine Nucléaire et le Collège des enseignants de radiologie de France, 2e édition, 2019, 704 pages.

Immunopathologie, par le Collège des enseignants d'immunologie, 2018, 328 pages.

Maîtriser la LCA en anglais – Méthodologie et entraînement, par le Collège universitaire des enseignants de santé publique (CUESP), 5e édition, 2019, 248 pages.

Médecine cardio-vasculaire, par le Collège national des enseignants de cardiologie (CNEC) et la Société française de cardiologie (SFC), 2019, 560 pages.

Médecine intensive, réanimation, urgences et défaillances viscérales aigües, par le Collège des enseignants de médecine intensive – réanimation (CEMIR), 7e édition, 2021, 904 pages.

Médecine légale – Médecine du travail, par la Société française de médecine légale, le Collège des enseignants hospitalo-universitaires de médecine et santé au travail. 2019, 272 pages.

Médecine physique et de réadaptation, par le Collège français des enseignants universitaires de médecine physique et de réadaptation (COFEMER), 6e édition, 2018, 312 pages.

Neurochirurgie, par le Collège de neurochirurgie. 2e édition, 2019, 272 pages.

Neurologie, par le Collège des enseignants de neurologie, 5e édition, 2019, 624 pages.

Nutrition, par le Collège des enseignants de nutrition, 3e édition, 2019, 256 pages.

Ophtalmologie, par le Collège des ophtalmologistes universitaires de France (COUF), 4e édition, 2017, 336 pages.

ORL, par le Collège français d'ORL et de chirurgie cervico-faciale. 4e édition, 2017, 432 pages.

Parasitoses et mycoses des régions tempérées et tropicales, par l'Association française des enseignants de parasitologie et mycologie (ANOFEL), 6e édition, 2019, 504 pages.

Pédiatrie, par le Collège national des professeurs de pédiatrie. 8e édition, 2021, 936 pages.

Rhumatologie, par le Collège français des enseignants en rhumatologie (COFER), 7e édition, 2020, 624 pages.

Santé publique, par le Collège universitaire des enseignants de santé publique (CUESP), 4e édition, 2019, 472 pages.

Urologie, par le Collège français des enseignants d'urologie (CFEU), 5e édition, 2021, 440 pages.

Médecine intensive – réanimation, urgences et défaillances viscérales aiguës

Sous l'égide du

Collège des enseignants de médecine intensive-réanimation

7e édition

Elsevier Masson

Elsevier Masson SAS, 65, rue Camille-Desmoulins, 92442 Issy-les-Moulineaux cedex
www.elsevier-masson.fr
ELSEVIER

Médecine intensive – réanimation, urgences et défaillances viscérales aiguës, 7e édition, par le Collège des enseignants de médecine intensive – réanimation.

ISBN : 978-2-294-76958-0
e-ISBN : 978-2-294-76997-9

Les figures 7.1, 13.2, 13.7, 13.8, 13.9, 15.1, 17.1, 20.2, 27.2, 45.1, 50.1, 51.2, 56.1, 56.2, 56.3, 56.4, 56.5 ont été réalisées par Carole Fumat.

Table des matières

Les auteurs . . . XIX
Avant-propos . . . XXV
Guide de lecture . . . XXVII
Note de l'éditeur . . . XXIX
Table des compléments en ligne . . . XXXI
Abréviations . . . XXXIII

I Introduction et grands concepts

1 Approche du patient ayant une détresse vitale potentielle ou avérée . . . 3
Focus MÉDECINE INTENSIVE-RÉANIMATION . . . 3
Introduction . . . 3
I. Évaluer la gravité immédiate et prendre les premières mesures symptomatiques . . . 6
II. Conduire le raisonnement étiologique et envisager les premières mesures thérapeutiques étiologiques urgentes . . . 8
III. Communiquer et organiser . . . 9
Tic-tac . . . 12
Annexe – Paramètres vitaux à recueillir systématiquement et à noter dans le dossier . . . 14

2 Réflexion éthique, limitation et arrêt des thérapeutiques en médecine intensive-réanimation . . . 17
ITEM 143 – Connaître les aspects spécifiques des soins palliatifs en réanimation . . . 17
Introduction . . . 17
I. Identifier les éléments qui conduisent à proposer une limitation ou un arrêt des thérapeutiques . . . 19
II. Quelles thérapeutiques peuvent être limitées ou arrêtées ? . . . 22
III. Comment prescrire les soins palliatifs ? . . . 24
IV. La non-admission en réanimation . . . 26

3 Erreur médicale, événement indésirable associé aux soins . . . 29
Focus MÉDECINE INTENSIVE-RÉANIMATION . . . 29
ITEM 5 – La gestion des erreurs et des plaintes. L'aléa thérapeutique . . . 29
ITEM 325 – Identification et gestion des risques liés aux médicaments et aux biomatériaux, risque iatrogène, erreur médicamenteuse . . . 29
Introduction . . . 30
I. Qu'est-ce qu'une erreur médicale et un accident médical ? . . . 30
II. Un événement indésirable associé aux soins est-il toujours en lien avec une erreur ? . . . 31
III. Responsabilité médicale et risque médico-légal . . . 32
IV. L'erreur humaine : typologie et facteurs favorisants . . . 32
V. Culture positive de l'erreur dans les établissements de santé afin de prévenir les erreurs . . . 33

II Aspects techniques

4 Oxygénothérapie . . . 39
Fiche PRESCRIPTION . . . 39
ITEM 359 – Détresse et insuffisance respiratoire aiguë du nouveau-né, du nourrisson, de l'enfant et de l'adulte . . . 39
Introduction . . . 41
I. Pourquoi oxygéner mon patient ? . . . 41

II. Comment administrer de l'oxygène à mon patient? . . . 42
III. Tableau récapitulatif des différentes techniques d'oxygénothérapie . . . 46

5 Abords veineux . . . 49
ITEM 229 – Surveillance et complications des abords veineux . . . 49
Introduction . . . 49
I. Quels sont les différents types d'abords veineux? . . . 50
II. Comment choisir entre les différentes voies? . . . 53
III. Comment surveiller une voie veineuse? . . . 54
IV. Erreurs à ne pas commettre . . . 55
Tic-tac . . . 56

6 Solutés d'hydratation et de remplissage vasculaire . . . 59
Fiche PRESCRIPTION . . . 59
Introduction . . . 59
I. Répartition de l'eau dans le corps humain . . . 60
II. Principaux solutés . . . 61
III. Évaluation des besoins intraveineux : les « 5 R » . . . 64

7 Analgésie en soins critiques . . . 71
Prise en charge aiguë de la douleur . . . 71
ITEM 135 – Thérapeutiques antalgiques, médicamenteuses et non médicamenteuses . . . 71
Introduction . . . 72
I. Rappels : physiopathologie de la douleur . . . 73
II. Comment évaluer la douleur de mon patient? . . . 74
III. Quels moyens pharmacologiques, quelles précautions? . . . 76
IV. Comment traiter en urgence une douleur aiguë? . . . 78
V. Généralités sur l'anesthésie générale en urgence . . . 81
VI. Généralités sur l'analgésie en situation d'urgence . . . 82
Tic-tac . . . 82

8 Transfusion sanguine . . . 85
ITEM 329 – Transfusion sanguine . . . 85
I. Qu'est-ce qu'une transfusion? . . . 86
II. Quels sont les différents produits sanguins labiles? . . . 87
III. Quand faut-il penser à une transfusion? . . . 90
IV. De la prescription du produit sanguin labile à l'acte transfusionnel . . . 92
V. Quand évoquer un accident transfusionnel? . . . 94
VI. Comment réagir devant une suspicion de complication per-transfusionnelle? . . . 96
Annexe – Exemple d'ordonnance de produits sanguins labiles . . . 99

9 Transplantation d'organes . . . 101
ITEM 201 – Transplantation d'organes : aspects épidémiologiques et immunologiques ; principes de traitement et surveillance ; complications et pronostic ; aspects éthiques et légaux . . . 101
Introduction . . . 102
I. Cadre réglementaire du don d'organe . . . 103
II. Déroulement d'une procédure de prélèvement d'organes . . . 106
III. Compatibilité immunologique et immunosuppression . . . 107

III Défaillances et urgences cardiovasculaires et hémodynamiques

10 États de choc . . . 113
ITEM 332 – État de choc. Principales étiologies : hypovolémique, septique (voir item 158), cardiogénique, anaphylactique . . . 113

Introduction . . . 114
I. Comment faire le diagnostic d'état de choc ? . . . 117
II. Quelles sont les mesures immédiates ? . . . 118
III. Quelles sont les mesures avancées ? . . . 121
Tic-tac . . . 124

11 Sepsis et choc septique . . . 127
ITEM 332 – État de choc . . . 127
ITEM 158 – Sepsis et choc septique de l'enfant et de l'adulte . . . 127
Introduction . . . 129
I. Étape clinique – Rechercher un sepsis devant toute infection . . . 131
II. Étape clinique – Rechercher une porte d'entrée . . . 131
III. Quels examens complémentaires ? . . . 132
IV. Quelles mesures thérapeutiques immédiates ? . . . 134
V. Quelles mesures thérapeutiques spécialisées ? . . . 136
Tic-tac . . . 137

12 Choc cardiogénique . . . 141
Focus MÉDECINE INTENSIVE-RÉANIMATION . . . 141
ITEM 332 – État de choc . . . 141
ITEM 234 – Insuffisance cardiaque de l'adulte . . . 141
Introduction . . . 143
I. Comment faire le diagnostic de choc cardiogénique ? . . . 145
II. Quelles mesures prendre sans délai ? . . . 146
III. Quels examens complémentaires demander en urgence ? . . . 146
IV. Quel est le raisonnement étiologique ? . . . 149
Tic-tac . . . 156

13 Arrêt cardiaque . . . 159
ITEM 331 – Arrêt cardiocirculatoire de l'adulte . . . 159
Introduction . . . 160
I. Quand faire le diagnostic d'arrêt cardiaque ? . . . 162
II. Quelle est la prise en charge immédiate à appliquer ? . . . 163
III. Quelle est la prise en charge avancée d'un arrêt cardiaque ? . . . 166
IV. Quelles sont les étiologies d'un arrêt cardiaque à évoquer et comment les identifier rapidement ? . . . 168
V. Quand arrêter la réanimation cardiopulmonaire ? . . . 170
Tic-tac . . . 171
VI. Spécificités de l'enfant . . . 171

14 Embolie pulmonaire . . . 177
Focus MÉDECINE INTENSIVE-RÉANIMATION . . . 177
ITEM 226 – Thrombose veineuse profonde (TVP) et embolie pulmonaire (EP) . . . 177
ITEM 330 – Prescription et surveillance des classes de médicament les plus courantes chez l'adulte et chez l'enfant hors anti-infectieux (pour AVK et héparine) . . . 178
Introduction . . . 178
I. Quand évoquer le diagnostic d'une embolie pulmonaire à haut risque ? . . . 180
II. Quels sont les signes de gravité à rechercher immédiatement ? . . . 181
III. Quels traitements d'urgence administrer sans délai ? . . . 182
IV. Quelle est la stratégie diagnostique en cas de suspicion d'embolie pulmonaire à haut risque ? . . . 183
Tic-tac . . . 186

15 Insuffisance cardiaque et œdème aigu pulmonaire cardiogénique . . . 189
Focus MÉDECINE INTENSIVE-RÉANIMATION . . . 189
ITEM 234 – Insuffisance cardiaque de l'adulte . . . 189
Introduction . . . 191
I. Quand évoquer le diagnostic d'œdème aigu pulmonaire cardiogénique ? . . . 192

II. Quels sont les critères de gravité d'un œdème aigu pulmonaire cardiogénique ? 195
III. Quels examens complémentaires demander en urgence ? 195
IV. Quels sont les traitements d'urgence à administrer sans délai ? 197
V. Quelles sont les principales causes à évoquer ? 198
Tic-tac 200

16 Hypertension artérielle de l'adulte 203
Focus MÉDECINE INTENSIVE-RÉANIMATION 203
ITEM 224 – Hypertension artérielle de l'adulte et de l'enfant (urgences hypertensives et HTA maligne) 203
Introduction 204
I. Comment faire le diagnostic d'une urgence hypertensive ? 205
II. Quels traitements d'urgence administrer sans délai ? 207
III. Quels examens complémentaires demander en urgence ? 207
IV. Quel raisonnement étiologique adopter ? 208
Tic-tac 210

17 Syndromes coronariens aigus 211
Focus MÉDECINE INTENSIVE-RÉANIMATION 211
ITEM 339 – Syndromes coronariens aigus 211
Introduction 212
I. Épidémiologie des formes graves de syndrome coronarien aigu 214
II. Diagnostic positif du syndrome coronarien aigu et de ses formes compliquées 214
III. Prise en charge thérapeutique d'un syndrome coronarien aigu ST+ (hors complications) 216
IV. Quelles sont les complications à la phase initiale ? 218
Tic-tac 222

18 Choc hémorragique 225
Focus MÉDECINE INTENSIVE-RÉANIMATION 225
ITEM 332 – État de choc 225
ITEM 334 – Traumatismes graves 225
ITEM 355 – Hémorragie digestive aiguë 225
Introduction 225
I. Comment faire le diagnostic d'état de choc hémorragique ? 226
II. Quels traitements d'urgence administrer sans délai ? 228
III. Quels examens complémentaires demander en urgence ? 230
IV. Quel est le raisonnement étiologique à adopter ? 231
Tic-tac 233

19 Anaphylaxie 237
ITEM 338 – Anaphylaxie et œdème de Quincke 237
Introduction 238
I. Quel est le tableau clinique d'une réaction anaphylactique ? 239
II. Comment estimer la gravité d'une réaction anaphylactique ? 241
III. Quel est le traitement à instaurer en urgence en cas de choc anaphylactique ? 241
IV. Quel est le bilan initial d'un choc anaphylactique ? 244
Tic-tac 245

IV Défaillances et urgences respiratoires

20 PaO_2 et $PaCO_2$ 249
Fiche COMPRENDRE 249
Comprendre la PaO_2 250
I. Définition de l'hypoxémie 250
II. Mécanismes physiopathologiques de l'hypoxémie 251

Comprendre la $PaCO_2$ . . . 254
I. Définition de l'hypercapnie . . . 254
II. Mécanismes physiopathologiques de l'hypercapnie . . . 254
III. Quels sont les critères de gravité d'une hypercapnie ? . . . 255

21 Insuffisance respiratoire aiguë de l'adulte . . . 257

ITEM 359 – Détresse et insuffisance respiratoire aiguë du nourrisson, de l'enfant et de l'adulte . . . 257
ITEM 203 – Dyspnée aiguë et chronique . . . 258
Introduction . . . 259
I. Comment faire le diagnostic d'insuffisance respiratoire aiguë ? . . . 260
II. Quels traitements d'urgence administrer sans délai ? . . . 262
III. Quels examens complémentaires demander en urgence ? . . . 265
IV. Quel est le raisonnement étiologique ? . . . 269
Tic-tac . . . 271

22 Insuffisance respiratoire aiguë du patient BPCO . . . 275

Focus MÉDECINE INTENSIVE-RÉANIMATION . . . 275
ITEM 209 – Bronchopneumopathie chronique obstructive . . . 275
ITEM 203 – Dyspnée aiguë et chronique . . . 276
ITEM 359 – Détresse et insuffisance respiratoire aiguë du nourrisson, de l'enfant et de l'adulte . . . 276
Introduction . . . 276
I. Comment faire le diagnostic d'une exacerbation de BPCO ? . . . 278
II. Quels traitements d'urgence administrer sans délai ? . . . 280
III. Quels examens complémentaires demander en urgence ? . . . 282
IV. Quels facteurs déclenchants rechercher ? . . . 283
Tic-tac . . . 285

23 Exacerbation sévère d'asthme . . . 289

Focus MÉDECINE INTENSIVE-RÉANIMATION . . . 289
ITEM 188 – Hypersensibilité et allergies respiratoires chez l'enfant et l'adulte. Asthme, rhinite . . . 289
ITEM 203 – Dyspnée aiguë et chronique . . . 290
ITEM 359 – Détresse et insuffisance respiratoire aiguë du nourrisson, de l'enfant et de l'adulte . . . 290
Introduction . . . 290
I. Comment faire le diagnostic d'une exacerbation sévère d'asthme ? . . . 291
II. Quels traitements d'urgence administrer sans délai ? . . . 293
III. Quels examens complémentaires demander en urgence ? . . . 294
IV. Quels facteurs déclenchants rechercher ? . . . 295
Tic-tac . . . 297

24 Pneumonie aiguë communautaire grave . . . 299

ITEM 154 – Infections bronchopulmonaires communautaires de l'adulte et de l'enfant . . . 299
Introduction . . . 300
I. Quand évoquer le diagnostic de pneumonie aiguë communautaire ? . . . 302
II. Quels sont les critères de gravité d'une pneumonie aiguë communautaire ? . . . 303
III. Quels examens complémentaires demander en urgence ? . . . 304
IV. Quels traitements d'urgence administrer sans délai ? . . . 306
V. Quelles sont les principales étiologies à évoquer ? . . . 308
VI. Réévaluation de l'antibiothérapie de la pneumonie infectieuse aiguë . . . 309
Tic-tac . . . 310

25 Hémoptysie . . . 315

ITEM 205 – Hémoptysie . . . 315
Introduction . . . 315

I. Comment faire le diagnostic d'une hémoptysie ? 317
II. Quels sont les signes de gravité d'une hémoptysie ? 317
III. Quelles mesures mettre en place immédiatement en cas d'hémoptysie sévère ? 319
IV. Quels examens complémentaires demander en urgence ? 320
V. Quelle est la stratégie diagnostique et thérapeutique ? 321
Tic-tac 323

26 Épanchements pleuraux liquidiens et pneumothorax 327
ITEM 206 – Épanchement pleural liquidien 327
ITEM 360 – Pneumothorax 327
Introduction 329
I. Quel est le tableau clinique d'un épanchement pleural ? 329
II. Quels sont les signes cliniques de gravité associés aux épanchements pleuraux ? 330
III. Quels examens réaliser pour confirmer et prendre en charge un épanchement pleural ? Quels sont les signes paracliniques de gravité des épanchements pleuraux ? 330
IV. Quand et comment traiter un épanchement pleural ? 331
V. Quelles sont les différentes causes des épanchements pleuraux liquidiens et gazeux ? 332

V Défaillances et urgences neurologiques

27 Coma non traumatique de l'adulte 337
ITEM 336 – Coma non traumatique de l'adulte 337
Introduction 338
I. Comment reconnaître un coma ? Quels en sont les signes de gravité ? 341
II. Quelle est la prise en charge en urgence ? 344
III. Quel est le raisonnement étiologique ? 346
Tic-tac 351

28 Le scanner cérébral en soins critiques 355
Fiche SÉMIOLOGIE 355
ITEM 108 – Confusion, démences 355
ITEM 334 – Prise en charge immédiate pré-hospitalière et à l'arrivée à l'hôpital, évaluation des complications chez : un brûlé, un polytraumatisé, un traumatisé abdominal, un traumatisé des membres, un traumatisé du rachis, un traumatisé thoracique, un traumatisé oculaire, un patient ayant une plaie des parties molles 356
ITEM 336 – Coma non traumatique chez l'adulte et chez l'enfant 356
ITEM 340 – Accidents vasculaires cérébraux 356
ITEM 341 – Hémorragie méningée 356
ITEM 343 – État confusionnel et trouble de conscience chez l'adulte et chez l'enfant 356
Introduction 356
I. Anatomie radiologique du système nerveux central 357
II. Sémiologie scanographique cérébrale en soins critiques 361

29 Agressions cérébrales secondaires d'origine systémique 367
Fiche COMPRENDRE 367

30 Convulsions et état de mal épileptique 369
ITEM 105 – Épilepsie de l'enfant et de l'adulte 369
ITEM 342 – Malaise, perte de connaissance, crise convulsive d'épilepsie chez l'adulte 370
Introduction 372
I. Qu'est-ce qu'une crise d'épilepsie et un état de mal épileptique ? 373
II. Quelles sont les complications potentielles d'un état de mal épileptique ? 376
III. Comment faire le diagnostic étiologique ? 377
IV. Quels examens complémentaires réaliser ? 378
V. Quelle est la prise en charge thérapeutique ? 381
Tic-tac 384

31 Accidents vasculaires cérébraux ... 387
Focus MÉDECINE INTENSIVE-RÉANIMATION ... 387
ITEM 340 – Accidents vasculaires cérébraux ... 387
Introduction ... 388
I. Comment suspecter le diagnostic ? ... 389
II. Comment faire le diagnostic ? ... 390
III. Quel est le rôle du réanimateur dans la prise en charge de l'AVC ? ... 391
IV. Quels sont les principes de base de la prise en charge précoce d'un AVC ? ... 393
Tic-tac ... 395

32 Hémorragie sous-arachnoïdienne ... 397
ITEM 341 – Hémorragie méningée ... 397
Introduction ... 398
I. Quand évoquer le diagnostic d'hémorragie méningée ? ... 398
II. Quels sont les signes de gravité d'une hémorragie méningée ? ... 399
III. Quels examens complémentaires diagnostiques demander ? ... 399
IV. Quelles sont les étiologies d'hémorragie méningée et quels examens complémentaires étiologiques demander ? ... 403
V. Quelle est la prise en charge thérapeutique d'une hémorragie méningée et de ses complications évolutives ? ... 405
Tic-tac ... 409

33 Paralysies extensives ... 411
Polyradiculonévrite aiguë inflammatoire et myasthénie ... 411
ITEM 97 – Polyradiculonévrite aiguë inflammatoire (syndrome de Guillain-Barré) ... 411
ITEM 98 – Myasthénie ... 412
Introduction ... 412
I. Comment faire le diagnostic de paralysie extensive ? ... 414
II. Quels sont les critères de gravité immédiate ? ... 417
III. Quels examens complémentaires demander en urgence ? ... 420
IV. Quelle est la prise en charge thérapeutique ? ... 421
Tic-tac ... 423

VI Défaillances et urgences métaboliques et rénales

34 Insuffisance rénale aiguë de l'adulte ... 427
ITEM 348 – Insuffisance rénale aiguë (IRA). Anurie ... 427
ITEM 258 – Élévation de la créatininémie ... 428
Introduction ... 429
I. Comment faire le diagnostic d'insuffisance rénale aiguë ? ... 432
II. Quels sont les critères de gravité immédiate ? ... 432
III. Comment raisonner devant une insuffisance rénale aiguë ? ... 433
IV. Quels sont les principes généraux de prise en charge des insuffisances rénales aiguës ? ... 441
Tic-tac ... 443

35 Gaz du sang et troubles de l'équilibre acidobasique ... 447
ITEM 267 – Troubles de l'équilibre acidobasique et désordres hydroélectrolytiques ... 447
Introduction ... 448
I. Quels patients doivent bénéficier de gaz du sang artériels ou veineux ? ... 449
II. Aspects techniques et pratiques de la réalisation des gaz du sang ... 449
III. Orientation diagnostique entre une acidose, une alcalose, métabolique ou respiratoire, le phénomène de compensation ... 453
IV. Principales causes des anomalies acidobasiques ... 455

36 Étiologie des anomalies gazométriques d'origine métabolique 459
ITEM 267 – Troubles de l'équilibre acidobasique et désordres hydroélectrolytiques 459
Introduction 460
Acidose métabolique 460
I. Comment faire le diagnostic étiologique de l'acidose métabolique ? 461
II. Quels sont les critères de gravité d'une acidose métabolique, impliquant l'avis du réanimateur ? 464
III. Quelles thérapeutiques mettre en œuvre selon l'étiologie mise en évidence ? 465
Alcalose métabolique 468
I. Comment faire le diagnostic étiologique de l'alcalose métabolique ? 468
II. Quelles thérapeutiques mettre en œuvre selon l'étiologie mise en évidence ? 469

37 Désordres hydroélectrolytiques, anomalies du bilan de l'eau : dysnatrémies 473
ITEM 267 – Troubles de l'équilibre acidobasique et désordres hydroélectrolytiques 473
Introduction 474
Hyponatrémie et hyperhydratation intracellulaire 480
I. Comment faire le diagnostic ? 480
II. Comment reconnaître une forme grave et anticiper l'évolution vers une complication ? 480
III. Quel est le raisonnement physiopathologique et étiologique ? 481
IV. Quels sont les principes de la prise en charge ? 484
Hypernatrémie et déshydratation intracellulaire 484
I. Comment faire le diagnostic ? 484
II. Comment reconnaître une forme grave et anticiper l'évolution vers une complication ? 485
III. Quel est le raisonnement physiopathologique et étiologique ? 485
IV. Quels sont les principes de la prise en charge ? 486

38 Désordres hydroélectrolytiques : dyskaliémie 489
ITEM 267 – Troubles de l'équilibre acidobasique et désordres hydroélectrolytiques 489
Introduction 490
Hyperkaliémie 491
I. Quelles sont les manifestations de l'hyperkaliémie et comment évaluer la gravité ? 493
II. Quels sont les mécanismes et causes de l'hyperkaliémie et comment raisonner ? 495
III. Comment prendre en charge une hyperkaliémie ? 496
Hypokaliémie 498
I. Quelles sont les manifestations de l'hypokaliémie et comment évaluer la gravité ? 499
II. Quels sont les mécanismes et causes de l'hypokaliémie et comment raisonner ? 500
III. Comment prendre en charge une hypokaliémie ? 502
Tic-tac 503

39 Hypercalcémie aiguë sévère 507
ITEM 268 – Hypercalcémies 507
Introduction 508
I. Comment faire le diagnostic d'une hypercalcémie ? 509
II. Comment faire le diagnostic de gravité ? 510
III. Quels traitements administrer en cas d'hypercalcémie sévère ? 511
IV. Quelle démarche étiologique ? 512
Tic-tac 515

40 Acidocétose diabétique et état hyperosmolaire 517
Focus MÉDECINE INTENSIVE-RÉANIMATION 517
ITEM 247 – Diabète sucré de types 1 et 2 de l'enfant et de l'adulte. Complications 517
ITEM 267 – Troubles de l'équilibre acidobasique et désordres hydroélectrolytiques 518
Introduction 518
I. Comment faire le diagnostic de décompensation hyperglycémique d'un diabète ? 520
II. Quels examens complémentaires demander en urgence ? 522
III. Quels traitements administrer en urgence ? 524
Tic-tac 526

41 Insuffisance surrénalienne aiguë ... 529
ITEM 245 – Insuffisance surrénale chez l'adulte et l'enfant ... 529
Introduction ... 531
I. Quel est le tableau clinique d'une insuffisance surrénalienne aiguë ? ... 532
II. Quels sont les facteurs déclenchants d'une insuffisance surrénalienne aiguë ? ... 533
III. Quels sont les signes de gravité d'une insuffisance surrénalienne aiguë ? ... 533
IV. Quels examens réaliser pour confirmer et prendre en charge une insuffisance surrénalienne aiguë ? ... 534
V. Comment traiter une insuffisance surrénalienne aiguë ? ... 535
VI. Quelles sont les différentes causes d'insuffisance surrénalienne aiguë ? ... 536
Tic-tac ... 538

VII Défaillances et urgences infectieuses

42 Antibiothérapie d'urgence ... 543
Focus MÉDECINE INTENSIVE-RÉANIMATION ... 543
ITEM 177 – Prescription et surveillance des anti-infectieux chez l'adulte ... 543
Introduction ... 545
I. Notion d'infections communautaire, nosocomiale et liée aux soins ... 546
II. Principaux antibiotiques utilisés en urgence ... 548
III. Situations justifiant d'une antibiothérapie d'urgence et grands schémas thérapeutiques ... 553
Annexe – Glossaire des principales notions ... 557

43 Hygiène et infections nosocomiales ... 559
Focus MÉDECINE INTENSIVE-RÉANIMATION ... 559
ITEM 4 – La sécurité du patient. La gestion des risques. Les événements indésirables associés aux soins (EIAS) ... 559
ITEM 157 – Septicémie/Bactériémie/Fongémie de l'adulte et de l'enfant ... 561
ITEM 177 – Prescription et surveillance des anti-infectieux chez l'adulte et l'enfant ... 561
Introduction ... 562
I. Comment diagnostiquer une infection nosocomiale ? ... 563
II. Comment prendre en charge une infection nosocomiale ? ... 569
III. Comment prévenir les infections nosocomiales ? ... 570
Tic-tac ... 574

44 Fièvre chez l'immunodéprimé ... 577
ITEM 191 – Fièvre chez un patient immunodéprimé ... 577
Introduction ... 578
I. Quand évoquer le diagnostic d'infection de l'immunodéprimé, quelles causes et quels micro-organismes rechercher ? ... 579
II. Quels signes de gravité faut-il immédiatement rechercher ? ... 582
III. Quels examens complémentaires demander ? ... 582
IV. Quels traitements d'urgence administrer sans délai ? ... 584
V. Prévention ... 585
Tic-tac ... 585

45 Infections cutanéomuqueuses sévères ... 589
ITEM 155 – Infections cutanéomuqueuses et des phanères, bactériennes et mycosiques de l'adulte et de l'enfant ... 589
Introduction ... 591
I. Définitions et épidémiologie ... 593
II. Quand évoquer le diagnostic d'infection cutanéomuqueuse grave ? ... 594
III. Quels examens complémentaires demander en urgence ? ... 597
IV. Quels traitements d'urgence mettre en place sans délai ? ... 600
Tic-tac ... 602

46 Infections neuroméningées . . . 605
Méningites, encéphalites infectieuses, abcès cérébraux . . . 605
ITEM 151 – Méningite et méningoencéphalites . . . 605
Introduction . . . 606
I. Quand évoquer le diagnostic d'infection neuroméningée ? . . . 607
II. Quels sont les critères de gravité d'une infection neuroméningée ? . . . 609
III. Quels examens complémentaires demander en urgence ? . . . 610
IV. Quels traitements d'urgence administrer sans délai ? . . . 613
V. Quelles sont les principales étiologies ? . . . 614
Tic-tac . . . 617

47 Purpura fulminans . . . 621
Focus MÉDECINE INTENSIVE-RÉANIMATION . . . 621
ITEM 151 – Méningite et méningoencéphalites . . . 621
ITEM 215 – Purpuras chez l'adulte et l'enfant . . . 622
Introduction . . . 622
I. Quand évoquer un purpura fulminans ? . . . 623
II. Quelle est la prise en charge en urgence ? . . . 624
III. Comment confirmer le diagnostic ? . . . 625
IV. Quelles sont les principales étiologies ? . . . 625
Tic-tac . . . 626

48 Sepsis urinaire grave . . . 629
Focus MÉDECINE INTENSIVE-RÉANIMATION . . . 629
ITEM 161 – Infections urinaires de l'enfant et de l'adulte . . . 629
Introduction . . . 631
I. Comment faire le diagnostic d'infection urinaire grave ? . . . 631
II. Quels examens complémentaires demander en urgence ? . . . 632
III. Quels sont les principes de la prise en charge ? . . . 634

49 Endocardite infectieuse . . . 637
ITEM 152 – Endocardite infectieuse . . . 637
Introduction . . . 638
I. Comment faire le diagnostic d'une endocardite infectieuse ? . . . 640
II. Comment faire le diagnostic de gravité immédiate ? . . . 641
III. Quels examens complémentaires demander et dans quels délais ? . . . 642
IV. Quels sont les principes de la prise en charge ? . . . 643
V. Quelles sont les mesures prophylactiques à mettre en place ? . . . 645

50 Paludisme grave . . . 647
ITEM 170 – Paludisme . . . 647
Introduction . . . 648
I. Quand évoquer le diagnostic de paludisme ? . . . 649
II. Quels examens complémentaires demander en urgence ? . . . 652
III. Comment reconnaître une forme grave ? . . . 653
IV. Quels traitements d'urgence administrer sans délai ? . . . 655
Tic-tac . . . 658

VIII Défaillances et urgences digestives

51 Hémorragie digestive . . . 663
ITEM 355 – Hémorragie digestive . . . 663
ITEM 279 – Cirrhose et complications . . . 664
Introduction . . . 664
I. Comment diagnostiquer une hémorragie digestive ? . . . 665

II. Quelle doit être la prise en charge immédiate ? 666
III. Comment faire le diagnostic étiologique ? 669
IV. Comment traiter l'hémorragie digestive ? 671
Tic-tac 673

52 Pancréatite aiguë 677
ITEM 358 – Pancréatite aiguë 677
Introduction 678
I. Comment faire le diagnostic de pancréatite aiguë ? 679
II. Quelle est la prise en charge en urgence ? 680
III. Quels examens complémentaires demander en urgence ? 682
IV. Quel est le raisonnement étiologique ? 683
Tic-tac 684

53 Insuffisance hépatique aiguë 687
Focus MÉDECINE INTENSIVE-RÉANIMATION 687
ITEM 167 – Hépatites virales 687
ITEM 278 – Ictère 687
ITEM 337 – Principales intoxications aiguës 688
Introduction 690
I. Comment faire le diagnostic d'insuffisance hépatique aiguë 692
II. Prise en charge initiale : recherche des signes de gravité, traitement initial et diagnostic étiologique 696

54 Décompensation de cirrhose 701
Focus MÉDECINE INTENSIVE-RÉANIMATION 701
ITEM 279 – Cirrhose et complications 701
ITEM 280 – Ascite 701
Introduction 702
I. Comment faire le diagnostic de cirrhose ? 703
II. Quelles sont les complications potentielles ? 706
III. Quel est le raisonnement en urgence ? Quels examens complémentaires demander ? 709
IV. Quels traitements d'urgence administrer sans délai ? 710
Tic-tac 712

IX Défaillances et urgences d'origines circonstancielles

55 Situations sanitaires exceptionnelles, afflux de victimes 717
ITEM 333 – Situations sanitaires exceptionnelles 717
Introduction 717
I. Savoir se protéger 718
II. Savoir apporter son aide en préhospitalier 718
III. Savoir apporter son aide à l'hôpital 722
IV. Savoir s'entraîner et débriefer 724

56 Intoxications aiguës 725
ITEM 337 – Principales intoxications aiguës 725
Introduction 727
I. Épidémiologie et éléments de toxicologie 729
II. Approche diagnostique et actions immédiates 730
III. Orientation, prise en charge thérapeutique et surveillance 734
IV. Évaluation psychiatrique et suivi à long terme 736
V. Spécificités des intoxications les plus fréquentes 739
VI. Intoxications aiguës non médicamenteuses 741
Tic-tac 746

57 Traumatismes sévères 749
ITEM 334 – Prise en charge immédiate préhospitalière et à l'arrivée à l'hôpital, évaluation des complications chez un traumatisé sévère 749
Introduction 750
Traumatisme sévère 752
I. Qu'est-ce qu'un traumatisme sévère et pourquoi une telle définition ? 752
II. Quels sont les éléments de la prise en charge préhospitalière ? 753
III. Organisation hospitalière de l'accueil du traumatisé sévère 757
IV. Quels examens complémentaires réaliser et dans quels délais ? 758
V. Gestion du choc hémorragique et damage control 760
Tic-tac 763
Traumatismes du thorax 765
ITEM 334 – Prise en charge immédiate préhospitalière et à l'arrivée à l'hôpital, évaluation des complications chez un traumatisé thoracique 765
I. Principales lésions anatomiques intrathoraciques 766
II. Examen clinique en moins de 30 secondes 768
III. Examens complémentaires 768
IV. Thérapeutiques spécifiques 768
Traumatismes de l'abdomen 769
ITEM 334 – Prise en charge immédiate préhospitalière et à l'arrivée à l'hôpital, évaluation des complications chez un traumatisé abdominal 769
I. Principales lésions anatomiques 769
II. Examen clinique en moins de 30 secondes 770
III. Examens complémentaires 770
IV. Thérapeutiques spécifiques 771
Traumatismes du bassin et des membres 771
ITEM 334 – Prise en charge immédiate préhospitalière et à l'arrivée à l'hôpital, évaluation des complications chez un traumatisé des membres et/ou du bassin 771
I. Traumatismes pelviens 772
II. Traumatismes des membres 774
Traumatismes vertébromédullaires 775
ITEM 334 – Prise en charge immédiate préhospitalière et à l'arrivée à l'hôpital, évaluation des complications chez un traumatisé du rachis ou vertébromédullaire 775
I. Principales lésions anatomiques 775
II. Examen clinique en moins de 30 secondes 776
III. Examens complémentaires 777
IV. Thérapeutiques spécifiques 777
Traumatismes craniofaciaux 778
ITEM 334 – Prise en charge immédiate préhospitalière et à l'arrivée à l'hôpital, évaluation des complications chez un traumatisé crânien ou cranio-encéphalique 778
I. Lésions intracrâniennes, traumatisme crânien grave 778
II. Principales lésions anatomiques 779
III. Examen clinique en moins de 30 secondes 780
IV. Examens complémentaires 780
V. Prise en charge du traumatisé crânien grave 780
VI. Lésions maxillofaciales et ORL 780

58 Brûlures 783
ITEM 334 – Prise en charge immédiate préhospitalière et à l'arrivée à l'hôpital, évaluation des complications chez un brûlé 783
Introduction 784
I. Comment évaluer une brûlure ? 785
II. Quels sont les critères de gravité immédiate et comment orienter le patient ? 788
III. Quelle est la prise en charge immédiate et quelles sont les complications précoces ? 789
IV. Quelle est la prise en charge hospitalière et quelles sont les complications tardives ? 791
Tic-tac 795

59 Hypothermie . . . 797
Focus MÉDECINE INTENSIVE-RÉANIMATION . . . 797
Introduction . . . 797
I. Comment faire le diagnostic d'une hypothermie ? . . . 798
II. Quels sont les critères de gravité ? . . . 800
III. Quel est le raisonnement étiologique ? . . . 800
IV. Quels examens complémentaires demander ? . . . 801
V. Quelle est la prise en charge thérapeutique à adopter ? . . . 801
Tic-tac . . . 803

60 Hyperthermie et coup de chaleur . . . 805
Focus MÉDECINE INTENSIVE-RÉANIMATION . . . 805
Introduction . . . 805
I. Comment faire le diagnostic d'une hyperthermie et d'un coup de chaleur ? . . . 806
II. Quels sont les critères de gravité ? . . . 808
III. Quelle est la prise en charge thérapeutique à adopter ? . . . 808
Tic-tac . . . 810

61 Complications graves de la grossesse : pré-éclampsie . . . 811
ITEM 344 – Prise en charge d'une patiente atteinte de pré-éclampsie . . . 811
Introduction . . . 812
I. Épidémiologie, incidence, facteurs de risque . . . 813
II. Pré-éclampsie : diagnostic et complications . . . 815
III. Évaluation spécialisée et orientation . . . 818
IV. Stratégie de prise en charge . . . 820
Tic-tac . . . 822

X Défaillances et urgences hématologiques

62 Accidents hémorragiques des anticoagulants . . . 827
Focus MÉDECINE INTENSIVE-RÉANIMATION . . . 827
ITEM 330 – Prescription et surveillance des classes de médicament les plus courantes chez l'adulte et chez l'enfant hors anti-infectieux (pour AVK et héparine) . . . 827
I. Définition et épidémiologie . . . 828
II. Comment poser le diagnostic ? . . . 829
III. Comment estimer la gravité ? . . . 830
IV. Quelles sont les mesures de prise en charge en urgence ? . . . 831
Tic-tac . . . 835

63 Thrombopénie en soins critiques . . . 837
Focus MÉDECINE INTENSIVE-RÉANIMATION . . . 837
ITEM 214 – Thrombopénie chez l'adulte et l'enfant . . . 837
ITEM 215 – Purpuras chez l'adulte et l'enfant . . . 838
Introduction . . . 838
I. Comment établir le diagnostic de thrombopénie ? . . . 839
II. Quels examens complémentaires en urgence ? . . . 840
III. Quel est le raisonnement étiologique ? . . . 841
IV. Quelle est la prise en charge initiale ? . . . 842
V. À propos de quelques causes rencontrées en médecine intensive-réanimation . . . 843
Tic-tac . . . 848

Index . . . 851

Les auteurs

Comité éditorial

Pr Nicolas Lerolle, département de médecine intensive-réanimation et médecine hyperbare, CHU d'Angers, faculté de santé de l'université d'Angers, Angers.

Pr Stephan Ehrmann, CHRU Tours, médecine intensive-réanimation, CIC Inserm 1415, réseau CRICS-TriggerSEP, Tours.

Pr Damien Roux, médecine intensive-réanimation, hôpital Louis-Mourier, AP-HP, Colombes.

Pr Nicolas Terzi, médecine intensive-réanimation, CHU Grenoble Alpes, Grenoble.

Pr Nicolas de Prost, médecine intensive-réanimation, hôpital Henri-Mondor, AP-HP, Créteil.

Pr Julien Poissy, médecine intensive-réanimation, CHU de Lille, hôpital Salengro, Lille.

Pr Nadia Aissaoui, médecine intensive-réanimation, hôpital européen Georges-Pompidou, AP-HP, Paris.

Dr François Beloncle, département de médecine intensive-réanimation et médecine Hyperbare, CHU d'Angers, Angers.

Dr Julien Carvelli, médecine intensive-réanimation, réanimation des urgences, CHU Timone, AP-HM, Marseille.

Dr Jean-François Llitjos, médecine intensive-réanimation, institut Gustave-Roussy, Villejuif.

Dr Hamid Merdji, médecine intensive-réanimation, Nouvel hôpital civil, Hôpitaux universitaires de Strasbourg, Strasbourg.

Avec les premiers rédacteurs des chapitres, internes, assistants et chefs de clinique-assistants

Dr Morgan Caplan, médecine intensive-réanimation, hôpital Roger-Salengro, CHRU de Lille, faculté de médecine Henry-Warembourg, université Lille 2, Lille.

Dr Romain Tortuyaux, médecine intensive-réanimation, hôpital Roger-Salengro, CHRU de Lille, Lille.

Dr Charles de Roquetaillade, département d'anesthésie-réanimation, CHU Lariboisière, université de Paris, Inserm U942, Paris.

Dr Edwige Péju, médecine intensive-réanimation, hôpital Cochin, APHP, université de Paris, Inserm U1016, Paris.

Dr Charlotte Delcampe, réanimation polyvalente, centre hospitalier Avranches-Granville, Avranches.

Dr Imane Adda, médecine intensive-réanimation, hôpital de Bicêtre, Hôpitaux universitaires Paris-Saclay, AP-HP, université Paris-Saclay, Inserm UMR S999, Le Kremlin-Bicêtre.

Dr Alexis Lambour, médecine intensive-réanimation, CHU Amiens Sud, faculté de médecine Amiens, université de Picardie Jules-Verne, Amiens.

Alexandre Pierre, médecine intensive-réanimation, hôpital Roger-Salengro, CHRU de Lille, faculté de médecine Henri-Warembourg, université Lille 2, Lille.

Sofia Ortuno, médecine intensive-réanimation, AP-HP, faculté de médecine Sorbonne université, Paris.

Clément Devautour, médecine intensive-réanimation, AP-HP, faculté de médecine Paris Descartes, université de Paris, Paris.

Sylvain Le Pape, médecine intensive-réanimation, CHRU de Poitiers, Poitiers.

Pierre Basse, médecine intensive-réanimation, AP-HP, Paris.

Marion Desquiens, médecine intensive-réanimation, CHU Amiens Sud, faculté de médecine d'Amiens, université de Picardie Jules-Verne, Amiens.

Antonin Hugerot, médecine intensive-réanimation, Hôpitaux universitaires de Strasbourg, université de Strasbourg, Strasbourg.

Margot Vasseur, médecine intensive-réanimation, hôpital Roger-Salengro, CHRU de Lille, faculté de médecine Henri Warembourg, université Lille 2, Lille.

Sacha Sarfati, médecine intensive-réanimation, CHU de Rouen, université de Rouen.

Piotr Szychowiak, médecine intensive-réanimation, CHRU de Tours, faculté de médecine, université de Tours, Tours.

Vincent Grosjean, médecine intensive-réanimation, AP-HP, université de Paris, Paris.

Antoine Bois, médecine intensive-réanimation, AP-HP, université Paris-Saclay, Paris.

Amandine Bichon, médecine intensive-réanimation, réanimation des urgences, CHU Timone, AP-HM, université Aix-Marseille, Marseille.

Louise Chantelot, médecine intensive-réanimation, AP-HP, CHU Henri-Mondor, université de Paris, Paris.

Sophie-Caroline Sacleux, réanimation hépatique, Centre hépato-biliaire, hôpital Paul-Brousse, APHP, Villejuif.

Bruno Garcia, DESC de médecine intensive-réanimation, CHRU de Lille, université de Lille 2, Lille.

Et la participation des membres du CEMIR pour la relecture et la validation des textes

Membres titulaires

Aissaoui Nadia, médecine intensive-réanimation, hôpital Européen Georges-Pompidou, Paris.

Ait Oufella Hafid, médecine intensive-réanimation, hôpital Saint-Antoine, Paris.

Annane Djillali, médecine intensive-réanimation, hôpital Raymond-Poincaré, Garches.

Argaud Laurent, réanimation, hôpital Édouard-Herriot, Lyon.

Asfar Pierre, médecine intensive-réanimation, CHU d'Angers, Angers.

Aubron Cécile, médecine intensive-réanimation, CHRU de Brest, Brest.

Azoulay Elie, médecine intensive-réanimation, hôpital Saint-Louis, Paris.

Beloncle François, médecine intensive-réanimation, CHU d'Angers, Angers.

Bernardin Gilles, médecine intensive-réanimation, hôpital de l'Archet, Nice.

Bohe Julien, médecine intensive-réanimation, hôpital Lyon Sud, Pierre-Bénite.

Bollaert Pierre-Édouard, médecine intensive-réanimation, hôpital Central, Nancy.

Bouadma Lila, réanimation médicale et infectieuse, hôpital Bichat, Paris.

Boyer Alexandre, médecine intensive-réanimation, hôpital Pellegrin Tripode, Bordeaux.

Canet Emmanuel, médecine intensive-réanimation, CHU de Nantes, Nantes.

Capellier Gilles, médecine intensive-réanimation, hôpital Jean-Minjoz, Besancon.

Carteaux Guillaume, médecine intensive-réanimation, hôpital Henri-Mondor, Créteil.

Castelain Vincent, médecine intensive-réanimation, hôpital de Hautepierre, Strasbourg.

Charles Pierre-Emmanuel, intensive-réanimation, CHU Dijon, Dijon.

Chiche Jean-Daniel, intensive-réanimation, CHU Cochin, Paris.

Cohen Yves, médecine anesthésiste-réanimation-réanimation, hôpital Avicennes, Bobigny.

Combes Alain, médecine intensive-réanimation, institut de cardiologie, Pitié-Salpétrière, Paris.

Coudroy Rémi, médecine intensive-réanimation, CHU de Poitiers, Poitiers.

Cour Martin réanimation, hôpital Édouard-Herriot, Lyon.

Darmon Michael, médecine intensive-réanimation, hôpital Saint-Louis, Paris.

De Prost Nicolas, Médecine intensive-réanimation, CHU Henri-Mondor, Créteil.

Dellamonica Jean, médecine intensive-réanimation, hôpital de l'Archet, Nice.

Demoule Alexandre, médecine intensive-réanimation, hôpital Pitié-Salpétrière, Paris.

Diehl Jean-Luc, médecine intensive-réanimation, hôpital Européen Georges-Pompidou, Paris.

Dreyfuss Didier, médecine intensive-réanimation, hôpital Louis-Mourier, Colombes.

Du Cheyron Damien, médecine intensive-réanimation, CHU de Caen, Caen.

Ehrmann Stéphan, médecine intensive-réanimation, CHRU Bretonneau, Tours.
Fagon Jean-Yves, médecine intensive-réanimation, hôpital Européen Georges-Pompidou, Paris.
Fartoukh Muriel-Sarah, médecine intensive-réanimation, hôpital Tenon, Paris.
Gainnier Marc, médecine intensive-réanimation, hôpital de la Timone, Marseille.
Gaudry Stéphane, réanimation médico-chirurgicale, hôpital Avicenne, Bobigny.
Geri Guillaume, réanimation médico-chirurgicale, hôpital Ambroise-Paré, Boulogne-Billancourt.
Gibot Sébastien, médecine intensive-réanimation, hôpital Central, Nancy.
Gruson Didier, médecine intensive-réanimation, CHU Pellegrin-Tripode, Bordeaux.
Guérin Claude, médecine intensive-réanimation, assistance respiratoire, hôpital de la Croix-Rousse, Lyon.
Guidet Bertrand, réanimation, hôpital Saint-Antoine, Paris.
Guillon Antoine, médecine intensive-réanimation, CHU de Tours, Tours.
Helms Julie, médecine intensive-réanimation, Nouvel hôpital Civil, Hôpitaux universitaires de Strasbourg, Strasbourg.
Hilbert Gilles, médecine intensive-réanimation, hôpital Pellegrin, Bordeaux.
Hraiech Sami, médecine intensive-réanimation, hôpital Nord, Marseille.
Jonquet Olivier, réanimation médicale et grands brûlés, hôpital G. de Chauliac, Montpellier.
Jourdain Merce, médecine intensive-réanimation, hôpital Roger-Salengro, CHRU de Lille, Lille.
Jung Boris, médecine intensive-réanimation, hôpital Lapeyronie, Montpellier.
Kallel Hatem, Guyane.
Kimmoun Antoine, médecine intensive-réanimation, CHU de Nancy, Vandœuvre-les-Nancy.
Klouche Kada réanimation métabolique, hôpital Lapeyronie, Montpellier.
Lautrette Alexandre, médecine intensive-réanimation, CHU Gabriel-Montpied, Clermont-Ferrand.
Le Tulzo Yves, médecine intensive-réanimation, CHU Pontchaillou, Rennes.
Lerolle Nicolas, médecine intensive-réanimation, hôpital d'Angers, Angers.
Levy Bruno, médecine intensive-réanimation, hôpital Central, Nancy.
Lher Erwan, médecine intensive-réanimation, CHU de la Cavale-Blanche, Brest.
Luyt Charles-Édouard, médecine intensive-réanimation, hôpital Pitié-Salpétrière, Paris.
Maizel Julien, médecine intensive-réanimation, hôpital Nord, Amiens.
Mathieu Daniel, urgences respiratoires, hôpital Calmette, Lille.
Maury Éric, médecine intensive-réanimation, hôpital Saint-Antoine, Paris.
Megarbane Bruno, médecine intensive-réanimation, hôpital Lariboisière, Paris.
Mekontso Dessap Armand, médecine intensive-réanimation, hôpital Henri-Mondor, Créteil.
Mercat Alain, médecine intensive-réanimation, hôpital d'Angers, Angers.
Meziani Ferhat, médecine intensive-réanimation, Nouvel hôpital civil, Hôpitaux universitaires de Strasbourg, Strasbourg.
Mira Jean-Paul, médecine intensive-réanimation, hôpital Cochin Port-Royal, Paris.
Misset Benoît, CHU de Liège, Belgique.
Moine Pierre, médecine intensive-réanimation, hôpital Raymond-Poincaré, Garches.
Monnet Xavier, médecine intensive-réanimation, CHU de Bicètre, Le Kremlin-Bicêtre.
Mourvillier Bruno, CHU de Reims, Reims.
Nseir Saad, médecine intensive-réanimation, hôpital Roger-Salengro, Lille.
Papazian Laurent, médecine intensive-réanimation, AP-HM, Marseille.
Pelaccia Thierry, centre de formation et de recherche en pédagogie, faculté de médecine, Strasbourg.
Pène Frédéric, médecine intensive-réanimation, hôpital Cochin, Paris.
Perinel-Ragey Sophie, médecine intensive-réanimation, hôpital Nord, Saint-Priest-en-Jarez.
Piton Gaël, médecine intensive-réanimation, hôpital Jean-Minjoz, Besançon.

Poissy Julien, médecine intensive-réanimation, hôpital Roger-Salengro, Lille.
Preau Sébastien, médecine intensive-réanimation, CHRU de Lille, Lille.
Quenot Jean-Pierre, médecine intensive-réanimation, CHU de Dijon, Dijon.
Reignier Jean, réanimation, Hôtel-Dieu, Nantes.
Ricard Jean-Damien, médecine intensive-réanimation, CHU Louis-Mourier, Colombes.
Richard Christian, médecine intensive-réanimation, CHU de Bicètre, Le Kremlin-Bicêtre.
Richard Jean-Christophe, réanimation, Croix-Rousse, Lyon.
Robert René, médecine intensive-réanimation, CHU La Miletrie, Poitiers.
Roch Antoine, médecine intensive-réanimation, hôpital Sainte Marguerite, Marseille.
Roux Damien, réanimation médico-chirurgicale, hôpital Louis-Mourier, Colombes.
Sauder Philippe, médecine intensive-réanimation, Nouvel hôpital civil, Strasbourg.
Schlemmer Benoît médecine intensive-réanimation, hôpital Saint-Louis, Paris.
Schmidt Matthieu, médecine intensive-réanimation, hôpital Pitié-Salpétrière, Paris.
Schneider Francis, médecine intensive-réanimation, hôpital de Hautepierre, Strasbourg.
Schwebel Carole, médecine intensive-réanimation, centre hospitalier de Grenoble, Grenoble.
Sharshar Tarek, anesthésie et réanimation, hôpital Sainte-Anne, Paris.
Silva Sifontes, Stein anesthésie et réanimation polyvalente, CHU de Toulouse, Toulouse.
Slama Michel, médecine intensive-réanimation, hôpital Nord, Amiens.
Sonneville Romain, médecine intensive-réanimation, hôpital Bichat Claude-Bernard, Paris.
Souweine Bertrand, néphrologie-réanimation médicale, hôpital Montpied, Clermont-Ferrand.
Tadié Jean-Marc, médecine intensive-réanimation, CHR Pontchaillou, Rennes.
Terzi Nicolas, médecine intensive-réanimation, CHU Grenoble, Grenoble.
Thiery Guillaume, médecine intensive-réanimation, CHU de Saint-Étienne, Saint-Étienne.
Thille Arnaud, médecine intensive-réanimation, CHU La Miletrie, Poitiers.
Timsit Jean-François, médecine intensive-réanimation, hôpital Bichat Claude-Bernard, Paris.
Vargas Frédéric, médecine intensive-réanimation, hôpital Pellegrin, Bordeaux.
Vieillard Baron Antoine, médecine intensive-réanimation, hôpital Ambroise-Paré, Boulogne.
Vignon Philippe, médecine intensive-réanimation, CHU Dupuytren, Limoges.
Vodovar Dominique, réanimation chirurgicale et cardiovasculaire, hôpital Henri-Mondor, Créteil.
Voiriot Guillaume, réanimation médico-chirurgicale, hôpital Tenon, Paris.
Zafrani Laura, réanimation, hôpital Tenon, Paris.
Zeni Fabrice, médecine intensive-réanimation, hôpital Bellevue, Saint-Étienne.

Membres associés

Alvarez Antonio, médecine intensive-réanimation, hôpital Pasteur, Colmar.
Barbar Saber Davide, médecine intensive-réanimation, GHRU de Nîmes, Nîmes.
Barbier François, réanimation médicale polyvalente, CHR d'Orléans, Orléans.
Bavozet Florent, médecine intensive-réanimation, hôpital Victor-Jousselin, Dreux.
Bedos Jean-Pierre, réanimation médicale et chirurgicale, hôpital de Versailles, Le-Chesnay.
Bele Nicolas, médecine intensive-réanimation, hôpital de Fréjus Saint-Raphaël, Fréjus.
Benedit Marcel, médecine intensive-réanimation, hôpital Moulins-Yzeure, Moulins.
Bodet-Contentin Laëitia, médecine intensive-réanimation, CHU de Tours, Tours.
Boissier Florence, médecine intensive-réanimation, CHU de Poitiers, Poitiers.
Bougouin Wulfran, médecine intensive-réanimation, hôpital privé Jacques-Cartier, Massy.
Boulain Thierry, réanimation, CHR Orléans, Orléans-La-Source.
Bourenne Jérémy, médecine intensive-réanimation, CHU de la Timone, Marseille.
Brechot Nicolas, médecine intensive-réanimation, groupe hospitalier Pitié-Salpêtrière, Paris.

Brochard Laurent, Bruel Cédric, réanimation et USC, groupe hospitalier Paris Saint-Joseph, Paris.
Bruneel Fabrice, réanimation, hôpital de Versailles, Le-Chesnay.
Cariou Alain, médecine intensive-réanimation, CHU Cochin, Paris.
Cartier Jean-Charles, médecine intensive-réanimation, hôpital de Montélimar, Montélimar.
Cerf Charles, réanimation, hôpital Foch, Suresnes.
Choukroun Gérald, unité de soins intensifs respiratoires et service de réadaptation post-réa, hôpital de Forcilles, Férolles-Attily.
Clere-Jehl Raphaël, médecine intensive-réanimation, hôpital civil, Strasbourg.
Daubin Cédric, médecine intensive-réanimation, CHU Côte-de-Nacre, Caen.
De Montmollin, Étienne, médecine intensive-réanimation, hôpital Bichat Claude-Bernard, Paris.
Delmas Clément, médecine intensive-réanimation, CHU de Toulouse, Toulouse.
Dequin Pierre-François, médecine intensive-réanimation, CHRU de Tours, Tours.
Deye Nicolas, médecine intensive-réanimation, hôpital Lariboisière, Paris.
Dres Martin, pneumologie et réanimation médicale, hôpital Pitié-Salpêtrière, Paris.
Eldeghedy Mohamed, réanimation polyvalente, hôpital d'Armentières, Armentières.
Favory Raphaël, urgence respiratoire et réanimation médicale, CHRU de Lille, Lille.
Forel Jean-Marie, médecine intensive-réanimation, hôpital Sainte-Marguerite, Marseille.
Galbois Arnaud, médecine intensive-réanimation, HP Claude-Galien, Quincy-sous-Senart.
Granier Maxime, médecine intensive-réanimation, hôpital d'Arras, Arras.
Guerot Emmanuel, médecine intensive-réanimation, hôpital Européen Georges-Pompidou, Paris.
Guillot Max, médecine intensive-réanimation, hôpital de Hautepierre, Strasbourg.
Guitton Christophe, réanimation médico-chirurgicale, Bâtiment Fontenoy, Le Mans.
Hamzaoui Olfa, médecine intensive-réanimation, hôpital Antoine-Béclère, Clamart.
Heming Nicholas, médecine intensive-réanimation, hôpital Raymond-Poincaré, Garches.
Jabot Julien, médecine intensive-réanimation, CHU Nord-Réunion, Saint-Denis-de-la-, Réunion.
Jacobs Frédéric, médecine intensive-réanimation, hôpital Antoine-Béclère, Clamart.
Jozwiak Mathieu, médecine intensive-réanimation, hôpital Bicêtre, Le Kremlin-Bicêtre.
Kalfon Pierre, réanimation, hôpital Louis-Pasteur, Chartres.
Kamel Toufik, médecine intensive-réanimation, CHR Orléans, Orleans.
Kuteifan Khaldoun, médecine intensive-réanimation, hôpital Émile-Muller, Mulhouse.
Lascarrou Jean-Baptiste, médecine intensive-réanimation, CHU de Nantes, Nantes.
Lazard Thierry, réanimation, groupe hospitalier Diaconesses Croix Saint-Simon, Paris.
Legriel Stéphane, réanimation médico-chirurgicale, hôpital de Versailles, Le-Chesnay.
Luis David, réanimation polyvalente et USC, hôpital de Beauvais, Beauvais.
Martino Frédéric, service de réanimation polyvalente, brûlés, CHU de, Guadeloupe.
Mateu Philippe, médecine intensive-réanimation, hôpital Manchester, Charleville-Mézières.
Monchi Mehran, médecine intensive-réanimation, hôpital de Melun-Senart, Melun.
Muller Grégoire, médecine intensive-réanimation, CHR d'Orléans, Orléans.
Osman David, médecine intensive-réanimation, CHU de Bicêtre, Le Kremlin-Bicêtre.
Outin Hervé, médecine intensive-réanimation, centre hospitalier intercommunal, Poissy.
Page Bernard, médecine intensive-réanimation, hôpital Ambroise-Paré, Boulogne.
Peigne Vincent, réanimation, hôpital Métropole Savoie, Chambéry.
Pham Tài Olivier, réanimation, CHU de Bicêtre, Le Kremlin-Bicêtre.
Plouvier Fabienne, médecine intensive-réanimation, hôpital Saint-Esprit, Agen.
Prat Dominique, médecine intensive-réanimation, hôpital Antoine-Béclère, Clamart.
Preau Sébastien, médecine intensive-réanimation, CHRU de Lille, Lille.
Renolleau Sylvain, hôpital Armand-Trousseau, Paris.

Salmon Gandonnière, médecine intensive-réanimation, CHRU de Tours, Tours.
Sauneuf Bertrand, médecine intensive-réanimation, hôpital public du Cotentin, Cherbourg-en-Cotentin.
Schortgen Frédérique, réanimation polyvalente adulte, CHI Creteil, Créteil.
Sztrymf Benjamin, médecine intensive-réanimation, hôpital Antoine-Béclère, Clamart.
Tamion Fabienne, médecine intensive-réanimation, Rouen.
Tchenio Xavier, réanimation polyvalente, hôpital Fleyriat, Bourg-en-Bresse.
Teboul Jean-Louis, médecine intensive-réanimation, CHU de Bicêtre, Le Kremlin-Bicêtre.
Texier Bertrand, réanimation, hôpital Sainte-Catherine, Saverne.
Thirion Marina, réanimation, hôpital Bassin-de-Thau, hôpital Saint-Clair, Sète.
Van der Linden Thierry, urgences et réanimation, hôpital Saint-Philibert, Lomme.
Vinclair Camille, médecine intensive-réanimation, hôpital de la Côte-Basque, Bayonne.
Vinsonneau Christophe, médecine intensive-réanimation, centre hospitalier de Béthune, Béthune.
Vivet Bérengère, médecine intensive-réanimation, centre hospitalier de Vesoul, Vesoul.
Voicu Sébastian, médecine intensive-réanimation, hôpital Lariboisière, Paris.
Weiss Nicolas, unité de réanimation et soins continus neurologiques, groupe hospitalier Pitié-Salpêtrière, hôpital Charles-Foix, Paris.
Zarka Jonathan, réanimation et USC, Grand hôpital de l'Est francilien, site de Marne-la-Vallée, Jossigny.

Avant-propos

La 7e édition de l'ouvrage *Médecine intensive – réanimation, urgences vitales et défaillances viscérales aiguës* constitue bien plus qu'une mise à jour; elle a été l'occasion de réaliser une révision éditoriale et pédagogique complète de cet ouvrage dédié aux étudiants du deuxième cycle des études médicales. En effet, après la réforme du troisième cycle ayant vu naître la médecine intensive-réanimation comme spécialité à part entière sanctionnée par un DES en cinq ans, le Collège se devait d'adapter son offre éditoriale à la réforme en cours du deuxième cycle. L'ouvrage est conçu en suivant le consensus entre Collèges concernant les nouveaux items d'apprentissage et leur classification selon le parcours auquel l'étudiant se destine. Tous les étudiants y trouveront un référentiel complet des connaissances de rang A concernant les défaillances viscérales aiguës, leur diagnostic et prise en charge en urgence, indispensables à tout médecin. Les étudiants se destinant à la médecine intensive et à la réanimation et plus largement à la médecine aiguë, trouveront dans les items de rang B clairement identifiés, un ouvrage riche et complet pour se préparer à leurs futures spécialités d'exercice. La plupart des chapitres traitent les items de l'ECN de manière exhaustive; certains chapitres (les Focus médecine intensive-réanimation) sont dédiés uniquement aux formes graves de la pathologie décrite par l'item et ne le couvrent donc pas entièrement.

Au-delà des items de connaissance, ce livre se veut une aide à la préparation aux examens de compétences (ECOS). Chaque chapitre est structuré sur un parcours permettant d'aller de la connaissance décrite par l'item à la compétence requise pour une ou plusieurs situations de départ. Il s'agit donc d'un référentiel « au lit du patient » très éloigné d'un ouvrage de connaissances théoriques abstraites. Des internes et des chefs de clinique-assistants de médecine intensive-réanimation ont été impliqués dans la rédaction sous la forme d'un compagnonnage par le groupe éditorial, et ce dès la conception des chapitres, pour une rédaction au plus près des attentes des étudiants. L'ouvrage a été travaillé, relu et finalisé par l'ensemble des experts du Collège des enseignants de médecine intensive-réanimation.

Il convient de saluer ce travail collectif qui a permis d'aboutir, en collaboration avec les éditions Elsevier Masson, à un ouvrage original, de grande qualité, couvrant l'ensemble des situations cliniques de défaillances viscérales aiguës, constituant une référence pour les apprentissages du deuxième cycle et la préparation du troisième cycle, mais aussi la prise en charge au quotidien des patients les plus graves.

Pr Stephan Ehrmann
Pr Nicolas Lerolle
Pr Julien Poissy
Pr Nadia Aissaoui
Pr Nicolas Terzi
Pr Damien Roux
Dr François Beloncle
Pr Nicolas de Prost

Guide de lecture

Ce livre est structuré en « chapitres » qui correspondent chacun au traitement exhaustif d'un item de l'ECN (par exemple, Item 158 – Sepsis et choc septique), en fiches « Focus Médecine Intensive-Réanimation » où sont présentées les formes aiguës graves d'un ou plusieurs items (par exemple, Focus « Décompensation de cirrhose ») dont les aspects plus chroniques ne sont pas traités et en fiches détaillant des aspects de physiopathologie, de sémiologie ou thérapeutiques. Certains Focus et fiches sont hors items mais, de l'avis des enseignants du Collège de médecine intensive-réanimation, nécessitent d'être lues compte tenu de la fréquence des pathologies traitées (par exemple, Focus « Hyperthermie et coup de chaleur ») ou des compétences requises par tout interne (par exemple, Fiche Prescription : « Solutés d'hydratation et de remplissage vasculaire », ou Fiche Comprendre : « PaO_2 et $PaCO_2$ »). De plus, ces Focus et fiches correspondent à des situations de départ d'ECOS

Nous vous invitons à lire absolument en premier le Focus « Approche du patient en détresse vitale » qui est une introduction nécessaire pour rentrer dans le monde de la médecine intensive-réanimation et préparer au mieux les items et compétences.

Chaque chapitre et Focus est structuré pour vous permettre d'allier acquisition des connaissances et acquisition des compétences (savoir mettre en œuvre en pratique les connaissances) selon un schéma type :

- Les items et les objectifs de rangs A et B traités (ceux non traités dans les fiches Focus sont représentés en grisé), ainsi que les situations de départ des ECOS sont indiqués en premier.
- Une vignette clinique détaillée vous met immédiatement dans l'ambiance d'une prise en charge réelle de ou des items et situations de départ traités. Cette vignette est faite pour mettre en avant les points clés des situations réelles. Lisez-la absolument en premier ! Et relisez-la après avoir lu le chapitre !
- Le contenu des connaissances et compétences est ensuite déroulé.
- Plusieurs « Quiz » vous sont proposés en cours de chapitre, tentez d'y apporter la réponse la plus précise possible avant de regarder les solutions en toute fin de chapitre.
- Une section « Points de vigilance » met en avant les points les plus critiques.
- Une section « Tic-tac » donne le « tempo » dans lequel doit se dérouler une prise en charge optimale. Le degré d'urgence peut être subjectivement perçu : les « tic-tacs » vous donnent des repères de temps objectifs.
- Enfin, un cas clinique final est présenté sous deux angles : la prise en charge par un interne un peu négligent, probablement un peu fatigué, qui commet les erreurs les plus fréquemment observées en pratique, puis celle d'un interne qui réalise une prise en charge optimale. Cet apprentissage par description des erreurs doit être une inspiration pour savoir se remettre en cause à tout moment.

Nous vous souhaitons une bonne lecture et de devenir les médecins compétents dont nous avons besoin.

Les auteurs

Note de l'éditeur

Dans le respect de la réforme du deuxième cycle des études médicales (R2C), les connaissances rassemblées dans cet ouvrage sont hiérarchisées en rang A, rang B et rang C à l'aide de balises et d'un code couleur :

A Connaissances fondamentales que tout étudiant doit connaître en fin de deuxième cycle.

B Connaissances essentielles à la pratique mais relevant d'un savoir plus spécialisé que tout interne d'une spécialité doit connaître au premier jour de son DES.

C Connaissances spécifiques à un DES donné (troisième cycle).

Table des compléments en ligne

Des vidéo sont associées à cet ouvrage, elles ne sont pas anonymisées car réalisées avec des acteurs. Elles sont indiquées dans la marge par un pictogramme . Pour accéder à ces compléments, connectez-vous sur http://www.em-consulte/e-complement/476958 et suivez les instructions pour activer votre accès.

Vidéo 8.1. Contrôle ultime.

Vidéo 21.1. Tachypnée.

Vidéo 21.2. Tirage intercostal.

Vidéo 21.3. Balancement thoraco-abdominal.

Vidéo 21.4. Dyspnée laryngée.

Deux exemples de dyspnée laryngée. Le cornage (bruit inspiratoire) signe l'obstacle sur les voies aériennes. La mécanique respiratoire s'altère avec un allongement du temps inspiratoire, un tirage (sur les vidéos, remarquez l'utilisation des sternocléidomastoïdiens) et un creusement des creux sus-claviculaires en inspiration. La fréquence respiratoire est plutôt abaissée.

Vidéo 22.1. Thorax en « tonneau ».

Vidéo 27.1. Score de Glasgow.

Vidéo 30.1. Crise convulsive frontale secondairement généralisée.

Vidéo 35.1. Gaz du sang.

Vidéo 53.1. Astérixis, ou *flapping tremor*.

Vidéo 57.1. Garrot tourniquet.

Abréviations

ABCDE	*Airway, Breathing, Circulation, Disability, Exposure*
ACFA	Arythmie cardiaque par fibrillation auriculaire
ACR	Arrêt cardiorespiratoire
ACSOS	Agressions cérébrales secondaires d'origine systémique
ACTH	Adrénocorticotrophine
ADH	*Antidiuretic Hormone*
AESP	Activité électrique sans pouls
AINS	Anti-inflammatoire non stéroïdien
AIT	Accident ischémique transitoire
ALAT	Alanine aminotransférase
AMM	Autorisation de mise sur le marché
AMP	Adénosine monophosphate
ANAES	Agence nationale de l'accréditation et de l'évaluation de la santé
ANCA	*Anti-Neutrophil Cytoplasmic Antibodies*
ANSM	Agence nationale de sécurité du médicament
AOD	Anticoagulant oral direct (cf. NACO)
AOMI	Artériopathie obstructive des membres inférieurs
ARA II	Antagoniste des récepteurs de l'angiotensine II
ARM	Angiographie par résonance magnétique
ASA	*American Society of Anesthesiologists*
ASAT	Aspartate aminotransférase
ASP	Abdomen sans préparation
ATP	Adénosine triphosphate
AVC	Accident vasculaire cérébral
AVK	Antivitamine K
β-hCG	Sous-unité bêta de l'hormone chorionique gonadotrophique
BAAR	Bacille acido-alcolo-résistant
BAV	Bloc auriculoventriculaire
BAVU	Ballon autogonflable à valve unidirectionnelle
BMR	Bactérie multirésistante
BNP	*Brain Natriuretic Peptide*
BPCO	Bronchopneumopathie chronique obstructive
BU	Bandelettes urinaires
CAPS	*Catastrophic Antiphospholipid Syndrome*
CCP	Concentré des complexes prothrombiniques
CEC	Circulation extracorporelle
CGA	Concentré de granulocytes d'aphérèse
CGR	Concentré de globules rouges
CIM	Classification internationale des maladies
CIVD	Coagulation intravasculaire disséminée
CMI	Concentration minimale inhibitrice
CMV	Cytomégalovirus
COS	Commandant des opérations de secours
CPA	Concentrés de plaquettes d'aphérèse
CPAP	*Continuous Positive Airway Pressure*
CPK	Créatine phosphokinase
CRCI	Commission régionale de conciliation et d'indemnisation

CRP	*C-Reactive Protein*
CV	Capacité vitale
CvO2	Contenu veineux en oxygène
DEP	Débit expiratoire de pointe
DIC	Déshydratation intracellulaire
DMC	Directeur médical de crise
DRESS	*Drug-induced Rash with Eosinophilia and Systemic Syndrome*
DSM	Directeur des secours médicaux
EBLSE	Entérobactéries productrices de bêtalactamases à spectre élargi
EBV	*Epstein-Barr virus*
ECBC	Examen cytobactériologique des crachats
ECBU	Examen cytobactériologique des urines
ECG	Électrocardiogramme
ECLS	*Extracorporeal Life Support*
ECMO	*Extracorporeal Membrane Oxygenation*
EDTA	Acide éthylène diamine tétra-acétique
EEG	Électroencéphalogramme
EER	Épuration extrarénale
EI	Endocardite infectieuse
EIC	Espace intercostal
EIG	Événement indésirable grave
ELISA	*Enzyme-Linked Immunosorbent Assay*
EME	État de mal épileptique
EMETCG	État de mal épileptique tonico-clonique généralisé
ENMG	Électroneuromyogramme
EP	Embolie pulmonaire
EPP	Électrophorèse des protéines plasmatiques
ESV	Extrasystole ventriculaire
ETO	Échographie transœsophagienne
ETT	Échographie transthoracique
EU	Extrême urgence
FA	Fibrillation auriculaire
FAST	*Focused Assesment with Sonography for Trauma*
FC	Fréquence cardiaque
FEVG	Fraction d'éjection du ventricule gauche
FiO_2	Fraction d'oxygène dans l'air inspiré
FLAIR	*Fluid Attenuated Inversion Recovery*
FOGD	Fibroscopie œsogastroduodénale
FR	Fréquence respiratoire
FT	Facteur tissulaire
FV	Fibrillation ventriculaire
G-CSF	*Granulocyte-Colony Stimulating Factor*
GDS	Gaz du sang
GNRP	Glomérulonéphrite rapidement progressive
HACEK	*Haemophilus* sp., *Actinobacillus actinomycetemcomitans*, *Capnocytophaga* sp., *Cardiobacterium hominis*, *Eikenella corrodens*, *Kingella kingae*
HAS	Haute Autorité de Santé
Hb	Hémoglobine
HbCO	Carboxyhémoglobine
HBPM	Héparine de bas poids moléculaire
HCG	Hormone chorionique gonadotrophique

HELLP *Hemolysis, Elevated Liver enzymes, Low Platelet count syndrome*
HHV *Human herpes virus*
HIC Hyperhydratation intracellulaire
HLA *Human Leukocyte Antigen*
HNA *Human Neutrophil Antigen*
HNF Héparine non fractionnée
HPA *Human Platelet Antigen*
HSA Hémorragie sous-arachnoïdienne
HSV *Herpes simplex virus*
HTA Hypertension artérielle
HTIC Hypertension intracrânienne
HTLV-I *Human T-Lymphotropic Virus type I*
IC Index cardiaque
IDSA *Infectious Diseases Society of America*
IEC Inhibiteur de l'enzyme de conversion
Ig Immunoglobuline
IL Interleukine
IMC Indice de masse corporel
IM Insuffisance mitrale
IM Intramusculaire
INR *International Normalized Ratio*
IPP Inhibiteur de la pompe à protons
IRA Insuffisance rénale aiguë
IRM Imagerie par résonance magnétique
ISO Infections de site opératoire
IU Infection urinaire
IV Intraveineux
IVL Intraveineux lent
IVSE Intraveineuse à la seringue électrique
LAM3 Leucémie aiguë myéloïde de type 3
LAT Limitation et arrêt des thérapeutiques actives
LBA Lavage bronchoalvéolaire
LCS Liquide cérébrospinal
LDH Lactacte déshydrogénase
LEMP Leucoencéphalopathie multifocale progressive
MAT Microangiopathie thrombotique
MAV Malformation artérioveineuse
MBG Membrane basale glomérulaire
MCE Massage cardiaque externe
MCPS Mélange de concentrés de plaquettes standard
MDRD *Modification of Diet in Renal Disease*
MELD *Model for End-stage Liver Disease*
MPO Myéloperoxydase
MRC *Medical Research Council*
NAC N-acétylcystéine
NACO Nouveau anticoagulant oral
NEM Néoplasie endocrinienne multiple
NFS Numération-formule sanguine
NHS *National Health Services*
NIHSS *National Institute of Health Stroke Score*
NMDA N-méthyl-D-aspartate

NNIS	*National nosocomial infection study*
NOVI	NOmbreuses Victimes
NRBC	Nucléaire, radiologique, biologique, chimique
NTIA	Néphropathie tubulo-interstitielle aiguë
NT-proBNP	*N-terminal pro-Brain Natriuretic Peptide*
NYHA	*New York Heart Association de classification*
OAP	Œdème aigu du poumon
OHB	Oxygénothérapie hyperbare
OMI	Œdème des membres inférieurs
OMS	Organisation mondiale de la Santé
ORSAN	Organisation de la réponse du système sanitaire
ORSEC	Organisation de la réponse de sécurité civile
PA	Pression artérielle
$PaCO_2$	Pression partielle du sang artériel en gaz carbonique
PAD	Pression artérielle diastolique
PAF	*Platelet Activating Factor* (facteur d'activation des plaquettes)
PAM	Pression artérielle moyenne
PaO_2	Pression partielle du sang artériel en oxygène
PAO_2	Pression alvéolaire en oxygène
PAPO	Pression artérielle pulmonaire d'occlusion
PAS	Pression artérielle systolique
PAVM	Pneumonie acquise sous ventilation mécanique
PBR	Ponction-biopsie rénale
Pcap	Pression capillaire
PCR	*Polymerase Chain Reaction*
PCT	Procalcitonine
PEEP	*Positive End Expiratory Pressure*
PEP	Pression expiratoire positive
PESI	*Pulmonary Embolism Severity Index*
PF4	*Platelet factor 4*
PFC	Plasma frais congelé
PICC	*Peripherally Inserted Central veinous Catherter*
PMA	Poste médical avancé
PNN	Polynucléaires neutrophiles
PR3	Protéinase 3
PRES	*Posterior Reversible Encephalopathy Syndrome*
PRN	Polyradiculonévrite
PSL	Produit sanguin labile
PTH	Parathormone
PTHrp	*Parathormone-related peptide*
PTT	Purpura thrombotique thrombopénique
PUT	Protocole d'utilisation thérapeutique
PVC	Pression veineuse centrale
PvO_2	Pression veineuse en oxygène
qSOFA	*Quick SOFA*
RAI	Recherche d'agglutinines irrégulières
RCF	Rythme cardiaque fœtal
RCIU	Retard de croissance intra-utérin
RCP	Réanimation cardiopulmonaire
RTP	Rendement transfusionnel plaquettaire
SAM	Syndrome d'activation macrophagique

SAMU	Service d'aide médicale urgente
SaO_2	Saturation artérielle de l'hémoglobine en O_2
SAPL	Syndrome des antiphospholipides
SARM	*Staphylococcus aureus* résistant à la méticilline
SBT	Surface brûlée totale
SCA	Syndrome coronarien aigu
SDRA	Syndrome de détresse respiratoire aigu
SHA	Solution hydroalcoolique
SHU	Syndrome hémolytique et urémique
SIADH	Syndrome de sécrétion inappropriée de l'hormone antidiurétique
SIC	Secteur intracellulaire
Sida	Syndrome de l'immunodéficience acquise
SIRS	*Systemic Inflammatory Response Syndrome*
SMR	Segment mobile rachidien
SMUR	Service mobile d'urgence et réanimation
SNC	Système nerveux central
SOFA	*Sepsis-related Organ Failure Assessment score*
SPLIF	Société de pathologie infectieuse de langue française
SpO_2	Saturation transcutanée en oxygène ou oxymétrie de pouls
SRAA	Substance réticulée activatrice ascendante
$SvcO_2$	Saturation veineuse centrale en oxygène
SvO_2	Saturation veineuse en oxygène
TCA	Temps de céphaline activée
TCR	Temps de recoloration cutanée
TDM	Tomodensitométrie
TEP	Tomographie par émission de positons
TGFβ	*Transforming Growth Factor* β
TIH	Thrombopénie induite par héparine
TIPS	*Transjugular Intrahepatic Portosytemic Shunt*
TNF	*Tumor Necrosis Factor*
TOF	*Time of flight*
TP	Temps de prothrombine
TRALI	Transfusion-related lung injury
UA	Urgence absolue
UD	Urgence dépassée
UNV	Unité neurovasculaire
UR	Urgence relative
USC	Unité de surveillance continue
USIC	Unité de soins intensifs de cardiologie
USV	Unité de surveillance continue
VA	Voies aériennes
VEC	Volume extracellulaire
VEGF	*Vascular Endothelial Growth Factor*
VEMS	*Volume Expiratoire Maximal PAR Seconde*
VIH	Virus de l'immunodéficience humaine
VH	Virus de l'hépatite
VMI	Ventilation mécanique invasive
VNI	Ventilation non invasive
VO_2	Consommation d'oxygène
VPP	Variation de la pression pulsée
VS-PEP	Ventilation spontanée avec pression expiratoire positive

VRS	Virus respiratoire syncytial
VS	Vitesse de sédimentation
VT	Volume courant
VVP	Voie veineuse périphérique
VZV	Virus de varicelle et du zona

I

Introduction et grands concepts

CHAPITRE

1

Approche du patient ayant une détresse vitale potentielle ou avérée

Focus MÉDECINE INTENSIVE-RÉANIMATION

Situations de départ

- 28 Coma et troubles de conscience
- 43 Découverte d'une hypotension artérielle
- 160 Détresse respiratoire aiguë
- 178 Demande/prescription raisonnée et choix d'un examen diagnostique

Introduction

A L'approche diagnostique et thérapeutique habituelle en médecine « classique » repose sur un enchaînement linéaire : → Recueil du motif de consultation → Recueil des antécédents, mode de vie, traitement usuel, histoire de la maladie → Examen clinique orienté → Expression de premières hypothèses diagnostiques → Éventuellement prescription d'examens complémentaires → Confirmation du diagnostic/infirmation des diagnostics alternatifs → Prescription d'un traitement → Suivi.

Le patient en détresse vitale potentielle ou avérée présente des particularités qui imposent une approche différente du fait de l'enjeu et de l'échelle de temps particulière. Il faut conduire en parallèle :

- une approche symptomatique comportant un diagnostic de gravité et des mesures appropriées dont certaines immédiates ;
- une approche étiologique comportant également une phase diagnostique et une phase thérapeutique.

La situation critique des patients amène à aller vite, mais avec l'exigence de ne pas se tromper : il ne faut ni en faire trop de manière désordonnée, ni omettre les éléments indispensables. Le monde de la médecine intensive du fait de sa complexité et de sa rapidité est propice aux erreurs !

La prise en charge de ces patients va imposer de savoir interagir de manière optimale et rapide avec l'ensemble des personnes impliquées dans la chaîne des soins critiques : médecins d'autres spécialités et équipes soignantes notamment et bien sûr patient et proches, famille.

C'est donc l'organisation de ces différents processus (fig. 1.1) que nous allons présenter ici.

I. Évaluer la gravité immédiate et prendre les premières mesures symptomatiques

II. Conduire le raisonnement étiologique et envisager les premières mesures thérapeutiques étiologiques urgentes

III. Communiquer et organiser

Attention : ces trois axes se déroulent simultanément !

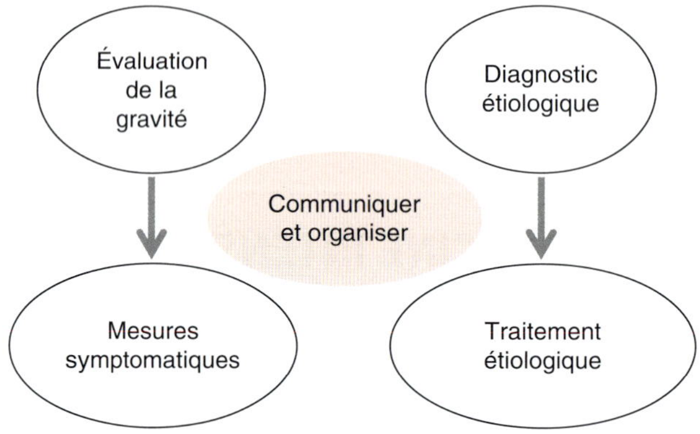

Fig. 1.1. Ⓐ En soins critiques : approches parallèles symptomatique, étiologique, organisationnelle.

Vignette clinique

Madame B., 69 ans, consulte aux urgences pour des douleurs abdominales évoluant depuis 48 heures L'infirmière d'accueil et d'orientation des urgences est la première professionnelle de santé à évaluer la patiente. Elle constate une pression artérielle basse (92/40 mmHg) associée à une tachycardie (fréquence cardiaque 120 bpm) évoquant un état de choc. Elle attribue un code 2 dans le système de classification utilisé localement pour trier les patients à leur arrivée : urgence immédiate, prise en charge médicale dans les 20 minutes.

Exemple de classification infirmière en médecine d'urgence

Délai 0	Urgence vitale ou absolue	Code 1
Délai < 20 minutes	Urgence immédiate	Code 2
Délai < 1 heure	Urgence vraie	Code 3
Délai variable selon le flux	Urgence ressentie ou urgence relevant d'une consultation	Code 4

La patiente est immédiatement installée en salle d'accueil des urgences vitales par une infirmière, et un moniteur multiparamétrique est mis en place : recueil automatisé de la pression artérielle toutes les 5 minutes, mesures continues de la fréquence respiratoire, du scope ECG et de la saturation de pouls en oxygène.

Vous êtes alerté(e). **Afin d'évaluer la gravité de la patiente, vous allez immédiatement la voir. Vous recherchez les signes de détresse vitale en *observant* soigneusement la patiente et les paramètres recueillis.**

La patiente vous dit bonjour dès l'entrée, elle est donc consciente. Température 39,3 °C, FC 120 bpm, PAS 92 mmHg, PAD 40 mmHg, FR 28 cycles/min, SpO_2 90 % en air ambiant. À l'inspection, vous identifiez des marbrures des deux genoux. Le temps de recoloration cutané est à 3 secondes. La patiente ne présente pas de signe de lutte respiratoire. Elle est parfaitement orientée.

Vous identifiez les signes de gravité : hypotension artérielle (PAS < 100 mmHg), tachypnée (FR > 22 cycles/min), hypoxémie, marbrures. Le contexte fébrile vous oriente vers un sepsis/choc septique. Vous en faites part immédiatement à l'infirmière, afin qu'elle identifie comme vous le besoin d'une prise en charge rapide. Vous lui demandez donc de mettre en place immédiatement une oxygénothérapie au masque 6 litres/min et une voie veineuse périphérique et d'initier un remplissage vasculaire par 500 ml de NaCl 0,9 % en débit libre. Vous demandez la pose d'une sonde urinaire pour surveiller la diurèse, à réaliser après votre examen clinique. Vous avez immédiatement alerté le médecin senior des urgences.

→ *La patiente est arrivée aux urgences depuis moins de 20 minutes, l'infirmière d'orientation des urgences puis vous-même avez* ***identifié la détresse vitale*** *(état de choc), pris* ***les premières mesures symptomatiques*** *en* ***coordination avec l'infirmière****; vous avez* ***transmis l'information****.*

De manière simultanée, vous engagez la procédure diagnostique. Vous faites préciser à la patiente qu'il s'agit de douleurs de l'hypochondre droit, à type de pointe, totalement inhabituelles, échelle numérique d'évaluation de la douleur = 8/10, et irradiant dans le dos. Il n'y a pas d'autre signe fonctionnel associé en dehors de nausées et d'une modification de la couleur des urines (urines foncées). La patiente se dit très fatiguée (asthénie) depuis 24 heures Il n'existe pas d'autre signe évocateur d'une altération de l'état général. En poursuivant votre interrogatoire, vous apprenez que la patiente est traitée par hydrochlorothiazide (Esidrex®) pour une HTA essentielle et qu'elle prend un laxatif en automédication pour une constipation chronique. Elle n'a pas d'autre antécédent médical et n'a jamais été opérée. Elle ne fume pas et ne boit pas d'alcool.

Ensuite, en quelques minutes, vous réalisez un examen physique plus général qui commence par un examen abdominal (motif de consultation). L'abdomen est sensible en hypochondre droit, sans défense ni contracture. Il existe un ictère conjonctival. L'examen cardiopulmonaire et un examen neurologique simple sont sans particularité.

→ *À ce stade, vous avez identifié le* ***motif de consultation*** *: douleurs aiguës de l'hypochondre droit. Vous avez fait préciser qualitativement et quantitativement le symptôme. Vous avez recherché des* ***signes d'accompagnement*** *subjectifs (****signes fonctionnels****) et une altération de l'état général (****signes généraux****). Vous avez aussi caractérisé le* ***terrain****. En synthèse, il s'agit d'une patiente de 69 ans, sans lourd antécédent, présentant depuis 48 heures des douleurs aiguës de l'hypochondre droit. La douleur abdominale associée au choc annoncée par l'infirmière d'accueil vous a fait penser immédiatement à plusieurs diagnostics avant même de rentrer dans la chambre (pancréatite, péritonite, infarctus mésentérique…) mais après votre examen, l'association douleur-fièvre-ictère (triade de Charcot) vous évoque le diagnostic d'angiocholite aiguë responsable d'un sepsis.*

Vous demandez donc un bilan sanguin en urgence :

- pour évaluer la gravité des dysfonctions d'organes dans le cadre du sepsis : gaz du sang et lactate, ionogramme sanguin, NFS, TP, TCA, bilan hépatique ;
- à visée diagnostique : deux flacons d'hémocultures (le bilan hépatique et la numération participent aussi à l'enquête étiologique) ;
- à éventuel but pré-interventionnel : groupe ABO, rhésus, RAI.

Devant le choc septique/sepsis à point de départ possiblement biliaire, vous prescrivez une antibiothérapie IV probabiliste en l'absence d'allergie : ceftriaxone 2 g IVL.

Vous précisez à l'infirmière le caractère d'urgence immédiate du bilan à prélever. Vous échangez avec elle sur la nécessité de l'injection immédiate après les hémocultures de l'antibiotique. Quelque temps après, vous confirmez avec elle que les prélèvements ont bien été faits et envoyés au laboratoire et l'antibiotique injecté.

→ *Vous êtes à moins d'une heure de la prise en charge ; le traitement symptomatique est initié et vous allez pouvoir analyser son efficacité (augmentation de pression artérielle, disparition des marbrures ?) ; le bilan sanguin et l'antibiothérapie sont prescrits et réalisés en coordination avec l'infirmière.*

Vous souhaitez une échographie urgente des voies biliaires et des voies hépatiques : vous appelez le radiologue de garde pour lui demander cette échographie et vous prévenez le réanimateur et l'hépato-gastro-entérologue. Vos éléments de communication sont :

- la situation observée : patiente de 69 ans en état de choc avec douleur abdominale, ictère et fièvre ;
- ce que vous suspectez : forte suspicion de sepsis sur angiocholite ;
- ce que vous avez fait : oxygène, remplissage, bilan sanguin, antibiothérapie ;
- ce que vous demandez/le problème à résoudre : échographie urgente, discussion du transfert en réanimation, approbation de votre prise en charge.

Vous informez l'infirmière du diagnostic suspecté et de cette planification :

- prévenir la réanimation, envisager le transfert ?
- obtenir une échographie en urgence ;
- prévenir l'hépato-gastro-entérologue pour endoscopie digestive et drainage biliaire si diagnostic confirmé à l'échographie ?

I. Évaluer la gravité immédiate et prendre les premières mesures symptomatiques

On appelle une détresse vitale l'atteinte aiguë grave d'un organe dont la défaillance compromet la survie à court terme. Trois organes sont à risque immédiat, parfois en quelques minutes :

- Poumons et voies aériennes → Insuffisance respiratoire aiguë.
- Cœur et vaisseaux → État de choc, arrêt cardiaque.
- Cerveau → Coma, convulsions.

Ce sont ces trois organes qu'il faudra systématiquement évaluer en quelques minutes en observant le patient en premier lieu.

Les éléments sémiologiques de l'analyse de la gravité de l'atteinte de ces organes sont détaillés dans les chapitres correspondants.

En pratique

Vous serez appelé le plus souvent pour un élément peu précis mais alertant sur une menace vitale potentielle : « Monsieur X. a la tension qui chute » ou « Madame Y. ne répond plus » ou « Je crois que Madame Z. a du mal à respirer » ou même « Monsieur M. ne va pas bien, tu peux venir s'il te plaît »...

Le premier réflexe à avoir est toujours d'aller voir le patient pour une évaluation visuelle immédiate de la gravité d'une atteinte des trois organes à risque immédiat, avant tout autre chose. L'*inspection* est la clé de l'évaluation immédiate de cette gravité. Vous ne repérerez que ce que vous rechercherez activement. *Vous devez vous construire dès maintenant le scénario que vous appliquerez lors ce type d'appel, dès l'entrée dans la chambre.* Ces situations sont stressantes, il faut s'y préparer et répéter des conduites réflexes, qui seront ensuite à adapter à votre environnement. Ce scénario s'enrichira avec votre expérience.

À titre d'exemple, un exemple de scénario à faire sien, et à répéter puis enrichir avec l'expérience :

- *Premier acte* : les urgences absolues :
  - Arrêt cardiaque : patient manifestement conscient oui/non, si non → réponse à une stimulation oui/non, si aucune : présence d'une ventilation oui/non → si non, patient en arrêt cardiaque (vous serez vraiment trop stressé les premières fois pour arriver à prendre un pouls fémoral ou carotidien) → alerter et débuter la réanimation.
  - Hémorragie extériorisée : compression/garrot.
  - Syndrome asphyxique : manœuvre de Heimlich.
- *Deuxième acte* : demander à l'IDE de mesurer immédiatement : PA, FC, saturation de pouls en oxygène, glycémie capillaire (cf. Annexe en fin de chapitre).
- *Troisième acte* :
  - Rechercher les signes de détresse respiratoire : mesure de la FR, analyse de la SpO_2 (à défaut : cyanose), signes de lutte, encombrement, dyspnée laryngée.
  - Rechercher les signes de choc : recueil de la PA, marbrures, diurèse (le patient est parfois déjà sondé).
  - Évaluer la conscience : score de Glasgow.

→ En moins de trois minutes vous devez avoir répondu à ces questions :

- Urgence absolue nécessitant une manœuvre immédiate (dans les 30 secondes) ?
- Signes de détresse vitale sur un des trois organes à risque immédiat ?
- Besoin d'oxygène ?
- Besoin de perfusion, de remplissage vasculaire ?
- Besoin d'aide (médecin senior, réanimateur...) ?

À ce stade, en dehors de la situation d'urgence absolue, votre demande à l'IDE sera, selon les besoins, de débuter l'administration d'oxygène, d'un remplissage et de réaliser un prélèvement sanguin.

Vous remarquerez que vous n'avez pas encore touché au patient, et encore moins sorti votre stéthoscope, il s'agit essentiellement de l'*inspection* !

La défaillance aiguë de tous les autres organes porte un risque vital, même si le délai est plutôt en heures et passe par un retentissement sur un des trois organes cités ci-dessus.

- **Reins** → Insuffisance rénale aiguë.
- **Foie** → Insuffisance hépatique aiguë.
- **Système de la coagulation** → Coagulation intravasculaire disséminée.
- …

L'évaluation de la dysfonction de ces organes passe par des éléments essentiellement biologiques, détaillés dans les chapitres correspondants.

Dès que vous recevez l'information de la défaillance d'un organe, vous devrez vous poser la question des éléments de gravité immédiats de cette défaillance. Par exemple, devant l'information d'une créatinine élevée, avant de conduire le raisonnement diagnostique et afin de déterminer si des actions thérapeutiques immédiates symptomatiques sont requises, les questions immédiates doivent être : quelle est la kaliémie ? existe-t-il une acidose ? le patient est-il en surcharge hydrosodée pulmonaire ? est-il anurique ?

Quiz 1

Une analyse sémiologique simple pour une bonne orientation

Une nuit de garde, vous êtes appelé(e) au chevet de Madame D., 74 ans, qui présente des difficultés respiratoires. À votre arrivée, la patiente vous décrit une dyspnée d'aggravation rapidement progressive depuis le milieu de la nuit. Elle a beaucoup de mal à s'exprimer.

Vous demandez à l'infirmière de prendre ses paramètres vitaux : PA 170/96 mmHg, FC 95 bpm, FR 30 cycles/min, SpO_2 89 % sous 8 litres/min d'oxygénothérapie au masque, température 36,3 °C.

Vous recherchez d'autres signes de gravité : la patiente présente un tirage sus-claviculaire sans balancement thoraco-abdominal. Elle est parfaitement consciente. Il n'y a pas de marbrure. La diurèse est conservée.

Que faites-vous immédiatement ?

Dans ses antécédents, il existe une polyarthrite rhumatoïde traitée par méthotrexate, une cardiopathie hypertrophique dans un contexte d'HTA essentielle, une ostéoporose, une cholécystectomie et une chirurgie de la cataracte il y a 2 ans.

Il existe des râles crépitants dans les deux bases pulmonaires. Le reste de l'examen physique est sans particularité. L'ECG retrouve un rythme sinusal.

Comment allez-vous prendre en charge la patiente ?

La deuxième étape de l'évaluation de la gravité passe donc par un bilan biologique qui associera aussi les premiers éléments d'évaluation étiologique. Il est donc généralement demandé après votre examen clinique à orientation étiologique (cf. *infra*), afin de ne réaliser qu'une seule ponction. L'IDE réalisera le plus souvent le bilan sur le cathéter de perfusion à sa pose avant le branchement de celle-ci. Seuls les gaz du sang artériels doivent être réalisés… en artériel ; le prélèvement veineux est beaucoup moins douloureux et moins risqué et il doit être privilégié au maximum.

Le premier bilan sanguin réalisé dans les 15 minutes de l'admission du patient comportera le plus souvent les éléments permettant d'apprécier la gravité et les premiers éléments de l'enquête étiologique :

- en cas de détresse respiratoire : gaz du sang artériels ;
- signe de souffrance tissulaire : lactate artériel, ou veineux si un prélèvement artériel n'est pas nécessaire en l'absence de détresse respiraroire/désaturation ;
- ECG, radiographie thoracique ;
- évaluation rénale : Na, K, Cl, bicarbonate, urée, créatinine, glycémie ;
- évaluation hématologique : NFS, TP, TCA ;

- évaluation hépatique : ASAT, ALAT, bilirubine ;
- selon l'orientation étiologique et les besoins spécifiques de prise en charge : enzymes cardiaques, BNP, hémocultures, dosages toxiques, groupe ABO, rhésus, RAI…

À l'issue, les premiers traitements IV symptomatiques (remplissage vasculaire) pourront être débutés. Un début plus rapide est cependant parfois nécessaire (par exemple, en cas de choc anaphylactique).

II. Conduire le raisonnement étiologique et envisager les premières mesures thérapeutiques étiologiques urgentes

Dans le cadre de l'urgence vitale, l'approche étiologique clinique ne présente pas de particularité majeure par rapport aux autres situations :

- motif de consultation ;
- antécédent et traitement ;
- mode de vie ;
- histoire de la maladie ;
- examen clinique systématique puis orienté.

Quelques points sont cependant à ne pas oublier :

- il ne faut jamais oublier le motif initial de consultation. L'expérience montre que l'on a souvent tendance à se focaliser sur un problème « bruyant » (par exemple, une détresse respiratoire) en oubliant le motif de consultation (céphalée, par exemple), qui est essentiel pour trouver le bon diagnostic ;
- dans le domaine de l'urgence, l'examen clinique est souvent difficile à mener. *C'est l'anamnèse qui est le plus souvent la clé du diagnostic* (histoire racontée par le patient, les proches, dossier médical) ;
- le patient est parfois amené par une ambulance, médicalisée ou non. Ne laissez pas partir l'équipe qui vous amène le patient sans avoir recueilli toutes les informations voulues (qui a appelé, ce qu'ils ont observé, fait, contact de la famille, des proches…) ; après, c'est trop tard.

Au décours de vos stages cliniques, vous vous êtes probablement aperçu qu'il n'est pas toujours facile d'identifier le motif de consultation ou le motif de prise en charge initiale d'un patient. En effet, les plaintes subjectives peuvent parfois être nombreuses, imprécises ou le patient peut ne pas être en mesure de vous renseigner de manière fiable (patient dément, confus ou présentant un trouble de la vigilance).
Identifier le motif de consultation ou de prise en charge est pourtant une étape essentielle pour avancer dans le diagnostic étiologique et pour pouvoir proposer un traitement efficace.

À l'issue de votre examen clinique, vous devez avoir quelques orientations diagnostiques permettant de décider des premiers examens complémentaires sanguins à réaliser immédiatement (cf. I.), ainsi que des examens radiologiques, ECG, etc.

Vous devez à ce stade raisonner sur deux axes :

- Quels diagnostics sont probables ou possibles et nécessitent un traitement urgent même en l'absence de certitude car un retard d'administration compromet la survie du patient → Traitement à débuter immédiatement.
- Quels diagnostics sont probables → Diagnostics à confirmer.

Erreurs cognitives fréquentes

Certaines erreurs cognitives sont fréquentes pour rechercher le diagnostic et décider des actions thérapeutiques, particulièrement pour la prise en charge des patients en situation critique. Les principales sont décrites dans le tableau 1.1.

Tableau 1.1. Ⓐ Principales erreurs cognitives.

Nom de l'erreur	Définition	Exemple typique
Ancrage	Se focaliser sur une question au détriment de la compréhension de l'ensemble de la situation	Réaliser soi-même le massage cardiaque plutôt que de confier cette tâche à une autre personne et de connecter le scope/défibrillateur au patient
Fermeture prématurée	Accepter un diagnostic précocement sans évoquer des diagnostics différentiels	Pneumopathie infectieuse alors que pneumopathie médicamenteuse
Effet de cadrage	Se laisser influencer par une information précoce	Un collègue émet précocement une hypothèse de dissection aortique, amenant à tout envisager sous cet angle, alors que l'histoire n'est pas du tout évocatrice
Biais de confirmation	Ne chercher/reconnaître que les informations en faveur du diagnostic envisagé (erreur associée à la fermeture prématurée)	Envisager un OAP et refuser l'information que le patient a une douleur abdominale car cela n'est pas conforme au diagnostic évoqué
Biais de rappel	N'évoquer des diagnostics que sous l'angle des expériences marquantes, notamment récentes	Envisager la dyspnée brutale chez un fumeur de 50 ans comme un infarctus parce que je viens d'en voir récemment avec cette présentation, alors qu'il peut s'agir d'une embolie pulmonaire
Activisme	Réaliser des actions multiples non nécessaires	Réaliser des bilans diagnostiques tous azimuts

III. Communiquer et organiser

L'urgence vitale est un monde avec beaucoup d'acteurs dont tous sont essentiels : communiquer les informations pertinentes de façon adéquate au bon moment et aux bonnes personnes est un enjeu crucial.

En pratique, vous devrez communiquer avec trois personnes :

- l'infirmier(e) ou l'aide-soignant(e) à qui vous allez demander de réaliser des actions et de qui vous allez obtenir des informations ;
- les médecins d'autres spécialités à qui vous allez demander de l'aide, un examen, une confirmation sur une de vos hypothèses… : réanimateur, chirurgien, radiologue, etc. ;
- le patient (et ses proches) : reconnaître que vous avez compris ses symptômes, lui expliquer ce que vous faites de manière simple, le rassurer sur le fait que vous vous occupez de lui. Attention, ne réalisez jamais d'échanges entre professionnels en présence du patient « comme s'il n'était pas là ».

Votre communication infirmier-médecin doit être structurée, avec un protocole type (il s'agit ici de la **méthode SBAR** : *Situation, Background, Assessment, Recommendation*) :

- *Situation* : présentez-vous, identifiez bien le correspondant, le patient, le lieu où vous êtes.
- *Background* : motif de consultation, antécédents, histoire récente.

- *Assessment* : bilan de la gravité, diagnostic suspecté, qu'avez-vous fait jusqu'à maintenant : bilan, traitements administrés et impact.
- *Recommendation* : pourquoi appelez-vous votre interlocuteur : lui transmettre une information ? lui demander une action ? une réponse à une question ?

Quelques conseils

- Les informations doivent être précises, quantifiées si possible, concises. Attention, les mots peuvent avoir des sens variables lorsqu'utilisés sans précision (« as-tu la bio ? » peu indiquer as-tu le prélèvement sanguin (les tubes…) ? as-tu le résultat ? as-tu eu le biologiste au téléphone ?).
- Il faut préciser les temps d'action : « je viens le voir rapidement » n'a pas le même sens que « je viens le voir dans 10 minutes » ; « j'ai besoin de vous en urgence » ne veut rien dire, « j'ai besoin que vous me rejoigniez d'ici 5 minutes » oui.
- Évitez les acronymes.
- Proscrivez les sous-entendus : « on fait une échographie ? » n'est pas clair (on ne sait pas si c'est une demande d'action ou une demande de confirmation de la pertinence de faire une échographie), « dois-je demander l'échographie au radiologue ? » oui.
- Présentez vos ignorances, ne les cachez pas : si l'interlocuteur demande si le patient a une FR élevée et que vous ne l'avez pas mesurée, répondez « je ne sais pas », pas « non » ni « *a priori* non ».
- Assurez-vous que votre interlocuteur a bien reçu l'information en obtenant de sa part un message clair d'acquittement de l'information (« oui, j'ai compris, on va faire cela », « j'arrive », « on fait le scanner dans 10 minutes » ; parfois, un simple hochement de tête indique que l'information a bien été captée). Cela s'appelle fermer la boucle de communication. Acquittez aussi les messages que vous recevez en reformulant.
- N'hésitez pas à déclarer vos doutes : « je pense que le patient est en train de s'épuiser, il faut appeler le réanimateur pour l'intuber, ne penses-tu pas ? » est une remarque tout à fait adaptée au senior le cas échéant.

Quelques conseils spécifiques pour la communication avec l'équipe infirmière

- Il est majeur de mettre en contexte ce que vous allez leur demander pour être compris. Expliquer la situation avant de demander une action est d'importance majeure pour profiter de leur compétence, qui est bien au-delà d'être des exécutants.
- Soyez précis et rigoureux ; il faut préciser les unités et les verbes d'action : « tu fais deux de morphine » ne veut rien dire, « peux-tu injecter en IVD 2 mg de morphine » oui.
- Planifiez vos demandes, afin de ne pas saturer d'injonctions qui ne permettront pas de réaliser les actions dans le bon ordre (cf. encadré « À faire/À ne pas faire »).
- La communication va dans les deux sens : soyez attentifs à ce qu'ils ou elles vous disent, recherchez les informations. Si votre attitude est fermée, l'équipe infirmière ne vous donnera pas les informations pertinentes, par inhibition.
- Soyez faillibles : reconnaissez leur apport et soyez prêts à changer d'attitude diagnostique ou thérapeutique ! Un sentiment d'infaillibilité est une méthode fréquemment rencontrée pour lutter contre le stress, elle n'est pas performante !

Enfin, toutes les informations pertinentes doivent être consignées dans le dossier médical !

Votre rôle est celui d'un organisateur

En situation dite de crise et d'incertitude (vous êtes appelé dans les étages pour un malade « qui ne va pas bien », vous êtes en arrivant confronté à un arrêt cardiaque et il faut organiser la prise en charge, ou vous êtes face à un tableau clinique grave pour lequel vous avez peu d'expérience), la gestion des intervenants et du stress est facilitée par la mise en œuvre d'algorithmes décisionnels préétablis.

La difficulté tient aussi à la répartition des rôles de chacun et à la bonne gestion du travail en équipe. **Le « leader » doit apprendre à être chef d'orchestre.** Ces compétences sont regroupées sous le terme de *crisis ressource management* et leur apprentissage peut faire l'objet de répétitions dans le cadre de scénarios travaillés en équipe, particulièrement en ayant recours à des plateformes de simulation.

En effet, devant une situation aiguë, rien n'est plus désagréable pour l'équipe soignante et contre-productif que de ne pas savoir qui « dirige les opérations » et d'avoir des ordres ou consignes qui partent dans tous les sens de plusieurs personnes différentes. Un chef doit être clairement identifié (ne pas hésiter à dire à voix haute et claire : « écoutez-moi et parlez-moi, je prends l'organisation ») : c'est celui qui est le plus expérimenté ; il peut donc changer au fur et à mesure que de l'aide arrive. Ce chef ne doit idéalement rien faire d'autre que de diriger : en particulier, ce n'est pas à lui d'effectuer des gestes techniques : masser, perfuser..., car son attention ne serait alors plus disponible pour observer ce qui se passe et diriger. Il faut imaginer une ligne rouge autour du lit ; celui qui dirige ne rentre pas à l'intérieur de ce périmètre. Il écoute, observe, analyse, donne les actions à réaliser.

À faire/À ne pas faire

À ne pas faire avec l'infirmier(e)

« Euh, comme t'es là, tu peux poser une perf et de l'O_2 3 litres et mettre un sérum phy et prélever le bilan habituel, et fais 2 g de Claf [pour Claforan®...], il faudra poser une sonde U, oublie pas les hémoc. Mets aussi un paracétamol. Il faut le mettre en salle de déchocage, je pars passer des coups de fil. »

À faire avec l'infirmier(e)

« Bonjour Carole, je suis Nicolas l'interne de garde. Monsieur X. a 57 ans. Il se plaint de fatigue et de brûlures mictionnelles depuis trois jours, il est arrivé box 12 il y a 10 minutes. Je viens de le voir. Il présente un état de choc probablement sur une infection urinaire ; il a mal, 6/10 sur l'échelle numérique. J'ai prévenu le médecin sénior. Je te propose, dans l'ordre :

- On l'amène tout de suite ensemble au déchocage et on installe le scope multiparamétrique.
- Tu le mets ensuite au masque à O_2 simple 6 litres/min.
- Tu prélèves le bilan que je vais te prescrire, à la pose de la perfusion, et tu perfuses ensuite 500 ml de NaCl 0,9 % en débit libre.
- Dès que tu as terminé le bilan et installé la perfusion, pourras-tu préparer 2 g de céfotaxime à injecter en IVL et 1 g de paracétamol IVL. Je te les prescris tout de suite.

L'objectif est que l'antibiotique soit injecté d'ici 30 minutes, après le bilan avec les hémocultures. Cela te semble-t-il possible ? Penses-tu qu'il manque quelque chose ? N'hésite pas à me dire.

Dès qu'on aura installé Monsieur X., je vais appeler le radiologue pour demander une échographie rénale. Je refais le point avec toi dans 15 minutes. Il faudra poser une sonde urinaire, mais quand tout ce qu'on vient de voir ensemble sera fait. »

À ne pas faire avec le médecin correspondant (la réanimatrice, dans cet exemple)

« Euh, c'est les urgences. J'ai un patient un peu âgé avec des antécédents +++ qui a du mal à respirer, et il va pas bien, la pO_2 est à 56 et il est marbré. J'ai mis du paracétamol. Il tousse à 39. Vous pouvez le prendre, je le sens pas ? »

→ Réponse de la réanimatrice : « Tu en parles à ton chef d'abord. »

À faire avec le médecin correspondant (la réanimatrice, dans cet exemple)
« Bonjour, je suis Nicolas l'interne de garde des urgences, vous êtes bien le réanimateur de garde ? Je vous appelle pour Monsieur J. qui a 57 ans. Il est arrivé il y a 30 minutes pour une dyspnée aiguë chez un patient diabétique et BPCO. Il a une fréquence respiratoire élevée à 35 cycles/min et un tirage, il est hypotendu, il est marbré. Il est fébrile et tousse, j'entends des crépitants à droite. Je suspecte une pneumonie avec sepsis. Je l'ai mis sous oxygène et débuté un remplissage vasculaire. Les gaz du sang montrent une acidose métabolique avec un pH à 7,31, une hypoxie à 58 mmHg sous oxygène 3 litres/min et une hypocapnie avec une pCO_2 à 30 mmHg. Le lactate est à 3 mmol/l. J'ai demandé la radiographie de thorax.
Je crois qu'une prise en charge en réanimation est nécessaire. Pouvez-vous venir le voir avec moi ? »
→ Réponse de la réanimatrice : « J'arrive pour le voir dans 10 minutes, je prépare le transfert. »

Quiz 2

Le diagnostic difficile… Des signes de gravité en pagaille !
Vous êtes appelé au chevet de Monsieur T., 78 ans, hospitalisé depuis 24 heures pour une altération de l'état général, car l'infirmière le trouve très endormi.
Vous calculez un score de Glasgow à 11 (Y3, M6, V2). Il n'y a pas d'anomalie pupillaire, pas de signe de localisation neurologique.
Par ailleurs, le patient présente une FC à 120 bpm, une PA à 110/50 mmHg, une FR à 26 cycles/min, une SpO_2 à 90 % en air ambiant. Vous constatez aussi des marbrures au niveau des deux cuisses. La température corporelle est à 38,5 °C. La glycémie capillaire est normale.
Dans ses antécédents, on note un diabète de type 2, un infarctus du myocarde 2 ans plus tôt et une démence débutante dont le diagnostic étiologique n'est pas établi. Il ne prend pas de toxique, n'a pas d'allergie. Comme traitement, il prend un biguanide et un antiagrégant plaquettaire.
Le reste de votre examen physique est sans particularité en dehors d'une douleur provoquée hypogastrique.
L'ECG retrouve une tachycardie sinusale.
L'infirmière vous propose de réaliser un scanner cérébral. Qu'en pensez-vous ?

Tic-tac…

< 5 min	• Avoir identifié les signes de gravité immédiats, reconnaître l'urgence absolue • Avoir identifié le motif de consultation
< 15 min	• Avoir débuté les premières mesures symptomatiques • Avoir réalisé l'interrogatoire (histoire de la maladie, terrain) • Avoir prévenu le réanimateur
< 30 min	• Avoir réalisé un examen physique pertinent et envisagé les premières pistes diagnostiques • Avoir complété les mesures symptomatiques initiales
< 60 min …	• Avoir demandé les premiers examens paracliniques • Avoir débuté le traitement étiologique approprié • Consigner son observation dans le dossier médical

Une situation clinique... Deux prises en charge

Madame C., 17 ans, consulte en urgence car elle se sent fatiguée depuis maintenant 1 semaine. Elle a également très faim, mange et boit beaucoup et urine également beaucoup, ce qui l'inquiète. L'interne Amandine rentre dans son box et débute son enquête...

Où Amandine ne fait pas ce qu'il faut...

Amandine interroge plus en détail Madame C. Elle n'a pas d'antécédent particulier en dehors de quelques crises d'angoisse régulières. Elle est stressée ces derniers temps car elle doit passer des examens importants. Elle ne fume pas et ne boit pas. Elle ne prend pas de médicament en dehors d'une contraception orale.

Amandine pense déjà que c'est encore une patiente stressée. Elle effectue un examen physique rapide sans porter attention aux paramètres vitaux notés par l'infirmière. L'abdomen est sensible mais dépressible, sans défense ni contracture. L'examen physique cardiopulmonaire est normal. L'examen neurologique est sans particularité. La patiente est apyrétique.

Amandine continue à penser que le problème est psychologique, favorisé par l'augmentation du stress des derniers jours. Devant la sensibilité abdominale, une échographie abdominopelvienne à réaliser en ambulatoire est prescrite à la patiente.

Amandine notera trois phrases dans le dossier médical avec le motif de consultation, son examen clinique et précisera l'échographie prescrite.

Où l'on peut faire confiance à Alexandre

Alexandre repère au premier coup d'œil, car Alexandre est entraîné, que Madame C. a une **tachycardie à 118 bpm** et une **polypnée à 26 cycles/min**. La PA et la SpO_2 sont normales ainsi que la température corporelle. La patiente ne présente pas de marbrure, son temps de recoloration cutanée est normal. Elle ne présente pas d'autre signe de gravité respiratoire. Elle est parfaitement consciente, sans anomalie de l'examen neurologique. **Alexandre remarque que la glycémie capillaire mesurée par l'infirmière est à 30 mmol/l. Il vient de tuer le match : il a déjà le diagnostic de diabète décompensé !**

Alexandre interroge plus en détail Madame C. et analyse immédiatement les symptômes fonctionnels décrits par la patiente (totalement inhabituels) qui présente depuis 1 semaine un **syndrome polyuro-polydipsique** (car elle urine aussi de manière abondante), une **hyperphagie** et une **altération de l'état général** (asthénie et amaigrissement avec perte de 6 kg cette dernière semaine). Ces symptômes sont en nette aggravation ces dernières 48 heures. Un examen physique complet sera sans particularité en dehors d'une sensibilité épigastrique aspécifique. Alexandre en est sûr, en réunissant tous ces symptômes, il s'agit bel et bien d'un **syndrome cardinal** !

La recherche de corps cétoniques dans le sang (cétonémie) est positive. Alexandre posera immédiatement le diagnostic d'**acidocétose diabétique** révélant un probable diabète de type 1. La gazométrie veineuse retrouvera un pH à 7,24, une $PaCO_2$ à 28 mmHg et des bicarbonates à 12 mmol/l.

Alexandre prescrit immédiatement un remplissage vasculaire par soluté NaCl 0,9 % 1 000 ml en débit libre et une insilunothérapie IV.

Devant la présence de **signes de gravité** (notamment l'acidose métabolique) et la nécessité d'une surveillance rapprochée, Alexandre estime nécessaire un transfert dans une **unité de surveillance continue**. Il explique à la patiente ce qui lui arrive et la nécessité de la transférer dans un autre service. Mineure, il appelle ses parents. Il explique aussi à l'équipe paramédicale la nécessité du transfert, et qu'ils ont bien fait d'appeler Alexandre et les remercie pour cette prise en charge en équipe réussie.

L'évolution sera favorable sous réhydratation par sérum salé isotonique et insulinothérapie IV.

Après le transfert de la patiente, **Alexandre consignera son observation dans le dossier médical** de Madame C. Il y notera son examen clinique, les signes de gravité constatés, les examens paracliniques réalisés, ses hypothèses étiologiques ainsi que les éléments de la prise en charge thérapeutique de la patiente.

Annexe – Paramètres vitaux à recueillir systématiquement et à noter dans le dossier

Fréquence respiratoire (FR)

- FR > 22 cycles/min = polypnée ou tachypnée.
- FR < 12 cycles/min = bradypnée.

Une anomalie de la FR (le plus souvent une tachypnée) est en général le témoin d'une détresse respiratoire aiguë. La bradypnée peut signer un état respiratoire d'une extrême gravité (épuisement respiratoire).

Fréquence cardiaque (FC)

- FC < 60 bpm = bradycardie.
- FC > 100 bpm = tachycardie.

Toute anomalie de la FC doit faire réaliser un ECG à la recherche d'un trouble de la conduction (bradycardie) ou d'un trouble du rythme (tachycardie). Attention : la fréquence cardiaque peut rester normale longtemps chez les patients sous bêtabloquants.

Pression artérielle (PA)

- PAS < 100 mmHg ou PAM < 65 mmHg = **hypotension artérielle** → elle fera rechercher un état de choc !
- PAS > 140 mmHg ou PAM > 90 mmHg = hypertension artérielle.

Mesurée au sphygmomanomètre (tensiomètre ou « brassard à tension »).

Trois valeurs :

- PA systolique (PAS, valeur la plus haute, surtout déterminée par le débit cardiaque) ;
- PA diastolique (PAD, valeur la plus basse, surtout déterminée par le tonus vasculaire) ;
- PA moyenne (PAM = (PAS + 2 × PAD)/3). La PA moyenne, principalement déterminée par la PA diastolique, est la pression motrice de la perfusion des organes.

Attention : le tensiomètre surestime souvent la pression artérielle systolique dans les valeurs basses : une pression artérielle à 90 mmHg est parfois en réalité de 70 mmHg. La PAM est plus fiable.

Diurèse

- Diurèse < 0,5 ml/kg/h = **oligurie** (**anurie** si < 100 ml/24 heures).

Une oligurie peut être le témoin d'une insuffisance rénale aiguë dans le cadre d'un état de choc ; elle est un marqueur de gravité de toute insuffisance rénale aiguë. La surveillance de la diurèse est un point majeur des patients en situation critique. La pose d'une sonde urinaire ne doit pas être cependant systématique.

Saturation pulsée en oxygène (SpO_2)

- SpO_2 < 94 % en air ambiant = **désaturation**.

Elle est le reflet d'une baisse de la PaO_2 (hypoxémie) et donc d'une insuffisance respiratoire aiguë. Attention : l'oxygène corrige rapidement la saturation ; une valeur normale sous oxygène ne signifie pas que le patient est guéri !

Elle peut permettre de se contenter d'un GDS veineux si elle est normale.

Température corporelle

- T °C > 38 °C = fièvre.
- T °C < 35,5 °C = hypothermie.

Une température < 32 °C ou une température > 40 °C engagent le pronostic vital.

Glycémie

- Glycémie < 0,7 g/l = hypoglycémie → impose un resucrage immédiat.
- Glycémie > 1,4 g/l = hyperglycémie.

La glycémie doit être mesurée systématiquement chez tout patient en situation critique, *a fortiori* chez un patient avec une anomalie neurologique aiguë dont elle peut être à l'origine.

Réponses aux quiz

Quiz 1

Devez-vous rester seul dans le service, la nuit à l'hôpital, au chevet de cette patiente ? La réponse est non !

Quelle que soit son étiologie, la patiente est en détresse respiratoire aiguë et vous avez correctement relevé les signes de gravité en témoignant : tachypnée, désaturation, signes de lutte. Il n'y a (pour le moment) pas de signe de gravité d'ordre hémodynamique (état de choc) ou neurologique. Vous ne pouvez cependant pas laisser cette patiente dans un service de médecine conventionnelle.

Après avoir mis en place une oxygénothérapie adaptée (masque à réserve 15 litres/min compte tenu de l'hypoxémie persistante sous O_2 8 litres/min), vous devez appeler la réanimation ou une unité de surveillance continue de votre hôpital selon l'organisation locale de la prise en charge des patients critiques pour poursuivre la prise en charge dans de bonnes conditions (moyens de surveillance adaptés, personnel suffisant).

Le diagnostic retenu pour Madame D. sera une détresse respiratoire (*motif de prise en charge*) consécutive à un œdème aigu pulmonaire cardiogénique (insuffisance cardiaque gauche aiguë : *diagnostic étiologique*). Après 24 heures de réanimation et un traitement par diurétiques de l'anse, dérivés nitrés et ventilation non invasive, la patiente pourra regagner son service d'hospitalisation conventionnelle.

Quiz 2

Vous avez recueilli l'ensemble des signes de gravité présentés par Monsieur T.

Le patient présente un trouble de la vigilance (Glasgow 11) mais sans anomalie neurologique focalisée.

Par ailleurs, il présente d'autres signes de gravité témoignant d'un probable état de choc (*motif de prise en charge*) : tachycardie et marbrures. Vous voyez qu'il n'est pas hypotendu. L'hypotension peut être retardée dans l'état de choc et ne doit pas faire écarter trop hâtivement le diagnostic.

Le trouble de la vigilance et les signes de gravité respiratoires (tachypnée, désaturation) peuvent être en lien avec l'état de choc. En pratique clinique, le diagnostic d'état de choc n'est pas si facile et il est fréquent de se faire abuser par des signes neurologiques (confusion, somnolence) ou respiratoires (tachypnée, désaturation).

Chez ce patient, il s'agira finalement d'un choc septique (*diagnostic étiologique*) à point de départ urinaire (prostatite aiguë). Le scanner cérébral était inutile dans le cadre du bilan complémentaire.

CHAPITRE

2

Réflexion éthique, limitation et arrêt des thérapeutiques en médecine intensive-réanimation

Situations de départ

- 327 Annonce d'un diagnostic de maladie grave au patient et/ou à sa famille
- 337 Identification, prise en soin et suivi d'un patient en situation palliative

Item, objectifs pédagogiques

ITEM 143 – Connaître les aspects spécifiques des soins palliatifs en réanimation

Rang	Rubrique	Intitulé	Descriptif
A	Définition	Décrire le processus de limitation ou d'arrêt thérapeutique (LAT) en réanimation	Connaître la procédure et la finalité de LAT chez un patient apte à consentir et chez un patient inapte à consentir
B	Diagnostic positif	Reconnaître les situations d'obstination déraisonnable dans le cadre de la réanimation	Définie par l'instauration ou la poursuite d'une prise en charge curative ou d'une stratégie diagnostique inutile et/ou non justifiée au regard du suivi et/ou pronostic en termes de survie ou de qualité de vie.
B	Prise en charge	Connaître les principes généraux justifiant d'une non-admission en réanimation	Connaître les éléments pris en compte : volonté du patient (directives anticipées), avis de la personne de confiance ou, à défaut, des proches, principe de proportionnalité, projet thérapeutique

Introduction
I. Identifier les éléments qui conduisent à proposer une limitation ou un arrêt des thérapeutiques
II. Quelles thérapeutiques peuvent être limitées ou arrêtées ?
III. Comment prescrire les soins palliatifs ?
IV. La non-admission en réanimation

Introduction

A Les patients pris en charge en soins intensifs/réanimation présentent des défaillances d'organes pouvant nécessiter la mise en œuvre de moyens diagnostiques, de surveillance et curatifs souvent invasifs. Cette stratégie s'intègre dans un projet de soins structuré dont l'objectif n'est pas seulement la survie, mais aussi la restauration d'une qualité de vie la meilleure qui soit. On doit donc prendre en compte dans la prise en charge la balance bénéfice/risque et tenir compte des comorbidités du patient. Les motifs de prise en charge dans ces secteurs de soins critiques sont très variés, allant d'une pathologie aiguë grave inattendue chez un patient sans comorbidité (par exemple, infection, accident de la voie publique, etc.) à des pathologies survenant chez des patients comorbides (par exemple, accident vasculaire cérébral chez un patient âgé dont l'autonomie était déjà restreinte, infection sévère chez un patient porteur d'une hémopathie maligne…) ou exacerbation de maladies chroniques (par exemple, exacerbation de BPCO). Les enjeux et les conséquences potentielles de la réanimation sont très différents d'une situation à une autre. Dans certains cas, on peut se poser la question du bien-fondé éthique des traitements mis en place ou de leur interruption. Ainsi, en réanimation se posent régulièrement les questions suivantes : faut-il arrêter des thérapeutiques actives ? faut-il limiter l'intensité des thérapeutiques ? Ou parfois, plus en amont : faut-il admettre le patient en réanimation ? Ces prises de décisions sont complexes et nécessitent l'apprentissage d'une réflexion éthique formalisée.

- La première étape est d'identifier les éléments qui conduisent à proposer une limitation ou un arrêt des thérapeutiques (LAT) au titre de la non-obstination déraisonnable.
- La seconde étape est de déterminer la nature et les modalités de la limitation ou de l'arrêt de thérapeutiques.

Fait important, des traitements peuvent être limités ou arrêtés mais **il n'y a jamais d'arrêt des soins**. Ces soins peuvent prendre une autre dimension, celle de soins palliatifs assumés et d'accompagnement de fin de vie. Cet accompagnement demande un investissement important des soignants et concerne aussi les familles des patients.

L'ensemble des procédures et démarches abordées dans ce chapitre sont régies par les Lois Leonetti 2005 et Claeys-Leonetti 2016 (textes disponibles sur legifrance.gouv.fr), couvertes par le code de santé publique et le code de déontologie.

Un patient a le droit refuser tout traitement ou investigation. Il peut refuser tout acte médical après avoir été informé correctement et loyalement. La Loi Claeys-Leonetti impose l'examen et le respect des directives anticipées quand elles ont été écrites par le patient.

Vignette clinique

Madame G., 53 ans, est adressée aux urgences pour dyspnée évoluant depuis 5 jours.

Dans ses antécédents, on note principalement une spondylarthrite ankylosante invalidante, en échec thérapeutique malgré plusieurs lignes d'immunothérapie.

Son traitement comprend une corticothérapie au long cours par prednisone (25 mg), une anticoagulation par rivaroxaban, du bisoprolol et du fentanyl transdermique pour les douleurs importantes liées à la spondylarthrite.

L'interrogatoire retrouve une altération marquée de l'état général (asthénie, anorexie), une dyspnée associée à des épisodes de fièvre et une toux non productive. Elle mentionne une prescription d'antibiotique par amoxicilline par le médecin traitant, débutée il y a 3 jours. En dehors du box d'examen, son mari signale **les douleurs extrêmement invalidantes**, évoluant **depuis plusieurs années**, peu ou mal soulagées par différentes méthodes (pharmacologiques ou non) d'antalgie.

L'analyse des différents courriers médicaux met en évidence un **syndrome restrictif évolué** lié à la spondylarthrite ankylosante. **Le caractère réfractaire de la pathologie** aux différentes lignes de traitement et **l'absence de traitement disponible**, après consultation de deux experts, sont clairement évoqués. L'autonomie de la patiente s'est dégradée ces derniers mois, avec des difficultés à faire sa toilette seule et un essoufflement important lorsqu'elle monte le soir se coucher à l'étage. Elle ne sort plus de chez elle seule, et ne fait plus le ménage. Elle continue à cuisiner.

Les paramètres vitaux sont : une PA à 110/56 mmHg, une FC à 82 battements par minute, une température à 38,6 °C, une FR à 26 cycles/min. La SpO_2 est à 89 % en air ambiant. De discrets signes de lutte commencent à apparaître après l'admission au service d'accueil des urgences. Elle ne présente pas de signe de gravité clinique autre que les signes respiratoires.

Vous demandez un bilan sanguin afin d'évaluer l'hématose et les défaillances des autres organes. La gazométrie artérielle sous 6 litres/min d'O_2 montre : pH 7,35, pCO_2 48 mmHg, pO_2 61 mmHg, lactate à 3,2 mmol/l. La NFS met en évidence un syndrome inflammatoire biologique avec une hyperleucocytose modérée à 12 G/l (88 % PNN) et une CRP à 88 mg/l. Il n'y a pas d'insuffisance rénale ou de perturbation du bilan hépatocellulaire.

Devant ce tableau de dyspnée sur probable pneumopathie de l'immunodéprimé, une TDM thoracique est réalisée, montrant des condensations alvéolo-interstitielles diffuses associées à de minimes lames d'épanchement pleural. L'ECG est sans particularité.

La patiente a donc une pneumopathie hypoxémiante bilatérale de l'immunodéprimé. Une antibiothérapie par C3G et macrolides est débutée. Rapidement, la mécanique ventilatoire de la patiente se dégrade.

Concernant la prise en charge optimale de cette patiente, sur le plan éthique, il convient :

1. **d'expliquer à la patiente le diagnostic de pneumopathie hypoxémiante bilatérale de l'immunodéprimé**, d'aggravation rapidement défavorable. Cette explication comprend des informations claires et adaptées au niveau de compréhension de la patiente et de son entourage, sur l'évolution prévisible et les thérapeutiques pouvant être instaurées ;
2. **d'interroger la patiente quant à ses volontés**. Existe-t-il une volonté de « non-réanimation invasive » ? A-t-elle rédigé des directives anticipées ? A-t-elle déjà discuté d'une réanimation avec son entourage ? Ces questions doivent être posées rapidement avant que l'état clinique ne se dégrade encore d'avantage et ne permettent plus l'évaluation des volontés de la patiente.

La patiente a exprimé son **souhait de ne pas être intubée ni de recevoir de ventilation non invasive ; elle en a bien compris les conséquences possibles. Avec son accord, elle est admise en réanimation** pour recevoir un support respiratoire par oxygénothérapie haut débit (50 litres/min et FiO_2 0,5). **À J3 de réanimation,** l'état respiratoire de la patiente se dégrade rapidement avec apparition de signes majeurs de dyspnée et d'anxiété. **Après en avoir discuté une nouvelle fois avec la patiente et son époux, conformément à ses souhaits et après avoir expliqué la démarche et le projet de soins à l'ensemble de l'équipe soignante ainsi qu'au médecin traitant et au rhumatologue de la patiente**, cette dernière bénéficie d'une sédation profonde et continue et de soins de confort.

Elle décède, 2 heures plus tard, ***apaisée* et *confortable***, en présence de son époux.

I. Identifier les éléments qui conduisent à proposer une limitation ou un arrêt des thérapeutiques

Les éléments devant être pris en considération et tracés dans le dossier du patient sont indiqués dans le tableau 2.1.

Il faut être conscient des limites dans l'estimation du pronostic et des éléments subjectifs inclus dans l'évaluation de la qualité de vie.

L'avis du patient est particulièrement important et doit être systématiquement recherché.

Pronostic de la maladie aiguë

La pathologie aiguë peut être trop avancée (syndrome de défaillance multiviscérale, arrêt cardiaque réfractaire…).

Tableau 2.1. Ⓐ Éléments du dossier médical du patient à considérer.

Le pronostic de la maladie aiguë (absence de réponse au traitement)
Le pronostic de la ou des maladies sous-jacentes
La qualité de vie antérieure du patient
La qualité de vie estimée à l'issue du séjour en réanimation
La volonté du patient
Le témoignage des proches
La collégialité de la décision
L'avis d'un médecin extérieur au service

Pronostic des maladies sous-jacentes

Il peut aussi exister une pathologie chronique incurable (insuffisance d'organe, cancer…), décompensée ou favorisant la pathologie aiguë, fragilisant le patient et compromettant sa qualité de vie future (surtout après une lourde réanimation). À ce titre, une insuffisance cardiaque terminale décompensée sans projet thérapeutique (greffe cardiaque ou autre traitement spécifique) peut rendre déraisonnable la mise en route d'une épuration extrarénale ou la mise en œuvre d'une ventilation mécanique.

Évaluation de la qualité de vie antérieure à la réanimation

Elle prend en compte la limitation des activités physiques, la dépendance, et intègre l'altération éventuelle des fonctions cognitives.

Évaluation de la qualité de vie estimée à l'issue du séjour en réanimation

Elle intègre des dommages irréversibles et compromettant tout projet de vie (par exemple, encéphalopathie post-anoxique suivant un arrêt cardiaque réanimé).

Le patient et son entourage

Limitation à la demande du patient

Selon la loi, un patient a le droit de refuser tout traitement. S'il est en état d'exprimer sa volonté, le médecin doit l'informer des traitements administrés, des bénéfices et des risques encourus. Si le patient refuse le traitement, il doit être informé par le médecin des conséquences de cette décision. Le médecin accompagnera alors son patient dans le cadre du projet de soins établi avec lui, dans les limites demandées par le patient.

Si le patient n'est pas en mesure de s'exprimer, il faut rechercher des directives anticipées et, à défaut, interroger la personne de confiance et l'entourage, dont le rôle est de témoigner des volontés exprimées par le patient. Assez fréquemment, les patients ne se sont pas exprimés lorsqu'ils étaient en état de le faire sur ce qu'ils auraient souhaité exactement s'ils étaient confrontés à une situation précise. C'est le cas notamment en cas de pathologie brutale (infections, accident de la voie publique, etc.), mais ce cas de figure peut aussi se rencontrer en pathologie chronique, en l'absence d'anticipation. Dans cette situation, en pratique très fréquente, il faut s'enquérir de ce que les proches pensent de ce qu'aurait souhaité le patient, en insistant bien sur le fait que ce n'est pas leur avis personnel qui est interrogé, mais celui de leur proche. Ce point peut être délicat et il est important de le faire comprendre aux familles. Dans ces situations où l'avis du patient ne peut être recueilli de manière explicite et adapté à la situation actuelle, il convient de se conformer à la procédure détaillée dans le paragraphe suivant, en prenant en compte les informations recueillies.

> Un patient peut refuser tout traitement. En revanche, il ne peut pas choisir tout traitement. Au sens large, il ne décide pas des actes médicaux qu'il reçoit. Le médecin détient cette responsabilité.

Collégialité et avis extérieur

Limitation décidée par le médecin suite à une discussion collégiale

La réflexion, quand elle est initiée par l'équipe médicale en charge du patient, doit être le fruit d'une **discussion collégiale**, pouvant par ailleurs aussi être déclenchée sous l'impulsion des proches quand le malade ne peut s'exprimer (par exemple, quand la famille exprime le fait « que l'on va trop loin »).

Un médecin seul ne doit pas prendre une décision de limitation ou d'arrêt de traitement!

Cette discussion collégiale implique :

- l'ensemble de l'équipe soignante (médecins en charge du patient, infirmier(e)s, aides-soignant(e)s, cadre, kinésithérapeute…);
- les autres médecins habituellement en charge du patient (médecin traitant, médecins spécialistes référents);
- un intervenant médical extérieur au service, sans lien hiérarchique avec le(s) médecin(s) du service de soins intensifs-réanimation (médecin traitant, médecin spécialiste, réanimateur d'une autre équipe, chirurgien).

D'un point de vue pratique, il peut parfois être difficile d'organiser cette discussion en situation aiguë (garde, nuit) et il faut donc, dans la mesure du possible, avoir **anticipé**. Elle reste cependant possible, pour ne pas dire nécessaire, même en situation d'urgence.

Elle doit être réalisée après recueil des avis du patient et des proches si le patient ne peut communiquer.

La difficulté réside en la complexité des situations cliniques et la singularité de chaque individu (parfois de son entourage), chacun pouvant avoir une perception différente de ce qu'est une qualité de vie acceptable. C'est pourquoi la collégialité et l'avis extérieur au service revêtent toute leur importance dans la prise de décision.

Les enjeux éthiques sont donc majeurs pour **interdire au médecin toute obstination déraisonnable**. En effet, les médecins ont l'injonction de s'abstenir de toute obstination déraisonnable. Cette obstination correspond à la réalisation d'actes, diagnostiques ou thérapeutiques, inutiles et/ou disproportionnés et/ou n'ayant d'autre effet que le seul maintien artificiel de la vie. Ce concept peut se rapprocher de celui d'« acharnement thérapeutique » — ce terme est issu du langage courant et doit être évité.

À l'issue de la réflexion collégiale, le médecin en charge prend la décision. La décision peut être celle d'une limitation ou d'un arrêt des thérapeutiques. **Cette décision et ses motivations sont colligées dans le dossier du patient.** Le nom des intervenants ayant participé à cette décision ainsi que les personnes informées sont notifiés. Le médecin doit en informer son patient ou l'entourage si le patient ne peut communiquer.

Toutes les décisions de limitation sont révisables et réversibles.

Quiz 1

Madame Ato, 75 ans, transféré du secteur d'hématologie conventionnelle pour un choc septique à SARM lié au cathéter de dialyse (posé pour une IRA oligurique organique sur tubulopathie myélomateuse) avec syndrome de défaillance multiviscérale, à J2 d'une chimiothérapie.

Défaillance hémodynamique sous amines (noradrénaline), défaillance hépatique (foie de choc), défaillance neurologique, défaillance métabolique (acidose métabolique hyperlactatémique + IRA anurique).

Pas de directives anticipées rédigées au préalable, pas de personne de confiance renseignée. Un lointain neveu (sa seule famille) entre dans le service de réanimation.

Quelle est votre attitude concernant la prise en charge en réanimation du patient? Quelle est votre attitude concernant les informations à délivrer au neveu?

II. Quelles thérapeutiques peuvent être limitées ou arrêtées ?

Limitation ou arrêt thérapeutique ?

Il n'y a pas de différence pour le processus décisionnel entre limitation et arrêt thérapeutique. En revanche, les stratégies de prise en charge du patient sont différentes selon qu'il s'agisse de limitation ou d'arrêt thérapeutique et l'intentionnalité doit être bien comprise.

Limitation thérapeutique

La limitation des thérapeutiques s'entend comme le maintien des traitements en cours, sans escalade si aggravation ou apparition d'une nouvelle défaillance d'organe. On parle aussi de non-incrémentation des thérapeutiques en cours. Par exemple, en cas de détresse respiratoire, les techniques non invasives d'oxygénation ou de ventilation sont appliquées, mais l'intubation jugée déraisonnable est d'emblée exclue de la prise en charge. Cette réflexion peut s'appliquer à toutes les techniques de suppléance d'organe disponibles en réanimation (épuration extra-rénale, drogues vasoactives, etc.) ou à une non-prise en charge chirurgicale éventuelle. La survie des patients de réanimation pour lesquelles une décision de limitation a été prise est de 30 à 50 % avec, dans un certain nombre de cas, restauration d'une qualité de vie satisfaisante.

Arrêts thérapeutiques

L'arrêt des thérapeutiques signifie l'arrêt de traitements en cours, jugés être de l'obstination déraisonnable, en dehors de ceux permettant d'assurer le confort du malade. Il s'agit d'un processus de « démédicalisation » chez un patient en fin de vie chez lequel l'objectif prioritaire du soin est l'accompagnement de fin de vie. L'arrêt des traitements de suppléance peut conduire à l'accélération de la survenue du décès. Le plus souvent, un traitement sédatif et antalgique doit précéder et accompagner l'arrêt des traitements pour éviter la souffrance du patient. La ventilation artificielle invasive, la nutrition artificielle ou l'hydratation font partie intégrante des traitements qui peuvent être arrêtés dans ce contexte.

Soins palliatifs en réanimation

Ces situations illustrent le fait que dans certaines situations non rares en réanimation, la prise en charge du patient est dédiée aux soins palliatifs et l'objectif principal est d'assurer le confort du patient en fin de vie en cohérence avec ses volontés si elles ont été exprimées.

Encadré 2.1

Comment construire un entretien avec le patient et/ou ses proches ?

Qui doit être présent ?

À l'instar des consultations d'annonce des pathologies graves (cancer, maladie neurodégénérative…), cet entretien est formalisé et doit être réalisé autant que possible en présence d'autres membres de l'équipe (interne, infirmière en charge du patient, par exemple). La présence d'un ou plusieurs proches doit être possible si le patient le souhaite.

L'une des particularités de la réanimation est que très souvent l'entretien n'a lieu qu'avec la famille ou les proches du patient, en l'absence du patient du fait de l'incapacité de celui-ci (sédation, coma…). Il n'y a pas légalement de hiérarchisation entre les proches.

Organisation pratique : le lieu et le temps

L'entretien avec une famille doit se dérouler dans une pièce calme, dédiée à ces entretiens, à l'écart de l'agitation et du bruit. On ne mène pas ces entretiens debout, dans le couloir entre deux chambres, avec le passage des chariots et des autres familles. Tous doivent pouvoir être assis.

Encadré 2.1 Suite.

Une fois passée la phase initiale de l'arrivée dans le service, qui nécessite un entretien immédiat, un rendez-vous peut être pris pour un entretien programmé, mais sans formalisation ni théâtralisation excessive. Il faut être « disponible », et le caractère programmé est une bonne manière de se rendre disponible.

En effet, il faut avoir le **temps** de mener cet entretien… qui nécessite d'être à l'**écoute**.

Les patients ou leurs proches doivent pouvoir s'exprimer et poser toutes les questions nécessaires.

Conduite de l'entretien

- Il y a un « chef d'orchestre » parmi les soignants : il mène l'entretien, la bonne intelligence du groupe faisant que les autres participants peuvent intervenir ponctuellement. C'est l'expérience et l'habitude du travail en équipe qui permettra des entretiens harmonieux et sereins.
- Il y a souvent aussi un interlocuteur privilégié du côté de la famille. Il convient toutefois de s'assurer que chacun a pu s'exprimer, poser ses questions et lever les doutes éventuels.
- La première étape est la présentation de chacun, soignants, famille et proche et de sa relation avec le patient.
- Laisser librement ensuite parler le patient, les membres de la famille, les proches est fondamental et probablement la première étape de ce dialogue. « Qu'avez-vous compris de la situation ? » « Que vous a-t-on déjà expliqué ? » **Il est utile que le médecin reformule ce qui est dit**, pour s'assurer que tout le monde est en accord sur ce qui a été compris et montrer qu'il est réellement à l'écoute.
- Les mots doivent être minutieusement choisis : pas de jargon médical incompréhensible ; les termes techniques sont expliqués au mieux ; l'information est répétée.
- Il peut être proposé au patient, à la famille, aux proches de reformuler les informations médicales qui ont été délivrées, afin de s'assurer de la bonne compréhension.
- Il faut savoir être **progressif**, quitte à prévoir plusieurs entretiens pour des situations complexes.
- Les silences dans ce dialogue singulier sont importants et doivent être respectés. Lors d'annonces de mauvaises nouvelles, des phases de sidération et de colère sont normales, tant pour le patient que pour la famille. Il faut les comprendre et s'y adapter.

Chaque situation, chaque patient, famille, chaque soignant est différent. « À chacun son style » mais en respectant les quelques règles de base que nous venons de voir et en s'adaptant à chaque situation particulière.

Ces moments sont éprouvants pour les familles, mais aussi pour les soignants, et il faut débriefer avec l'équipe au décours.

Quels messages délivrer ?

Il s'agit d'**un échange entre l'équipe soignante et l'entourage**, autant sur les données médicales (diagnostic, évolution et pronostic) que sur les souhaits et volontés du patient (valeurs culturelles, religieuses…).

Il est primordial de pouvoir **délivrer au patient** (si son état de conscience le permet) **ainsi qu'à sa famille des informations claires, répétées et régulières** sur le diagnostic ayant amené le patient à bénéficier d'une prise en charge réanimation, le pronostic et l'évolution attendue. Ces informations doivent être délivrées dès le début de la prise en charge, afin de pouvoir anticiper des situations d'impasse thérapeutique notamment chez les patients aux lourdes comorbidités. **Elles doivent être loyales, adaptées** au niveau de compréhension du patient et de son entourage, délivrées avec empathie et humanisme. L'enjeu est d'être suffisamment clair et explicite pour que le patient et/ou ses proches puissent comprendre et faire un choix éclairé mais sans détruire des ressources morales essentielles.

Exemple 1

Le médecin doit informer un patient en fin de vie sur sa pathologie et son devenir. Il s'agit de délivrer cette information de manière humaine et sans brutalité. Forcer un patient à comprendre qu'il va mourir dans les heures à venir peut être inadapté. Le médecin doit délivrer une information progressive et avec tact : « Votre pathologie est grave et nous sommes inquiets car les traitements ne sont pas efficaces… Nous allons en tout cas prendre en charge votre douleur et nous assurer de votre confort… » Après un moment de silence, certains patients parleront ouvertement de la mort, d'autres non et pourtant… ils auront souvent compris, et leur souhait de ne pas en parler sur le moment doit être respecté.

Exemple 2

Un médecin doit parler à une patiente en détresse respiratoire sur une BPCO évoluée de l'indication à une prise en charge en réanimation. L'échange est compliqué par la détresse respiratoire mais doit être absolument conduit. « Madame M., votre situation est sérieuse, vous allez avoir besoin d'une aide respiratoire en réanimation avec une ventilation avec un masque qui va vous aider à respirer avec une machine. Si cela ne

Encadré 2.1 Suite.

marche pas, il faudra vous endormir complètement avec un tuyau dans votre gorge pour vous connecter à la machine de ventilation. Vous avez déjà eu ces traitements lors de votre hospitalisation, il y a 6 mois. Est-ce que vous me comprenez ? » Madame M. acquiesce de la tête. « Si nous ne faisons pas cela, vous risquez de mourir, si nous le faisons, nous avons une chance de vous aider à aller mieux. Mais je sais que la dernière fois nous en avions parlé et vous aviez dit que vous ne souhaitiez pas revenir en réanimation. Si vous avez continué à réfléchir et que vous ne voulez pas des soins de réanimation, alors nous suivrons votre choix. Nous resterons là pour vous aider à ne pas souffrir. Voulez-vous que nous en rediscutions ? » Les échanges avec Madame M. aboutiront à une admission en réanimation pour ventilation non invasive mais sans recours à une intubation en cas d'échec, à la demande explicite de Madame M.

Exemple 3

Un patient de 48 ans sans comorbidité a été pris en charge en préhospitalier pour un arrêt cardiaque prolongé sur rythme choquable à coronarographie normale, alors qu'il faisait un footing. Ses parents, son épouse et son fils de 20 ans sont reçus par le médecin réanimateur en charge du malade, accompagné de l'infirmière, de l'aide-soignant et de l'interne, pour un entretien programmé afin de faire le point sur le pronostic neurologique à J5 de l'admission. Cet entretien a lieu au calme dans une salle dédiée. Le médecin menant cet entretien devra trouver les mots pour expliquer l'évolution péjorative et les éléments de mauvais pronostic, en faveur d'une évolution vers un coma végétatif. Cette évolution possible avait déjà été évoquée lors des premiers entretiens ayant eu lieu à l'admission des patients, ce qui permet de débuter cette entrevue en demandant à la famille de reformuler ce qu'ils ont compris. L'épouse du patient et ses parents expriment spontanément le fait que le patient n'aurait pas souhaité être dans un état végétatif. Les bases sont ainsi posées pour envisager un nouvel entretien à J7, le temps de compléter les examens permettant d'affiner l'évaluation du pronostic neurologique. Ce nouvel entretien permettra d'envisager un arrêt thérapeutique de la manière la plus sereine possible, malgré les difficultés liées au caractère brutal et soudain pour les proches de cet accident.

Il convient également de **définir la conduite à tenir** à adopter lors des derniers instants (appel de la famille en cas d'aggravation, souhait ou non d'être présent tout au long de la fin de vie pour les proches, organisation de rites religieux particuliers en faisant notamment appel aux représentants des différents cultes présents dans les structures hospitalières, etc.).

III. Comment prescrire les soins palliatifs ?

Les soins palliatifs sont des soins actifs, s'intégrant dans **une approche globale** de la personne atteinte d'une maladie « terminale ». Ils consistent en la prise en charge de la douleur physique, mais aussi psychique, sociale ou spirituelle.

Il s'agit d'une **prise en charge interdisciplinaire**, dans laquelle les soins vont s'articuler autour du patient et de son entourage. L'information du patient et de ses proches est constante, claire et adaptée.

La **gestion médicale et paramédicale** de la douleur est **centrale** dans la prise en charge du patient. **Le patient** doit alors être **confortable** avec évaluation régulière par des échelles objectives d'évaluation du confort. Les médicaments recommandés sont l'association d'une benzodiazépine (midazolam) et de morphine (ou ses dérivés). Si l'état du patient le justifie (douleurs incontrôlables ou non évaluables, souffrance psychique majeure), il peut être nécessaire de prescrire une sédation profonde et continue jusqu'au décès.

Il est primordial de proposer également un **accompagnement des proches, tout en respectant leur intimité**, d'accéder à leurs demandes et de surveiller très régulièrement l'état de confort du patient.

Encadré 2.2

S'agit-il d'une euthanasie active ?

Non. L'euthanasie active correspond à l'administration de substances pour mettre fin de façon délibérée à la vie du patient pour mettre fin à ses souffrances. Ici, dans le cadre de l'accompagnement de fin de vie, l'objectif principal est d'assurer le confort du patient au cours de sa fin de vie. Une sédation profonde et continue jusqu'au décès doit être prescrite et tout patient y a droit si son état le justifie. Cet état correspond à la présence d'une maladie grave et incurable qui engage le pronostic vital à court terme et expose ou risque d'exposer le patient à des douleurs réfractaires aux traitements ou à une souffrance morale intolérable. La sédation profonde et continue peut accélérer l'évolution vers le décès mais ne provoque en aucun cas la mort par sa simple prescription. Les frontières conceptuelles et sémantiques peuvent être difficiles à cerner, et il faut donc se référer à l'intentionnalité. Dans la non-incrémentation thérapeutique ou dans l'introduction d'une sédation terminale, il s'agit bien non pas de provoquer intentionnellement la mort, mais d'éviter de provoquer une souffrance injustifiée par l'absence de projet thérapeutique.

Quiz 2

Monsieur R., BPCO, 66 ans, stade IV avec oxygénothérapie au domicile (2 litres/min ; 20 heures/24) et tabagisme (60 paquets-années) non sevré, hospitalisé en réanimation l'hiver précédent pour une insuffisance respiratoire aiguë sur pneumopathie grippale hypoxémiante. L'évolution avait été favorable avec extubation à J15 (après deux premiers échecs de sevrage de la ventilation mécanique).

Il a, après le passage en réanimation, été hospitalisé dans un SSR pour réhabilitation respiratoire et reprise de l'autonomie pendant 16 semaines. L'autonomie retrouvée est précaire avec un patient OMS 3/4, ne sortant plus de son domicile.

Il est réadmis en réanimation dans un contexte de décompensation de BPCO avec acidose hypercapnique et coma calme.

Quelles semblent être les différentes stratégies thérapeutiques envisageables chez ce patient ? Quelle mesure aurait pu être prise en amont ? Le patient peut-il être récusé de la réanimation ?

Attitude pratique

Madame X., âgée de 82 ans, est hospitalisée depuis 10 jours en réanimation suite à un AVC sylvien gauche massif révélé par un trouble de conscience brutal alors qu'elle dînait avec ses enfants et ses petits-enfants pour les fêtes de fin d'année. Elle avait alors été prise en charge en préhospitalier par le SMUR et avait été intubée et ventilée devant les troubles de conscience. L'évolution est péjorative avec une absence de réveil, un Glasgow moteur à 2, une transformation hémorragique de l'AVC ischémique initial à l'origine d'un effet de masse marqué. Elle présente depuis 48 heures une aggravation de son état secondaire à une pneumonie acquise sous ventilation mécanique, avec une instabilité hémodynamique dans ce contexte septique. Les enfants et les petits-enfants expriment le fait que la patiente n'aurait jamais voulu être dans cet état. Vous déclenchez une réflexion collégiale avec vos collègues du service, l'équipe paramédicale, le médecin traitant et un collègue neurologue. Une décision d'arrêt thérapeutique est prise. La patiente est sédatée par une association benzodiazépine-dérivé morphinique (hypnovel-sufentanil). Le passage d'un aumônier est sollicité après demande de la famille. La patiente sera extubée après obtention d'une sédation profonde. Elle décède sereinement en présence de ces proches.

Cette prise en charge est illustrative d'une extubation dite terminale, dans un contexte de sédation profonde, du fait d'une absence de projet thérapeutique curatif, après une décision collégiale. La sédation utilisée et l'extubation sont spécifiques à l'environnement de réanimation.

IV. La non-admission en réanimation

Une décision de non-admission en réanimation est légitime quand celle-ci constitue une prise en charge considérée comme une obstination thérapeutique déraisonnable. Les modalités de décision sont proches de celles d'une décision de limitation-arrêt thérapeutique. Le patient, comme pour tout traitement, peut refuser l'admission en réanimation Des particularités complexifient la prise de décision : le contexte de l'urgence et la temporalité réduite pour la prise de décision d'une part, et les incertitudes pouvant être liées aux difficultés d'analyse du dossier médical ou à l'absence de proches d'autre part. En cas de doute, l'admission en réanimation est recommandée. Concernant les terrains spécifiques pouvant faire discuter une admission en réanimation, précisions que l'âge n'est pas un critère en tant que tel, mais fait intervenir le concept de fragilité, intégrant les comorbidités, l'état cognitif et l'autonomie.

Un séjour en réanimation peut être le moment d'une discussion sur les séjours ultérieurs, particulièrement pour des patients souffrant de pathologies chroniques évolutives dont on sait qu'une nouvelle dégradation est prévisible (par exemple, décompensations chez les insuffisants respiratoires ou cardiaques chroniques sévères). Il est pertinent de prévoir et de tracer une décision de non-admission en réanimation à l'avenir ou d'une admission avec limitation des mesures mises en œuvre (pas d'intubation, par exemple).

Points de vigilance

Erreurs à ne pas commettre :

- Ne pas anticiper la limitation et/ou l'arrêt des soins chez les patients à risque (maladies chroniques graves, notamment). Dans ces situations, proposer la rédaction de directives anticipées et la désignation écrite d'une personne de confiance est essentiel.
- Se lancer dans des manœuvres de réanimation intensive sans avoir pris connaissance des volontés du patient.
- Ne pas respecter le cadre légal et éthique inhérent à ce type de décision (Loi Claeys-Leonetti).
- Ne pas prendre le temps d'intégrer et d'analyser l'intégralité du dossier.
- Ne pas délivrer une information claire et adaptée au patient et à l'entourage.
- Ne pas associer l'ensemble de l'équipe de soins dans le processus collégial de décision.
- Ne pas prendre en compte les souhaits du patient et ne pas écouter la famille.
- Ne pas intégrer l'objectif prioritaire du confort du patient lors de l'accompagnement de fin de vie.

Une situation clinique… Deux prises en charge

Monsieur T., est adressé aux urgences d'un centre hospitalier général pour une détresse respiratoire, rapidement progressive en quelques heures. Il est suivi par l'équipe de pneumologie pour un cancer pulmonaire à petites cellules métastatiques pour lequel une nouvelle ligne d'immunothérapie (nivolumab) a été débutée la semaine précédent l'hospitalisation en urgence. Son épouse (personne de confiance) rapporte une notion de contage « avec un petit-neveu, qui a eu la grippe la semaine dernière ».

À l'arrivée au SAU, les paramètres vitaux sont : FR à 34 cycles par minute, une SpO_2 à 83 % en air ambiant, une hémodynamique conservée sans signe d'hypoperfusion périphérique et une température à 39,3 °C. Le patient est confus.

La gazométrie met en évidence une acidose métabolique hyperlactatémique peu marquée, une hypoxémie avec une PaO_2 à 45 mmHg et une discrète hypocapnie. Le scanner injecté infirme le diagnostic d'embolie pulmonaire avec cependant des images évocatrices d'une pneumopathie bilatérale.

Le patient présente des signes de détresse respiratoire de plus en plus marqués. Au masque à haute concentration, la SpO_2 est à 90 %.

Où Alexis ne fait pas ce qu'il faut…

Sans se déplacer aux urgences et après avoir analysé le dossier informatique du patient, Alexis décide de récuser Monsieur T. à la réanimation. Pour Alexis, le pronostic oncologique est trop grave et la réanimation ne peut être bénéfique. Il émet alors des limitations concernant la prise en charge de ce patient. Il recommande alors à l'urgentiste d'hospitaliser le patient en pneumologie (sans préférence pour une chambre simple ou double), de poursuivre l'oxygénothérapie au masque, les antibiotiques et de prescrire une sédation en titration (midazolam et morphine) si l'état respiratoire continue à se dégrader. Il se dit : « Au pire, la situation sera réévaluée par le médecin pneumologue le lendemain matin… »

Alexis n'a pas eu la bonne attitude. D'abord, il ne se déplace pas aux urgences pour examiner le patient en détresse respiratoire. L'examen clinique associé à l'analyse du dossier est primordial à la bonne prise en charge du patient. De plus, Alexis prend la décision, seul, de récuser le patient à la réanimation sur le seul argument du pronostic oncologique. Avec l'avancée des nouvelles immuno-chimiothérapies, le pronostic des patients suivis pour une pathologie oncologique s'améliore constamment. Alexis ne prend pas en compte la nouvelle ligne d'immunothérapie, n'essaye pas de joindre le pneumologue ou le confrère urgentiste, ne communique pas avec la personne de confiance (l'épouse) pour prendre sa décision. Il recommande l'hospitalisation dans un service de médecine conventionnelle (avec une surveillance paramédicale limitée), alors que le patient est en détresse respiratoire avec la possibilité d'une évolution défavorable à très court terme et d'un décès par asphyxie. Sur le plan thérapeutique, enfin, il ne met pas en place d'isolement « gouttelettes » (suspicion de pneumopathie grippale) et ne prescrit pas d'oseltamivir.

Où l'on peut faire confiance à Jean-François

Devant ce tableau de détresse respiratoire, Jean-François prend contact avec le pneumologue référent du patient. Il prend connaissance du projet thérapeutique et pourra discuter avec son confrère d'éventuelles directives anticipées émises par le patient lors des consultations précédentes. Si le pneumologue référent n'est pas disponible, Jean-François discute du dossier avec l'urgentiste et ils décideront ensemble de la meilleure orientation pour le patient. Jean-François explique au patient qui, malgré sa détresse respiratoire, comprend parfaitement et peut indiquer ses choix, la gravité de son état et les enjeux de la réanimation. Monsieur T. indique son souhait que l'équipe fasse « le maximum ». Il informe l'épouse des hypothèses étiologiques, des principes de la prise en charge et du pronostic. Devant cette défaillance unique et l'introduction récente d'une nouvelle ligne de traitement, Jean-François décide d'hospitaliser le patient en réanimation pour mettre en place un support ventilatoire par oxygénothérapie haut débit, de poursuivre les antibiotiques, d'administrer de l'oseltamivir. Il prescrit également l'isolement « gouttelettes ».

Une réévaluation de l'efficacité des thérapeutiques engagées sera réalisée précocement en relation avec le pneumologue référent. Finalement, l'antigénurie pneumocoque est positive et les flacons d'hémocultures prélevés à l'admission sont positifs à *Streptococcus pneumoniae*. L'évolution est favorable en 4 jours avec un sevrage de l'oxygénothérapie haut débit. Le patient est transféré en unité de pneumologie à J5.

Réponses aux quiz

Quiz 1

LAT difficile – Réanimation d'attente chez un patient d'hématologie

La patiente présente un tableau de défaillance multiviscérale à l'admission dans le service de réanimation. Il s'agit d'une situation extrêmement sévère, grevée d'une importante mortalité à court terme. Cependant, vous ne disposez pas d'éléments suffisants pour limiter les soins chez cette patiente.

Dans ce cas, la patiente semble inapte à exprimer ses souhaits quant à sa prise en charge. Est-elle opposée à une réanimation ? Vous ne disposez pas de directives anticipées ou de personne de confiance. Le neveu présent, bien qu'éloigné, peut tout de même vous aider, tant dans la recherche de volonté de la patiente concernant la réanimation, que dans l'évaluation de l'autonomie antérieure.

La situation la plus adéquate semble être une « réanimation d'attente » avec réévaluation précoce, dans les 48 premières heures, de l'évolution (stabilisation puis amélioration des différentes défaillances organiques). Il convient d'informer le neveu de la stratégie envisagée, et qu'une limitation des thérapeutiques, voire un arrêt des thérapeutiques peuvent être envisagés en l'absence d'évolution favorable.

La pathologie hématologique (myélome multiple) ne doit pas être un frein à la réanimation, notamment du fait de la première ligne de chimiothérapie, de l'impossibilité de prédire la récupération de la fonction rénale à ce stade de la malade (découverte et initiation de traitement) et en l'absence de connaissance de l'état d'autonomie antérieure de la patiente.
Le doute doit toujours bénéficier au patient en termes de prise en charge médicale active.

Quiz 2

Défaut d'anticipation chez un patient BPCO/IRCO – Nouvelle hospitalisation pour décompensation respiratoire

Il s'agit d'un patient de 66 ans, relativement jeune (sur l'état civil du moins), ayant un antécédent de séjour en réanimation l'année précédente pour une pathologie respiratoire ayant nécessité la ventilation mécanique compliquée d'un sevrage ventilatoire difficile. Il continue de fumer malgré son état respiratoire et l'oxygène au domicile. Il présente une perte majeure d'autonomie après une longue hospitalisation en SSR.
Concernant les différentes stratégies thérapeutiques envisageables chez ce patient présentant un coma probablement secondaire à l'hypercapnie, l'attitude la plus adaptée est de proposer une séance de ventilation non invasive et d'évaluer l'amélioration sur le plan neurologique. Une à 2 heures de ventilation devraient suffire à évaluer une amélioration de l'état de vigilance.
La recherche de la cause de l'exacerbation est également essentielle. Existe-t-il une cause toxique (alcool, benzodiazépines, dépresseurs respiratoires) ? une cause infectieuse ? une cause neurologique surajoutée ?
Un paramètre essentiel est de **ne pas procéder à une intubation orotrachéale (IOT) sans avoir étudié tous les paramètres du dossier**. Le coma que présente le patient n'est pas une urgence vitale à très court terme, il convient alors de connaître les antécédents du patient, d'évaluer son degré d'autonomie depuis sa dernière hospitalisation.
Une décision de LAT portée à l'issue du premier séjour de réanimation aurait pu être réalisée devant l'état respiratoire précaire, l'évolutivité de la pathologie respiratoire sous-jacente, les échecs consécutifs d'extubation. Après concertation collégiale et délivrance de l'information motivant cette décision au patient, une limitation sur l'IOT aurait pu être effectuée, en suivant les différentes procédures légales inhérentes au bon établissement de cette décision. Il est également important de souligner le rôle prépondérant du spécialiste d'organe (ici, le pneumologue) ou du médecin traitant dans l'anticipation de tels événements. L'hospitalisation en réanimation (et ses conséquences) doit être évoquée en consultation et on doit s'assurer de leur bonne compréhension par le patient, dès lors qu'une pathologie grave se chronicise pour pouvoir gérer au mieux une situation aiguë.

CHAPITRE
3

Erreur médicale, événement indésirable associé aux soins

Focus MÉDECINE INTENSIVE-RÉANIMATION

Situations de départ

- 329 Conduite à tenir devant une demande d'accès à l'information/au dossier médical
- 331 Découverte d'un aléa thérapeutique ou d'une erreur médicale
- 348 Suspicion d'un effet indésirable des médicaments ou d'un soin

Items, objectifs pédagogiques

ITEM 5 – La gestion des erreurs et des plaintes. L'aléa thérapeutique

Rang	Rubrique	Intitulé
A	Définition	Définition : responsabilité, sanction/indemnisation
A	Définition	Définition : responsabilité pénale
A	Définition	Définition : responsabilité civile
A	Définition	Définition : responsabilité administrative
A	Définition	Définition : responsabilité disciplinaire
A	Définition	Définition : responsabilité sans faute
A	Définition	Définition de la faute
A	Définition	Définition de l'erreur médicale
A	Définition	Définition de l'accident médical et de l'affection iatrogène
A	Définition	Définition de l'infection nosocomiale
A	Définition	Définition de l'aléa thérapeutique
B	Prévalence, épidémiologie	Identifier les principaux facteurs conduisant à l'ouverture d'un contentieux à la suite d'un accident médical
A	Définition	Facteurs humains : l'erreur humaine : typologie et facteurs favorisants
B	Suivi et/ou pronostic	Prévention : prévention des erreurs, des EIAS, notion de barrière de sécurité
B	Définition	Approche systémique : la démarche de culture positive de l'erreur

ITEM 325 – Identification et gestion des risques liés aux médicaments et aux biomatériaux, risque iatrogène, erreur médicamenteuse

Introduction
I. Qu'est-ce qu'une erreur médicale et un accident médical ?
II. Un événement indésirable associé aux soins est-il toujours en lien avec une erreur ?
III. Responsabilité médicale et risque médico-légal
IV. L'erreur humaine : typologie et facteurs favorisants
V. Culture positive de l'erreur dans les établissements de santé afin de prévenir les erreurs

Introduction

A Les soignants mettent tout en œuvre pour apporter aux patients un bénéfice thérapeutique et de confort. Les actes médicaux pour y parvenir, diagnostiques et thérapeutiques, font appel à de nombreux moyens humains et matériels (dispositifs médicaux).

Ces actes, de plus en plus nombreux au fil du temps (de par les avancées scientifiques et technologiques), sont parfois invasifs et peuvent générer des complications. Apporter un bénéfice au patient implique donc systématiquement de prendre un risque. Le rapport bénéfice/risque de tout acte médical doit être évalué. Les dispositifs médicaux, encore plus les êtres humains, sont faillibles. Par ailleurs, parce que l'erreur est humaine, tout médecin fera des erreurs. Dans le domaine de la santé, les erreurs sont difficiles à communiquer. Contrairement aux banales erreurs de la vie quotidienne, ces erreurs peuvent être mortelles ou générer des séquelles très invalidantes.

La culture négative de l'erreur en médecine est une vieille tradition, qui cultive l'image d'un « bon » voire « parfait » médecin, omniscient, invulnérable, infaillible… Certes, la responsabilité médicale impose au médecin une grande exigence en termes de travail, de savoir, de rigueur et d'information délivrée au patient. Le message de ce chapitre n'est en aucun cas de promouvoir la déresponsabilisation médicale individuelle. Pourtant, malgré la responsabilité et les efforts constants du médecin, l'erreur médicale est inévitable. Quelle que soit son origine, il est essentiel de pouvoir développer une culture positive de l'erreur, non pas pour l'accepter comme une fatalité, mais pour l'analyser dans sa globalité (analyse systémique) et mettre en place à une échelle individuelle et surtout collective des moyens pour éviter sa récidive.

« L'expérience est le nom que chacun donne à ses erreurs. »
Oscar Wilde

Et tout le monde sait combien l'expérience est précieuse en médecine…

I. Qu'est-ce qu'une erreur médicale et un accident médical ?

L'**erreur** est définie comme un écart à une norme prescrite ou admise par un groupe. Par exemple, ne pas introduire d'antibiotique en urgence après un diagnostic de sepsis/choc septique est une erreur médicale.

Elle doit être différenciée de la **faute**. Celle-ci est définie comme un manquement à une règle morale, à une obligation juridique, contractuelle ou légale. Le médecin a une obligation de moyens et non une obligation de résultats. Il doit connaître les moyens conformes aux données actuelles de la science et les mettre en œuvre dans les meilleures conditions. Par exemple, refuser d'examiner un patient est une faute médicale.

Concernant l'erreur médicale, elle est plus complexe qu'elle en a l'air. Dans le cas clinique illustratif suscité (antibiothérapie urgente du sepsis), il y a en effet deux manières d'analyser la situation. La première se focalise sur le manquement humain, sur la défaillance de l'individu. Le médecin en charge du patient est alors le « fautif » par manque de connaissances, de compétences… Cette attitude est à bannir car elle ne peut pas conduire à une amélioration des pratiques. La seconde, à adopter, considère l'erreur comme l'échec d'un système, notamment lié à des problèmes d'organisation, en replaçant l'erreur dans les circonstances et l'environnement où elle prend naissance. Dans notre exemple, l'antibiothérapie n'a peut-être pas été initiée en urgence car le médecin était occupé à plusieurs tâches, parce que l'infirmière n'a pas compris l'urgence de la prescription par défaut de communication ou parce que la pharmacie a tardé à délivrer l'antibiotique…

L'**accident médical** a une définition juridique plus large. Il s'agit d'un **préjudice** subi par un patient directement imputable à des actes de prévention, de diagnostic ou de soins. Ce préjudice doit avoir eu des conséquences anormales au regard de l'état de santé du patient et présenté un caractère de gravité. Les principaux facteurs conduisant à l'ouverture d'un contentieux (causes d'un accident médical) sont l'erreur ou la faute médicale (personnelle, de service, d'établissement), les maladies nosocomiales, les affections iatrogènes et/ou tout événement indésirable associé aux soins. Cet accident, en tant que préjudice, est indemnisable. Lorsque la responsabilité d'un professionnel, d'un service ou d'un établissement n'est pas engagée, un accident médical ouvre droit à la réparation des préjudices du patient, et, en cas de décès, de ses ayants droit au titre de la solidarité nationale.

II. Un événement indésirable associé aux soins est-il toujours en lien avec une erreur ?

Un **événement indésirable associé aux soins** peut être en lien avec une erreur médicale ou soignante au sens large. Par exemple, le médecin peut prescrire une posologie erronée d'un médicament, une infirmière peut injecter un médicament au « mauvais » patient.

Événement indésirable associé aux soins (EIAS)

L'EIAS est défini par l'article R. 1413-67 du code de la santé publique : « Un événement indésirable grave associé à des soins réalisés lors d'investigations, de traitements, d'actes médicaux à visée esthétique ou d'actions de prévention est un événement inattendu au regard de l'état de santé et de la pathologie de la personne et dont les conséquences sont le décès, la mise en jeu du pronostic vital, la survenue probable d'un déficit fonctionnel permanent y compris une anomalie ou une malformation congénitale. »
Il existe deux types d'EIAS :

- l'événement indésirable grave (EIG) : ayant porté à conséquence pour le patient ;
- l'événement porteur de risque (EPR) : n'ayant pas porté de conséquence grave pour le patient. On parle dans ces cas-là de « presque accident ».

Mais un événement indésirable associé aux soins n'est pas toujours le fruit d'une erreur. Le risque zéro n'existe pas et toute réalisation d'un acte médical, même dans le strict respect des recommandations, peut se compliquer d'un événement indésirable. On parle alors d'**aléa thérapeutique**. Par exemple, un patient peut présenter une réaction anaphylactique grave suite à l'injection d'un produit de contraste iodé. Il n'avait pourtant jamais présenté d'allergie à l'iode et la question lui avait été posée clairement et consignée dans son dossier médical. Le scanner injecté était aussi parfaitement indiqué au vu de son état de santé. Autre exemple, un patient peut présenter une toxicité grave d'un médicament, l'indication, les contre-indications et les posologies de prescription ayant pourtant été parfaitement respectées.

L'**iatrogenèse** (du grec *iatros*, « médecin », et *génès*, « qui est engendré ») est très fréquente en médecine et source d'une importante morbimortalité. Elle peut être secondaire à une erreur médicale comme à un aléa thérapeutique. Dans le cadre de l'aléa thérapeutique médicamenteux, il existe une gestion réglementaire par l'institution *via* un service de pharmacovigilance. L'événement indésirable iatrogène doit être déclaré à ce service.

L'**infection nosocomiale** est un exemple d'événement indésirable. Selon la définition stricte, une infection nosocomiale est une infection qui n'est ni présente ni en incubation à l'admission. Une définition opérationnelle est de considérer comme acquise toute infection apparue plus de 48 heures après l'admission à l'hôpital.

III. Responsabilité médicale et risque médico-légal

Si un patient présente un dommage lié aux soins (accident médical), une procédure judiciaire dite médico-légale peut être engagée. Comme tout citoyen français, le médecin est justiciable. Dans le cadre d'un dommage lié aux soins, il l'est au titre de sa responsabilité médicale. On rappelle que le médecin a une obligation de moyens et non de résultats.

Le dommage lié aux soins n'est pas forcément secondaire à une faute ou une erreur médicale. Il peut s'agir d'un aléa thérapeutique ou d'une responsabilité sans faute (défaut de produit de santé lié aux laboratoires pharmaceutiques, infection nosocomiale en dehors de la faute d'asepsie).

Si un patient victime d'un dommage lié aux soins souhaite obtenir « réparation », il peut le faire par plusieurs voies :

- la première voie est purement indemnitaire, civile (responsabilité civile dans le cadre d'un exercice privé) ou administrative (responsabilité administrative dans le cadre d'un exercice en hôpital public). L'accident est analysé comme la conséquence de l'inexécution d'un contrat médical ou d'une défaillance d'une structure de soin. La loi française a prévu la compensation de l'erreur médicale et de l'aléa thérapeutique. Tout patient ayant été victime d'un événement indésirable associé aux soins peut saisir la Commission de conciliation et d'indemnisation des accidents médicaux (CCI). Cette structure va décider s'il s'agit d'une erreur sans faute auquel cas le patient sera indemnisé par le biais de l'Office national d'indemnisation des accidents médicaux (ONIAM) ;
- la deuxième est la voie pénale (responsabilité pénale). L'accident est considéré comme dû à une infraction (coups et blessures) ou à un homicide involontaire ;
- enfin, indépendamment des deux précédentes, la responsabilité ordinale (responsabilité disciplinaire) du médecin peut être engagée. En dehors du système judiciaire, le patient peut adresser une plainte à l'institution professionnelle (Conseil de l'Ordre des médecins) pour une pratique médicale qu'il juge contraire au code de déontologie.

IV. L'erreur humaine : typologie et facteurs favorisants

Deux grands types de défaillances humaines sont décrits par rapport à la prescription médicale : les erreurs et les violations.

Les **erreurs** sont des actions inadaptées effectuées sans volonté de s'écarter du prescrit. Il peut s'agir :

- d'un raté : l'opérateur appuie sur le bouton B alors qu'il voulait appuyer sur le bouton A ;
- d'une erreur de procédure : l'opérateur applique une procédure autre que celle qu'il aurait dû appliquer dans cette situation.

Les **violations** sont des actions effectuées avec la volonté de s'écarter du prescrit car ce dernier est jugé inadapté.

Les facteurs humains et organisationnels (FHO) sont intimement liés et l'analyse d'une erreur humaine doit s'accompagner de l'analyse de l'organisation qui l'a entourée. Les FHO correspondent à l'ensemble des composantes de la situation de travail et de l'organisation qui ont un impact sur la performance humaine. Cela concerne l'environnement de travail, les dispositifs techniques, les effectifs, les compétences et l'organisation du travail.

V. Culture positive de l'erreur dans les établissements de santé afin de prévenir les erreurs

B Profitons de nos erreurs pour améliorer nos pratiques, réduire le risque de dommages liés aux soins et en faire bénéficier les patients ! C'est ce qu'on appelle la **démarche qualité** au sein d'un établissement de santé. Elle implique l'implication et la motivation de tous les personnels soignants. En plus d'améliorer la prise en charge des patients, elle permet au plan humain (parfois par le simple fait de parler) de soulager la responsabilité morale individuelle liée à l'erreur dont la traduction émotionnelle est la culpabilité (source de honte, de peur, de colère, d'orgueil).

Certains risques sont réglementés au sein des établissements de santé et gèrent des événements indésirables reliés à des domaines spécifiques. Ainsi, le risque lié à l'administration de produits sanguins labiles est géré par l'hémovigilance. Le comité de lutte contre les infections nosocomiales (CLIN) gère le risque infectieux. La pharmacovigilance s'occupe du risque lié aux médicaments.

D'autres risques ne sont pas réglementés. Ils peuvent être liés à une erreur, un accident, un oubli, une maladresse, un défaut de communication, une perte d'information, une absence de protocoles, un défaut d'encadrement... Pour remédier à ces risques, les événements indésirables doivent être analysés, décortiqués.

Faire le **diagnostic** d'un événement indésirable associé aux soins constitue alors la première étape de la démarche qualité.

La deuxième étape correspond à sa **déclaration**. Elle doit être possible dans toutes les institutions. Elle est actuellement réalisée par informatique (chaque établissement détient son logiciel) et peut se faire de manière anonyme. Tous les soignants (médicaux et paramédicaux) peuvent déclarer un événement indésirable. L'objectif n'est pas la dénonciation d'un fautif mais de recenser les événements indésirables et erreurs pour mettre en place des procédures visant à limiter leur récidive. Un service qualité au sein des hôpitaux recense ces déclarations.

La déclaration doit indiquer les mesures prises pour réduire les conséquences de l'erreur pour le malade. Il faut aussi envisager ce qui a été fait pour le personnel soignant impliqué dans l'erreur avec des potentielles conséquences psychologiques ou d'aptitude au travail (concept de deuxième victime).

Les EIG particulièrement graves doivent être déclarés à l'ARS. La liste des événements à déclarer peut s'inspirer des « *never events* » du NHS (*National Health Service*) en Angleterre (tableau 3.1).

Enfin, la troisième étape va aboutir à la mise en place de mesures de **prévention** pour éviter les récidives. Une analyse systémique (environnement, organisation des soins, personnels impliqués, respect des recommandations) de l'événement indésirable et/ou de l'erreur est d'abord réalisée, au cours de réunions pluridisciplinaires appelées revues de morbimortalité (RMM) ou comités de retour d'expérience (CREX).

Tableau 3.1. B Liste des erreurs majeures (inspirées des « *never events* » en Angleterre).

Chirurgie	Mauvais côté Mauvais matériel (prothèse, implant) Corps étranger (compresses, pinces...)
Médicaments	Mauvaise préparation d'un médicament à risque Mauvaise administration de potassium Erreur de voie d'administration d'une chimiothérapie Erreur entre administration parentérale ou entérale Injection IV d'un traitement destiné à la voie épidurale Erreur d'administration de l'insuline Surdosage de midazolam pour une sédation consciente Surdosage en opiacé Erreur d'administration du méthotrexate
Santé mentale	Suicide Fugue
Médecine	Défenestration Étouffement par les draps Erreur transfusionnelle ABO Mauvais positionnement d'une sonde nasogastrique Erreur d'administration de gaz médicaux Incapacité à détecter et traiter une hypoxémie Embolie gazeuse Erreur d'identité de patient Brûlure d'un patient
Maternité	Mort maternelle par choc hémorragique

Plusieurs méthodes d'analyse de l'erreur peuvent être utilisées ; il est classique de rechercher à chaque fois :

- les erreurs latentes : pression à l'erreur par défaut d'organisation, de communication, de conception (par exemple, personnel infirmier n'osant pas demander des précisions lors d'une prescription à un médecin) ;
- les erreurs patentes : erreurs et violations des acteurs du soin (par exemple, erreur de prescription de la dose de médicament par un médecin) : c'est souvent la partie visible. Il ne faut pas s'arrêter à celle-ci ;
- les défenses en profondeur : un système complexe doit avoir des garde-fous ou des barrières de sécurité permettant de prévenir ou de récupérer les erreurs avant qu'elles n'aient un impact (fig. 3.1). Ce sont le déficit ou l'altération de ces défenses qui permettent les erreurs.

Des mesures organisationnelles sont ensuite définies pour éviter la récidive de ces événements (formations, rédaction de protocoles...). L'étape finale doit pouvoir évaluer l'efficacité des nouvelles procédures élaborées.

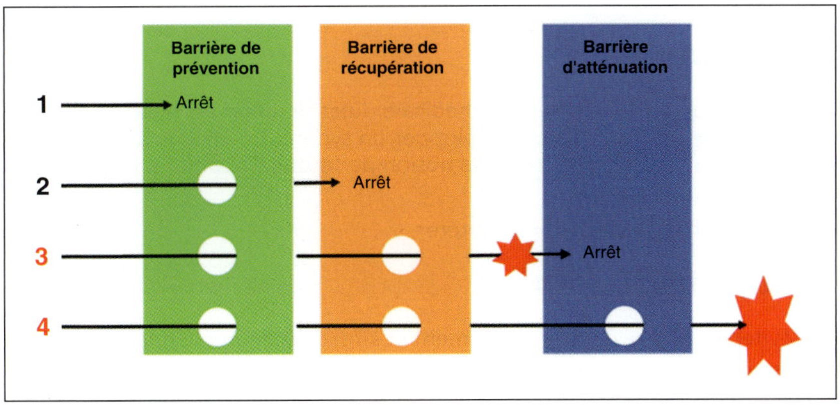

1. Erreur prévenue
Ex. : Demande de précision relative à une prescription non comprise

2. Erreur récupérée
Ex. : Erreur de médicament dépistée avant l'administration

3. Accident constitué atténué
Ex. : Hémorrage peropératoire

4. Accident constitué
Ex. : Erreur de côté

Fig. 3.1. B Barrières de sécurité.
Un système sûr combine trois types de barrières de sécurité.

Points de vigilance

Erreurs à ne pas commettre :

- Ne pas déclarer un événement indésirable, par culpabilité ou peur des représailles...
- Juger un confrère (ou une équipe soignante) comme la « brebis galeuse ». Un risque en médecine est la stigmatisation d'un confrère ou d'une équipe soignante suite à une erreur ou la survenue d'un événement indésirable. Nous faisons tous des erreurs. La culture positive de l'erreur, par les soignants en place et les futures générations, doit faire changer ces mentalités.
- Se déresponsabiliser (travail, rigueur, formation continue) au motif d'une culture positive de l'erreur.

Une situation clinique... Deux prises en charge

Jules effectue ses premières gardes en réanimation. Il est encore jeune et inexpérimenté. Un vendredi soir à 18 h 30, au moment de la relève, le médecin sénior lui demande de poser une voie centrale en position jugulaire interne droite à une patiente ne pouvant pas s'alimenter, très difficile à perfuser et justifiant la mise en route d'une nutrition parentérale.

Jules réalise le geste seul, sous anesthésie locale et sous échographie, sans complication immédiate. L'infirmière effectue des allers-retours dans la chambre pour pouvoir assurer la relève à sa collègue de nuit. L'alimentation parentérale est mise en place à 22 h, sur la voie proximale car la voie distale semble « bouchée ».

La radiographie thoracique réalisée le lendemain matin objective la présence du guide métallique (voie posée par technique de Seldinger) à l'extrémité distale de la voie centrale, guide se projetant jusque dans la veine cave inférieure à travers l'oreillette droite.

Le radiologue interventionnel est contacté et retire le guide métallique par voie endovasculaire sans complication. La patiente n'est pas informée du motif de recours à ce geste radiologique. Aucune conséquence sérieuse de cet événement n'est observée les jours suivants. La patiente sort vivante de réanimation.

Ce qu'il faut éviter...

Jules se sent coupable car il a fait une erreur médicale. Jules se remet en cause et pense qu'il n'est pas fait pour ce métier. Jules pourrait même développer un syndrome anxieux et/ou dépressif du fait de cette remise en cause qu'il porte seule : c'est la notion de seconde victime ; il faut absolument l'éviter.

La patiente n'est au courant de rien.

Rien n'a été déclaré. L'erreur va pouvoir se réitérer...

Ce qu'il est juste de faire...

L'objectif est d'éviter la récidive d'un tel événement et ainsi d'améliorer la prise en charge des patients.

Jules a certes fait une erreur technique, mais ce n'est pas à lui de porter tout seul cette responsabilité. Un débriefing est essentiel pour qu'il sache que c'est une erreur mais pas une faute, qu'il a été mis sous contrainte (cf. *infra*) et que le service entier va se remettre en cause. La déclaration de l'événement indésirable sur le logiciel de l'hôpital doit être réalisée. L'interne Jules mais également le médecin sénior et/ou le chef de service peuvent réaliser la déclaration. Il est obligatoire d'informer la patiente de cette erreur ou événement indésirable, de ses conséquences et de la nécessité de recours rapide à un geste de radiologie interventionnelle. Il faut le consigner dans le dossier médical.

Dans un second temps, l'analyse systémique de cet événement indésirable est essentielle. On pourrait penser que Jules est le seul responsable de cette erreur. En réalité, il existe probablement plusieurs dysfonctionnements. Une revue de morbimortalité doit être réalisée selon un protocole précis. Celle-ci est réalisée quelques semaines plus tard. L'analyse systémique permettra d'identifier les dysfonctionnements suivants :

- pose d'une voie veineuse centrale avec défaut d'encadrement ;
- pose d'une voie veineuse centrale non urgente au mauvais moment (relève médicale et paramédicale) ;
- pas de protocole dédié à la pose de voie veineuse centrale dans le service ;
- défaut de formation des internes (notamment des plus jeunes) à la pose de voie veineuse centrale ;
- pas de check-list du matériel restant après la pose (l'absence de guide métallique aurait peut-être permis une détection plus précoce de l'erreur) ;
- radiographie thoracique de contrôle réalisée trop tardivement (un contrôle immédiatement après la pose — surtout dans le cadre d'un dysfonctionnement d'une voie — aurait dû être réalisé).

Les mesures alors mises en place seront : encadrement systématique des internes par un médecin sénior sur leurs cinq premières poses de voie veineuse centrale ; formation théorique renforcée à la pose de voie centrale pour tous les internes en début de stage ; les poses de voies veineuses centrales non urgentes sont réalisées en journée et en dehors des relèves et des week-ends (effectifs restreints et moins disponibles) ; rédaction d'un protocole sur la pose de voies veineuses centrales (définissant une check-list du matériel dans le champ à la fin de la pose et la réalisation immédiate d'un contrôle radiographique pour les voies centrales jugulaires et sous-clavières).

Enfin, l'accompagnement de Jules par son équipe sénior se fera avec bienveillance. Jules devra s'efforcer de s'améliorer au plan individuel en revoyant les procédures de pose de voies veineuses centrales et en continuant à s'exercer, initialement sous la direction et la surveillance d'un médecin sénior.

II

Aspects techniques

CHAPITRE

4

Oxygénothérapie

Fiche PRESCRIPTION

Situations de départ

- 160 Détresse respiratoire aiguë
- 162 Dyspnée

Item, objectifs pédagogiques

ITEM 359 – Détresse et insuffisance respiratoire aiguë du nouveau-né, du nourrisson, de l'enfant et de l'adulte

Rang	Rubrique	Intitulé	Descriptif
A	Définition	Définition de la détresse et de l'insuffisance respiratoire aiguë	Détresse = définition clinique IRA = anomalies gazométriques (PaO_2, $PaCO_2$)
A	Définition	Critères de diagnostic, variations avec l'âge	
B	Éléments physiopathologiques	Principes physiopathologiques de l'hypoxémie	Anomalies ventilation/perfusion, effet shunt, trouble de la diffusion, diminution de la PAO_2
B	Éléments physiopathologiques	Anomalies de la pompe ventilatoire	Atteinte médullaire, nerveuse périphérique, musculaire, compliance thoracopulmonaire, TVO
B	Éléments physiopathologiques	Éléments physiopathologiques du SDRA et causes principales, maladie des membranes hyalines du nouveau-né	Lésions de la membrane alvéolocapillaire
A	Identifier une urgence	Reconnaître les signes de gravité cliniques et gazométriques	Reconnaître et savoir recueillir les anomalies de la FR, une désaturation, une cyanose, des signes de tirage, un balancement, des signes en faveur d'une hypercapnie (sueurs, signes cardiovasculaires, encéphalopathie), bradypnée asphyxique Connaître les critères gazométriques de gravité
A	Identifier une urgence	Savoir reconnaître les signes de détresse respiratoires suite à l'inhalation d'un corps étranger chez l'enfant et chez l'adulte, ou en cas d'épiglottite de l'enfant et de l'adulte	Corps étranger (syndrome de pénétration…, sémiologie selon l'âge)
A	Diagnostic positif	Savoir rechercher les éléments d'orientation clinique et anamnestique devant une insuffisance respiratoire aiguë chez l'adulte et l'enfant	Décompensation de BPCO, OAP, EP, PNP, asthme, bronchiolites, pathologies des voies aériennes supérieures

Rang	Rubrique	Intitulé	Descriptif
A	Examens complémentaires	Connaître la stratégie d'investigations à visée étiologique pour les hypothèses fréquentes (décompensation de BPCO, OAP, EP, PNP, asthme, bronchiolites, pathologies des voies aériennes supérieures)	Radiographie de thorax, bilan sanguin (dont GDS artériel), ECG, place raisonnée : biomarqueurs, échocardiographie, scanner thoracique
B	Examens complémentaires	Connaître l'indication des examens d'imagerie devant un corps étranger bronchique	Radiographie du thorax en inspiration/expiration en première intention, pas d'indication de scanner en première intention
B	Examens complémentaires	Connaître la stratégie d'exploration en imagerie et échographie devant une détresse respiratoire néonatale	
B	Examens complémentaires	Connaître la stratégie d'exploration en imagerie devant une détresse respiratoire du nourrisson et de l'enfant	
A	Contenu multimédia	Savoir reconnaître un OAP sur une radiographie du thorax	Cardiomégalie, épanchement pleural souvent bilatéral et symétrique, redistribution vasculaire vers les sommets, signes d'atteinte interstitielle (lignes de Kerley B) ou alvéolaire (opacités alvéolaires bilatérales à prédominance périhilaire)
A	Contenu multimédia	Savoir reconnaître une pneumonie sur une radiographie du thorax	
A	Étiologie	Connaître les étiologies à l'origine de la détresse respiratoire aiguë du nourrisson et de l'enfant	Corps étranger, bronchiolite, laryngite, épiglottite, asthme, malformation, pneumothorax, pneumomédiastin, insuffisance cardiaque aiguë, pleurésie, maladie neuromusculaire, laryngomalacie, paralysies, laryngées, sténoses sous-glottiques
A	Étiologie	Savoir reconnaître les causes les plus fréquentes chez l'adulte	OAP, exacerbation de BPCO, crise d'asthme, pneumonie, embolie pulmonaire
A	Identifier une urgence	Connaître les premiers gestes chez l'enfant présentant une détresse respiratoire d'origine ORL	Décrire les mesures à mettre en œuvre en urgence, dyspnée laryngée, épiglottite, bronchiolite : gestes (LVAS, position…) et manœuvres (Heimlich), mesures de surveillance immédiate, orientation du patient
A	Identifier une urgence	Connaître les premiers gestes chez l'adulte présentant une inhalation de corps étranger	Décrire les mesures à mettre en œuvre en urgence : gestes (LVAS, position…) et manœuvres (Heimlich), mesures de surveillance immédiate, orientation du patient
A	Prise en charge	Connaître les modalités d'oxygénation initiale	Savoir prescrire une oxygénothérapie et utiliser les moyens d'administration suivants : lunettes, masque simple, masque haute concentration, ballon autoremplisseur avec valve unidirectionnelle, connaître les limites de ces méthodes
B	Prise en charge	Connaître les différents moyens de la prise en charge d'un patient en insuffisance respiratoire aiguë	Connaître les grands principes des traitements symptomatiques : oxygène haut débit, PPC, VNI, ventilation invasive
A	Identifier une urgence	Savoir orienter en urgence un patient en détresse respiratoire aiguë pour un geste spécialisé	Connaître les indications urgentes de laryngoscopie, bronchoscopie, trachéotomie

Introduction
I. Pourquoi oxygéner mon patient ?
II. Comment administrer de l'oxygène à mon patient ?
III. Tableau récapitulatif des différentes techniques d'oxygénothérapie

Quiz 1

Interne aux urgences, vous êtes appelé(e) par l'infirmier du service de pneumologie à 6 heures du matin au lit de Monsieur H., âgé de 67 ans. Il est hospitalisé depuis 48 heures pour une pneumonie infectieuse et bénéficie à ce titre d'un traitement symptomatique par oxygénothérapie aux lunettes nasales à 2 litres/min et d'une antibiothérapie probabiliste. En entrant dans la chambre, vous constatez une tachypnée à 29 cycles/min, un tirage sus-claviculaire et un balancement thoraco-abdominal. L'infirmier vous donne les paramètres vitaux : FC 95 bpm, SpO_2 82 %, PA 150/70 mmHg, température 38,5 °C, et vous dit avoir augmenté le débit d'oxygène à 5 litres/min depuis 20 minutes.

Quelle est la mesure à prendre immédiatement ?

Introduction

Ⓐ L'air ambiant que nous respirons se compose d'environ 78 % d'azote, de 21 % d'oxygène et de moins de 1 % de gaz rares comme notamment le dioxyde de carbone (environ 0,04 %). **La fraction inspirée en oxygène (FiO_2) en air ambiant est donc de 21 %. L'oxygénothérapie vise à augmenter la FiO_2.**

L'oxygène a acquis le statut de médicament en 1998. Il s'agit d'une thérapeutique à part entière qui, comme tout médicament, nécessite une prescription par un médecin — en particulier de la dose administrée (en litres/min) et/ou de l'objectif thérapeutique (cible de SpO_2) — après évaluation des risques et bénéfices.

Cette thérapeutique est fondamentale dans bon nombre de situations impliquant hypoxémie et hypoxie tissulaire, qu'elle vise à corriger par une augmentation de la FiO_2, ce qui la place dans les traitements de base et d'urgence que tout professionnel de santé doit savoir manier. Elle doit toujours être adaptée aux besoins du patient de manière à éviter l'hypoxémie (PaO_2 <80 mmHg) mais aussi l'hyperoxémie (PaO_2 >100 mmHg) potentiellement source d'effets secondaires.

L'oxygénothérapie reste un traitement symptomatique : la prise en charge du mécanisme causal de l'hypoxémie est primordiale.

I. Pourquoi oxygéner mon patient ?

L'oxygénothérapie permet le traitement symptomatique de l'hypoxie qui représente un défaut d'apport en oxygène aux tissus périphériques par rapport à leurs besoins métaboliques. En effet, devant toute hypoxie, qu'elle soit hypoxémique (diminution de la pression partielle en oxygène, PaO_2, dans le sang) ou non hypoxémique (état de choc, certaines intoxications), il est urgent d'administrer de l'oxygène au patient afin d'augmenter le contenu artériel en oxygène et donc l'oxygène délivré aux tissus.

L'objectif de ce traitement est d'éviter le manque d'apport en oxygène au niveau des différents organes, principalement au niveau des organes les plus dépendants de l'oxygène comme le cœur. Ainsi, le principal risque que l'on cherche à éviter est l'**arrêt cardiaque hypoxique**. Il faut donc savoir initier sans tarder une oxygénothérapie adaptée.

II. Comment administrer de l'oxygène à mon patient?

Il est nécessaire de prescrire l'interface utilisée pour délivrer l'oxygène et la dose d'oxygène administrée.

Il existe différentes interfaces disponibles pour administrer de l'oxygène à un patient. Toutes sont caractérisées par le débit en oxygène qu'elles sont capables d'apporter et, *in fine*, par la FiO_2 qu'elles sont capables de faire respirer aux malades. Il est donc primordial de savoir identifier l'interface dont le patient a besoin, afin de délivrer une oxygénothérapie efficace.

Il est ensuite indispensable de réévaluer régulièrement cette interface (efficacité, effets indésirables notamment sur le confort), que ce soit pour reconnaître la nécessité d'une oxygénation plus importante ou, à l'inverse, de pouvoir orienter l'oxygénothérapie vers une méthode plus confortable pour le patient si son état le permet.

A. Règles générales

Les interfaces peuvent être classées selon leur caractère occlusif ou non :

- interface non occlusive : lunettes nasales, masque simple, masque à haute concentration (MHC), oxygénothérapie à haut débit nasal (OHD);
- interface occlusive : ventilation au masque avec ballon autoremplisseur à valve unidirectionnelle (BAVU), ventilation non invasive (VNI), ventilation mécanique invasive par sonde d'intubation endotrachéale. À noter que ces interfaces occlusives permettent la pressurisation des voies aériennes et donc l'assistance ventilatoire, en plus de l'oxygénation.

Encadré 4.1

Physiologie

Précision concernant les interfaces non occlusives

B Il est difficile d'évaluer précisément la FiO_2 que le patient reçoit effectivement avec une interface non occlusive. En effet, **l'oxygène apporté par l'interface est dilué par l'air ambiant que le patient inspire**. Cet effet de dilution dépend notamment du débit inspiratoire du patient. Ainsi, la FiO_2 administrée par une interface non occlusive délivrant un débit d'oxygène de 15 litres/min est plus faible chez un patient en détresse respiratoire aiguë dont le débit inspiratoire est généralement élevé, entre 60 et 100 litres/min (entraînant une dilution importante par l'air ambiant de l'oxygène reçu à chaque inspiration), que chez un patient respirant plus calmement avec un débit inspiratoire de 25 litres/min (entraînant une dilution plus faible des 15 litres/min d'oxygène reçus).

Un système clos (interface occlusive) limite ce phénomène.

L'oxygénothérapie délivrée au moyen d'une interface non occlusive est inefficace chez un patient qui ne ventile pas spontanément. En effet, le débit d'oxygène se disperse dans les voies aériennes supérieures et il faut alors recourir à une assistance ventilatoire et donc à une interface occlusive permettant la pressurisation (ventilation au BAVU ou intubation).

La dose d'oxygène peut se prescrire de deux manières différentes :

- un certain débit d'oxygène : par exemple 1 à 6 litres/min aux lunettes nasales jusqu'à 70 litres/min pour l'oxygénothérapie à haut débit nasal;
- un certain mélange en oxygène (FiO_2), imprécis dans les dispositifs non occlusifs et plus précis dans les dispositifs occlusifs : de 21 à 100 %.

Il est possible d'ajouter un système d'humidification et de réchauffement à l'interface en cas de débits élevés (oxygénothérapie à haut débit nasal), afin d'apporter de l'oxygène de manière plus physiologique et éviter les conséquences délétères d'un gaz froid et sec (assèchement des muqueuses).

B De manière plus anecdotique, il est possible d'administrer de l'oxygène par voie vasculaire à l'aide d'une circulation extracorporelle (ECMO, *Extracorporeal Membrane Oxygenation*). L'oxygénothérapie hyperbare est également une autre modalité d'administration d'oxygène à des niveaux très élevés. Ces deux modalités ne sont pas abordées dans ce chapitre.

Quoi qu'il en soit, **tout patient présentant une hypoxémie significative doit être évalué par un médecin réanimateur**. Il n'existe pas de recommandation mais on peut considérer qu'un besoin en oxygène supérieur à 5 litres/min nécessite de contacter le réanimateur.

Encadré 4.2

Vigilance

Pour administrer de l'oxygène efficacement, il faut que les voies aériennes supérieures soient libres.

La mise en place d'une canule de Guedel (fig. 4.1) chez le patient comateux permet de lever l'obstruction des voies aériennes supérieures. Il s'agit d'une canule rigide préformée sur l'anatomie linguale qui peut être glissée entre l'orifice buccal et le pharynx. Chez le patient sédaté ou comateux, la canule de Guedel est souvent indispensable pour permettre de délivrer une ventilation manuelle efficace au masque avec un BAVU.

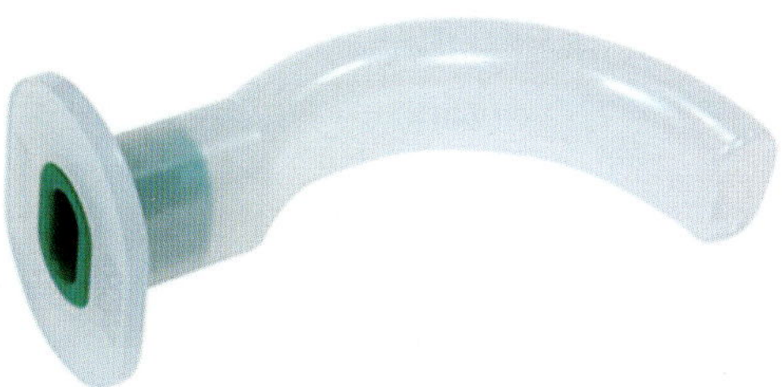

Fig. 4.1. A Canule de Guedel.

Encadré 4.3

Sécurité

- L'oxygène est un gaz comburant, c'est-à-dire qu'il a la propriété de permettre la combustion d'un combustible. Ainsi, **fumer avec de l'oxygène expose à des risques de brûlures et d'incendie majeurs**.
- La dispense en oxygène peut se réaliser de deux manières :
  - par l'oxygène mural : **la prise murale est de couleur blanche.** Il est impossible de fixer un détendeur à oxygène sur une prise noire (air mural) ou jaune (vide mural). Toutefois il est possible de mettre un dispositif d'adaptation d'une oxygénothérapie (débitmètre, fig. 4.2) sur une prise murale à air (fig. 4.3). **Donc attention à ne pas confondre air et oxygène car cela peut être dangereux et engager le pronostic vital !**
  - par l'oxygène d'une bouteille comprimée, la bouteille étant également blanche. Le plus souvent il s'agit d'une bouteille d'un volume de 2 ou 5 litres, comprimée à 200 bars. Lorsque l'oxygénothérapie se prolonge, en particulier durant un transport, il convient d'être vigilant sur le volume de remplissage de la bouteille.

Encadré 4.3 Suite.

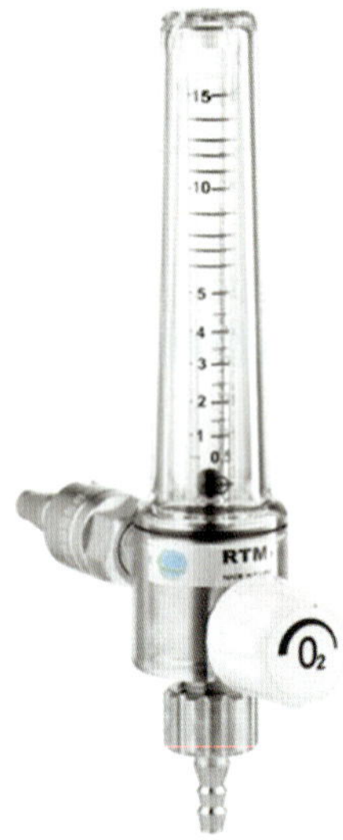

Fig. 4.2. Ⓐ **Débitmètre d'oxygène blanc.**

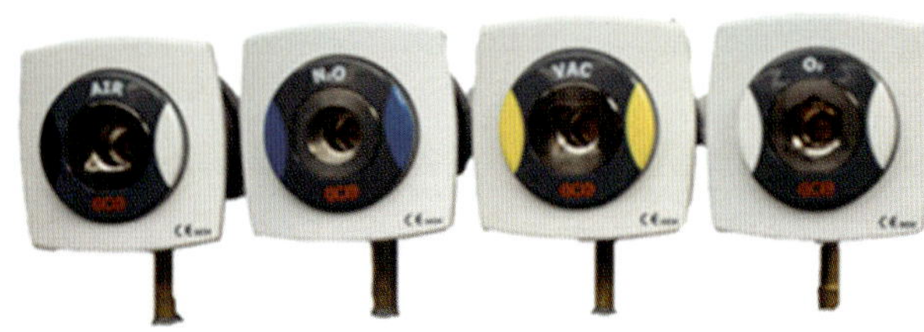

Fig. 4.3. Ⓐ **Quatre prises murales de différents types (air, N_2O, vide, O_2).**
Notons la ressemblance des prises murales. La prise d'air a un code couleur noir. Une faute d'inattention peut facilement mener à une erreur grave !

B. Les différentes interfaces

1. Lunettes à oxygène

Ⓐ Il s'agit de petites canules en plastique que l'on place dans les narines. Les lunettes nasales sont surtout utilisées chez des patients peu hypoxiques, lorsque les besoins en oxygène sont faibles ou modérés. Cette interface délivre de l'oxygène pur à une concentration difficilement évaluable du fait de l'inhalation concomitante de l'air ambiant (phénomène de dilution des interfaces non occlusives). Son utilisation n'est pas recommandée pour des débits supérieurs à 6 litres/min, un débit plus élevé majorant l'inconfort et le bruit sans que la FiO_2 n'augmente significativement.

Les lunettes à oxygène constituent la technique d'oxygénothérapie de première ligne, suffisante dans bon nombre de situations d'insuffisance respiratoire modérée. Il s'agit d'une interface confortable permettant la conversation et l'alimentation ; toutefois le patient peut être sujet à une sécheresse des muqueuses.

2. Masque simple

Le masque simple est un masque nasobuccal simple, sans réservoir, permettant de délivrer un débit d'oxygène allant de 4 à 8 litres/min. Ce masque est également sujet au phénomène de dilution. **Si le patient ventile principalement par la voie buccale et non nasale**, cette interface permet de compenser cette limite des lunettes nasales. Toutefois, le masque est moins confortable car il limite la conversation et l'alimentation. Le masque simple est utile pour des patients en situation clinique relativement stable.

3. Masque à réserve (masque à haute concentration)

Le masque à réserve est un masque nasobuccal associée à un réservoir, permettant la respiration d'un air très concentré en oxygène. En effet, ce type de masque comporte des petites valves unidirectionnelles qui font que le patient exhale au travers des valves, mais inhale l'oxygène pur stocké dans le sac réservoir. **Il est à privilégier lors d'une détresse respiratoire aiguë.** Le débit initial à régler est de 15 litres/min et est adapté secondairement selon les besoins du patient. Il est nécessaire d'alimenter le masque avec un débit suffisant (supérieur à la ventilation minute du patient) pour que le sac réservoir ne se collabe pas.

4. Ballon autoremplisseur à valve unidirectionnelle (BAVU)

Le BAVU (fig. 4.4) est un système de ventilation manuelle. Il est surtout indiqué lors d'un arrêt cardiaque ou chez un patient qui ne ventile plus (coma profond). L'administration d'oxygène se réalise manuellement, chaque appui sur le ballon réalise une insufflation. Le BAVU peut être relié à une sonde d'intubation trachéale ou à un masque. Il réalise alors un système occlusif. Lorsqu'il est utilisé avec un masque, l'utilisateur s'assure de l'étanchéité du dispositif posé sur la face du patient.

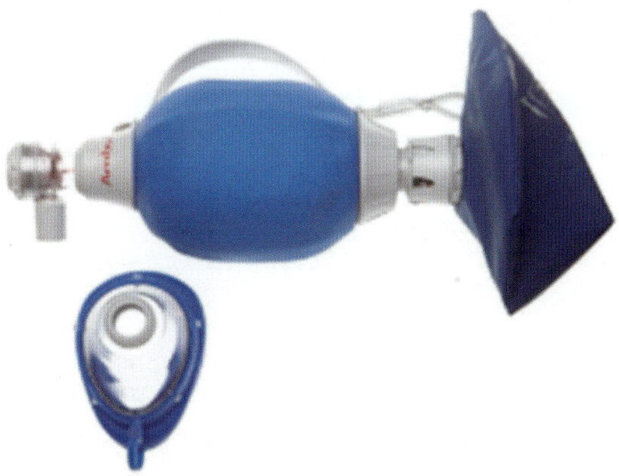

Fig. 4.4. Ⓐ **Ballon autoremplisseur à valve unidirectionnelle (BAVU).**

5. Autres interfaces utilisées en soins critiques

Oxygénothérapie à haut débit nasal humidifié

B Il s'agit d'une méthode d'oxygénothérapie permettant la délivrance d'un haut débit d'un mélange d'air et d'oxygène au travers de canules nasales. Ce débit élevé nécessite obligatoirement un réchauffement et une humidification des gaz afin de ne pas léser l'épithélium respiratoire et assurer le confort du patient. Le débit du mélange de gaz et la FiO_2 sont réglables de manière précise et indépendante (débit de 30 à 70 litres/min et FiO_2 de 21 à 100 %). Les débits élevés permettent de s'approcher voire de dépasser le débit inspiratoire du patient et donc de limiter les phénomènes de dilution de l'oxygène avec l'air ambiant évoqués précédemment. Ce dispositif est confortable car il permet la conversation et l'alimentation. **L'oxygénothérapie à haut débit nasal humidifié est indiquée en cas d'hypoxémie sévère.** Elle permet parfois de surseoir à la ventilation invasive.

Ventilation non invasive (VNI)

La VNI est dite non invasive car il s'agit d'une ventilation artificielle délivrée à travers un masque étanche chez un patient vigile. La VNI a pour but d'assister l'appareil respiratoire du patient lorsque ses capacités d'adaptation sont dépassées en délivrant une pression positive dans les voies aériennes, qui « aide » à faire rentrer le volume courant dans les poumons. Cette pression positive permet de soulager le travail des muscles respiratoires, d'augmenter la ventilation alvéolaire et de diminuer le travail myocardique (en diminuant la post-charge du ventricule gauche et en diminuant le retour veineux donc la précharge ventriculaire). **Ces effets physiologiques expliquent le succès de cette technique pour la prise en charge des exacerbations de bronchopneumopathie chronique obstructive (BPCO, voir** chapitre 22**) et de l'œdème aigu pulmonaire cardiogénique (voir** chapitre 12**), qui constituent les indications principales de la VNI en situation aiguë.**

La mise en œuvre de la VNI nécessite un environnement adapté (densité de personnel 24 heures/24, surveillance et monitorage adaptés). Son administration par intermittence permet de s'adapter aux besoins du patient et d'améliorer son confort (alimentation, discussion…) durant les périodes sans le masque nasobuccal.

Ventilation artificielle invasive

Dans les cas les plus graves, les différentes méthodes non invasives peuvent être insuffisantes. L'oxygénation doit alors être assurée par une méthode invasive nécessitant l'intubation du patient (*via* une sonde endotrachéale, le plus souvent orotrachéale). La sonde d'intubation est équipée d'un ballonnet gonflé dans la trachée pour assurer l'étanchéité du système. Ce ballonnet protège également les voies aériennes de l'inhalation en cas de vomissements. L'humidification et le réchauffement des gaz inspirés sont indispensables dans la mesure où la sonde d'intubation court-circuite les voies aériennes supérieures et les cavités naso-sinusiennes assurant habituellement cette fonction.

III. Tableau récapitulatif des différentes techniques d'oxygénothérapie

Tableau 4.1. Ⓐ **Technique d'oxygénothérapie.**

	Débit (l/min)	FiO_2 (%)*	Indication	Avantages, désavantages	
Lunettes nasales	1–6	24–40	Hypoxémie et situation stable	Confortable Fuites buccales Interface non occlusive	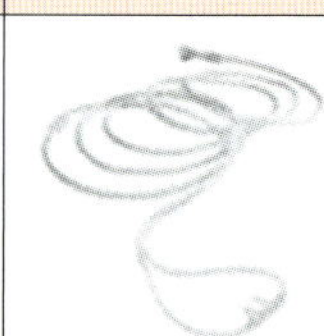
Masque simple	4–8	40–60	Hypoxémie modérée et situation stable	Inconfortable Limite les fuites Interface non occlusive	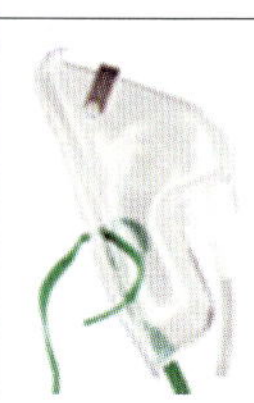

▶

Tableau 4.1. Suite.

	Débit (l/min)	FiO_2 (%)*	Indication	Avantages, désavantages	
Masque à réserve (ou à haute concentration)	8–15	40–90	Insuffisance respiratoire hypoxémique en première intention Hypoxémie sévère	Inconfortable Dispositif transitoire Interface non occlusive Réserve d'oxygène et valves directionnelles limitant la dilution par l'air ambiant	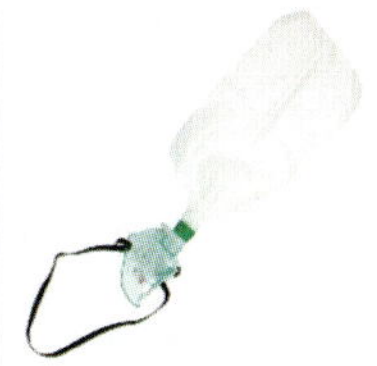
Oxygénothérapie à haut débit nasal	10–70	21–100 Réglable	Hypoxémie sévère Pré-oxygénation	Confortable Interface non occlusive Débit élevé limitant la dilution par l'air ambiant	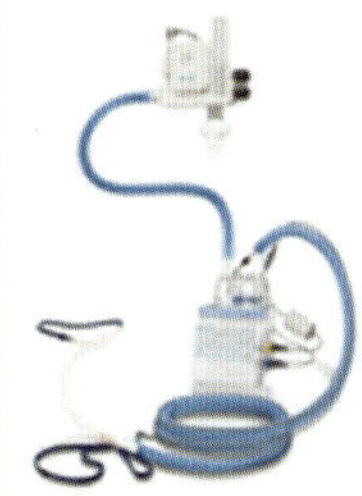
Ventilation non invasive	Variable	21–100 Réglable	Insuffisance respiratoire aiguë hypercapnique Œdème aigu pulmonaire cardiogénique Exacerbation de BPCO Pré-oxygénation	Pression positive permettant la ventilation Interface occlusive	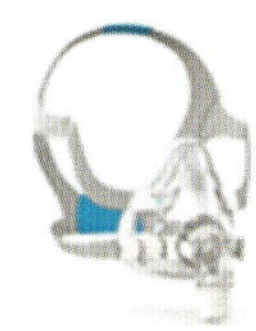
Ventilation invasive	Variable	21–100 Réglable	Détresse respiratoire aiguë persistante Arrêt cardio-respiratoire État de choc Coma Échec de VNI Épuisement respiratoire	Pression positive Dispositif invasif Interface occlusive	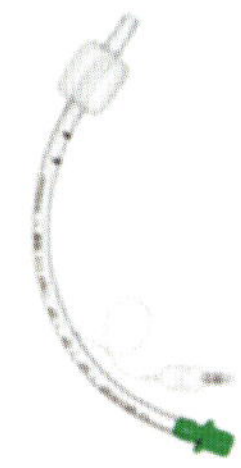

*Les valeurs de FiO_2 sont purement indicatives ; en effet, la FIO_2 réellement observée avec les dispositifs non occlusifs dépend de la ventilation du patient.
BPCO : bronchopneumopathie obstructive chronique.

Points de vigilance

Erreurs à ne pas commettre :

- Ne pas délivrer suffisamment d'oxygène à un patient insuffisant respiratoire chronique par peur de majorer sa capnie : l'hypoxémie peut être mortelle immédiatement, pas l'hypercapnie !
- Ne pas réévaluer de manière précoce et rapprochée un patient nécessitant une oxygénothérapie d'urgence.
- Ne pas appeler le réanimateur en cas d'hypoxémie significative (nécessité d'un débit d'oxygène supérieur à 5 litres/min).
- Ne pas faire d'enquête étiologique et se contenter d'une amélioration symptomatique de la saturation pulsée en oxygène.

Réponse au quiz

Vous constatez une détresse respiratoire caractérisée par des signes de lutte (mise en jeu des muscles accessoires, notamment tirage et balancement thoraco-abdominal) ainsi que des signes d'hypoxémie (SpO_2 <95 %).
Il faut augmenter immédiatement la fraction inspirée en oxygène du patient (FiO_2) *via* un masque à haute concentration à 15 litres/min. L'oxygénothérapie pourra être titrée précisément après stabilisation.

CHAPITRE

5

Abords veineux

Situation de départ

271 Prescription et surveillance d'une voie d'abord vasculaire

Item, objectifs pédagogiques

ITEM 229 – Surveillance et complications des abords veineux

Rang	Rubrique	Intitulé	Descriptif
A	Définition	Connaître les différents types d'abords veineux	Types d'abords veineux (central — dont chambres implantables, tunnélisé ou par voie périphérique — et périphérique), sites d'insertion, principales indications des différents dispositifs
A	Définition	Connaître les complications des différents abords veineux	Connaître les complications des abords veineux périphériques et centraux : infectieuses, thrombotiques, mécaniques, hémorragiques, emboliques (dont gazeuse)
A	Prise en charge	Connaître la technique d'insertion d'une voie veineuse périphérique	Lien d'une vidéo qui filme et explique la pose d'une VVP
A	Suivi et/ou pronostic	Savoir surveiller une voie veineuse périphérique et centrale	Évaluer quotidiennement la pertinence du maintien en place de la voie veineuse Identifier les complications infectieuses, thrombotiques, mécaniques, hémorragiques, emboliques (dont gazeuse)
A	Suivi et/ou pronostic	Connaître les modalités de retrait d'une voie veineuse	
B	Prise en charge	Connaître les conditions d'insertion d'une voie veineuse centrale	Lien d'une vidéo qui filme et explique la pose d'une VVC
B	Prise en charge	Connaître les principes de traitement des complications les plus fréquentes des voies veineuses	Traiter une infection de voie veineuse, une thrombose

Introduction
I. Quels sont les différents types d'abords veineux ?
II. Comment choisir entre les différentes voies ?
III. Comment surveiller une voie veineuse ?
IV. Erreurs à ne pas commettre

Introduction

A L'abord veineux consiste à ponctionner une veine pour y laisser un cathéter, dispositif cylindrique souple permettant l'administration de divers produits directement dans la circulation sanguine. Cela peut servir sur le plan thérapeutique (administration de médicaments, expansion volémique, hydratation, transfusion…) mais aussi diagnostique (injection de produit de contraste pour un scanner…). Il s'agit par ailleurs de la voie d'abord de l'urgence.

On distingue alors deux types de voies veineuses : les voies veineuses périphériques, qui s'insèrent dans le réseau veineux superficiel facilement accessible (cathéter assez court), et les voies veineuses centrales, plus longues, qui se terminent directement dans une veine centrale (veine cave supérieure ou inférieure).

Vignette clinique

Un patient de 72 ans, dont on ne connaît pas les antécédents, est pris en charge sur la voie publique par le SAMU/SMUR dans le cadre d'un arrêt cardiorespiratoire. La chaîne de survie est enclenchée. L'ECG révèle une asystolie. Cet homme nécessite donc l'injection répétée d'adrénaline par voie intraveineuse au cours de la réanimation cardiopulmonaire.

Une **voie veineuse périphérique** est **rapidement** posée, en moins de 2 minutes, permettant une réanimation cardiopulmonaire adaptée. Après le premier milligramme d'adrénaline, la voie veineuse est malencontreusement perdue. Le personnel sur place n'arrive à ce moment pas à implanter rapidement un nouveau cathéter. L'équipe prend alors la décision de mettre en place une **voie intraosseuse** qui permet la poursuite de la réanimation dans de bonnes conditions. Le patient récupère un rythme cardiaque spontané après trois fois 1 mg d'adrénaline, 5 minutes de *no-flow* et 14 minutes de *low-flow*.

L'ECG au décours révèle un sus-décalage du segment ST dans le territoire antérieur et le patient est conduit à l'hôpital le plus proche disposant d'un plateau technique de coronarographie. Cette dernière objective une occlusion de l'artère interventriculaire antérieure et permet une angioplastie transluminale avec mise en place d'un stent coronaire.

Au décours immédiat, le patient est transféré en réanimation. Il développe un état de choc post-ressuscitation nécessitant l'introduction d'un support vasopresseur par noradrénaline. Une **voie veineuse centrale** est alors mise en place au niveau jugulaire interne droit par l'équipe de réanimation.

Concernant les abords veineux dans cette prise en charge :

- la voie veineuse périphérique (VVP) est la première voie d'abord qui a été envisagée et très rapidement posée ;
- chez ce patient ayant un arrêt cardiorespiratoire qui ne disposait plus de VVP, une voie intraosseuse a été mise en place en urgence ;
- la voie veineuse centrale (VVC) n'est intervenue qu'au décours, posée dans de bonnes conditions de sécurité et d'asepsie, afin de permettre notamment l'administration de médicaments veinotoxiques comme la noradrénaline.

I. Quels sont les différents types d'abords veineux ?

A. Voies veineuses périphériques

1. Voie veineuse périphérique classique (VVP)

La pose consiste à introduire de façon aseptique dans le système veineux superficiel et par voie transcutanée un cathéter. Ce dernier est monté sur une aiguille qui permet la ponction veineuse et qui est ensuite retirée, laissant en place le cathéter. Il s'agit d'un acte infirmier à prescription médicale, **que chaque médecin doit savoir faire**.

La technique de pose est disponible sur le site du *New England Journal of Medicine*[1].

[1] https://www.nejm.org/doi/full/10.1056/nejmvcm0706789

> **Encadré 5.1**
>
> **Pour en savoir plus**
>
> On distingue plusieurs calibres de cathéters, leur diamètre étant exprimé en gauges (G). Plus le nombre de gauges est faible, plus le diamètre est important (historiquement la valeur du nombre de gauge correspond au nombre de fois qu'il fallait faire passer un câble dans une machine de tréfilage pour l'amincir). Chaque taille est par ailleurs associée à une couleur, du plus petit au plus grand :
>
> - jaune : 24 G (pédiatrie) ;
> - bleu : 22 G ;
> - rose : 20 G ;
> - vert : 18 G ;
> - gris : 16 G ;
> - orange : 14 G.

La VVP est idéalement mise en place au membre supérieur non dominant. En pratique, cela n'est pas toujours possible et il faut également tenir compte d'autres éléments (lésion cutanée, antécédent de curage ganglionnaire axillaire, présence d'une fistule artérioveineuse, etc.). Dans l'idéal, la position est la plus distale possible pour épargner (et pouvoir utiliser si nécessaire ensuite) les veines proximales, plus grosses. En cas de difficulté de perfusion, dans le cadre de l'urgence, une VVP peut être insérée dans la veine jugulaire externe par un médecin, mais ne doit pas être maintenue au décours de la prise en charge initiale.

Les complications potentielles d'une VVP sont :

- **ecchymose** au point de ponction (fréquente et bénigne) ;
- **perfusion extraveineuse/extravasation de la perfusion**, réalisant un œdème localisé et une douleur lors de la perfusion. Le risque est la nécrose cutanée en cas de produit cytotoxique, ce qui impose le retrait immédiat du cathéter ;
- **thrombophlébite**. Toute suspicion de thrombose doit motiver le retrait immédiat de la VVP. Une anticoagulation n'est généralement pas indiquée ;
- **infection** : « veinite » voire bactériémie (en général associée à une thrombophlébite). Toute infection ou suspicion d'infection du cathéter doit motiver son retrait immédiat. Les bactéries les plus fréquemment en cause sont les staphylocoques à coagulase négative et *Staphylococcus aureus*.

B En cas d'infections, un traitement antibiotique n'est pas recommandé de manière systématique.

A Pour réduire le risque de complications d'une VVP, il est important d'évaluer la pertinence de son maintien et d'examiner le site d'insertion **quotidiennement**. Les pansements doivent être parfaitement occlusifs et transparents pour permettre cette surveillance. Les patients doivent être informés du risque d'infection. En pratique, il est recommandé de ne pas conserver une VVP plus de quatre jours. Le changement systématique des VVP à 72 heures n'est plus recommandé. En cas de capital veineux limité, il est possible sous réserve d'une surveillance du site d'insertion et de l'absence de complications de garder une VVP au-delà de 96 heures. Chez l'enfant, il est recommandé de changer le cathéter uniquement en cas de signe de complication et non pas systématiquement.

2. *MidLine*

Il s'agit d'un cathéter veineux périphérique à insertion profonde. Comme le PICC line (cf. *infra*), il s'insère dans une veine périphérique profonde (veine basilique ou céphalique) sous contrôle échographique, son extrémité se terminant en infra-axillaire. Il conserve les mêmes propriétés et indications que la VVP classique mais a l'avantage d'un risque infectieux réduit, pouvant ainsi se conserver plus longtemps (7 à 28 jours) et permettre de conserver le capital veineux.

En pratique, il est indiqué en cas de traitement intraveineux de longue durée prévisible et/ou chez un patient chez qui la pose de VVP est difficile. Attention, sa pose est toujours programmée et il ne s'agit pas d'une voie de l'urgence !

Quiz 1

Que faire et comment ?

Madame M., 66 ans, est hospitalisée depuis 4 heures pour une asthénie révélant une anémie à 7,5 g/dl, ayant pour point d'appel un méléna.

Une hémorragie digestive est suspectée et l'endoscopie œsogastroduodénale est prévue le lendemain.

Antécédents : obésité, gonarthrose traitée par AINS lors des poussées, plusieurs épisodes d'érysipèles.

L'infirmier en charge vous appelle en urgence car, lors de son tour, il retrouve Madame M. tachycarde à 114 bpm et hypotendue à 89/55 mmHg, alors que tout allait bien jusqu'alors. Vous disposez pour le moment d'une VVP bleue sur l'avant-bras gauche.

Quel(s) soluté(s) de remplissage envisagez-vous dans l'attente du réanimateur ? Sur quelle(s) voie(s) ?

B. Voies veineuses centrales

1. Cathéter veineux central (voie veineuse centrale classique, VVC)

- La pose consiste à introduire un cathéter dont l'extrémité se situe dans une veine centrale (veine cave supérieure ou inférieure), à l'entrée de l'oreillette droite. Le dispositif est ainsi beaucoup plus long (de 15 à 25 cm) et de gros calibre (néanmoins le débit n'est pas supérieur à une VVP du fait de la longueur du dispositif). Il peut se poser par voie jugulaire interne, sous-clavière ou fémorale, dans des conditions d'asepsie chirurgicale stricte. Parfois, le cathéter veineux central peut être **tunnélisé**, ce qui signifie qu'avant de pénétrer dans la veine le cathéter parcourt un trajet sous-cutané de quelques centimètres, ce qui permet de diminuer le risque d'infection. À noter que la voie sous-clavière est contre-indiquée en cas de trouble de l'hémostase en raison de l'impossibilité de compression.

  B Il s'agit d'un acte médical dont la technique précise de pose dépasse les objectifs de cet ouvrage. Néanmoins, une bonne connaissance des conditions d'insertion d'une VVC est importante. Les conditions d'insertion sont détaillées sur le site du *New England Journal of Medicine*[2].

- **A** Une VVC est indiquée pour la perfusion de thérapeutiques dites veinotoxiques, pour une nutrition parentérale prolongée ou plus simplement chez les patients chez qui la pose de VVP est difficile et qui nécessitent un abord veineux à court terme.

  En pratique, les principaux traitements veinotoxiques à connaître sont la noradrénaline (toutes les catécholamines en dehors de l'adrénaline en bolus pour l'arrêt cardiaque), le potassium à hautes doses (voir chapitre 38) et la plupart des chimiothérapies.

- La pose d'un cathéter veineux central n'est pas anodine : 15 % des patients développent une complication soit précoce (liée au geste) soit plus tardive (liée au cathéter en place) :
  - complications précoces (liées au geste technique) :
    - blessure vasculaire ;
    - ponction artérielle ;
    - pneumothorax (site de pose sous-clavier surtout, ou jugulaire interne moins fréquemment) ;
    - embolie gazeuse ;
  - complications tardives (liées au maintien du dispositif en place) :
    - thrombose ;
    - infection.

  L'utilisation de l'échographie (insertion écho-guidée) permet de réduire la fréquence des complications précoces.

- La radiographie de thorax doit être systématique en cas de pose dans le territoire cave supérieur, pour :
  - vérifier l'absence de pneumothorax ;
  - vérifier la position du cathéter.

---

2 https://www.nejm.org/doi/full/10.1056/NEJMvcm074357

Au même titre que la VVP, une **surveillance quotidienne** du site d'insertion est indispensable. La prise en charge des thromboses et des infections sur VVC dépend de nombreux éléments qui ne relèvent pas du deuxième cycle.

2. *PICC line* (Peripherally Inserted Central Catheter)

Il s'agit d'un cathéter veineux central à insertion périphérique. En pratique, une veine périphérique profonde (basilique, humérale ou céphalique) est ponctionnée et l'extrémité du cathéter rejoint la veine cave supérieure. Le dispositif peut se conserver jusqu'à 3 mois.

Sa pose est programmée, il ne s'agit pas d'une voie de l'urgence !

3. Cathéter à chambre implantable, ou Port-A-Cath® (PAC)

Il s'agit d'un dispositif permettant un abord veineux continu de longue durée *via* une chambre placée sous la peau et communiquant grâce à un cathéter avec la veine sous-clavière ou jugulaire interne. La chambre peut alors être ponctionnée quand une perfusion est nécessaire pour le patient. Le reste du temps, la barrière cutanée protège le dispositif du risque infectieux (qui n'est toutefois pas nul). Ce matériel est principalement indiqué en oncologie pour la perfusion des chimiothérapies, impliquant des abords veineux centraux itératifs sur de longues périodes.

Sa pose est programmée, il ne s'agit pas d'une voie de l'urgence !

4. Cas particulier : la voie intraosseuse

La voie intraosseuse est indiquée en cas de défaillance vitale aiguë sans possibilité immédiate d'obtenir une VVP : en pratique, après deux échecs de pose de VVP.

Le principe repose sur l'administration du traitement en intramédullaire, après avoir percé le périoste et la corticale osseuse *via* un dispositif disponible dans tout chariot d'urgence, en général au niveau de la tête humérale ou du tibial proximal.

Une vidéo de pose est disponible sur le site du *New England Journal of Medicine*[3].

Quiz 2

Le choix de la voie d'abord

Madame F. est hospitalisée pour une deuxième infection pulmonaire grave en deux mois. Dans le bilan de ce deuxième épisode, vous découvrez une anémie à 9,1 g/dl. Après quelques investigations, vous posez le diagnostic de lymphome B diffus à grandes cellules avec envahissement médullaire. Une chimiothérapie est décidée en réunion de concertation pluridisciplinaire.

Vous initiez tout d'abord le traitement de sa pneumonie.

De quelle(s) voie(s) d'abord la patiente a-t-elle besoin à court et moyen terme ?

II. Comment choisir entre les différentes voies ?

Première situation : mon patient a besoin d'une expansion volémique en urgence

En cas d'état de choc, la prise en charge initiale nécessite souvent une expansion volémique. Celle-ci doit être réalisée sur une **voie veineuse périphérique de bon calibre**, et ce pour deux raisons :

[3] https://www.nejm.org/doi/full/10.1056/NEJMvcm1211371

- un remplissage est d'autant plus rapide que le cathéter est court et de gros diamètre. L'expansion volémique est ainsi plus rapide sur une VVP que sur un cathéter veineux central !
- dans le contexte de l'urgence, hormis le patient de réanimation qui dispose déjà d'une VVC, on ne dispose pas du temps nécessaire à la pose d'un cathéter veineux central.

En cas d'échec de pose de VVP (deux tentatives), la pose d'un **cathéter intraosseux** est indiquée.

Deuxième situation : mon patient a besoin d'un traitement intraveineux simple

Un traitement antibiotique intraveineux, une déplétion par furosémide d'un œdème pulmonaire cardiogénique, la correction d'une déshydratation intra- ou extracellulaire, etc., toutes ces situations nécessitent une simple **VVP**.

Si un traitement prolongé est prévisible (antibiothérapie longue durée d'une endocardite infectieuse, par exemple) et/ou si le capital veineux est faible, un **MidLine** ou un **PICC line** est à envisager.

Troisième situation : mon patient nécessite un traitement intraveineux par agents veinotoxiques

Un traitement veinotoxique (noradrénaline, potassium à hautes doses, chimiothérapie…) **impose la mise en place d'une voie veineuse centrale** pour l'administrer en raison du risque d'extravasation et de nécrose cutanée si la veine perfusée est de trop petit calibre.

On distingue alors **deux cas de figure** :

- soit le traitement n'est pas urgent (chimiothérapie anticancéreuse) et la pose d'une voie veineuse centrale de type **PAC** doit être programmée ;
- soit le traitement est urgent (noradrénaline dans un état de choc) et une **VVC** classique doit être posée sans délai, le plus souvent par le réanimateur.

Dans l'urgence :

- Je pose une VVP (idéalement deux).
- En l'absence de VVP rapidement disponible, le dispositif intraosseux est indiqué chez le patient en défaillance d'organe.
- Une VVC sera posée si j'ai besoin de perfuser des catécholamines.

III. Comment surveiller une voie veineuse ?

Les règles à suivre pour la surveillance d'une voie veineuse, qu'elle soit centrale ou périphérique, sont assez simples : il convient d'une part de s'assurer de l'absence de complication et d'autre part de réévaluer l'indication de maintenir cette voie veineuse. Ces deux règles doivent être appliquées **quotidiennement**.

A. Surveillance de l'apparition de complication

La thrombose et l'infection constituent les deux principales complications du maintien d'un cathéter dans une veine, qu'il soit central ou périphérique. Dans les deux cas, on retrouve des signes inflammatoires locaux (érythème, douleur, voire point de ponction purulent en cas d'infection). On parle de **veinite** pour désigner une inflammation de la veine en aval de la VVP.

B. Conduite à tenir en cas de complication

- Une veinite est une indication à retirer la VVP. Des pansements alcoolisés peuvent également être appliqués.
- Une thrombose superficielle est une indication à retirer la VVP. Il n'y a pas lieu d'initier une anticoagulation efficace. Des pansements alcoolisés peuvent être appliqués en cas de symptômes locaux importants.
- Une thrombose profonde sur VVC est habituellement une indication à retirer la VVC et à une anticoagulation curative de durée courte.
- Une infection de VVC est une indication au retrait du cathéter et à une antibiothérapie en cas de bactériémie associée ou de signes de gravité (choc septique…).
- Une infection sur un PAC peut parfois être traitée avec le PAC en place, sous réserve d'une bonne tolérance clinique et d'un micro-organisme peu pathogène (staphylocoque à coagulase négative, notamment).

Dans tous les cas, il faut réévaluer l'indication du maintien d'une voie veineuse. Cette indication doit être réfléchie de façon quotidienne, mais d'autant plus en cas de complication. De plus, un traitement intraveineux prolongé doit faire envisager des techniques alternatives type PICC line ou MidLine qui s'infectent moins fréquemment qu'une VVP.

C. Conditions de retrait

Une VVP se retire dans des conditions d'antisepsie standards, par le port de gants simples non stérile et après désinfection cutanée par un antiseptique local.

Une VVC se retire dans des conditions d'asepsie. Après avoir retiré le pansement sale à l'aide de gants non stériles, le retrait se fait au décours d'une désinfection aseptique et avec des gants stériles. Ce retrait doit s'effectuer chez un patient en décubitus dorsal strict, position maintenue au moins une heure après l'ablation du dispositif. Ceci a pour but de limiter le risque d'embolie gazeuse.

IV. Erreurs à ne pas commettre

- La VVP est la voie de l'urgence immédiate ; une VVC n'intervient que dans un second temps si nécessaire.
- Une expansion volémique est plus efficace sur une VVP de bon calibre que sur une voie centrale. De même, une transfusion est plus rapide sur un cathéter périphérique.
- En cas d'arrêt cardiorespiratoire ou de pronostic vital immédiatement engagé, il ne faut pas s'acharner à poser une VVP si cela est difficile : il faut poser un dispositif intraosseux.
- Certains médicaments sont veinotoxiques et doivent s'administrer sur une VVC (catécholamines ou certaines chimiothérapies notamment). Les catécholamines peuvent être débutées néanmoins sur une voie veineuse périphérique vérifiée le temps de poser une voie veineuse centrale.
- Une voie veineuse en place (périphérique ou centrale) doit être surveillée quotidiennement et retirée en cas de suspicion d'infection. De même, son indication doit être réévaluée tous les jours.
- Une thrombose veineuse superficielle sur VVP n'est pas une indication à une anticoagulation efficace.
- Une infection sur une VVP doit motiver son retrait immédiat et n'est pas une indication systématique à une antibiothérapie.

Tic-tac...

< 2 min
- Avoir posé au moins une VVP de bon calibre
- Si urgence vitale immédiate et VVP difficile à poser : dispositif intraosseux

< 30 min
- Avoir posé une VVC si le contexte le justifie

Jours
- Obtenir un rendez-vous pour un MIDline, un PICC-line ou la pose d'un PAC si la situation clinique le justifie

Une situation clinique... Deux prises en charge

Monsieur P., 71 ans, est hospitalisé en médecine depuis trois jours dans le cadre d'une infection urinaire masculine à *Escherichia coli* sauvage (antibiogramme reçu ce jour) traitée par céfotaxime depuis son admission. L'infirmier en charge appelle Camille, son interne, à 19 h avant qu'elle ne rentre chez elle après sa journée de travail car le patient se plaint de sa VVP qui lui fait mal.

Où Camille ne fait pas ce qu'il faut...

Alors qu'elle se rend dans la chambre de Monsieur P., Camille constate en effet un point de ponction un peu érythémateux. Puisque le patient est apyrétique et reçoit son antibiothérapie sur la VVP, Camille prescrit à son infirmier des pansements alcoolisés tout en maintenant la VVP en place pour poursuivre le traitement antibiotique.

Camille n'a pas eu la bonne attitude. Le patient présente une veinite qui indique clairement le retrait de la VVP actuelle. D'une manière générale, il faut réévaluer l'indication d'un traitement IV et reposer une nouvelle voie en cas de nécessité. Dans le cas présent, le traitement IV aurait dû être modifié pour un traitement par voie orale (de spectre plus étroit adapté à l'antibiogramme) et le cathéter retiré avant apparition de la veinite.

Où l'on peut faire confiance à Camille

Camille demande à son infirmier de retirer immédiatement la VVP, siège d'une veinite, et en profite alors pour réévaluer le traitement. Après 3 jours d'antibiothérapie IV, un relais par voie orale par lévofloxacine est réalisé pour une durée totale de 14 jours.

Camille a la bonne attitude ! Elle traite de façon adaptée cette veinite en demandant le retrait de la VVP et en profite pour réévaluer l'indication du traitement antibiotique. Elle adapte son antibiothérapie par voie orale, de façon adaptée à l'antibiogramme disponible.

Réponses aux quiz

Quiz 1

La VVP bleue (22 G) est de calibre insuffisant pour réaliser un remplissage vasculaire (expansion volémique). Il faut donc poser immédiatement une (idéalement deux !) VVP de bon calibre (au moins 18 G). En cas de persistance de l'état de choc, si des catécholamines sont nécessaires, une VVC devra être envisagée en réanimation.

Quiz 2

Dans l'immédiat, Madame F. nécessite une antibiothérapie IV et donc une VVP. Au décours, après traitement de l'épisode infectieux actuel, une indication de chimiothérapie est posée. Elle nécessitera alors une VVC. On peut donc d'ores et déjà anticiper un rendez-vous de pose de PAC puisqu'il s'agit d'une indication de VVC longue durée. Dans l'intervalle, la pose d'un PICC line peut être envisagée pour réaliser la première cure de chimiothérapie si la pose de PAC n'a pas pu avoir lieu (délais souvent plus long).

CHAPITRE
6

Solutés d'hydratation et de remplissage vasculaire

Fiche PRESCRIPTION

Hors programme

Hors programme *stricto sensu* des connaissances du deuxième cycle mais indispensable aux compétences pour tout futur interne.

Introduction
I. Répartition de l'eau dans le corps humain
II. Principaux solutés
III. Évaluation des besoins intraveineux : les « 5 R »

Introduction

Ⓐ Les solutés de perfusion sont couramment utilisés, tant en médecine intensive que chez la plupart des patients hospitalisés. Il peut s'agir d'une utilisation ponctuelle, avec comme unique objectif d'être le vecteur d'un traitement intraveineux (antibiotique, par exemple), ou comme véritable thérapeutique où des quantités considérables de solutés peuvent être utilisées (choc septique, par exemple).

La maîtrise de la composition des solutés administrés aux patients et des modalités d'évaluation des secteurs liquidiens de l'organisme permet une prescription adaptée aux besoins. Une réévaluation quotidienne, voire plus fréquente selon le contexte, est ensuite indispensable.

Vignette clinique

Vous devez prescrire la perfusion des 24 heures à venir pour un patient d'une trentaine d'années pour un bloc opératoire de chirurgie digestive. Le patient est à jeun en raison de troubles digestifs mais ne présente aucune anomalie des volumes intra- et extracellulaire et il pèse **70 kg**.

L'objectif est ici de compenser l'arrêt des apports per os, *chez un patient stable.*

→ Votre prescription pourrait être : 2000 ml par jour de G5 % + 8 g par jour de NaCl + 5 g par jour de KCl.

Cette prescription part des apports usuels per os *en sodium, potassium, eau, que l'on transforme en apports IV (même si ces apports usuels sont dans l'ensemble supérieurs aux besoins à l'état stable).*

▶

Le patient est opéré. L'intervention ne se déroule pas comme prévu et survient une perforation digestive. L'évolution est défavorable, avec apparition d'un **sepsis**. La pression artérielle chute à **65/34 mmHg** au cours du bloc opératoire; la fréquence cardiaque est à **135 bpm**; surviennent des **marbrures** et une **oligurie**.

Vous prescrivez donc une *expansion volémique* par une solution **cristalloïde** par soluté salé 0,9 % **d'un litre en débit libre**. De la noradrénaline est prescrite rapidement. Le patient reçoit au total 2000 ml de soluté salé 0,9 % sur les **2 premières heures**.

Devant une instabilité hémodynamique, dans un contexte septique, il existe une indication à débuter une expansion volémique de 20 à 30 ml/kg par cristalloïdes, afin d'améliorer la **précharge** *et ainsi le* **débit cardiaque** *et la* **perfusion tissulaire**. *Après cette phase initiale, la poursuite des apports doit être motivée par des critères hémodynamiques de* **précharge-dépendance**, *ce qui ne rentre pas dans les objectifs du second cycle.*

Après 5 jours de prise en charge en réanimation et le traitement d'un choc septique, la situation s'est améliorée mais au prix d'une surcharge hydrosodée majeure : poids à **82 kg** (+ 12 kg !). PA **150/75 mmHg**, pas de marbrure, reprise de diurèse; la noradrénaline a été arrêtée. La reprise de l'alimentation est autorisée par le chirurgien digestif. Il existe des œdèmes diffus. Le bilan biologique montre : natr**émie à 131 mmol/l, kaliémie à 4,8 mmol/l, glycémie à 4 mmol/l**.

→ Vous prescrivez : Glucosé 5 % 250 ml par 24 heures en garde-veine.

Le patient est stabilisé du point de vue hémodynamique.

L'état d'hydratation extracellulaire peut être évalué par la prise de poids (+ 12 kg), les œdèmes. La stabilisation hémodynamique du patient a manifestement nécessité un remplissage très abondant durant les premiers jours du choc, ce qui explique une surcharge. Dans cette situation hémodynamique maintenant améliorée et de grande surcharge extracellulaire, **les apports hydrosodés doivent être diminués au strict minimum** — *l'intérêt de la prescription de diurétiques est discuté dans cette situation.*

L'état d'hydratation intracellulaire est évalué par la natrémie, qui signe ici une hyperhydratation intracellulaire modérée — la glycémie est normale, confirmant une hyponatrémie hypo-osmolaire, cf. chapitre 37. Cette hyperhydratation intracellulaire justifie une restriction hydrique.

Au total, il ne faut donc laisser ici qu'un garde-veine si le maintien d'une voie veineuse est nécessaire (poursuite d'antibiotique, par exemple). Les 250 ml de soluté glucosé 5 % sont quasi négligeables et ont ce rôle de garde-veine.

Dix jours plus tard, alors que le patient est sorti de réanimation, la survenue de nausées a imposé l'arrêt de l'alimentation orale. Le poids est à 75 kg. Les œdèmes ont bien régressé, alors que du furosémide avait été prescrit. Le patient se plaint d'une sensation de soif.

La natrémie est mesurée sur le bilan du matin à **151 mmol/l**. Il n'existe pas d'insuffisance rénale.

Vous arrêtez les diurétiques et prescrivez **3000 ml de Glucose 5 % sur 24 heures**. Le déficit en eau pure est en effet estimé à un peu plus de 3,5 litres (cf. *infra* pour la méthode d'évaluation) et vous souhaitez le corriger sur les 48 heures suivantes. Vous surveillez la natrémie de manière rapprochée.

Ici, en raison des difficultés de prise orale et la prescription de furosémide, le patient présente une déshydratation intracellulaire (hypernatrémie). La soif est l'un des premiers signes chez ce malade. Le secteur extracellulaire est probablement toujours augmenté (+ 5 kg). Il n'y a pas d'insuffisance rénale fonctionnelle qui aurait pu suggérer une déplétion sodée trop importante par le furosémide. La prescription d'un **soluté hypotonique** *est indiquée, afin de corriger la déshydratation intracellulaire.* **L'apparition d'une hypernatrémie chez un patient hospitalisé révèle un défaut de surveillance et d'anticipation les jours précédents.**

Au total, la prescription des perfusions a été très variable au cours du séjour de ce patient, toujours fondée sur une analyse soigneuse des volumes intracellulaire et extracellulaire, une anticipation des besoins et une réévaluation régulière (cf. *infra* les « 5 R »).

I. Répartition de l'eau dans le corps humain

Afin de savoir quel soluté prescrire pour quel malade, il faut tout d'abord connaître quelques notions de base de répartition des fluides dans le corps humain.

L'eau représente environ 60 % du poids corporel chez l'adulte, avec une répartition principale dans le secteur intracellulaire (40 % du poids corporel) et le reste dans le secteur extracellulaire (20 % du poids corporel) (fig. 6.1). Le secteur extracellulaire est lui-même divisé en secteur interstitiel (16 %) et secteur vasculaire (4 %). Le secteur vasculaire (circulant) représente ainsi un quart du secteur extracellulaire, ce dernier représentant un tiers de l'eau totale. Le secteur circulant représente donc 1/4 × 1/3 = 1/12e de l'eau totale.

Il existe un équilibre, en conditions physiologiques, entre les apports (appelés entrées) et les sorties.

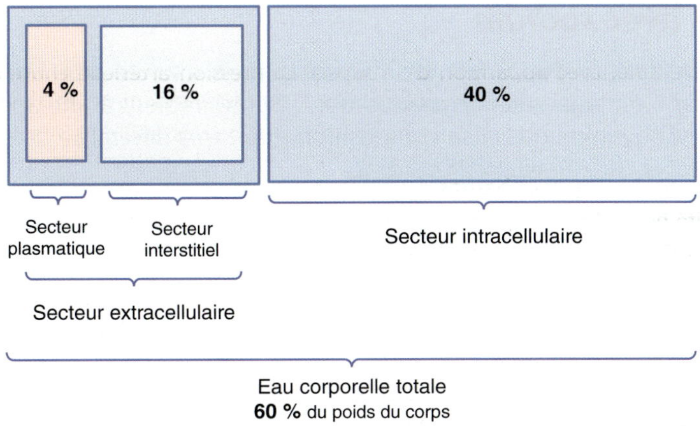

Fig. 6.1. Ⓐ **Répartition de l'eau en fonction du poids corporel.**

II. Principaux solutés

Il existe deux classes de solutés, les cristalloïdes et les colloïdes. Les cristalloïdes ont pour particularité de passer relativement facilement au travers des parois capillaires, alors que la présence d'une substance « oncotiquement » active retient théoriquement les colloïdes dans l'espace vasculaire.

> ### *Un peu d'histoire*
> Ces termes ont été intégrés dans la littérature par un anglais, Thomas Graham, au cours du XIXe siècle et reposent sur la facilité de cristallisation des solutés de type salé ou glucosé en comparaison aux solutés colloïdes (dérivé du grec *kólla*, signifiant « colle »), beaucoup plus épais.

Ci-après sont répertoriés quelques solutés utilisables en pratique.

A. Cristalloïdes

Les solutés cristalloïdes sont une famille très variée. **La teneur en sodium variable explique les différentes utilisations possibles** : ceux contenant du sodium gardent une tonicité plasmatique une fois perfusés, permettant le remplissage vasculaire, à l'inverse des solutés purement glucosés qui « perdent » leur tonicité après métabolisation du sucre (cf. *infra*) (tableau 6.1).

Tableau 6.1. Ⓐ **Composition du plasma et des principaux solutés utilisés en pratique courante.**

	Plasma	NaCl 0,9 %	Ringer lactate	$NaHCO_3$	Glucose 5 %
Na^+	135–145 mmol/l	154 mmol/l	130 mmol/l	167 mmol/l	0 mmol/l
Cl^-	96–108 mmol/l	154 mmol/l	109 mmol/l	167 mmol/l	0 mmol/l
Autres	K^+ = 3,5–5 mmol/l Ca^{2+} = 85–105 mg/l		K^+ = 4 mmol/l Ca^{2+}= 1,5–1,84 mmol/l		Glucose 5 g/100 ml soit 50 g/l
Tampon	HCO_3^- = 22–26 mmol/l		Lactate = 28 mmol/l		
Osmolarité	285–295 mOsm/l	308 mOsm/l	273 mOsm/l	333 mOsm/l	278 mOsm/l

1. Cristalloïdes avec sodium

- Chlorure de sodium (NaCl) 0,9 %, souvent appelé « soluté salé isotonique » (ce qui est incorrect car il est légèrement hypertonique). Contrairement à une appellation ancienne, il n'a rien de « physiologique », sa composition étant *très* différente du sérum.
- Bicarbonate de sodium ($NaHCO_3$) 1,4 %.
- Ringer lactate (légèrement hypotonique).
- Ringer acétate.

2. Cristalloïdes hypotoniques (ne contenant ni sodium ni chlore) après métabolisation du sucre dans l'organisme

- Glucose 2,5 % (25 g de sucre par litre).
- Glucose 5 %.
- Glucose 10 %.

Les cristalloïdes hypertoniques ne seront pas décrits ici (bicarbonate de sodium 4,2 % et 8,4 %, sodium hypertonique…).

B. Colloïdes

- Albumine. = colloïde naturel, cher +++
- Gélatine.
- Hydroxyéthylamidons.) colloïdes de synthèse

Ces deux derniers ne sont plus utilisés. (toxicité rénale + allergie)

C. Répartition des principaux solutés après administration intraveineuse

En fonction de la composition des solutés, ces derniers vont se répartir de manière différente entre le secteur extracellulaire, lui-même divisé en deux, et le secteur intracellulaire.

1. Soluté glucosé 5 %

Ne déséquilibre ø diab si < 1L/24h

Le soluté glucosé 5 % est un soluté isotonique par rapport au plasma dans lequel il est perfusé lors de son administration (fig. 6.2). Néanmoins, en l'absence de carence insulinique, le glucose (quelle que soit sa concentration) est rapidement métabolisé et la solution devient alors hypotonique en termes de bilan et se distribue comme de l'eau pure administrée *per os*.

Ce soluté ne doit donc jamais être utilisé comme soluté de remplissage, car il est totalement inefficace, n'induisant qu'une expansion négligeable du secteur intravasculaire. Le Glucose 5 % est donc utilisé pour la réhydratation intracellulaire en cas d'impossibilité d'apport d'eau (*per os* ou *via* une sonde gastrique), comme solution permettant d'administrer des ions et comme apport calorique minimal (1 g de glucose = 4 kcal).

2. Soluté de NaCl 0,9 %

Il s'agit du soluté de choix pour la réhydratation du secteur extracellulaire en raison de sa répartition (fig. 6.3). La part vasculaire est minoritaire, mais aucun autre soluté n'a montré de supériorité. Ce soluté est donc le soluté de remplissage vasculaire de première intention.

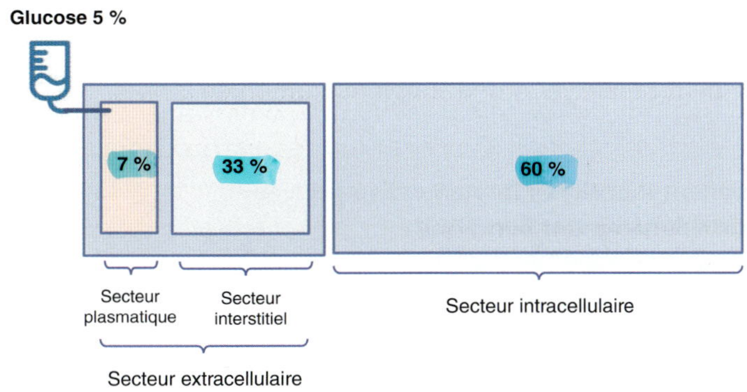

Fig. 6.2. **A** **Répartition entre les secteurs intracellulaire et extracellulaire du Glucose 5 % administré par voie IV.**

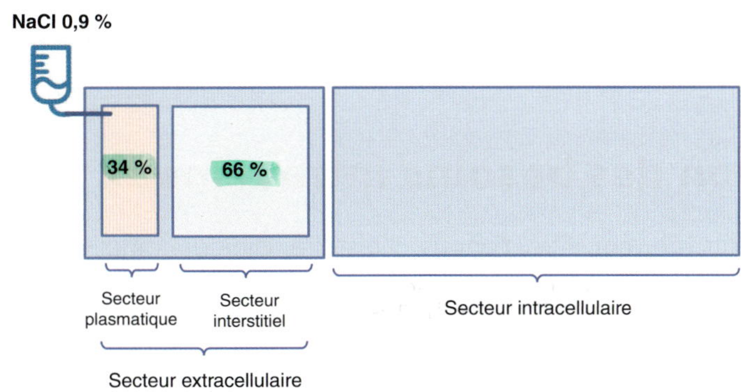

Fig. 6.3. **A** **Répartition entre les secteurs intracellulaire et extracellulaire du soluté de NaCl 0,9 % administré par voie IV.**

3. Albumine 20 %

La répartition des colloïdes, dont l'albumine (fig. 6.4), est théoriquement exclusivement plasmatique. Gélatine et hydroxyéthylamidons ne doivent plus être utilisés car n'améliorant pas la survie ou étant même associés à une surmortalité. L'indication de l'albumine ne relève pas des connaissances de second cycle.

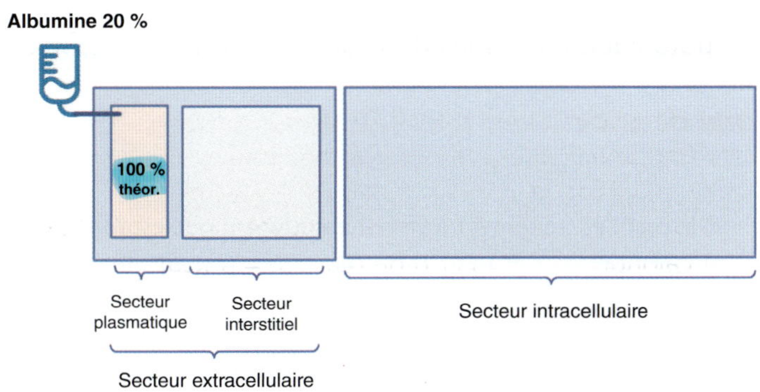

Fig. 6.4. **A** **Répartition théorique entre les secteurs intracellulaire et extracellulaire de l'albumine 20 % administrée par voie IV.**

D. Supplémentation en ions

Chaque soluté peut bénéficier d'une supplémentation en ions.

Des règles de prescriptions sont alors importantes à respecter :
- maximum **4 g/l de chlorure potassium** (KCl);
- maximum **9 g/l de chlorure sodium** (NaCl).

Les règles d'administration du potassium sont décrites plus en détail dans le chapitre 38 (« Dyskaliémies »).

Il existe des solutions déjà préparées de type *polyionique G5 %* (glucose : 50 g/l; Na^+ : 4 g/l; K^+ : 2 g/l). Attention à ne pas les utiliser sans bien les connaître ! Une utilisation systématique irréfléchie peut conduire par exemple à en prescrire à un patient hyperkaliémique.

Les apports de magnésium, phosphore, calcium… ne seront pas abordés ici.

III. Évaluation des besoins intraveineux : les « 5 R »

Les antécédents doivent être connus, l'histoire clinique détaillée, les apports et pertes doivent être estimées. **Une des modalités pour appréhender la prescription de solutés intraveineux est de considérer les « 5 R »** :

- Réanimation;
- apport de Routine;
- Redistribution;
- Remplacement;
- Réévaluation.

Quiz 1

Un patient de 70 ans se présente aux urgences de votre centre hospitalier. Il présente une infection urinaire. Sa pression artérielle est à 70/38 mmHg; le pouls est de 130 bpm; il est marbré et confus; son poids est estimé à 80 kg.

Quelle(s) perfusion(s) pourrai(en)t être prescrite(s) dans ce contexte ?

A. Évaluation hémodynamique du patient : *Réanimation ?*

En cas de signe de choc

En cas de signe de choc, le premier traitement à visée hémodynamique est l'expansion volémique rapide, sauf en cas de choc cardiogénique associé à un OAP.

Il est recommandé d'effectuer une première prescription de 500 ml à 1 000 ml de cristalloïdes contenant du sodium (soluté NaCl 0,9 % en premier choix) en débit libre, répétée selon la réponse hémodynamique jusqu'à atteindre 20 à 30 ml/kg sur les trois premières heures. Le besoin de remplissage ultérieur sera déterminé selon une approche dépassant le second cycle.

En pratique, après 1 litre de remplissage (soit dans l'heure), si l'état hémodynamique n'est pas nettement amélioré, l'avis du réanimateur devra être obtenu !

En cas de signe de choc avec présence d'un OAP

En cas de signe de choc avec présence d'un OAP, le remplissage vasculaire est interdit (dans le cadre du second cycle) : l'appel du réanimateur ou du cardiologue doit être **immédiat**.

Produits sanguins labiles

Principalement culots de globules rouges (CGR) et plasma frais congelé (PFC), ces types de solutés sont indiqués lors du choc hémorragique et permettent un remplissage vasculaire (cf. chapitre 18). Les concentrés plaquettaires peuvent y être associés mais n'ont aucune valeur d'expansion volémique.

Quiz 2

Un patient de 70 kg présente un trouble de la déglutition ; il refuse la pose d'une sonde nasogastrique. Son bilan d'état d'hydratation intra- et extracellulaire semble normal.
Quelle prescription est envisageable pour ce patient sur les prochaines 24 heures ?

B. Apports physiologiques quotidiens : apports de *Routine*

Les apports quotidiens « de base » en eau, NaCl et KCl à apporter par voie IV peuvent être calqués sur les habitudes alimentaires lorsque les apports *per os* ou par sonde gastrique sont impossibles[4] :

- 20 à 30 ml/kg par jour d'eau ;
- 1 à 2 mmol/kg par jour de sodium, 1 mmol/kg par jour de potassium et de chlore :
  - sachant que :
    - 1 g de NaCl = 17 mmol de Na+ ;
    - 1 g de KCl = 13 mmol de K+ ;
  - par exemple : pour un patient de 70 kg : 4 à 8 g par jour de chlorure de sodium et 5 g par jour de chlorure de potassium ;
- 50 à 100 g par jour de glucose pour éviter la cétose de jeûne.

Pour les patients obèses, ne pas adapter la posologie au poids réel mais plutôt au poids idéal théorique :

$P = X + 0{,}91 \times (\text{Taille en cm} - 152{,}4)$, où $X = 50$ pour les hommes et $X = 45{,}5$ pour les femmes.

Encadré 6.1

Point de vigilance

Les deux prescriptions suivantes correspondent à deux écritures des mêmes apports :

- Glucosé 5 % 2 l par jour + NaCl 8 g par jour + KCl 3 g par jour.
- Glucosé 5 % (1 000 ml + NaCl 4 g/l + KCl 1,5 g/l) × 2 par jour.

D'autres écritures sont possibles.

Chaque écriture correspond à une habitude de service. Comme interne, ce sera à vous de vous enquérir de la manière de prescrire du service dans lequel vous êtes et de vous y adapter. Vous devrez échanger avec l'infirmier(e) pour vous assurer de la bonne compréhension de la prescription.

4 Ces habitudes alimentaires sont en fait au-dessus des besoins physiologiques.

C. Adaptation aux anomalies d'hydratation du secteur intra- ou extracellulaire : *Redistribution*

Dans le cadre de certains états pathologiques, cette prescription de routine doit être évidemment adaptée.

Il est absolument nécessaire d'évaluer soigneusement l'état d'hydratation extracellulaire et intracellulaire avant toute prescription (voir l'encadré 6.2 en fin de chapitre).

1. Déshydratation extracellulaire

En cas de déshydratation extracellulaire, les apports IV de NaCl au-dessus des apports usuels permettent de corriger le déficit extracellulaire. Il convient d'utiliser des solutions contenant du sodium de type **NaCl 0,9 %** ou **soluté glucosé très enrichi en NaCl (6 g/l au minimum).**

Les apports *per os* riches en sel ne doivent pas être négligés quand la voie orale est possible.

2. Hyperhydratation extracellulaire

Aucun apport de sodium et discuter l'utilisation de diurétiques.

Un patient placé sous diurétique ne doit pas recevoir du NaCl en perfusion, cela est contradictoire ! À vous de choisir si vous choisissez d'augmenter le secteur extracellulaire (apports de NaCl) ou de le dépléter (diurétiques).

3. Déshydratation intracellulaire = hypernatrémie

Il faut majorer les apports d'eau au-dessus des besoins de base, par l'utilisation de solutions de type Glucose 2,5 % ou Glucose 5 %. **Jamais d'eau pure en IV.**

Il faut également **encourager la prise d'eau pure *per os*** ou par la sonde gastrique quand cela est possible.

Le **déficit hydrique** peut être estimé par la formule suivante :

Déficit en eau pure = 60 % × Poids × ([Natrémie/140] – 1).

Attention, il s'agit d'une formule théorique, donnée à titre indicatif ! Il faut y additionner les pertes pour obtenir une évaluation de la quantité d'eau à apporter pour corriger la natrémie (donc fréquemment ajouter 1 à 2 litres au résultat de cette formule).

Exemple : Un patient de 70 kg avec une natrémie à 160 mmol/l a un déficit hydrique estimé à 6 litres. Pour corriger la natrémie sur 48 heures, si on estime sa diurèse à 2 litres par jour, il faudra apporter 6/2 + 2 = 5 litres d'apport hydrique par jour pendant deux jours. Il ne s'agit que de l'estimation initiale permettant la première prescription : devant un tel volume de perfusion, une surveillance attentive (ionogramme biquotidien) est requise pour adapter la prescription.

Point particulier

Les hypernatrémies sévères s'associent quasi toujours à une déshydratation extracellulaire sévère avec une hypovolémie : la priorité est la correction de la volémie et passe donc par la perfusion initiale de soluté salé 0,9 %.

4. Hyperhydratation intracellulaire = hyponatrémie hypo-osmolaire

Il faut arrêter ou limiter au maximum les apports de solutions hypotoniques (type Glucose 5 %).

En cas d'hyponatrémie hypo-osmotique associée à une hypovolémie, la correction de la déshydratation extracellulaire se fait par NaCl 0,9 %.

La restriction hydrique est bien sûr globale et associée à une restriction en eau pure *per os* (cf. chapitre 37).

- L'état du volume extracellulaire détermine la quantité de NaCl à apporter.
- L'état du volume intracellulaire détermine la quantité d'apport hypotonique.
- Un patient avec un fonctionnement rénal et cardiaque normal est capable de réguler sur une plage assez large les sorties d'eau et de NaCl. En cas d'apport de quantité excessive de NaCl ou d'eau hypotonique (dans une certaine limite…), il ne va retenir que ce dont il a besoin et excréter le reste.
- En cas d'altération rénale ou cardiaque, les capacités de régulation s'altèrent rapidement et le patient pourra rapidement présenter des troubles métaboliques.
- Plus le patient est « fragile », plus il faut viser au plus proche de ses besoins.

Quiz 3

Un patient se présente aux urgences cardiologiques pour œdème pulmonaire cardiogénique avec surcharge hydrosodée manifeste (œdèmes des membres inférieurs). Il reçoit de fortes doses de diurétiques IV.

Quelle prescription pourrait convenir au patient ?

D. Prise en compte des pertes liquidiennes : *Remplacement*

La prescription quotidienne doit essayer d'anticiper les pertes liquidiennes et ioniques éventuelles (fig. 6.5), pouvant être causées par : diurétiques, diarrhées, vomissements, fistules digestives, sueurs.

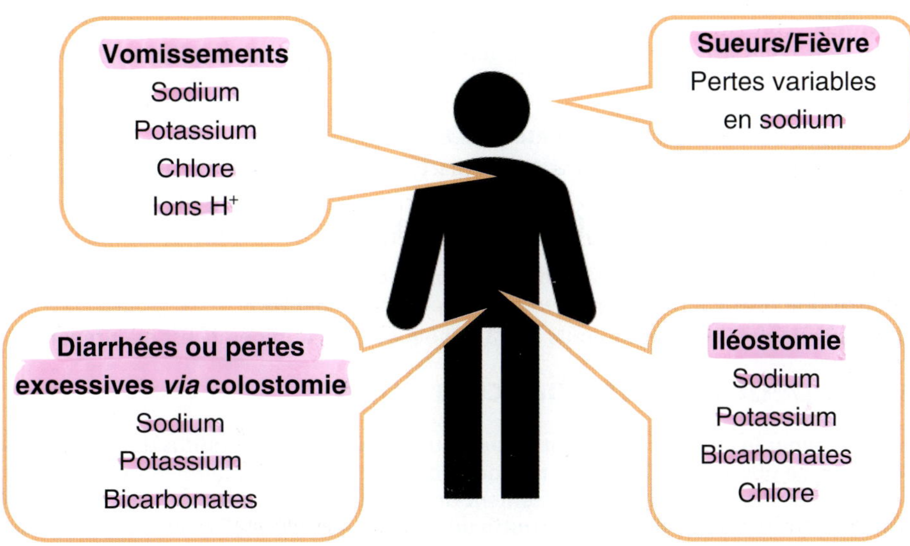

Fig. 6.5. Ⓐ **Pertes biologiques induites par certains états pathologiques.**

Exemple : Des diarrhées vont entraîner une perte de sodium, de potassium avec un risque d'hypokaliémie, et également de bicarbonates (et donc un risque d'acidose métabolique). Ces pertes doivent être idéalement quantifiées (importance de quantifier des pertes issues d'une stomie, par exemple), afin d'estimer les apports nécessaires.

Autre exemple : Des vomissements peuvent entraîner une perte de sodium, de potassium, de chlore et d'ions H^+, l'une des complications classiques étant la déshydratation extracellulaire et l'alcalose métabolique.

E. Adaptation de la prescription intraveineuse de manière quotidienne : *Réévaluation*

La prescription d'un soluté IV doit reposer sur une évaluation quotidienne clinique du secteur extracellulaire et biologique du secteur intracellulaire (natrémie) et des principaux ions plasmatiques (potassium, notamment).

Le risque aigu est lié au risque de **surcharge vasculaire**. De même, le risque d'utiliser de trop grandes quantités de **solutés hypotoniques** peut entraîner une hyponatrémie.

À l'inverse, une sous-évaluation des besoins peut aboutir à une déshydratation intra- ou extracellulaire, une hypokaliémie.

Quiz 4

Quelle solution IV sur 24 heures pourrait être utilisée pour un patient de 70 kg présentant des vomissements incoercibles sans autre anomalie clinicobiologique initialement ?

Une situation clinique... Deux prises en charge

Un patient se présente aux urgences pour une hyponatrémie mise en évidence sur un bilan biologique de ville. Il présente depuis plusieurs semaines une diarrhée dont le bilan étiologique est toujours en cours. Son poids est de 70 kg. Voici le bilan biologique réalisé en ville le jour même : natrémie à 128 mmol/l, hypo-osmolaire (glycémie normale, absence d'hyperprotidémie et hyperlipidémie majeure); la kaliémie est à 3,1 mmol/l; la créatinine est à 90 µmol/l; la glycémie est à 5 mmol/l; le bicarbonate est à 24 mmol/l; la natriurèse est à 8 mmol/l.

L'infirmière vous demande s'il faut mettre en place des apports intraveineux ?

Où Nadia ne fait pas ce qu'il faut...

Nadia dit qu'il n'est pas nécessaire de mettre en place des apports intraveineux, que le patient va bien. Elle prescrit une restriction hydrique seule et du potassium *per os*.

Le lendemain, la natrémie est toujours à 128 mmol/l et la créatininémie est maintenant à 130 µmol/l.

Où l'on peut faire confiance à Sofia

Sofia va examiner le patient : le patient a des jugulaires plates en décubitus dorsal, en association avec les diarrhées, ce qui oriente Sofia vers une déshydratation extracellulaire. Il ne présente pas de signes neurologiques évocateurs d'un retentissement de l'hyponatrémie. Sofia récupère des résultats de biologie antérieure, réalisée il y a un mois : outre une natrémie normale, la créatininémie était à 60 µmol/l. Sofia diagnostique donc une insuffisance rénale aiguë, probablement fonctionnelle au vu du contexte et de la natriurèse, par déshydratation secondaire à la diarrhée.

▶

Sofia observe que l'hyponatrémie est hypo-osmolaire car la glycémie est normale et indique donc une hyperhydratation intracellulaire. Elle se dit que le mécanisme est un stimulus hémodynamique de l'ADH lié à la déshydratation (cf. chapitre 37).

Sofia identifie donc le besoin d'un apport sodé pour corriger le volume extracellulaire. Elle estime que le patient ne peut prendre cet apport *per os*. Le patient a en effet dit à Sofia qu'il était nauséeux et qu'il avait du mal à s'alimenter en dehors de la prise d'eau.

→ Sofia prescrit donc 2 000 ml par jour de NaCl 0,9 % associé à 6 g par jour de KCl.

La prescription s'accompagne d'une restriction hydrique modérée à 1 000 ml/24 heures associée à une surveillance attentive de la natrémie.

La prise en charge repose ici sur une réhydratation du secteur extracellulaire associée à une restriction hydrique. La correction de la déshydratation extracellulaire va freiner la sécrétion d'ADH et donc permettre aux reins d'éliminer l'excès d'eau libre (correction de l'hyponatrémie). Un apport potassique est justifié par le contexte de diarrhées et l'hypokaliémie, en respectant la concentration maximale de 4 g/l.

Encadré 6.2

Évaluation du volume extracellulaire

L'évaluation du volume extracellulaire est une étape majeure de la prise en charge des patients et impérative avant toute prescription d'une perfusion.

Première étape : recueil des éléments de contexte

Avant d'examiner le patient, la première étape et la plus importante, est l'anamnèse pour rechercher les situations à risque, notamment de contraction du volume extracellulaire :

- prise de diurétiques ;
- vomissements, diarrhées, iléostomie… ;
- carence d'apport (les défauts d'apports sont rarement en cause de façon isolée) ;
- existence d'un sepsis sévère ;
- hémorragie, brûlures étendues…

L'existence d'une de ces situations est souvent plus informative que l'examen clinique ou que les examens complémentaires !

Deuxième étape : analyse clinique

Le volume important est le volume vasculaire, car il détermine la précharge et donc le débit cardiaque.

Dans la grande majorité des cas, volume interstitiel et volume vasculaire se modifient de manière conjointe. Les signes de contraction des volumes sont donc concordants.

En faveur d'une contraction du volume extracellulaire :

- signes « vasculaires » : tachycardie, hypotension orthostatique puis permanente, veines jugulaires plates en décubitus dorsal ;
- signes « interstitiels » : pli cutané (ce signe est particulièrement difficile à utiliser et ne se voit que lors de déshydratation extracellulaire majeure, évidente par le contexte : choléra, acidocétose dramatique, déshydratation très sévère du nourrisson ; à l'inverse, il révèle surtout la présence d'une atrophie du tissu sous-cutané chez la personne âgée qui peut par ailleurs avoir des œdèmes !) ;
- signes « généraux » : oligurie avec urines concentrées, perte de poids.

Attention ces signes « classiques » sont en pratique très peu spécifiques, d'où l'importance de l'anamnèse !

En faveur d'une augmentation du volume extracellulaire : dans ce cas, l'examen clinique a une très bonne spécificité :

- présence d'œdèmes marqués, dont œdème pulmonaire ;
- turgescence jugulaire, reflux hépatojugulaire ;
- ascite, épanchement pleural.

Moins fréquemment, la membrane vasculaire devient plus perméable et entraîne un passage important du liquide vasculaire vers le secteur interstitiel. C'est notamment la situation du sepsis/choc septique où il existe un trouble de la perméabilité diffus : il existe une hypovolémie et une inflation du secteur interstitiel.

Encadré 6.2 Suite.

Le remplissage vasculaire corrige la volémie au prix d'une augmentation importante du secteur interstitiel, la majeure partie du liquide passant dans ce secteur. Les signes cités plus haut deviennent inopérants : le patient peut avoir des œdèmes majeurs après plusieurs jours de réanimation et une volémie basse ou normale ou élevée. L'analyse de la volémie n'est plus possible avec les signes usuels.

Troisième étape : éléments paracliniques

Il est classique d'analyser les signes d'hémoconcentration (augmentation des protides, de l'hématocrite), en faveur d'une contraction du volume extracellulaire. Ces éléments sont rarement utiles en pratique, car ils nécessitent d'avoir une valeur de référence dans les 2 ou 3 jours précédents. Surtout, ils ne deviennent évidents que lorsque la déshydratation est elle-même évidente. Leur variation au cours du traitement peut être en revanche informative.

Chez le patient de réanimation, l'analyse de la volémie et la prédiction de la réponse au remplissage sont des points majeurs de la prise en charge et font appel à des techniques spécifiques qui ne sont pas du domaine du second cycle. On citera à titre indicatif :

- mesure des pressions vasculaires par des cathéters veineux centraux ou cathéter pulmonaire ;
- échographie cardiaque ;
- mesure des variations de pression artérielle en situation dynamique (lever de jambe, modification des pressions intrathoracique avec la ventilation).

Réponses aux quiz

Quiz 1

Le patient présente un probable état de choc septique. Il existe une indication de remplissage vasculaire immédiat, afin d'obtenir une augmentation de la précharge et donc du débit cardiaque.

Prescription :

- Soluté NaCl 0,9 % 500 ml en débit libre (nécessite généralement 15 à 20 minutes sur une voie veineuse périphérique avec un cathéter de 18 G – vert).
- Réévaluation à la 20e minute de pression artérielle, fréquence cardiaque et marbrures : nouvelle prescription de soluté NaCl 0,9 % 500 ml en débit libre si tous les paramètres ne sont pas corrigés.
- Réévaluation à la 40e minute après le « deuxième 500 ml » : si persistance de l'anomalie hémodynamique : appel du réanimateur + prescription de 500 ml de soluté salé 0,9 % en débit libre.

Quiz 2

L'apport d'eau est estimé entre 1 500 et 2 100 ml/24 heures ; l'apport de sodium est lui estimé entre 70 mmol et 140 mmol (1 g de NaCl = 17 mmol) ; l'apport de potassium à 70 mmol (1 g de KCl = 13 mmol) ; enfin, l'apport de glucose entre 50 et 100 g.

Les prescriptions (non exhaustives) ci-après couvrent les besoins chez un patient sans trouble hydroélectrolytique ni anomalie rénale ou cardiaque :

- G10 % 1 500 ml + 6 g NaCl par jour + 5 g KCl par jour.
- G5 % 2 000 ml + 8 g NaCl par jour + 5 g KCl par jour.
- G10 % 1 000 ml + 1 000 ml NaCl 0,9 % + 5 g KCl par jour.

Rappelons les règles de prescription : 9 g de NaCl par litre et 4 g de KCl par litre au maximum.

Quiz 3

En raison de la prise de diurétiques, des apports potassiques complémentaires doivent compléter les apports *per os* du patient, en respectant la concentration maximale autorisée, à savoir 4 g KCl/l sur une voie veineuse périphérique. Il est par ailleurs primordial d'exclure tout apport sodé, alors qu'il existe une surcharge hydrosodée que vous avez choisi de traiter par diurétiques.

Par exemple : G5 % 1 000 ml + 4 g KCl complété par des apports *per os* de potassium 4 g par jour.

Quiz 4

Il est difficile d'estimer les apports de manière optimale chez un patient qui présente des vomissements.

Il existe deux complications principales.

La première est la perte de sodium et de chlore. Les apports IV doivent être riches en NaCl ; bien entendu couvrir les besoins quotidiens (1 à 2 mmol/kg par jour de sodium) mais également compenser les pertes. De la même manière, un apport de potassium doit couvrir les besoins (1 mmol/kg par jour) et les pertes entraînées par les vomissements. Enfin, si les vomissements sont incoercibles, il convient d'apporter du glucose pour éviter toute cétose.

Par exemple : G5 % 3 000 ml + 18 g NaCl par jour + 8 g KCl par jour.

CHAPITRE

7

Analgésie en soins critiques

Prise en charge aiguë de la douleur

Situations de départ

- 34 Douleur aiguë postopératoire
- 250 Prescrire des antalgiques
- 256 Prescrire un hypnotique/anxiolytique
- 259 Évaluation et prise en charge de la douleur aiguë

Item, objectifs pédagogiques

ITEM 135 – Thérapeutiques antalgiques, médicamenteuses et non médicamenteuses

Rang	Rubrique	Intitulé	Descriptif
A	Prise en charge	Droit des patients à être soulagé d'une douleur	Connaître le cadre législatif et déontologique de la prise en charge de la douleur
A	Prise en charge	Évaluation d'un traitement antalgique	Savoir fixer les objectifs d'un traitement médicamenteux et non médicamenteux. Connaître les moyens d'évaluation de son efficacité et de ses risques
A	Prise en charge	Stratégies de prise en charge de la douleur nociceptive	Particularités de prise en charge de la douleur nociceptive : douleurs aiguës, post-traumatiques et postopératoires, douleurs procédurales
A	Prise en charge	Stratégies de prise en charge de la douleur neuropathique	Particularités de prise en charge de la douleur neuropathique : antalgiques spécifiques, neurostimulation, approches non médicamenteuses
A	Prise en charge	Antalgiques de palier I	Maniement du paracétamol, des anti-inflammatoires non stéroïdiens et du néfopam : efficacité, effets indésirables, risques
A	Prise en charge	Antalgiques de palier II	Maniement des antalgiques de palier II : indications, effets indésirables, risques de mésusage
A	Prise en charge	Antalgiques de palier III	Stratégies d'utilisation des opioïdes forts en douleur aiguë, cancéreuse et chronique bénigne. Analgésie multimodale, titration, analgésie contrôlée par le patient. Dépistage des mésusages
B	Prise en charge	Principe de l'analgésie multimodale	Pour la douleur aiguë et chronique
B	Prise en charge	Antidépresseurs à visée antalgique	Prescrire et expliquer l'intérêt d'un antidépresseur à visée antalgique

Rang	Rubrique	Intitulé	Descriptif
B	Prise en charge	Antiépileptiques à visée antalgique	Prescrire et expliquer l'intérêt d'un antiépileptique à visée antalgique
B	Prise en charge	Myorelaxants	Énumérer les principaux myorelaxants en fonction de leurs principales indications analgésiques, leur mécanisme d'action
A	Prise en charge	Antispasmodiques	Énumérer les principales indications d'analgésie par antispasmodiques
A	Prise en charge	Anesthésiques par voie locale et locorégionale	Être capable de prescrire et mettre en place un patch pour prévenir la douleur procédurale
B	Prise en charge	Anesthésiques par voie locale et locorégionale	Énumérer les principales indications d'analgésie par anesthésiques locaux : patch pour douleur neuropathique, analgésie locorégionale
A	Prise en charge	Connaître les modalités d'action et les indications du protoxyde d'azote	
B	Prise en charge	Prise en charge non médicamenteuse	Connaître les différentes approches antalgiques non médicamenteuses et leurs niveaux de preuve : acupuncture, hypnose, médecine manuelle et physique, ostéopathie, psychothérapie, thérapeutiques cognitivo-comportementales. Principes inspirés de l'hypnose conversationnelle pour tous : distraction, choix des mots, approche du patient algique ou ayant une procédure potentiellement douloureuse. Neurostimulation
B	Prise en charge	Éducation thérapeutique au traitement antalgique	Connaître les principales informations à délivrer aux patients
B	Prise en charge	Effet placebo et douleur	Connaître les mécanismes de l'effet placebo en douleur et son utilisation possible

Introduction
I. Rappels : physiopathologie de la douleur
II. Comment évaluer la douleur de mon patient ?
III. Quels moyens pharmacologiques, quelles précautions ?
IV. Comment traiter en urgence une douleur aiguë ?
V. Généralités sur l'anesthésie générale en urgence
VI. Généralités sur l'analgésie en situation d'urgence

Introduction

A La douleur est un symptôme subjectif, complexe et multidimensionnel. C'est un motif de plainte très fréquent, dont l'évaluation est difficile. En situation aiguë, la douleur constitue le plus souvent un signe d'alerte, une réponse adaptative à une agression. La douleur aiguë, *a fortiori* intense, est une urgence. Elle impose la recherche d'une cause lésionnelle d'une part, et un traitement rapidement efficace d'autre part. La douleur chronique constitue un syndrome à part entière (« douleur maladie ») qui survient dans des conditions particulières. Sa prise en charge est multidisciplinaire, son traitement fait intervenir des éléments pharmacologiques et non pharmacologiques. Elle ne sera pas abordée ici.

Vignette clinique

De garde aux urgences, vous prenez en charge Monsieur P., 34 ans, ouvrier, qui vient pour un traumatisme de la main avec section de l'index; il se tord de douleur et est ininterrogeable.

Les paramètres vitaux sont les suivants : PA 190/130 mmHg (PAM = 150 mmHg), FC 123 bpm, SpO_2 96 % en air ambiant, FR 29 cycles/min. Son poids est de 92 kg pour 176 cm.

Vous essayez d'évaluer la douleur. Le malade est très agité et décrit une douleur insupportable. Son EVA est à 10/10.

Immédiatement, vous demandez à l'infirmière de mettre en place une voie veineuse périphérique. Compte tenu de l'intensité de la douleur, vous débutez un traitement par antalgique de palier III d'emblée, en titrant l'injection de morphine.

Le patient reçoit immédiatement un bolus de 5 mg (0,05 mg/kg) IVD. Devant la persistance d'une EVA à 5 et en l'absence de signe de surdosage, un nouveau bolus de 3 mg est effectué 5 minutes après le précédent.

Dans le même temps, le malade étant plus coopérant après contrôle de sa douleur, vous effectuez un premier examen clinique, notamment neurologique et des atteintes fonctionnelles, comme référence pour le suivi ultérieur.

Après une vingtaine de minutes, le patient est soulagé; il décrit une EVA à 2; il ne présente pas de signe de surdosage : FR à 13 cycles/min, PA normalisée à 136/87 mmHg, FC 90 bpm; les pupilles sont intermédiaires symétriques et réactives.

Vous contactez le chirurgien et l'anesthésiste pour une exploration au bloc opératoire de cette plaie de main; le patient est maintenu à jeun en vue de l'intervention. Le patient est ensuite transféré au bloc opératoire pour la prise en charge chirurgicale.

Il est à noter que les amputations traumatiques d'un doigt sont parmi les lésions les plus douloureuses du corps humain.

I. Rappels : physiopathologie de la douleur

Les stimulus nociceptifs ont en commun de menacer l'intégrité du corps et d'activer un ensemble de récepteurs sensoriels : les nocicepteurs. Au sein des systèmes sensoriels, on reconnaît une fonction spécifique à la nociception dans la mesure où elle peut être considérée comme un système d'alarme qui protège l'organisme : elle déclenche des réponses réflexes et comportementales dont la finalité est d'en supprimer la cause et par conséquent d'en limiter les conséquences, et aussi d'éviter par apprentissage de se réexposer à une situation dangereuse.

La douleur est un symptôme dont la définition est difficile. L'Association internationale pour l'étude de la douleur (IASP) a proposé en 1979 la définition suivante : « La douleur est une expérience sensorielle et émotionnelle désagréable, associée à une lésion tissulaire réelle ou potentielle, ou décrite dans des termes impliquant une telle lésion. » Cette définition illustre bien le caractère subjectif indissociable de la douleur; cette définition implique également le fait que celle-ci doit être considérée comme le patient dit la ressentir (subjectivité) et non comme le médecin pense la percevoir. En effet, une même lésion peut entraîner des réactions totalement différentes en fonction des individus, mais également chez le même individu. Le seuil de tolérance est donc variable entre les individus et chez un même individu en fonction des situations.

La description classique de la physiopathologie de la douleur inclut quatre processus :

- la transduction du signal, qui correspond à la conversion du stimulus douloureux (mécanique, thermique, chimique) en signal électrique (potentiel de récepteur) au moyen des récepteurs sensoriels à la douleur (nocicepteurs);
- la transmission du signal vers la moelle spinale et le cerveau. La moelle spinale est un premier relais qui peut déclencher des réflexes avant l'intégration corticale (réflexe de retrait);
- la perception, qui correspond à l'appréciation des signaux arrivant aux structures de la douleur (thalamus, cortex somesthésique primaire);

- la modulation par les voies descendantes inhibitrices et facilitatrices émanant du cerveau, qui modifient la transmission au niveau spinal. La modulation de la douleur fait intervenir de multiples structures de la périphérie jusqu'au cortex et s'observe lors de phénomènes cognitifs tels que l'attention, la distraction, l'hypnose, l'anticipation.

On peut schématiquement simplifier la physiopathologie de la douleur en un équilibre entre des signaux excitateurs (nociception) et des systèmes de contrôles inhibiteurs (*gate control* médullaire et contrôles inhibiteurs descendants cérébraux). En fonction d'une atteinte de l'un ou l'autre de ces versants, la symptomatologie douloureuse sera différente et ses traitements pourront varier.

La douleur aiguë est provoquée par un excès de stimulations nociceptives périphériques qui dépasse les capacités de contrôle de la douleur et qui suscite des réactions de protection de l'organisme. En cas de douleur par excès de nociception (brûlure, traumatisme), le traitement pharmacologique a pour objectif le blocage de l'influx nociceptif. On utilise pour cela des molécules antalgiques « classiques » (paracétamol, AINS, morphine).

Les douleurs neuropathiques et chroniques sont liées à un défaut d'inhibition, soit périphérique soit central. Le traitement a pour objectif de renforcer le système inhibiteur, en utilisant des molécules antiépileptiques et des antidépresseurs.

II. Comment évaluer la douleur de mon patient ?

Deux modalités d'évaluation de la douleur sont à distinguer : l'autoévaluation et l'hétéroévaluation. L'autoévaluation concerne les patients communicants et l'hétéroévaluation les patients non communicants. La qualité de la prise en charge dépend de la qualité de l'évaluation.

A. Échelles d'autoévaluation

Ces échelles concernent les patients communicants, c'est-à-dire capables de comprendre les questions posées et de s'exprimer en retour (par écrit, par geste ou bien verbalement) sur leur douleur. On dispose des outils suivants.

1. Échelle visuelle analogique (EVA)

On utilise une réglette graduée côté soignant et colorée côté patient, portant les mentions « Absence de douleur » et « Douleur maximale imaginable » à chaque extrémité (fig. 7.1). Le patient situe un curseur permettant d'évaluer sa douleur. L'intensité de la douleur est ainsi retranscrite numériquement sur le verso de la réglette sur une échelle graduée entre 1 à 10.

2. Échelle numérique simple (ENS)

Le patient donne une « note » quantifiant sa douleur entre 0 et 10 avec 0 = « Absence de douleur » et 10 = « Douleur maximale imaginable ».

Il existe une grande concordance entre l'ENS et l'EVA ; en pratique, l'ENS est la plus utilisée.

3. Échelle verbale simple (EVS)

Cette échelle s'adresse préférentiellement aux patients ayant des difficultés à utiliser les deux échelles précédentes (difficultés de compréhension, difficultés d'abstraction). On propose dans ce cas des qualificatifs au patient pour caractériser sa douleur.

- Niveau 0 : Douleur absente.
- Niveau 1 : Douleur faible.
- Niveau 2 : Douleur modérée.
- Niveau 3 : Douleur intense.

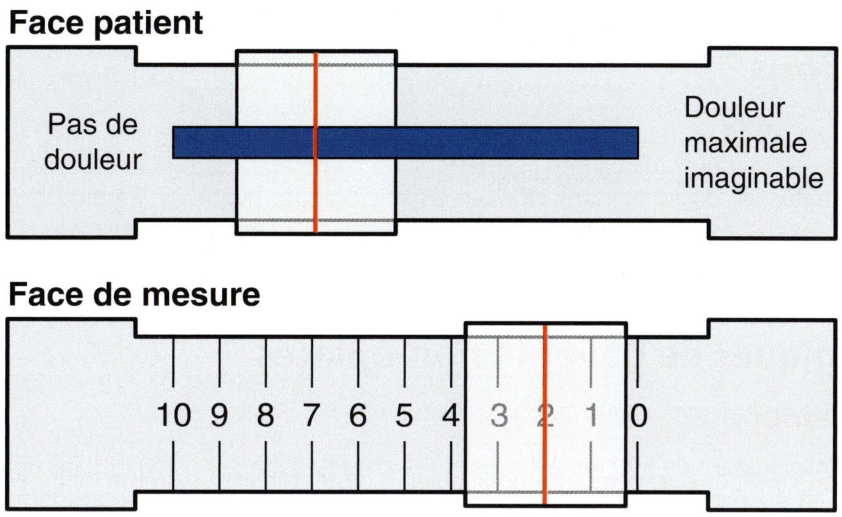

Fig. 7.1. **A** **Échelle visuelle analogique (EVA).**

B. Échelles d'hétéroévaluation

Elles sont fondées sur l'évaluation comportementale du patient et ne sont utilisées que si l'autoévaluation n'est pas applicable (sujets âgés, troubles de conscience ou de compréhension). Il en existe de nombreuses selon la situation concernée (réanimation, sujet âgé…). On peut ici citer l'échelle DoloPLUS qui a atteint un certain degré de validité. Elle est cependant trop complexe pour une utilisation en contexte aigu. On peut proposer l'échelle simplifiée suivante :

- Niveau 1 : Patient calme sans expression verbale ou comportementale de douleur.
- Niveau 2 : Le patient exprime sa douleur verbalement ou par son comportement.
- Niveau 3 : Manifestations extrêmes de douleur : agitation majeure non contrôlée, cris, pleurs, ou prostration, immobilité, repli du patient sur lui-même.

En situation aiguë, l'évaluation par hétéroévaluation de la douleur peut prévaloir sur les autres formes d'évaluation. Lorsque l'intensité extrême de la douleur apparaît comme évidente, le traitement symptomatique ne doit pas être retardé (patient polytraumatisé avec fracture ouverte, brûlures étendues, contexte obstétrical, etc.) et un traitement antalgique fort (antalgique de palier III, anesthésie locorégionale) sera entrepris sans plus attendre.

On classifie les douleurs en : faibles (EVA = 1–3, ENS = 1–3), modérées (3 < EVA < 6) et intenses (EVA ≥ 6). Les objectifs thérapeutiques recommandés sont l'obtention d'une EVA ≤ 3 ou ENS < 2.

Pour les douleurs faibles à modérées, il convient d'utiliser en priorité des antalgiques de palier I ou II. Pour les douleurs intenses (EVA ≥ 6 ou ENS ≥ 6), il faut recourir d'emblée aux morphiniques IV en titration, seuls ou en association.

- Évaluation par EVA ou ENS.
- Objectif du traitement : EVA/ENS < 3.
- Douleur faible (EVA/ENS = 1–3, EN = 1–2), modérée (3 < EVA/ENS < 6), intense (EVA/ENS ≥ 6).
- Douleur intense : titration morphinique d'emblée.

III. Quels moyens pharmacologiques, quelles précautions ?

La douleur aiguë se traite principalement par des moyens pharmacologiques. Il existe cependant des techniques adjuvantes permettant de compléter cette approche pharmacologique et de limiter les doses utilisées (soutien psychologique, hypnose, langage hypnotique). Les techniques d'anesthésie locorégionale et d'anesthésie générale (en contexte d'urgence) sont détaillées plus loin.

A. Antalgiques de palier I : non-opiacés

1. Paracétamol

- La posologie est de 500 mg à 1 g par prise chez l'adulte *per os* ou IV, sans dépasser 4 g par jour en 4 à 6 prises. Il existe également des formes orodispersibles ; attention néanmoins à leur teneur en sel qui doit être prise en compte notamment chez les insuffisants cardiaques.
- La principale toxicité est liée à son métabolite hépatotoxique, la posologie toxique en dose unique étant de 100–150 mg/kg. Il faut espacer les prises en cas d'insuffisance rénale sévère (clairance < 10 ml/min) et limiter à 3 g maximum par jour chez les patients fragiles : personnes âgées, patients dénutris, insuffisants rénaux. Attention au risque de toxicité chez les insuffisants hépatiques et à la coprescription d'autres molécules hépatotoxiques.

2. Aspirine et AINS

Ils ne doivent pas être utilisés comme antalgiques de première intention en soins critiques, du fait de leur toxicité gastro-intestinale, de leur effet antiagrégant plaquettaire et du risque allergique. Les AINS peuvent également masquer voire aggraver des signes infectieux.

3. Néfopam (Acupan®)

- Par voie parentérale IV à la dose de 20 mg jusqu'à 6 administrations par jour (soit 120 mg). Possible administration *per os* hors AMM avec une biodisponibilité moindre, de l'ordre de 50 %.
- Contre-indiqué en cas d'antécédents de convulsion, effets anticholinergiques (risque de glaucome aigu par fermeture de l'angle, de rétention aiguë d'urine).
- Adapter les posologies en cas de défaillance hépatique ou rénale.
- Cette molécule peut s'associer à la morphine et permet de diminuer les doses de morphiniques.

B. Antalgiques de palier II : opiacés faibles, souvent en association avec les antalgiques de palier I

1. Tramadol

- Posologie maximale de 400 mg par jour, *per os* ou IV, réparti en prises de 50 à 100 mg. Existence de formes à libérations immédiate (50 mg) et prolongées (100 mg) *per os*, les formes immédiates permettant une prescription en interdose.
- Effets secondaires : ceux des opioïdes, avec un risque plus marqué de comitialité. Une attention particulière a été récemment soulevée sur le risque de dépendance et de sevrage.

2. Codéine

- Presque toujours associée au paracétamol en France (attention aux insuffisants hépatiques !).
- Posologie maximale déterminée par la dose de paracétamol associée principalement, en s'assurant de l'absence d'automédication.
- Voie *per os* uniquement.
- À noter que 5 à 10 % de la population caucasienne ne possèdent pas le cytochrome CYP450-2D6 qui assure la biotransformation de la codéine (ou méthylmorphine) en morphine. Ces patients sont appelés des « métaboliseurs lents ». Chez eux, la codéine est inefficace. À l'inverse, 1 à 5 % des Caucasiens sont « métaboliseurs ultrarapides » et sont à risque de surdosage. Pour ces raisons, on lui préfère souvent le tramadol, plus constamment efficace.

C. Antalgiques de palier III : opiacés forts

1. Morphine et apparentés

- Spécialités *per os* à libération immédiate : Actiskénan®, Oramorph®.
- Spécialités *per os* à libération prolongée : Skénan LP®, Moscontin®.
- Autres formes *per os* : « sucettes de morphine » (ACTIQ®), réservées aux patients sous morphine au long cours.
- Spécialité IV/SC : morphine.
- Posologie : équivalence : 1 mg IV = 1,5 mg SC = 3 mg *per os*.
- Début à 1 mg/kg par jour (6 × 10 mg par jour).
- Pour information, il existe d'autres spécialités IV qui sont réservées au contexte d'anesthésie-réanimation ; elles possèdent une activité opioïde forte et des demi-vies variables selon les molécules : fentanyl, sufentanil, rémifentanil ; excepté le fentanyl sous forme de patch (Durogésic®) utilisé plutôt dans les douleurs chroniques.

2. Agonistes partiels et agonistes-antagonistes

- Buprénorphine (Temgesic®) : agoniste opioïde partiel avec un effet plafond. Il est peu utilisé en pratique et ne doit pas être utilisé en situation d'urgence.
- Nalbuphine (Nubain®) : agoniste-antagoniste opiacé, très utilisé en pédiatrie, beaucoup moins fréquemment chez l'adulte. Jamais en association avec la morphine (effet antagoniste).

D. Autres molécules

1. Kétamine

- Il s'agit d'un antagoniste des récepteurs NMDA.
- C'est une molécule antalgique et antihyperalgésique, ce qui la rend utile dans une optique d'épargne opiacée. Son utilisation est réservée au domaine hospitalier dans un contexte d'anesthésie-réanimation ; nous ne ferons ici que la mentionner.
- Signalons qu'elle peut être très intéressante pour les analgésies « de surface » (brûlures, pansements complexes).

2. MEOPA, ou mélange équimolaire oxygène-protoxyde d'azote (Kalinox®, Entonox®)

- Administré au moyen d'un matériel spécifique avec une évacuation adaptée, utilisation hospitalière exclusive.
- Analgésie en moins de 3 minutes avec sédation consciente et anxiolyse.
- Contre-indications liées à la grande diffusivité du gaz dans les cavités closes : hypertension intracrânienne, pneumothorax, distension gazeuse abdominale, embolie gazeuse.

3. Anesthésiques locaux : lidocaïne

- Ces molécules agissent en inhibant la conduction nerveuse *via* le blocage du canal sodique, ce qui explique à la fois leurs effets analgésiques et leurs effets toxiques, neurologiques et cardiaques (effet stabilisant de membrane).
- Parfois associés à l'adrénaline pour limiter le saignement local et augmenter leur durée d'action (attention au risque d'ischémie au niveau local et au risque de passage systémique d'adrénaline).
- Forme patch (EMLA®) : indiqués dans le traitement et la prévention des douleurs induites par les soins (ponctions veineuses, etc.) ; à poser au moins 15 à 20 minutes avant le geste, sous occlusion.
- Utilisés pour l'anesthésie cutanée superficielle ou profonde (durée 1 à 2 heures) pour la réalisation des gestes invasifs (sutures, ponctions, drainages) et certains actes chirurgicaux peu invasifs.

- Le choix dépend de l'intensité de la douleur.
- Palier I : paracétamol *per os* et IV, néfopam IV.
- Palier II : tramadol *per os* et IV, (codéine).
- Palier III : morphine *per os*, IV et SC.

IV. Comment traiter en urgence une douleur aiguë ?

En situation aiguë, on admet que même si l'instauration d'un traitement antalgique chez un malade qui souffre est hautement souhaitable, sa mise en place ne doit pas dispenser d'un examen clinique préalable qui servira de référence et guidera le bilan diagnostique. Comme tout geste médical, le rapport bénéfice/risque doit être évalué, afin d'éviter de transformer une situation contrôlable en une situation où les effets iatrogènes sont lourds de conséquences. Ici, on se concentrera sur le traitement des douleurs nociceptives.

Il n'y a aucune contre-indication au traitement de la douleur. Le choix thérapeutique sera guidé en fonction de l'intensité de la douleur et de la pathologie causale, comme décrit plus haut.

A. Titration morphinique

C'est la technique de référence pour la réalisation d'une analgésie dans le cas d'une douleur intense (ENS > 6).

1. Matériel

- Matériel de surveillance : scope, PNI, SpO_2, moyen d'évaluation de la **fréquence respiratoire** (minuteur).

- Vérifier la disponibilité de l'antidote : naloxone (Narcan®).
- Présence d'une aspiration au lit du malade.

2. Modalités

Bolus

- On réalisera un bolus initial de 0,05–0,1 mg/kg IV.

NB : Les opiacés agonistes partiels (nalbuphine, buprénorphine) ont un effet plafond rapide et n'ont pas moins d'effets secondaires que la morphine ; ils ne doivent pas être utilisés en situation d'urgence.

Titration

- 2 mg/5 minutes de morphine si poids <60 kg et 3 mg/5 minutes de morphine si poids >60 kg
- Jusqu'à l'obtention d'une analgésie correcte (ENS <3).

3. Surveillance

Surveiller systématiquement l'apparition de signes de surdosage en opiacés : somnolence excessive, bradypnée (FR <8 cycles/min), myosis. En cas de doute, un traitement antidote par naloxone (Narcan®) sera administré sans attendre à la dose de 1 à 2 µg/kg.

4. Éléments de précaution

Il faut prendre en compte les facteurs liés au patient avant l'administration de morphine. Chez les patients âgés ou dénutris, on administrera des doses plus faibles lors du bolus et des titrations. Chez les patients insuffisants rénaux et hépatiques, compte tenu d'une demi-vie d'élimination plus longue, on espacera les injections de façon plus importante (10 minutes entre chaque dose).

B. Traumatologie

En traumatologie, le recours à la morphine ne doit pas être retardé, en association avec les antalgiques de palier I (paracétamol, néfopam). L'utilisation du MEOPA peut être utile en traumatologie légère et pour les douleurs induites par les soins (prélèvements sanguins) en association.

L'utilisation d'anesthésie locorégionale (ALR) en situation aiguë peut s'avérer très utile. Une seule technique d'anesthésie locorégionale est préconisée dans le contexte de l'urgence extra-hospitalière : le bloc fémoral (ou apparenté) pour les fractures de la diaphyse fémorale. En situation hospitalière aux urgences, deux situations se prêtent à la mise en œuvre d'une ALR : les traumatismes des membres et les traumatismes de la face. Leur utilisation permet de minimiser l'utilisation de doses importantes d'anesthésiques locaux et le risque d'intoxication (cf. *supra*). On pourra proposer aussi une anesthésie locorégionale par pose de cathéter de péridurale chez les traumatisés thoraciques.

C. « Petites plaies » : anesthésie locale

L'anesthésie locale est surtout utile en traumatologie pour permettre l'exploration et la suture des plaies superficielles et pour permettre la réalisation des gestes peu invasifs (ponctions, drainages, etc.).

En pratique, l'anesthésie locale par infiltration de lidocaïne procure une anesthésie quasi immédiate (1 à 2 minutes) et prolongée (environ 60 minutes pour la lidocaïne). Le volume injecté dépendra de la surface concernée par le geste invasif ; la dose ne doit pas dépasser 5 mg/kg pour les formes simples et 7,5 mg/kg pour les formes adrénalinées. L'injection dans les plans sous-cutanés doit se faire après un test de reflux, afin de s'assurer de l'absence de passage intravasculaire des anesthésiques locaux.

L'administration de quantités excessives (doses répétées) ou l'administration intravasculaire directe accidentelle peuvent entraîner l'apparition d'effets indésirables graves cardiovasculaires ou neurologiques :

- au niveau du SNC : l'intoxication aux anesthésiques locaux se traduit par l'apparition de signes subjectifs (acouphènes, goût métallique, paresthésies péribuccales), d'une somnolence, d'une sensation ébrieuse, de céphalées et, au maximum, d'un tableau de convulsions généralisées (type tonicocloniques) ;
- au niveau cardiaque : l'intoxication aux anesthésiques locaux entraîne une bradycardie (effet chronotrope négatif) et des troubles du rythme sévère : BAV, blocs de conduction et troubles du rythme avec TV et FV, pouvant à l'extrême conduire à l'arrêt cardiaque.

La détection d'un de ces signes impose l'administration immédiate d'un antidote, une émulsion lipidique d'Intralipide®.

Quiz 1

Concernant les anesthésiques locaux, quelle(s) proposition(s) est (sont) correcte(s) ?

A. la lidocaïne contrairement aux autres anesthésiques locaux n'expose pas au risque d'intoxication
B. les anesthésiques locaux exercent leur effet par effet stabilisant de membrane
C. l'intoxication aux anesthésiques locaux se traite par l'administration d'atropine
D. une injection intravasculaire d'anesthésique local est sans risque pour le patient
E. l'antidote de l'intoxication aux anesthésiques locaux ne doit être administré qu'en cas de convulsion ou d'arrêt cardiaque

D. Prévention des douleurs induites par les soins

Il s'agit des douleurs induites par les gestes paramédicaux (ponctions veineuses, pose de voies) et les gestes médicaux peu invasifs (ponction pleurale, ponction d'ascite, ponction lombaire).

- Le MEOPA est utile dans le milieu pédiatrique et chez les adultes phobiques ou en cas de ponction difficile. Il convient de s'assurer de l'absence de contre-indication à son utilisation (cf. *supra*) et du risque d'effets indésirables (nausées, vomissements) qui imposent une surveillance rapprochée.
- L'utilisation des anesthésiques locaux sous forme de patch (EMLA®) peut également être utile en gardant à l'idée qu'elle procure une analgésie superficielle (moins de 1 cm), ce qui en limite l'utilisation pour les ponctions plus profondes (ponction pleurale, par exemple).
- Le recours aux méthodes non pharmacologiques, telles que la réassurance, l'empathie, l'explication de ce qui est fait, la mise en place d'un environnement sécurisant, doit être systématique et fait partie intégrante du traitement de la douleur. Ces mesures diminuent sa part anxieuse et impactent la phase inhibitrice. Le recours à l'hypnose permet également d'obtenir de bons résultats chez les patients sélectionnés, mais nécessite une pratique régulière et une formation spécifique.

- Douleur intense (EVA > 6) → titration en morphine.
- 0,05 à 0,1 mg/kg IVD, puis 2–3 mg/5 minutes.
- Surveillance des signes de surdosage : bradypnée, myosis, somnolence.

Quiz 2

Cas de la personne âgée…

Interne dans les étages, vous êtes appelé(e) au chevet de Madame P., 88 ans, hospitalisée pour fracture du col fémoral. Elle est arrivée hier soir depuis les urgences et ne sera prise au bloc opératoire que le lendemain. Il s'agit d'une patiente vivant habituellement en EHPAD, où elle est suivie depuis 5 ans pour une maladie d'Alzheimer. Elle présente une dépendance physique et psychique importante, GIR 2. Sa communication verbale est altérée, avec une aphasie d'expression et de compréhension. Depuis son admission, la patiente s'oppose aux soins en criant, elle griffe les soignants lors des soins et refuse de s'alimenter.

Cliniquement : la patiente est rebelle à l'examen ; elle présente un grimacement spontané et hurle lorsque vous palpez sa jambe droite. À l'inspection, vous remarquez un déplacement de la jambe droite en abduction et rotation externe. Le reste de l'examen clinique est sans particularités. Les constantes sont : FC 78 bpm, PA 156/67 mmHg, FR 18 cycles/min, SpO_2 98 % en air ambiant, température 36,6 °C. La patiente pèse 44 kg pour 163 cm.

Antécédents : maladie d'Alzheimer évoluée, dépendance GIR 2 ; hypertension artérielle essentielle sous bithérapie ; insuffisance rénale chronique modérée sur néphroangiosclérose (DFG 55 ml/min).

Comment évaluez-vous la douleur chez cette patiente ? Quelle est votre stratégie thérapeutique ?

V. Généralités sur l'anesthésie générale en urgence

En cas de douleur insupportable et/ou d'agitation incontrôlable, une anesthésie générale peut parfois s'avérer nécessaire (brûlures étendues, fractures ouvertes, autre contexte traumatique, par exemple). Plus largement, de nombreuses situations d'urgence impliquent la réalisation d'une anesthésie générale en dehors du contexte chirurgical : détresse respiratoire asphyxique, coma, instabilité hémodynamique. En situation extrahospitalière et lorsque les circonstances l'imposent, même si l'anesthésie n'est en aucun cas déléguable, l'utilisation de produits anesthésiques pour réaliser une technique indispensable à l'urgence par des médecins non anesthésistes est possible et peut donc être pratiquée en réanimation (recommandations formalisées d'experts, SFAR-SFMU, 1999).

La technique d'anesthésie générale utilisée dans le contexte de l'urgence est la technique dite d'**induction en séquence rapide** (ISR) ; celle-ci est héritée de la « *crush induction* » du milieu anesthésique. En dehors de l'intubation du patient en arrêt cardiaque, toutes les autres indications de l'intubation trachéale justifient une sédation accompagnée ou non d'une analgésie. L'utilisation de produits anesthésiques lors de l'intubation trachéale a pour but de faciliter le geste et d'assurer le confort du patient.

On rappellera pour mémoire qu'une anesthésie générale se déroule en trois phases :

- une phase d'induction ;
- une phase d'entretien ;
- une phase de réveil.

On a recours aux antalgiques, aux hypnotiques et si nécessaires aux curares. Le patient doit être scopé et surveillé. Le détail des procédures est du niveau troisième cycle.

En réanimation, la poursuite d'une analgo-sédation peut être nécessaire, mais sera réévaluée quotidiennement et maintenue au niveau le plus bas possible, afin d'obtenir la coopération du patient tout en permettant mobilisation et réhabilitation précoce.

VI. Généralités sur l'analgésie en situation d'urgence (fig. 7.2)

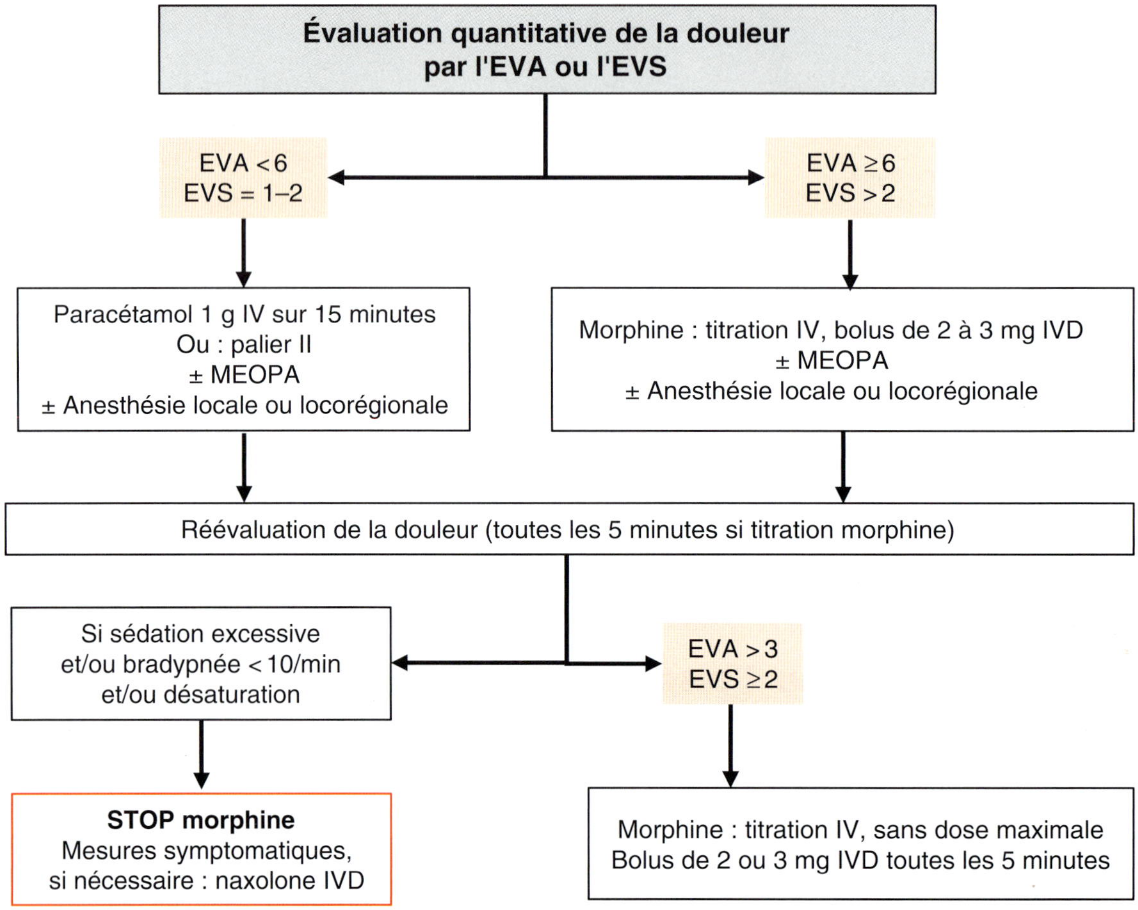

Fig. 7.2. Ⓐ Abord clinique devant une douleur aiguë.

Tic-tac…

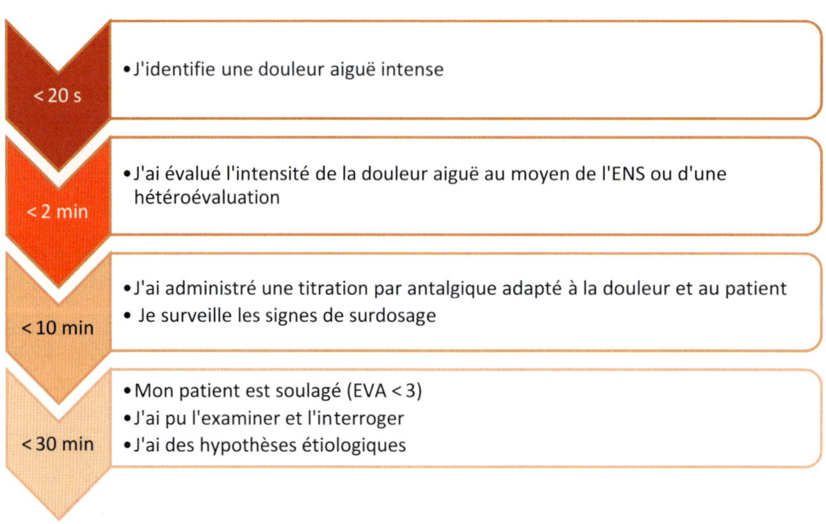

Une situation clinique... Deux prises en charge

Interne dans les étages, vous êtes appelé par l'infirmière au chevet de Monsieur V., 34 ans, transféré depuis les urgences pour une pancréatite aiguë, qui se tord de douleur. Il n'a encore aucune prescription et a seulement reçu un paracétamol il y a 4 heures aux urgences. Les paramètres vitaux sont les suivants : FC 107 bpm, PA 138/90 mmHg, FR 18 cycles/min, SpO_2 96 % en air ambiant. L'EVS est à 9/10.

Où Raphaël ne fait pas ce qu'il faut...

Raphaël demande l'administration d'un paracétamol immédiatement et préfère attendre l'effet de celui-ci avant d'incrémenter les thérapeutiques; 30 minutes plus tard, devant une douleur toujours aussi intense, il prescrit l'administration d'un antalgique de palier II, le patient reçoit 50 mg de tramadol; 1 heure plus tard, devant une douleur à 8/10, Raphaël décide l'administration d'une titration en morphine. Il commence par un bolus de 3 mg suivi de 3 mg toutes les 7 minutes jusqu'à contrôle de la douleur.

Raphaël n'a pas la bonne attitude. Tout d'abord, il n'identifie pas la douleur comme sévère d'emblée et demande l'administration progressive d'un palier I puis II et enfin d'un opiacé. Ceci retarde le traitement efficace de la douleur. Ensuite, Raphaël ne s'assure pas de l'absence de contre-indication au traitement (insuffisance hépatique) ni des bonnes conditions d'administration de la titration en morphine (suivi des signes de surdosage, antidote), ce qui fait prendre un risque supplémentaire.

Où l'on peut faire confiance à Jean-François

Jean-François identifie immédiatement une douleur intense devant l'EVA >6 et demande à son infirmière l'administration d'une titration morphinique d'emblée avec un premier bolus de 0,1 mg/kg suivi d'une titration. Il s'assure avant cela de la disponibilité d'un antidote et que les modalités de surveillance sont adéquates (chronomètre pour la FR, scope); il s'assure également de la disponibilité de l'antidote (naloxone). Dans ce contexte de pancréatite aiguë, Jean-François s'assure que le patient ne présente pas d'insuffisance hépatocellulaire qui contre-indiquerait l'administration de paracétamol. En l'absence de contre-indication, il demande l'administration concomitante de paracétamol à la dose de 1 g afin de potentialiser l'effet des morphiniques. Après 5 minutes, le patient décrit une EVA à 4/10; après vérification de l'absence de signe de surdosage, il reçoit 3 mg supplémentaires; 5 minutes plus tard, le patient est soulagé; Jean-François prescrit un relais par forme orale (Actiskenan®) en association avec du paracétamol associé à une surveillance.

Réponses aux quiz

Quiz 1

Réponse : B.

Quiz 2

Ce cas est difficile car il fait intervenir une difficulté dans l'évaluation de la douleur associée à des particularités dans le traitement. Devant une telle situation clinique, il convient de rester systématique. La personne âgée douloureuse est une personne douloureuse comme une autre et ne doit pas être négligée.

La première difficulté réside dans l'évaluation de la douleur. Ici, la patiente présente des difficultés dans l'expression verbale de sa douleur en lien avec sa maladie neurodégénérative. Ceci ne dispense pas d'une évaluation systématique de son intensité. On pourra dans ce cas avoir recours aux échelles d'hétéroévaluation. On pourra par exemple avoir recours à l'échelle simplifiée détaillée plus haut. L'échelle DoloPLUS est également applicable si elle est maîtrisée. Ici, la description du cas oriente d'emblée vers une douleur intense (agressivité, hurlement, faciès douloureux, refus alimentaire).

La deuxième difficulté du cas réside dans la difficulté thérapeutique : il s'agit d'une personne âgée et dénutrie (IMC = 16,5 kg/m^2) et souffrant d'insuffisance rénale chronique; la fenêtre thérapeutique est donc étroite et le risque de toxicité important, ce qui impose la plus grande prudence.

La prévention de la douleur induite par les soins semble primordiale dans ce contexte chez une patiente spontanément douloureuse mais avec des pics douloureux lors des mobilisations. Sur le plan thérapeutique, on peut par exemple proposer l'administration systématique de paracétamol à la dose de 1 g 3 fois par jour (dose diminuée)

associée à une titration en morphine quelques minutes avant les soins (toilette, par exemple). Celle-ci sera titrée initialement à dose réduite (0,05 mg/kg de bolus soit 2 mg, interdoses de 1 mg) et réévaluée en fonction de la tolérance et de l'efficacité, appréciée au lit du malade.
L'utilisation du néfopam ou du tramadol expose à des effets indésirables, notamment au risque de confusion, qui surpassent le bénéfice dans ce contexte, et doivent être évités. Les AINS sont contre-indiqués en situation péri-opératoire (surtout s'agissant d'une chirurgie de hanche à haut risque hémorragique) et chez l'insuffisant rénal.

CHAPITRE

8

Transfusion sanguine

Situations de départ

- 60 Hémorragie aiguë
- 272 Prescrire et réaliser une transfusion sanguine

Item, objectifs pédagogiques

ITEM 329 – Transfusion sanguine

Rang	Rubrique	Intitulé	Descriptif
A	Éléments physiopathologiques	Connaître les groupes sanguins érythrocytaires	Système ABO et système Rhésus, phénotype
A	Définition	Connaître les règles immunologiques de transfusion des produits sanguins labiles	Groupage ABO, Rh, KELL, règles de compatibilité ABO, recherche RAI préalable
A	Définition	Connaître les caractéristiques des produits sanguins labiles	Définitions des différents produits sanguins labiles (concentrés érythrocytaires, plasma, plaquettes) : origine, type, conservation, respect de la compatibilité ABO
A	Prise en charge	Connaître les principales indications des concentrés de globules rouges (CGR)	
B	Prise en charge	Connaître les indications des principales qualifications et transformations des CGR	Phénotypés, compatibilisés, irradiés… (incluant la présence d'agglutinines irrégulières)
B	Prise en charge	Connaître les indications de la transfusion de concentrés de plaquettes	
B	Prise en charge	Connaître les indications de la transfusion de plasma	
A	Prise en charge	Connaître les principes généraux de l'épargne transfusionnelle	
A	Prise en charge	Connaître les étapes prétransfusionnelles	Dossier transfusionnel, identité, information, examens prétransfusionnels, prescription des PSL, contrôle ultime
A	Prise en charge	Connaître les étapes transfusionnelles et post-transfusionnelles	Principes, mise en place et surveillance, responsabilité médicale et hémovigilance
A	Identifier une urgence	Savoir identifier une complication immédiate de la transfusion	Événement indésirable receveur, temporalité : TRALI, TACO, allergie, hémolyse, infectieux, SFNH (syndrome fébrile non hémolytique)
A	Prise en charge	Connaître les principes de prise en charge d'une complication immédiate de la transfusion	
B	Suivi et/ou pronostic	Connaître les complications retardées de la transfusion : allo-immunisation	Prescrire en conséquence la RAI post-transfusionnelle
B	Suivi et/ou pronostic	Connaître les autres complications retardées de la transfusion	Infectieux, surcharge, autres immunologiques
B	Prise en charge	Savoir prescrire un concentré érythrocytaire chez l'enfant	

Médecine intensive – réanimation, urgences et défaillances viscérales aiguës

I. Qu'est-ce qu'une transfusion ?
II. Quels sont les différents produits sanguins labiles ?
III. Quand faut-il penser à une transfusion ?
IV. De la prescription du produit sanguin labile à l'acte transfusionnel
V. Quand évoquer un accident transfusionnel ?
VI. Comment réagir devant une suspicion de complication per-transfusionnelle ?

Vignette clinique

Un patient de 45 ans consulte aux urgences pour une dyspnée au moindre effort. Il n'a pas d'antécédent notable, n'a jamais été hospitalisé. Les paramètres vitaux à l'admission sont : PA 137/81 mmHg, FC 108 bpm, FR 20 cycles/min, température 37,2 °C, SpO_2 99 % en air ambiant.

Quand vous entrez dans le box, le patient est allongé sur le brancard en position demi-assise. Il vous semble pâle.

À l'interrogatoire, le patient s'essouffle rapidement à la fin de ses phrases. Il ne rapporte pas d'histoire de fièvre, de toux, d'expectorations ou de symptômes ORL. Il arrive à vous expliquer qu'il a présenté plusieurs épisodes de méléna depuis une semaine avec des douleurs épigastriques apparaissant en postprandial, à type de crampes douloureuses. Elles étaient bien calmées par des prises alimentaires et du paracétamol.

À l'examen physique, votre patient ne présente ni signe d'hypoperfusion périphérique ni signe d'insuffisance cardiaque. Il est effectivement dyspnéique au moindre effort, mais la SpO_2 reste stable à plus de 97 % en air ambiant. Il ne présente pas de signe de lutte respiratoire ; l'auscultation objective un murmure vésiculaire bilatéral et symétrique sans bruit surajouté. À la palpation abdominale, vous trouvez une sensibilité en épigastre, sans défense ni contracture. Le toucher rectal, normal par ailleurs, révèle du méléna sur le doigtier. Le reste de l'examen est sans particularité.

L'ECG fait immédiatement ne montre pas de signe en faveur d'une ischémie coronarienne. Parmi les examens complémentaires réalisés, vous notez une anémie normocytaire normochrome régénérative à 5,8 g/dl.

Vous suspectez fortement une hémorragie digestive haute responsable d'une anémie aiguë.

Devant la tolérance médiocre de cette anémie (dyspnée au moindre effort) probablement en raison de son installation rapide et du risque de poursuite du saignement, vous prenez la décision d'une transfusion et remplissez une demande EFS de transfusion de deux concentrés globulaires rouges. Devant le saignement actif, le taux bas d'hémoglobine et la symptomatologie prononcée, vous cochez la case « Urgence relative », puis vous télécopiez la demande à l'EFS. Vous initiez en parallèle un traitement par inhibiteur de la pompe à protons à forte dose.

Après la transfusion, le patient peut se lever et marcher dans son box sans dyspnée.

Une endoscopie œsogastroduodénale réalisée dans les heures suivantes montre un saignement actif au niveau d'un ulcère duodénal, responsable de l'anémie aiguë.

I. Qu'est-ce qu'une transfusion ?

(A) La transfusion sanguine consiste en l'administration d'un ou plusieurs produits sanguins dits labiles du fait de leur durée de conservation limitée. La distribution des produits sanguins labiles (PSL) est encadrée par l'**Établissement français du sang** (EFS) et le **Centre de transfusion sanguine des Armées**.

Les structures d'**hémovigilance** sont chargées de la sécurité pré-, per- et post-transfusionnelle et de la traçabilité des PSL. Tout incident transfusionnel ayant porté ou ayant pu porter préjudice au patient doit être déclaré à l'hémovigilance.

La maîtrise de la transfusion de PSL nécessite quelques bases immunologiques. En effet, parmi les nombreux groupes sanguins et tissulaires connus, certains ont une importance majeure en pratique clinique. Les deux principaux groupes sont le **système ABO** et le **système Rhésus** (Rh).

Un des points majeurs pour le **système ABO** est la présence d'**anticorps naturel** (IgM) dirigés contre les antigènes absents. Un patient du groupe O possède donc des anticorps naturels contre les antigènes A et B (anticorps « réguliers », car naturels). À l'inverse, un sujet du groupe AB n'a pas d'anticorps anti-A ou anti-B (cf. *infra*, tableau 8.2). Suite à une transfusion ou une grossesse par exemple, certains sujets développent des **anticorps immuns** (non naturels) dirigés contre les antigènes A et/ou B.

Le **système Rhésus** est plus complexe, avec de nombreux antigènes dont cinq ont une importance clinique : D, C, c, E et e (aussi dénommés RH1, 2, 3, 4, 5). L'**antigène D** est le plus important (car très immunogène) et définit par abus de langage le caractère Rhésus positif s'il est présent, ce qui sous-entend Rhésus D+. Lors du groupage sanguin d'un sujet sont identifiés le système ABO et le Rhésus D. Il n'y a pas d'anticorps naturels dirigés contre le système Rhésus. Ces anticorps, développés au décours d'un contact avec un antigène absent chez un sujet receveur lors d'une transfusion, sont donc **immuns** et **irréguliers**. Quelques autres systèmes de groupes sanguins peuvent avoir une pertinence clinique dans des cas particuliers, notamment le système Kell (antigène K) mais aussi les systèmes Duffy et Kidd.

Les anticorps immuns dirigés contre ces différents groupes sont les **agglutinines irrégulières** qu'il faut rechercher (RAI) au décours d'une transfusion et avant toute nouvelle transfusion.

II. Quels sont les différents produits sanguins labiles ?

Trois principaux types de produits sanguins labiles (PSL) (tableau 8.1) sont régulièrement utilisés :

- les **concentrés de globules rouges** (CGR) ;
- les **concentrés plaquettaires**, dont il existe deux préparations :
  - les **concentrés de plaquettes d'aphérèse** (CPA) ;
  - les **mélanges de concentrés plaquettaires** (MCP) ;
- le **plasma frais congelé** (PFC).

Les concentrés de granulocytes d'aphérèse (CGA) sont utilisés dans des indications exceptionnelles et ne sont pas abordés dans ce référentiel.

De façon générale, les PSL sont obligatoirement **déleucocytés** : on épure le sang des leucocytes, afin de réduire les risques de réaction immunitaire et le risque infectieux.

Pour réduire drastiquement le risque infectieux lié aux transfusions, tous les dons de sang font l'objet de **tests de dépistage des maladies infectieuses** transmissibles majeures : VIH, VHB, VHC, HTLV-I et HTLV-II, syphilis. La détection du génome du VIH et du VHC est obligatoire depuis 2001, celle du VHB depuis 2010. Chez certains donneurs sont également recherchés les anticorps antipaludéens et/ou anti-*Trypanosoma cruzi*.

Tableau 8.1. Ⓐ Trois principaux types de produits sanguins labiles (PSL).

	Concentrés de globules rouges	Concentrés plaquettaires	Plasma thérapeutique frais congelé
Contenu	Au minimum 40 g d'Hb dans 200–300 ml (Ht 50–70 %)	$1–2 \cdot 10^{11}$	Facteurs de la coagulation (variable)
Préparation systématique	Déleucocytation	Déleucocytation	Déleucocytation
Conservation	42 jours (2–6 °C)	7 jours (20–24 °C) avec agitation	1 an à – 30 °C

A. Concentrés de globules rouges

Les CGR (fig. 8.1) proviennent soit d'un don de sang total, après une étape de fractionnement, soit d'un prélèvement d'aphérèse.

Comme dit précédemment, tous les CGR sont **déleucocytés**. La plupart des CGR transfusés sont des **CGR standards** pour lesquels seules les compatibilités ABO et Rhésus D sont imposées.

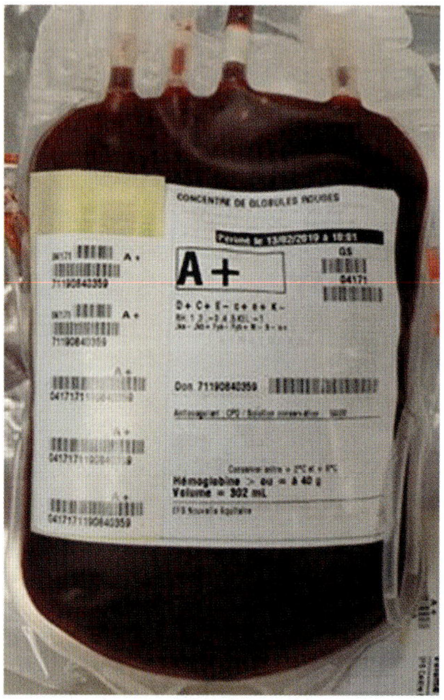

Fig. 8.1. ❹ **Un concentré globulaire rouge (groupe A+).**

Pour certains patients spécifiques, les CGR doivent passer par une étape supplémentaire de **qualification**, prescrite par le praticien, consistant à sélectionner pour le receveur le CGR le plus adéquat possible (tableau 8.2) :

- **CGR phénotypés** pour lesquels une ou plusieurs déterminations d'antigènes de systèmes de groupes sanguins ont été effectuées en plus du groupe ABO et de l'antigène RH1 (Rhésus D) : antigènes RH2, 3, 4, 5 et KEL1 (Rhésus C, E, c, e et Kell) ;
- **CGR phénotypés étendus** pour lesquels des déterminations d'autres systèmes de groupes sanguins ont été effectuées comme Duffy, Kidd, MNSs, etc. ;
- **CGR compatibilisés** pour lesquels a été réalisée une épreuve de compatibilité entre le sérum du receveur et les globules rouges du CGR.

De plus, afin de pouvoir être administrés à certains malades, les CGR doivent subir une opération complémentaire, appelée **transformation**, également prescrite par le praticien, qui consiste à modifier les caractéristiques du CGR, que ce soit en qualité ou en quantité. Voici les différentes transformations potentielles :

- **irradiation** (inactivation des lymphocytes T résiduels pour éviter la prolifération de lymphocytes résiduels du donneur chez un patient profondément immunodéprimé) ;
- **préparation pédiatrique** ;

- **cryoconservation** (pour pouvoir conserver des CGR de groupes sanguins rares, décision prise par l'Établissement français du sang);
- **déplasmatisation** (en cas d'antécédents de réactions transfusionnelles anaphylactiques majeures ou de déficit en IgA sériques avec présence d'anticorps anti-IgA chez le receveur);
- **réduction de volume** (contexte périnatal).

Qualifications et transformations sont associables entre elles et cumulables. Les indications des principales qualifications et transformations de CGR sont précisées dans le tableau 8.2.

Tableau 8.2. B Principales qualifications et transformations de CGR et leurs indications, selon l'HAS.

Type de CGR	Caractéristiques	Indications
Qualification		
CGR standard	Compatibilité ABO et Rhésus D	Indication standard de transfusion de CGR
CGR phénotypé	Standard et compatibilité Rhésus C, c, E, e et Kell K	RAI positive (anti-Rh ou Kell) Femme (de la naissance à la fin de la période procréatrice) Polytransfusion ou transfusion au long cours Hémoglobinopathie Groupe sanguin rare
CGR phénotypé étendu	Phénotypé et compatibilité d'autres groupes (Duffy, Kidd…)	RAI positive sur systèmes autres que Rhésus et Kell
CGR compatibilisé	Recherche *in vitro* d'une incompatibilité (hémolyse entre le CGR et le sérum du patient)	RAI positive ou antécédent de RAI positive Drépanocytose
Transformation		
CGR irradié	Inhibition de la multiplication des lymphocytes du donneur	Déficit de l'immunité cellulaire (sauf sida) Don de CGR intrafamilial Programme de recueil de cellules souches hématopoïétiques en cours Greffe de moelle et transplantation d'organe
CGR pédiatrique	Séparation d'un CGR en plusieurs sous-unités	Enfant < 10 kg
CGR déplasmatisé	Élimination maximale des protéines plasmatiques	Déficit en IgA sérique avec anticorps anti-IgA chez le receveur Antécédents de réactions transfusionnelles anaphylactiques majeures (mise en jeu du pronostic vital ou accidents répétés)

B. Concentrés plaquettaires

Deux types de concentrés plaquettaires (CP) existent en France :

- le **concentré de plaquettes d'aphérèse** (CPA) issu d'un seul don spécifique de plaquettes (par extraction sélective des plaquettes grâce à un séparateur de cellules qui restitue au donneur ses globules rouges et son plasma, ou thrombophérèse);
- le **mélange de concentrés de plaquettes** (MCP) ou CP standards issus d'un mélange de plaquettes de même groupe ABO obtenues grâce à plusieurs dons de sang total (quatre à cinq donneurs en moyenne).

Les deux produits, MCP et CPA, sont identiques en efficacité et en tolérance. Les CPA sont indiqués chez les patients porteurs d'anticorps anti-HLA et/ou HPA responsables d'un état réfractaire et quand il y a une nécessité d'adapter la dose à transfuser (néonatologie).

Il convient de privilégier une transfusion de plaquettes ABO et Rh-compatibles. Comme les CGR, les plaquettes peuvent avoir exceptionnellement des qualifications ou subir des transformations.

C. Plasma

Le plasma est obtenu par plasmaphérèse. À la différence des CGR et des CP, il est conservé congelé après déleucocytation. La décongélation des PFC (plasma frais congelé) en vue d'une transfusion est contrainte à des règles strictes, afin de ne pas altérer les facteurs de coagulation (durée de décongélation de 20 minutes). Une **sécurisation complémentaire est mise en place vis-à-vis du risque infectieux**, soit par mise en quarantaine soit par des procédés physico-chimiques.

Attention, du fait de la présence d'anticorps dans le plasma, **les règles transfusionnelles des PFC sont inversées** par rapport aux CGR. En effet, les sujets du groupe O sont donneurs universels de CGR (car ne possèdent pas d'antigènes tissulaires A ou B) mais donnent un plasma contenant des anticorps naturels anti-A et anti-B. À l'inverse, les sujets du groupe AB donnent un plasma ne contenant pas d'anticorps naturels anti-A ou anti-B (tableau 8.3).

Les règles de compatibilité transfusionnelle pour la transfusion de plaquettes sont plus complexes et le choix final du groupe sanguin ABO des CP revient au site de délivrance. Il est possible de transfuser des CP dans toutes les combinaisons de groupes sanguins ABO. Il est préférable, autant que faire se peut, de transfuser des CP compatibles avec le receveur dans le système ABO. Un CP contenant des anticorps de titre élevé anti-A et/ou anti-B (mentionné sur l'étiquette des CP) ne doit pas être transfusé à un patient porteur du ou des antigènes correspondants du système ABO.

Tableau 8.3. A Compatibilité ABO pour la transfusion de CGR et de plasma.

Groupe ABO du sujet	Anticorps naturels	CGR compatibles	PFC compatibles
Groupe O	Anti-A et Anti-B	Groupe O	Groupe O, A, B et AB
Groupe A	Anti-B	Groupe O et A	Groupe A et AB
Groupe B	Anti-A	Groupe O et B	Groupe B et AB
Groupe AB	Absence d'anticorps naturel du système ABO	Groupe O, A, B et AB	Groupe AB

Attention, la compatibilité ABO pour les CGR et le plasma est inversée.
Les sujets du groupe O sont donneurs universels de CGR, tandis que les sujets du groupe AB sont receveurs universels de CGR pour le groupe ABO uniquement.

III. Quand faut-il penser à une transfusion ?

L'objectif d'une transfusion est de corriger un symptôme ou un risque en lien avec une anémie, une thrombopénie ou une thrombopathie, ou un autre trouble de l'hémostase.

A. Transfusion de concentrés de globules rouges

La symptomatologie liée à une anémie est dépendante d'autres facteurs que la seule valeur de l'hémoglobine. L'hypovolémie, la vitesse d'installation de l'anémie, le terrain et les antécédents (notamment cardiovasculaires) modifient sa tolérance et donc les symptômes du patient. L'évaluation de cette tolérance, en plus de la valeur de l'hémoglobine, permet d'évaluer la nécessité d'un recours à une transfusion de CGR (tableau 8.4).

L'objectif de la transfusion de CGR est d'améliorer le transport en oxygène pour prévenir ou traiter une hypoxie tissulaire en rapport avec une anémie. Les principales indications de la transfusion de CGR sont le syndrome hémorragique et les anémies d'origine centrale.

D'une manière générale, il convient de prescrire des CGR standards (compatible ABO-Rhésus D, voir tableau 8.2). Néanmoins, les femmes en âge de procréer, les polytransfusés ou patients à risque de transfusions répétées (drépanocytose, par exemple) et les enfants doivent bénéficier de CGR compatibilisés, afin de diminuer le risque de développer des anticorps immuns (ou irréguliers) contre les autres antigènes du système Rh : les antigènes C, c, E et e.

Il existe des particularités dans le cadre du choc hémorragique qui sont abordées spécifiquement dans le chapitre 18.

En dehors du cas de l'hémorragie aiguë, il faut privilégier la transfusion d'un CGR à la fois.

Tableau 8.4. A B **Indications des différents types de produits sanguins labiles. Les seuils sont indicatifs et dépendent de la tolérance de l'anémie pour les CGR et de l'évaluation du risque hémorragique dans son ensemble pour les CP et le PFC.**

	Concentrés de globules rouges	Concentrés plaquettaires	Plasma thérapeutique frais congelé
Objectif principal	Prévenir ou corriger une anémie en améliorant le transport en oxygène	Restauration d'une hémostase favorable à la coagulation biologique	
Indications et seuils	7 g/dl pour la majorité des patients hospitalisés en réanimation 9–10 g/dl en cas de syndrome coronarien aigu 8-9 g/dl en péri-opératoire et antécédents cardiovasculaires	100 G/l : hémorragie active (hors hémorragie digestive), neurochirurgie, traumatisme crânien 50 G/l : acte invasif en préventif 10–20 G/l : autres situations	Syndrome hémorragique et TP < 35 %, à moduler en fonction des autres paramètres de la coagulation et du terrain Geste hémorragique prévu avec un TP < 35 % Certains cas de syndrome de microangiopathie thrombotique
Objectif de la transfusion	Un CGR augmente le taux d'hémoglobine d'environ 1 à 1,5 g/dl selon le poids du patient	Une unité pour 7 à 10 kg de poids chez l'adulte	1 ml/kg de PFC augmente en moyenne le TP de 1 %.

Dans le choc hémorragique requérant une transfusion massive de CGR, un apport de CP et de PFC est aussi recommandé. Le ratio CGR/CP et CGR/PFC optimal n'est pas consensuel mais serait entre 1/1 et 1/2.

B. Transfusion de concentrés plaquettaires

B La principale indication de la transfusion de CP (CPA ou MCP) est la thrombopénie d'origine centrale. Ces indications dépendent de nombreux critères dont, bien évidemment, la numération plaquettaire mais aussi l'existence d'une hémorragie active ou d'un risque hémorragique significatif, la cinétique d'évolution de la thrombopénie, la nécessité de réalisation d'un geste invasif (ponction, chirurgie) et les traitements associés. Les seuils de transfusion sont proposés dans le tableau 8.4.

À l'inverse, certaines causes de thrombopénie périphérique sont des contre-indications à la transfusion de CP, notamment les syndromes de microangiopathie thrombotique (incluant le HELLP syndrome) et la thrombopénie immunoallergique induite par l'héparine, du fait de l'aggravation de la pathologie thrombotique en partie liée à la consommation des plaquettes. D'autres causes de thrombopénies périphériques (purpura thrombopénique immunologique, coagulation intravasculaire disséminée, hypersplénisme) ne doivent motiver une transfusion de CP qu'en cas de syndrome hémorragique difficilement contrôlable.

C. Perfusion de plasma

L'objectif le plus fréquent d'une transfusion de plasma thérapeutique est d'apporter des **facteurs de coagulation** chez des patients présentant une hémorragie ou un risque d'hémorragie, avec une atteinte de coagulation probable ou avérée. Plus rarement, le purpura thrombotique thrombocytopénique, une des étiologies de syndrome de microangiopathie thrombotique, est une indication des PFC dans l'objectif d'apporter un constituant du plasma (la métalloprotéinase ADAMTS 13) non accessible autrement à ce jour.

IV. De la prescription du produit sanguin labile à l'acte transfusionnel

A. Information

Ⓐ Le **patient doit toujours être informé** de l'indication d'une transfusion quand son état le permet. Un **document d'information** précisant l'ensemble des risques doit être remis. Certaines situations (troubles de conscience en cas de choc hémorragique) peuvent rendre néanmoins l'information difficilement délivrable à la phase initiale de la prise en charge. Il est important de notifier ces informations dans le dossier médical. Chaque transfusion est répertoriée dans le **dossier transfusionnel** du patient.

B. Prescription (cf. Annexe p. 99)

La **prescription des PSL** est **nominative**. Elle doit comporter au minimum :

- l'identification du patient ;
- l'identification du service ;
- le nom du médecin prescripteur ;
- la signature du médecin prescripteur ;
- la nature du PSL ;
- le nombre de PSL.

Pour la transfusion de plaquettes, le poids du patient et la numération plaquettaire sont aussi nécessaires.

La date et l'heure prévues de la transfusion sont à mentionner en cas de transfusion programmée. Les **qualifications et/ou transformations** souhaitées (cf. II.) doivent également être mentionnées.

La prescription doit obligatoirement s'accompagner d'une carte de groupe sanguin valide (obtenue après réalisation de deux déterminations de groupe sanguin ABO-Rhésus D sur deux prélèvements distincts) et d'une recherche d'agglutinines irrégulières (RAI) datant de moins de 72 heures dans le cas d'une transfusion de CGR.

Dans un contexte urgent de transfusion de CGR, la **nature de l'urgence** est à mentionner obligatoirement au moment de la prescription. Plusieurs options existent :

- **urgence vitale immédiate** : la délivrance des CGR demandés se fait sans délai et ne nécessite pas de détermination de groupe sanguin ABO ou de RAI (seront délivrés dans ce cas des CGR O Rhésus positif ou négatif selon le sexe et l'âge du patient) ;
- **urgence vitale** : délivrance dans les 30 minutes après réalisation de deux déterminations de groupe sanguin idéalement, mais possiblement sans RAI ;
- **urgence relative** : délivrance n'excédant pas 3 heures après détermination de groupe sanguin et RAI.

En cas de besoin, le prescripteur peut toujours joindre un **médecin référent pour le conseil transfusionnel**, disponible 24 heures sur 24.

C. Vérification

Une fois le produit réceptionné par un membre de l'équipe, il convient de réaliser un contrôle précis permettant d'assurer **« la bonne poche de PSL administrée au bon patient »**. Le **contrôle prétransfusionnel ultime est obligatoire** même dans les situations d'urgence extrême. Dans tous les cas, l'administration des CGR, des CP et PFC doit être initiée dans les 6 heures après réception par le service. Pour le plasma et les CP, la transfusion doit débuter le plus rapidement possible après réception.

Une première vérification des **conditions de transport** est réalisée, ainsi que de la **conformité des PSL** avec la prescription.

La transfusion se prépare ensuite obligatoirement **dans la chambre du patient**. Il faut vérifier l'identité du receveur (**concordance PSL-prescription-patient**). Le groupe sanguin sur l'étiquette doit correspondre au groupe sanguin du patient, mentionné sur sa carte de groupe. Le PSL doit être intègre et la date de péremption doit être vérifiée.

Dans le cas d'un CGR, un **contrôle ultime de compatibilité ABO** est réalisé grâce à un **test de Beth-Vincent** (fig. 8.2, vidéo 8.1), **obligatoire y compris dans le cadre de l'urgence**.

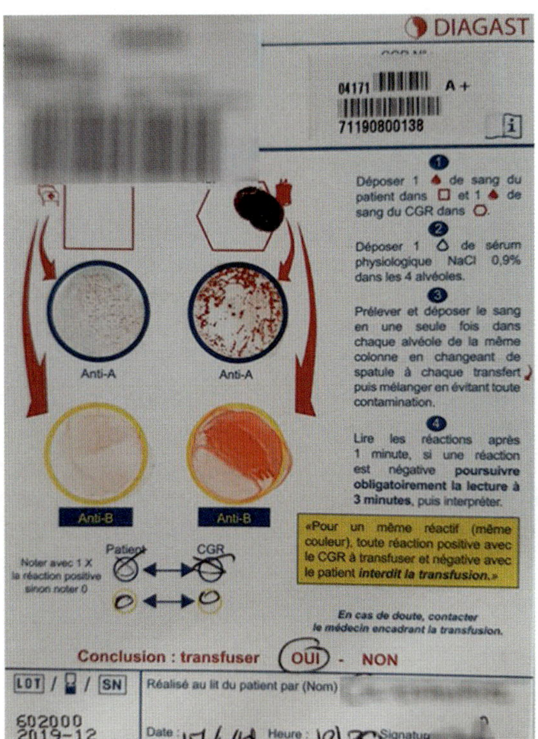

Fig. 8.2. **A** **Test ultime de comptabilité ABO (test de Beth-Vincent).**

Le patient et le CGR sont de groupe A (agglutination en présence de l'anticorps anti-A), la transfusion peut donc être réalisée.

D. Surveillance per- et post-transfusionnelle

Les paramètres vitaux (PA, FC, température) doivent être mesurés à l'initiation de la transfusion et une **surveillance rapprochée** doit être mise en place au cours et dans les quelques heures qui suivent la transfusion, afin de détecter au plus tôt un potentiel accident transfusionnel.

V. Quand évoquer un accident transfusionnel ?

Les complications transfusionnelles sont habituellement divisées en trois catégories : **immunologiques, infectieuses et métaboliques**. Elles peuvent être **immédiates**, **précoces**, **différées** voire **tardives**. Elles peuvent mettre en jeu **le pronostic vital**.

En pratique, une **hyperthermie brutale** associée à des **frissons** apparaissant en cours de transfusion d'un PSL nécessite un **arrêt immédiat de la transfusion**.

D'autres symptômes peuvent faire évoquer un accident transfusionnel sans qu'aucun ne soit spécifique :

- une sensation de malaise, une agitation ;
- une douleur intense sur le trajet de la perfusion ;
- une intolérance digestive ;
- des douleurs thoraciques oppressives ou des douleurs lombaires ;
- des troubles du rythme cardiaque ou des troubles de conduction liés à des désordres métaboliques induits par la transfusion ;
- des urines très foncées (« rouge porto ») témoignant d'une hémolyse ;
- une réaction anaphylactique ;
- une dégradation respiratoire brutale liée à un œdème pulmonaire qu'il soit cardiogénique ou lésionnel ;
- une dégradation hémodynamique ou un état de choc persistant chez un patient de réanimation.

Sur le plan physiopathologique, on peut distinguer schématiquement les **accidents immunologiques** (incompatibilité érythrocytaire, allergie/anaphylaxie, incompatibilité leucoplaquettaire, purpura post-transfusionnel, réaction du PSL contre l'hôte, *Transfusion-Related Acute Lung Injury*), les **risques infectieux** (viraux, bactériens, parasitaires ou par agents transmissibles non conventionnels) et les **complications de surcharge** (œdème pulmonaire, troubles métaboliques, hémochromatose).

Les accidents immunologiques sont liés le plus souvent à une **incompatibilité antigène-anticorps** (anticorps du receveur en général), tandis que les complications infectieuses sont liées à une infection du donneur au moment du don ou à une contamination du PSL lors du prélèvement ou de sa conservation. Les troubles métaboliques sont liés aux produits de conservation ou aux conséquences des troubles immunologiques et infectieux.

Les accidents transfusionnels les plus fréquents sont l'allo-immunisation, les réactions allergiques mineures et le syndrome frissons-hyperthermie.

Sur le plan pratique, il est plus pertinent de présenter ces accidents transfusionnels selon leur temporalité de survenue : **accidents immédiats ou précoces** (au moment ou dans les heures qui suivent la transfusion) et **complications différées et tardives**. Le tableau 8.5 présente ces différentes complications.

Tableau 8.5. A B Accidents et complications liés aux transfusions.

Type d'accident	PSL impliqués	Mécanisme
Accidents immédiats ou précoces*		
Hémolyse intravasculaire aiguë par incompatibilité ABO	CGR	*Exceptionnelle* et liée à une erreur humaine, elle découle d'une transfusion d'un CGR non compatible Cette complication est potentiellement mortelle, même avec simplement quelques millilitres de CGR incompatibles
Syndrome frissons-hyperthermie	CP surtout	Majoritairement observé au cours ou au décours d'une transfusion de CP, cet incident *fréquent* est le plus souvent en rapport avec la présence de cytokines pyrogènes dans le PSL ou lié à une allo-immunisation (anticorps anti-HLA ou anti-leucoplaquettaire notamment) Il faut savoir évoquer un accident infectieux en diagnostic différentiel
Surcharge volémique	Tout PSL	Il s'agit d'une complication non rare liée à un volume de PSL trop important ou administré trop rapidement chez un sujet avec comorbidité cardiorespiratoire Le tableau est généralement celui d'un œdème aigu pulmonaire de surcharge
Infection bactérienne transmise par transfusion	CP surtout	Cet accident rare est lié soit à une contamination lors du prélèvement, de la préparation du produit, ou à une bactériémie au moment du don Il s'agit plus fréquemment de cocci à Gram positif Du fait de leur conservation entre 20 et 24 °C, cet accident est principalement observé au cours de la transfusion de CP
Choc endotoxinique	CP surtout	Une contamination du PSL par des bacilles à Gram négatif est responsable de la présence d'endotoxines avec un risque d'induire un choc d'allure septique
Transfusion-Related Acute Lung Injury (TRALI)	Tout PSL	La présence d'anticorps anti-polynucléaires ou anti-HLA dans le PSL transfusé reconnaissant les antigènes du receveur peut induire un œdème pulmonaire lésionnel dans les 6 heures qui suivent la transfusion (plus rarement des anticorps du receveur reconnaissant des antigènes du donneur) Cette complication rare, potentiellement grave (mortalité supérieure à 20 %), peut être confondue avec l'œdème pulmonaire de surcharge
Réaction urticarienne	Tout PSL	En rapport avec une sensibilisation du receveur à diverses substances présentes dans le PSL ou à la présence chez le receveur d'IgE ou d'IgG contre des protéines sériques du donneur (liée au polymorphisme des protéines)
Accident allergique grave	Tout PSL	Cette complication s'observe chez des patients ayant développé des anticorps anti-IgA dans un contexte de déficit congénital en IgA Le tableau le plus grave est celui d'un choc anaphylactique
Troubles métaboliques	CGR en transfusion massive	Les transfusions massives peuvent être responsables d'une hypocalcémie symptomatique du fait de la présence de citrate (chélateur du calcium) qui est utilisé comme anticoagulant des PSL Une lyse des hématies transfusées peut induire une hyperkaliémie, notamment en cas d'insuffisance rénale
Hypothermie	PSL en transfusion massive	
Troubles de l'hémostase et thrombopénie	CGR en transfusion massive	Le phénomène d'hémodilution par la transfusion massive de CGR explique la nécessité de transfuser de manière contemporaine des CP et du PFC pour limiter les anomalies de l'hémostase
Une autre complication précoce est l'absence d'efficacité de la transfusion des CGR et des CP		

(Suite)

Connaissances

Tableau 8.5. Suite.

Type d'accident	PSL impliqués	Mécanisme
Complications différées et tardives		
Allo-immunisation	CGR	Des anticorps immuns peuvent apparaître dans les 2 semaines suivant une transfusion de CGR et doivent motiver obligatoirement la recherche d'agglutinines irrégulières (RAI) Une hémolyse intratissulaire, souvent pauci-symptomatique, peut être observée ; cet évènement peut être particulièrement grave chez certaines populations à risque (drépanocytaire, polytransfusés…)
Purpura thrombopénique post-transfusionnel	CP	Il s'agit d'une complication survenant dans les 2 semaines post-transfusionnelles (principalement au décours de transfusion de CP) liée au développement d'anticorps anti-HLA
Hémochromatose	CGR répétés	Cette complication ne concerne que les patients polytransfusés
Complications infectieuses différées et tardives	Tout PSL	Ces complications sont rares voire très rares Les infections différées de quelques jours à semaines post-transfusion existent pour le parvovirus B19, le CMV, le paludisme et la toxoplasmose Les infections tardives concernent le VHB, le VIH, le VHC et l'HTLV-I par ordre décroissant

* Au moment ou dans les heures qui suivent la transfusion.

VI. Comment réagir devant une suspicion de complication per-transfusionnelle ?

D'une manière générale, le moindre signe clinique apparaissant en cours de transfusion, même minime, est à prendre en compte et peut nécessiter un arrêt immédiat de celle-ci. Il n'existe pas de signe clinique spécifique d'une complication transfusionnelle, ce qui explique donc la nécessité d'une **surveillance attentive** en per- et post-transfusion.

En cas de suspicion d'accident transfusionnel, il faut :

- **arrêter immédiatement la transfusion** ;
- maintenir une voie veineuse ;
- réaliser un examen clinique minutieux du patient ;
- réaliser obligatoirement une **déclaration d'incident transfusionnel à l'hémovigilance de l'établissement de soins et à l'Établissement français du sang** ;
- prévenir :
  - le médecin prenant en charge le patient ;
  - l'établissement délivreur du PSL ;
- réaliser un bilan, avec :
  - en cas de fièvre ou de frissons, la réalisation d'**hémocultures** ;
  - l'envoi à l'EFS (pour la réalisation d'un **bilan d'effet indésirable transfusionnel**) des poches de PSL (même si vides) et des prélèvements biologiques du patient pour exploration du mécanisme suspecté.

Certaines complications sont plus fréquentes et nécessitent une prise en charge nécessitant d'être plus spécifiquement connue.

Œdème aigu pulmonaire de surcharge

La prise en charge est celle de l'OAP cardiogénique et doit comprendre au minimum une oxygénothérapie, une déplétion hydrosodée par diurétique de l'anse (furosémide) et une surveillance rapprochée (cf. chapitre 15).

Allo-immunisation isolée

La présence d'agglutinines irrégulières nécessite de transfuser en CGR phénotypé.

Réaction fébrile non hémolytique

Il s'agit de l'effet indésirable le plus déclaré à l'hémovigilance. Caractérisé par la survenue d'une fièvre avec frissons au cours ou au décours immédiat d'une transfusion, il s'agit d'un diagnostic d'exclusion. De fait, si une réaction fébrile non hémolytique peut survenir pour toute transfusion de PSL, c'est plus fréquemment le cas pour des transfusions de produits cellulaires (CGR et plaquettes).

Allergie

Le tableau clinique est classiquement dominé par les manifestations cutanéomuqueuses et respiratoires. La prise en charge est celle de la réaction anaphylactique (cf. chapitre 19).

Une situation clinique… Deux prises en charge

Un patient de 51 ans est hospitalisé ce jour en hôpital de jour d'hématologie pour sa cure de chimiothérapie dans un contexte de syndrome myélodysplasique de découverte récente. Le patient habituellement en forme vous dit être dyspnéique pour des efforts modérés. Vous le trouvez plutôt pâle. Le bilan à l'admission montre une anémie à 5,9 g/dl. Vous jugez qu'une transfusion de deux CGR serait bénéfique dans ce contexte.

Une surveillance trop lacunaire…

Vous rédigez la demande en urgence vitale relative et l'envoyez à l'EFS avec la carte de groupe du patient. Une fois les vérifications faites à la réception des produits sanguins labiles puis au chevet du patient par l'IDE, la transfusion démarre.

Quelques minutes plus tard, l'IDE vous rappelle car le patient présente une sensation de gêne dans la poitrine. Vous demandez la réalisation d'un ECG qu'on vous amène et qui est strictement normal. Rassuré, vous poursuivez donc la transfusion de CGR.

La gêne thoracique se majore assez rapidement; l'IDE vous rappelle. Vous allez examiner le patient qui présente effectivement une douleur thoracique constrictive avec d'intenses frissons. Vous notez la présence de marbrures des deux membres inférieurs avec une hypotension à 83/57 mmHg. Une polypnée à 26 cycles/min est également présente, associée à une SpO_2 à 89 % en air ambiant. La température est mesurée à 39,6 °C. Le patient se plaint aussi de douleurs lombaires et semble particulièrement anxieux.

Vous appelez votre sénior qui demande l'arrêt immédiat de la transfusion. Le patient est rapidement transféré en réanimation devant cet accident transfusionnel grave.

Une réactivité exemplaire !

Vous informez le patient de l'indication d'une transfusion de globules rouges et lui remettez le document d'information explicitant les risques liés à cette transfusion. Vous rédigez ensuite la demande en urgence vitale relative et l'envoyez à l'EFS avec la carte de groupe du patient. Vous rapportez tous ces éléments dans le dossier médical du patient.

Une fois les vérifications faites à la réception des produits sanguins labiles puis au chevet du patient par l'IDE, la transfusion démarre, après que vous avez demandé une mesure des paramètres vitaux, qui sont normaux (PA 126/79 mmHg, FC 99 bpm, température 37,2 °C, SpO_2 98 % en air ambiant, FR 18 cycles/min).

Quelques minutes plus tard, l'IDE vous rappelle car le patient présente une sensation de gêne dans la poitrine.

Devant la suspicion d'accident transfusionnel, vous demandez à l'IDE d'arrêter la transfusion et allez immédiatement voir le patient. Il se plaint effectivement d'une douleur thoracique constrictive ainsi que de frissons. La mesure des signes vitaux retrouve une PA à 101/62 mmHg, une FC à 121 bpm ainsi qu'une polypnée à 24 cycles/min. La température est mesurée à 39 °C. Le reste de l'examen physique est sans particularité.

Vous demandez le prélèvement d'hémocultures après avoir déconnecté et mis de côté le CGR pour envoi à l'EFS. Vous demandez une surveillance rapprochée des paramètres vitaux. L'ECG est normal. Vous appelez alors votre sénior pour le mettre au courant de l'événement, puis restez à proximité de la chambre du patient. Vous contactez l'hémovigilance de l'hôpital, afin de déclarer l'accident transfusionnel. Votre correspondant vous conseille pour réaliser cette déclaration en parallèle à celle à l'Établissement français du sang.

Malheureusement, la douleur thoracique s'intensifie et de manière concomitante apparaissent des douleurs lombaires et des marbrures des genoux, s'étendant rapidement. Les paramètres vitaux se dégradent avec l'apparition d'une hypotension à 83/57 mmHg ainsi que d'une polypnée à 26 cycles/min avec désaturation à 89 % en air ambiant. Le patient est fébrile à 39,6 °C. Vous demandez la mise en place rapide d'une oxygénothérapie et prescrivez une expansion volémique par 500 ml de NaCl à 0,9 %. Vous appelez votre sénior ainsi que le service de réanimation pour poursuivre la suite de la prise en charge de cet accident transfusionnel grave.

Vous détaillez l'ensemble de ces événements dans le dossier médical du patient.

Compléments en ligne

Des compléments numériques sont associés à ce chapitre. Ils proposent une vidéo, indiquée dans le texte par un pictogramme. Pour voir ces compléments, connectez-vous sur http://www.em-consulte/e-complement/476958 et suivez les instructions.

Vidéo 8.1 Contrôle ultime.

Références

Recommandations ANSM. Transfusion de plasma thérapeutique : Produits, indications. Juillet; 2012. https://www.ansm.sante.fr/Mediatheque/Publications/Recommandations-Produits-sanguins-labiles.

Recommandations ANSM. Transfusion de globules rouges homologues : Produits, indications, alternatives. Novembre; 2014. https://www.ansm.sante.fr/Mediatheque/Publications/Recommandations-Produits-sanguins-labiles.

Transfusion ANSM. de plaquettes : Produits, indications. Octobre; 2015. https://www.ansm.sante.fr/Mediatheque/Publications/Recommandations-Produits-sanguins-labiles.

Annexe – Exemple d'ordonnance de produits sanguins labiles

ORDONNANCE DE PRODUITS SANGUINS LABILES

N° ordonnance : 05301120200408120357

Nom de naissance :
Nom usuel :
Prénom :
Sexe : Date naissance :
IPP :

Service prescripteur : **MEDECINE INTENSIVE REANIMATION**
Téléphone :

Service transfuseur :
Téléphone :

Date de la prescription
Date / heure souhaitées de la transfusion :

Urgence relative

Pathologies à signaler lors de la première transfusion

☐ Drépanocytose ☐ Thalassémie ☐ Hémopathie ☐ Greffe CSH ☐ Greffe d'organe ☐ Hépatopathie Chronique ☐ SMD

CONCENTRÉ DE GLOBULES ROUGES (CGR)

Commande ferme
☐ Traceur température

Hb : (g/dL)
Indication clinique :
☐ Sans qualification, ☐ Phénotypés RH KEL1, ☐ Compatibilisés, ☐ Irradiés,
☐ Autres

CONCENTRÉ DE PLAQUETTES (CP)

Commande

Poids :
☐ Avec qualification, ☐ HLA compatibles, ☐ HPA compatibles ☐ Déplasmatisés,
☐ CPA ☐ MCP
Indication :
☐ Thrombopénie ☐ Thrombopathie

PLASMA FRAIS CONGELÉ (PFC)

Commande

Poids :
☐ VHE négatif
Indication : ☐ Hémorragie aigue, ☐ CIVD, ☐ Déficit fact. de coag, ☐ Echanges plasmatiques,
☐ Autres

Commentaires

PRESCRIPTEUR
Nom et prénom Téléphone/DECT :

RESERVÉ SITE DE DÉLIVRANCE
Modifications de la prescription
Date .... **Nom de la personne jointe** ....
Visa

CHAPITRE

9

Transplantation d'organes

Situations de départ

28 Coma et troubles de conscience

Item, objectifs pédagogiques

ITEM 201 – Transplantation d'organes : aspects épidémiologiques et immunologiques; principes de traitement et surveillance; complications et pronostic; aspects éthiques et légaux

Rang	Rubrique	Intitulé	Descriptif
A	Définition	Donneurs potentiels	
A	Définition	Tissus et organes transplantés	
B	Éléments physiopathologiques	Connaître les principales règles de compatibilité immunologique nécessaires pour envisager une transplantation d'organe : groupe sanguin et tissulaire (HLA)	
B	Prévalence, épidémiologie	Connaître les aspects épidémiologiques, les résultats des transplantations d'organe et l'organisation administrative	Notion de pénurie d'organes (ratio greffes/receveurs en attente), savoir le rôle de l'Agence de biomédecine
A	Définition	Connaître les grands principes de la loi de bioéthique concernant le don d'organe	Savoir les trois grands principes éthiques du don d'organe : consentement, gratuité, anonymat
A	Définition	Connaître la définition de la mort encéphalique	
B	Diagnostic positif	Connaître les critères de mort encéphalique	
B	Prise en charge	Connaître les principales classes d'immunosuppresseurs utilisés en transplantation d'organe	
B	Diagnostic positif	Connaître les particularités diagnostiques de la mort encéphalique. Le donneur à cœur arrêté	
A	Définition	Connaître les principes éthiques et légaux en matière de don d'organes	
A	Prise en charge	Donneur vivant : principes	

Introduction
I. Cadre réglementaire du don d'organe
II. Déroulement d'une procédure de prélèvement d'organe
III. Compatibilité immunologique et immunosuppression

Remarque : Ce chapitre ne comporte volontairement pas de rubrique « tic-tac » compte tenu de la multiplicité des situations (mort encéphalique, prélèvement à corps arrêté, donneur vivant). Il n'y a pas de cas clinique présentant des erreurs commises par un interne dans ce chapitre à composante éthique et réglementaire.

Introduction

A La transplantation d'organe et la greffe de tissus sont les thérapeutiques curatives des insuffisances fonctionnelles terminales permettant une amélioration de la qualité de vie, de la survie et représentant également un moindre coût pour le système de santé. Il existe cependant une demande importante d'**organes à greffer** en France. Seulement **25 % environ des patients en attente de greffon sont transplantés chaque année**.

Les organes et tissus potentiellement prélevables sont : cornées, peau, valves cardiaques, cœur, veines et artères, poumon, foie, rein, pancréas, intestin, os, ligaments, peau.

Historiquement, l'état de mort encéphalique a permis la réalisation de prélèvement d'organe dans les années 1960. Depuis, la greffe s'est considérablement développée, notamment grâce à une meilleure connaissance des mécanismes de rejet et donc de leur traitement et la diversification des donneurs.

Vignette clinique

Monsieur X., 36 ans, consulte aux urgences suite à une chute dans un état d'intoxication éthylique aiguë. Il se plaint de céphalées isolées. L'examen clinique est rassurant, il rentre alors chez lui. Quelques heures plus tard, il appelle le SAMU pour des vomissements incoercibles et une majoration des céphalées.

À l'arrivée de l'équipe du SMUR, le patient est inconscient avec un **score de Glasgow à 3/15 (coma profond, aréactif)**, il est normotherme à 37,2 °C, hypertendu à 210/100 mmHg, tachycarde à 105 bpm, la fréquence respiratoire est à 16 cycles/min, la SpO_2 à 97 % en air ambiant. Il existe une anisocorie, avec une mydriase droite aréactive et une triple flexion de la jambe gauche à la stimulation douloureuse.

Il est alors intubé pour protéger les voies aériennes supérieures et la pression artérielle est tolérée élevée dans l'hypothèse d'un accident vasculaire cérébral.

Il est transporté au déchocage du centre hospitalier où est réalisée une TDM encéphalique objectivant un hématome extradural fronto-temporo-pariétal droit, avec engagement sous-falcoriel droit. On note également une hémorragie sous-arachnoïdienne temporale droite et un œdème cérébral diffus, avec effacement des sillons corticaux et disparition des ventricules, évocateur d'hypertension intracrânienne. Le patient est pris en charge en neurochirurgie par évacuation de l'hématome, volet crânien et mise en place d'une dérivation ventriculaire externe avec mesure de pression intracrânienne.

Il bénéficie d'une réanimation neurologique avec contrôle des agressions cérébrales d'origine systémique et optimisation de la pression de perfusion cérébrale, permettant de contrôler l'hypertension intracrânienne. Néanmoins, à l'arrêt des sédations, le patient ne présente pas de signe de réveil. Par ailleurs, l'examen clinique ne trouve aucun réflexe du tronc cérébral : cornéen, photomoteur, oculocéphalogyre vertical et horizontal, cochléovesticulaire, oculocardiaque, et pas de réflexe de toux lors des aspirations trachéales.

Devant cet examen clinique, un état de mort encéphalique est suspecté. Une **épreuve d'hypercapnie** est réalisée en débranchant le patient du respirateur (en laissant de l'oxygène diffuser par une sonde introduite dans la sonde d'intubation) : elle confirme l'absence de mouvement respiratoire malgré l'apparition d'une hypercapnie confirmée sur les gaz du sang.

Six heures après ces constatations cliniques, un **angioscanner** cérébral est réalisé, affirmant l'arrêt circulatoire encéphalique.

Le **diagnostic de mort encéphalique** est posé. La **famille** est **informée** de l'état clinique **irréversible** du patient. Le patient est déclaré décédé, mais la poursuite de la réanimation permet le maintien d'une activité respiratoire et cardiovasculaire.

La famille est interrogée par l'équipe de réanimation sur ce qu'ils savent du positionnement du patient quant au don d'organe, ce dernier étant éligible à cette procédure du fait de la mort encéphalique. Il ne s'était pas clairement exprimé sur le sujet de son vivant mais son épouse et ses enfants pensent qu'il aurait souhaité être donneur. Cette approche du don d'organe est effectuée en coopération avec l'équipe hospitalière de coordination des prélèvements d'organes. Après interrogation du Registre national des refus pour confirmer que le patient n'y est pas inscrit, l'équipe de coordination poursuit la démarche : accompagnement de la famille et organisation du prélèvement multi-organes en collaboration avec l'Agence de la biomédecine et les **équipes chirurgicales**.

La qualité des organes potentiellement prélevables est évaluée et le patient est admis au bloc opératoire où sont prélevés par différentes équipes les poumons, le cœur, les reins et les cornées. Le corps est restitué à la famille en assurant le respect de l'aspect extérieur.

La recherche des receveurs potentiels a débuté avant le prélèvement, selon la compatibilité HLA, ABO et morphologique.

Les receveurs sont convoqués en urgence à l'hôpital (sauf pour les cornées, qui peuvent être stockées en attente). Les différents organes seront transplantés sur cinq patients différents qui bénéficieront d'un traitement immunosuppresseur pour éviter le rejet de greffe, et d'un suivi étroit et prolongé.

I. Cadre réglementaire du don d'organe

A. Qui sont les donneurs d'organes ?

- Donneurs en mort encéphalique (75 % des dons) (encadré 9.1).
- Donneur en arrêt cardiaque (procédure dite Maastricht, encadré 9.2).
- Donneurs vivants pour les reins et le foie (encadré 9.3).

Encadré 9.1

Définition et diagnostic de mort encéphalique

La suspicion de **mort encéphalique est clinique**. Elle nécessite, en France, une confirmation paraclinique (tableau 9.1). Il s'agit d'un diagnostic encadré par la loi. L'état de mort encéphalique représente environ 5 % des causes de décès en réanimation. Son diagnostic entraîne la déclaration du décès du patient. La physiopathologie est une destruction irréversible des cellules cérébrales, secondaire à un arrêt circulatoire encéphalique, le plus souvent secondaire à un processus expansif intracrânien brutal.

Tableau 9.1. B Critères diagnostiques de mort encéphalique.

Conditions préalables	Absence d'éléments interférant avec l'évaluation neurologique du patient : 1. Absence de sédation et de curarisation 2. Absence de troubles hydroélectrolytiques sévères 3. Absence d'hypothermie (objectif de température > 35 °C) 4. Absence d'hypotension (objectif de PAM > 65 mmHg)
Critères cliniques = diagnostic	1. Coma profond aréactif (Glasgow 3) 2. Abolition de tous les réflexes du tronc cérébral : a. Cornéen b. Photomoteur c. Oculocéphalogyre vertical et horizontal d. Cochléovestibulaire e. Oculocardiaque f. Toux 3. Abolition de la ventilation spontanée vérifiée par une épreuve d'hypercapnie
Critères paracliniques = confirmation	Deux électroencéphalogrammes plats et aréactifs pendant 30 minutes réalisés à 4 heures d'intervalle *ou* Une angiographie cérébrale objectivant l'arrêt de la circulation encéphalique (le plus souvent un angioscanner cérébral)

Encadré 9.2

Classification de Maastricht

B La **classification de Maastricht** différencie quatre catégories de donneurs décédés après arrêt circulatoire :

- **Catégorie I** : Patient décédé *dès l'admission* hospitalière.
- **Catégorie II** : *Échec* de réanimation cardiopulmonaire.
- **Catégorie III** : Patient *en attente* d'arrêt cardiaque.

La procédure dite « Maastricht 3 » concerne des patients chez qui le décès survient après une décision de limitation ou d'arrêt thérapeutique. Le prélèvement d'organes nécessite alors la mise en place immédiate après constatation du décès d'une circulation extracorporelle dont l'objectif est d'assurer la perfusion des organes en attente du prélèvement.

- **Catégorie IV** : Arrêt cardiaque chez un patient en *état de mort encéphalique*.

L'essentiel des prélèvements en arrêt cardiaque relève d'une procédure Maastricht 3.

Encadré 9.3

Réglementation des donneurs vivants

La transplantation d'organe d'un donneur vivant est possible depuis la Loi Caillavet de 1976. Pour protéger les donneurs, la loi de bioéthique de 1994 restreint le don au sein de la famille (parents, fratrie et enfants). Néanmoins, devant les bons résultats de la transplantation d'organe de donneur vivant et la forte demande, les révisions de la loi de bioéthique de 2004 et 2011 ont permis d'en élargir les critères, permettant à « toute personne apportant la preuve d'un lien affectif étroit et stable depuis au moins 2 ans avec le receveur » d'être donneur. Elles ont également renforcé le suivi médical des donneurs vivants. Ce don est libre et éclairé, et le donneur est reçu par plusieurs instances administratives qui s'assurent du respect de ces conditions.

B. Épidémiologie de la transplantation d'organes en France

En 2019, les données de l'Agence de biomédecine montrent une légère augmentation du nombre d'inscrits sur liste de transplantation. En effet, on recense environ 8500 patients inscrits sur liste de transplantation, dont deux tiers concernent le rein. On enregistre une augmentation du nombre de greffes, avec un total d'environ 6000 transplantations d'organes solides au cours de l'année. Un tiers environ sont des transplantations rénales et un dixième des greffons proviennent d'une procédure dite de Maastricht 3. Néanmoins, malgré l'augmentation du nombre de greffes par an, on observe une augmentation du nombre de décès en attente d'une transplantation, avec environ 700 patients décédés en attente active de transplantation.

La survie des greffons après transplantation selon chaque organe est variable :

- transplantation rénale et hépatique : près de 60 % des greffons sont fonctionnels à 10 ans ;
- transplantation cardiaque : près de 50 % des greffons sont fonctionnels à 10 ans ;
- transplantation cardiopulmonaire : près de 35 % des greffons sont fonctionnels à 10 ans.

Ces chiffres sont très variables selon la condition du donneur et du receveur, le type de donneur, le degré de compatibilité HLA…

C. Principes des lois de bioéthique

Le développement du don d'organe et de la transplantation a conduit à encadrer leur pratique par des lois, les lois de bioéthique, dont la première version date de 1994 et qui sont réactualisées tous les 5 à 10 ans. La dernière version date de 2016 (loi de modernisation du système de santé). Elle confirme les trois grands principes du don d'organes, affirme que le prélèvement d'organes est une activité de soins qui nécessite des médecins formés et une équipe de coordination qui travaille avec l'Agence de biomédecine, qui administre cette pratique.

Les trois grands principes éthiques inscrits dans la **loi de bioéthique** sont : le **consentement** présumé, la **gratuité du don**, l'**anonymat**.

Consentement présumé

Le prélèvement d'organes peut être envisagé dès lors que la personne n'a pas fait connaître, de son vivant, son refus d'un tel prélèvement (proche informé du souhait du défunt, inscription au Registre national informatisé des refus).

Gratuité du don

La loi interdit toute rémunération en contrepartie de ce don.

Anonymat

Le nom du donneur ne peut être communiqué au receveur, et réciproquement.

La famille du donneur peut cependant être informée des organes et tissus prélevés ainsi que du résultat des greffes, si elle le demande.

Il existe deux dérogations :

- en **cas de nécessité thérapeutique** : « seuls les médecins du donneur et du receveur peuvent avoir accès aux informations permettant l'identification de ceux-ci » ;
- en cas de prélèvement d'organes sur une **personne vivante** en vue d'un don qui ne peut se faire qu'au sein d'une famille (conjoint, parents au premier degré).

En pratique

La non-opposition est recherchée dans le Registre des refus mais également auprès de la famille. L'expression de la volonté du vivant du patient est recherchée. En absence d'information à ce sujet, l'avis de la famille n'est que consultatif. Le **taux d'opposition** en France est d'environ de **30 %**.

Les différents textes relatifs aux aspects législatifs de la transplantation d'organes évoluent et sont mis à jour régulièrement. Il est donc nécessaire d'être informé des nouvelles réglementations.

D. Rôle de l'Agence de biomédecine

B L'Agence de la biomédecine encadre les aspects médico-légaux de la transplantation d'organes solides et a pour missions :

- la gestion de la **Liste nationale d'attente** : aucun patient ne peut prétendre à une greffe d'organe s'il n'est pas inscrit auparavant, avec toutes ses caractéristiques, sur cette liste informatisée qui permet la répartition des organes ;
- la gestion du **Registre national informatisé des refus (RNR)**, qui doit être consulté avant tout prélèvement d'organe ;
- la gestion du **Système national d'information (CRISTAL)** où sont colligées de façon anonyme, par un système de numérotation, toutes les données des receveurs et des donneurs d'organes ; il permet une traçabilité précise des organes jusqu'au receveur et permet d'évaluer le résultat de la greffe ;
- l'évaluation et la modification des **règles d'attribution des organes** sur le plan national, en accord avec les professionnels, de façon à assurer efficacité, transparence et équité ;
- l'établissement et la modification des **règles de bonne pratique** concernant la réanimation, le prélèvement et la greffe, pour assurer qualité, sécurité sanitaire et optimisation des prélèvements ;

- la **promotion du don et l'information du grand public et des professionnels de santé**, mais aussi la **formation** des professionnels du prélèvement que sont les médecins et infirmiers de coordination ;
- la veille quant à **l'application des grands principes éthiques** énoncés dans les lois de bioéthique ;
- l'**évaluation médico-économique** de l'activité de prélèvement et de greffe, permettant de proposer les moyens nécessaires à la pérennité de cette activité.

II. Déroulement d'une procédure de prélèvement d'organes

A. Recherche des contre-indications au don chez un donneur potentiel

(A) Les contre-indications absolues au prélèvement sont :

- **maladie infectieuse transmissible** aux receveurs (infection non contrôlée ou évolutive, tuberculose active, rage, VIH, VHC, HTLV) ;
- suspicion d'encéphalopathie spongiforme subaiguë (Creutzfeld-Jakob) ;
- **cancer** ou **hémopathie** (sauf certains cancers anciens guéris).

Néanmoins, l'âge et les comorbidités du donneur sont des éléments importants de l'évaluation de la qualité du greffon.

Attention, une mort de cause suspecte (obstacle médico-légal) n'est pas une contre-indication au prélèvement, mais nécessite une démarche administrative auprès du Procureur de la République.

B. Annonce

Lors de la prise en charge d'un patient présentant les caractéristiques d'un donneur potentiel (établies ci-dessus), l'entretien avec les proches doit être l'occasion d'aborder la question du don d'organes. Cet entretien doit se dérouler en deux temps, dans un lieu adapté, après discussion collégiale médicale en amont ; nous développerons la procédure en cas de mort encéphalique, du fait de sa fréquence :

- **le premier temps est celui de l'annonce de la mort encéphalique par le réanimateur**. Cette annonce doit être claire. Les proches ne doivent pas avoir de doute sur le caractère irréversible de la situation et de l'état de mort du patient. Le médecin peut aborder le don d'organe et rechercher le souhait du patient ;
- **le deuxième temps est abordé par l'équipe de coordination des prélèvements d'organes de l'hôpital et concerne la recherche de la non-opposition du défunt au don d'organes**. Cette recherche ne doit pas être faite avant la prise de conscience du décès par les proches. Au cours de cet entretien, il ne faut pas rechercher l'« accord des proches » mais, comme la loi le précise, la « non-opposition du défunt », l'avis de la famille n'étant que consultatif. À cette occasion, des informations sur la finalité du prélèvement, sur ses modalités, le respect du corps et la restauration tégumentaire doivent être données aux proches.

En cas d'opposition du patient retrouvé (inscription sur le Registre national des refus ou information écrite ou orale rapportée par la famille), l'équipe en charge du patient l'accompagnera vers le décès.

En absence d'opposition, les explorations visant à évaluer la qualité des greffons et la procédure de répartition des organes peuvent alors débuter.

Lors de prélèvements s'inscrivant dans la procédure « Maastricht 3 », la décision de limitation et d'arrêt des thérapeutiques actives doit impérativement être prise en amont et indépendamment de la démarche du don d'organe. Pour cela, il est recommandé que l'équipe à l'origine de la décision d'arrêt des thérapeutiques actives ne soit pas la même que celle qui prendra en charge le patient en vue du don d'organes.

C. Évaluation des organes, prélèvement et transplantation

Une fois l'éligibilité du patient retenu et sa non-opposition retrouvée peut débuter la procédure de « réanimation d'organes ». Il s'agit de définir les organes potentiels à greffer, les attribuer et les maintenir en bon état, malgré les complications systémiques de la mort encéphalique jusqu'au prélèvement et à la transplantation.

Pour chaque organe, des paramètres clinicobiologiques (fonction ventriculaire gauche à l'échocardiographie, présence de catécholamines, diurèse, niveau de FiO_2, créatininémie, bilan hépatique, etc.) sont monitorés, afin d'en établir son fonctionnement. D'autre part, les caractéristiques immunologiques et infectiologiques (sérologies toxoplasmose, EBV, CMV) du patient sont recherchées.

Pendant ce temps, l'Agence de biomédecine cherche un donneur compatible inscrit sur liste de transplantation, correspondant au mieux au donneur en termes d'immunologie, de sérologie, de morphologie.

Une fois les greffons attribués, la procédure de prélèvement d'organes peut avoir lieu. En effet, ne sont prélevés que les organes qui seront finalement transplantés.

III. Compatibilité immunologique et immunosuppression

B La compréhension de la gestion des immunosuppresseurs passe par la compréhension des systèmes antigéniques pouvant être reconnus par le système immunitaire du receveur et être à l'origine d'une réaction de rejet immunitaire. Ils sont composés du système HLA et du système ABO.

A. Système HLA

Les **molécules HLA** (*Human Leukocyte Antigens*) sont codées par des gènes portés par le chromosome 6 permettant l'expression du **complexe majeur d'histocompatibilité**, divisé en trois régions : CMH-I, CMH-II et CMH-III. Le CMH permet au système immunitaire de **distinguer ses propres cellules** (le *soi*) **de ce qu'il considère comme étranger** (le *non-soi* : virus, bactéries, parasites, mais également les corps étrangers, un tissu issu d'un autre individu, des antigènes tumoraux). En effet, le **système HLA présente** des **peptides** aux **récepteurs des lymphocytes T** (TCR) : aux lymphocytes T **$CD8^+$ *via* le CMH-I**, aux lymphocytes T **$CD4^+$ *via* le CMH-II**, le rôle physiologique initial étant celui de présenter des peptides microbiens.

La **localisation** des molécules HLA diffère selon la classe :

- **ubiquitaire** dans toutes les **cellules nucléées** pour le CMH-I (HLA-A, -B, -C) ;
- **uniquement** les **cellules présentatrices d'antigènes** pour le CMH-II (HLA-DR, -DQ, -DP) : lymphocytes B, monocytes, macrophages, cellules dendritiques et lymphocytes T activés. À noter qu'**en cas d'inflammation**, les molécules de classe II peuvent apparaître sur l'endothélium, les cellules rénales proximales, l'épithélium cutané ou encore les entérocytes.

B. Système ABO

Le **système ABO** est un système tissulaire présent sur de nombreuses cellules de l'organisme dont les érythrocytes. Le groupe sanguin est défini par l'association de **deux antigènes** : **A** et **B** (**O en cas d'absence d'antigènes A et B**).

À la différence du système HLA, chaque sujet possède dans son sérum les **anticorps naturels et réguliers** (IgM agglutinantes) dirigés **contre les antigènes qu'il ne possède pas** sur les érythrocytes :

- anticorps anti-B si le sujet est de groupe sanguin A ;
- anticorps anti-A si le sujet est de groupe sanguin B ;
- anticorps anti-A et anti-B si le sujet est de groupe sanguin O ;
- aucun anticorps si le sujet est de groupe sanguin AB.

D'autres systèmes, cette fois-ci spécifiques des érythrocytes, existent également et la stimulation antigénique engendre la synthèse d'anticorps immuns acquis et irréguliers (les « RAI ») :

- le **système Rhésus** (RH), composé des antigènes D, C, E, c, e. Si le patient est porteur de l'antigène D (le plus immunogène des cinq), on dit qu'il est RH+ ;
- le **système Kell** (KEL), dont l'antigène majeur K est le plus immunogène ;
- d'autres systèmes qui ont une importance chez les patients polytransfusés ; ils sont inclus dans le « phénotypage étendu » (les systèmes RH et KEL faisant partie du phénotypage standard) : **Duffy** (FY), **Kidd** (JK), **MNSs** (MNS).

C. Règles de compatibilité en transplantation

Dans le cadre de la transplantation, il est nécessaire d'avoir des **groupes ABO compatibles** et d'obtenir la **meilleure compatibilité possible** entre le **système HLA** tissulaire du donneur et du receveur (épreuve de *cross-match* dite de compatibilité tissulaire croisée).

Les transplantations avec donneur vivant ABO incompatible peuvent s'effectuer après un conditionnement spécifique du receveur.

Tout comme la détermination ultime réalisée avant une transfusion, le ***cross-match*** est réalisé avant la transplantation :

- ***cross-match* virtuel** en premier lieu. Il permet de comparer les anticorps anti-HLA du receveur et le système HLA du donneur. Le sérum du receveur est incubé avec des microbilles à la surface desquelles se trouve un antigène HLA. Lorsqu'un anticorps anti-HLA est présent, il interagit avec la microbille porteuse de l'antigène HLA spécifique et une fluorescence est mesurée. La comparaison du système HLA du donneur et de l'ensemble des interactions anticorps-microbilles permet de prédire le résultat du *cross-match* réel (épreuve de lymphotoxicité). Sa négativité permet de ne pas attendre le *cross-match* réel, qui allongerait la durée d'ischémie froide, entraînant ainsi une altération du greffon ;
- ***cross-match* réel** dans un second temps (**épreuve de lymphotoxicité**), qui permet d'identifier dans le sérum du receveur la présence d'anticorps cytotoxiques dirigés contre les antigènes du donneur *via* l'incubation des lymphocytes du donneur (ganglion, rate) et le sérum du receveur en présence de complément :
  - il est **positif** s'il y a une **lyse** des lymphocytes du donneur, ce qui **contre-indique** la transplantation ;
  - il est **négatif** s'il n'y a **pas de lyse**, la transplantation peut être réalisée.

D. Immunosuppresseurs

Les immunosuppresseurs (tableau 9.2) sont prescrits afin de :

- **prévenir le rejet aigu, initialement par un traitement d'induction puis au long cours par un traitement d'entretien ;**
- traiter un rejet (traitement curatif).

Ils ont en commun d'induire un déficit immunitaire, qui se traduit par un risque accru d'infections, notamment virales et fongiques (CMV, BK virus, EBV, pneumocystose), mais aussi de syndromes lymphoprolifératifs (EBV-induits, notamment) et de cancers (notamment cutanés). La difficulté réside dans la détermination de la posologie permettant de prévenir le rejet allogénique en limitant ces effets indésirables.

Tableau 9.2. B **Récapitulatif des différents immunosuppresseurs utilisables en clinique.**

Molécules	Indications	Mécanismes d'action	Effets indésirables
Anticorps polyclonal antilymphocytaire	Prévention et traitement du rejet aigu	Déplétion lymphocytaire	Neutropénie, thrombopénie, maladie sérique, anaphylaxie, infections
Ciclosporine A (CsA)	Prévention du rejet aigu	Inhibiteur de la calcineurine, inhibition des lymphocytes T	Insuffisance rénale, HTA, MAT, hyperkaliémie, hypercholestérolémie, hyperuricémie, neurotoxicité, hypertrichose, hyperplasie gingivale
Tacrolimus (FK506)	Prévention du rejet aigu	Inhibiteur de la calcineurine, inhibition des lymphocytes T	Insuffisance rénale, HTA, MAT, hyperuricémie, diabète, neurotoxicité
Évérolimus	Prévention du rejet aigu	Inhibiteur de mTOR, inhibition des lymphocytes T	Hyperlipidémie, acné, anémie, thrombopénie, leucopénie, SHU, œdèmes, pneumopathie
Mycophénolate mofétil	Prévention du rejet aigu	Inhibiteur de l'IMPDH, inhibition des lymphocytes T	Leucopénie, diarrhées, vomissements, infections virales
Azathioprine	Prévention du rejet aigu	Analogue de la 6-mercaptopurine, inhibition des lymphocytes T	Leucopénie, thrombopénie, anémie, hépatotoxicité
Prednisone, prednisolone	Prévention et traitement du rejet aigu	Anti-inflammatoire et immunosuppresseur, inhibition des lymphocytes T	HTA, diabète, troubles rhumatologiques, cutanés, neuropsychiques, oculaires
Bélatacept	Prévention du rejet aigu	Blocage sélectif du signal de costimulation (interaction CD80/CD86 des cellules présentatrices de l'antigène avec la molécule CD28 du lymphocyte T), inhibition des lymphocytes T	NB : uniquement chez les patients EBV^+ (risque accru de lymphoprolifération chez les patients EBV^-)
Rituximab	Traitement curatif du rejet aigu	Anti-CD20, inhibition des lymphocytes B	Hypogammaglobulinémie, complications infectieuses

E. Rejets

En fonction du délai d'apparition et de la physiopathologie, plusieurs types de rejets sont décrits.

Rejet hyperaigu humoral

- Lié à l'existence d'anticorps préformés avant la greffe, dirigés contre les antigènes HLA présents sur l'endothélium vasculaire du greffon. Ces derniers peuvent apparaître à l'occasion d'une précédente transplantation, de transfusions ou de grossesses.
- Il se traduit par une thrombose du greffon survenant dans les minutes (rejet hyperaigu immédiat) ou dans les 4 ou 5 premiers jours post-transplantation (rejet hyperaigu différé), aboutissant à son dysfonctionnement.
- Le traitement peut être tenté mais est souvent vain : corticostéroïdes à fortes doses, échanges plasmatiques, immunoglobulines intraveineuses, rituximab. En général, la transplantectomie rapide est nécessaire.

Rejet aigu cellulaire

- Il est lié à l'infiltration du greffon par des lymphocytes cytotoxiques, responsables d'un dysfonctionnement du greffon.
- La biopsie montre l'infiltrat lymphocytaire.
- Le traitement repose sur les corticostéroïdes à fortes doses.
- Le pronostic est généralement bon avec une réversibilité des lésions.
- Sa survenue est favorisée par une inobservance du traitement immunosuppresseur.

Rejet aigu humoral

- Il est lié à l'agression de l'endothélium du greffon par des anticorps dirigés contre les antigènes HLA du donneur.
- La biopsie montre typiquement une nécrose des cellules mononucléées et des polynucléaires neutrophiles dans les capillaires, avec un dépôt de complément (C4d) le long des capillaires.
- Le diagnostic repose sur l'association des anomalies histologiques et de la présence dans le sérum d'un anticorps dirigé contre un antigène HLA du donneur.
- Le traitement repose sur les échanges plasmatiques et les immunoglobulines polyvalentes, parfois associés au rituximab.
- L'évolution est mauvaise avec une réversibilité incomplète et une évolution vers des lésions chroniques.

Rejet chronique en lien avec la dysfonction chronique d'allogreffe

- Entité histologique pure à médiation cellulaire ou humorale (si présence d'anticorps anti-HLA du donneur) caractérisée par une altération progressive de la fonction du greffon.

Une autre cause de perte du greffon est la **récidive de la maladie initiale**, diagnostic différentiel de ces réactions de rejet.

III

Défaillances et urgences cardiovasculaires et hémodynamiques

CHAPITRE

10

États de choc

Situation de départ

43 Découverte d'une hypotension artérielle

Item, objectifs pédagogiques

ITEM 332 – État de choc. Principales étiologies : hypovolémique, septique (voir item 158), cardiogénique, anaphylactique

Rang	Rubrique	Intitulé	Descriptif
A	Définition	Connaître la définition de l'état de choc	Savoir définir un état de choc
A	Étiologie	Connaître les principales étiologies des états de choc	Cardiogénique, obstructif, septique, hémorragique et anaphylactique
B	Éléments physiopatho-logiques	Connaître la physiopathologie des états de choc, selon leur étiologie	Connaître les principaux mécanismes hémodynamiques, inflammatoires et métaboliques conduisant aux défaillances d'organes
A	Diagnostic positif	Connaître les signes cliniques d'un état de choc	Reconnaître l'hypotension artérielle et savoir rechercher les signes de défaillance d'organes, savoir rechercher une hyperlactatémie
A	Diagnostic positif	Connaître les éléments d'anamnèse et cliniques pour le diagnostic étiologique selon l'anamnèse et la clinique	Savoir recueillir les éléments anamnestiques et cliniques nécessaires à l'orientation diagnostique
B	Examens complémentaires	Savoir caractériser le type d'état de choc	Savoir recourir aux examens complémentaires permettant de caractériser l'étiologie de l'état de choc (échocardiographie, tomodensitométrie, biologie)
B	Examens complémentaires	Connaître la stratégie d'exploration devant un choc hémorragique	
A	Prise en charge	Connaître les éléments de prise en charge immédiate d'un état de choc	Arrêt du mécanisme causal (hémorragie, anaphylaxie), oxygénation, remplissage vasculaire adapté, appel à l'aide
A	Prise en charge	Connaître les principes de prise en charge du choc hémorragique	Stratégie transfusionnelle Connaître les principes d'hémostase (médicamenteux, chirurgie, radiologie interventionnelle de l'artère causale d'un choc hémorragique, endoscopie…)
B	Prise en charge	Connaître les principes de prise en charge du choc septique	Cf. item 158
B	Prise en charge	Connaître les principes de prise en charge du choc cardiogénique	Cf. item 234
B	Prise en charge	Connaître les principes de prise en charge du choc obstructif	Cf. items dédiés (EP item 226, PNO item 360)
A	Prise en charge	Connaître les principes de prise en charge du choc anaphylactique	Cf. item 332

Introduction
I. **Comment faire le diagnostic d'état de choc ?**
II. **Quelles sont les mesures immédiates ?**
III. **Quelles sont les mesures avancées ?**

Introduction

Ⓐ L'état de choc se définit classiquement comme une insuffisance circulatoire aiguë diminuant profondément la perfusion des organes et altérant leur oxygénation (hypoxie tissulaire). Les avancées de la compréhension physiopathologique ont montré également une participation précoce et majeure du système de l'immunité innée (« orage cytokinique » pro- et anti-inflammatoire simultané) et de plusieurs voies métaboliques (dysfonction mitochondriale, par exemple). Ces trois éléments : insuffisance circulatoire, anomalies de l'inflammation, dysfonctionnement métabolique, sont déclenchés différemment dans les différents types de choc mais finissent par s'associer et entraînent la dysfonction progressive de tous les organes. Les états de choc aboutissent *in fine* à une défaillance multiviscérale et au décès du patient en l'absence de prise en charge.

La gravité d'un état de choc se mesure en termes de nombre et d'intensité des défaillances d'organes qu'il provoque. Elle est fonction de l'étiologie de l'état de choc, du délai entre l'apparition de celui-ci et la mise en œuvre des moyens thérapeutiques et de l'état antérieur du patient (âge « physiologique », comorbidités, facteurs génétiques). L'état initial du patient conditionne la « réserve physiologique du patient » et ses capacités d'adaptation à la défaillance circulatoire.

En pratique, quatre grandes catégories d'états de choc sont décrites : le **choc cardiogénique**, le **choc obstructif**, le **choc hypovolémique** et le **choc distributif**, qui comprend le choc septique et le choc anaphylactique. Les différents profils hémodynamiques correspondant à ces différents chocs sont résumés dans le tableau 10.1.

Tableau 10.1. Ⓐ **Caractéristiques hémodynamiques des différents types d'états de choc.**

	Débit cardiaque	**Précharge cardiaque** ↳ volume télédiastolique	**Post-charge cardiaque Résistances vasculaires systémiques**
Choc cardiogénique	↓	↑	Variable
Choc hypovolémique	↓	↓↓	↑
Choc distributif (septique et anaphylactique)	Variable	↓	↓↓
Choc obstructif (EP proximale)	↓	↑ pour précharge du cœur droit	↑

Encadré 10.1

Éléments physiopathologiques

Ⓑ L'**état de choc** se définit comme une **défaillance aiguë du système cardiocirculatoire**. **Quatre grands mécanismes** peuvent être à l'origine d'un état de choc : une hypovolémie, une défaillance du myocarde, une obstruction du lit vasculaire et des anomalies distributives. Ces différents mécanismes peuvent être intriqués et associés entre eux.

Quel que soit le mécanisme prédominant de l'état de choc, l'**insuffisance circulatoire** en résultant est responsable d'une **diminution de la libération tissulaire en oxygène** et aboutit à une **inadéquation entre apports et besoins en oxygène au niveau des organes**.

Le **choc hypovolémique** est caractérisé par une **diminution du volume intravasculaire**. Cette diminution du volume sanguin circulant est responsable d'une chute du débit cardiaque secondaire à la diminution du retour veineux au cœur (diminution de la précharge).

Encadré 10.1 Suite.

Le choc cardiogénique est caractérisé par une **défaillance du myocarde** qui entraîne la chute du débit cardiaque associée à une augmentation des pressions de remplissage (signes d'insuffisance cardiaque gauche et/ou droite).

Le choc obstructif est la conséquence d'un **obstacle au remplissage ou à l'éjection du cœur**. Il en résulte de façon logique une chute du débit cardiaque.

L'**état de** choc distributif est caractérisé par une altération de la redistribution des débits régionaux et une diminution de l'extraction tissulaire en oxygène. Il est associé à une **augmentation de la perméabilité capillaire** et à une **vasodilatation périphérique** qui sont responsables d'une hypovolémie « relative » pouvant aggraver une hypovolémie absolue. Les états de choc distributif incluent les états de choc septique et les états de choc distributif non septique (chocs anaphylactiques ; états de choc inflammatoire avec, par exemple, pancréatites aiguës, brûlures étendues ; choc cytokinique de certains lymphomes ; choc spinal secondaire à une section médullaire).

L'état de choc est **toujours** une **urgence vitale** et son identification rapide permet d'éviter un retard thérapeutique à l'origine d'une surmortalité importante. Outre les mesures symptomatiques (oxygénation, remplissage vasculaire, drogues vasoactives ou inotropes positives), le traitement étiologique est absolument essentiel.

Vignette clinique

Vous êtes contacté le matin pour Madame V., une patiente de 67 ans hospitalisée en service de maladies infectieuses admise pour pyélonéphrite aiguë depuis la veille dans la soirée. Elle a pour antécédents un diabète de type 2 évoluant depuis une dizaine d'années, ainsi qu'une hypertension artérielle essentielle. L'histoire récente de la maladie rapporte une cystite non traitée par négligence de la patiente avec apparition progressive d'une fièvre et de douleurs lombaires droites. Malgré la prescription de ciprofloxacine *per os* depuis son admission hier soir, l'état clinique se détériore et vous êtes appelé(e) par l'infirmière du service pour une hypotension artérielle accompagnée d'un syndrome confusionnel. Vous apprenez que la patiente n'a pas pris la ciprofloxacine car elle se sentait trop fatiguée et nauséeuse.

À votre arrivée, les *paramètres vitaux*, transmis par l'infirmière sont : pression artérielle systolique (PAS) 72 mmHg, pression artérielle diastolique (PAD) 46 mmHg (**hypotension**), fréquence cardiaque (FC) 115 bpm (**tachycardie**), fréquence respiratoire (FR) 26 cycles/min (**polypnée**), SpO_2 90 % en air ambiant (**désaturation**), **vigilance** abaissée (Glasgow 14), température 38,7 °C.

→ **Devant les signes de gravité** (risque vital immédiat), vous demandez immédiatement un monitorage des paramètres vitaux (ECG, SpO_2, fréquence respiratoire avec mesure automatisée de la pression artérielle toutes les 10 minutes) et la pose d'une voie veineuse périphérique. Vous demandez également la mise en place immédiate d'une oxygénothérapie aux lunettes 5 litres/min pour un objectif de $SpO_2 > 95$ %.

Examen physique systématisé : **auscultation cardiaque** sans particularité hormis la tachycardie. La patiente ne présente pas de signes d'insuffisance cardiaque droite ou gauche (auscultation pulmonaire claire, absence de turgescence jugulaire), mais présente des **marbrures** au niveau des membres inférieurs remontant jusqu'à mi-cuisse de manière bilatérale, le temps de recoloration cutané est augmenté à 5,6 secondes au niveau des genoux et les extrémités distales des membres inférieurs sont froides. La patiente est **désorientée** dans le temps et l'espace (Glasgow 14/15). D'après les transmissions, la patiente **n'a pas uriné** depuis son admission.

→ L'association hypotension, marbrures, temps de recoloration allongé, oligurie et confusion vous fait suspecter le diagnostic syndromique d'état de choc. Vous présumez ce possible choc septique au vu du contexte et de la fièvre.

→ En l'absence de signes (crépitants et turgescence jugulaire) pouvant faire craindre un choc cardiogénique avec œdème aigu du poumon, votre première mesure à visée hémodynamique est d'effectuer un **remplissage vasculaire rapide par cristalloïdes** (soluté salé 0,9 %) 500 ml en débit libre. L'objectif du remplissage est de corriger les signes de choc. Ainsi, il sera complété jusqu'à 20–30 ml/kg dans les premières heures (au maximum trois premières heures, idéalement dans l'heure), afin d'obtenir une pression artérielle moyenne de 65 mmHg.

Vous demandez la réalisation immédiate des examens complémentaires suivants :

- une *gazométrie artérielle avec mesure du lactate* (sous oxygénothérapie à 5 litres/min) : pH = 7,25, PaO_2 = 90 mmHg, $PaCO_2$ = 29 mmHg, HCO_3^- = 19 mmol/l, **lactate** = 5,9 mmol/l ;
- un *bilan biologique avec prélèvements microbiologiques* (à la pose de la perfusion) : numération-formule sanguine (NFS), plaquettes, bilan de coagulation, ionogramme sanguin, créatininémie, bilan hépatique, groupage ABO et rhésus, deux paires d'**hémocultures**, examen cytobactériologique des urines (ECBU) dès que reprise de diurèse ;
- une *radiographie thoracique* ;
- un *ECG* : tachycardie sinusale, pas d'autre anomalie

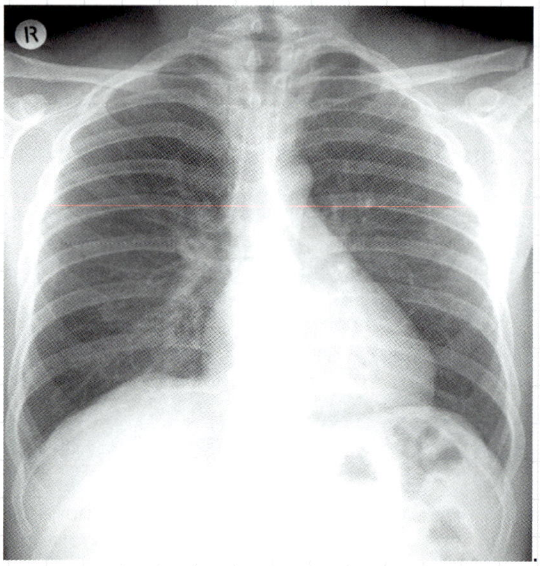

En attendant les résultats des examens non revenus immédiatement, votre réflexion étiologique est la suivante :

- présence d'un état de choc en contexte infectieux ;
- absence d'arguments en faveur d'un diagnostic différentiel de :
  - choc cardiogénique par atteinte cardiaque ou obstructif : car pas de douleur thoracique, pas de signes d'insuffisance cardiaque, pas d'anomalie ECG ;
  - choc hypovolémique : pas de notion de perte de volume : pas de saignement ou diarrhées extériorisées, pas de signe d'appel pour un hématome ou une hémorragie digestive ; vous vérifierez le taux d'hémoglobine à la NFS ;
  - choc anaphylactique : pas de signes cutanés/respiratoires évocateurs.

Votre réflexion sur la gravité est la suivante :

- hypotension artérielle persistante sous remplissage (vous êtes maintenant à 1 000 ml de soluté salé perfusé en 30 minutes) ;
- hypoxie corrigée sous O_2 (la SpO_2 est maintenant à 97 % sous 5 litres), polypnée isolée ;
- signes de dysfonction d'organe : marbrures, oligurie (vous attendez la créatinine), confusion, acidose lactique.

→ Vous vous orientez donc vers un choc septique d'origine urinaire communautaire :

- vous prescrivez et faites injecter immédiatement **céfotaxime** 2 g IVL + gentamycine 5 mg/kg ;
- vous **appelez le réanimateur** en lui indiquant les éléments ci-dessus : il accepte immédiatement la patiente en réanimation.

La prise en charge de la patiente en réanimation consistera de manière parallèle en :

- **sur le plan symptomatique** :
  - la prescription de noradrénaline IVSE pour obtenir une pression artérielle moyenne ≥ 65 mmHg, d'abord perfusée sur une voie veineuse périphérique puis sur un cathéter veineux central. La pression artérielle sera surveillée en continu grâce à la pose d'un cathéter artériel ;

- une échocardiographie transthoracique (ETT) en urgence pour éliminer les diagnostics différentiels de choc et pour permettre de guider la suite du remplissage vasculaire (d'autres techniques sont possibles);
- l'évaluation et la prise en charge des différentes défaillances d'organes : insuffisance rénale, syndrome de détresse respiratoire aiguë, coagulation intravasculaire disséminée, foie de choc… ;

› **sur le plan étiologique** :
- une **imagerie *urgente* des voies urinaires** (échographie des voies urinaires ou scanner abdomino-pelvien), afin d'éliminer un obstacle ou une complication locale à type d'abcès; **la présence d'un obstacle imposerait une dérivation urgente des urines**;
- *la poursuite de l'antibiothérapie initiée par vos soins et son adaptation* une fois le germe mis en évidence et l'antibiogramme réalisé (minimum 48–72 heures après prélèvement).

I. Comment faire le diagnostic d'état de choc?

L'état de choc est une urgence thérapeutique dont le diagnostic est essentiellement **clinique**. L'examen physique, essentiellement l'inspection, permettra d'objectiver des **signes d'insuffisance circulatoire aiguë** qui confirmeront le diagnostic d'état de choc.

A. Une hypotension artérielle avec tachycardie réactionnelle

L'insuffisance circulatoire aiguë est définie par une **hypotension artérielle** :
- pression artérielle systolique (PAS) inférieure à 90 mmHg;
- ou pression artérielle moyenne (PAM) inférieure à 65 mmHg;
- ou variation de plus de 30 % par rapport à la pression artérielle habituelle chez les patients hypertendus ou présentant une pression artérielle habituellement basse.

Attention : l'hypotension peut manquer à la phase initiale des chocs, notamment en cas de choc hypovolémique ou cardiogénique, alors que les dysfonctions d'organes sont déjà présentes. **Une pression artérielle normale n'élimine pas un choc débutant!** De plus, la mesure oscillométrique au brassard de la pression systolique surestime les valeurs basses : la pression moyenne est souvent plus juste.

Une **tachycardie** réflexe sinusale (> 100 bpm) est normalement présente — mais une arythmie peut se déclencher à la faveur d'un état de choc ou s'accélérer si elle était déjà présente — dans le but de tenter de maintenir un débit cardiaque suffisant. Son intensité est souvent bien corrélée à la gravité du tableau. Attention aux patients sous traitement bradycardisant (bêtabloquant, etc.).

B. Des signes cliniques de choc (ou d'hypoperfusion périphérique)

Ceux-ci comprennent :
- une **polypnée** > 22 cycles/min : compensation respiratoire d'une acidose métabolique hyperlactatémique ou atteinte pulmonaire secondaire au choc;
- des **marbrures** visibles d'abord sur les genoux (fig. 10.1) : leur extension est bien corrélée à la gravité; leur régression est un bon signe d'amélioration;
- un **allongement du temps de recoloration cutané** (supérieur à 3 secondes), idéalement au niveau du genou ou de l'index;

- une confusion, une agitation. Attention, un coma doit faire suspecter un autre mécanisme que le choc (méningoencéphalite, hématome, intoxication…);
- une oligurie, évaluée par surveillance de la diurèse pouvant faire appel à une sonde urinaire.

Le diagnostic d'état de choc est un diagnostic clinique. Cependant, **une augmentation du taux du lactate artériel ou veineux > 2 mmol/l ainsi qu'une diminution du pH (acidose métabolique) sont des arguments forts en cas de doute diagnostique**. Le taux de lactate est corrélé à la gravité de l'état de choc.

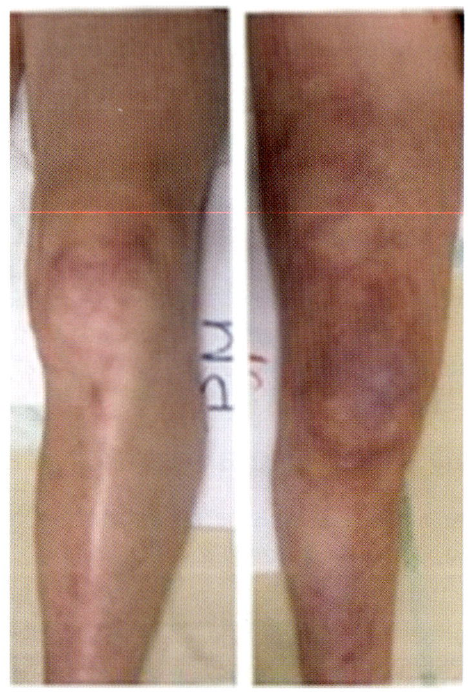

Fig. 10.1. Ⓐ **Marbrures des genoux.**

Les éléments diagnostiques du choc sont :

Hypotension artérielle : PAS < 90 mmHg ou PAM < 65 mmHg

et

Signes d'hypoperfusion : marbrures, oligurie, confusion, polypnée

- L'augmentation du lactate (artériel ou veineux) > 2 mmol/l est le signe biologique majeur.
- Aucun de ces éléments n'est spécifique au diagnostic : c'est l'association de plusieurs éléments qui font porter le diagnostic ou alertent sur la possibilité de celui-ci.
- Il est classique de considérer qu'un état de choc est affirmé en cas d'hypotension résistante au remplissage. De manière opérationnelle, il vaut mieux considérer toute hypotension comme un potentiel état de choc.

II. Quelles sont les mesures immédiates ?

Dès la suspicion d'un état de choc, quatre éléments sont à réaliser simultanément :

- mise en condition immédiate et mesures thérapeutiques d'urgence;
- rassembler les éléments pour une première orientation diagnostique;

- évaluation de la gravité paraclinique ;
- appel à l'aide et orientation du patient vers la structure adaptée.

A. Mise en condition immédiate et mesures thérapeutiques d'urgence

La prise en charge d'un état de choc nécessite un conditionnement immédiat, quel que soit le lieu initial de la prise en charge. Dès que possible le patient est amené dans un endroit approprié pour ce type de prise en charge : salle de déchoquage, accueil des urgences vitales, chambre de réanimation… ; la prise en charge doit cependant démarrer au domicile avec le SAMU ou dans une chambre classique le cas échéant :

- **scope multiparamétrique** : ECG, SpO_2, fréquence respiratoire, mesure automatisée de pression artérielle au brassard toutes les 10 minutes ;
- **oxygénation** pour obtenir une SpO_2 > 95 % (cf. chapitre 4) ;
- pose d'une **voie veineuse périphérique** (qui permet le prélèvement d'un bilan veineux immédiat à la pose) avec pose d'un garde-veine glucosé 5 % 500 ml par jour ;
- **remplissage vasculaire** : la prise en charge initiale hémodynamique de tous les états de choc passe par un remplissage vasculaire initial par sérum salé 0,9 % 500 ml en débit libre jusque 20–30 ml/kg dans les 3 heures maximum (idéalement dans l'heure), **sauf dans les cas de choc cardiogénique avec œdème pulmonaire.** test de lever de jambe passif : prédit effet du remplissage

Certaines situations appellent des **actes thérapeutiques immédiats** pour traiter un mécanisme causal, notamment :

- compression/garrot d'une lésion hémorragique ;
- injection d'adrénaline devant un choc anaphylactique (cf. chapitre 19) et arrêt de l'apport de l'agent incriminé ;
- l'injection d'une première dose d'antibiotique en cas de choc septique doit être réalisée dans l'heure : il ne s'agit pas d'un acte immédiat à proprement parler mais à réaliser précocement après les premiers prélèvements microbiologiques. Attention, en cas de suspicion de purpura fulminans : céfotaxime ou ceftriaxone 2 g IVL (IM si voie IV indisponible) immédiat !

B. Dès ce premier stade, une orientation diagnostique, essentiellement clinique, sur la cause du choc doit être réalisée

Les éléments anamnestiques et cliniques initiaux sont précieux pour s'orienter sur la cause du choc : dans 90 % des cas, la cause du choc est identifiée à ce stade (cf. chapitres dédiés) :

- fièvre, foyer infectieux patent, immunodépression orientent vers un choc septique. Ces signes infectieux peuvent cependant être frustes chez les patients âgés, les patients neutropéniques et les patients traités par anti-inflammatoires ;
- douleur thoracique chez un patient avec facteurs de risque cardiovasculaire, souffle cardiaque, turgescence jugulaire, crépitants pulmonaires bilatéraux orientent vers un choc cardiogénique « gauche » par dysfonction ventriculaire gauche ou valvulaire ;
- turgescence jugulaire sans signe pulmonaire d'OAP avec douleur thoracique orientent vers un choc cardiogénique « droit » ou obstructif (embolie pulmonaire, tamponnade, pneumothorax compressif…) ;

- hémorragie extériorisée, pâleur, prise d'anticoagulant, *a fortiori* surdosé, hématome, postopératoire immédiat, diarrhées abondantes, coup de chaleur, jugulaires plates en décubitus évoquent un choc hypovolémique ;
- signes cutanés brutaux à type d'œdème cervicofacial et/ou pharyngé et d'urticaire (prurit, érythème cutané), un bronchospasme (± toux), des traces de piqûres d'hyménoptère, l'initiation récente d'un nouveau traitement ou un repas avec exposition à un allergène à risque dans les heures précédentes évoquent un choc anaphylactique.

Les différents déterminants de la pression artérielle sont susceptibles de fournir quelques informations sur le mécanisme du choc :

- l'existence d'une PAD effondrée (inférieure à 40 mmHg) avec PAS peu diminuée témoigne d'une diminution des résistances vasculaires périphériques (RVP) et donc d'une vasoplégie (ou vasodilatation) orientant vers un **choc distributif** (choc septique ou choc anaphylactique principalement) ;
- à l'inverse, une pression artérielle différentielle (PAS – PAD) pincée (c'est-à-dire diminuée) avec une diminution de la PAS et une PAD conservée, sera en faveur d'une diminution du volume d'éjection systolique secondaire à une diminution de la précharge cardiaque (**choc hypovolémique**) ou à une baisse de la contractibilité myocardique (**choc cardiogénique**) associée à une vasoconstriction périphérique (augmentation des RVP).

C. Examens indispensables pour évaluer le retentissement et premier bilan d'orientation

120

1. À visée d'évaluation de la gravité

- Gaz du sang et taux de lactate artériel ou veineux si non encore réalisés : hypoxie, acidose, augmentation du lactate.
- Bilan hépatique (ASAT, ALAT, bilirubine) : cytolyse/cholestase pouvant signer une souffrance hépatique : « foie de choc » ou « foie hypoxique ».
- Numération-formule sanguine et bilan d'hémostase (TP, TCA, fibrinogène) : coagulation intravasculaire disséminée, consommation liée à une hémorragie.
- Ionogramme sanguin et créatininémie : à la recherche d'une insuffisance rénale aiguë et des troubles métaboliques associés.

2. À visée diagnostique ou préthérapeutique

Le bilan complémentaire diagnostique dépend des premiers éléments cliniques et anamnestiques (cf. chapitres dédiés), mais il comprendra systématiquement :

- un ECG ;
- une radiographie de thorax ;
- une numération-formule sanguine (déjà cité ci-dessus) ;
- une paire d'hémocultures, sauf diagnostic non infectieux absolument évident ;
- un groupe ABO, Rhésus pour préparer une éventuelle transfusion.

D. Appeler à l'aide

La prise en charge d'un état de choc justifie toujours d'une prise en charge spécialisée. Dès la suspicion du diagnostic, vous devez appeler le réanimateur.

Devant tout état de choc suspecté ou avéré :

- monitorage des paramètres vitaux, oxygénothérapie, voie veineuse périphérique et soluté salé 0,9 % 500 ml débit libre (sauf en cas de choc cardiogénique avec œdème pulmonaire !) ;
- premières mesures étiologiques d'urgence ;
- recueil anamnèse et clinique pour orientation ;
- prélever le bilan paraclinique des défaillances et selon orientation clinique ;
- appel du réanimateur.

Quiz 1

Concernant le choc septique, quelle(s) proposition(s) est (sont) correcte(s) ?
A. la catécholamine de référence est la dobutamine
B. les solutés de référence pour le remplissage sont les solutés glucosés (plutôt G30 % que G5 % d'ailleurs)
C. l'initiation d'une antibiothérapie n'est jamais une urgence
D. l'objectif de PAM est > 65 mmHg
E. la PAD est souvent élevée, ce qui reflète des résistances vasculaires périphériques augmentées

Quiz 2

Concernant le choc anaphylactique, quelle(s) proposition(s) est (sont) correcte(s) ?
A. il faut d'abord procéder à un remplissage vasculaire suffisant avant d'introduire de l'adrénaline
B. la PAD est souvent basse, ce qui reflète des résistances vasculaires périphériques effondrées
C. l'adrénaline permet de diminuer les signes de bronchospasme par son action bronchodilatatrice au niveau des récepteurs β_2-adrénergiques
D. parfois il se manifeste par un arrêt cardiaque d'emblée sans prodrome, faisant suite par exemple à l'exposition intraveineuse d'un médicament auquel le patient est allergique
E. la catécholamine de référence est la noradrénaline

III. Quelles sont les mesures avancées ?

B Au-delà des premières manœuvres citées plus haut, la réanimation d'un état de choc nécessite de manière simultanée une prise en charge symptomatique et une prise en charge étiologique en milieu adapté.

A. Surveillance continue et mise en condition

La prise en charge en réanimation permet une surveillance continue des paramètres vitaux. Il s'agit d'un point essentiel de la prise en charge. La mise en place de cathéters centraux veineux et artériel est un des points précoces de la prise en charge, ainsi qu'un monitorage précis de la diurèse.

B. Prise en charge symptomatique de la défaillance hémodynamique

La prise en charge hémodynamique spécialisée passe par une évaluation précise des paramètres hémodynamiques permettant une prise en charge adaptée :

- mesure continue de la pression artérielle par un cathéter artériel relié à un capteur continu de pression ;

- échographie cardiaque (essentiellement transthoracique), qui est devenue l'examen de référence pour l'évaluation hémodynamique lors de la prise en charge initiale d'un patient en état de choc;
- d'autres types de mesures continues ou discontinues possibles mais qui nécessitent des dispositifs invasifs veineux/artériels : pression veineuse centrale, pression capillaire pulmonaire, mesure du débit cardiaque…

Sur le plan thérapeutique, trois principales ressources sont possibles :

- poursuite du remplissage vasculaire afin d'optimiser le débit cardiaque. En dehors du choc hémorragique où le remplissage utilise les produits sanguins labiles, la poursuite du remplissage repose sur le soluté salé 0,9 % (cristalloïdes). L'optimisation du remplissage est liée à l'exploitation des données issues des techniques de mesures citées plus haut;
- utilisation de médicaments agissant sur le système cardiovasculaire. Il s'agit principalement des catécholamines sympathomimétiques (encadré 10.2). Les catécholamines agissent sur des récepteurs qui déterminent leurs effets :
  - β_1-agonistes : effets inotrope et chronotrope positifs;
  - β_2-agonistes : broncho- et utérodilatateurs;
  - α_1-agonistes : constricteurs veineux et artériels;
- assistance circulatoire extracorporelle veino-artérielle (*extracorporal life support*) : elle permet d'assurer une perfusion des organes en cas de défaillance myocardique extrême du cœur et d'assurer une oxygénation dans des situations très spécifiques.

Encadré 10.2

Catécholamines utilisées couramment en réanimation

- Noradrénaline : α_1-agoniste et modérément β_1-agoniste : choc septique, choc cardiogénique avec hypotension importante.
- Adrénaline : β_1-, β_2- et α_1-agonistes : arrêt cardiaque, choc anaphylactique.
- Dobutamine : β_1-agoniste : choc cardiogénique.
- Salbutamol : β_2-agoniste : asthme et BPCO.

Sauf l'adrénaline qui peut s'utiliser en bolus et le salbutamol par voie inhalée, les catécholamines s'administrent en continu à la seringue électrique par voie veineuse. Elles peuvent être démarrées sur une voie périphérique mais requièrent, en cas de perfusion prolongée au-delà de quelques heures, la pose d'un cathéter veineux central.

L'**objectif de la prise en charge hémodynamique** est d'obtenir en moins de 3 heures et idéalement dans l'heure suivant le début de la prise en charge :

- la restauration d'une pression artérielle satisfaisante avec PAM > 65 mmHg;
- la correction des signes cliniques d'hypoperfusion périphérique (marbrures);
- une diminution de l'acidose métabolique et de l'hyperlactatémie;
- une reprise de la diurèse.

C. Prise en charge symptomatique des autres défaillances d'organes

Les autres défaillances d'organes doivent être surveillées de manière régulière et peuvent nécessiter une prise en charge spécifique selon le niveau de gravité :

- défaillance respiratoire : oxygène, ventilation mécanique;
- insuffisance rénale aiguë : épuration extrarénale;
- coagulation intravasculaire disséminée : transfusion de plaquettes et de plasma frais congelé si saignement ou avant geste à risque hémorragique.

D. Prise en charge diagnostique et thérapeutique de l'étiologie du choc

La prise en charge étiologique requiert une approche spécialisée par type de choc (cf. chapitres dédiés).

Le tableau 10.2 résume les grandes lignes de prise en charge dans les chocs les plus fréquents.

Tableau 10.2. Ⓐ Ⓑ **Prise en charge des chocs fréquents.**

Type de choc	Traitement hémodynamique	Traitement spécifique
Choc cardiogénique secondaire à un syndrome coronarien aigu	– Pas de remplissage (sauf si infarctus du ventricule droit) – Dobutamine – ± Noradrénaline si hypotension persistante et profonde (vasoplégie) – ± Assistance circulatoire veino-artérielle	– Revascularisation coronaire
Choc anaphylactique	– Remplissage vasculaire – Adrénaline	– Adrénaline* – Éviction de l'allergène
Choc septique	– Remplissage vasculaire – Noradrénaline si PAM < 65 malgré remplissage – ± Dobutamine si dysfonction cardiaque ajoutée	– Antibiothérapie – ± Drainage/chirurgie selon le site
Choc hémorragique hypovolémique	– Remplissage avec produits sanguins – ± Noradrénaline si persistance	– Correction des troubles de l'hémostase – Hémostase chirurgicale ou par radiologie interventionnelle ou endoscopie interventionnelle
Choc obstructif	– Remplissage limité à 500 ml de cristalloïdes – Noradrénaline	– Thrombolyse si embolie pulmonaire – Ponction/drainage ou évacuation chirurgicale si tamponnade

* Dans l'anaphylaxie, l'adrénaline a un double effet hémodynamique et d'interruption des médiateurs de l'allergie.

Points de vigilance

- Il faut considérer un état de choc comme une urgence vitale absolue.
- Il faut examiner visuellement son patient de la tête aux pieds : souvent sous les draps se cachent des marbrures.
- Il faut rapidement appeler le réanimateur dans cette situation : un état de choc ne se gère jamais seul.
- Avant de contacter la réanimation, il faut toujours prendre quelques secondes pour rechercher les principales informations pertinentes à transmettre aux réanimateurs, comme l'âge du patient, les principaux antécédents, l'histoire de la maladie récente ainsi que les paramètres vitaux au moment de l'appel.

Dopamine = vieux tt, à ne plus utiliser

Isoprenaline = β1 agoniste, effet chronotrope

Tic-tac...

< 5 min
- Avoir fait le diagnostic d'état de choc
- Mettre en place un monitorage des paramètres vitaux

< 15 min
- Avoir administré les premiers traitements
- Avoir obtenu et interprété la gazométrie artérielle

< 30 min
- Avoir appelé le réanimateur

< 45 min
- Avoir des hypothèses étiologiques

Une situation clinique... Deux prises en charge

Monsieur C., 78 ans, avec antécédents de diabète, d'hypertension artérielle essentielle et de cardiopathie ischémique est hospitalisé depuis 3 jours en service de médecine interne pour une grippe sur terrain à risque, d'évolution favorable.

À 5 h 30 du matin, il présente progressivement une dyspnée avec désaturation à 89 % en air ambiant accompagnée initialement d'une hypertension puis rapidement d'une hypotension artérielle à 70/50 mmHg. L'infirmier en charge du patient s'empresse alors d'appeler l'interne de garde.

Où Nicolas ne fait pas ce qu'il faut…

Nicolas demande à l'infirmier de mettre en place une oxygénothérapie aux lunettes à 2 litres/min et d'effectuer un remplissage vasculaire par 500 ml de NaCl 0,9 % et de débuter une antibiothérapie par Augmentin® sur grippe probablement surinfectée. Il finit tranquillement sa nuit avant de se rendre vers 7 h au chevet de Monsieur C. Celui-ci est toujours hypotendu à 80/60 mmHg, de plus en plus dyspnéique avec une polypnée à 28 cycles/min et une SpO_2 toujours à 89 %. L'auscultation pulmonaire retrouve des crépitants aux deux bases que Nicolas interprète comme une pneumopathie infectieuse bilatérale compliquant une grippe. Il augmente donc l'oxygénothérapie jusqu'à obtenir 93 % de SpO_2. Il transmet à ses collègues de la relève cet épisode d'hypotension et de dyspnée pour lequel il est sûr de son diagnostic. Son collègue inquiet par cette description va immédiatement voir le patient et en levant les draps tombe sur des marbrures remontant jusqu'à l'abdomen.

Nicolas n'a pas eu la bonne attitude. D'abord, il ne considère pas l'urgence vitale potentielle. Il ne recherche même pas les signes cliniques de base d'hypoperfusion périphérique. Ensuite, il se contente d'une prise en charge symptomatique ne reposant que sur son intuition clinique sans confirmer son raisonnement étiologique. Cette attitude va grever le pronostic du patient.

Où l'on peut faire confiance à Hamid

Hamid demande à l'infirmier de mettre en place une oxygénothérapie au masque à haute concentration à 10 litres/min pour obtenir une $SpO_2 > 94$ % en attendant qu'il arrive. Il se rend immédiatement au chevet de Monsieur C. Il l'examine scrupuleusement à la recherche de signes de choc. Il met ainsi en évidence une tachycardie sinusale et une polypnée à 24 cycles/min sans signe de lutte. À l'examen clinique, il met en évidence des marbrures au niveau des membres inférieurs, un temps de recoloration cutané augmenté à 5 secondes au niveau des genoux et des extrémités froides. Le patient est de plus confus à l'interrogatoire, ne sachant plus la date du jour ni le nom du président de la République (Glasgow 14/15).

Hamid demande alors à l'infirmier de réaliser immédiatement une gazométrie artérielle avec un taux de lactate artériel et demande un ECG et une radiographie de thorax. Le résultat des gaz du sang artériels sous masque à haute concentration à 10 litres/min est le suivant : pH = 7,28, PaO_2 = 90 mmHg, $PaCO_2$ = 29 mmHg, HCO_3^- = 20 mmol/l, lactate = 6,6 mmol/l.

Hamid a posé le diagnostic d'état de choc et entame alors un raisonnement étiologique. Le patient est apyrétique depuis plus de 48 heures et il n'a pas d'expectorations mucopurulentes, il n'y a pas de notion de frissons non plus d'après l'IDE. À l'inspection, Hamid met en évidence des signes d'insuffisance cardiaque droite à type de turgescence des jugulaires et d'œdème des membres inférieurs. La pression artérielle différentielle est pincée. À l'auscultation, il met en évidence des signes d'insuffisance cardiaque gauche à type d'OAP avec crachats saumonés. L'ECG objective un sus-décalage du segment ST en apicolatéral avec miroir en inférieur. La radiographie de thorax montre un syndrome interstitiel hilifuge en « ailes de papillon » (pas de pneumothorax). Il n'y a pas de pâleur cutanéomuqueuse, pas de notion d'extériorisation de sang, pas de signes cutanés en faveur d'une anaphylaxie. Il n'y a aucun argument en faveur d'une thrombose veineuse profonde.

Hamid pose comme première hypothèse diagnostique un choc cardiogénique sur syndrome coronarien aigu — il considère l'absence de douleur thoracique dans ce contexte comme résultant d'une ischémie silencieuse due à l'âge et au diabète. Hamid a bien repéré que, dans cette situation, l'apport de soluté salé isotonique va aggraver l'état respiratoire et ne va pas améliorer l'état hémodynamique ! Les réanimateurs sont contactés pour conditionnement rapide (intubation et mise sous ventilation mécanique); une évaluation échocardiographique élimine une tamponnade et met en évidence un bas débit cardiaque sur hypokinésie segmentaire apicolatérale du ventricule gauche pour laquelle de la dobutamine est introduite puis de noradrénaline devant une hypotension persistante. Enfin, une coronarographie est réalisée en urgence. Le patient évoluera favorablement dans les suites.

Réponses aux quiz

Quiz 1

Réponse : D.

Quiz 2

Réponses : B, C et D.

CHAPITRE

11

Sepsis et choc septique

Situations de départ

- 43 Découverte d'une hypotension artérielle
- 44 Hyperthermie, fièvre
- 89 Purpura, ecchymose, hématome

Items, objectifs pédagogiques

ITEM 332 – État de choc

328

Voir les objectifs au chapitre 10.

154

ITEM 158 – Sepsis et choc septique de l'enfant et de l'adulte

Rang	Rubrique	Intitulé	Descriptif
A	Définition	Savoir définir le sepsis et le choc septique chez l'enfant et l'adulte	
A	Identifier une urgence	Reconnaître un patient à risque	Savoir les critères de gravité, connaître sa signification en termes de risque de mortalité
A	Diagnostic positif	Savoir évoquer un état de choc septique chez l'enfant et l'adulte	Savoir évoquer un choc septique devant tout patient fébrile ; savoir l'évoquer également si la température est normale, devant une hypotension avec des signes de défaillance d'organe
A	Diagnostic positif	Reconnaître un purpura fulminans	Purpura fébrile = PF jusqu'à preuve du contraire
B	Diagnostic positif	Savoir rechercher sur les éléments de l'anamnèse et l'examen clinique les éléments d'orientation pour déterminer le site infectieux	
A	Diagnostic positif	Diagnostiquer un état de choc septique (hors microbiologie)	Savoir demander un GDS avec mesure du lactate devant une suspicion d'infection grave/sepsis
A	Examens complémentaires	Savoir prescrire les prélèvements microbiologiques d'urgence avant antibiothérapie	Savoir prescrire une hémoculture avant antibiothérapie d'urgence
B	Examens complémentaires	Savoir prescrire les prélèvements microbiologiques adaptés à la suspicion d'infection	Savoir prescrire les prélèvements spécifiques à la suspicion d'infection
B	Examens complémentaires	Connaître les examens complémentaires à réaliser pour diagnostiquer les complications du choc	Faire le bilan des défaillances d'organe
A	Examens complémentaires	Comprendre l'intérêt (ou pas) d'un dosage de la CRP et de la PCT dans le contexte de sepsis et de choc septique	Comprendre la pertinence des examens complémentaires

Médecine intensive – réanimation, urgences et défaillances viscérales aiguës

Rang	Rubrique	Intitulé	Descriptif
B	Étiologie	Connaître les principales infections responsables de sepsis et de choc septique chez l'adulte et l'enfant	Pneumonie, péritonite, infection urinaire…
B	Étiologie	Connaître les principales causes du purpura fulminans	Méningococcémie et pneumococcémie
A	Prise en charge	Savoir initier la prise en charge immédiate d'un purpura fulminans	Réaliser l'injection de la première dose d'antibiotique (céfotaxime ou ceftriaxone, ou sinon amoxicilline) et orienter le patient (réanimation *via* transport médicalisé)
A	Prise en charge	Connaître les bases de la prise en charge d'un choc septique chez l'adulte et l'enfant	Remplissage, O_2 si besoin, antibiotiques rapidement, appel réanimateur
B	Prise en charge	Savoir prescrire précocement des antibiotiques adaptés	Savoir prescrire une bêtalactamine à large spectre plus ou moins un second antibiotique en fonction de la porte d'entrée suspectée pour les infections communautaires fréquentes
B	Prise en charge	Contrôle de la source infectieuse	Savoir demander un avis chirurgical ou radio-interventionnel pour discuter d'une éventuelle évacuation d'une source infectieuse
B	Prise en charge	Savoir prescrire un antibiotique spécifique chez les patients non communautaires	Savoir identifier le risque de germe résistant et adapter l'antibiothérapie chez les patients non communautaires
B	Suivi et/ou pronostic	Connaître le pronostic d'un état de choc septique	

Introduction
I. Étape clinique – Rechercher un sepsis devant toute infection
II. Étape clinique – Rechercher une porte d'entrée
III. Quels examens complémentaires ?
IV. Quelles mesures thérapeutiques immédiates ?
V. Quelles mesures thérapeutiques spécialisées ?

Vignette clinique

Madame S., 62 ans, est amenée par les sapeurs-pompiers depuis son domicile pour malaise.

Les paramètres vitaux de la patiente relevés par l'infirmière d'accueil des urgences sont les suivants : pression artérielle 70/35 mmHg, FC 134 bpm, FR 28 cycles/min, SpO_2 en air ambiant 90 %, température 38,9 °C.

Devant l'altération de ces paramètres, la patiente est installée en salle d'accueil des urgences vitales (SAUV) et vous la prenez immédiatement en charge.

Alors que l'infirmière installe à votre demande un scope multiparamétrique, une oxygénothérapie au masque haute concentration 10 litres/min et pose une voie veineuse périphérique, vous commencez à l'interroger et à l'examiner.

Madame S. se plaint d'une grande fatigue depuis 3 jours et d'une douleur lombaire droite. Elle a des brûlures mictionnelles. Elle n'a pas été hospitalisée dans l'année écoulée et n'a pris aucun traitement. Elle n'a aucun antécédent. Elle met un peu de temps à répondre à vos questions. Elle présente des marbrures des deux genoux remontant jusqu'aux racines des cuisses. Vous ne constatez pas de signes d'insuffisance cardiaque (absence d'œdème des membres inférieurs, de turgescence jugulaire ou de crépitants des bases à l'auscultation), ni de saignement extériorisé. L'auscultation thoracique est sans particularité. L'abdomen est souple ; l'ébranlement de la fosse lombaire droite est douloureux.

À ce stade, vous identifiez des signes infectieux (fièvre) avec un probable site urinaire (pyélonéphrite aiguë droite vu la dysurie et la douleur lombaire) et des signes évoquant un sepsis : FR > 22 cycles/min, altération des fonctions supérieures, PAS < 100 mmHg (score quick SOFA à 3/3). Le diagnostic de choc septique est envisagé mais ne sera éventuellement posé qu'à l'issue du remplissage vasculaire.

Vous demandez donc :

- un bilan biologique immédiat :
  - pour rechercher la cause de l'infection : 4 hémocultures (2 flacons aérobies, 2 anaérobies) et un ECBU;
  - pour le bilan du retentissement : gaz du sang artériels + lactatémie, ionogramme sanguin, NFS, TP, TCA, fibrinogène, bilan hépatique;
- un remplissage vasculaire par soluté salé 0,9 % : 1 000 ml en débit libre;
- l'injection d'une antibiothérapie IV probabiliste adaptée à la suspicion d'infection urinaire communautaire : céfotaxime 2 g IVL + gentamicine 5 mg/kg en 30 minutes.

Le médecin réanimateur est appelé.

→ **À ce stade, en moins d'une heure, vous avez :**

- **diagnostiqué une forme grave d'infection : un sepsis;**
- **identifié un potentiel foyer infectieux;**
- **effectué les premiers éléments du bilan de gravité (gaz du sang, lactate);**
- **prélevé des hémocultures;**
- **débuté le remplissage vasculaire et l'oxygénothérapie adaptée;**
- **injecté la première dose d'antibiotique;**
- **prévenu le réanimateur.**

Le sondage urinaire ramène 100 ml d'urines d'aspect trouble. Les gaz du sang artériels en air ambiant montrent un pH à 7,30, une $PaCO_2$ à 29 mmHg, une PaO_2 à 110 mmHg, une bicarbonatémie à 14 mmol/l et une lactatémie à 4,5 mmol/l.

Avec le réanimateur, vous convenez des éléments suivants :

- une infection urinaire grave nécessitant une imagerie urgente pour vérifier l'absence d'obstacle sur les voies urinaires : le radiologue est appelé pour demander une échographie rénale et des voies urinaires;
- transfert en réanimation au vu de la gravité immédiate (hypotension profonde, lactatémie élevée) : vous aidez à brancarder la patiente sous surveillance scopée.

L'échographie confirme le diagnostic de pyélonéphrite aiguë droite obstructive (dilatation pyélocalicielle en amont d'un obstacle lithiasique). Le chirurgien urologue est contacté pour pose de sonde JJ au bloc opératoire en urgence.

Avant le bloc, le remplissage vasculaire est poursuivi par à nouveau 1 000 ml de soluté salé 0,9 % en débit libre. Devant la persistance de l'hypotension artérielle, de la noradrénaline est débutée sur une seconde voie veineuse périphérique. Un cathéter veineux central pour la poursuite de la perfusion de noradrénaline et un cathéter artériel radial afin de surveiller la pression artérielle de manière continue seront posés.

À ce stade de l'évolution, il s'agit bien d'un choc septique.

Introduction

A Le sepsis est un syndrome infectieux grave qui dépend des facteurs de virulence d'un ou plusieurs pathogènes (bactérie dans l'immense majorité des cas, plus rarement un virus, un parasite ou un champignon), du site infectieux et des facteurs de susceptibilité de l'hôte. Ce qui le différencie d'une infection est la présence d'une dysfonction d'organe.

B La dysfonction des organes est liée à trois grands mécanismes qui s'associent et s'aggravent entre eux :

- activation majeure dérégulée du système de l'immunité innée (« orage cytokinique » pro- et anti-inflammatoire simultané);
- dysfonction de plusieurs voies métaboliques (dysfonction mitochondriale, notamment);
- état de choc dit distributif, associant plusieurs mécanismes avec une dysfonction vasculaire au premier plan :

- hypovolémie efficace par augmentation de la perméabilité capillaire (transfert du liquide vasculaire vers le secteur interstitiel) ;
- vasoplégie responsable d'une diminution des résistances vasculaires systémiques ;
- atteinte cardiaque souvent associée.

Le sepsis est la principale cause de décès dans les infections, surtout s'il n'est pas reconnu et traité rapidement. Sa reconnaissance requiert donc une attention particulière. Il s'agit de la première cause de mortalité en réanimation (20 à 40 % de mortalité pour le choc septique).

A Tout retard à la prise en charge d'un sepsis constitue une perte de chance pour le patient.

Définitions

Le **diagnostic d'infection** repose sur la présence de signes inflammatoires cliniques systémiques (fièvre) ou locaux et éventuellement biologiques ***et*** la suspicion ou la confirmation d'un agent infectieux à l'origine de l'inflammation.

Le diagnostic de sepsis repose sur la présence d'une infection associée à une défaillance d'organe, dont les principales manifestations sont les suivantes :

- atteinte cardiovasculaire :
  - hypotension artérielle, tachycardie ;
  - marbrures ;
- atteinte respiratoire : polypnée, baisse de la SpO_2 ;
- atteinte neurologique : trouble de la vigilance ;
- atteinte métabolique : acidose lactique ;
- atteinte rénale : oligurie et élévation de la créatinine ;
- atteinte de la coagulation : thrombopénie ;
- atteinte hépatique : augmentation de la bilirubinémie.

Attention :

- ces signes de dysfonction d'organe sont ceux retrouvés dans tous les états de choc (cf. chapitre 10) ; ils ne sont pas spécifiques du sepsis ;
- ces signes peuvent apparaître en l'absence complète d'hypotension ou la précéder de plusieurs heures. Le sepsis peut donner des défaillances d'organes sévères même sans choc.

Le choc septique est un sepsis réfractaire à la prise en charge initiale avec :

- **une hypotension artérielle persistante** :
  - malgré un remplissage vasculaire adapté ;
  - nécessitant l'administration de vasopresseurs afin de maintenir une pression artérielle moyenne supérieure à 65 mmHg ;
- la persistance d'une hyperlactatémie > 2 mmol/l.

Le diagnostic de choc septique ne peut donc se faire qu'après une prise en charge initiale fondée sur l'expansion volémique. Il ne faut pas attendre le choc septique pour juger que la situation infectieuse est une urgence vitale nécessitant une prise en charge spécifique ! C'est l'intérêt de la notion de sepsis.

L'objectif majeur est l'identification du sepsis et l'injection de la première dose d'antibiotique lors de la première heure de la prise en charge.

I. Étape clinique – Rechercher un sepsis devant toute infection

En pratique clinique, un outil, le **quick SOFA** (qSOFA)[5], a été développé à l'usage des services d'urgence ou extrahospitaliers pour dépister rapidement parmi les patients ayant une infection, ceux susceptibles de présenter un sepsis. Il est défini par trois items :

- **fréquence respiratoire ≥ 22 cycles/min;**
- **pression artérielle systolique ≤ 100 mmHg;**
- **score de Glasgow < 15.**

Un **qSOFA ≥ 2 permet de suspecter le diagnostic de sepsis** et nécessite une prise en charge spécifique urgente décrite ci-après.

Ce score est absolument à connaître et à utiliser systématiquement devant tout patient ayant une infection suspectée.

Les **marbrures** ne font pas partie du qSOFA, mais l'avis des réanimateurs est qu'il s'agit d'un signe de gravité important à rechercher, témoin d'un trouble de la perfusion tissulaire, au même titre que l'hyperlactatémie.

En cas d'hypotension artérielle avec une pression artérielle systolique < 90 mmHg, le diagnostic de choc est envisagé (cf. chapitre 10).

Le qSOFA peut être élevé dans tous les états de choc, les items relevés n'étant pas spécifiques de l'infection. Son utilisation n'est pas validée en dehors du sepsis.

II. Étape clinique – Rechercher une porte d'entrée

B Devant un sepsis ou une suspicion de sepsis (qSOFA ≥ 2), la source de l'infection (porte d'entrée) doit absolument être recherchée pour orienter le traitement antibiotique et le contrôle éventuel de la porte d'entrée.

L'orientation vers une porte d'entrée est souvent évidente après l'anamnèse et l'examen clinique soigneux du patient; il s'agit par ordre de fréquence :

- d'une infection pulmonaire (50 % des cas);
- d'une infection digestive (20 % des cas);
- d'une infection urinaire (10 % des cas);
- d'une infection sur cathéter (5 % des cas);
- d'une infection des parties molles (cutanée) ou méningée (< 5 % des cas).

Cette première orientation guidera les examens cliniques et le traitement initial (cf. *infra*).

Dans un nombre peu fréquent de cas, il n'est pas possible de déterminer à ce stade de foyer infectieux. Ceci implique une stratégie des examens complémentaires plus large (cf. *infra*).

Encadré 11.1

Une urgence particulière : le purpura fulminans

Devant tout signe infectieux et *a fortiori* en cas de sepsis suspecté/prouvé, l'examen clinique doit comprendre systématiquement une inspection de l'ensemble des téguments à la recherche d'un purpura (fig. 11.1).

Devant des signes infectieux, la présence d'un élément purpurique nécrotique ou ecchymotique de plus de 3 mm évoque un purpura fulminans et impose l'injection immédiate IV, ou à défaut IM (en extrahospitalier notamment), de 2 g de ceftriaxone ou de céfotaxime (ou à défaut de l'amoxicilline). Attention : la dose est à connaître pour l'ECN.

[5] Le score SOFA est le score de défaillance d'organes, qui n'est pas du domaine du second cycle.

Encadré 11.1 Suite.

Le patient devra être transféré immédiatement, par moyen médicalisé (appel SAMU), en médecine intensive-réanimation.

Le purpura doit être différencié des marbrures : la coloration violacée d'une marbrure disparaît à la pression puis réapparaît en quelques secondes, le purpura ne disparaît pas à la pression.

Tout purpura fébrile = Purpura fulminans jusqu'à preuve du contraire → Antibiothérapie parentérale immédiate.

B Il s'agit d'un diagnostic rare (400 cas par an en France) mais rapidement mortel (de l'ordre de 40 % de mortalité) qui atteint des sujets souvent jeunes. Les deux germes le plus fréquemment à l'origine sont le méningocoque (*Neisseria meningitidis*) et le pneumocoque (*Streptococcus pneumoniae*). Il s'agit d'une dysfonction endothéliale majeure responsable d'un tableau brutal de choc septique avec une coagulation intravasculaire disséminée intense et purpura nécrotique extensif. Les survivants doivent fréquemment subir des amputations de plusieurs extrémités de membres.

Tout cas doit être immédiatement déclaré à l'agence régionale de santé. En cas d'infection à méningocoque, une prophylaxie spécifique (rifampicine *per os* ou ciprofloxacine ou ceftriaxone et/ou vaccination) doit rapidement être proposée aux sujets contacts.

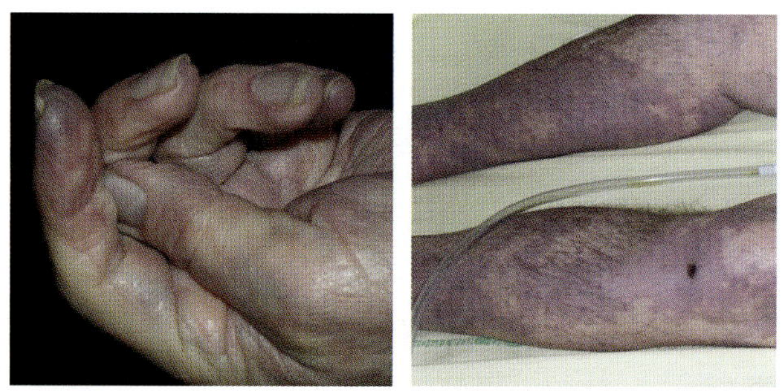

Fig. 11.1. A **Lésions purpuriques plus ou moins extensives chez deux patients atteints de purpura fulminans.**

III. Quels examens complémentaires ?

A Les examens complémentaires initiaux permettent :

- d'évaluer le retentissement de l'infection sur l'organisme ;
- de préciser l'étiologie : germe(s) et porte d'entrée infectieuse.

A. Évaluer le retentissement

Devant toute suspicion de sepsis (qSOFA ≥ 2 dans un contexte d'infection) ou *a fortiori* de choc septique, un bilan des défaillances est impératif :

- gaz du sang et taux de lactate artériel : hypoxie, acidose, augmentation des lactates ;
- B bilan hépatique (ASAT, ALAT, bilirubine) : cytolyse/cholestase pouvant signer une souffrance hépatique : « foie de choc » ou « foie hypoxique » ;
- numération-formule sanguine et bilan d'hémostase (TP, TCA, fibrinogène) : baisse des plaquettes puis coagulation intravasculaire disséminée ;
- ionogramme sanguin avec créatininémie : à la recherche d'une insuffisance rénale aiguë et des troubles métaboliques associés.

Une radiographie de thorax (recherche d'une conséquence pulmonaire du sepsis — œdème lésionnel) et un ECG font partie du bilan systématique.

Ⓐ C'est à l'issue de cette évaluation que le diagnostic de sepsis peut être posé (présence d'au moins une défaillance d'organe).

Place des biomarqueurs (procalcitonine et *C-Reactive Protein*)

Il existe systématiquement un syndrome inflammatoire biologique dans le sepsis avec élévation franche de la CRP. Néanmoins, c'est également le cas dans toutes les formes graves d'agression, infectieuses ou non. La valeur diagnostique de la CRP est donc faible en cas de sepsis.

La procalcitonine est un biomarqueur plus spécifique d'infection bactérienne. Toutefois, en présence de signes cliniques infectieux et d'une dysfonction d'organe, une antibiothérapie doit être systématiquement prescrite quelle que soit la valeur de la procalcitonine. Son dosage ne peut donc être recommandé à ce jour de façon systématique.

B. Préciser l'étiologie infectieuse

1. Hémocultures

Le prélèvement des hémocultures est le prélèvement impératif systématique avant toute antibiothérapie :

- **4 flacons d'hémocultures (2 aérobies, 2 anaérobies);**
- **en une fois;**
- **avec 10 ml de sang par flacon, soit 40 ml au total.**

Pour le même épisode fébrile, il n'est pas recommandé de multiplier les hémocultures (en dehors de cas spécifique, comme l'endocardite infectieuse notamment).

Les hémocultures sont positives dans seulement 30 % des cas de sepsis.

2. Prélèvements et imagerie ciblés

Les autres prélèvements à visée microbiologique et la stratégie d'imagerie sont réalisés en fonction du point d'appel clinique. La stratégie d'imagerie a pour but de confirmer la présence d'un foyer et, souvent, de permettre des prélèvements ciblés, voire un acte thérapeutique (drainage d'un abcès). Dans ce contexte d'imagerie avec impact vital, l'injection de produit de contraste iodé peut être réalisée quelle que soit la valeur de la créatinine.

Ces stratégies sont détaillées dans les chapitres spécifiques; on peut rappeler, par exemple :

- radiographie de thorax, prélèvements bactériens et viraux respiratoires en cas de suspicion de pneumonie;
- ponction lombaire et éventuelle imagerie cérébrale en cas de suspicion de méningite;
- ECBU et imagerie des voies urinaires en urgence si suspicion d'infection urinaire;
- TDM abdominopelvienne en cas de sepsis à point de départ digestif;
- …

En cas de sepsis sans point d'appel clinique, il peut être réalisé une TDM thoraco-abdomino-pelvienne injectée.

> La réalisation des prélèvements infectieux et de l'imagerie ne doit pas faire oublier l'objectif de l'administration de l'antibiotique dans l'heure de la prise en charge du patient. En cas de délai, les prélèvements et imagerie se feront après cette première dose.

Quiz 1

Le patient immunodéprimé

Monsieur H., âgé de 56 ans, consulte aux urgences pour une altération de l'état général. Il a pour antécédent un lymphome non hodgkinien suivi en hématologie (troisième cure de chimiothérapie la semaine précédente sur PICC line). Les paramètres vitaux sont les suivants : température 38,2 °C, pression artérielle 98/40 mmHg, fréquence cardiaque 90 bpm, SpO_2 90 % en air ambiant, fréquence respiratoire 24 cycles/min. L'auscultation pulmonaire est sans particularité. Le patient est somnolent. L'abdomen est souple et indolore. Le patient ne décrit pas de signes fonctionnels urinaires. L'examen cutanéomuqueux est sans particularité. Le dispositif de PICC line est propre. Les gaz du sang en air ambiant retrouvent un pH à 7,38, une PaO_2 à 60 mmHg, une $PaCO_2$ à 29 mmHg, une bicarbonatémie à 21 mmol/l, la lactatémie est à 2,6 mmol/l. La radiographie de thorax est sans particularité. La biologie revient avec une neutropénie à 300 éléments/mm^3, une CRP à 20 mg/l et une PCT à 0,4 ng/ml, les fonctions rénales et hépatiques sont satisfaisantes.

Quels sont les éléments essentiels de la prise en charge ?

Quiz 2

La confusion fébrile de la personne âgée

Monsieur C., âgé de 81 ans, est admis aux urgences pour une chute. Ses antécédents sont marqués principalement par une insuffisance rénale chronique, un diabète de type 2 non insulinodépendant et une hypertrophie bénigne de prostate. L'anamnèse est impossible car le patient est confus.

Les paramètres vitaux sont les suivants : pression artérielle 80/50 mmHg, FC 95 bpm, FR 20 cycles/min, SpO_2 93 % en air ambiant, température 39 °C. Il existe des marbrures et un globe vésical. L'examen neurologique ne retrouve pas de syndrome méningé ni signe de focalisation. La radiographie de thorax est jugée normale. Le sondage vésical ramène 500 ml d'urines purulentes avec une bandelette urinaire positive en leucocytes et nitrites. Les gaz du sang artériels retrouvent une acidose lactique (pH = 7,33, lactate = 3,8 mmol/l). Deux séries d'hémocultures et un bilan biologique sont réalisés.

Quelle est votre analyse de la situation ? Que proposez-vous comme traitement ?

IV. Quelles mesures thérapeutiques immédiates ?

Devant toute suspicion de sepsis, un avis spécialisé du réanimateur est requis.
« *Le sepsis se rencontre partout et se traite en réanimation.* »

Le réanimateur doit être prévenu au plus tôt du possible diagnostic de sepsis. La prise en charge devra être définie en accord avec lui et nécessitera le plus souvent une admission en réanimation-soins intensifs.

Néanmoins, la prise en charge initiale d'un sepsis avec l'objectif de l'identification et de la première dose d'antibiotique dans la première heure doit être connue de tous les médecins, de même que le remplissage vasculaire initial en cas d'hypotension artérielle. Cela est absolument primordial pour le pronostic du patient.

La prise en charge du sepsis repose sur deux volets simultanés :

- la prise en charge des défaillances d'organe : en premier lieu la stabilisation hémodynamique;
- le contrôle de l'infection : en premier lieu l'antibiothérapie d'urgence.

A. Mise en condition et stabilisation hémodynamique

La prise en charge initiale repose sur une mise en condition immédiate et les mesures symptomatiques d'urgence (cf. chapitre 10) ; pour rappel :

- **scope multiparamétrique** ;
- **oxygénation** pour SpO_2 > 95 % (et < 100 %) ;
- **voie veineuse périphérique** ;
- **remplissage vasculaire** si hypotension artérielle par sérum salé 0,9 % 500 ml en débit libre jusque 20–30 ml/kg dans les 3 premières heures maximum, idéalement dans l'heure.

B. Antibiothérapie d'urgence

B Le contrôle de l'infection d'un sepsis passe toujours par une antibiothérapie, débutée dans l'heure, et dans certains cas par un geste chirurgical, radiologique interventionnel, endoscopique interventionnel.

Le choix de l'antibiothérapie en situation d'urgence et en fonction de la porte d'entrée (tableau 11.1) fait l'objet d'un chapitre dédié (chapitre 42) et est précisé dans les chapitres spécifiques d'organes. L'antibiothérapie doit prendre en compte la porte d'entrée suspectée et le risque de résistance aux antibiotiques (caractère communautaire ou associé aux soins de l'infection, écologie bactérienne et facteurs de risque liés aux patients : antériorité de bactéries multirésistantes, antibiothérapie récente, voyage à l'étranger…).

Tableau 11.1. B **Antibiothérapie en situation d'urgence.**

Pneumonie communautaire	
Germes	*Streptococcus pneumoniae*, *Legionela pneumophila* Moins fréquemment, *Staphylococcus aureus*, entérobactéries, *Haemophilus influenzae*, *Mycoplasma pneumoniae*, *Chlamydia pneumoniae* Anaérobies à prendre en compte en cas de pneumopathie d'inhalation *Pseudomonas aeruginosa* est à considérer chez le patient BPCO stade IV qui a reçu des cures multiples d'antibiotiques dans les 6 mois précédents, en cas d'antécédent d'exacerbation de BPCO due à *P. aeruginosa*, ou en cas de bronchectasie ou mucoviscidose
Antibiothérapie	Céfotaxime 1–2 g × 3/24 h IV *ou* ceftriaxone 1–2 g/24 h IV *Et* : antibiothérapie active sur les germes intracellulaires : macrolide IV ou fluoroquinolone antipneumococcique de type lévofloxacine 500 mg × 2/24 h IVL En cas de facteurs de risque de *Pseudomonas aeruginosa* : pipéracilline/tazobactam 4 g × 3–4/24 h IV *ou* céfépime 1–2 g × 3/24 h IV *ou* carbapénème *et* amikacine *et* antibiothérapie active sur les germes intracellulaires
Infection urinaire grave	
Germes	*Escherichia coli*, *Proteus*, *Klebsiella*, entérocoques
Antibiothérapie	Céfotaxime *ou* ceftriaxone *et* amikacine En cas d'allergie : aztréonam *et* amikacine En cas d'infection nosocomiale ou associée aux soins : carbapénème *et* amikacine
Infection intra-abdominale grave	
Germes	*Escherichia coli*, enterobactéries, *Bacteroides fragilis*, entérocoques

(*Suite*)

Tableau 11.1. **Suite.**

Antibiothérapie	Pipéracilline-tazobactam *et* gentamicine *Et* : traitement antifongique type échinocandines si au moins 3 critères parmi les suivants : défaillance hémodynamique, sexe féminin, chirurgie sus-mésocolique, antibiothérapie en cours depuis plus de 48 heures
Infection des parties molles	
Germes	Streptocoques, staphylocoques, anaérobies, entérobactéries dans les localisations périnéales
Antibiothérapie	Membres, tête et cou : amoxicilline-acide clavulanique Périnée : pipéracilline-tazobactam Si portage ou risque de *Staphylococcus aureus* résistant à la méticilline : ajout de linézolide
Porte d'entrée non identifiée	
Antibiothérapie	Céfotaxime *ou* ceftriaxone + gentamicine En cas d'infection nosocomiale ou associée aux soins : carbapénème *ou* pipéracilline/tazobactam *et* amikacine ± vancomycine *ou* linézolide si suspicion de staphylocoque (dispositif vasculaire)

Les doses ne sont pas à connaître pour l'ECN.

V. Quelles mesures thérapeutiques spécialisées ?

Le lecteur est renvoyé au chapitre 10 pour les mesures avancées de réanimation, notamment :

- surveillance continue et réévaluation ;
- support vasopresseur : en cas d'échec du remplissage vasculaire pour corriger l'hypotension artérielle, un support hémodynamique par de la noradrénaline IVSE est débuté pour un objectif de pression artérielle moyenne de 65 mmHg ; la noradrénaline est débutée d'emblée, en association au remplissage, si la pression artérielle diastolique est inférieure à 40 mmHg ;
- évaluation hémodynamique ;
- prise en charge des défaillances d'organes.

Le contrôle du foyer infectieux est primordial dans un certain nombre de situations, par exemple :

- drainage d'un abcès intra-abdominal, d'un épanchement pleural purulent, etc. ;
- drainage d'urines infectées en amont d'un obstacle ;
- drainage d'une angiocholite ;
- chirurgie d'une péritonite ;
- excision des tissus nécrotiques d'une dermohypodermite nécrosante ;
- ablation d'un dispositif d'abord vasculaire infecté.

Le contrôle du foyer infectieux passe par une prise en charge multidisciplinaire concertée entre le réanimateur, le radiologue, ± le spécialiste interventionnel d'organe (endoscopiste pour le drainage d'une angiocholite) et le chirurgien.

Points de vigilance

- Considérer un sepsis comme une urgence vitale. Le score qSOFA permet de le dépister.
- En cas de suspicion de purpura fulminans, l'injection de l'antibiotique doit être immédiate.
- L'antibiothérapie doit être administré en urgence (dans l'heure !) chez tout patient en sepsis (après 4 flacons d'hémocultures).
- Il faut toujours rechercher et traiter un foyer infectieux nécessitant un geste invasif de drainage en radiologie interventionnelle, en chirurgie ou en endoscopie.
- Il faut réévaluer précocement et régulièrement l'efficacité d'un traitement médical adapté (remplissage vasculaire et antibiothérapie).
- L'avis du réanimateur dès le stade de suspicion de sepsis est indispensable.

Tic-tac...

La première heure est décisive !

< 15 min	• Avoir suspecté le diagnostic de sepsis : infection possible + qSOFA
< 30 min	• Avoir évalué la gravité (clinique + GDS et lactates) et prélevé 4 flacons d'hémocultures • Avoir évalué le ou les sites suspects
< 60 min	• Avoir adminsitré au patient une antibiothérapie IV et un remplissage vasculaire (30 ml/kg de cristalloïdes) si hypotension • Avoir prévenu le réanimateur
< 90 min	• Avoir défini la prise en charge avec le réanimateur

Une situation clinique... Deux prises en charge

Alexandre, interne de garde aux urgences, reçoit Monsieur S., 63 ans, pour dyspnée à 16 h.

Monsieur S. explique qu'il est essoufflé depuis deux jours et qu'il est extrêmement fatigué. Il se plaint également de douleurs diffuses et de frissons. Il a une toux avec expectorations purulentes. Il rapporte comme antécédent une consommation sevrée de tabac à hauteur de 20 paquets-années et une hypertension artérielle sous nébivolol. Le patient est désorienté (il ne sait plus s'il est à l'hôpital ou en bateau).

Les paramètres vitaux sont les suivants : température 38,5 °C (fièvre), fréquence cardiaque 105 bpm (tachycardie), pression artérielle 95/48 (63) mmHg (hypotension), FR 26 cycles/min (polypnée), SpO_2 90 % en air ambiant. Sous oxygène mis en place par l'infirmier à l'accueil, la saturation remonte à 92 %. L'infirmier appelle Alexandre à 16 h 10.

Là où Alexandre ne fait pas bien...

Alexandre examine Monsieur S. à 16 h 30 : l'auscultation met en évidence un foyer de crépitants en base gauche et quelques ronchus controlatéraux. L'abdomen est souple et indolore. Le patient ne rapporte pas de diarrhée ou de signe fonctionnel urinaire.

Alexandre suspecte une pneumopathie. Il demande une radiographie de thorax.

À 18 h 30, l'infirmier lui indique que Monsieur S. a eu sa radiographie. Alexandre voit la radiographie à 19 h 30 après avoir examiné deux autres patients encore. Il constate une opacité alvéolaire basale droite.

Alexandre prescrit sur l'ordinateur deux paires d'hémocultures à une heure d'intervalle, un bilan biologique puis indique qu'après ces prélèvements une antibiothérapie IV par céphalosporine de 3e génération + lévofloxacine devra être débutée. Alexandre prévoit d'orienter le patient vers le service de pneumologie.

L'infirmier voit la prescription informatique à 21 h 00. Il réalise la première paire d'hémocultures à 21 h 30 et la deuxième à 23 h. L'antibiotique est administré à 0 h 00 soit 8 heures après l'admission.

Monsieur S. se dégradera progressivement pendant la nuit et sera admis en réanimation à 6 h.

Alexandre n'a pas mesuré la gravité du tableau clinique. Il n'a pas identifié le sepsis, il n'a pas non plus analysé la gravité de la détresse respiratoire. L'absence de prise de conscience entraîne une prise en charge très retardée dans le temps, ce qui va avoir un effet majeur sur le pronostic.

Ce qu'aurait dû faire Alexandre

Immédiatement alerté par l'altération des paramètres vitaux, Alexandre évalue la sévérité :

- sur le plan infectieux, le quick SOFA est à 3 avec un besoin de prise en charge hémodynamique rapide par remplissage vasculaire et antibiothérapie dans l'heure;
- sur le plan respiratoire, il constate une cyanose des lèvres, des signes de lutte respiratoire avec un tirage sus-claviculaire, sans respiration abdominale paradoxale. Il existe un risque d'épuisement respiratoire nécessitant une prise en charge spécialisée.

Il existe donc un sepsis et une détresse respiratoire aiguë. Le point d'appel infectieux est pulmonaire.

Alexandre s'assure que le débit d'oxygène permet une correction de la SpO_2. Il prescrit un premier remplissage vasculaire par soluté salé 0,9 % 1 000 ml en débit libre.

Il demande à l'infirmier de prélever immédiatement 4 flacons d'hémocultures, des gaz du sang artériels-lactate, un ionogramme, une NFS, TP, TCA, et un bilan hépatique.

Alexandre appelle le réanimateur.

Alexandre prescrit une radiographie de thorax au lit. Le manipulateur radio comprend bien l'urgence mais est en train de réaliser un scanner pour un polytraumatisme et indique que la radiographie aura lieu dans une heure.

Alexandre décide donc de prescrire la première dose d'antibiotique avant la confirmation du foyer de pneumopathie, les arguments cliniques étant suffisants pour affirmer le diagnostic et pour ne pas retarder plus l'antibiothérapie.

Monsieur S. reçoit la première dose antibiotique à 16 h 50 et est transféré à 17 h en réanimation.

Réponses aux quiz

Quiz 1

Il s'agit à ce stade d'un sepsis (probable infection et qSOFA = 2) sans porte d'entrée évidente, ce qui est fréquent chez le patient neutropénique (aplasie fébrile). Vous allez prélever des hémocultures sur une veine périphérique (40 ml de sang) ainsi que des hémocultures sur le dispositif de PICC line. Vous ferez aussi réaliser un ECBU. Un remplissage vasculaire doit être débuté rapidement et une antibiothérapie large spectre par voie intraveineuse. Il s'agit d'une aplasie fébrile en situation nosocomiale : l'antibiothérapie doit cibler les bactéries pyogènes potentiellement résistantes dont *P. aeruginosae* (pipéracilline/tazobactam + amikacine, par exemple). Il peut se discuter de couvrir le staphylocoque résistant à la méticilline car il existe un cathéter (glycopeptide de type vancomycine). Devant l'absence de porte d'entrée évidente, un scanner thoraco-abdomino-pelvien à la recherche d'un foyer infectieux profond doit être réalisé ainsi que le retrait et la mise en culture du PICC line si choc septique.

Quiz 2

Il s'agit d'un sepsis (probable infection et qSOFA = 3) avec un point d'appel urinaire. La confusion pourrait orienter sur une méningite ou une méningoencéphalite. Cependant, le sepsis est souvent responsable d'une confusion chez la personne âgée (qui présente en plus une rétention d'urine dans ce cas clinique). En présence d'un point d'appel infectieux évident, la ponction lombaire n'est alors pas systématique. Vous débutez un remplissage vasculaire et instaurez une antibiothérapie probabiliste en ciblant une infection urinaire communautaire (entérobactéries sauvages : céphalosporine de 3e génération ± aminoside de type gentamicine). Une imagerie des voies urinaires devra être réalisée.

CHAPITRE

12

Choc cardiogénique

Focus MÉDECINE INTENSIVE-RÉANIMATION

Situations de départ

- 43 Découverte d'une hypotension artérielle
- 185 Réalisation et interprétation d'un électrocardiogramme (ECG)

Items, objectifs pédagogiques

ITEM 332 – État de choc

328

Voir les objectifs au chapitre 10.

ITEM 234 – Insuffisance cardiaque de l'adulte

Rang	Rubrique	Intitulé	Descriptif
B	Prévalence, épidémiologie	Épidémiologie de l'insuffisance cardiaque	Connaître l'épidémiologie de l'insuffisance cardiaque dans le contexte du vieillissement de la population, l'amélioration du traitement des pathologies cardiovasculaires
A	Définition	Définition de l'insuffisance cardiaque (IC) Définir l'IC à FE diminuée ou à FE conservée	Connaître la définition de l'insuffisance cardiaque
A	Définition	Savoir ce qu'est un OAP cardiogénique	Insuffisance cardiaque gauche responsable d'un œdème pulmonaire transsudatif
A	Définition	Connaître la définition du choc cardiogénique	Défaillance aiguë et sévère de la fonction cardiaque entraînant une altération profonde de la perfusion périphérique et une anoxie tissulaire
B	Éléments physiopathologiques	Physiopathologie de l'insuffisance cardiaque (gauche et droite)	IC gauche : débit, fraction d'éjection, remodelage, désynchronisation, arythmies IC droite : savoir que l'insuffisance cardiaque droite est dans la majorité des cas liée à une insuffisance cardiaque gauche, connaître les conséquences de l'hypertension pulmonaire et de l'hypertension veineuse systémique
B	Éléments physiopathologiques	Connaître la différence entre OAP cardiogénique et OAP lésionnel	Connaître la différence entre œdème lésionnel et hydrostatique et l'implication immédiate d'un tel diagnostic
A	Diagnostic positif	Savoir argumenter les principaux diagnostics différentiels de l'œdème pulmonaire cardiogénique	Savoir rechercher les arguments pour les principaux diagnostics différentiels : pneumonie, exacerbation de BPCO, asthme
B	Diagnostic positif	Différencier insuffisance cardiaque à FE diminuée ou à FE conservée	Connaître les valeurs seuils de FEVG

Rang	Rubrique	Intitulé	Descriptif
A	Diagnostic positif	Diagnostiquer une insuffisance cardiaque	Connaître les principaux signes fonctionnels, la classe NYHA et les signes physiques Connaître les différents tableaux cliniques
B	Examens complémentaires	Principaux examens dans le bilan d'une insuffisance cardiaque	Savoir prescrire ECG, bilan biologique, et connaître les indications de la coronarographie ou du coroscanner
A	Examens complémentaires	Connaître les examens complémentaires à réaliser en urgence dans l'OAP cardiogénique	Savoir demander : ECG, GDS artériels, radiographie thoracique, bilan biologique, indication du dosage des peptides natriurétiques, troponine, échocardiographie
B	Examens complémentaires	Connaître l'intérêt et les limites du BNP ou du NT-proBNP pour le diagnostic et le suivi	
B	Examens complémentaires	Connaître la valeur de l'échocardiographie transthoracique dans le diagnostic positif et étiologique	
A	Examens complémentaires	Connaître la sémiologie RP dans un OAP d'origine hémodynamique	Syndrome alvéolo-interstitiel gravito-dépendant : opacités floconneuses confluentes des bases, lignes horizontales sous-pleurales de Kerley, redistribution vasculaire des bases vers les sommets, épanchements pleuraux au bout de quelques heures ; opacités alvéolaires de distribution périhilaire quand la survenue est brutale
A	Contenu multimédia	Exemple de cliché thoracique d'œdème aigu du poumon d'origine hémodynamique	
A	Étiologie	Connaître les principales étiologies de l'insuffisance cardiaque	Connaître les principales causes de l'insuffisance cardiaque gauche (cardiopathie ischémique, HTA, valvulopathies, cardiomyopathies, rythmiques)
A	Identifier une urgence	Diagnostiquer un œdème aigu pulmonaire cardiogénique	Savoir reconnaître un OAP devant une détresse respiratoire aiguë (dyspnée, orthopnée, râles crépitants, tachycardie, galop gauche…), reconnaître les signes de gravité
A	Prise en charge	Connaître le traitement d'urgence de l'œdème pulmonaire cardiogénique	Savoir prescrire le traitement symptomatique : diurétiques de l'anse, dérivés nitrés, oxygénothérapie
A	Prise en charge	Connaître les principales mesures hygiéno-diététiques, les principes de l'éducation thérapeutique et la réadaptation cardiaque	Principes du régime pauvre en sel, importance de l'observance du traitement, connaissance des signes d'alerte
A	Prise en charge	Connaître les principales classes médicamenteuses pour le traitement de l'IC à FE diminuée	Connaître les principales classes des cardioprotecteurs, l'utilisation des diurétiques de l'anse et thiazidiques, la réadaptation cardiaque
B	Suivi et/ou pronostic	Connaître les principales complications de l'insuffisance cardiaque et leur prise en charge	Décès, décompensations, troubles du rythme, embolie, hypotension, insuffisance rénale
A	Identifier une urgence	Diagnostiquer un choc cardiogénique	Pression artérielle, perfusion périphérique, oligurie, conscience : renvoyer à l'item 332
B	Prise en charge	Connaître les principes du traitement du choc cardiogénique	Connaître les principes du traitement inotrope, diurétique

Introduction
I. Comment faire le diagnostic de choc cardiogénique ?
II. Quelles mesures prendre sans délai ?
III. Quels examens complémentaires demander en urgence ?
IV. Quel est le raisonnement étiologique ?

Introduction

Ⓐ Le choc cardiogénique est défini par l'incapacité de la pompe ventriculaire à générer un débit sanguin suffisant permettant aux organes périphériques de subvenir à leurs besoins métaboliques. Il en résulte alors une défaillance circulatoire : le choc. C'est la forme la plus grave de l'insuffisance cardiaque aiguë. Il associe donc le plus souvent des signes de choc avec des signes d'insuffisance cardiaque (gauche le plus souvent, mais aussi parfois droite).

Comme tous les états de choc, l'évolution naturelle sans traitement est le décès, par défaillance multiviscérale.

Il s'agit d'un diagnostic et d'une prise en charge complexes, qui relèvent d'équipes entraînées à ces patients. Il convient toutefois pour tous de savoir reconnaître le choc cardiogénique, mettre en place les premières mesures et faire appel à un réanimateur.

Vignette clinique

Monsieur S., 74 ans, se présente aux urgences pour douleur thoracique. Il a comme antécédent une hypertension artérielle, un diabète de type 2, un surpoids et une bronchopneumopathie chronique obstructive stade II secondaire à un tabagisme toujours actif (40 paquets-années). Ses traitements sont ramipril 2,5 mg par jour, amlodipine 10 mg par jour, metformine 500 mg trois fois par jour et tiotropium inhalé 1 bouffée par jour.

La douleur est apparue brutalement il y a environ une heure, cotée à 8/10. Elle est constrictive, rétrosternale, et s'est rapidement accompagnée d'une dyspnée ne cédant pas au repos. Il n'a jamais présenté ce genre de douleur auparavant, ce qui a incité sa femme à l'amener aux urgences.

À l'arrivée, les paramètres vitaux enregistrés par l'infirmière d'accueil sont : pression artérielle (PA) 87/60 mmHg ; fréquence cardiaque (FC) 116 bpm, SpO_2 88 % en air ambiant, fréquence respiratoire (FR) 42 cycles/min, température 36,4 °C.

L'examen clinique retrouve un patient dyspnéique avec des signes de lutte, orthopnéique, qui crache des expectorations mousseuses rosées. L'auscultation met en évidence des crépitants et sibilants sur l'ensemble des champs pulmonaires. On note des marbrures sur les membres inférieurs, et le temps de recoloration cutanée est à 6 secondes. Enfin, le patient est confus et très agité.

L'infirmier débute de l'oxygène au masque à haute concentration à 10 litres/min et réalise un ECG qui est le suivant.

▶

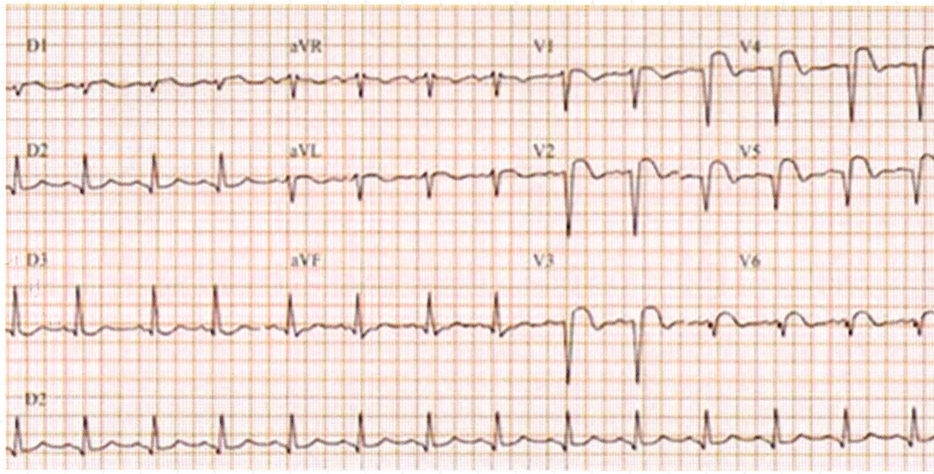

Cet ECG montre un sus-décalage du segment ST dans le territoire antérieur étendu (V1 à V6, D1 et aVL). Devant les signes de choc (marbrures, temps de recoloration allongé, confusion), le patient est installé en salle d'accueil des urgences vitales, où est mis en place un monitorage continu des paramètres vitaux (ECG, PA et SpO_2). Une voie veineuse périphérique est posée avec un soluté de glucosé 5 %, 500 ml par 24 heures. La radiographie de thorax demandée en urgence montre des signes en faveur d'un œdème aigu du poumon.

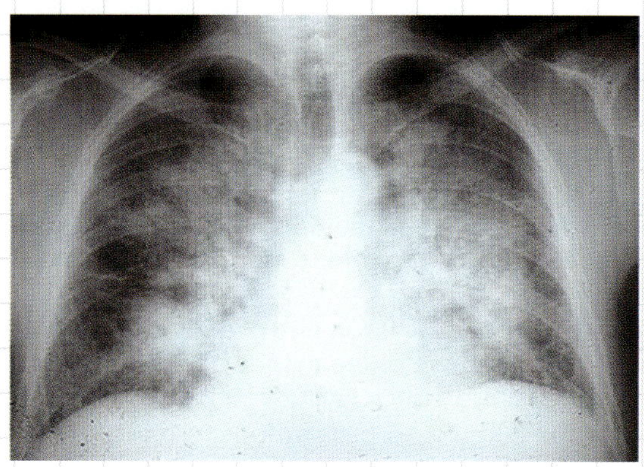

Le diagnostic de syndrome coronaire aigu avec sus-décalage du segment ST compliqué d'un choc cardiogénique est fortement suspecté. La réanimatrice et le cardiologue sont appelés. L'échocardiographie réalisée au lit du patient confirme le diagnostic de choc cardiogénique (bas débit cardiaque, pressions de remplissage augmentées) et précise le mécanisme en retrouvant une fraction d'éjection du ventricule gauche effondrée ainsi qu'une hypokinésie segmentaire antéro-latéro-apicale. L'indication d'une coronarographie afin de réaliser une reperfusion coronaire en urgence est posée.

En présence d'une détresse respiratoire par œdème aigu du poumon et de troubles de la conscience, il est décidé de sédater et d'intuber le patient avant de réaliser la procédure. Il est en même temps instauré un support cardiovasculaire pharmacologique par catécholamines de type inotrope (dobutamine), ainsi qu'un traitement médicamenteux du syndrome coronarien aigu par double antiagrégation plaquettaire et anticoagulation efficace.

Le patient est transporté en urgence en coronarographie qui objective une occlusion proximale de l'artère interventriculaire antérieure (confirmant ainsi définitivement le diagnostic d'infarctus du myocarde). Il est réalisé une angioplastie transluminale permettant la reperméabilisation de l'artère interventriculaire antérieure puis la pose d'un stent. La procédure se passe sans complication et le patient est ensuite admis en médecine intensive-réanimation.

I. Comment faire le diagnostic de choc cardiogénique ?

Le diagnostic de choc cardiogénique repose le plus souvent sur une triade : une hypotension artérielle, des signes d'hypoperfusion périphérique (cf. chapitre 10) et des signes d'insuffisance cardiaque congestive.

Les signes d'insuffisance cardiaque congestive sont le plus souvent liés à l'insuffisance ventriculaire gauche : tableau d'œdème aigu pulmonaire (cf. chapitre 15), mais peuvent aussi être secondaires à l'insuffisance ventriculaire droite : turgescence jugulaire (fig. 12.1) avec reflux hépatojugulaire et douleur de l'hypochondre droit. Les œdèmes des membres inférieurs sont plus ou moins présents en fonction du délai d'installation de la pathologie et de l'étiologie. Les signes congestifs droits peuvent apparaître en cas de dysfonction « gauche » retentissant sur le ventricule droit, ou du fait d'une dysfonction primitive « droite ».

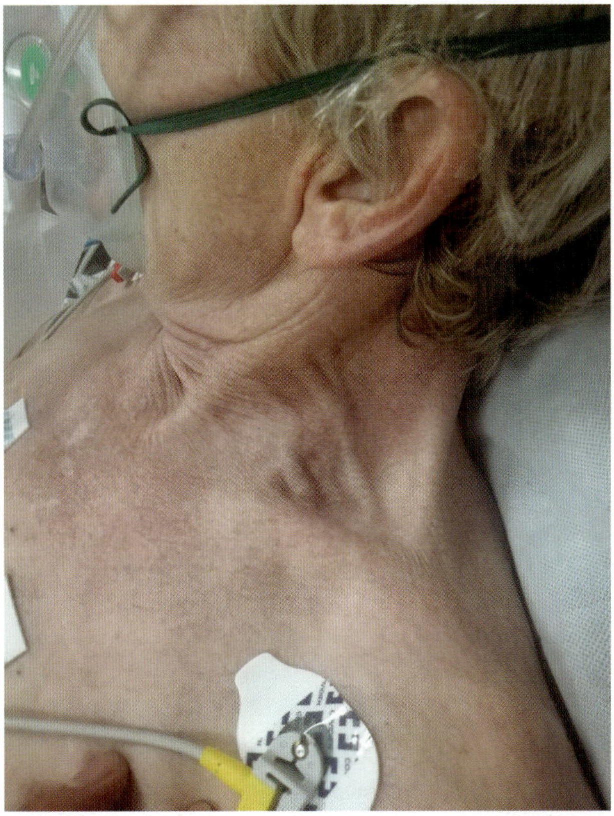

Fig. 12.1. Ⓐ **Turgescence jugulaire.**

Attention : Les signes d'insuffisance cardiaque aiguë peuvent être frustes voire manquer et les signes de bas débit cardiaque (hypoperfusion des organes) sont ainsi au premier plan. À noter également que 30 % des patients avec choc cardiogénique ont une pression artérielle « normale ».

Diagnostic de choc cardiogénique :

Triade :
Hypotension
+ Signes d'hypoperfusion périphérique
+ Congestion cardiaque droite ou gauche

Attention : Les éléments de la triade ne sont pas forcément tous présents.

II. Quelles mesures prendre sans délai ?

La prise en charge d'un état de choc quelle que soit son origine nécessite un conditionnement immédiat.

Cette mise en condition consiste en les mesures suivantes :

- **mise en place d'un monitoring continu** des paramètres vitaux : pression artérielle non invasive, saturation périphérique en oxygène et rythme cardiaque ;
- **pose d'une voie d'abord vasculaire périphérique**, idéalement deux ;
- **support respiratoire si nécessaire** : oxygène pour objectif de SpO_2 > 94 %. En cas de détresse respiratoire, mise en place d'un support ventilatoire par ventilation non invasive (VNI) ou invasive ;
- **appel du réanimateur** du site si situation intrahospitalière ; **appel du SAMU** si situation extrahospitalière ;
- **le remplissage vasculaire est contre-indiqué en cas de choc avec signes d'OAP** : *il n'améliorera pas le débit cardiaque et risque d'aggraver la détresse respiratoire.* **Il peut être indiqué mais doit être prudent (500 ml de sérum physiologique maximum) en cas de choc avec signes « droits » isolés** (turgescence jugulaire).

L'ensemble de ces mesures peut être réalisé là où se trouve le patient avec, le plus souvent, du matériel portable. Toutefois, une fois l'état de choc cardiogénique identifié et si le patient est transportable, il sera le plus souvent préférable de transférer le patient dans un service de réanimation ayant l'expertise dans la prise en charge des chocs cardiogéniques (encadré 12.1).

L'appel d'un cardiologue pour aide à l'interprétation du bilan étiologique, réalisation de l'échocardiographie (cf. III) et éventuellement prise en charge interventionnelle (revascularisation en cas de syndrome coronaire aigu) est nécessaire lors de la prise en charge.

L'étape suivante de la prise en charge devant être initiée sans délai est la réalisation des examens complémentaires.

Encadré 12.1

Prise en charge de l'état de choc cardiogénique en réanimation

- B L'état de choc cardiogénique (défaillance myocardique) nécessite un traitement par catécholamines de type inotrope, c'est-à-dire la dobutamine.
- Si l'hypotension persiste malgré la dobutamine ou est profonde d'emblée, il faut introduire un traitement par catécholamines vasopressives, c'est-à-dire la noradrénaline.
- Si le terrain et les comorbidités du patient le permettent, la mise en place d'une assistance circulatoire veino-artérielle dite « *extracorporeal membrane oxygenation* » ou « *extracorporal life support* » sera systématiquement discutée en cas de non-amélioration après traitement par catécholamines de type inotrope.

III. Quels examens complémentaires demander en urgence ?

Le diagnostic de choc cardiogénique est essentiellement clinique. Les examens complémentaires sont nécessaires pour :

- identifier l'étiologie et le mécanisme physiopathologique de l'état de choc, orientant ainsi la prise en charge thérapeutique ;
- évaluer la sévérité du choc reflétée par le nombre et l'intensité des défaillances d'organes (poumon, rein, foie, cerveau, hémostase).

A. Électrocardiogramme

Rapide et facile d'accès, l'ECG est l'examen de première intention. Il permet d'identifier rapidement de nombreuses étiologies :

- les troubles de la repolarisation, permettant d'identifier un syndrome coronaire aigu, étiologie la plus fréquente des chocs cardiogéniques. Un ECG montrant un sus-décalage du segment ST est un syndrome coronarien aigu jusqu'à preuve du contraire et justifie une coronarographie d'emblée. Il pourra s'agir secondairement d'une myopéricardite après avoir éliminé l'occlusion coronaire ;
- les troubles de la conduction : blocs auriculoventriculaires du IIe et du IIIe degré entraînant un bas débit cardiaque par bradycardie ;
- les troubles du rythme supraventriculaire ou ventriculaire : fibrillation atriale ou flutter avec tachycardie extrême.

Il est à noter que de nombreux troubles peuvent être détectés d'emblée sur le scope ECG, mais tout état de choc cardiogénique doit bénéficier d'un ECG.

B. Échocardiographie transthoracique

L'ETT est l'examen qui permet d'affirmer le diagnostic par la mesure du débit cardiaque et de préciser le ou les mécanismes du bas débit cardiaque.

L'ETT est de plus en plus facile d'accès avec un nombre croissant d'opérateurs formés à sa réalisation.

D'un point de vue étiologique, c'est l'examen le plus complet car il permet d'identifier le mécanisme du choc cardiogénique (qui oriente le diagnostic) et donc d'orienter le traitement étiologique :

- dysfonction du ventricule gauche seul (insuffisance cardiaque gauche), du ventricule droit (insuffisance cardiaque droite) ou biventriculaire ;
- dysfonctionnement valvulaire ; fuite massive ou rétrécissement majeur ;
- tamponnade.

C. Bilan biologique

Il permet d'orienter le **diagnostic étiologique** :

- **ionogramme sanguin** : permettant d'identifier des troubles ioniques responsables des troubles du rythme (essentiellement dyskaliémies).

À noter que dans le contexte de choc cardiogénique, la **troponine** a un intérêt diagnostique modeste. En cas de syndrome coronarien, elle n'a qu'une valeur pronostique. En revanche, elle peut être un argument pour une myocardite. La troponine est augmentée (en général plus modérément) dans tous les cas de souffrance myocardique secondaire.

Il permet d'apprécier la **gravité** du choc par évaluation du retentissement sur les autres organes :

- **lactate artériel** : souvent augmenté dans les états de choc, il est le témoin de l'hypoxie tissulaire par bas débit ;
- **urée, créatinine et ionogramme sanguin** : évaluation du retentissement rénal ;
- **bilan hépatique** : évaluation du retentissement hépatique ;
- **gaz du sang artériels** : pour le retentissement respiratoire, l'hypoxie est le premier signe de gravité, parfois avec un effet shunt ; l'apparition de l'hypercapnie signe l'épuisement respiratoire ;
- **bilan d'hémostase (TP, TCA, fibrinogène)** : évaluation du retentissement hématologique mais également utile en prévision du traitement étiologique qui pourrait être un geste endovasculaire, un drainage ou une intervention chirurgicale. Dans le contexte du bilan avant un geste invasif, le groupage sanguin et la recherche de RAI sont réalisés.

D. Radiographie de thorax

Elle permet le plus souvent d'étayer le diagnostic d'OAP en montrant des opacités alvéolo-interstitielles bilatérales, prédominant aux bases et aux hiles pulmonaires, en général symétriques. Dans le cas particulier de la tamponnade gazeuse (compression du ventricule droit par un pneumothorax), elle permet d'identifier le pneumothorax complet compressif. On peut aussi y analyser la silhouette cardio-médiastinale qui peut donner des orientations dans certaines étiologies (cardiomégalie témoin d'une cardiopathie chronique ou d'une tamponnade).

Quiz 1

Le choc droit

Madame B., 46 ans, consulte aux urgences pour malaise.

Antécédents : Aucun, fumeuse active, un demi-paquet par jour depuis 20 ans.

Cliniquement : À l'arrivée aux urgences, SpO_2 89 % en air ambiant, FC 111 bpm, PA 113/84 mmHg, FR 27 cycles/min, température 37,8 °C. La patiente décrit un épisode de malaise d'allure syncopale après avoir monté des escaliers. Elle revient d'un voyage aux États-Unis il y a 5 jours. Depuis, elle a repris le travail et se sent essoufflée. À l'examen, il y a une turgescence jugulaire, un reflux hépatojugulaire et des œdèmes des membres inférieurs légèrement majorés et douloureux à gauche. La patiente présente également des marbrures des genoux avec un temps de recoloration cutanée à 4 secondes. Enfin, l'auscultation pulmonaire est normale.

Examens complémentaires initiaux :

- ECG
- Radiographie de thorax.
- Bilan biologique :
  - NFS : hyperleucocytose à polynucléaires neutrophiles (14 G/l) ;
  - troponine augmentée à 45 ng/ml ;
  - BNP augmenté à 600 pg/ml ;
  - ionogramme sanguin normal.

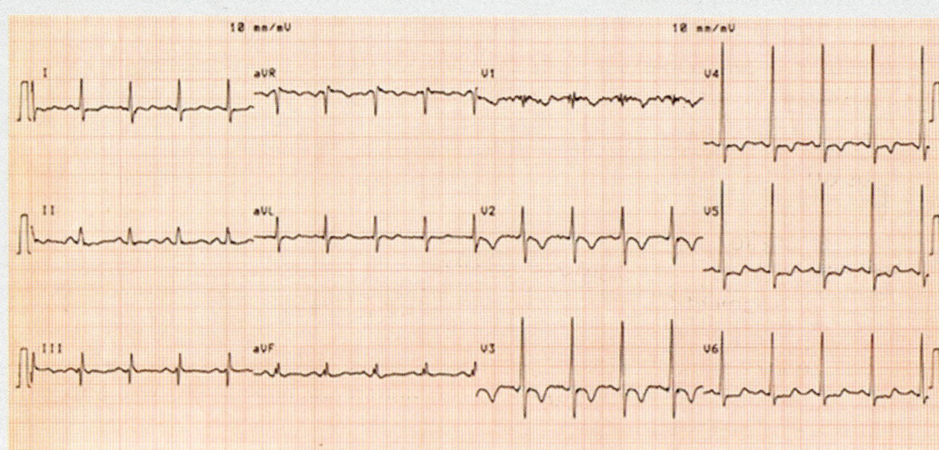

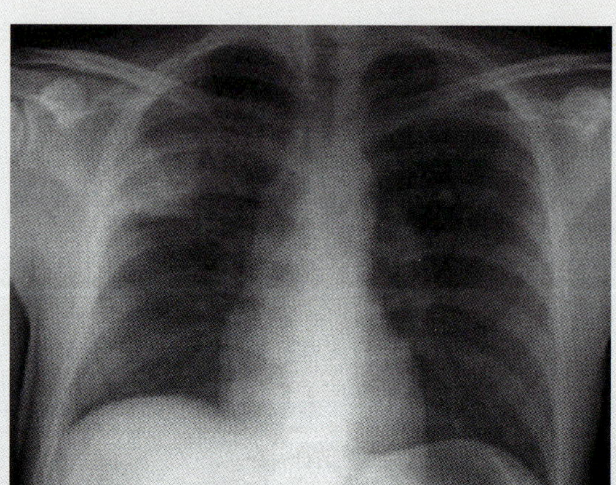

Comment orientez-vous la patiente ? Quels examens demandez-vous en urgence pour compéter le bilan ?

IV. Quel est le raisonnement étiologique ?

Le diagnostic étiologique lors d'un choc cardiogénique est primordial car il conditionne généralement la prise en charge. En effet, les grandes étiologies de choc cardiogénique relèvent le plus souvent d'une prise en charge spécifique qu'il faut mettre en place en urgence. L'identification de l'étiologie permet aussi l'identification du mécanisme physiopathologique qui, lui, peut conditionner la prise en charge symptomatique.

Il est donc nécessaire de démarrer rapidement un raisonnement étiologique qui, comme dans toutes les pathologies, découlera d'un interrogatoire et d'un examen clinique approfondi puis de l'analyse systématique des examens complémentaires.

Les étiologies du choc cardiogénique sont très nombreuses. On traitera ici les plus fréquentes, qui peuvent être regroupées en quatre groupes en fonction de leur mécanisme physiopathologique :

- la dysfonction myocardique ;
- la dysfonction électrique ;
- la dysfonction valvulaire ;
- le choc « obstructif ».

A. Dysfonction myocardique

Le choc par dysfonction myocardique résulte d'une baisse majeure de la contractilité de la pompe cardiaque par atteinte primitive du myocarde. C'est la forme la plus typique du choc cardiogénique.

Le tableau clinique est celui d'une insuffisance cardiaque gauche aiguë (OAP) le plus souvent, ou d'une insuffisance cardiaque droite et parfois d'une insuffisance cardiaque globale. À l'échocardiographie, en fonction du ventricule défaillant, on objective :

- une hypokinésie (voire akinésie) ventriculaire gauche, qui peut être segmentaire ou globale en fonction de l'étiologie ;
- une dilatation avec hypokinésie ventriculaire droite ;
- (ou) une dysfonction des deux ventricules dite biventriculaire.

L'infarctus du myocarde est de loin l'étiologie majoritaire de cette forme de choc cardiogénique (environ 80 %) (encadré 12.2). Son tableau est celui d'un syndrome coronarien aigu avec des signes d'œdème pulmonaire ou d'insuffisance cardiaque droite (cf. chapitre 17). Le terrain est un patient avec des facteurs de risque cardiovasculaire. L'ECG est l'examen clef du diagnostic : il retrouve un sus-décalage du segment ST systématisé, c'est-à-dire correspondant à un territoire myocardique vascularisé par une des artères coronaires, possiblement associé à des ondes Q de nécrose. À la biologie, la troponine est augmentée de manière importante mais son dosage est inutile en cas de sus-décalage du segment ST. L'échocardiographie montre une hypokinésie du territoire atteint.

Encadré 12.2

Les différents mécanismes du choc dans le SCA

B Dans l'infarctus du myocarde, les mécanismes de choc peuvent être :

- la défaillance myocardique, c'est-à-dire l'altération profonde de la contractilité myocardique ;
- la rupture de pilier mitral responsable d'une insuffisance mitrale aiguë ;
- la rupture septale interventriculaire, responsable d'un shunt cardiaque ;
- la rupture de la paroi libre d'un ventricule, entraînant un hémopéricarde massif et une tamponnade ;
- rythmique, lié à la survenue d'une tachycardie ventriculaire ou d'une bradycardie sévère dans les cas de troubles de conduction type bloc auriculoventriculaire de IIe ou IIIe degré.

Ces différents mécanismes, s'ils sont rapidement diagnostiqués, orientent la prise en charge en urgence.

→ **D'où l'importance de l'examen clinique (recherche de souffle, tableau gauche/droit) et surtout de l'échocardiographie.**

- L'autre étiologie importante des dysfonctions myocardiques aiguës est la **myocardite**. Le plus souvent d'origine infectieuse virale, c'est une atteinte inflammatoire du muscle cardiaque. Le tableau clinique est celui d'une insuffisance cardiaque aiguë, avec possible douleur thoracique, souvent précédée par un syndrome infectieux aspécifique de type syndrome pseudogrippal. Le terrain est plutôt celui de l'adulte jeune. L'ECG met en évidence des troubles de la repolarisation (sus-ST, sous-ST, inversion des ondes T) non systématisés. L'échocardiographie permet de mettre en évidence une hypokinésie globale plus ou moins associée à un épanchement péricardique modéré en cas de péricardite associée. Sur le plan biologique, la troponine est fortement augmentée et on retrouve souvent un syndrome inflammatoire biologique.
- Enfin, le choc cardiogénique peut survenir chez les patients ayant une **insuffisance cardiaque connue chronique**. Le diagnostic est souvent plus aisé compte tenu des antécédents connus du patient. À l'échocardiographie, certains éléments comme une dilatation importante du ventricule gauche ou des parois très amincies sont en faveur d'une cardiopathie chronique. Dans ces cas de cardiopathies chroniques, il faut rechercher un facteur déclenchant.
- Les **intoxications aux médicaments cardiotropes** : il s'agit le plus souvent d'une intoxication par bêtabloquants, inhibiteurs calciques inotropes négatifs ou médicaments à effet stabilisant de membrane. Le contexte clinique est le plus souvent évocateur (tentative de suicide).

B. Dysfonction électrique

Le système électrique du cœur a un rôle essentiel dans le débit cardiaque par le contrôle adapté d'une fréquence cardiaque. Ainsi, les fréquences extrêmes peuvent être responsables de chute du débit cardiaque.

- Les **bradycardies extrêmes** : il s'agit principalement des blocs atrioventriculaires du IIIe degré. La baisse de la fréquence entraîne une diminution du débit cardiaque (débit = fréquence cardiaque × volume d'éjection systolique). Les blocs atrioventriculaires du IIIe degré sont d'autant plus susceptibles d'entraîner un état de choc que (1) l'échappement ventriculaire est lent et large (ces deux caractéristiques survenant si le foyer d'échappement est infra-hissien, dans la paroi ventriculaire) et que (2) le ventricule gauche sous-jacent est défaillant. Le tableau clinique sera celui d'une insuffisance cardiaque gauche aiguë, avec une bradycardie à l'auscultation. L'examen clef est l'ECG qui permet le diagnostic de bradycardie et l'analyse du trouble de la conduction. Ces troubles peuvent être dégénératifs chez le sujet âgé, liés à une cardiopathie sous-jacente ou provoqués par des troubles ioniques et des médicaments (bêtabloquants, inhibiteurs calciques non dihydropyridiniques et digitaliques). L'ionogramme sanguin doit être systématique à la recherche d'une hyperkaliémie.
- Les **tachycardies supraventriculaires** peuvent être responsables de baisse du débit cardiaque par perte de la fonction diastolique ; le rythme cardiaque est tellement rapide que les ventricules n'ont pas le temps de se remplir et ne peuvent donc pas éjecter un volume correct. La baisse du débit survient en général pour des fréquences supérieures à 150 bpm. Les deux principales tachycardies supraventriculaires pouvant induire des états de choc sont la **fibrillation** et le **flutter atrial**. Ils surviennent le plus souvent chez des sujets âgés. Cliniquement, le patient peut se plaindre de palpitations et, à l'auscultation, les bruits du cœur sont difficilement perceptibles car trop rapides. C'est l'ECG qui permet le diagnostic. Là aussi, la recherche des troubles ioniques, notamment d'une hypokaliémie, doit être systématique.
- La **tachycardie ventriculaire** peut entraîner un état de choc si elle est très rapide et si elle survient sur un ventricule gauche sous-jacent défaillant. À noter que la fibrillation ventriculaire n'entraîne pas d'état de choc mais un arrêt cardiaque systématique.

C. Dysfonction valvulaire

Les quatre valves cardiaques sont nécessaires au maintien du flux sanguin. Sans elles, les efforts de la pompe cardiaque sont inefficaces. Une dysfonction valvulaire aiguë peut donc être responsable d'une baisse brutale du débit cardiaque et d'un état de choc. Elles intéressent le plus souvent le cœur gauche : valves mitrale et aortique. L'échocardiographie transthoracique permet d'identifier rapidement des dysfonctions importantes, qui pourront être confirmées par une échographie transœsophagienne. Cette dernière nécessite toutefois un opérateur compétent et un patient qui peut la tolérer.

Les **endocardites** arrivent au premier rang des dysfonctions aiguës de valves, notamment par destruction valvulaire ou rupture (septique) d'un cordage (cf. chapitre 49).

L'insuffisance mitrale aiguë peut aussi venir compliquer un infarctus, soit par **dysfonction d'un pilier ischémique** soit par **rupture d'un pilier nécrosé**. Les deux causes de baisse du débit cardiaque sont alors intriquées. Le tableau est celui de l'infarctus avec apparition d'un souffle d'insuffisance mitrale. Là encore, c'est l'échocardiographie qui permet d'affirmer le diagnostic.

Enfin, chez un patient porteur de prothèses valvulaires, la **désinsertion** ou la **thrombose** en cas de prothèse mécanique peuvent conduire à un état de choc. Dans le cas des bioprothèses, la **dégénérescence** de la bioprothèse peut conduire à un état de choc. Les bruits du cœur seront plus difficiles à interpréter. L'échocardiographie transthoracique est l'examen clef. Par argument de fréquence, il faut toujours considérer une dysfonction de prothèse chez un patient porteur de valve prothétique en choc cardiogénique.

D. Choc « obstructif »

Il s'agit d'un mécanisme particulier de choc cardiogénique puisque la baisse du débit cardiaque n'est pas liée directement à une atteinte du cœur mais à une obstruction du cœur à se remplir ou à éjecter le sang. Pour des raisons anatomiques, ces atteintes touchent principalement le cœur droit.

L'**embolie pulmonaire** peut se compliquer de choc obstructif : c'est la complication la plus grave. L'obstruction des artères pulmonaires par le thrombus va générer une gêne majeure à l'éjection du ventricule droit. Il va donc se développer une insuffisance cardiaque droite avec tous les signes de retentissement d'amont sur l'oreillette droite puis sur les veines caves. Le tableau clinique est donc celui d'une embolie pulmonaire (cf. chapitre 14) associée à un état de choc et des signes d'insuffisance cardiaque droite.

Les autres étiologies d'obstruction résultent de la compression extrinsèque du ventricule droit. Étant anatomiquement plus petit et moins épais que le ventricule gauche, le fonctionnement du ventricule droit est plus touché par un épanchement péricardique ou toute autre compression extrinsèque.

Dans ces conditions, le ventricule droit, qui ne peut pas se remplir en diastole, a son volume d'éjection fortement diminué. Ce mécanisme s'appelle la **tamponnade** (encadré 12.3). L'étiologie peut être virale, néoplasique ou traumatique. Le tableau clinique est celui d'une douleur thoracique avec des signes d'insuffisance cardiaque droite. L'échocardiographie confirme le diagnostic en retrouvant un épanchement péricardique comprimant le ventricule droit.

L'**hémopéricarde** peut également être responsable d'une tamponnade. Le contexte de traumatisme thoracique ou post-chirurgical oriente l'étiologie.

Enfin, la compression du ventricule droit peut aussi être d'origine pleurale lors d'un **pneumothorax compressif (tamponnade gazeuse)**. Dans ce cas, l'auscultation pulmonaire retrouve une abolition du murmure vésiculaire du côté atteint. L'échocardiographie ne retrouve pas d'épanchement péricardique liquidien et la radiographie de thorax permet d'identifier le pneumothorax compressif.

Encadré 12.3

Tamponnade

La tamponnade cardiaque est l'association d'un épanchement péricardique compressif et d'une hypotension artérielle ou d'un état de choc cardiogénique.

Définition

Il s'agit d'une compression des cavités droites par un épanchement péricardique abondant et/ou d'installation brutale. C'est une urgence médicochirurgicale absolue car l'évolution est un arrêt cardiocirculatoire par adiastolie (absence de remplissage ventriculaire) en l'absence de traitement. Le retentissement sur les cavités cardiaques dépend du caractère aigu ou subaigu et du volume du liquide intrapéricardique. L'augmentation de la pression intrapéricardique est responsable d'une gêne au remplissage diastolique et du volume de la chambre de chasse ventriculaire droite.

Comment faire le diagnostic ?

Contexte : péricardites néoplasiques, traumatiques, tuberculeuses, exceptionnellement péricardite aiguë virale.
Signes cliniques :

- douleur thoracique avec dyspnée positionnelle, polypnée puis orthopnée et toux ;
- signes de choc ;
- signes d'insuffisance cardiaque droite :
- bruits du cœur assourdis ;
- pouls paradoxal : disparition et réapparition du pouls au cours du cycle respiratoire.

Quels examens réaliser en urgence ?

Comme pour tout choc d'allure cardiogénique, trois examens sont à réaliser en urgence mais c'est l'échographie qui fera le diagnostic (fig. 12.2).

En pratique

Choc + turgescence jugulaire sans OAP
= EP ou tamponnade ou pneumothorax compressif ou infarctus VD
→ Échographie cardiaque en urgence

Quelle est la prise en charge en urgence ?

C La confirmation en échographie de la tamponnade impose l'évacuation de l'épanchement par péricardiocentèse échoguidée ou péricardotomie.

Il s'agit d'une urgence médicochirurgicale avec hospitalisation en soins intensifs de cardiologie ou en médecine intensive-réanimation. Maintien en position demi-assise.

Le traitement immédiat comporte le remplissage par soluté salé isotonique 500 à 1 000 ml en débit libre.

L'urgence est l'évacuation de l'épanchement par ponction péricardique guidée par l'échocardiographie ou drainage péricardique chirurgical (péricardiotomie). Éviter une intubation orotrachéale qui aggraverait la dysfonction droite avec un haut risque d'arrêt cardiaque lors de la procédure.

Tic-tac…

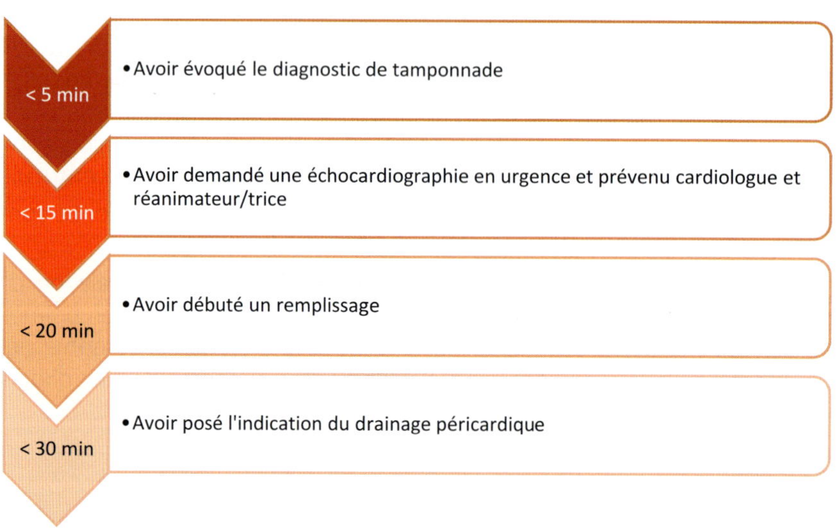

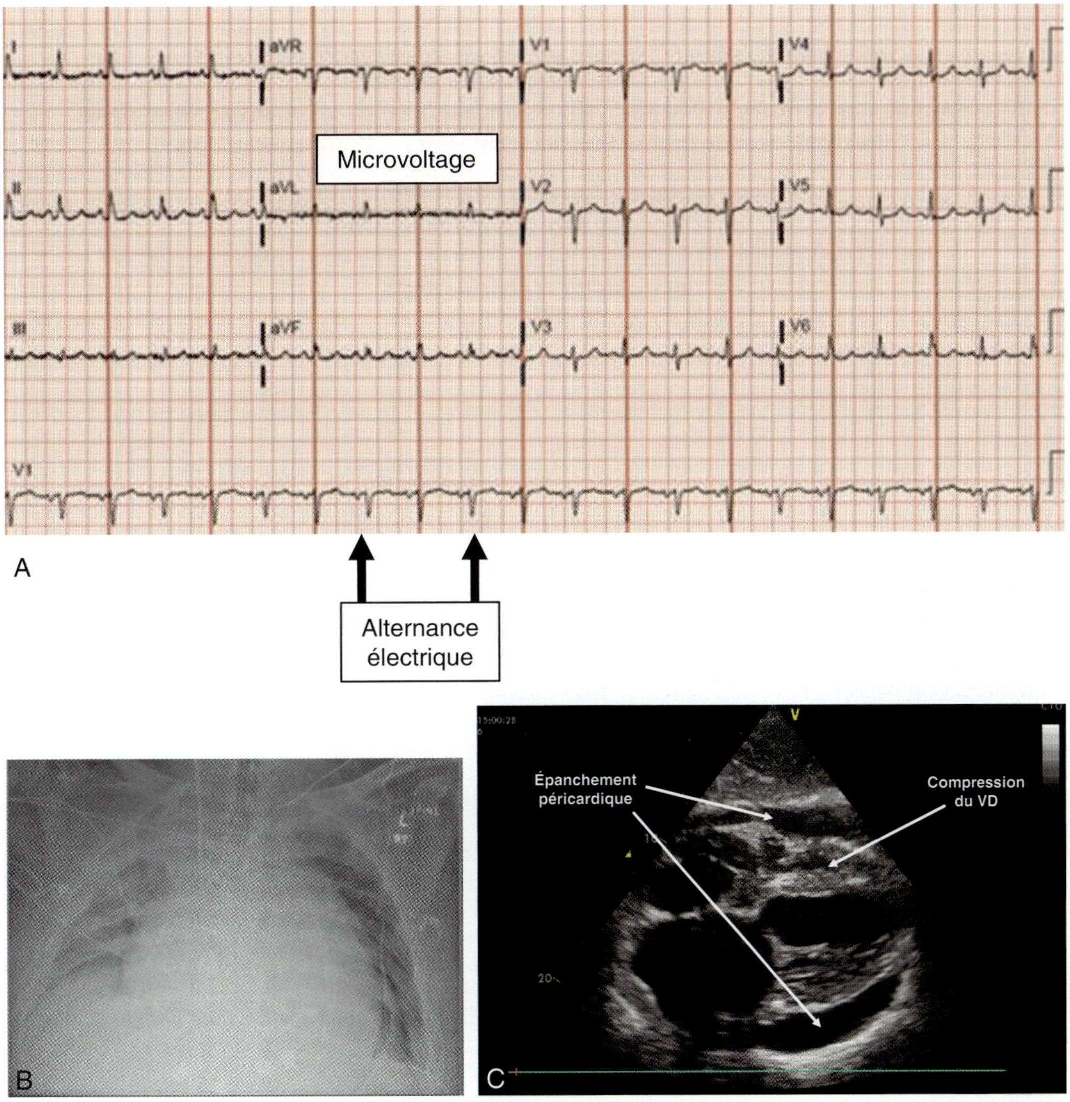

Fig. 12.2. A C **L'échographie fait le diagnostic.**

A. ECG. Microvoltage; parfois, alternance électrique. B. Radiographie thoracique. Cardiomégalie avec, lorsque l'épanchement péricardique est abondant, un aspect en « carafe ». C. Échocardiographie transthoracique. Outil de référence en cas de suspicion de tamponnade, elle permet de confirmer le diagnostic de tamponnade avec collapsus des cavités droites en expiration et compression du ventricule gauche par le droit en inspiration, aspect de « *swing heart* » ; l'épanchement est souvent abondant. Elle peut être utile pour guider le drainage péricardique en urgence.

Les étiologies du choc cardiogénique sont variées. La plus fréquente reste le **syndrome coronaire aigu** (SCA) qui doit donc toujours être éliminé. Il faut néanmoins toujours une démarche complète et raisonnée :

- Terrain : âge, facteurs de risque cardiovasculaire, prothèse valvulaire…
- Anamnèse : syndrome infectieux, douleur thoracique, intoxication…
- Clinique : insuffisance cardiaque gauche, droite ou globale, apparition d'un souffle…

Choc + insuffisance cardiaque gauche (et souvent droite associée) :
choc + OAP ± turgescence jugulaire
→ Dysfonction ventricule gauche ou valve aortique/mitrale : SCA, myocardite aiguë, intoxication, endocardite gauche, troubles du rythme/conduction.

Choc avec insuffisance cardiaque droite isolée :
choc + turgescence jugulaire sans OAP
→ Embolie pulmonaire à haut risque, tamponnade, pneumothorax compressif, infarctus du ventricule droit.

- ECG.
- Radiographie de thorax.
- Échocardiographie.

Quiz 2

Monsieur C., 78 ans, est hospitalisé en orthopédie pour fracture de hanche.
Antécédents :
- cardiopathie hypertrophique et ischémique avec stent il y a 6 ans;
- insuffisance rénale chronique préterminale;
- hypertension artérielle;
- diabète de type 2 sous insuline.

Cliniquement :
Monsieur C. a été opéré il y a 10 jours d'une prothèse de hanche sans complication.
Depuis 4 jours, il est très asthénique, il a beaucoup de mal à se mobiliser même s'il se sent bien une fois assis.
Depuis 2 jours, il se sent essoufflé et nécessite 2 litres/min d'oxygène.
Vous êtes appelé(e) un week-end par l'infirmier qui le trouve moins vigilant.
À votre arrivée, les constantes sont les suivantes; PA 85/45 mmHg, FC 118 bpm, SpO_2 87 % sous 2 litres/min, FR 40 cycles/min, température 36,4 °C.
Le patient est assis dans son lit, dyspnéique, et ne répond pas aux ordres simples.
À l'inspection, le patient présente des marbrures des jambes et un temps de recoloration cutanée très supérieur à 3 secondes. À l'auscultation, il présente des crépitants et sibilants des deux champs pulmonaires dans leur ensemble, un murmure vésiculaire assourdi aux bases et des bruits du cœur rapides, sans souffle. Vous notez également des œdèmes des membres inférieurs et des lombes.
Examens complémentaires initiaux :
- ECG.
- Radiographie de thorax.

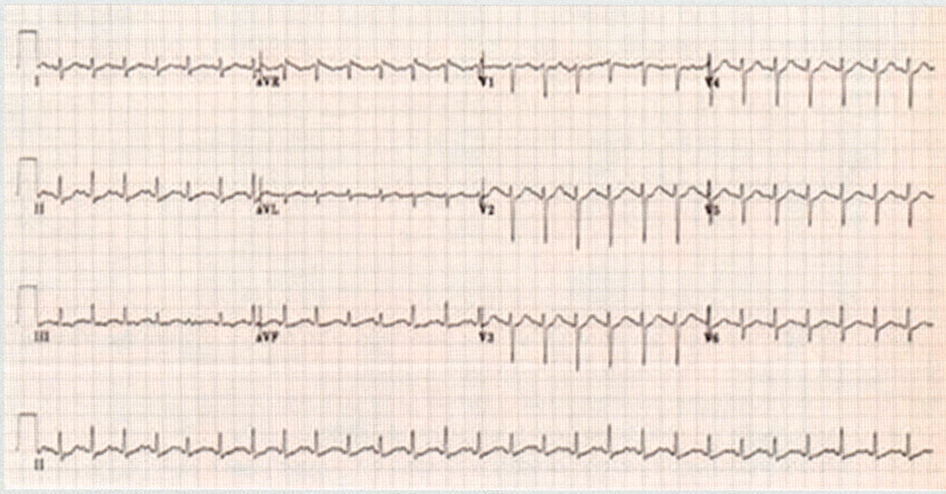

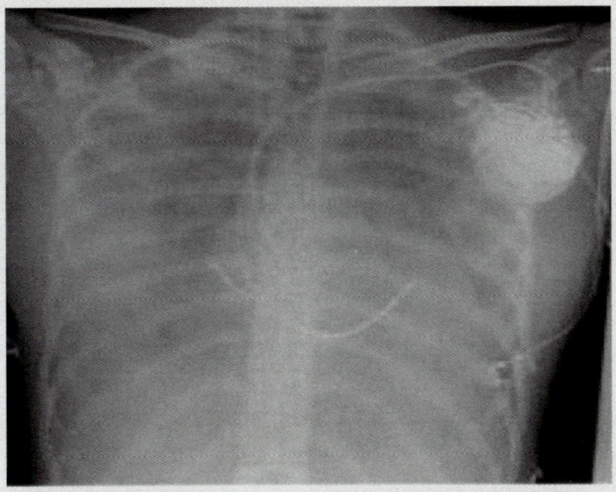

Que faites-vous immédiatement? Quelle mesure thérapeutique médicamenteuse pouvez-vous prendre dès maintenant?

Encadré 12.4

Choc cardiogénique et douleur thoracique

Les cinq diagnostics à retenir font l'objet du tableau 12.1.

Tableau 12.1. A B **Éléments du diagnostic devant une douleur thoracique avec signes de choc.**

Terrain	Facteurs de risque cardiovasculaire	Facteurs de risque de thrombose veineuse profonde*	Histoire de péricardite ou néoplasie	Homme longiligne	Hypertension artérielle
Examen clinique	Signes de choc plus	Turgescence jugulaire sans OAP	Signes de choc plus Turgescence jugulaire sans OAP	Signes de choc plus Turgescence jugulaire sans OAP	Signes de choc
Particularités	OAP ± nouveau souffle intense [insuffisance mitrale ou CIV]	Auscultation sans particularité	Diminution des bruits du cœur	Abolition unilatérale du murmure vésiculaire et des vibrations vocales avec tympanisme	Asymétrie tensionnelle (différence > 20 mmHg), abolition d'un pouls, souffle d'insuffisance aortique
ECG	Sus-décalage du segment ST	Signes de cœur pulmonaire aigu§	Microvoltage, alternance électrique	Signes de cœur pulmonaire aigu	Normal ou syndrome coronarien aigu
Radiographie du thorax	Opacités alvéolo-interstitielles bilatérales	Souvent normale	Cardiomégalie	Hyperclarté unilatérale de l'hémithorax	Élargissement du médiastin, cardiomégalie
Échographie	Dysfonction sévère du VG ou complications mécaniques	Dilatation des cavités droites et septum paradoxal	Épanchement péricardique important	Dilatation des cavités droites et septum paradoxal	Flap intimal et tamponnade ou/et insuffisance aortique ou hypokinésie

Encadré 2.4 Suite.

Diagnostic	SCA compliqué d'un état de choc cardiogenique	Embolie pulmonaire	Tamponnade	Pneumothorax compressif	Dissection aortique
Prise en charge étiologique	Revascularisation coronaire	Thrombolyse en absence de contre-indication Discuter thrombectomie chirurgicale ou thrombo-aspiration	Drainage péricardique	Drainage pleural	Chirurgie cardiaque

OAP : œdème aigu du poumon ; CIV : communication interventriculaire.

* Cancer, pilule + tabac, période postopératoire, *post-partum*, alitement, antécédents personnels ou familiaux de maladie thrombo-embolique.

§ Signes de cœur pulmonaire aigu à l'ECG : tachycardie sinusale, aspect S1Q3, bloc de branche droite, ondes T négatives dans les précordiales droites.

Points de vigilance

- Attention à reconnaître un choc cardiogénique chez un patient avec une pression artérielle « limite » mais qui a des signes congestifs et d'hypoperfusion périphérique.
- Il faut impérativement appeler le réanimateur du site ou le SAMU devant un état de choc cardiogénique.
- Il faut mettre rapidement le patient en condition et débuter une démarche de diagnostic étiologique, en particulier la recherche d'un syndrome coronaire aigu.
- Il ne faut pas prescrire les médicaments utilisés dans l'insuffisance cardiaque aiguë sans état de choc car ils sont hypotenseurs (dérivés nitrés, inhibiteurs calciques, bêtabloquants).
- Il ne faut pas prescrire de remplissage vasculaire devant un état de choc cardiogénique avec œdème aigu du poumon.

Tic-tac…

< 5 min	• Avoir fait le diagnostic d'état de choc
< 15 min	• Avoir réalisé et interprété un ECG
< 30 min	• Avoir demandé une radiographie de thorax, un bilan biologique et une échocardiographie
< 45 min	• Avoir appelé le réanimateur et avoir des hypothèses étiologiques

Une situation clinique… Deux prises en charge

Monsieur A., 66 ans, est adressé aux urgences pour une douleur thoracique. Il a comme antécédents une hypertension artérielle sous inhibiteur calcique, inhibiteur de l'enzyme de conversion et diurétique thiazidique, un tabagisme actif à 1 paquet par jour, une hypercholestérolémie et un diabète de type 2 sous antidiabétiques oraux. Il a été pris d'une douleur thoracique subitement chez lui, en barre, avec de plus en plus de difficultés à respirer.

L'examen clinique à son arrivée est le suivant : SpO_2 88 % en air ambiant, FC 115 bpm, PA 83/57 mmHg, FR 42 cycles/min, température 36,8 °C, polypnée avec orthopnée, crépitants bilatéraux remontant jusqu'à 2/3 champs. Les bruits du cœur sont rapides. Par ailleurs, le patient présente des marbrures des genoux et un temps de recoloration cutanée > 5 secondes.

Au bout de quelques minutes, le patient s'agite et ne répond plus aux ordres simples. L'infirmière appelle alors l'interne de garde aux urgences.

Où Nadia ne fait pas ce qu'il faut…

Nadia demande à l'infirmière de mettre le patient sous oxygène pour une SpO_2 > 94 %. Puis elle prescrit un bilan biologique comprenant gaz du sang, ionogramme sanguin, urée, créatinine, NFS et troponine. Le patient est maintenant plus calme et Nadia décide d'attendre les résultats pour entreprendre des mesures thérapeutiques.

Nadia n'a pas eu la bonne attitude, concentrée sur la détresse respiratoire. Elle n'a pas prêté attention aux signes de choc et n'a donc pas identifié l'urgence vitale. Elle n'a pas non plus réalisé un ECG, qui doit être systématique devant toute douleur thoracique et qui aurait permis de diagnostiquer le syndrome coronaire aigu.

Devant le tableau de choc, Nadia aurait aussi dû mettre en place immédiatement un monitorage continu des paramètres vitaux et appeler le réanimateur de l'hôpital.

Où l'on peut faire confiance à Hamid

Hamid demande à l'infirmière de mettre le patient sous oxygène pour une SpO_2 > 94 %, puis d'installer un monitorage continu des paramètres vitaux. Il lui demande ensuite de réaliser un ECG et de prélever un bilan biologique comprenant gaz du sang, lactate, ionogramme sanguin, urée, créatinine, NFS, troponine, bilan hépatique et hémostase. Il demande également aussi une radiographie de thorax.

L'ECG montre un sus-décalage du segment ST en latérobasal avec un miroir en antérieur et la radiographie du thorax est compatible avec le tableau d'OAP.

Sans attendre les résultats de la biologie, Hamid appelle le réanimateur du site en lui détaillant le tableau de choc avec défaillance cardiaque et les troubles de la conscience. Puis, il appelle le cardiologue de garde pour lui faire part de la suspicion d'infarctus. Il lui demande une échocardiographie en urgence pour préciser le mécanisme du choc cardiogénique et lui fait part de la nécessité d'une revascularisation en urgence (coronarographie).

Le cardiologue et le réanimateur une fois sur place organisent la prise en charge du patient et celui-ci est rapidement admis en réanimation pour être intubé et transféré en coronarographie.

Réponses aux quiz

Quiz 1

Malgré un terrain sans comorbidités et une absence d'hypotension, la patiente présente un tableau de choc obstructif débutant. L'étiologie est très certainement une embolie pulmonaire qu'il faut savoir évoquer devant l'âge jeune, la tachycardie, une polypnée avec radiographie de thorax normale, une fébricule et un aspect S1Q3 à l'ECG.

Mais, en dehors du diagnostic étiologique, il faut savoir ici être attentif aux facteurs de gravité : la tachycardie, la polypnée, les marbrures et le temps de recoloration cutanée sont des signes de chocs même en l'absence d'hypotension.

L'épisode de syncope est aussi un signe d'alerte très sérieux : il signe une baisse du débit sanguin cérébral suffisamment important pour faire perdre connaissance. Sur le plan biologique, la troponine est ici modérément augmentée, probablement par souffrance réactionnelle du ventricule droit face à l'obstacle à l'éjection, et le BNP élevé signe la dilatation des cavités droites (cœur pulmonaire aigu).

Ainsi, cette patiente doit immédiatement être transférée en salle d'accueil des urgences vitales où il sera mis en place une surveillance rapprochée avec monitorage continu des paramètres vitaux, en attendant le reste du bilan et la prise en charge étiologique. Il est aussi nécessaire dès ce stade d'appeler le réanimateur du site.

Devant cette situation, il est nécessaire de réaliser des examens complémentaires en urgence pour orienter la prise en charge.

L'angioscanner thoracique est l'examen clef du diagnostic mais il ne faut réaliser celui-ci que si la patiente est stable et le scanner rapidement accessible (cf. chapitre 14).

Si cela n'est pas le cas, il faudra demander en urgence une échographie cardiaque, qui permet d'identifier la dysfonction cardiaque droite et de rechercher un thrombus.

Le traitement d'urgence en cas d'embolie pulmonaire et de choc est la thrombolyse (en absence de contre-indication formelle).

Quiz 2

Ce patient présente un tableau de décompensation d'insuffisance cardiaque chronique ayant évolué jusqu'au stade de choc cardiogénique. Son insuffisance cardiaque, habituellement compensée, s'est majorée du fait de l'hospitalisation et de l'immobilisation, ainsi que possiblement d'un apport hydrosodé dans le cadre péri-opératoire.

Le diagnostic de l'état de choc doit être immédiat devant l'hypotension et les signes d'hypoperfusion périphérique. Le caractère cardiogénique est diagnostiqué devant les antécédents du patient et le tableau d'œdème aigu pulmonaire.

Ici, l'urgence vitale immédiate est l'hypoxie. L'œdème pulmonaire en est la cause. Il est nécessaire d'augmenter l'apport en oxygène pour obtenir une saturation > 94 % immédiatement.

Ensuite, comme devant tout état de choc, il est nécessaire de mobiliser l'équipe paramédicale pour mettre en place le conditionnement du patient (monitorage continu des paramètres vitaux, abord vasculaire) puis d'appeler le réanimateur du site.

Le patient présente une hyperhydratation extracellulaire majeure. Il y a des œdèmes des membres inférieurs et des lombes, et un œdème pulmonaire. Cette surcharge hydrosodée est secondaire à une détérioration progressive de l'insuffisance cardiaque et à l'insuffisance rénale, mais est aussi responsable du bas débit aigu par congestion cardiaque : le cœur est « trop rempli », il ne peut pas se contracter convenablement (cf. chapitre 15).

L'hypotension sera prise en charge par un traitement par catécholamine de type inotrope (dobutamine) en soins intensifs ou réanimation.

Malgré l'hypotension, dans ce cas précis, il faut démarrer une déplétion hydrosodée par diurétiques de l'anse (furosémide). Attention, les autres médicaments de l'œdème aigu du poumon (dérivés nitrés, inhibiteurs calciques…) sont contre-indiqués car ils sont hypotenseurs.

CHAPITRE

13

Arrêt cardiaque

Situation de départ

38 État de mort apparente

Item, objectifs pédagogiques

ITEM 331 – *Arrêt cardiocirculatoire de l'adulte*

Rang	Rubrique	Intitulé	Descriptif
A	Définition	Définir un arrêt cardiocirculatoire	Connaître la définition OMS et identification (diagnostic positif = absence de réponse + ventilation inefficace) de l'arrêt cardiorespiratoire
A	Définition	Définir la chaîne de survie	Connaître les différents maillons de la chaîne de survie
B	Prévalence, épidémiologie	Connaître l'incidence et le pronostic de l'arrêt cardiocirculatoire chez l'adulte et l'enfant	Incidence de reprise d'activité spontanée, survie hospitalière, survie globale, pronostic fonctionnel
B	Étiologie	Connaître les principales étiologies d'arrêt cardiocirculatoire chez l'adulte et chez l'enfant	Connaître les principales étiologies, la prééminence de l'origine coronaire
B	Définition	Savoir définir le *no-flow* et le *low flow*	Connaître les notions du *no-flow* et du *low flow*
A	Prise en charge	Connaître les besoins de ventilation de base	Connaître la technique d'oxygénation avec canule de Guedel. Savoir que la ventilation de l'adulte n'est pas prioritaire. Savoir que la ventilation de l'enfant/nourrisson est primordiale
A	Prise en charge	Connaître l'algorithme universel de réanimation cardiopulmonaire de l'adulte	
B	Prise en charge	Connaître les principes d'utilisation d'un scope, défibrillateur manuel, semi-automatique	Reconnaître les rythmes choquables, les dissociations électromécaniques, les asystolies Principes d'utilisation d'un défibrillateur manuel
B	Prise en charge	Connaître les voies d'abord vasculaire d'urgence	Voie veineuse périphérique, voie intraosseuse
B	Prise en charge	Connaître le traitement médicamenteux (adrénaline) de la prise en charge initiale d'un rythme non choquable	Connaître les indications, la posologie et la séquence du vasopresseur de référence (adrénaline) et de l'antiarythmique de référence (amiodarone)
B	Prise en charge	Connaître les traitements médicamenteux de la réanimation cardiopulmonaire	

Rang	Rubrique	Intitulé	Descriptif
B	Prise en charge	Connaître les modalités diagnostiques et de traitement étiologique de l'arrêt cardiocirculatoire	Prise en charge des causes réversibles : connaître les étiologies et les principes de prise en charge, indications de coronarographie
B	Prise en charge	Connaître les critères d'arrêt de la réanimation	
A	Prise en charge	Connaître l'algorithme universel de réanimation cardiopulmonaire de l'enfant	
A	Identifier une urgence	Arrêt cardiorespiratoire chez l'enfant : épidémiologie et mécanisme de l'ACR chez l'enfant	
A	Prise en charge	Principes de la prise en charge de l'arrêt cardiorespiratoire de l'enfant : premières minutes	

Introduction
I. Quand faire le diagnostic d'arrêt cardiaque ?
II. Quelle est la prise en charge immédiate à appliquer ?
III. Quelle est la prise en charge avancée d'un arrêt cardiaque ?
IV. Quelles sont les étiologies d'un arrêt cardiaque à évoquer et comment les identifier rapidement ?
V. Quand arrêter la réanimation cardiopulmonaire ?
VI. Spécificités de l'enfant

Introduction

A L'arrêt cardiaque (ou arrêt cardiocirculatoire) de l'adulte est un syndrome fréquent et constitue l'urgence vitale absolue. Il survient le plus souvent en dehors de l'hôpital et touche deux fois plus d'hommes que de femmes avec un âge moyen de 60 ans. La principale cause est l'ischémie coronaire par un mécanisme de trouble du rythme ventriculaire (fibrillation ou tachycardie ventriculaire).

Malgré les progrès réalisés dans sa prise en charge, son pronostic demeure extrêmement sombre. Moins de 35 % des patients vont récupérer une activité cardiocirculatoire s'ils ont été réanimés en phase préhospitalière. S'ils arrivent vivants en réanimation, une majorité va y décéder soit par défaillance multiviscérale dans les 48–72 premières heures (appelée également choc post-arrêt cardiaque ; un tiers d'entre eux) soit par encéphalopathie post-anoxique (les deux tiers restants) (fig. 13.1). Ainsi, l'arrêt cardiaque est responsable d'une mortalité très élevée (plus de 90 %), mais aussi d'une morbidité importante constituant une source de handicap parfois majeur pour les patients ayant survécu à cet événement. En dehors du handicap lourd lié à l'encéphalopathie post-anoxique, la diminution de la qualité de vie peut être reliée à des symptômes tels que la fatigue, l'anxiété, la dépression ou une réduction des capacités cognitives avec troubles de la mémoire. Ainsi, moins de 50 % des survivants peuvent reprendre une activité professionnelle à distance de l'arrêt cardiaque.

Le diagnostic instantané de l'arrêt cardiaque et l'application immédiate de manœuvres de réanimation représentent les enjeux essentiels de sa prise en charge. En effet, le pronostic est lié d'une part à la cause sous-jacente, mais aussi à la rapidité et à l'efficacité des manœuvres de réanimation. La réanimation cardiopulmonaire est parfaitement standardisée et répond à une chaîne de survie extra- et intrahospitalière.

Après admission en réanimation, la stratégie de prise en charge doit comporter l'identification rapide de la cause de l'arrêt cardiaque (afin de la traiter et de prévenir une récidive) et la suppléance des dysfonctions d'organes provoquées par l'interruption circulatoire.

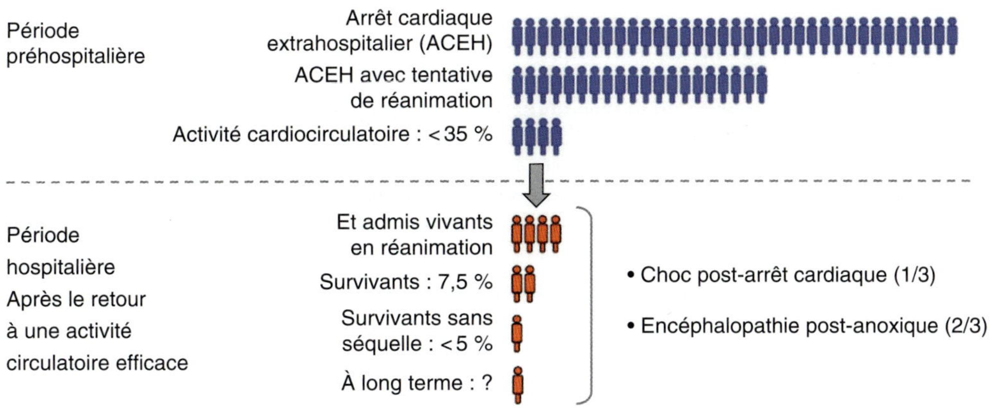

Fig. 13.1. B **Survie des arrêts cardiaques.**

Vignette clinique

Vous êtes l'interne de garde aux urgences. Vous êtes appelé(e) à 00 h 06 dans le service de médecine polyvalente par l'IDE de nuit qui a retrouvé l'un de ses patients en état de détresse respiratoire de survenue brutale. Monsieur Isidore de M., patient de 59 ans, aux antécédents d'artériopathie oblitérante des membres inférieurs, est actuellement hospitalisé pour une hémorragie digestive haute sur un ulcère gastroduodénal, traité par IPP à la seringue électrique. Ce saignement a nécessité l'interruption d'une partie de son traitement antiagrégant plaquettaire (arrêt du clopidogrel).

À votre arrivée dans la chambre à 00 h 15, le patient est en position demi-assise avec un oxymètre de pouls au doigt qui affiche un message d'erreur et un masque à oxygène sur le visage. Il est également perfusé sur une voie veineuse périphérique. Il est alors inconscient et ne bouge pas. Il ne répond pas à l'appel et il n'y a aucun mouvement respiratoire. L'IDE déclare qu'il l'a vu conscient pour la dernière fois il y a moins d'une minute. Vous reconnaissez alors un arrêt cardiaque.

Vous demandez à l'IDE de faire venir son collègue, de placer le patient en position allongée avec une planche à masser dans le dos, et de débuter le massage cardiaque externe, il est alors 0 h 16. Durant ce temps, vous prévenez le réanimateur de garde de l'hôpital. Vous lui expliquez alors qui vous êtes et que vous venez de constater un arrêt cardiaque dans la chambre 225 du service de médecine polyvalente au 2e étage aile B chez un homme de 59 ans. Vous expliquez également que vous êtes avec les deux IDE du service et un aide-soignant. Après vous avoir rappelé les mesures de la chaîne de survie de l'arrêt cardiaque, le réanimateur se met en chemin.

Vous demandez alors à l'aide-soignant de vous apporter le défibrillateur semi-automatique du service ainsi que le chariot d'urgence. Dans l'attente, vous demandez à l'un des IDE de mettre en place un masque haute concentration avec 15 litres/min d'oxygène et de continuer le massage cardiaque externe en relais avec sa collègue à la fréquence de 110 compressions par minute, avec des interruptions les plus courtes possibles. À la mise en place du défibrillateur, celui-ci indique alors un rythme choquable et vous administrez alors un premier choc électrique externe, en reprenant immédiatement après le massage cardiaque externe. Lors de la réévaluation au bout de 2 minutes après le choc, le patient présente encore un rythme choquable, il reçoit à nouveau un choc électrique externe.

L'équipe de réanimation arrive juste au moment du deuxième choc électrique à 00 h 22. Lors de la réévaluation 2 minutes après, le moniteur indique un rythme sinusal et le patient présente une activité cardiaque spontanée avec présence d'un pouls carotidien. Il y a donc récupération d'une activité cardiaque spontanée à 00 h 24. Au total, le *no-flow* est de moins d'une minute et le *low flow* est d'environ 8 minutes.

À la reprise de l'activité cardiaque spontanée, le patient est hypotendu avec une pression artérielle à 80/45 mmHg, une fréquence cardiaque à 80 bpm, régulière. Il est polypnéique avec un tirage des ▶

muscles respiratoires accessoires et une désaturation à 88 % sous 15 litres/min d'O_2 et présente des signes de réveil avec une ouverture des yeux, mais une confusion et une agitation importante.

On réalise alors un ECG qui montre un rythme sinusal régulier, sans trouble de conduction, mais un sus-décalage du segment ST dans les dérivations V1-V2-V3-V4 et un miroir dans les dérivations postérieures. Vous suspectez donc fortement un infarctus du territoire antéro-septal.

La suite de la prise en charge par la réanimation va alors comporter :

- intubation orotrachéale et mise sous ventilation mécanique devant la détresse respiratoire et les troubles de conscience ;
- support vasopresseur par noradrénaline devant l'hypotension artérielle ;
- transfert immédiat en coronarographie pour recherche d'une thrombose coronaire plus ou moins angioplastie percutanée et pose de stent ;
- puis poursuite de la prise en charge dans le service de réanimation.

I. Quand faire le diagnostic d'arrêt cardiaque ?

Le patient est en arrêt cardiaque si :

- il est inconscient et ne bouge pas ;
- il ne répond pas à l'appel ;
- il ne respire pas ou présente une respiration agonique (« gasps »). Les « gasps » sont des mouvements respiratoires réflexes inefficaces et ils ont la même signification que l'absence de respiration pour porter le diagnostic.

La recherche du pouls n'est pas systématique et est réservée aux personnels de santé expérimentés (et même eux se trompent…). Le pouls doit alors être recherché en carotidien ou fémoral et cette recherche doit durer moins de 10 secondes. Au moindre doute, le patient est considéré en arrêt cardiaque.

Dès que l'arrêt cardiaque est identifié, il faut activer la chaîne de survie, qui débute par l'appel à l'aide (fig. 13.2).

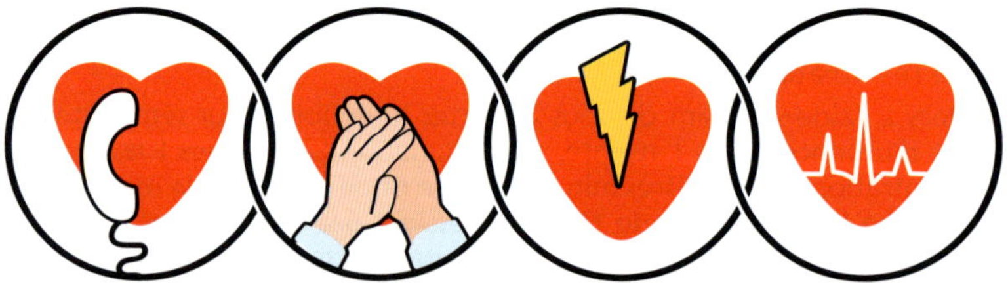

Fig. 13.2. Ⓐ Chaîne de survie de l'arrêt cardiaque.

II. Quelle est la prise en charge immédiate à appliquer ?

A. Donner l'alerte

C'est la première chose à faire. En notant l'heure précise !

Il faut donc connaître les numéros d'alerte selon la situation :

- en extrahospitalier : 15 (SAMU), 18 (pompiers), 112 (secours) ;
- en intrahospitalier : numéro d'urgence, réanimateur de garde, standard à défaut.

L'alerte doit être immédiate et doit être efficace pour gagner du temps :

- se présenter (fonction) et donner le numéro sur lequel on peut être joint ;
- se localiser précisément ;
- préciser la nature du problème : arrêt cardiaque, âge du patient et sexe ;
- faire le bilan de la situation actuelle : situation, moyens disponibles, gestes effectués ;
- attendre les instructions avant de raccrocher.

Encadré 13.1

Le *no-flow* et le *low flow*

B Lorsqu'on identifie un arrêt cardiocirculatoire, il est utile de définir différents temps qui correspondent à l'activité cardiocirculatoire du malade. En effet, le pronostic du patient est étroitement lié à la durée pendant laquelle les organes, notamment le cerveau, ne sont pas ou peu perfusés. On définit donc :

- le *no-flow*, ou absence de circulation : c'est la période suivant l'arrêt cardiaque et avant le début du massage cardiaque externe. C'est donc la période durant laquelle il n'y a aucune circulation et durant laquelle les organes ne sont pas du tout oxygénés ;
- le *low flow*, ou bas débit cardiaque : c'est la période à partir du début du massage cardiaque externe efficace. C'est donc la période pendant laquelle l'activité circulatoire est assurée partiellement par les compressions thoraciques. Les compressions thoraciques ne permettent d'assurer que 10 à 25 % du débit cardiaque de base selon l'efficacité du massage cardiaque externe. La perfusion des organes, et donc du cerveau, reste donc très faible, notamment si la durée de *low flow* est prolongée.

B. Réanimation cardiopulmonaire précoce

La priorité = Débuter le plus tôt possible les compressions thoraciques (massage cardiaque externe, MCE).

La réanimation cardiopulmonaire précoce doit permettre d'assurer un débit cardiaque minimal tant que l'activité cardiocirculatoire n'a pas été récupérée. Pour cela, il faut :

- allonger le patient sur le dos sur un plan dur (le sol à défaut d'autre chose) ;
- comprimer à deux mains au milieu du thorax ; le sternum doit s'enfoncer de 5 ou 6 cm ;
- cibler une fréquence de massage de 100 à 120 compressions par minute ;
- laisser le thorax se décomprimer entre chaque compression.

Si un autre secouriste est compétent pour prendre en charge les voies aériennes (en parallèle d'un maintien obligatoire des compressions thoraciques par d'autres secouristes), il peut être utile :

- de dégager les voies aériennes supérieures (cou en extension, s'être assuré que les voies aériennes sont libres) ;
- de réaliser 2 insufflations toutes les 30 compressions thoraciques (au bouche-à-bouche ou à l'aide d'un insufflateur manuel relié à une source d'oxygène, type Ambu®) en interrompant ces dernières le moins de temps possible.

La distribution des rôles dépend du nombre de personnes disponibles :

- si vous êtes le seul témoin : il faut que vous débutiez immédiatement les compressions thoraciques après l'appel à l'aide (déposer son téléphone en haut-parleur après avoir composé le numéro d'urgence) ;
- si vous êtes plusieurs témoins : le témoin le plus expérimenté (*a fortiori* s'il est médecin) ne fait rien d'autre que coordonner (concept du *Crew Ressource Management*, CRM) : écouter, regarder, décider, parler. Il attribue les rôles aux différentes personnes présentes pour coordonner la réanimation cardiopulmonaire (massage en alternance, mise en place de l'oxygénation, rapprocher le chariot d'urgence et le défibrillateur…). Il est le « gardien du temps » : il note l'heure du début, vérifie que les interruptions du massage sont les plus courtes possibles. Il s'assure de la bonne qualité de la réanimation entreprise et garde les objectifs prioritaires en tête : faire assurer le massage et le branchement d'un défibrillateur pour analyse du rythme et choc le plus précoce possible si approprié ;
- les ordres donnés par celui qui coordonnent doivent être clairs et concis, leur compréhension et exécution doivent être vérifiées.

Dans la mesure du possible, les témoins doivent se relayer toutes les 2 minutes lors du massage cardiaque externe, car les efforts de massage deviennent moins efficaces après 2 minutes d'effort continu.

C. Administrer une défibrillation précoce

L'objectif est de restaurer le plus tôt possible une activité cardiaque efficace si l'arrêt cardiaque s'inscrit dans le cadre d'un rythme « choquable » : tachycardie ventriculaire ou fibrillation ventriculaire (TV ou FV), torsade de pointe. Ces derniers s'opposent aux rythmes « non choquables » : asystolie (tracé ECG plat), dissociation électromécanique (tracé ECG sans pouls) et trouble de conduction de haut degré (cf. *infra* fig. 13.5).

Les défibrillateurs automatisés externes (DAE) sont disponibles dans les bâtiments publics et lieux publics. Des applications pour smartphone sont disponibles gratuitement pour donner l'emplacement de ces défibrillateurs (« AFPR premiers répondants », « Staying alive », « SAUV Life »).

Le défibrillateur doit être mis en place dès qu'il est disponible (fig. 13.3). Un DAE comprend un module d'analyse avec un bouton d'allumage et une prise pour les électrodes. Les électrodes doivent être placées sur le patient selon le schéma fourni avec les électrodes

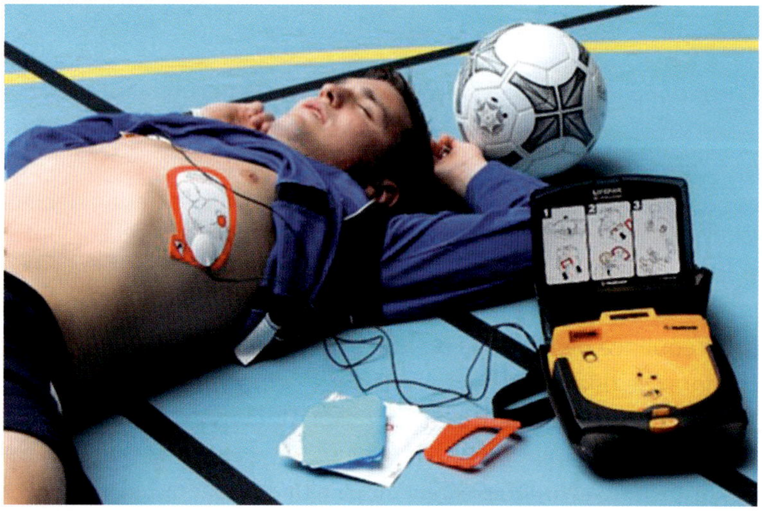

Fig. 13.3. Ⓐ Utilisation du défibrillateur semi-automatique.

(une électrode sous le mamelon gauche et l'autre en dessous de la clavicule, sur la ligne médio-claviculaire).

Si le rythme est choquable, le DAE délivre alors un choc de 150 J (onde biphasique). Il faut poursuivre le massage cardiaque externe pendant que le défibrillateur est en charge. Si un choc électrique externe est délivré, il faut reprendre et poursuivre le massage cardiaque pendant au moins 2 minutes avant de réévaluer le patient (conscience, respiration, pouls) (fig. 13.4).

S'il s'agit d'un rythme « non choquable », le DAE ne délivre pas de choc mais indique la nécessité de poursuivre le massage cardiaque externe.

Le DAE délivre également des indications vocales qui guident les secouristes pour ces différentes étapes.

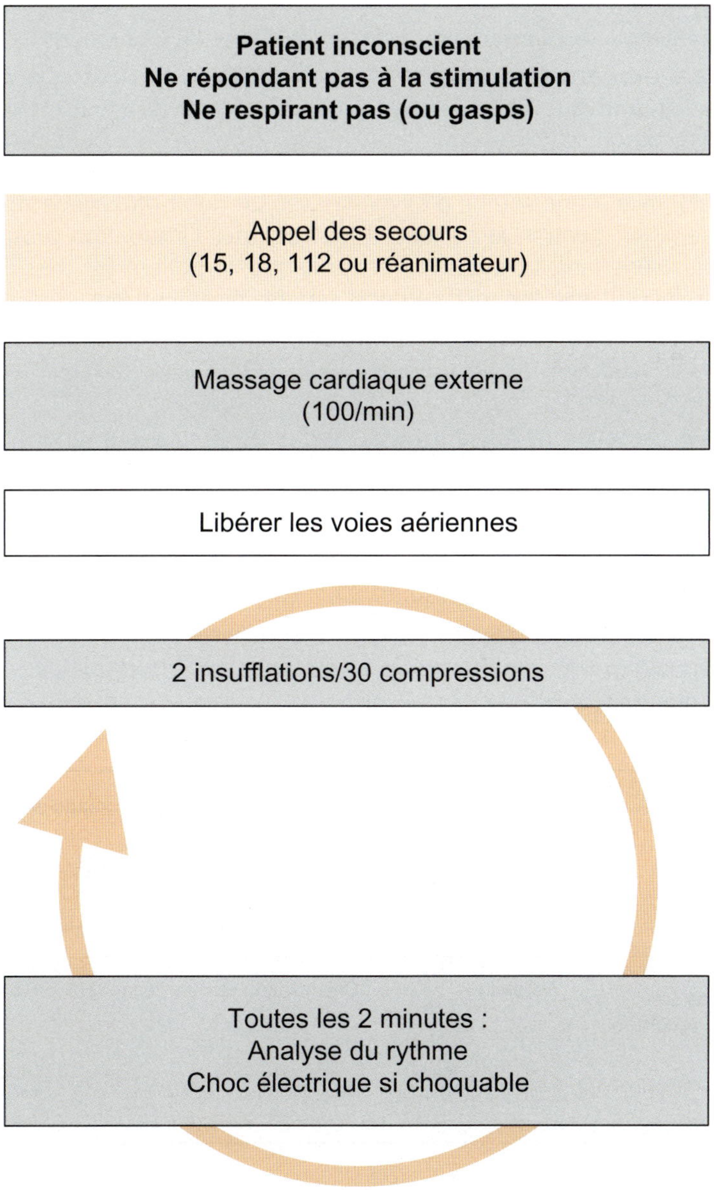

Fig. 13.4. ❹ Cycle de la défibrillation non spécialisée.

III. Quelle est la prise en charge avancée d'un arrêt cardiaque ?

B Si la réanimation cardiopulmonaire précoce n'a pas permis le retour à une activité circulatoire efficace, il convient de mettre en œuvre une réanimation cardiopulmonaire avancée dite spécialisée.

Celle-ci est menée par des médecins formés (SAMU, urgentiste, réanimateur) (fig. 13.5 et 13.6). Elle est protocolisée et associe :

- la poursuite du massage cardiaque externe ;
- des interventions de réanimation visant à rétablir une activité circulatoire en reversant les mécanismes ayant conduit à l'arrêt cardiaque.

Le premier objectif pour restaurer une activité cardiocirculatoire reste la défibrillation (cf. *supra*) par un défibrillateur automatisé ou manuel.

Durant la réanimation cardiopulmonaire avancée, il faut également :

- **assurer l'oxygénation** : l'intubation orotrachéale n'est pas une priorité absolue en dehors de l'arrêt cardiaque de cause hypoxique et elle ne doit pas retarder les autres mesures de réanimation (compressions thoraciques, tentatives de défibrillation) ; dans un premier temps, il faut donc utiliser un insufflateur manuel (ballon à valve unidirectionnelle, de type Ambu®), relié à une source d'oxygène avec un débit d'oxygène d'au moins 15 litres/min. Ensuite, si la situation le permet, il faut discuter l'intubation orotrachéale pour sécuriser les voies aériennes. Lors d'un arrêt cardiaque, le patient est déjà inconscient, il n'est pas nécessaire d'utiliser des médicaments sédatifs pour l'intuber ;
- **obtenir un accès vasculaire** : il est nécessaire d'avoir au moins un accès vasculaire pour permettre d'administrer les thérapeutiques de la réanimation. Les accès vasculaires recommandés sont alors :
  - **voie veineuse périphérique** : à tenter en première intention ; toutefois, il peut être compliqué de perfuser un patient en arrêt cardiaque : ainsi, il faut passer aux voies d'abord de deuxième intention si les voies veineuses périphériques ne sont pas immédiatement accessibles (moins de 3 minutes) ;
  - **voie intraosseuse** : c'est maintenant la voie d'abord à utiliser en l'absence de voie veineuse périphérique accessible, parfois utilisée d'emblée en préhospitalier. Elle nécessite du matériel spécialisé chez l'adulte, mais elle est très rapide à mettre en place. Les sites disponibles sont les extrémités supérieures des tibias (plateau tibial) et les extrémités

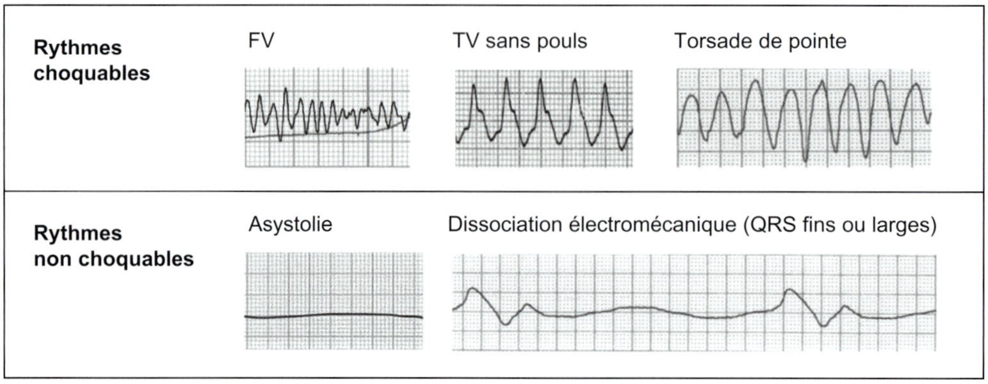

Fig. 13.5. B Tracés ECG des principaux rythmes cardiaques lors d'un ACR.
FV : fibrillation ventriculaire, TV : tachycardie ventriculaire.

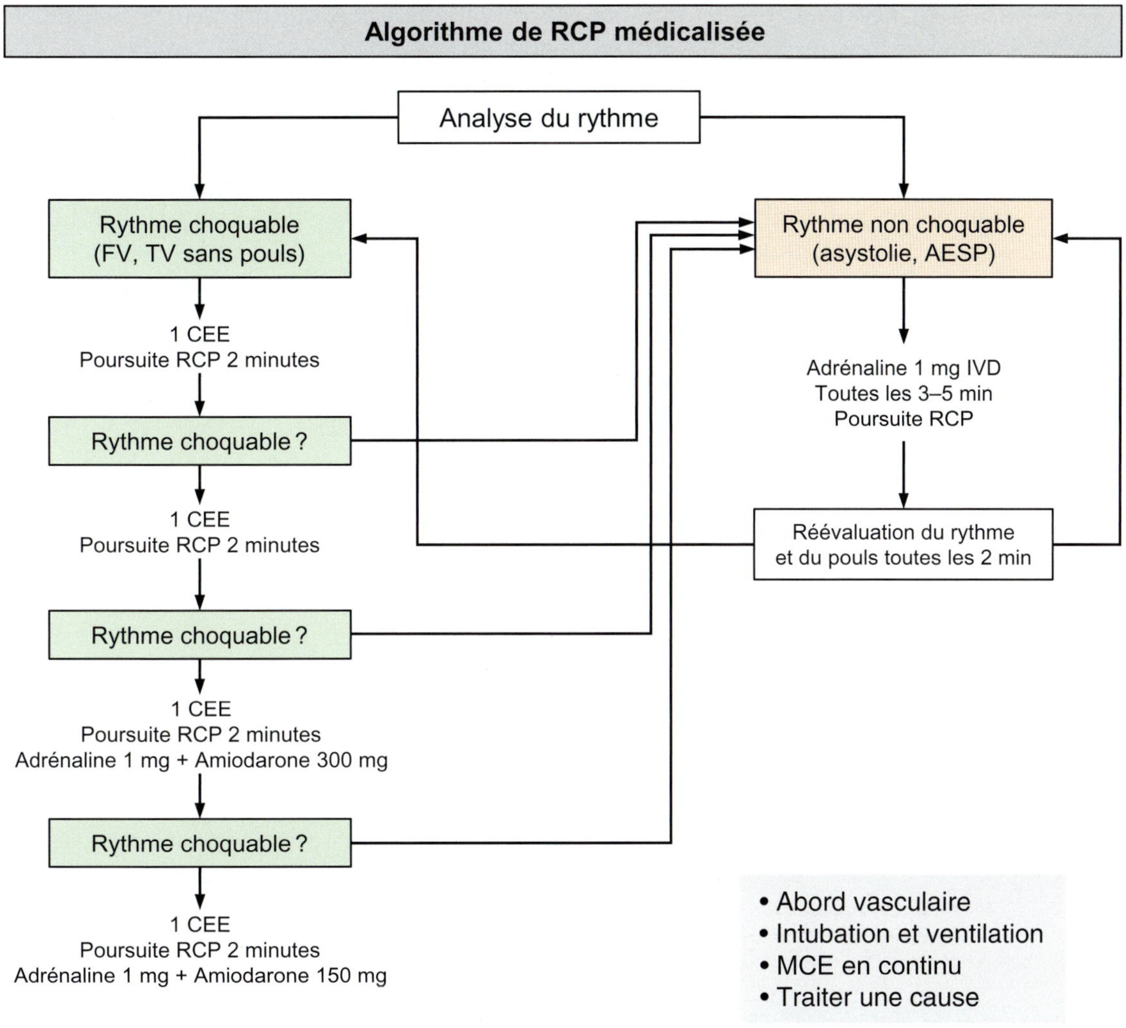

Fig. 13.6. B **Recommandations de prise en charge avancée d'un arrêt cardiocirculatoire de l'adulte.**
RCP : réanimation cardiopulmonaire ; MCE : massage cardiaque externe ; FV : fibrillation ventriculaire, TV : tachycardie ventriculaire ; CEE : choc électrique externe ; AESP : activité électrique sans pouls.

supérieures des humérus. Toutes les thérapeutiques peuvent être administrées en intraosseux (expansion volémique avec cristalloïdes, catécholamines, produits sanguins labiles). Mais ces voies d'abord sont temporaires et ne doivent pas être gardées plus de 24 heures ; elles sont habituellement retirées dès l'arrivée en service de réanimation et le relais par une voie veineuse ;
  - **voie veineuse centrale** : c'est la voie d'abord à utiliser en deuxième intention. Il s'agit d'un cathéter veineux posé en fémoral, en jugulaire ou en sous-clavier par voie percutanée selon la méthode de Seldinger. Elle doit être posée en conditions d'asepsie chirurgicale dans la mesure du possible ;
- **en maintenant un massage cardiaque externe efficace**, avec des interruptions minimales les plus courtes possibles ;
- **utilisation de l'adrénaline** :
  - **en cas de rythme « choquable »** : il est recommandé de commencer à utiliser l'adrénaline après 3 cycles de réanimation cardiopulmonaire, c'est-à-dire après l'administration du troisième choc électrique externe, si le patient n'a pas récupéré d'activité cardiaque

spontanée. La dose recommandée est 1 mg d'adrénaline, que l'on peut ensuite répéter tous les 2 cycles de réanimation cardiopulmonaire (soit toutes les 4 minutes);

  - **en cas de rythme « non choquable »** : l'adrénaline est administrée dès le début de la prise en charge. La dose recommandée est également 1 mg d'adrénaline, que l'on peut ensuite répéter tous les 2 cycles de réanimation cardiopulmonaire (soit toutes les 4 minutes);

- **traitement antiarythmique** : l'**amiodarone**. En cas de rythme choquable (FV ou TV sans pouls), il est possible d'administrer de l'amiodarone après 3 cycles de réanimation cardiopulmonaire, c'est-à-dire après l'administration du troisième choc électrique externe si le patient n'a pas récupéré d'activité cardiaque, en même temps que la première dose d'adrénaline. La dose est alors de 300 mg en bolus IV (l'arrêt cardiaque est la seule situation où il est possible d'administrer un antiarythmique en bolus !). En cas de persistance de la FV malgré 5 chocs électriques externes, il peut être utile de réinjecter une seconde dose de 150 mg d'amiodarone;
- **solutés de remplissage** : si la cause la plus probable de l'arrêt cardiaque est une hypovolémie aiguë (hémorragie, par exemple), il faut administrer une expansion volémique par des solutés de cristalloïdes en première intention.

Quiz 1

Le réanimateur de garde est appelé en chirurgie orthopédique pour un arrêt cardiaque. Il s'agit d'une femme de 76 ans, à J3 de l'ostéosynthèse d'une fracture pertrochantérienne de hanche droite, reprise à J2 (la veille) pour un hématome du site opératoire.

La patiente a présenté une détresse respiratoire brutale lors de la mise au fauteuil, suivi d'un malaise et enfin d'un collapsus. Le massage a été débuté immédiatement.

À l'arrivée du réanimateur, mise en place d'un défibrillateur semi-automatique. Le tracé ECG sur le moniteur est le suivant.

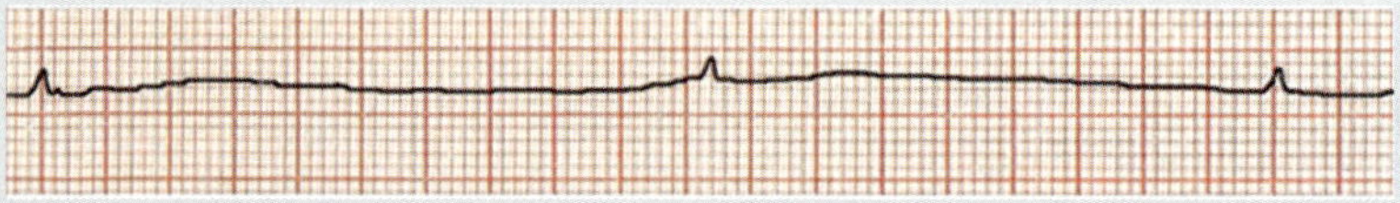

Quel est ce rythme cardiaque ? S'agit-il d'un rythme choquable ?

La réanimation cardiopulmonaire est poursuivie. Le rythme reste non choquable avec un aspect évocateur de dissociation électromécanique (rythme sans pouls).

Devant l'anamnèse, le tableau clinique et le rythme cardiaque, quelle cause d'arrêt cardiocirculatoire faut-il évoquer ? Quel examen pourrait vous aider ? Quelle sera la prise en charge spécifique ?

IV. Quelles sont les étiologies d'un arrêt cardiaque à évoquer et comment les identifier rapidement ?

La cause la plus fréquente des arrêts cardiaques de l'adulte est les troubles du rythme liés à un syndrome coronarien aigu, se manifestant initialement par une TV ou une FV. Dès la récupération d'un rythme cardiaque et d'une activité circulatoire, la réalisation immédiate d'un ECG est impérative pour détecter un syndrome coronarien aigu.

Indications de la coronarographie à visée diagnostique et thérapeutique

B Les lésions coronaires instables sont la première cause des arrêts cardiaques extrahospitaliers. L'angioplastie coronaire est associée à une amélioration de la survie de ces patients.

- Une coronarographie immédiate après retour d'une activité circulatoire spontanée dès l'admission du patient est recommandée s'il existe un sus-décalage du segment ST sur l'ECG réalisé.
- Dans les autres cas, il est conseillé de rechercher en premier une cause extracardiaque. Si aucune cause extracardiaque n'a été retrouvée, la coronarographie doit être envisagée rapidement.

Il existe plusieurs autres causes d'arrêt cardiaque qui peuvent nécessiter un traitement pendant la réanimation cardiopulmonaire. Ces causes doivent donc être recherchées activement. Le tracé ECG est une première étape d'orientation (tableau 13.1), sachant que tous les tracés évoluent vers une asystolie *in fine*.

Tableau 13.1. B Causes réversibles d'arrêt cardiaque imposant une intervention thérapeutique pendant la réanimation, classées selon le rythme cardiaque observé.

Rythme cardiaque pendant la RCP	Cause réversible	Autres signes évocateurs avant ou pendant l'arrêt cardiaque	Intervention thérapeutique en urgence pendant la réanimation cardiopulmonaire
Bradycardie puis asystolie	Hypoxie	Détresse respiratoire, désaturation	Oxygénation, recherche et traitement d'un corps étranger, intubation
Bradycardie extrême, asystolie	Hypothermie	Contexte clinique et température	Réchauffement ± assistance circulatoire
Torsade de pointe	Hypokaliémie	Médicaments, contexte	Correction électrolytique : K^+ et Mg^{2+}
Dissociation électromécanique à complexes fins	Tamponnade	Signes d'insuffisance cardiaque droite	Drainage péricardique
	Embolie pulmonaire grave	Signes d'insuffisance cardiaque droite, grosse jambe…	Thrombolyse
	Pneumothorax compressif	Signes d'insuffisance cardiaque droite, asymétrie à l'auscultation pulmonaire	Exsufflation puis drainage thoracique
	Hypovolémie	Contexte clinique	Expansion volémique
Dissociation électromécanique à QRS larges ou bradycardie extrême	Hyperkaliémie	Insuffisance rénale	Gluconate de calcium, bicarbonates molaires, mélange insuline/glucose
Dissociation électromécanique à QRS larges	Toxiques à effets stabilisant de membrane	Contexte clinique	Bicarbonates molaires

Les éléments d'orientation devant un arrêt cardiaque sont donc :

- monitorage ECG (déjà mis en place dans le cadre du cycle de la défibrillation) : il permet d'identifier le rythme cardiaque (asystolie, dissociation électromécanique, FV, TV) ;
- recueil de l'anamnèse.

Et selon le rythme observé et le contexte :

- ionogramme sanguin, gazométrie : ils permettent de détecter une dyskaliémie (hypo- ou hyperkaliémie) responsable de troubles conductifs et rythmiques cardiaques;
- ETT (si elle est disponible immédiatement) : elle permet de détecter des signes de cœur pulmonaire aigu (dilatation du VD, septum paradoxal, orientant vers une embolie pulmonaire) ou un épanchement péricardique compressif;
- auscultation pulmonaire pour détecter un pneumothorax compressif (la radiographie de thorax n'est en pratique pas réalisable dans ce contexte);
- inspection des jugulaires : pour détecter un cœur droit aigu avant même l'ETT !

Encadré 13.2

Réanimation cardiopulmonaire extracorporelle

B Il est possible en cas d'arrêt cardiocirculatoire réfractaire aux mesures de réanimation, de mettre en place une circulation extracorporelle qui va permettre de suppléer à l'activité cardiocardiocirculatoire en attendant d'identifier et de traiter la cause de l'arrêt cardiaque. Ces mesures invasives sont réservées à des patients sélectionnés dans des indications données.

Le rétablissement d'une activité cardiaque spontanée (RACS) n'est que la première étape de la prise en charge. Il faut ensuite prendre en charge le patient en milieu de réanimation afin de conduire un traitement post-arrêt cardiaque. Cette prise en charge post-arrêt cardiaque associe trois volets :

- poursuite de l'enquête étiologique et traitement des causes réversibles : elle peut associer des examens complémentaires comme par exemple une coronarographie pour rechercher une thrombose coronaire, un angioscanner pour rechercher une embolie pulmonaire ou un scanner cérébral pour rechercher un saignement intracrânien;
- prise en charge des complications post-arrêt cardiaques : l'arrêt cardiaque s'accompagne de décharges cytokiniques et d'un syndrome inflammatoire qui vont provoquer, en plus de la diminution de la perfusion des organes, des défaillances des différents systèmes de l'organisme;
- neuroprotection et contrôle des agressions cérébrales d'origine systémique : le pronostic neurologique est l'un des principaux déterminants du pronostic du patient après un arrêt cardiaque. La neuroprotection peut faire intervenir une période de contrôle ciblé de la température entre 35 et 36 °C visant à prévenir toute hyperthermie néfaste.

V. Quand arrêter la réanimation cardiopulmonaire ?

Il existe plusieurs situations dans lesquelles il est légitime d'interrompre la réanimation cardiopulmonaire. En effet, lorsque certains critères sont réunis, le pronostic neurologique est extrêmement pauvre, la récupération d'une activité cardiaque semble donc déraisonnable. Ces décisions doivent être discutées et décidées à l'unanimité par l'équipe de secours avancée.

Des critères, s'ils sont tous présents, ont donc été établis pour l'arrêt de la réanimation cardiopulmonaire d'un arrêt cardiaque extrahospitalier. Il s'agit de :

- arrêt cardiaque sans témoin (*no-flow* inconnu);
- rythme initialement non choquable;
- asystolie prolongée > 20 minutes malgré une réanimation cardiopulmonaire continue;
- en l'absence de cause réversible connue.

Cependant, l'ensemble de ces critères est rarement réuni. La décision d'interrompre la réanimation cardiopulmonaire doit donc être argumentée et prendre en compte le terrain du patient (âge, autonomie, comorbidités), les circonstances de l'arrêt cardiaque (mécanisme plutôt hypoxique ou cardiogénique, durées de *no-flow* et de *low-flow*) ainsi que les valeurs de préférence que le patient a pu exprimer (directives anticipées, témoignage de la famille ou de l'entourage). Enfin, il est important encore une fois de prendre en compte le pronostic neurologique attendu d'une réanimation cardiopulmonaire prolongée. Ainsi, après 30 minutes de réanimation cardiopulmonaire ininterrompue sans récupération d'une activité cardiaque et sans cause réversible évidente retrouvée, il est raisonnable de discuter l'interruption de la réanimation. Cette décision doit encore une fois être unanime et expliquée.

Tic-tac…

< 1 min
- Identifier l'arrêt cardiaque
- Appeler à l'aide
- Débuter le massage cardiaque

< 5 min
- Disposer d'un défibrillateur et délivrer un (ou plusieurs) choc(s) électrique(s) si nécessaire

< 10 min
- Débuter la réanimation cardiopulmonaire spécialisée

> 30 min
- Délai de réanimation spécialisée au bout duquel il faut discuter l'arrêt de la réanimation (pronostic neurologique dépassé)

Points de vigilance

Erreurs à ne pas commettre :
- Il ne faut pas perdre du temps à chercher le pouls si on ne le trouve pas immédiatement.
- Il ne faut pas confondre les « gasps » et une ventilation spontanée.
- Il faut appeler à l'aide avant de débuter une réanimation cardiopulmonaire.
- Il ne faut pas masser trop rapidement, afin de laisser du temps au thorax pour s'expandre.
- Il faut éviter les pauses trop longues ou trop fréquentes lors du massage cardiaque externe.

VI. Spécificités de l'enfant

A. Épidémiologie et mécanismes de l'arrêt cardiaque de l'enfant

Ⓐ Les causes et la prise en charge de l'arrêt cardiaque de l'enfant et de l'adulte sont différentes. L'arrêt cardiaque de l'enfant (tableau 13.2) est le plus souvent la conséquence d'une hypoxie et il s'agit dans plus de 75 % des cas d'une asystolie. Comme chez l'adulte, le pronostic de l'arrêt cardiorespiratoire est très sombre (< 5 % de survie à 1 an).

Tableau 13.2. B **Étiologie de l'arrêt cardiorespiratoire chez l'enfant par ordre de fréquence décroissante.**

Mort subite du nourrisson
Traumatique
Respiratoire
Noyade
Cardiaque
Neurologique
Brûlure
Intoxication

B. Principes de la prise en charge de l'arrêt cardiorespiratoire de l'enfant : les premières minutes

Chez l'enfant, une cause respiratoire est la plus probable. La séquence de base de réanimation pédiatrique est la suivante.

1. La chaîne de survie débute par la libération des voies aériennes et la ventilation : après avoir diagnostiqué l'absence de ventilation, il faut mettre la tête en hyperextension ou subluxer la mandibule (fig. 13.7). La ventilation correspond à faire 5 insufflations par bouche-à-bouche chez les enfants âgés de plus de 1 an ou bouche-à-bouche + nez chez les enfants âgés de moins de 1 an. Les insufflations durent 1 à 1,5 seconde, avec une pression suffisante pour soulever le thorax.

Une expansion thoracique lors des insufflations est le témoin d'une ventilation efficace. En cas de ventilation inefficace, il faut rechercher une obstruction des voies aériennes par un corps étranger.

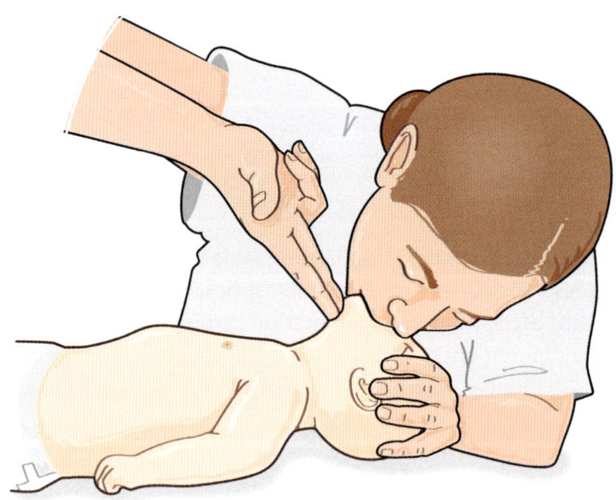

Fig. 13.7. A **Libération des voies aériennes chez l'enfant.**

2. Le massage cardiaque externe : il faut l'entreprendre en l'absence d'une reprise d'une ventilation spontanée. La recherche du pouls est réservée aux personnels de santé expérimentés et n'est pas systématique. Le pouls doit alors être recherché au niveau brachial ou fémoral chez le nourrisson, carotidien ou fémoral chez le grand enfant, et cette recherche doit durer moins de 10 secondes.

La technique du massage cardiaque externe varie selon l'âge. Les compressions thoraciques sont réalisées selon des techniques propres à l'âge. L'enfant est placé sur un plan dur. Les compressions sont délivrées dans la moitié inférieure du sternum, avec dépression du thorax d'environ un tiers de son diamètre antéropostérieur et selon un rythme de 100 à 120 par minute.

- Chez le nourrisson et jusqu'à l'âge de 1 an, on peut utiliser la technique des deux pouces encerclant le thorax ou la technique des deux doigts d'une main (fig. 13.8).
- Chez les enfants âgés de plus de 1 an, on utilise la technique à une main ou la technique à deux mains (fig. 13.9).

Le rythme de RCP de base est : **1 série de 15 compressions thoraciques, suivie de 2 insufflations.**

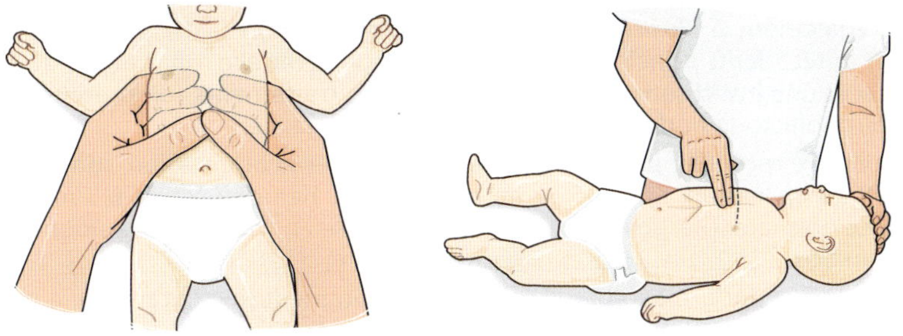

Fig. 13.8. Ⓐ Technique de massage cardiaque externe chez le nourrisson et jusqu'à l'âge de 1 an.

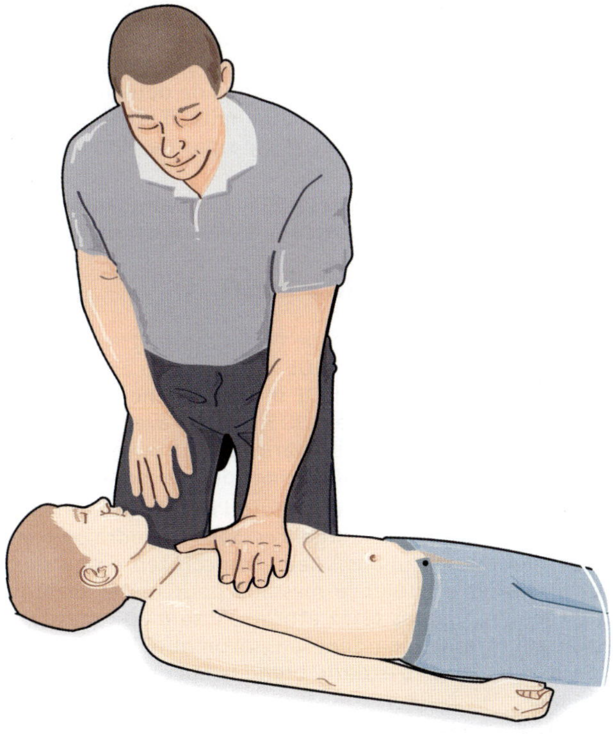

Fig. 13.9. Ⓐ Technique de massage cardiaque externe chez le grand enfant.

Séquence de réanimation de base pédiatrique

- Libérer les voies aériennes/mettre la tête en hyperextension.
- Faire cinq insufflations.
- En l'absence d'une reprise d'une ventilation spontanée, entreprendre la RCP pendant 1 minute, soit quatre à cinq séquences de compression et ventilation alternées, puis :
- Alerter les secours.
- Reprendre les séquences de compression et ventilation alternées jusqu'à l'arrivée des secours.

Lorsque deux sauveteurs sont sur place d'emblée, l'un débute cette séquence pendant que le second alerte les secours.

Une situation clinique... Deux prises en charge

Monsieur Harold K., 67 ans, consulte aux urgences pour altération de l'état général depuis plusieurs jours. Il déclare également à l'infirmier d'accueil et d'orientation (IAO) présenter des palpitations. On note dans ses antécédents principaux une hypertension artérielle, un diabète de type 2 sous antidiabétiques oraux et une insuffisance rénale chronique. Ses traitements comprennent du nébivolol, de l'énalapril, du spironolactone et de l'aspirine à dose antiagrégante.

Les paramètres vitaux recueillis par l'infirmière d'accueil et d'orientation sont : FC 100 bpm, PA 100/60 mmHg, FR 28 cycles/min, SpO_2 95 % en air ambiant, hémoglucotest 6,5 mmol/l. Température 37,2 °C. Conscience normale (Glasgow 15). L'infirmier le classe en tri 2, à voir rapidement (< 20 minutes) et le place dans un box.

À l'anamnèse, le patient déclare avoir vu il y a un mois son médecin traitant qui a majoré son traitement du fait de la persistance d'œdèmes importants. Depuis une semaine, le patient présente des nausées, des vomissements et des diarrhées, ainsi qu'une altération de l'état général avec une diminution des apports.

Lorsqu'il est vu par l'interne des urgences, le patient est toujours tachycarde à 120 bpm d'après l'oxymètre de pouls, les bruits du cœur sont réguliers, le patient n'a pas de douleur thoracique, il n'a pas de signe d'insuffisance cardiaque gauche mais présente des œdèmes des membres inférieurs et une turgescence jugulaire, avec des pouls périphériques bien perçus, les extrémités sont froides sans marbrure. Le patient est polypnéique sans désaturation ni signe de détresse respiratoire aiguë. Sur le plan neurologique, il est somnolent, mais reste conscient et orienté. Il est anurique depuis la veille, et avant ça les urines étaient particulièrement concentrées. Il n'y a pas de globe urinaire clinique. L'abdomen est souple, dépressible, non douloureux.

Dans le box des urgences, le patient présente alors à 20 h 36 devant l'interne un malaise avec perte de connaissance et une respiration bruyante et lente sans soulèvement de la poitrine.

Là où Jean-François ne fait pas bien...

Devant les troubles de ventilation, l'interne appelle l'IDE pour mettre en place une oxygénothérapie au masque haute concentration. À son arrivée, l'IDE reconnaît un arrêt cardiaque. Jean-François crie à l'aide et commence le massage. Il demande à l'IDE d'aller chercher le chariot d'urgence et demande à l'externe d'appeler le réanimateur de garde. L'IDE revient avec un collègue et ils attendent les consignes, pendant que Jean-François trifouille le chariot pour trouver de quoi intuber. Le massage est interrompu pendant cette période avant que l'IDE se décide à le reprendre.

Au téléphone, l'externe explique au réanimateur toute l'histoire de la maladie du patient et finit par annoncer qu'il y a un arrêt cardiaque aux urgences. Sans attendre de consigne, il raccroche alors immédiatement car il veut aller masser lui aussi. Jean-François tente sans succès d'intuber le patient en demandant à plusieurs reprises d'arrêter le massage pour tenter de trouver l'orifice glottique, il s'agace et crie. Trouvant le massage pas assez efficace, il se met à masser à nouveau lui-même et refuse d'être relayé. Les IDE et l'externe regardent sans savoir quoi faire. L'infirmière n'ose pas demander si elle peut poser une voie veineuse. L'externe prend le ballon pour ventiler. Le ballon a été branché par erreur sur la prise d'air.

L'équipe de réanimation arrive à 20 h 48; ils mettent en place le défibrillateur semi-automatique qui montre un rythme choquable... Le patient décédera sans pouvoir récupérer une activité circulatoire.

Où on peut faire confiance à Alain

Alain reconnaît immédiatement l'arrêt cardiaque devant l'absence de conscience et de ventilation spontanée. Il sort du box et appel à l'aide deux IDE qui se trouvent dans le poste de soins. Alain demande à l'un des deux d'aller chercher un défibrillateur et à l'autre de débuter les compressions thoraciques sur un plan dur mis immédiatement en place. Durant ce temps, il appelle le réanimateur de garde en lui indiquant d'emblée qu'il prend en charge un arrêt cardiaque dans le box 3 des urgences et qu'il vient de débuter la réanimation cardiopulmonaire et de faire chercher un défibrillateur. Le réanimateur lui rappelle alors les premières mesures de la chaîne de survie avant de raccrocher.

Alain reste à distance du lit, il ne réalise aucune action lui-même : il donne les consignes et vérifie leur application. Il ordonne les relais du massage toutes les 2 minutes en vérifiant l'absence de pause dans le massage.

Au retour de l'IDE, il met immédiatement en place le défibrillateur à 20 h 39. Il analyse un rythme choquable et un premier choc est alors délivré : Alain a demandé à tous de s'écarter pour le choc puis de reprendre immédiatement le massage pendant 2 minutes avant une nouvelle évaluation. L'autre IDE met en place un masque haut concentration avec 15 litres/min pour oxygéner le patient et elle pose ensuite une voie veineuse périphérique au niveau du bras gauche. L'externe et une aide-soignante ont assuré à tour de rôle sous la supervision de Jean-François le massage cardiaque.

L'équipe de réanimation arrive à 20 h 41, au moment de la réévaluation du rythme. Le patient présente toujours un rythme choquable en fibrillation ventriculaire. Il reçoit alors un deuxième choc électrique externe qui permet une récupération d'un rythme sinusal d'après le tracé du moniteur et d'un pouls fémoral.

Le patient reprend alors partiellement conscience, il ouvre les yeux mais ne parle pas et il a des mouvements d'évitement à la douleur. Il sera rapidement transféré en réanimation.

Réponses aux quiz

Quiz 1

Il n'y a pas d'onde P, les QRS sont fins et il n'y a pas d'onde T. Les QRS sont réguliers mais très espacés, il s'agit d'une activité électrique sans trouble du rythme. De plus, le patient n'a pas de pouls, l'activité électrique cardiaque est inefficace. Il s'agit donc probablement d'une dissociation électromécanique, ou rythme sans pouls.

Il s'agit d'un rythme non choquable.

Quiz 2

À l'anamnèse, on retrouve le contexte postopératoire et l'arrêt probable de l'anticoagulation préventive dans le contexte de saignement du site opératoire. On retrouve également la notion de détresse respiratoire aiguë brutale lors de la mobilisation du patient, suivie d'un collapsus.

Ces notions sont évocatrices de maladie thromboembolique veineuse, notamment d'embolie pulmonaire.

Le rythme cardiaque est une dissociation électromécanique. Ce tracé est évocateur, parmi d'autres causes, d'embolie pulmonaire.

Devant ce tableau il faut donc assez rapidement évoquer cette étiologie de l'arrêt cardiaque. Une échographie transthoracique rapide permettrait de trouver des arguments indirects en faveur d'une embolie pulmonaire, notamment une dilatation importante du ventricule droit. Toutefois, cet examen ne doit pas retarder la prise en charge s'il n'est pas disponible immédiatement.

La prise en charge spécifique est la thrombolyse. Le délai d'action de la thrombolyse peut durer jusqu'à 60 à 90 minutes selon le médicament utilisé. Donc, il faut poursuivre la réanimation cardiopulmonaire pour au moins 1 heure après thrombolyse si on suspecte une embolie pulmonaire.

CHAPITRE

14

Embolie pulmonaire

Focus MÉDECINE INTENSIVE-RÉANIMATION

Situations de départ

- 43 Découverte d'une hypotension artérielle
- 160 Détresse respiratoire aiguë
- 161 Douleur thoracique
- 162 Dyspnée

Items, objectifs pédagogiques

ITEM 226 – Thrombose veineuse profonde (TVP) et embolie pulmonaire (EP)

Rang	Rubrique	Intitulé	Descriptif
A	Définition	Définition TVP, TVP proximale, TVP distale, EP, EP à haut risque	
A	Étiologie	Connaître les situations qui favorisent la MTEV (circonstances de survenue, facteurs favorisants temporaires et persistants)	Thrombophilie
B	Éléments physiopathologiques	Connaître la physiopathologie de la MVTE, y compris les formes familiales	
A	Diagnostic positif	Savoir diagnostiquer une MTEV (TVP, EP) : signes cliniques, stratégie diagnostique incluant les scores, signes paracliniques, principaux diagnostics différentiels	
A	Identifier une urgence	Savoir identifier et connaître la démarche diagnostique en cas d'EP à haut risque	
A	Diagnostic positif	Connaître les indications de dosage des D-dimères (TVP, EP) et la notion de seuil d'ajustement à l'âge dans l'EP	
A	Examens complémentaires	Connaître la place et les limites de l'écho-doppler veineux (TVP, EP)	
A	Examens complémentaires	Connaître la place et les limites des examens d'imagerie dans l'EP : angioscanner thoracique, scintigraphie de ventilation-perfusion, échographie cardiaque transthoracique	
A	Prise en charge	Connaître les signes de gravité d'une EP et savoir reconnaître les patients pouvant être pris en charge en ambulatoire en cas d'EP	
A	Prise en charge	Connaître les principes de traitement d'une TVP/EP non grave à la phase initiale	
A	Prise en charge	Connaître les indications et contre-indications de la compression élastique (TVP des membres inférieurs)	
A	Prise en charge	Connaître les contraceptions contre-indiquées en cas de MTEV (TVP, EP)	
A	Prise en charge	Connaître les situations nécessitant une prévention de la MTEV	
B	Prise en charge	Savoir déterminer la durée du traitement anticoagulant (TVP proximale et EP)	

Rang	Rubrique	Intitulé	Descriptif
B	Étiologie	Savoir porter l'indication d'une recherche de cancer en cas de MTEV (TVP, EP)	
B	Suivi et/ou pronostic	Savoir évoquer les complications à long terme de la MTEV (syndrome post-thrombotique, HTAP)	
B	Suivi et/ou pronostic	Connaître la complication à dépister avant d'arrêter un traitement anticoagulant pour EP	
B	Prise en charge	Connaître les principes de la prise en charge d'une thrombose veineuse superficielle	

ITEM 330 – Prescription et surveillance des classes de médicament les plus courantes chez l'adulte et chez l'enfant hors anti-infectieux (pour AVK et héparine)

Rang	Rubrique	Intitulé	Descriptif
A	Définition	Héparines : connaître les mécanismes d'action, indications, effets secondaires, interactions médicamenteuses, modalités de surveillance et principales causes d'échec	Connaître les mécanismes d'action
A	Définition	Anticoagulants oraux (AVK et AOD) : connaître les mécanismes d'action, indications, effets secondaires, interactions médicamenteuses, modalités de surveillance et principales causes d'échec	Connaître les mécanismes d'action

Introduction
I. Quand évoquer le diagnostic d'une embolie pulmonaire à haut risque ?
II. Quels sont les signes de gravité à rechercher immédiatement ?
III. Quels traitements d'urgence administrer sans délai ?
IV. Quelle est la stratégie diagnostique en cas de suspicion d'embolie pulmonaire à haut risque ?

Introduction

A Une embolie pulmonaire (EP) est une **obstruction totale ou partielle du tronc de l'artère pulmonaire ou d'une ou plusieurs de ses branches** par un obstacle provenant de la circulation veineuse. La gravité de l'embolie pulmonaire est donc **corrélée à l'importance de l'obstruction artérielle pulmonaire** et à son retentissement sur le cœur droit. On distingue **les embolies pulmonaires avec une hypotension et signes de choc** (EP à haut risque de mortalité, anciennement EP grave) qui mettent en jeu le pronostic vital à court terme, des embolies pulmonaires sans hypotension. Parmi ces EP sans hypotension, l'index de sévérité de l'EP simplifié (sPESI) et la présence d'une dysfonction cardiaque droite permettent de classer les patients en plusieurs catégories de risque de décès à 30 jours.

L'incidence annuelle de l'EP aiguë est de 70 pour 100 000 et environ 5 % de ces EP sont des EP graves. La mortalité de l'EP grave avec des signes de choc est de plus de 25 % et atteint 65 % en cas d'arrêt cardiaque.

Vignette clinique

Une patiente de 54 ans est adressée aux urgences par les pompiers pour un épisode de détresse respiratoire survenue à domicile. Elle a pour principaux antécédents un cancer du sein opéré il y a 3 mois, en cours de chimiothérapie, dont la dernière cure remonte à 3 semaines. Son entourage rapporte que l'intercure s'est passée sans complication. La patiente a dans ses traitements de l'acide folique et des injections de filgrastim (facteur de croissance granulocytaire).

L'anamnèse révèle une douleur de la jambe droite survenue la veille puis l'apparition brutale au matin d'une dyspnée à l'effort. En fin de matinée, devant l'aggravation de la dyspnée avec une polypnée marquée au repos, la patiente appelle les pompiers. À leur arrivée, la patiente est polypnéique, présente des signes d'insuffisance respiratoire aiguë (tirage, balancement thoraco-abdominal) et désature à 85 % de SpO_2 en air ambiant, corrigée à 95 % sous 8 litres/min d'O_2 au masque moyenne concentration. Elle est décrite initialement comme normotendue et tachycarde.

À son arrivée aux urgences, son examen clinique est le suivant :

Paramètres vitaux, signes de gravité : PA 82/49 mmHg (hypotension), FC 120 bpm (tachycardie), FR 25 cycles/min (polypnée), SpO_2 95 % sous 8 litres/min d'O_2 au masque moyenne concentration, vigilance conservée (Glasgow 15), température 37,1 °C.

Examen physique systématisé : L'état général est conservé (OMS 1), la patiente est moins dyspnéique sous O_2, elle n'a plus de signe de détresse respiratoire. L'examen clinique révèle une froideur des extrémités, des marbrures jusqu'aux genoux. Les pouls sont bien perçus. Le temps de recoloration cutané est de 4 secondes. L'auscultation pulmonaire est sans particularité. L'auscultation cardiaque ne révèle aucun souffle. La patiente ne présente pas d'œdème de membres inférieurs mais une turgescence jugulaire spontanée en position demi-assise. L'examen abdominopelvien est sans particularité. L'examen périphérique objective une douleur du mollet droit avec une diminution du ballottement, un signe de Homans.

Vous faites le diagnostic d'insuffisance respiratoire aiguë avec état de choc. Vous suspectez principalement une embolie pulmonaire devant les signes cliniques de cœur pulmonaire aigu, l'insuffisance respiratoire aiguë brutale, l'auscultation normale et symétrique, le terrain évocateur (cancer du sein en cours de chimiothérapie) et les signes de thrombose veineuse profonde.

Devant la présence de signes de gravité et de signes périphériques de choc, vous évoquez une EP grave à haut risque de mortalité. Dans l'immédiat, vous poursuivez l'oxygénothérapie et vous débutez un remplissage de 500 ml de NaCl 0,9 %.

Les examens complémentaires réalisés rapidement sont :

- les *gaz du sang artériels* (sous O_2 8 litres/min au masque moyenne concentration) : pH = 7,35, PaO_2 = 85 mmHg, $PaCO_2$ = 30 mmHg, lactate = 3 mmol/l, bicarbonate = 18 mmol/l ;
- un *ECG* est réalisé immédiatement : tachycardie sinusale à 120 bpm isolée associée à un bloc de branche droit et une déviation axiale droite.

Ces premiers examens confortent votre hypothèse diagnostique et vous commencez donc une héparinothérapie curative par voie intraveineuse.

L'hémodynamique étant stabilisée et le plateau d'imagerie disponible immédiatement, vous réalisez un angioscanner thoracique qui révèle la présence d'une embolie pulmonaire bilatérale et proximale, avec la présence de signes de gravité dont un retentissement sur le ventricule droit (rapport VD/VG = 1).

Le diagnostic retenu est donc une embolie pulmonaire proximale et bilatérale à haut risque de mortalité.

La prise en charge finale de la patiente consistera en :

- hospitalisation en service de médecine intensive-réanimation ;
- poursuite de l'oxygénothérapie avec monitorage de la saturation en continu.

Un traitement fibrinolytique permettant une désobstruction vasculaire pulmonaire rapide est indiqué. Il faut néanmoins avant l'administration rechercher systématiquement une contre-indication à la fibrinolyse liée à un risque de saignement élevé. Ainsi, la recherche de métastases cérébrales (à risque de saignement) peut se discuter dans cette indication et après concertation avec l'équipe d'oncologie.

I. Quand évoquer le diagnostic d'une embolie pulmonaire à haut risque ?

Une embolie pulmonaire à haut risque de mortalité est une embolie pulmonaire susceptible, du fait de son retentissement hémodynamique ou respiratoire, de mettre en jeu à court terme le pronostic vital. Si les signes cliniques d'embolie pulmonaire sont très peu spécifiques (dyspnée, douleur thoracique, syncope, hypotension ou hémoptysie, par exemple), on peut néanmoins définir deux présentations cliniques principales d'embolie pulmonaire grave :

- l'état de choc cardiogénique :
  - reflet de l'**obstruction artérielle pulmonaire** par les thrombus ;
  - provoquant une augmentation brutale de la post-charge du ventricule droit ;
  - avec dysfonction ventriculaire droite puis gauche ;
  - pouvant aller jusqu'à l'**arrêt cardiaque** ;
- l'insuffisance respiratoire aiguë :
  - mode de révélation le plus fréquent ;
  - consistant en la survenue brutale d'une détresse respiratoire aiguë ;
  - souvent discordante avec la normalité de l'auscultation pulmonaire et/ou des gaz du sang et/ou de la radiographie de thorax.

À noter que l'hypoxémie, quasi constante dans l'EP grave, est en général facilement corrigée par l'oxygénothérapie. Elle est la conséquence principalement d'un **espace mort anatomique**.

Comme devant toute pathologie thromboembolique, il convient de rechercher à l'anamnèse un contexte clinique évocateur et des facteurs de risque de maladie thromboembolique, qui sont principalement :

- chirurgie récente (< 3 mois) ou hospitalisation actuelle ;
- traumatisme avec immobilisation ;
- cancer en cours de chimiothérapie ;
- antécédent de maladie thromboembolique veineuse (MTEV) ;
- grossesse et *post-partum* précoce (6 semaines) ;
- troubles de l'hémostase constitutionnels : déficit en ATIII, protéines C et S, facteur V ;
- contraception œstroprogestative ou traitement hormonal substitutif ;
- âge > 65 ans.

Les trois examens usuellement réalisés devant ces signes cliniques (hypotension ± détresse respiratoire aiguë) sont utiles pour évoquer le diagnostic mais ne sont ni sensibles ni spécifiques.

Gaz du sang artériels

Comme pour tout patient présentant une insuffisance respiratoire aiguë, il est nécessaire de réaliser une gazométrie artérielle pour estimer la profondeur de l'hypoxémie et l'altération de l'hématose. Au cours de l'embolie pulmonaire, l'hypoxémie peut être la conséquence d'un effet espace mort lié au défaut de perfusion pulmonaire, mais également à un effet shunt secondaire, qui intervient cependant secondairement et plus tardivement. Le **dosage du lactate** permet également de connaître le retentissement systémique de l'embolie pulmonaire et d'un éventuel bas débit cardiaque.

ECG

Ce n'est pas un examen diagnostique, la spécificité des signes ECG de l'embolie pulmonaire étant très mauvaise. Toutefois, c'est un examen très rapidement disponible qui permet d'écarter certains diagnostics différentiels et qui doit donc être réalisé rapidement chez tout patient ayant une suspicion d'embolie pulmonaire. Les signes en faveur d'une embolie pulmonaire (dans un contexte évocateur) sont les signes de cœur pulmonaire aigu (bloc de branche droit, déviation axiale droite, aspect S1Q3).

Radiographie de thorax

Sa normalité en cas d'insuffisance respiratoire aiguë est évocatrice du diagnostic d'embolie pulmonaire (dyspnée *sine materia*).

Encadré 14.1

Vigilance

B Il est important de considérer que ces deux présentations cliniques doivent faire évoquer une embolie pulmonaire à haut risque de mortalité (EP grave). Toutefois, les stratégies proposées par les recommandations actuelles pour évaluer la gravité d'une embolie pulmonaire ne se fondent pas uniquement sur la présentation clinique mais aussi sur plusieurs paramètres d'imagerie (dilatation du ventricule droit) et de biologie (élévation de la troponine et du BNP/NT-proBNP) visant à mettre en évidence une dysfonction ventriculaire droite y compris en l'absence d'instabilité hémodynamique. Ainsi, les patients sans état de choc mais présentant un score sPESI ≥ 1 avec une dilatation des cavités droites et une élévation d'un biomarqueur sont dits « gravité intermédiaire haute ». Ces patients doivent être considérés avec attention car ils sont à haut risque de complications (arrêt cardiaque, état choc, détresse respiratoire) dans les 72 premières heures de la prise en charge. C'est pour cette raison, qu'une surveillance en soins intensifs est justifiée initialement.

II. Quels sont les signes de gravité à rechercher immédiatement ?

Il existe dans le contexte de l'embolie pulmonaire une corrélation entre la présence de signes de gravité à la prise en charge initiale et la mortalité des patients. Il convient donc de rechercher les signes suivants :

- **signes d'embolie pulmonaire à haut risque de mortalité** (mortalité > 25 %) :
  - signes périphériques d'état de choc :
    - marbrures des genoux ;
    - froideur des extrémités ;
    - temps de recoloration allongé ;
    - diurèse effondrée < 0,5 ml/kg/h ;
  - hypotension artérielle prolongée > 15 minutes :
    - PAS < 90 mmHg ;
    - ou : baisse de la PAS > 40 mmHg ;
  - sans autre cause (rythmique, hypovolémique, septique) ;
- **autres signes cliniques de gravité** :
  - signes de dysfonction ventriculaire droite :
    - turgescence jugulaire ;
  - tachycardie > 110 bpm ;
  - désaturation SpO_2 < 90 % ;
  - terrain : insuffisance cardiaque, insuffisance respiratoire.

La présence d'un signe de gravité doit conduire rapidement à contacter l'équipe de médecine intensive-réanimation.

III. Quels traitements d'urgence administrer sans délai ?

L'urgence thérapeutique au cours de l'embolie pulmonaire à haut risque repose sur trois piliers :

- traitement symptomatique de la défaillance respiratoire et hémodynamique ;
- traitement spécifique de l'embolie pulmonaire :
  - désobstruction de l'artère pulmonaire ;
  - anticoagulation efficace permettant d'éviter l'extension du thrombus.

A. Traitement symptomatique

1. Gestion de l'hypoxémie

- **Oxygénothérapie au masque** (< 8 litres/min) ou **masque à haute concentration** (si besoin d'une FiO_2 élevée ou si ventilation minute du patient > 8 litres/min).
- **Surveillance continue de la SpO_2** avec un **oxymètre de pouls**.

2. Maintien d'une hémodynamique stable

- **Expansion volémique** prudente < 500 ml par cristalloïdes (**NaCl 0,9 %**) :
  - améliore la précharge du ventricule droit et donc le débit cardiaque en cas de choc ;
  - un remplissage excessif peut distendre le ventricule droit et altérer sa contractilité.
- **Introduction d'une catécholamine de type vasopresseur (noradrénaline)** si l'hypotension persiste.

Les signes de choc ou une hypotension associée à une embolie pulmonaire sont des signes de gravité extrême qui requièrent l'avis immédiat d'un médecin réanimateur.

B. Traitement spécifique

Le principal traitement spécifique à connaître dans l'embolie pulmonaire est l'**anticoagulation efficace**. Elle **vise avant tout à prévenir l'extension** du thrombus et les récidives. Il convient de débuter une anticoagulation curative efficace dès la suspicion car la probabilité clinique est forte.

Dans ce contexte, l'anticoagulation classiquement proposée est alors l'**héparine non fractionnée** injectée en continu (IVSE) :

- 80 UI/kg en bolus ;
- puis perfusion de 18 UI/kg/h pour maintenir une héparinémie (mesure de l'activité anti-Xa : méthode de référence utilisée dans les laboratoires) entre 0,3 et 0,7 UI/ml. L'héparinémie doit être monitorée 4 à 6 heures après le début de la perfusion d'héparine ou après chaque changement de posologie.

L'avantage de l'héparine non fractionnée dans ce contexte est la possibilité d'interrompre le traitement pendant la fibrinolyse. Néanmoins, le risque hémorragique de cette stratégie par rapport à une injection initiale d'héparine de bas poids moléculaire n'a jamais été étudié.

Encadré 14.2

Prise en charge avancée de l'embolie pulmonaire à haut risque

B Lorsqu'elle est associée à un état de choc, l'embolie pulmonaire (EP à haut risque) doit faire discuter la fibrinolyse intraveineuse dont l'objectif est de lyser le thrombus dans l'artère pulmonaire pour restaurer la circulation artérielle pulmonaire. Cette prise en charge complexe est du domaine de la spécialité et nécessite l'appel d'un médecin réanimateur.

Quiz 1

Un patient de 61 ans vient d'être opéré il y a 4 jours d'une prothèse totale de hanche pour une fracture traumatique du col du fémur. Il est encore hospitalisé et n'a pas encore été verticalisé. Depuis ce matin, il se plaint d'une douleur au niveau de la jambe opérée et est tachycarde à 110 bpm. Il ressent également une douleur basithoracique droite, sans irradiation. L'externe d'orthopédie réalise donc un ECG qui révèle une tachycardie sinusale régulière.

Quel diagnostic évoquez-vous ? Quel examen complémentaire demandez-vous ?

IV. Quelle est la stratégie diagnostique en cas de suspicion d'embolie pulmonaire à haut risque ?

Les scores de probabilité clinique (Genève, Wells) ne sont pas utilisés en présence de signe de gravité car ils servent à identifier une population de patients chez qui les D-dimères peuvent exclure avec certitude le diagnostic. En présence de signes de gravité, la probabilité est *de facto* considérée comme forte.

Remarque

Le dosage des D-dimères n'a pas de valeur diagnostique positive, leur résultat n'étant intéressant que du fait de leur bonne valeur prédictive négative. Donc, chez le patient avec une suspicion d'embolie pulmonaire grave et chez qui la probabilité du diagnostic d'EP est élevée, les D-dimères n'ont pas leur place. Ils ne sont intéressants qu'en situation de probabilité diagnostique non forte.

A. Chez un patient en état de choc

Deux examens peuvent affirmer le diagnostic d'EP chez un patient en état de choc : l'angioscanner thoracique et l'échographie cardiaque.

Les recommandations européennes et françaises proposent le recours à l'angioscanner s'il est immédiatement disponible (fig. 14.1). Néanmoins, on gardera à l'esprit que transporter au scanner un malade en état de choc non stabilisé n'est pas sans risque. L'échographie cardiaque a l'avantage de ne pas nécessiter de transporter le patient.

Angioscanner thoracique

C'est l'examen de confirmation diagnostique de première intention chez le patient stable sur le plan hémodynamique, en raison de sa disponibilité et de ses performances diagnostiques.

Un examen négatif permet d'éliminer le diagnostic d'EP, *a fortiori* d'embolie pulmonaire à haut risque. Il est parfois pris en défaut par des embolies pulmonaires distales, situations non rencontrées dans les formes graves d'embolie pulmonaire.

Cet examen nécessite l'injection de produit de contraste iodé. Seule une allergie avérée constitue une contre-indication absolue à la réalisation d'un angioscanner.

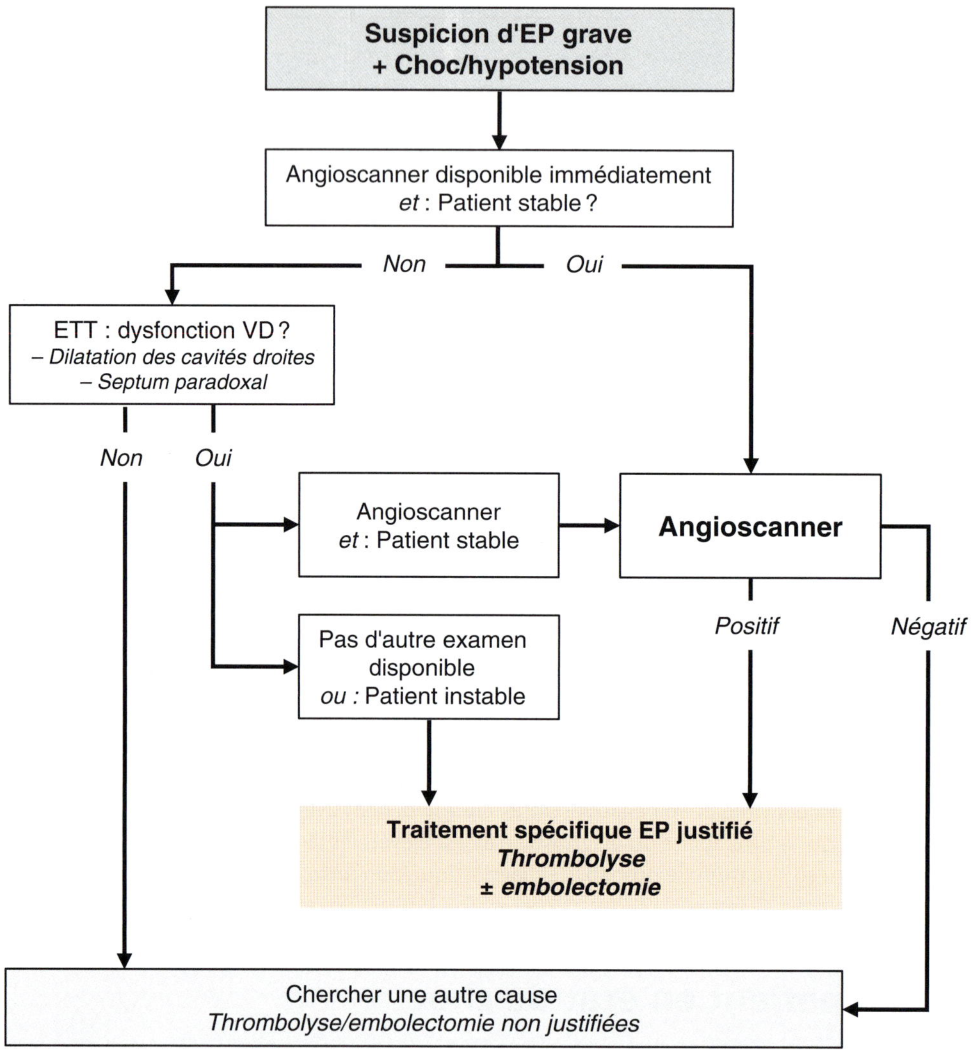

Fig. 14.1. A Stratégie diagnostique devant une suspicion d'EP grave avec signes de choc/hypotension artérielle (d'après les recommandations européennes).

Échographie cardiaque par voie transthoracique

C'est l'alternative à l'angioscanner en cas de patient avec une embolie pulmonaire grave à haut risque (signes de choc ou hypotension) et si l'angioscanner n'est pas réalisable dans l'immédiat. Cet examen peut donner un certain nombre d'informations à visée diagnostique :

- signes directs (diagnostic de certitude) : exceptionnellement, il est possible de visualiser le thrombus dans les cavités droites ou le tronc de l'artère pulmonaire ;
- signes indirects : dilatation des cavités droites, septum paradoxal, hypertension artérielle pulmonaire. Ces signes ne sont ni sensibles, ni spécifiques.

B. Chez un patient sans signe de choc ni hypotension artérielle

En cas de suspicion d'embolie pulmonaire sans signe de choc ni hypotension artérielle, la stratégie diagnostique débute par l'évaluation de la probabilité clinique. Si celle-ci est non forte, un dosage des D-dimères doit être réalisé : leur négativité (en adaptant leur seuil à l'âge après 50 ans) écarte le diagnostic. S'ils sont positifs ou chez les patients en probabilité clinique forte, trois examens peuvent confirmer le diagnostic d'EP (tableau 14.1) : l'angioscanner thoracique, la scintigraphie pulmonaire de perfusion et de ventilation et l'échographie veineuse des membres inférieurs. Chacun de ses examens a des avantages et des inconvénients, mais le scanner s'impose souvent en première intention du fait de sa grande disponibilité et de son interprétation souvent simple et accessible à tous.

La **scintigraphie pulmonaire de ventilation-perfusion** permet également de faire le diagnostic et surtout d'éliminer une embolie pulmonaire en cas de normalité. Sa faible disponibilité et son inadaptation à l'urgence rendent cet examen inutile dans l'embolie pulmonaire à haut risque.

Les autres examens complémentaires utiles pour stratifier la gravité de l'embolie pulmonaire sont les biomarqueurs cardiaques : troponine et BNP (ou NT-proBNP). En cas d'embolie pulmonaire grave, il y a une élévation des biomarqueurs attestant d'une souffrance myocardique, liée à une dilatation du ventricule droit (BNP) ou à l'ischémie myocardique (troponine). Le dosage de ces biomarqueurs permet d'identifier les patients à risque intermédiaire élevé : leur élévation a été associée dans plusieurs méta-analyses à une augmentation de la mortalité.

Tableau 14.1. B **Confirmation du diagnostic d'EP.**

	Angioscanner	Scintigraphie	Échographie des membres inférieurs (compression)
Avantages	Accessible Simple à interpréter Confirme le diagnostic	Confirme le diagnostic Écarte avec certitude si elle est normale Réalisable chez l'insuffisant rénal	Accessible Non irradiant (femme enceinte) Confirme si TVP proximale
Inconvénients	Insuffisance rénale Allergie vraie aux produits de contraste iodé N'infirme pas le diagnostic si la probabilité clinique est forte	Peu accessible Difficile à interpréter	Elle est rarement positive en l'absence de signe clinique de TVP La présence d'une TVP distale ne confirme pas le diagnostic La normalité n'écarte pas le diagnostic

TVP : thrombose veineuse profonde.

Quiz 2

Un patient de 85 ans consulte au SAU pour une dyspnée d'apparition brutale depuis ce matin. Il a pour antécédent une phlébite du mollet droit et une hypertension artérielle. Son traitement habituel comprend un diurétique thiazidique (hydrochlorothiazide), un bêtabloquant (métoprolol) et un antiagrégant plaquettaire, mais il ne sait plus les doses. Alors qu'il vient de s'installer dans le box pour être examiné, il présente brutalement une détresse respiratoire. Cliniquement, il a une fréquence cardiaque à 65 bpm, une PA à 100/55 mmHg, une fréquence respiratoire à 26 cycles/min et une SpO_2 à 89 % en air ambiant. Il est un peu somnolent et ses paroles sont confuses. En l'aidant à s'allonger, vous constatez qu'il a les pieds froids et les genoux marbrés. L'auscultation pulmonaire est sans particularité.

Quelles mesures thérapeutiques mettez-vous en place ? Quels examens demandez-vous ?

Points de vigilance

- Toujours rechercher les signes de gravité d'une EP.
- En cas de suspicion d'EP chez un patient hypotendu, réaliser en première intention une imagerie (angioscanner et/ou échocardiographie) pour confirmer le diagnostic.
- Appeler immédiatement le réanimateur en cas de suspicion d'EP avec signes de choc ou hypotension.

Tic-tac...

< 5 min	• Avoir recherché les signes de gravité devant la suspicion d'embolie pulmonaire
< 15 min	• Avoir mis en place un monitorage des paramètres vitaux, une VVP, les traitements symptomatiques (oxygénothérapie et remplissage) • Avoir prévenu le réanimateur
< 30 min	• Avoir demandé un angioscanner ou une échocardiographie si angio-TDM non disponible ou non transportable • Avoir débuté l'héparinothérapie
< 60 min	• Avoir administré la thrombolyse en l'absence de contre-indication

Une situation clinique... Deux prises en charge

Monsieur E.P., 65 ans, consulte aux urgences pour une douleur thoracique. Il a pour principaux antécédents une dyslipidémie, une hypertension artérielle mal contrôlée avec une PAS de base à 150 mmHg, un tabagisme à 60 paquets-années. Dans ses traitements, on note du bisoprolol, l'association sacubitril-valsartan, de l'atorvastatine. Il est actuellement suivi pour une néoplasie du poumon de découverte récente.

À l'interrogatoire : le patient décrit une douleur thoracique survenue brutalement. Il s'agit d'une douleur basithoracique gauche, sans irradiation particulière, sans facteur déclenchant ni position antalgique. On note aussi une dyspnée à l'effort avec une polypnée.

À son arrivée aux urgences, son examen clinique est le suivant :

Paramètres vitaux, signes de gravité : PA 100/60 mmHg, FC 110 bpm, FR 28 cycles/min, SpO_2 90 % en air ambiant, polypnée sans autre signe de détresse respiratoire, vigilance normale (Glasgow 15), température 37,6 °C.

Examen physique systématisé : état général conservé, le patient ne présente pas de signe de choc à l'inspection (extrémités tièdes, pouls perçus, TRC 2 secondes). L'examen cardiaque ne montre pas de souffle cardiaque à l'auscultation, pas de souffle carotidien; on note tout de même des signes d'insuffisance cardiaque droite avec un reflux hépatojugulaire et des œdèmes déclives. L'auscultation pulmonaire ne met pas en évidence de foyer pleuroparenchymateux. L'abdomen est indolore, souple et dépressible. Il n'y a pas d'hépatosplénomégalie ni hépatalgie. Il n'y a pas de contact lombaire ni globe urinaire. L'examen cutané est sans particularité, on ne met pas en évidence de marbrures.

Où Clémence ne fait pas bien…

L'interne identifie une douleur thoracique aiguë s'accompagnant d'une dyspnée. Devant le contexte de tabagisme actif, l'existence de facteurs de risque cardiovasculaire, l'hypothèse principale est un angor instable.

Dans l'immédiat, l'interne débute une oxygénothérapie aux lunettes à 2 litres/min devant la désaturation sans signe de lutte, permettant de corriger la saturation à 93 %, et administre de la trinitrine en sublinguale (Natispray®) pour tester la réversibilité de la douleur thoracique, sans effet.

Les examens complémentaires réalisés immédiatement sont :

- un *ECG*, réalisé immédiatement : tachycardie sinusale à 110 bpm, axe cardiaque normal, pas d'anomalie de conduction, signes d'hypertrophie auriculaire et ventriculaire gauches, ondes Q de nécrose dans le territoire antérieur en rapport avec des ECG anciens, pas de nouveau signes d'ischémie ;
- un *dosage des biomarqueurs cardiaques* (troponine et NT-proBNP), réalisé immédiatement pour rechercher un infarctus sans sous-décalage du ST et un décalage du NT-proBNP en faveur d'un œdème aigu pulmonaire : la troponine est élevée à 15 µg/l et le NT-proBNP élevé à 1 000 pg/ml ;
- une *radiographie thoracique* pour rechercher des signes d'OAP : elle montre une condensation de base gauche d'aspect triangulaire à base périphérique. Il n'y a pas d'infiltrat interstitiel.

L'hypothèse principale de l'interne est un infarctus sans décalage du ST (N-STEMI), mais la faible élévation de la troponine et l'aspect de la radiographie de thorax la font douter. Elle doit donc répéter les dosages de troponine pour confirmer son hypothèse. Par ailleurs, elle suspecte également une embolie pulmonaire mais sa probabilité clinique étant non forte (le score de Genève à 3 et le score de Wells à 1), elle réalise d'abord un dosage des D-dimères qui sont positifs à 2 500 µg/l. Elle réalise alors un angio-TDM qui confirme une embolie pulmonaire massive bilatérale. Entre-temps, le patient a commencé à présenter des signes de choc périphériques ; elle prévient alors la réanimation :

- le patient est hospitalisé en service de médecine intensive-réanimation ;
- poursuite de l'oxygénothérapie avec monitorage de la saturation en continu ;
- début d'un remplissage prudent par NaCl 0,9 % pour stabilisation hémodynamique.

Où on peut faire confiance à Clémence

L'interne identifie une douleur thoracique aiguë, des signes de détresse respiratoire aiguë et une hypotension artérielle persistante chez un patient hypertendu. Ses hypothèses principales sont une décompensation cardiaque aiguë et une embolie pulmonaire devant le contexte de voyage prolongé et la douleur thoracique atypique avec dyspnée. Devant l'hypotension artérielle (car la PAS est usuellement de 150 mmHg), il s'agit donc d'une suspicion d'embolie pulmonaire à haut risque ; l'interne prévient donc immédiatement les réanimateurs.

Les mesures thérapeutiques immédiates sont la mise en place d'une oxygénothérapie au masque à 5 litres/min permettant de corriger la SpO_2, l'initiation d'un remplissage prudent par 500 ml de cristalloïdes permettant de corriger l'hypotension et la prescription d'une anticoagulation à dose curative par HNF devant la suspicion d'embolie pulmonaire grave.

Les examens complémentaires réalisés immédiatement sont :

- un *ECG* réalisé immédiatement : tachycardie sinusale à 110 bpm, axe cardiaque normal, pas d'anomalie de conduction, signes d'hypertrophie auriculaire et ventriculaire gauches, ondes Q de nécrose dans le territoire antérieur en rapport avec des ECG anciens, pas de nouveau signe d'ischémie ;
- un *dosage des biomarqueurs cardiaques* (troponine et NT-proBNP) : leur dosage immédiat a une place ici devant la suspicion de syndrome coronaire aigu ;
- une *gazométrie du sang artériel* : pH = 7,36, PaO_2 = 85 mmHg, $PaCO_2$ = 31 mmHg, lactate = 0,2 mmol/l, bicarbonate = 23 mmol/l. Le patient ne présente pas de signe de gravité ;
- un *angioscanner thoracique* pour rechercher une embolie pulmonaire : montre une embolie pulmonaire bilatérale avec une légère dilatation des cavités droites.

Le diagnostic de l'interne est confirmé : il s'agit d'une embolie pulmonaire associée à des signes de gravité et une hypotension contrôlée par un remplissage. Le reste de la prise en charge comprend :

- hospitalisation en service de médecine intensive-réanimation ;
- poursuite de l'oxygénothérapie avec monitorage de la saturation et monitorage hémodynamique ;
- poursuite de l'anticoagulation à dose efficace par HNF.

Réponses aux quiz

Quiz 1

Le diagnostic principal à évoquer ici est l'embolie pulmonaire.
En effet, le patient présente un terrain évocateur avec le contexte chirurgical et l'immobilisation du membre inférieur, une clinique en faveur avec une douleur du membre inférieur faisant évoquer une thrombose veineuse profonde, et une douleur basithoracique associée à une tachycardie sinusale qui peut faire évoquer une embolie pulmonaire.
La tachycardie élevée ici à 110 bpm est un signe de gravité : il faudra s'efforcer d'en rechercher d'autres, notamment une hypotension artérielle et des signes périphériques de choc.
Ici la présomption clinique d'embolie pulmonaire est forte, l'examen à réaliser en première intention est donc un angioscanner thoracique.

Quiz 2

Le tableau est évocateur d'une embolie pulmonaire à haut risque. En effet, il s'agit d'un patient avec un terrain compatible (antécédent, âge) et une présentation clinique de détresse respiratoire brutale à la mobilisation qui doit faire suspecter une embolie pulmonaire. L'absence de tachycardie est un piège diagnostique, d'autant plus chez un patient avec un traitement antihypertenseur qui comprend un bêtabloquant. **Attention** : le bêtabloquant va diminuer la fréquence cardiaque et empêcher l'adaptation du débit cardiaque et c'est donc un facteur de risque de mauvaise tolérance de l'embolie pulmonaire et de choc.
Les thérapeutiques à mettre en place immédiatement sont :
- une oxygénothérapie au masque (débit 5–8 litres/min) avec un monitorage continu de la SpO_2, voire au masque haute concentration (débit > 8 litres/min) si insuffisant ;
- un remplissage modéré par 500 ml de cristalloïdes (type NaCl 0,9 %) devant l'hypotension artérielle (PAS 100 mmHg chez un patient hypertendu chronique) et les signes périphériques de choc ;
- il faut également prévenir les réanimateurs en urgence devant le tableau évocateur d'embolie pulmonaire à haut risque de mortalité.

L'examen de première intention sera à discuter selon la stabilité du patient après remplissage et la disponibilité de l'angioscanner en urgence. Dans l'attente, il est possible de réaliser une échographie cardiaque qui permettra de retrouver des signes indirects d'embolie pulmonaire (signes de dysfonction du ventricule droit) ou de visualiser le thrombus (très rare).

CHAPITRE

15

Insuffisance cardiaque et œdème aigu pulmonaire cardiogénique

Focus MÉDECINE INTENSIVE-RÉANIMATION

Situations de départ

- 43 Découverte d'une hypotension artérielle
- 160 Détresse respiratoire aiguë
- 161 Douleur thoracique

Item, objectifs pédagogiques

ITEM 234 – Insuffisance cardiaque de l'adulte

Rang	Rubrique	Intitulé	Descriptif
B	Prévalence, épidémiologie	Épidémiologie de l'insuffisance cardiaque	Connaître l'épidémiologie de l'insuffisance cardiaque dans le contexte du vieillissement de la population, l'amélioration du traitement des pathologies cardiovasculaires
A	Définition	Définition de l'insuffisance cardiaque (IC) Définir l'IC à FE diminuée ou à FE conservée	Connaître la définition de l'insuffisance cardiaque
A	Définition	Savoir ce qu'est un OAP cardiogénique	Insuffisance cardiaque gauche responsable d'un œdème pulmonaire transsudatif
A	Définition	Connaître la définition du choc cardiogénique	Défaillance aiguë et sévère de la fonction cardiaque entraînant une altération profonde de la perfusion périphérique et une anoxie tissulaire
B	Éléments physiopathologiques	Physiopathologie de l'insuffisance cardiaque (gauche et droite)	IC gauche : débit, fraction d'éjection, remodelage, désynchronisation, arythmies IC droite : savoir que l'insuffisance cardiaque droite est dans la majorité des cas liée à une insuffisance cardiaque gauche, connaître les conséquences de l'hypertension pulmonaire et de l'hypertension veineuse systémique
B	Éléments physiopathologiques	Connaître la différence entre OAP cardiogénique et OAP lésionnel	Connaître la différence entre œdème lésionnel et hydrostatique et l'implication immédiate d'un tel diagnostic
A	Diagnostic positif	Savoir argumenter les principaux diagnostics différentiels de l'œdème pulmonaire cardiogénique	Savoir rechercher les arguments pour les principaux diagnostics différentiels : pneumonie, exacerbation de BPCO, asthme

Rang	Rubrique	Intitulé	Descriptif
B	Diagnostic positif	Différencier insuffisance cardiaque à FE diminuée ou à FE conservée	Connaître les valeurs seuils de FEVG
A	Diagnostic positif	Diagnostiquer une insuffisance cardiaque	Connaître les principaux signes fonctionnels, la classe NYHA et les signes physiques Connaître les différents tableaux cliniques
B	Examens complémentaires	Principaux examens dans le bilan d'une insuffisance cardiaque	Savoir prescrire ECG, bilan biologique, et connaître les indications de la coronarographie ou du coroscanner
A	Examens complémentaires	Connaître les examens complémentaires à réaliser en urgence dans l'OAP cardiogénique	Savoir demander : ECG, GDS artériels, radiographie thoracique, bilan biologique, indication du dosage des peptides natriurétiques, troponine, échocardiographie
B	Examens complémentaires	Connaître l'intérêt et les limites du BNP ou du NT-proBNP pour le diagnostic et le suivi	
B	Examens complémentaires	Connaître la valeur de l'échocardiographie transthoracique dans le diagnostic positif et étiologique	
A	Examens complémentaires	Connaître la sémiologie RP dans un OAP d'origine hémodynamique	Syndrome alvéolo-interstitiel gravito-dépendant : opacités floconneuses confluentes des bases, lignes horizontales sous-pleurales de Kerley, redistribution vasculaire des bases vers les sommets, épanchements pleuraux au bout de quelques heures ; opacités alvéolaires de distribution périhilaire quand la survenue est brutale
A	Contenu multimédia	Exemple de cliché thoracique d'œdème aigu du poumon d'origine hémodynamique	
A	Étiologie	Connaître les principales étiologies de l'insuffisance cardiaque	Connaître les principales causes de l'insuffisance cardiaque gauche (cardiopathie ischémique, HTA, valvulopathies, cardiomyopathies, rythmiques)
A	Identifier une urgence	Diagnostiquer un œdème aigu pulmonaire cardiogénique	Savoir reconnaître un OAP devant une détresse respiratoire aiguë (dyspnée, orthopnée, râles crépitants, tachycardie, galop gauche…), reconnaître les signes de gravité
A	Prise en charge	Connaître le traitement d'urgence de l'œdème pulmonaire cardiogénique	Savoir prescrire le traitement symptomatique : diurétiques de l'anse, dérivés nitrés, oxygénothérapie
A	Prise en charge	Connaître les principales mesures hygiéno-diététiques, les principes de l'éducation thérapeutique et la réadaptation cardiaque	Principes du régime pauvre en sel, importance de l'observance du traitement, connaissance des signes d'alerte
A	Prise en charge	Connaître les principales classes médicamenteuses pour le traitement de l'IC à FE diminuée	Connaître les principales classes des cardioprotecteurs, l'utilisation des diurétiques de l'anse et thiazidiques, la réadaptation cardiaque
B	Suivi et/ou pronostic	Connaître les principales complications de l'insuffisance cardiaque et leur prise en charge	Décès, décompensations, troubles du rythme, embolie, hypotension, insuffisance rénale
A	Identifier une urgence	Diagnostiquer un choc cardiogénique	Pression artérielle, perfusion périphérique, oligurie, conscience : renvoyer à l'item 332
B	Prise en charge	Connaître les principes du traitement du choc cardiogénique	Connaître les principes du traitement inotrope, diurétique

Introduction
I. Quand évoquer le diagnostic d'œdème aigu pulmonaire cardiogénique ?
II. Quels sont les critères de gravité d'un œdème aigu pulmonaire cardiogénique ?
III. Quels examens complémentaires demander en urgence ?
IV. Quels sont les traitements d'urgence à administrer sans délai ?
V. Quelles sont les principales causes à évoquer ?

Introduction

A L'**œdème aigu pulmonaire cardiogénique**, manifestation la plus fréquente de l'**insuffisance cardiaque gauche aiguë**, correspond à la survenue de signes d'insuffisance cardiaque congestive mettant en jeu le pronostic vital. Celle-ci peut survenir en raison d'une pathologie cardiaque ***de novo*** ou alors **décompenser** une insuffisance cardiaque chronique, nécessitant alors la recherche de **facteurs précipitants**.

Les patients présentant une insuffisance cardiaque (IC) sont classés en fonction de la **fraction d'éjection ventriculaire gauche (FEVG)** :

- une fraction d'éjection FE < 40–50 % affirme l'IC systolique (ICS) ;
- en cas de FE > 40–50 %, on évoque l'insuffisance cardiaque à fraction d'éjection préservée (ICFEP). Des critères précis de trouble de la relaxation et de dysfonction diastolique doivent être présents de surcroît pour affirmer le diagnostic d'ICFEP.

Vignette clinique

Un patient de **67 ans** se présente au service d'accueil des urgences (SAU) pour la prise en charge d'une insuffisance respiratoire aiguë. Il a présenté une **dyspnée d'apparition brutale** 30 minutes auparavant alors qu'il regardait la télévision après son dîner. Son épouse, qui l'a amené au SAU, vous apprend que ce patient est **diabétique de type 2**, traité par régime seul et hypertendu, traité par bisoprolol 5 mg par jour, dont la dose a été récemment majorée. Il a été opéré d'une cholécystectomie par laparotomie il y a 2 mois.

À son arrivée aux urgences, l'IDE d'accueil a noté les *paramètres vitaux suivants* : PA 197/85 mmHg, FC 110 bpm, FR 42 cycles/min, SpO_2 79 % en air ambiant, qui remonte à 90 % sous 6 litres/min d'oxygène, *Coma Glasgow Scale* 15, température corporelle 37,5 °C.

Lors de l'*examen physique systématisé*, on note à l'inspection que le patient est cyanosé, agité, en sueurs, sans douleur précise individualisable, refusant de s'allonger complètement dans le lit, avec un tirage sus-sternal. Il présente également une volumineuse turgescence jugulaire. L'auscultation met en évidence des râles crépitants diffus, ainsi qu'un discret souffle holosystolique maximum au foyer mitral d'intensité 2/6. La palpation montre l'existence d'un reflux hépatojugulaire important qui ne disparaît pas après plusieurs cycles cardiaques, sans œdème des membres inférieurs.

Vous suspectez un œdème aigu pulmonaire cardiogénique devant l'association des **signes fonctionnels d'insuffisance respiratoire** et des **signes d'insuffisance cardiaque**. Vous identifiez également des **critères cliniques de gravité** : le patient est cyanosé, polypnéique avec des signes de lutte respiratoire en la présence d'un tirage sus-sternal.

Vous débutez rapidement une **oxygénothérapie à 15 litres/min au masque à haute concentration**. Vous demandez à l'IDE d'installer un scope multiparamétrique (ECG, pression artérielle, SpO_2) et de **perfuser** le patient avec du soluté salé isotonique 500 ml/24 heures sur une voie veineuse périphérique.

Les *examens complémentaires* réalisés immédiatement sont :

› un électrocardiogramme, qui révèle une tachycardie sinusale sans trouble de la repolarisation ;

- un examen des gaz du sang artériels sous oxygène qui montre : pH = 7,46, PaO_2 = 56 mmHg, $PaCO_2$ = 32 mmHg, bicarbonates = 22 mmol/l. Le patient présente une alcalose respiratoire non compensée et une hypoxémie sévère ;
- une lactatémie à 0,7 mmol/l, qui exclut un état de choc cardiogénique associé ;
- un dosage de l'urée sanguine et de la créatinine plasmatique, qui excluent une origine néphrogénique à l'œdème hydrostatique ;
- une radiographie du thorax qui est la suivante.

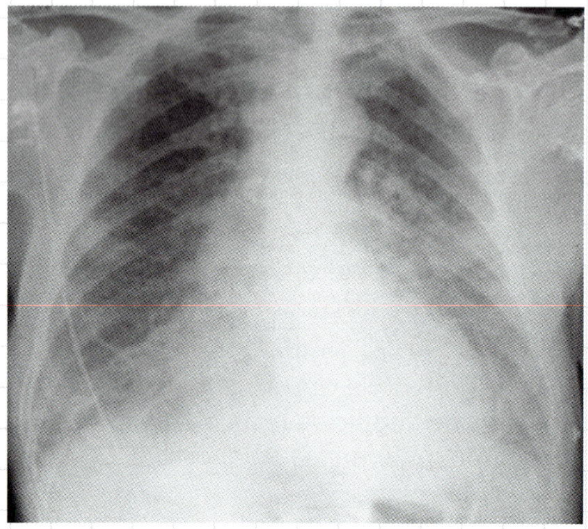

Vous retenez alors le diagnostic d'**OAP cardiogénique dont le facteur déclenchant probable est l'hypertension artérielle**.

La prise en charge finale du patient consistera en :

- ventilation non invasive avec aide inspiratoire et pression expiratoire positive ;
- diurétiques de l'anse par voie IV directe, pour abaisser la précharge cardiaque ;
- dérivés nitrés par voie IV continue, pour faire baisser la pression artérielle (postcharge ventriculaire gauche) et entraîner une dilatation veineuse (baisse de la précharge cardiaque), avec un objectif de PAS entre 110 et 120 mmHg ;
- pose d'une sonde urinaire pour quantifier précisément la diurèse ;
- mise en place d'un monitorage des paramètres vitaux : pression artérielle, fréquence cardiaque, saturation en oxygène.

Vous contactez alors aussi le cardiologue de garde et le réanimateur pour la suite de la prise en charge.

Sous ce traitement, vous observez une diminution des signes de détresse respiratoire, témoignant d'une évolution favorable. La baisse de la pression artérielle et l'augmentation de la diurèse montrent aussi l'efficacité des traitements que vous avez institués.

I. Quand évoquer le diagnostic d'œdème aigu pulmonaire cardiogénique ?

Le diagnostic d'œdème aigu pulmonaire cardiogénique repose sur l'apparition brutale de :

- **signes fonctionnels respiratoires** évocateurs :
  - toux sèche ;
  - dyspnée ;
  - orthopnée, caractéristique d'une dyspnée due à un OAP ;
  - anxiété importante, fréquemment ;
- **signes objectifs d'insuffisance respiratoire aiguë** : dyspnée, tachypnée, tirage sus-claviculaire et sus-sternal, baisse de la SpO_2… ;

- **signes cliniques d'insuffisance cardiaque aiguë** :
  - **râles crépitants** pulmonaires bilatéraux, envahissant les champs pulmonaires « en marée montante » ;
  - parfois **grésillement laryngé** ;
  - parfois **freinage expiratoire et râles sibilants diffus**, du fait de la saillie des veines pulmonaires congestionnées sous la muqueuse des bronchioles, qui ne doivent pas faire porter à tort le diagnostic d'asthme ou de BPCO décompensée ;
  - souvent associés à des **expectorations, mousseuses, rose saumoné** ;
  - **turgescence des veines jugulaires, reflux hépatojugulaire voire hépatomégalie régulière, ferme et douloureuse,** en cas d'insuffisance cardiaque droite associée ;
  - **signes d'une éventuelle insuffisance cardiaque chronique** (œdèmes des membres inférieurs, pleurésie) ;
- signes associés :
  - **tachycardie sinusale** ;
  - **hypertension artérielle**, due à la réaction adrénergique, à l'anxiété et à une éventuelle hypercapnie. La plupart du temps réactionnelle, elle ne doit pas conduire abusivement à attribuer l'OAP cardiogénique à une crise hypertensive.

Encadré 15.1

Physiopathologie

B Comment le liquide plasmatique passe-t-il dans le secteur extravasculaire et où s'accumule-t-il ?

Au cours de l'œdème pulmonaire hydrostatique, du liquide plasmatique est filtré à travers la barrière alvéolo-capillaire du fait d'une augmentation de la pression dans le capillaire pulmonaire. Cette augmentation de pression peut être liée à une hypervolémie, comme au cours de l'œdème pulmonaire néphrogénique et au cours de l'œdème pulmonaire post-transfusionnel, ou à une congestion en amont du cœur gauche due à l'insuffisance cardiaque dans l'œdème pulmonaire cardiogénique.

L'extravasation du liquide surpasse les capacités de drainage lymphatique bronchique physiologique. Le liquide filtré envahit l'espace interstitiel, puis les alvéoles, avec une répartition initiale péri-bronchovasculaire et péri-hilaire avant de s'étendre vers la périphérie.

Ces signes ne sont cependant pas spécifiques et doivent conduire à rechercher des **diagnostics différentiels** que sont principalement la **pneumonie**, l'**exacerbation de BPCO** et la **crise d'asthme**. Pour ce faire, certains éléments cliniques peuvent permettre de s'orienter (tableau 15.1).

Tableau 15.1. A **Éléments d'orientation clinique.**

	Terrain	Contexte	Inspection	Auscultation
OAP cardiogénique	Sujet âgé	Ischémie myocardique, antécédent cardiaque, hypertension artérielle Fièvre modérée possible	Expectorations mousseuses rose saumoné, orthopnée, signes d'insuffisance cardiaque droite associée	Râles crépitants bilatéraux et symétriques
Pneumonie	Jeune ou âgé	Fièvre, contexte infectieux	Expectorations purulentes	Râles crépitants unilatéraux, en foyer
Exacerbation de BPCO	Sujet âgé	Tabagisme, bronchite chronique	Thorax en carène, distension thoracique, signe de Hoover Respiration à lèvres pincées	Râles sibilants ± foyer individualisable
Crise d'asthme	Sujet jeune	Antécédent asthmatique ou allergique	Freinage expiratoire marqué	Râles sibilants diffus

Par ailleurs, l'œdème aigu pulmonaire hydrostatique ne doit pas être confondu avec l'**œdème aigu pulmonaire lésionnel, réalisant un tableau de syndrome de détresse respiratoire aiguë** et dû à une lésion de la **barrière alvéolocapillaire** (encadré 15.2).

Encadré 15.2

Œdème aigu pulmonaire lésionnel

B L'OAP lésionnel correspond à une accumulation de liquide dans l'espace interstitiel pulmonaire et les alvéoles qui est due non pas à une filtration excessive à travers une barrière alvéolocapillaire intacte mais à une exsudation de liquide provoquée par une lésion de cette barrière (fig. 15.1). Il constitue une entité clinique appelée **syndrome de détresse respiratoire aiguë (SDRA)**.

Diagnostic

Il repose sur la mise en évidence de lésions pulmonaires bilatérales aiguës et qui ne sont pas dues à une cause cardiogénique.

Les critères diagnostiques sont regroupés dans la *définition de Berlin*.

Critères de Berlin (2012) :

- Début des symptômes dans les 7 jours suivant un élément déclenchant ou le début des signes respiratoires.
- Opacités bilatérales radiographiques non expliquées par un épanchement, une atélectasie ou des nodules.
- Hypoxémie avec un rapport $PaO_2/FiO_2 < 300$ (la FiO_2 est la fraction inspirée d'oxygène, pourcentage d'oxygène présent dans le gaz inspiré en ventilation artificielle).
- Détresse respiratoire non entièrement expliquée par une insuffisance cardiaque ou un remplissage vasculaire excessif.

Causes principales

- Elles peuvent être pulmonaires :
  - pneumonie infectieuse ;
  - pneumonie d'inhalation ;
  - noyade ;
  - inhalation de fumées et/ou de gaz toxiques ;
  - contusion pulmonaire.
- Ou extrapulmonaires :
  - sepsis ;
  - pancréatite aiguë ;
  - polytraumatisme ;
  - polytransfusion.

Traitement

Il nécessite une prise en charge en réanimation. Si le traitement étiologique reste indispensable, la prise en charge symptomatique repose sur l'application d'une pression expiratoire positive dans les alvéoles pulmonaires au moyen d'une ventilation mécanique invasive.

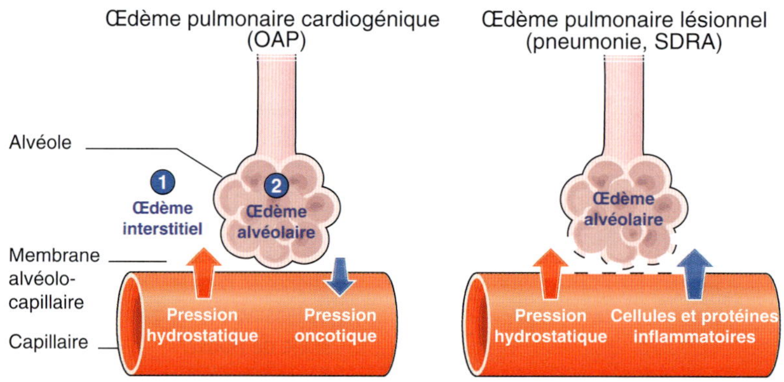

Fig. 15.1. B Physiopathologie de l'œdème aigu pulmonaire cardiogénique et de l'œdème aigu pulmonaire lésionnel.

II. Quels sont les critères de gravité d'un œdème aigu pulmonaire cardiogénique ?

L'appréciation de la gravité du patient en OAP cardiogénique est avant tout clinique et doit être faite **rapidement**. Elle doit être fondée sur l'évaluation de **trois points majeurs**.

Intensité initiale des signes de détresse respiratoire aiguë

- Fréquence respiratoire ≥ 30 cycles/min.
- Saturation artérielle en oxygène <90 % sous oxygénothérapie à haut débit au masque à haute concentration [→ impose la mise sous ventilation non invasive avant toute autre action].
- Signes de lutte respiratoire.
- Troubles de la vigilance témoignant d'un épuisement respiratoire, qui sera confirmé par l'hypercapnie sur les gaz du sang artériels.

Signes d'état de choc cardiogénique

La diminution de la fonction pompe du ventricule gauche entraîne une congestion en amont, réalisant le tableau d'OAP cardiogénique et, à un stade plus grave, une baisse du débit cardiaque en aval, avec une hypoperfusion périphérique, dans un tableau d'état de choc. Celui-ci doit donc être attentivement recherché :

- pression artérielle systolique <100 mmHg, mais une pression <110 mmHg est déjà anormale chez un patient hypertendu ;
- signes d'hypoperfusion périphérique : marbrures cutanées, temps de recoloration cutanée augmenté, froideur des extrémités. Ils peuvent précéder la baisse de pression artérielle.

Ces signes cliniques seront complétés par la mesure de la lactatémie.

Évolution sous traitement initial

Un élément caractéristique de l'OAP cardiogénique est classiquement l'**amélioration rapide** (20 à 30 minutes) du patient sous traitement.

En absence d'amélioration, il faut revoir le diagnostic et **obtenir un avis spécialisé** (réanimateur, cardiologue).

III. Quels examens complémentaires demander en urgence ?

La prescription des examens complémentaires en urgence poursuit quatre buts principaux.

Aider au diagnostic d'OAP

- **Radiographie de thorax** (fig. 15.2). Importante, sa réalisation ne doit pas ralentir la prise en charge thérapeutique lorsque le tableau clinique est clair. Elle montre, par ordre de gravité croissante :
  - aucune anomalie au début ;
  - égalisation de la taille des vaisseaux pulmonaires de la base au sommet (« redistribution vasculaire ») ;
  - lignes B de Kerley bilatérales (lignes fines, horizontales, perpendiculaires à la plèvre corticale, localisées aux bases, de 1 à 2 cm de long, signant l'œdème interstitiel) ;
  - flou périvasculaire ;

- opacités alvéolaires symétriques, bilatérales, floues, cotonneuses, à prédominance péri-hilaire dessinant un contour en « ailes de papillon » respectant bases et sommets. Elles peuvent être unilatérales, notamment en cas d'insuffisance mitrale excentrée vers les veines pulmonaires droites ou gauches (rupture de cordages valvulaires ou de pilier mitral, classiquement) ;
- pleurésie de la grande cavité uni- ou bilatérale, peu abondante (si elle vient de se constituer) ;
- elle peut aussi montrer une cardiomégalie, signe d'une cardiopathie chronique, même si l'index cardiothoracique n'est souvent pas mesurable car la radiographie est réalisée en position assise ou semi-assise.

- **Urée sanguine, créatininémie**, pour éliminer une insuffisance rénale à l'origine de l'OAP.
- **BNP** ou **NT-proBNP** en cas de doute diagnostique :
  - libérés dans le sang en cas d'étirement des cardiomyocytes ventriculaires et auriculaires ;
  - une valeur basse de BNP (< 100 pg/ml) ou de NT-proBNP (< 125 pg/ml) permet d'exclure le diagnostic (forte valeur prédictive négative) ;
  - l'insuffisance rénale est à l'origine de faux-positifs.

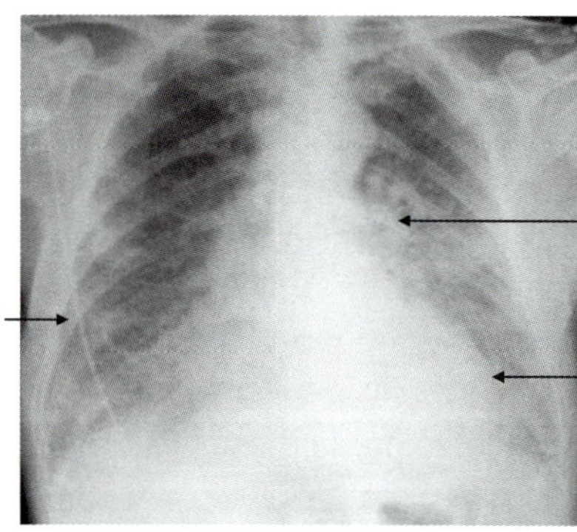

Fig. 15.2. Ⓐ **Œdème aigu pulmonaire cardiogénique. Radiographie de thorax.**

Évaluer la gravité initiale (cf. supra)

Examen des **gaz du sang artériels** :

- **hypoxémie** avec un **effet shunt** ;
- **normocapnie**, **hypocapnie** (pouvant induire une **alcalose respiratoire**), du fait de l'hyperventilation alvéolaire, ou **hypercapnie** (pouvant induire une **acidose respiratoire**) en cas d'épuisement respiratoire ;
- **acidose métabolique** parfois, en lien avec une hyperlactatémie modérée (à trou anionique élevé), dont l'origine est probablement musculaire à cause des efforts respiratoires.

Rechercher les causes immédiatement accessibles à un traitement

- **ECG** :
  - signes d'ischémie myocardique (troubles de la repolarisation) ;
  - troubles du rythme auriculaire ou ventriculaire ;
  - troubles de la conduction ;
  - signes d'une éventuelle hypertrophie électrique du ventricule gauche en cas de cardiopathie sous-jacente : élévation de l'indice de Sokolov, déviation axiale gauche, du QRS, ondes T négatives (surcharge systolique) ou amples et positives (surcharge diastolique).
- **Troponine cardiaque (I ou T)** en cas de suspicion clinique ou d'ECG de syndrome coronarien aigu (SCA).

- **Échographie cardiaque transthoracique**. Elle permet de :
  - rechercher une cause aiguë (valvulopathie, dysfonction systolique ou diastolique);
  - rechercher une cardiopathie sous-jacente;
  - confirmer l'élévation de la pression de remplissage du ventricule gauche.

Évaluer les comorbidités, faire le bilan préthérapeutique

Ionogramme sanguin, numération-formule sanguine, bilan hépatique, TP, TCA.

IV. Quels sont les traitements d'urgence à administrer sans délai ?

De façon générale, l'objectif principal de la prise en charge initiale consiste à **assurer l'oxygénation du patient** et à **réduire la pression hydrostatique capillaire pulmonaire en faisant baisser précharge et postcharge cardiaques**. Les inotropes positifs ne sont pas indiqués dans l'OAP cardiogénique, même grave. Ils sont réservés au choc cardiogénique.

Beaucoup d'OAP sont pris en charge initialement au domicile ou en salle d'hospitalisation « classique ». Le traitement initial doit être démarré sur place, souvent avant les premiers examens complémentaires, tout en assurant le transfert en milieu adapté : SAU, unité de soins intensifs cardiologiques, réanimation.

Mise en condition

- Position demi-assise.
- Perfusion de soluté glucosé à 5 % (sans apport de sel, mais hypotonique) ou de soluté salé isotonique (apport de sel, mais facilement compensé par les diurétiques).
- Scope multiparamétrique.

Oxygénothérapie

- À un débit permettant d'obtenir une $SpO_2 \geq 90$ %, sauf en cas d'hypercapnie.
- Aux lunettes ou au masque à haute concentration.

Ventilation non invasive

- Indiquée théoriquement dans toutes les formes d'OAP cardiogénique.
- Par aide inspiratoire avec pression expiratoire positive, ou *Continuous Positive Airway Pressure* (CPAP) (encadré 15.3).

Encadré 15.3

Effets bénéfiques de la ventilation non invasive dans l'OAP cardiogénique

Mécanismes

B Au cours de l'OAP cardiogénique, la ventilation en pression positive (par opposition à la respiration physiologique qui s'effectue en pression négative) entraîne des effets bénéfiques :

- hémodynamiques, les plus importants :
  - diminution de la précharge cardiaque : l'augmentation de la pression intrathoracique se transmet à l'oreillette droite, ce qui gêne le retour veineux systémique;
  - diminution de la postcharge ventriculaire gauche : l'augmentation de la pression intrathoracique réduit le gradient de pression (pression extra-VG–pression intra-VG) contre lequel le ventricule gauche doit éjecter;
  - il s'agit donc d'un traitement proprement hémodynamique, qui associe les effets des diurétiques (baisse de la précharge cardiaque) et des dérivés nitrés (baisse de la précharge cardiaque et de la postcharge VG);

Encadré 15.3 Suite.

- respiratoires :
  - augmentation de la proportion d'oxygène dans le gaz inspiré, par rapport à un masque à haute concentration ;
  - diminution du travail respiratoire.

Modalités

Deux techniques sont possibles :

- ventilation en aide inspiratoire avec pression expiratoire positive : nécessite un ventilateur artificiel ;
- ventilation en *Continuous Positive Airway Pressure* (CPAP), qui peut aussi se faire grâce à une simple valve sous forme d'un petit appareil disposé au bout du masque du patient. Plus simple et moins coûteuse.

Avec ces deux techniques, la ventilation se fait au moyen d'un masque appliqué sur le visage (ventilation non invasive), sans nécessité d'intubation orotrachéale.

L'administration se fait de façon alternée, typiquement sous forme de séances d'une heure toutes les trois heures.

Indications

Toute forme d'OAP cardiogénique (pas seulement les formes hypercapniques ou graves).

Diurétiques

- Entraînent une baisse de la précharge cardiaque.
- Diurétiques de l'anse (type furosémide), 80 mg (en l'absence d'insuffisance rénale) en intraveineux direct.

Dérivés nitrés

- Entraînent une vasodilatation artérielle, qui abaisse la postcharge ventriculaire gauche, et une vasodilatation veineuse, qui abaisse la précharge cardiaque droite.
- Par exemple, isorbide dinitrate, en intraveineux continu.
- Contre-indiqués si la PA systolique est < 110 mmHg.

Surveillance continue

- Efficacité : augmentation de la diurèse qui doit apparaître dans les 20 à 30 minutes après l'administration du diurétique, amélioration clinique.
- Effets secondaires : hypotension artérielle (dérivés nitrés), hypokaliémie (diurétiques de l'anse).

V. Quelles sont les principales causes à évoquer ?

Il est indispensable de ne pas s'arrêter à la prise en charge initiale symptomatique décrite plus haut, mais de rechercher la cause de l'OAP pour la traiter et éviter la récidive. L'OAP survient parfois à la phase aiguë de la survenue de la maladie cardiaque (SCA, par exemple). Mais, le plus souvent, l'OAP survient sur une maladie cardiaque chronique décompensée par un facteur déclenchant.

- **Insuffisance cardiaque aiguë** :
  - syndrome coronarien aigu. Au cours du SCA avec sus-décalage du segment ST, les causes peuvent être : diminution de la fonction contractile (le plus fréquent), insuffisance mitrale fonctionnelle (ischémie de pilier) ou mécanique (rupture de pilier), trouble du rythme ou de la conduction, rupture septale (plus souvent à l'origine d'un état de choc cardiogénique) ;
  - valvulopathie aiguë : endocardite, dysfonction de prothèse valvulaire, dissection aortique, rupture de cordage mitral (maladie de Barlow) ;
  - trouble du rythme supraventriculaire, tachycardie ventriculaire ;
  - crise aiguë hypertensive ;
  - surdosage en médicament inotrope négatif ;

  - myocardite.
- **Décompensation d'une insuffisance cardiaque gauche chronique** :
  - cardiopathie ischémique ;
  - cardiopathie hypertensive ;
  - cardiomyopathie dilatée, hypertrophique ou restrictive (amylose cardiaque) ;
  - valvulopathie ;
  - cardiopathie rythmique (conséquence d'un trouble du rythme supraventriculaire rapide et prolongé) ;
  - maladie chronique du péricarde ;
  - troubles de la relaxation liés à l'âge.

Il faut dans ce cas rechercher un facteur déclenchant :

- poussée hypertensive ;
- fibrillation/flutter auriculaire et tachycardie ventriculaire ;
- trouble de la conduction aigu ;
- syndrome coronarien aigu ;
- introduction de médicament inotrope négatif (bêtabloquant) ;
- rupture du traitement chronique de l'insuffisance cardiaque ;
- transfusion sanguine ;
- majoration des apports sodés *per os* (crustacés, conserves…) ou IV (perfusion de soluté salé) ;
- infection ;
- anémie ;
- plus rarement : hypo- ou hyperthyroïdie.

Quand appeler le cardiologue/réanimateur devant un OAP ?

- **Immédiatement si** :
  - signes d'épuisement respiratoire ;
  - SpO_2 restant < 92 % sous oxygène ≥ 10 litres/min ;
  - signes de choc ;
  - hypercapnie ;
  - hyperlactatémie.
- **À 30-60 minutes après la mise en place du traitement si** :
  - absence d'amélioration respiratoire ;
  - hypertension persistante ;
  - diurèse < 500 ml sous diurétiques.
- **Selon la cause retrouvée/envisagée ou et les comorbidités** :
  - syndrome coronarien aigu ;
  - insuffisance rénale sévère ;
  - trouble du rythme auriculaire rapide, TV, ESV fréquentes ;
  - doute sur une lésion valvulaire aiguë.

Points de vigilance

- Il faut commencer la prise en charge thérapeutique devant un diagnostic cliniquement évident d'OAP sans attendre les examens complémentaires (BNP notamment).
- Il faut évoquer l'OAP cardiogénique devant des signes de bronchoconstriction (sifflement expiratoire, freinage expiratoire, râles sibilants) chez le patient sans antécédents d'asthme.
- Prendre en compte les signes d'hypoperfusion périphérique et d'état de choc.
- Appeler le réanimateur/cardiologue pour les formes graves ou une ischémie myocardique patente.
- Rechercher systématiquement la maladie cardiaque et le facteur déclenchant.

Tic-tac…

< 5 min
- Avoir administré de l'oxygène
- Avoir mis en place un monitorage des paramètres vitaux

< 15 min
- Avoir suspecté un OAP cardiogénique
- Avoir repéré les signes de choc
- Appel du réanimateur ou cardiologue si besoin immédiat

< 30 min
- Avoir réalisé un ECG et un gaz du sang
- Avoir débuté la ventilation non invasive si besoin
- Avoir demandé la radiographie de thorax et le reste du bilan sanguin
- Appel du réanimateur ou cardiologue

< 45 min
- Avoir administré des diurétiques et vasodilatateurs

< 60 min
- Évaluation à la recherche d'une amélioration du patient qui, en cas d'absence, doit conduire à l'appel du réanimateur

Une situation clinique… Deux prises en charge

Un patient de 65 ans, coronarien pluritronculaire et multirevascularisé, se présente au service d'accueil des urgences de l'hôpital. Il est suivi en cardiologie dans ce même hôpital pour une insuffisance cardiaque à fraction d'éjection ventriculaire gauche altérée compliquant de multiples épisodes d'ischémie myocardique. Un bilan biologique de la semaine précédente est normal, notamment pour la fonction rénale. Il consulte pour une dyspnée apparue il y a quelques heures, qui s'aggrave rapidement, de repos et très invalidante. Il ne peut pas dormir, même assis. Il a constaté une majoration de ses œdèmes des membres inférieurs, une prise de poids de plus de 10 kg en quelques jours et il déclare ne quasiment plus uriner. Son traitement de fond comprend du furosémide à 80 mg par jour, du ramipril à 5 mg par jour, de l'aspirine à 75 mg par jour, du clopidogrel à 75 mg par jour et du bisoprolol à 5 mg par jour. Il a présenté il y a une semaine un épisode de rhinorrhée qui s'est spontanément amendé.

À son arrivée aux urgences, l'examen clinique du patient est le suivant :

- *paramètres vitaux* : PA 109/54 mmHg, FC 62 bpm, FR 28 cycles/min, SpO_2 90 % en air ambiant, sans autre signe de détresse respiratoire, Glasgow 15, température 37,7 °C ;
- *examen physique systématisé* : œdèmes bilatéraux majeurs prenant le godet et remontant jusqu'à mi-cuisse, souffle holosystolique 3/6 maximum au foyer mitral, râles crépitants des deux bases pulmonaires sans foyer individualisable, grésillement laryngé, absence de globe urinaire.

Devant cet examen clinique, l'interne suspecte une poussée d'insuffisance cardiaque sur une cardiopathie ischémique ancienne connue probablement décompensée par une virose. Le bilan qu'il demande comprend un électrocardiogramme qui est superposable à ceux disponibles, avec un bloc de branche gauche complet et un bloc auriculoventriculaire de type I. Il demande aussi une radiographie de thorax qui montre des images typiques de surcharge vasculaire et une volumineuse cardiomégalie. Le patient est placé sous oxygène aux lunettes nasales à 6 litres/min, il reçoit 80 mg de furosémide en intraveineux direct. L'interne renonce à l'administration de dérivé nitré à cause de la pression artérielle. Une sonde urinaire est mise en place. Le bilan biologique arrive sur ces entrefaites. Il montre notamment une créatininémie à 549 µmol/l et une urée sanguine à 20 mmol/l, une kaliémie à 6,2 mmol/l, une hypoxémie à 60 mmHg et une hypocapnie à 29 mmHg. Le BNP et la troponine cardiaque ne sont pas dosés. Le traitement est inchangé.

Où Julien ne fait pas ce qu'il faut…

Le patient est gardé aux urgences. Deux heures plus tard, son état s'est aggravé avec une SpO_2 sous oxygène à 6 litres/min à 89 % et une polypnée à 30 cycles/min. Il n'a pas uriné. Julien renouvelle une injection de furosémide à 80 mg, introduit de la dobutamine à 5 µg/kg/min en intraveineux continu puis appelle le réanimateur.

Julien n'a pas la bonne attitude :

- *Il ne demande pas le dosage de la troponine I ou T. Ce dosage était indiqué du fait que la présence de bloc de branche gauche complet empêche une détection fiable d'une récidive ischémique, chez ce patient coronarien. Le dosage aurait dû être renouvelé s'il était normal à l'admission.*
- *Il n'adapte pas la dose de furosémide à l'insuffisance rénale. En l'absence d'augmentation de la dose, le traitement est d'ailleurs inefficace.*
- *Il ne débute pas de ventilation en pression positive, qui fait partie du traitement de première intention et qui aurait d'ailleurs permis d'améliorer l'état du patient en dépit de la dose insuffisance de diurétique.*
- *Devant cette insuffisance rénale aiguë, il ne recherche pas de cause obstructive, avec une échographie des voies urinaires.*
- *Il n'organise pas de surveillance de l'efficacité du traitement, laissant le patient s'aggraver pendant les 2 heures suivantes.*
- *Lors de l'aggravation, il renouvelle l'injection de furosémide à une dose, là encore, peut-être encore insuffisante.*
- *Il ne débute toujours pas la ventilation mécanique à ce moment-là.*
- *Il recourt alors à un traitement inotrope, qui n'est pas indiqué dans ce cas, qui risque d'aggraver une ischémie myocardique sous-jacente et d'induire des troubles du rythme.*

Où l'on peut faire confiance à Julien

- Il ne se contente pas de l'examen clinique mais demande une échographie des voies urinaires à la recherche d'une dilatation et d'une cause obstructive à l'insuffisance rénale.
- En l'absence d'obstruction des voies urinaires, il administre une dose d'emblée élevée de furosémide (par exemple 120 mg) et il surveille attentivement l'efficacité diurétique au cours des 30 minutes suivantes.
- Il débute dès le diagnostic suspecté une ventilation non invasive.
- Il recherche une ischémie myocardique avec un dosage de troponine répété au cours des heures suivantes s'il est normal.
- Il contacte d'emblée le cardiologue pour qu'il admette le patient en unité de soins intensifs de cardiologie.

CHAPITRE

16

Hypertension artérielle de l'adulte

Focus MÉDECINE INTENSIVE-RÉANIMATION

Situation de départ

42 Hypertension artérielle

Item, objectifs pédagogiques

ITEM 224 – Hypertension artérielle de l'adulte et de l'enfant (urgences hypertensives et HTA maligne)

Rang	Rubrique	Intitulé	Descriptif
A	Définition	Définition de l'HTA	Définitions HAS et SFHTA (seuils : consultation, MAPA, automesure, grades de sévérité)
A	Prévalence, épidémiologie	Épidémiologie de l'HTA, HTA facteur de risque cardiovasculaire majeur	Prévalence, liens (âge, obésité, diabète…), complications cardiovasculaires, répartition HTA essentielle et secondaire
B	Éléments physiopathologiques	Physiopathologie de l'HTA	Principaux mécanismes (rénine ou volo-dépendants), facteurs environnementaux
A	Diagnostic positif	Mesure de la pression artérielle	Connaître les méthodes de mesure de la PA (consultation, automesure, MAPA) et interpréter
A	Diagnostic positif	Évaluation initiale d'un patient hypertendu	Circonstances de découverte, interrogatoire, risque cardiovasculaire, examen clinique
A	Examens complémentaires	Examens complémentaires de première intention	Bilan biologique minimal, ECG
A	Suivi et/ou pronostic	Complications de l'HTA, retentissement sur les organes cibles	Neurosensorielles, cardiovasculaires, rénales
A	Diagnostic positif	Connaître les signes d'orientation en faveur d'une HTA secondaire	Savoir mener l'examen clinique et prescrire les examens complémentaires permettant d'évoquer une HTA secondaire
A	Étiologies	Connaître les principales causes d'HTA secondaire	Néphropathies parenchymateuses, HTA rénovasculaire, causes endocriniennes, coarctation de l'aorte…
B	Diagnostic positif	Connaître la démarche diagnostique en cas de suspicion d'HTA secondaire	Clinique, biologie, imagerie
A	Identifier une urgence	Reconnaître une urgence hypertensive et une HTA maligne	Définition d'une crise hypertensive et d'une urgence hypertensive

Rang	Rubrique	Intitulé	Descriptif
B	Définition	Définition d'une HTA résistante	Connaître les facteurs de résistance (non-observance, sel, syndrome d'apnées du sommeil, médicaments ou substances hypertensive…)
A	Prise en charge	Connaître les objectifs de la consultation d'annonce	Intérêts et objectifs de la prise en charge, modification du style de vie, prise en charge des autres facteurs de risque
A	Prise en charge	Connaître la stratégie du traitement médicamenteux de l'HTA	Traitement initial, classes thérapeutiques, adaptation, surveillance, chiffres cible de PA
A	Prise en charge	Connaître les principaux effets indésirables et contre-indications des traitements antihypertenseurs	
B	Prise en charge	Connaître les situations cliniques particulières pouvant orienter le choix du traitement antihypertenseur	
A	Prise en charge	Connaître les particularités du traitement antihypertenseur du sujet âgé de plus de 80 ans	
B	Prise en charge	Prise en charge d'une urgence hypertensive	
B	Suivi et/ou pronostic	Plan de soins à long terme et modalités de suivi d'un patient hypertendu	Savoir évaluer l'efficacité du traitement, la tolérance au traitement et l'observance du patient
B	Prise en charge	Principes de prise en charge d'une HTA secondaire	HTA rénovasculaire et endocriniennes
A	Définition	Connaître la définition de l'HTA chez l'enfant et l'existence de normes pédiatriques	
A	Diagnostic positif	Mesure de la PA chez l'enfant	Connaître les indications de mesure de la PA chez l'enfant (examen systématique annuel après 3 ans, en cas de FDR) et en connaître les modalités (brassards adaptés, abaques pour l'âge et le sexe)
B	Étiologie	Connaître les principales causes d'HTA chez l'enfant	

Introduction
I. Comment faire le diagnostic d'une urgence hypertensive?
II. Quels traitements d'urgence administrer sans délai?
III. Quels examens complémentaires demander en urgence?
IV. Quel raisonnement étiologique adopter?

Introduction

A On parle communément d'hypertension artérielle (HTA) pour une pression artérielle systolique supérieure à 140 mmHg et une pression artérielle diastolique supérieure à 90 mmHg. Une HTA supérieure à 180/110 mmHg (HTA de grade 3) peut être à l'origine de lésions viscérales cardiaques, neurologiques et rénales. Si une élévation de pression artérielle s'accompagne d'un retentissement sur les organes, celle-ci est dénommée urgence hypertensive et requiert un traitement urgent en milieu hospitalier pour limiter la progression des lésions. Une élévation isolée de la pression artérielle sans atteinte d'organe est dénommée poussée hypertensive. Cette condition est trois fois plus fréquente que la première, son traitement est ambulatoire. Pour autant, chaque élévation de pression artérielle impose la recherche clinicobiologique d'un retentissement viscéral.

Vignette clinique

Madame P., 30 ans, consulte aux urgences pour altération de l'état général, amaigrissement évoluant depuis plusieurs semaines. Elle décrit une grande fatigue (asthénie) associée à une sensation intense de soif (polydipsie) et des mictions très fréquentes (polyurie). Elle n'a pas d'antécédents notables et ne prend aucun traitement.

À son arrivée aux urgences, l'examen clinique est le suivant :

- *constantes vitales, signes de gravité* : FC 103 bpm (tachycardie), PA 250/150 mmHg (hypertension systolo-diastolique de grade 3). La SpO_2 est à 98 % en air ambiant. Vigilance normale [GCS à 15] mais la patiente rapporte des céphalées intenses ces derniers jours. La température est à 36,8 °C;
- *examen physique systématisé* : à l'examen clinique, vous remarquez des signes de **déshydratation** clinique avec des muqueuses sèches et un pli cutané. L'auscultation cardiopulmonaire est sans anomalie remarquable.

La patiente rapporte également des troubles visuels avec une baisse d'acuité visuelle récente associée à des taches lumineuses dans le champ visuel, « comme des étoiles dans les yeux » vous dit-elle (phosphènes).

La prise en charge immédiate consiste en la pose d'une voie veineuse périphérique associée à un remplissage vasculaire devant les signes de déshydratation et la polyurie rapportée à l'anamnèse. Par ailleurs, vous demandez l'administration d'un antihypertenseur par voie intraveineuse à la seringue électrique; ici, vous choisissez de la nicardipine avec comme objectif une baisse progressive de la pression artérielle (diminution de 20 à 25 % dans les premières heures).

Les examens complémentaires réalisés immédiatement sont :

- *numération-formule sanguine* : Hb 16,8 g/dl (hémoconcentration), plaquettes 179 G/l, leucocytes 9,8 G/l, absence de schizocytes au frottis sanguin;
- *ionogramme sanguin* : créatininémie à 452 µmol/l (insuffisance rénale), urée 23 mmol/l, K^+ 2,7 mmol/l (hypokaliémie), Na^+ 120 mmol/l (hyponatrémie), troponine négative;
- *dosage des β-hCG* : négatif;
- *un ECG* (tachycardie sinusale, hypertrophie ventriculaire gauche électrique avec rS6 = rV1 > 35 mm, pas d'autres anomalies) est également réalisé.

Le reste des examens (examen du fond d'œil, ionogramme urinaire, ECBU, bandelette urinaire) sera réalisé dans un second temps.

Le diagnostic retenu est celui d'une **urgence hypertensive avec atteinte multiviscérale** : rénale, probablement ophtalmologique, dans un contexte d'HTA maligne. La réflexion étiologique est la suivants : on remarque l'existence d'une hypertension artérielle de grade 3 (PAS > 180 mmHg et/ou PAD > 110 mmHg) associée à des signes cliniques d'atteintes d'organes : rénale (polyurie, soif et polydipsie par natriurèse de pression), neurologique (encéphalopathie hypertensive associant céphalées intenses, parfois confusion et convulsions), anomalies du fond d'œil. Pas d'argument pour une cause contextuelle (β-hCG négatives, pas d'argument ECG pour un événement coronaire, anamnèse et examen clinique non en faveur d'une dissection aortique, ni hypertension intracrânienne par effet de masse).

La prise en charge finale de la patiente consistera en :

- transfert en réanimation ou soins intensifs pour surveillance scopée, systématique dans ce contexte d'urgence hypertensive;
- poursuite du traitement vasodilatateur par voie intraveineuse;
- un remplissage est souvent nécessaire, pour traiter l'hypovolémie secondaire à une polyurie par natriurèse de pression qui aggrave l'hyperaldostéronisme;
- recherche et traitement de la pathologie de fond (HTA essentielle ou secondaire).

I. Comment faire le diagnostic d'une urgence hypertensive ?

Le diagnostic d'urgence hypertensive repose sur l'association d'une HTA de grade 3 (PAS > 180 mmHg et/ou PAD > 110 mmHg) associée à un retentissement viscéral aigu. C'est un diagnostic clinicobiologique !

Les motifs de consultations peuvent être multiples et ne sont pas spécifiques : céphalées, soif, acouphènes, asthénie, etc. Pour cette raison, le recueil des constantes vitales doit être systématique. À l'inverse, la recherche de signe d'atteinte d'organe et/ou de pathologie circonstancielle doit être systématique devant la mise en évidence d'une HTA de grade 3.

Les recommandations identifient trois cas de figure en fonction de la présentation (ESC, ESH, 2018).

Crises (ou poussées) hypertensives

HTA de grade 3 isolée, sans atteinte d'organe associée.

Urgences hypertensives

HTA de grade 3 avec atteinte d'organe, parmi :

- rétinopathie hypertensive (modification de l'examen du fond d'œil, hémorragie rétinienne, œdème papillaire) ;
- encéphalopathie hypertensive (troubles de la conscience, céphalées intenses, parfois convulsions) ;
- insuffisance rénale aiguë (élévation des chiffres de créatininémie, oligo/anurie, hématurie, protéinurie) ;
- insuffisance cardiaque aiguë (œdème aigu pulmonaire) ;
- microangiopathie : hémolyse mécanique (présence de schizocytes au frottis sanguin) ;
- coagulation intravasculaire disséminée (syndrome hémorragique ou thrombotique, anomalies biologiques avec baisse des facteurs de coagulation).

L'**HTA maligne** est une forme particulière d'urgence hypertensive secondaire à une microangiopathie diffuse (thromboses des artères de petit calibre) d'origine hypertensive. L'HTA est de grade 3 et associée à une atteinte rétinienne au fond d'œil, une microangiopathie thrombotique et une coagulopathie. Une atteinte cérébrale et/ou rénale peut compléter le tableau.

Pathologies circonstancielles

Elles s'accompagnent d'une HTA parfois sévère :

- la dissection aortique (douleur thoracique migratrice, asymétrie tensionnelle et anisophtygmie[6]) ;
- un infarctus du myocarde (douleur thoracique constrictive irradiant dans la mâchoire ou le bras gauche, modifications du segment ST à l'ECG) ;
- éclampsie et pré-éclampsie sévère (contexte obstétrical à l'interrogatoire, protéinurie, douleur abdominale) ;
- les causes d'hypertension intracrânienne (accidents vasculaires cérébraux hémorragiques surtout, parfois ischémiques, les traumatismes crâniens) ; s'y associe fréquemment une bradycardie réflexe (réflexe de Cushing) : l'examen clinique s'attachera ici à préciser les circonstances de survenue ; la présence d'un signe neurologique focal à l'examen doit alerter le clinicien et faire réaliser un scanner cérébral.

À noter que les céphalées peu intenses, phosphènes, acouphènes et épistaxis *ne font pas partie* des atteintes viscérales. Leur présence s'intègre dans le cadre de la poussée hypertensive et ne justifie pas d'hospitalisation.

- **Pression artérielle élevée sans atteinte d'organe = crise/poussée hypertensive.**
- **Pression artérielle élevée + atteinte d'organe = urgence hypertensive.**
- **Acouphènes, épistaxis, phosphènes = ne sont pas des signes de gravité.**

---

6 Asymétrie des pouls.

II. Quels traitements d'urgence administrer sans délai ?

La prise en charge thérapeutique dépend du diagnostic.

- En cas de **poussée hypertensive** (hypertension isolée sans atteinte d'organe), il n'est pas nécessaire d'hospitaliser le patient. On s'attachera systématiquement à rechercher un facteur déclenchant (écart de régime sans sel, rupture thérapeutique, globe vésical, douleur, etc.). Sur le plan thérapeutique, outre le traitement du facteur déclenchant, on se contentera d'une adaptation du traitement antihypertenseur par voie orale associée à des consignes de surveillance et un rappel des règles hygiéno-diététiques.
- En cas d'**urgence hypertensive (HTA de grade 3 + atteinte d'organe)** :
  - la première mesure thérapeutique consiste en l'administration d'un *traitement antihypertenseur* par voie parentérale avec comme objectif une baisse progressive de la pression artérielle. L'objectif est une baisse de 20 à 25 % au cours des premières heures. Il faut éviter une chute trop brutale de la pression artérielle. Le nicardipine, inhibiteur calcique, est la molécule le plus souvent indiquée dans cette situation ;
  - certaines pathologies circonstancielles s'accompagnent d'une hypertension artérielle justifiant un traitement plus agressif (cas de la dissection aortique) ou, à l'inverse, une certaine tolérance de l'HTA (cas de l'hypertension intracrânienne) ;
  - trouver et traiter l'étiologie : traitement de fond, pathologie circonstancielle…

- **Poussée hypertensive : adaptation du traitement oral, pas d'hospitalisation.**
- **Urgence hypertensive : vasodilatateur IV, surveillance scopée.**

III. Quels examens complémentaires demander en urgence ?

Examen du fond d'œil

C'est un élément central du diagnostic. Néanmoins, il n'est souvent pas disponible en urgence. Il n'est donc pas indispensable pour porter le diagnostic d'urgence hypertensive et sa réalisation ne doit pas retarder la prise en charge.

ECG 12 dérivations

Un ECG sera systématiquement effectué à la recherche d'argument pour une ischémie coronaire (modifications du segment ST) ou d'éléments d'orientation étiologique, tels que la mise en évidence d'une hypertrophie ventriculaire gauche électrique (indice de Sokolov > 35 mm chez l'adulte) qui orienterait vers l'existence d'une HTA ancienne, négligée, sous-jacente.

Dosage des β-hCG

On réalisera systématiquement un test de grossesse chez la femme en âge de procréer à la recherche d'un facteur obstétrical circonstanciel (HTA gravidique, pré-éclampsie, éclampsie).

Autres examens

Ils serviront à apprécier la gravité : hémoglobine, numération plaquettaire, fibrinogène, frottis avec recherche de schizocytes (microangiopathie thrombotique ?), ionogramme sanguin avec créatinine, LDH, analyse du sédiment urinaire (ECBU, recherche d'une leucocyturie et/ou hématurie).

Ils seront également orientés en fonction des données de l'interrogatoire et de l'examen clinique : échographie cardiaque/angioscanner si suspicion de dissection aortique, scanner cérébral en cas de signe focal ou de contexte évocateur, recherche de toxiques sanguins et urinaires, etc.

- ECG.
- β-hCG chez les femmes en âge de procréer.
- NFS, plaquettes, ionogramme sanguin et créatininémie, ionogramme urinaire et protéinurie.

Quiz 1

Le piège diagnostique

Monsieur P., 60 ans, consulte aux urgences pour une épistaxis.

Antécédent : pas d'antécédent notable.

Il consulte pour des épistaxis et ne se plaint, à part cela, d'aucun symptôme. À l'interrogatoire, il décrit des épisodes de céphalées avec phosphènes et acouphènes qu'il attribue à une migraine. Il décrit également des allers-retours fréquents aux toilettes, notamment la nuit, qu'il attribue à un problème de prostate jamais traité.

Cliniquement : à l'examen, on ne retrouve aucun signe de mauvaise tolérance. La pression artérielle est à 190/120 mmHg. L'examen clinique abdominal révèle un globe vésical.

Bilan biologique et examens complémentaires réalisés à titre systématique (NFS, ionogramme, ECG) sont sans anomalie.

À ce stade comment qualifiez-vous cette HTA ? Quelle est votre attitude thérapeutique ?

Quiz 2

L'hypertension symptôme

Interne au SMUR, vous êtes appelé(e) à intervenir chez un homme de 80 ans. Il se plaint de douleurs thoraciques mais aussi dorsales et abdominales.

Antécédents : HTA essentielle sous trithérapie, dyslipidémie sous statine.

Cliniquement : à votre arrivée, vous constatez les mêmes douleurs ; les constantes mesurées immédiatement sont les suivantes : FC 98 bpm, PA 190/130 mmHg à droite et 150/110 mmHg à gauche. Il présente à l'examen clinique un souffle carotidien ainsi qu'un souffle d'insuffisance aortique. L'examen neurologique révèle une hémiplégie hémicorporelle gauche associée.

Quel diagnostic retenez-vous ? Quel traitement médical immédiat préconisez-vous ?

IV. Quel raisonnement étiologique adopter ?

Première étape

Rechercher à l'examen clinique et à l'interrogatoire des arguments permettant de distinguer une crise hypertensive d'une urgence hypertensive (fig. 16.1).

Deuxième étape

Rechercher des signes cliniques/biologiques évocateurs d'une pathologie circonstancielle (*red flags*) qui imposeraient un traitement spécifique immédiat, tels que :

- signe neurologique focal, qui imposerait la réalisation d'un scanner cérébral et l'orientation vers une structure spécialisée ;
- douleur thoracique, modification ECG, qui imposerait la réalisation d'une coronarographie en urgence ;
- signes évocateurs d'une dissection aortique, qui imposerait le transfert immédiat en milieu cardiochirurgical ;
- contexte obstétrical, β-hCG, qui imposerait le transfert en maternité de niveau 3.

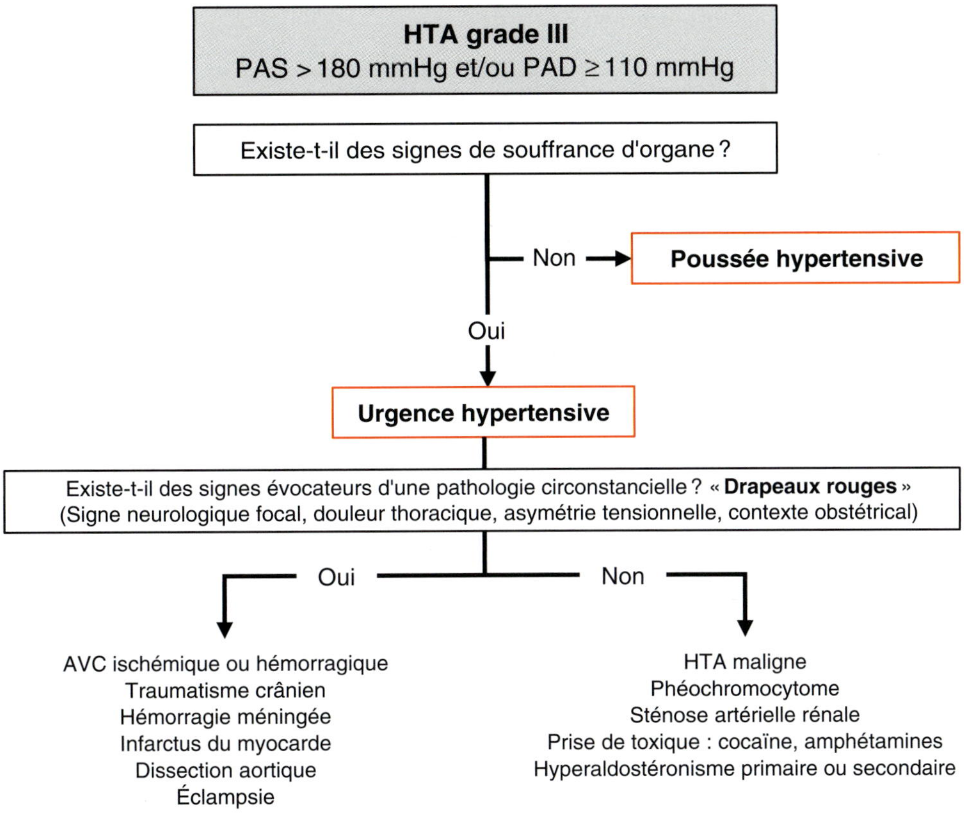

Fig. 16.1. Ⓐ **Urgence hypertensive : raisonnement étiologique simplifié.**

Troisième étape

En l'absence de signes évocateurs de pathologie circonstancielle et devant une HTA de grade 3 avec atteinte d'organe, le diagnostic d'urgence hypertensive peut être porté. Celui-ci impose l'administration immédiate de vasodilatateurs par voie intraveineuse. Il est souvent nécessaire d'administrer un remplissage vasculaire pour compenser une hypovolémie (par natriurèse de pression) qui aggrave l'hyperaldostéronisme.

Ⓑ Le reste du bilan affinera le diagnostic :

- prise de toxique, interruption brutale d'un traitement antihypertenseur ;
- doppler artériel rénal ;
- dosage de l'aldostérone plasmatique, catécholamines sanguines et urinaires, etc.

Points de vigilance

- Différencier une poussée ou crise (HTA isolée sans atteinte d'organe) d'une urgence hypertensive.
- L'épistaxis, les acouphènes, les céphalées peu intenses isolées ne sont pas des signes d'urgence hypertensive.
- Systématiquement effectuer un test de grossesse (β-hCG) chez les femmes en âge de procréer.
- La présence d'un signe neurologique focal est exceptionnelle dans l'encéphalopathie hypertensive ; sa présence doit faire rechercher un processus expansif intracrânien (notamment un hématome intracrânien).
- Il ne faut pas diminuer trop brutalement la pression artérielle devant une urgence hypertensive (la réduire de 20 à 25 % durant les premières heures).

Tic-tac…

< 15 min	• Avoir identifié l'HTA de grade 3 • Avoir recherché les signes d'atteinte viscérale : examen neurologique, troubles visuels, ECG
< 30 min	• Avoir éliminé les pathologies circonstancielles imposant une prise en charge spécifique urgente (dissection aortique, IDM, éclampsie)
< 60 min	• Avoir administré un traitement vasodilatateur par voie intraveineuse
< 2 h	• Avoir des hypothèses étiologiques • Avoir orienté le patient dans une structure de soins continus ou réanimation

Réponses aux quiz

Quiz 1

Ici, la présentation est relativement classique et impose d'être systématique afin de ne pas mal interpréter les chiffres de pression artérielle. Le patient présente une HTA de grade 3, mais l'examen clinique et les examens paracliniques ne sont pas en faveur d'une atteinte d'organe associée. Pour rappel, l'épistaxis, les phosphènes et acouphènes ne rentrent pas dans le cadre des atteintes viscérales en lien avec l'HTA.

Nous sommes donc en présence d'une poussée hypertensive isolée. Dans ce contexte, il convient de rechercher et traiter un facteur déclenchant.

Ici, vous identifiez à l'examen clinique la présence d'un globe vésical associé à des mictions par regorgement rapportés à l'interrogatoire. Il s'agit d'une cause relativement classique de poussée hypertensive.

Dans ce contexte, votre conduite à tenir consistera à traiter le facteur déclenchant par la pose d'une sonde urinaire à demeure (on veillera au passage à prévenir la polyurie du syndrome de levée d'obstacle ainsi que la survenue d'une hématurie *a vacuo*). Concernant l'épistaxis, on effectuera un mouchage systématique associé à un méchage antérieur dans un premier temps.

Il est très probable que le patient normalisera secondairement sa pression artérielle sans nécessité de traitement hypotenseur. Il consultera son médecin traitant au décours pour dépistage d'une HTA essentielle permanente.

Quiz 2

Dans ce contexte d'HTA de grade 3, un certain nombre de signes doivent d'emblée alerter le clinicien vers une pathologie circonstancielle associée. Ici, l'association d'une douleur thoracique et d'un déficit neurologique focal associés à une asymétrie tensionnelle doit d'emblée orienter le clinicien vers une dissection aortique. Cette suspicion est renforcée par la mise en évidence d'un souffle carotidien et d'insuffisance aortique.

Dans ce contexte particulier, il convient d'instaurer un contrôle tensionnel le plus rapidement possible et non de façon progressive comme dans l'HTA maligne. La rapidité du contrôle tensionnel permet de diminuer la force du flux pulsatile de l'aorte sur la paroi et de prévenir l'extension de la dissection. On tâchera d'obtenir une PAS < 110 mmHg au moyen d'un traitement administré par voie intraveineuse (labétalol le plus souvent en association avec nicardipine).

CHAPITRE

17

Syndromes coronariens aigus

Focus MÉDECINE INTENSIVE-RÉANIMATION

Situations de départ

- 161 Douleur thoracique
- 185 Réalisation et interprétation d'un électrocardiogramme (ECG)
- 204 Élévation des enzymes cardiaques

Item, objectifs pédagogiques

ITEM 339 – Syndromes coronariens aigus

Rang	Rubrique	Intitulé	Descriptif
A	Définition	Définition de l'infarctus myocardique	
A	Définition	Définition d'un syndrome coronarien aigu (SCA) non ST+ et ST+	
A	Prévalence, épidémiologie	Prévalence du SCA et mortalité	
B	Éléments physiopathologiques	Physiopathologie des SCA (ST– et ST+) et de l'angor stable	Rupture de plaque, érosion de plaque, thrombose coronaire-sténose coronaire, déséquilibre apports/besoins
A	Diagnostic positif	Connaître les signes d'interrogatoire et de l'examen clinique d'une douleur angineuse et les présentations atypiques, du SCA et de ses complications	
A	Diagnostic positif	Connaître les signes électrocardiographiques d'un SCA ST+ et confirmer sa localisation; connaître les signes électrocardiographiques d'un SCA non ST+	Pour ST+ : sus-décalage de ST, miroir, territoires, bloc de branche gauche
A	Examens complémentaires	Connaître les indications de l'ECG devant toute douleur thoracique ou suspicion de SCA; connaître les indications et interpréter le dosage de troponine	Interprétation ECG et troponine
B	Examens complémentaires	Connaître l'apport de la coronarographie et du coroscanner	Intérêt, limites et risques
A	Identifier une urgence	Reconnaître l'urgence et savoir appeler (SAMU-Centre 15 en extrahospitalier) en cas de douleur thoracique	Identifier les situations d'urgence et planifier leur prise en charge préhospitalière et hospitalière
A	Prise en charge	Connaître les différentes modalités de revascularisation coronaire	Angioplastie, stent, pontage et thrombolyse

Rang	Rubrique	Intitulé	Descriptif
A	Prise en charge	Connaître les principes et stratégies thérapeutiques depuis la prise en charge par le SAMU du SCA ST+, non ST+, de l'angor stable	Traitement antithrombotique, stratégie de reperfusion par angioplastie ou thrombolyse, monitoring, autres médicaments
B	Prise en charge	Connaître les principes de la stratégie thérapeutique au long cours devant un angor stable	

Introduction
I. Épidémiologie des formes graves de syndrome coronarien aigu
II. Diagnostic positif du syndrome coronarien aigu et de ses formes compliquées
III. Prise en charge thérapeutique d'un syndrome coronarien aigu ST+ (hors complications)
IV. Quelles sont les complications à la phase initiale ?

Introduction

Ce chapitre est en complément du référentiel de cardiologie pour insister sur la prise en charge initiale et les complications graves du syndrome coronarien aigu (SCA) rencontrées en médecine intensive-réanimation.

Vignette clinique

Monsieur R., 57 ans, est adressé aux urgences par les pompiers pour **douleur thoracique** d'apparition brutale **au repos**. Il a pour antécédents une hypertension artérielle essentielle et un diabète de type 2. Son traitement habituel comporte : énalapril 10 mg (inhibiteur de l'enzyme de conversion) le matin et metformine 1 000 mg (antidiabétique oral type sulfamide) matin et soir.

L'interrogatoire est difficile car le patient est dyspnéique. Il vous dit qu'il a une douleur thoracique gauche, très intense qui le serre et qui irradie au niveau de l'épaule gauche et depuis quelques minutes dans la mâchoire. Cette douleur est présente lorsque vous l'interrogez. Il est agité. Les paramètres vitaux relevés par l'infirmière d'accueil sont : PA 98/52 mmHg, FC 123 bpm, température 36,8 °C, FR 32 cycles/min, SpO_2 87 % en air ambiant, score de Glasgow à 13 (M6, V4, Y3).

Vous demandez à l'infirmier d'installer immédiatement le patient en salle de déchocage des urgences et de mettre en place un monitorage continu de la saturation en oxygène, la PA non invasive intermittente automatique, un monitorage continu de la fréquence cardiaque avec un scope, ainsi qu'une oxygénothérapie à 3 litres/min aux lunettes pour une cible de $SpO_2 \geq 94$ % associée à la mise en place d'une perfusion continue avec 500 ml de soluté glucosé à 5 % en garde-veine. Vous ne débutez pas de remplissage vasculaire malgré les signes d'hypoperfusion périphérique car devant les signes respiratoires et les antécédents, vous suspectez un **syndrome coronarien aigu** (SCA) possiblement compliqué d'œdème pulmonaire cardiogénique, qu'une expansion volémique aggraverait. Vous demandez également la réalisation d'un ECG en urgence.

Lors de votre inspection, vous notez que le patient est penché en avant, agité, en sueurs. Vous constatez immédiatement des signes de détresse respiratoire à type de tirage sus-claviculaire avec un balancement thoraco-abdominal. Vous observez également des marbrures bilatérales des membres inférieurs et un temps de recoloration à 5 secondes. À l'auscultation, vous mettez en évidence des râles crépitants bilatéraux diffus. Il y a une turgescence jugulaire. L'abdomen est souple, dépressible et vous notez une hépatalgie ; l'examen neurologique ne met pas en évidence de signes de localisation, les pupilles sont intermédiaires réactives, symétriques.

Vous récupérez ensuite rapidement des informations anamnestiques essentielles auprès de l'épouse du patient présente dans le box des urgences. Selon elle, la douleur à type d'oppression thoracique est apparue il y a quelques jours de façon intermittente, mais s'est intensifiée aujourd'hui avant qu'ils ne sortent faire le marché. Le patient se sent fatigué depuis plusieurs semaines et stressé dans le cadre de son travail. Son épouse a finalement contacté les pompiers, inquiète car la douleur ne cédait pas. Il n'avait jamais présenté de tableau similaire auparavant. Il est tabagique actif. Il n'y a pas d'histoire familiale de mort subite ni d'accidents vasculaires cérébraux. Il n'a pas d'allergies connues. Enfin, le patient est bien suivi par son médecin traitant pour « la tension et le diabète ».

L'ECG réalisé en urgence est le suivant :

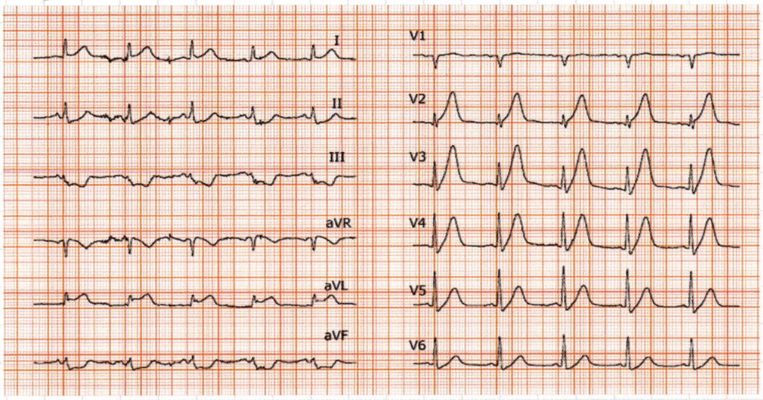

Devant cette douleur thoracique typique et les signes spécifiques retrouvés (sus-décalage dans le territoire antérieur étendu V1 à V6 et D1, aVL) à l'ECG, vous diagnostiquez un SCA dans le territoire antérieur. Les signes d'insuffisance cardiaque associés à des signes de défaillance hémodynamique vous font suspecter un état de choc cardiogénique d'origine ischémique secondaire à une dysfonction ventriculaire et responsable d'un œdème pulmonaire. À noter qu'il n'y a pas de troubles de conduction à l'ECG.

Vous prescrivez donc une dose de charge d'antiagrégant plaquettaire (aspirine 250 mg IV) et un traitement anticoagulant par héparine. Vous débutez également de la ventilation non invasive. Vous prenez en charge la douleur en prescrivant de la morphine en titration par voie intraveineuse.

Vous demandez à l'infirmier de prélever un bilan biologique (ionogramme sanguin avec bilan hépatique complet, numération-formule sanguine, bilan d'hémostase et examen des gaz du sang artériels, lactate). Le diagnostic d'infarctus du myocarde est déjà posé et le taux de troponine n'est pas utile pour le diagnostic : il a une valeur pronostique.

Pendant que l'infirmier des urgences réalise vos prescriptions, vous appelez le réanimateur et le cardiologue, afin d'organiser rapidement une coronarographie.

Le patient est finalement intubé devant l'état de choc avec signes de détresse respiratoire aiguë et échec de la VNI. L'échocardiographie met en évidence une dysfonction cardiaque sévère avec akinésie de la paroi antérieure sans complication mécanique. Un traitement par catécholamines de type inotrope (dobutamine) est débuté. Le patient est conduit en salle de coronarographie.

La coronarographie met en évidence une occlusion thrombotique de l'artère interventriculaire antérieure sur la portion proximale. Une angioplastie avec pose d'un stent actif est réalisée avec succès. Le patient est transféré en médecine intensive-réanimation au décours de la procédure.

Après traitement de la cause (occlusion coronaire), l'état hémodynamique s'améliore et le patient est sevré de dobutamine, avec persistance d'une fraction d'éjection du ventricule gauche à 40 % (akinésie de la paroi antérieure). Le patient est extubé à J2 et ensuite transféré en cardiologie où est introduit à distance du choc un inhibiteur de l'enzyme de conversion et un bêtabloquant type bisoprolol à dose progressivement croissante selon la tolérance clinique et biologique. Un bilan des facteurs de risque cardiovasculaire (diabète, dyslipidémie, tabac, obésité) et un sevrage tabagique sont réalisés au cours de l'hospitalisation. Il n'est pas observé de thrombus apical à l'échocardiographie. Le patient est transféré en centre de réadaptation cardiovasculaire. Son traitement de sortie comporte du Kardegic® 75 mg matin, ticagrelor 90 mg matin et soir (pour un an puis stop), lansoprazole 15 mg matin (pour un an puis stop), bisoprolol 2,5 mg matin, périndopril 5 mg matin, atorvastatine 80 mg soir.

Le patient sera revu par un cardiologue dans 3 mois, avec une échocardiographie de contrôle.

I. Épidémiologie des formes graves de syndrome coronarien aigu

Ⓐ Le syndrome coronarien aigu (SCA) est une pathologie fréquente des pays industrialisés. Cela reste une pathologie grave avec une mortalité évaluée entre 5 et 10 % à la phase aiguë. La présentation clinique des patients permet d'identifier d'emblée les formes graves qui sont associées à une mortalité élevée. Ces formes compliquées sont le plus souvent liées à des troubles du rythme ventriculaire à l'origine d'une mort subite et/ou à une dysfonction ventriculaire gauche sévère responsable d'un état de choc cardiogénique. Attention : plus de la moitié des décès par SCA ou infarctus surviennent à la phase préhospitalière. La fibrillation ventriculaire peut survenir dès les premières minutes. La prise en charge d'un SCA nécessite donc un environnement sécurisé, avec l'accès rapide à un défibrillateur. Les troubles du rythme supraventriculaires et les troubles de conduction sont rencontrés dans environ 50 % des SCA. Les complications mécaniques sont rares, mais restent la conséquence d'une reperfusion trop tardive. Elles surviennent dans environ 1 % des cas; la plus fréquente est l'insuffisance mitrale par rupture de pilier.

II. Diagnostic positif du syndrome coronarien aigu et de ses formes compliquées

Le SCA traduit une ischémie myocardique aiguë, conséquence de lésions coronariennes instables.

Les deux piliers du diagnostic du syndrome coronarien aigu (SCA) sont :

- la présence d'une **douleur thoracique**, typiquement constrictive, rétrosternale, en étau, irradiant dans les mâchoires ou les bras, s'accompagnant d'une anxiété avec sueur et agitation. Elle est brutale, prolongée (classiquement plus de 20 minutes) et est résistante à la trinitrine (Natispray®);
- la présence de **troubles de la repolarisation** à l'ECG, avec typiquement un sus-décalage du segment ST convexe vers le haut dans des dérivations concordantes d'un territoire coronaire. Il traduit dans ce cas, une thrombose coronaire aiguë avec occlusion complète.

En présence de ces deux éléments, il n'y a pas d'indication à la réalisation d'autres examens complémentaires. Il n'y a pas de place pour le dosage de la troponine pour affirmer le diagnostic.

Encadré 17.1

Physiopathologie

Ⓑ La rupture d'une plaque d'athérome provoque l'adhésion et l'activation plaquettaire jusqu'à la formation d'un thrombus intraluminal (fig. 17.1). La réduction du flux vasculaire par occlusion partielle ou complète du vaisseau aboutit à une nécrose myocardique.

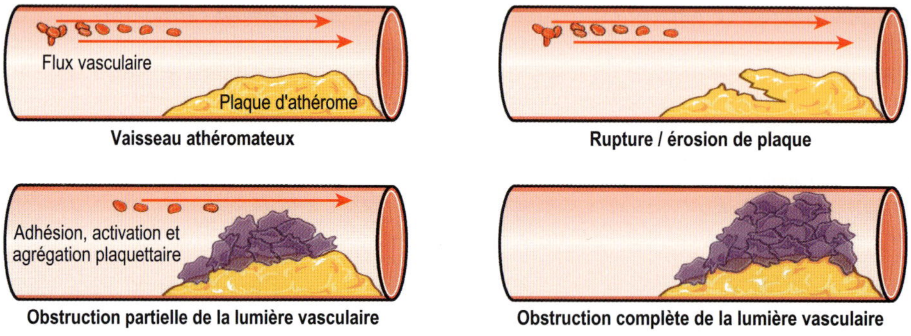

Fig. 17.1. Ⓑ **Physiopathologie du SCA.**

Certaines formes de SCA ne présentent pas de sus-décalage de segment ST mais comportent un risque vital immédiat de par leurs présentations cliniques. Il s'agit des formes compliquées d'insuffisance cardiaque aiguë, de troubles du rythme, d'arrêt cardiaque et/ou de choc cardiogénique.

Ces complications peuvent donc être initialement au premier plan et révéler le SCA.

Les signes évocateurs suivants sont donc à rechercher de façon systématique en cas de suspicion de syndrome coronarien aigu ou, à l'inverse, faire évoquer une étiologie coronarienne :

- dyspnée brutale, orthopnée révélant un œdème pulmonaire ou l'acidose d'un état de choc ;
- douleur de l'hypochondre droit révélant une congestion hépatique secondaire à une insuffisance cardiaque ;
- palpitations en lien avec des troubles du rythme ;
- sensation de malaise ou de mort imminente révélant un bas débit cardiaque ;
- arrêt cardiaque (cf. chapitre 13).

Les signes suivants doivent être recherchés systématiquement à l'examen clinique :

- signes d'insuffisance cardiaque gauche : dyspnée avec orthopnée, crépitants bilatéraux des champs pulmonaires ;
- signes d'insuffisance cardiaque droite : turgescence jugulaire, reflux hépatojugulaire, hépatalgie ;
- tachycardie (révélant un trouble du rythme) ou bradycardie (révélant un trouble de conduction) ;
- signes de choc cardiogénique : hypotension artérielle, marbrures, confusion, oligurie.

L'échocardiographie a une place centrale, avec l'ECG, pour le diagnostic précis des complications (cf. *infra*).

Attention

Parfois le diagnostic n'est pas si évident, notamment chez les diabétiques (douleur souvent absente), les sujets âgés (symptomatologie atypique, vomissements fréquents) et les femmes.

En présence d'un bloc de branche gauche ou d'un électro-entraînement continu (patient porteur et dépendant d'un stimulateur cardiaque) ou bien lorsque l'ECG est normal mais que la douleur est très évocatrice, il est nécessaire de compléter la prise en charge par des examens complémentaires et de prendre avis auprès du cardiologue, afin de discuter la réalisation d'une échocardiographie.

Encadré 17.2

Le syndrome coronarien aigu sans sus-décalage du segment ST et risque vital élevé

Il se définit de la même façon, avec l'association d'une douleur angineuse de repos, mais cédant spontanément en moins de 20 minutes ou sensible à la trinitrine. Dans ce cas, le patient n'a plus mal lors de l'examen clinique, il n'y a **pas de sus-décalage ST** à l'ECG. Un cycle de **troponine** (dosage de la troponinémie à H0 et H4) est dans ce cas licite. Le patient doit être monitoré (scope, saturation en oxygène et mesure de la pression artérielle automatisée) et **hospitalisé en soins intensifs de cardiologie**, où une échographie cardiaque est réalisée (à la recherche de troubles de la cinétique segmentaire). L'agressivité des traitements (bi-antiagrégation plaquettaire, anticoagulation et revascularisation) sera fonction des résultats des examens complémentaires (cycle de troponine). L'artère coupable n'est dans cette situation pas complètement obstruée mais simplement sténosée avec persistance d'une perfusion myocardique minime évitant la nécrose.

Attention : la présence d'une forme clinique compliquée même en l'absence de sus-décalage du segment ST représente un risque vital immédiat élevé et nécessite une prise en charge urgente et agressive. Ainsi, même en l'absence de sus-décalage du segment ST, la présence des signes cliniques et paracliniques suivants implique la même prise en charge que les SCA avec sus-décalage en raison du risque vital immédiat élevé :

- un état de choc cardiogénique ou des signes d'insuffisance cardiaque aiguë ;
- des troubles du rythme ventriculaires ;
- une complication mécanique ;
- un sus-décalage intermittent du segment ST ;
- ou une récidive ou une persistance des douleurs thoraciques angineuses (sous traitement médical).

Quiz 1

Une douleur trompeuse
Madame J., 71 ans, est adressée en urgence pour une « détresse respiratoire aiguë ».
Antécédents : hypertension artérielle essentielle, artériopathie des membres inférieurs, BPCO, diabète de type 2.
Cliniquement : température 37,2 °C, PA 146/97 mmHg, FC 110 bpm, SpO_2 88 % en air ambiant, FR 25 cycles/min.
La patiente est agitée, elle se tient assise sur le brancard. Elle présente un tirage sus-claviculaire et une expiration abdominale active. L'auscultation pulmonaire met en évidence des crépitants des deux champs remontant jusqu'aux sommets. L'abdomen est souple, dépressible. Il n'y a pas de signe de choc.
La radiographie de thorax met en évidence des opacités alvéolaires bilatérales périhilaires et un émoussement des culs-de-sac pleuraux.
L'ECG montre un sus-décalage du segment ST de V2 à V6.
Le diagnostic est donc un œdème aigu pulmonaire compliquant un infarctus du myocarde antérieur.
Réalisez-vous une coronarographie en urgence ?

III. Prise en charge thérapeutique d'un syndrome coronarien aigu ST+ (hors complications)

La **reperfusion coronaire** est l'objectif du traitement du SCA ST+ et doit être une priorité. Plus le traitement est administré tardivement, plus la nécrose est étendue et plus le risque de complications est important (d'où le slogan : « *time is muscle* »). Aucun examen complémentaire ne doit retarder la revascularisation une fois le diagnostic de SCA avec sus-décalage du segment ST (SCA ST+) ou infarctus du myocarde posé.

A. Mise en condition et prise en charge de la douleur

Les troubles du rythme ventriculaire (cf. *infra*) sont une des premières causes de décès à la phase aiguë de l'infarctus. Dès le début de la prise en charge, dès la suspicion d'un SCA ST+, le patient doit bénéficier d'un **monitorage ECG (scope), associé à la disponibilité immédiate d'un défibrillateur**.

Le monitorage associe, en plus du scope, la mesure continue de la saturation en oxygène, la mesure de la pression artérielle non invasive automatisée, et ceci même durant le transport jusqu'en salle de coronarographie, afin de détecter la survenue d'une complication.

Le patient doit donc également avoir un abord vasculaire (voie veineuse périphérique). Un bilan biologique (numération-formule sanguine avec taux plaquettaire et ionogramme sanguin avec créatinine et bilan hépatique) peut être réalisé à cette occasion, mais ne doit pas retarder la réalisation de la coronarographie.

Le traitement symptomatique de la **douleur** doit être réalisé précocement, avec le recours si besoin aux morphiniques. La douleur disparaît avec la désobstruction coronaire.

Une présence médicale pendant toutes les phases de la prise en charge, y compris les transports, est donc obligatoire (organiser un transport SMUR en cas de transfert vers un autre centre hospitalier). En effet, ces patients sont à haut risque de complications (troubles du rythme ventriculaire ou œdème aigu pulmonaire le plus souvent).

B. Stratégie de reperfusion

Deux stratégies sont disponibles :

- la reperfusion coronaire interventionnelle, ou angioplastie primaire ;
- la reperfusion coronaire pharmacologique, ou fibrinolyse.

Le choix de la stratégie est conditionné par la durée estimée entre le premier contact médical et l'accès à la coronarographie (que le patient soit chez lui ou dans un centre médical) :

- si la **coronarographie est accessible dans les 120 minutes**, le patient doit bénéficier directement en première intention et en urgence d'une angioplastie primaire ;
- si la coronarographie n'est pas accessible dans les 120 minutes suivant le premier contact médical, la reperfusion coronaire par **fibrinolyse est indiquée en l'absence de contre-indication**. Le patient devra être également transféré dans un centre ou une **coronarographie** sera réalisée secondairement.

À noter que la reperfusion en urgence n'a pas montré de bénéfice si les douleurs existent depuis plus de 12 heures. Ainsi, au-delà de 12 heures, la fibrinolyse n'est plus indiquée et la coronarographie sera réalisée en cas de persistance de douleurs ou complications imputables.

L'angioplastie consiste en une **dilatation** de la sténose/occlusion et la **pose d'un stent** (le plus souvent actif, c'est-à-dire stent comportant des substances antiprolifératives favorisant l'absence de resténose intra-stent à distance). En cas d'impossibilité de revascularisation par voie percutanée (lésions tritronculaire, lésions multiples, artères avec sténoses étagées, impossibilités techniques…), un **traitement chirurgical** par pontage aorto-coronarien doit être discuté en urgence avec l'équipe de chirurgie cardiaque.

C. Traitements antithrombotiques adjuvants

Ils sont fondamentaux car ils évitent que l'artère se rebouche. Deux classes de médicaments doivent être administrées :

- le traitement **antiagrégant plaquettaire double** : le traitement associe systématiquement l'aspirine (voie du thromboxane) et un inhibiteur du P2Y12 (clopidogrel, ticagrelor ou prasugrel) ;
- le traitement **anticoagulant IV par héparine**.

Dans le cas du SCA avec **sus-décalage du segment ST**, le traitement est administré **très vite dès le diagnostic** et **avant la reperfusion**.

D. Traitements médicamenteux adjuvants secondaires

Un traitement par bêtabloquants, inhibiteur de l'enzyme de conversion et statine est ajouté de façon concomitante à la revascularisation. Ces traitements seront administrés progressivement jusqu'à dose maximale tolérée (attention aux hypotensions orthostatiques, à l'insuffisance rénale aiguë secondaire aux inhibiteurs de l'enzyme de conversion et aux myalgies/rhabdomyolyse sous statines). Les facteurs de risque cardiovasculaire sont également pris en charge.

Quiz 2

Un arrêt cardiaque

Vous êtes appelé au domicile de Monsieur W., 53 ans, pour un malaise avec chute de sa hauteur alors qu'il faisait la cuisine.

Antécédents : aucun en dehors d'un tabagisme actif (40 paquets-années).

À votre arrivée le patient est au sol, inconscient et présente des « gasps ». Vous débutez immédiatement les manœuvres de réanimation. Le premier rythme enregistré par le défibrillateur semi-automatique est une tachycardie ventriculaire. Le patient récupère une activité circulatoire spontanée après 10 minutes de massage cardiaque externe, trois chocs électriques externes associés à l'injection de 300 mg d'amiodarone et une intubation orotrachéale.

▶

L'*ECG* réalisé au décours est le suivant :

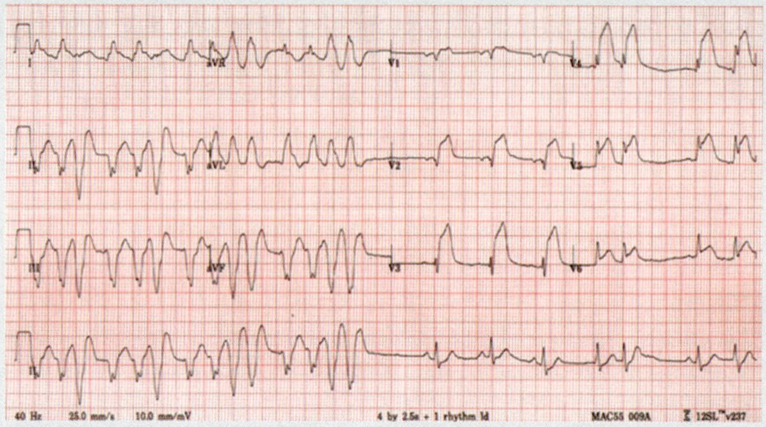

Cliniquement, les paramètres vitaux sont : température 36,8 °C, PA 97/71 mmHg, FC 110 bpm, SpO_2 96 %, FR 12 cycles/min sous ventilation mécanique invasive sans catécholamines.
Devant une désadaptation au respirateur, le patient est sédaté puis transféré en réanimation.
Administrez-vous une dose de charge d'antiagrégant plaquettaire ? Demandez-vous une coronarographie en urgence ?

IV. Quelles sont les complications à la phase initiale ?

A. Troubles du rythme

La fréquence et la gravité des troubles du rythme survenant à la phase aiguë du SCA sont très variées.

La fibrillation ventriculaire et la tachycardie ventriculaire représentent les formes graves. Rares, elles sont à l'origine des **morts subites (arrêt cardiaque) à la phase initiale de l'infarctus**. Le traitement spécifique renvoie à la prise en charge des arrêts cardiaques avec rythme choquable (défibrillation, antiarythmiques) et impose en cas du sus-décalage du segment ST une reperfusion coronaire en urgence. La prévention de la récidive par bêtabloquant et/ou amiodarone est détaillée dans le référentiel de cardiologie.

Les troubles du rythme supraventriculaires ne sont pas rares, avec en chef de file la **fibrillation atriale**. Le traitement n'a pas de particularité.

Encadré 17.3

Le rythme idioventriculaire accéléré (RIVA)

Le rythme idioventriculaire accéléré est une dépolarisation spontanée des voies de conduction ventriculaire qui apparaît à la phase aiguë de l'infarctus, notamment lors de la reperfusion ou au décours d'un arrêt cardiaque récupéré. Il est caractérisé par un rythme régulier, peu rapide (80 à 120 bpm), sans activité atriale décelée, à QRS larges, bien toléré sur le plan hémodynamique, disparaissant spontanément. Il s'agit du diagnostic différentiel principal de tachycardie ventriculaire (notamment les TV lentes) à la phase aiguë de l'infarctus.

B. Troubles de conduction

Ils peuvent être immédiats ou retardés. Ils sont plus graves lors d'un infarctus antérieur ou à la phase précoce d'un infarctus inférieur (nécrose des voies de conduction auriculoventriculaire). Les plus fréquents sont donc les blocs auriculoventriculaires de haut degré (BAV2 Mobitz 2 ou BAV3 — ce dernier étant défini par une dissociation complète de l'activité électrique auriculaire et ventriculaire). Les autres étiologies de bradycardie sont beaucoup moins fréquentes (bloc sino-atrial et bradycardie sinusale).

En cas de mauvaise tolérance clinique et/ou biologique (retentissement sur la fonction rénale, hépatique ou troubles de la vigilance, confusion), un traitement spécifique doit être rapidement mis en place. Il repose sur une augmentation de la fréquence cardiaque *via* une stimulation externe (par le défibrillateur/stimulateur) ou l'administration d'isoprénaline IVSE et d'atropine dans l'attente de la pose d'une sonde de stimulation électrosystolique endocavitaire.

C. Complications de la dysfonction ventriculaire

L'ischémie d'une partie plus ou moins étendue du muscle cardiaque entraîne immédiatement une diminution de sa performance contractile. Selon l'étendue de l'altération de la performance cardiaque systolique, le SCA peut se compliquer d'insuffisance cardiaque allant de l'œdème aigu pulmonaire cardiogénique jusqu'au choc cardiogénique.

1. Œdème aigu pulmonaire cardiogénique

L'origine ischémique d'un œdème aigu pulmonaire cardiogénique est fréquente et doit être systématiquement recherchée. Toute suspicion d'œdème aigu pulmonaire doit faire réaliser un ECG. En effet, il complique le plus souvent un infarctus antérieur étendu (secondaire à une occlusion de l'artère interventriculaire antérieure). Mais l'œdème pulmonaire peut également révéler une insuffisance mitrale compliquant un infarctus inférieur (ischémie du pilier mitral conduisant à sa dysfonction, voire à sa rupture); il sera classiquement unilatéral droit (les veines pulmonaires droites étant dans l'axe du reflux mitral excentré dans cette situation).

Sa prise en charge en urgence comporte deux volets :

- symptomatique (traitement par diurétiques, dérivé nitré, oxygénothérapie, ventilation non invasive);
- étiologique, avec reperfusion coronaire en urgence et réparation valvulaire chirurgicale si indiquée.

> *Attention*
>
> **Patient en détresse respiratoire sur un œdème aigu pulmonaire cardiogénique de cause ischémique :** l'enjeu de sa prise en charge est la tolérance respiratoire permettant la réalisation de la coronarographie dans le délai le plus bref. En effet, cet examen nécessite le maintien d'un décubitus dorsal strict. Attention, le traitement étiologique est primordial et ne doit pas être retardé inutilement. Le patient doit donc être rapidement stabilisé sur le plan respiratoire (et au besoin intubé) pour permettre la coronarographie.

2. Choc cardiogénique

L'incidence du choc cardiogénique à la phase aiguë du SCA a diminué avec le développement du réseau de soins et les techniques de reperfusion précoce. Le mécanisme du choc peut être la dysfonction VG étendue (dans les cas de SCA antérieur), une complication mécanique (rupture mitrale, communication interventriculaire), un infarctus du ventricule droit, un trouble du rythme ou un trouble de la conduction. L'échocardiographie est fondamentale pour préciser le mécanisme du choc cardiogénique (cf. *infra*).

La prise en charge du patient en choc cardiogénique compliquant le SCA est urgente et comporte deux volets :

- symptomatique : catécholamine de type inotrope positif ± vasopressive, voire support hémodynamique mécanique de type circulation extracorporelle (*Extracorporal Life Support*, ECLS) ;
- étiologique : reperfusion coronaire rapide.

D. Arrêt cardiaque et mort subite

L'infarctus du myocarde reste l'une des principales causes des morts subites, notamment en lien avec les troubles du rythme ventriculaire (fibrillation ou tachycardie ventriculaire). La prise en charge symptomatique est commune à celles des arrêts cardiaques (cf. chapitre 13). Le traitement étiologique (revascularisation coronaire précoce) est fondamental.

E. Complications mécaniques

Les complications mécaniques sont beaucoup plus rares que les complications rythmiques ou l'œdème aigu pulmonaire, mais souvent fatales.

La plus fréquente est valvulaire : l'**insuffisance mitrale par rupture ou dysfonction de pilier** lorsque le territoire infarci touche un pilier mitral. Cette insuffisance mitrale peut se manifester cliniquement par un œdème aigu pulmonaire cardiogénique ou un état de choc. L'orientation diagnostique est clinique (existence d'un souffle systolique à l'auscultation cardiaque) et le diagnostic est échocardiographique. Son traitement est chirurgical (remplacement valvulaire mitral en urgence).

La **communication interventriculaire** est très rare et se manifeste par un état de choc cardiogénique, des signes d'insuffisance cardiaque droite, une hypoxémie secondaire et un souffle holosystolique en « rayon de roue » à l'auscultation cardiaque. L'échocardiographie confirme le diagnostic avec un flux à travers le septum et une dilatation des cavités droites secondaire à l'augmentation des pressions du fait de la communication. Il s'agit d'une urgence chirurgicale, grevée d'une forte mortalité.

La **rupture de la paroi libre du ventricule gauche** se complique d'un hémopéricarde qui est fatal en quelques minutes. En cas de fissuration ou de rupture subaiguë, suspectée en cas d'apparition de signes de choc et d'une apparition/majoration d'un épanchement péricardique, une prise en charge chirurgicale peut être réalisée.

F. Extension au ventricule droit

Elle peut compliquer un infarctus inférieur. Elle doit être suspectée devant une dégradation hémodynamique secondaire (hypotension) et l'apparition de signes d'insuffisance cardiaque droite (turgescence jugulaire, reflux hépatojugulaire, hépatalgie). Son diagnostic repose sur un ECG 18 dérivations, avec extension des troubles de la repolarisation dans les dérivations droites (V3R et V4R). À l'échographie cardiaque, le ventricule droit est dilaté ; il existe le plus souvent une insuffisance tricuspide avec parfois un septum paradoxal. Son traitement repose sur la revascularisation de la coronaire droite associée au traitement symptomatique de l'insuffisance cardiaque.

G. Péricardite

Il s'agit d'une complication subaiguë, à la différence des précédentes. Devant la persistance ou la récidive d'une douleur thoracique après revascularisation, il est nécessaire de préciser les caractéristiques de la douleur. En effet, le diagnostic à évoquer en premier lieu est la thrombose de stent. La douleur aura dans ce cas les mêmes caractéristiques que l'épisode initial avec à l'ECG un nouveau sus-décalage dans le territoire impliqué.

Néanmoins, la réaction inflammatoire péricarditique peut également s'exprimer précocement. La douleur thoracique est classiquement intermittente, non modifiée par l'effort, basithoracique, majorée par l'inspiration profonde et soulagée par l'antéflexion. Le patient identifie cette douleur comme étant différente de la douleur d'infarctus. L'examen clinique est classiquement normal ; il peut exister une fébricule et un frottement péricardique. Il existe le plus souvent un épanchement péricardique de faible abondance visualisé à l'échocardiographie. Le bilan biologique met en évidence un syndrome inflammatoire sans infection. Le traitement consiste en une association aspirine et colchicine, et l'absence d'effort physique pendant 3 mois. Cette péricardite ne se complique qu'exceptionnellement de tamponnade.

Encadré 17.4

Complications

Tableau 17.1. B **Complications par topographie (schématiquement).**

Artère coronaire	Territoire myocardique	Dérivations ECG	Complications classiques
IVA	Apical Antérieur Antéro-septal	V3-V4 V1 à V4 V1-V3	Dysfonction VG Mort subite Trouble du rythme et de conduction
Circonflexe	Antéro-latéral Inféro-latéral Basal	DI et AVL V5-V6 V7-V8-V9	Insuffisance mitrale Dysfonction VG
Coronaire droite	Inférieur et inféro-septal Ventricule droit	DII DIII AVF V3R-V4R	Trouble de conduction Extension VD

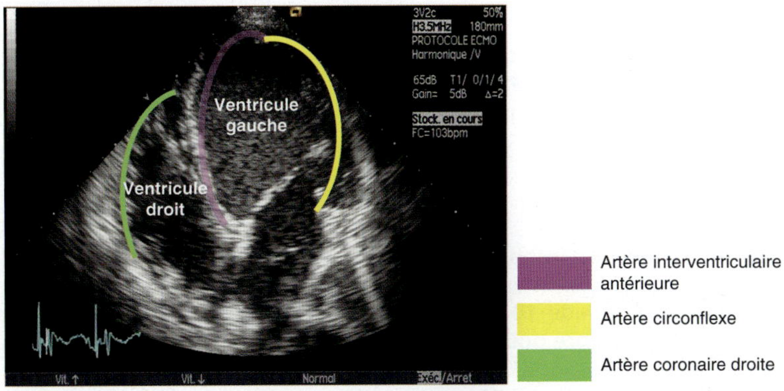

Fig. 17.2. A **Topographie coronaire : coupe échocardiographique apicale « quatre cavités ».**

H. Thrombus intraventriculaire gauche

Le thrombus du ventricule gauche est une complication subaiguë et chronique classique des infarctus antérieurs touchant le territoire apical. En présence de troubles sévères de la cinétique segmentaire de l'apex, le sang a tendance à stagner et à créer des thrombus, qui peuvent être diagnostiqués à l'échocardiographie dès J3. C'est une indication à l'anticoagulation du fait de son risque élevé d'embolie systémique.

Tic-tac…

< 15 min	• Avoir réalisé et interprété l'ECG, diagnostiqué un SCA ST+ et/ou une forme compliquée
< 30 min	• Avoir discuté avec l'équipe de cardiologie de la modalité de revascularisation
< 60 min	• Avoir débuté les traitements médicamenteux spécifiques
< 2 h	• Avoir réalisé la reperfusion coronaire

Une situation clinique… Deux prises en charge

Monsieur W., 64 ans, est hospitalisé dans le service d'hépato-gastro-entérologie pour la réalisation d'une fibroscopie gastroduodénale dans le cadre d'un pyrosis.

Sofia est appelée à 3 h du matin par l'infirmière pour des vomissements, douleurs abdominales depuis le début de soirée, associés maintenant à une hypotension.

Où Sofia ne fait pas ce qu'il faut…

Sofia demande par téléphone les paramètres vitaux du patient. L'infirmière lui transmet : PA 92/76 mmHg, FC 128 bpm, SpO_2 96 % en air ambiant, FR 21 cycles/min. Sofia décide donc de lui prescrire un antiémétique (métoclopramide 10 mg) par voie intraveineuse pour traiter les nausées et 500 ml de NaCl 0,9 % en IV en débit libre pour traiter l'hypotension (probablement sur de la déshydratation secondaire aux vomissements).

Sofia est rappelée une heure plus tard par la même infirmière pour la persistance de l'hypotension chez Monsieur W., maintenant associée à une désaturation. Elle se rend dans le service de gastro-entérologie afin d'examiner le patient. Les paramètres vitaux sont maintenant : PA 89/64 mmHg, FC 51 bpm, SpO_2 92 % en air ambiant, FR 26 cycles/min, température 37,1 °C. L'abdomen est souple, le patient n'est pas marbré, il est vigil et conscient. Sofia décide de poursuivre le remplissage vasculaire (avec de nouveau 500 ml de NaCl 0,9 % en débit libre) ainsi qu'une oxygénothérapie à 4 litres/min aux lunettes, et remet au lendemain la suite des explorations.

Le lendemain, le patient se dégrade. L'hypotension persistante et l'apparition d'une détresse respiratoire justifient son transfert en réanimation. Un ECG 12 dérivations est réalisé et montre un sus-décalage du segment ST dans les dérivations inférieures. Devant cet état de choc dans un contexte d'infarctus inférieur, un ECG 18 dérivations est également réalisé, qui montre également des anomalies de la repolarisation dans les dérivations droites. Une échocardiographie est réalisée rapidement et met en évidence une akinésie apicale étendue associée à une dilatation du ventricule droit avec une hypokinésie de la partie apicale de la paroi latérale du ventricule droit.

Le diagnostic final est donc un infarctus inférieur étendu au ventricule droit, à l'origine d'un état de choc cardiogénique. Un traitement par catécholamines, antiagrégants plaquettaires et anticoagulation est débuté et le patient est adressé en urgence en coronarographie. Cette dernière met en évidence une occlusion aiguë de la coronaire droite. Le patient bénéficie d'une revascularisation coronaire.

Sofia n'a pas la bonne attitude : elle n'examine pas le patient dès le premier appel et néglige l'hypotension. Par ailleurs, elle n'a pas de démarche diagnostique étiologique devant cette hypotension inexpliquée associée à des douleurs abdominales et se contente d'un traitement symptomatique.

Où l'on peut faire confiance à Sofia

Sofia se rend directement dans le service de gastro-entérologie, afin d'examiner le patient. Elle demande à l'infirmière de prendre de nouveau les paramètres vitaux du patient : PA 92/76 mmHg, FC 128 bpm, SpO_2 96 % en air ambiant, FR 21 cycles/min.

Lors de son examen clinique, Monsieur W. est vigile, conscient et orienté. Il présente des marbrures des genoux, un temps de recoloration cutanée à 5 secondes et les extrémités froides. Il existe une polypnée, associée à un léger tirage sus-claviculaire, l'auscultation pulmonaire est claire, les bruits du cœur sont rapides mais sans souffle objectivé. Enfin, il existe une turgescence jugulaire avec un reflux hépatojugulaire, l'abdomen est souple, sans défense ni contracture.

Sofia réalise un ECG 12 dérivations à la recherche d'un infarctus du myocarde en inférieur.

L'ECG est le suivant :

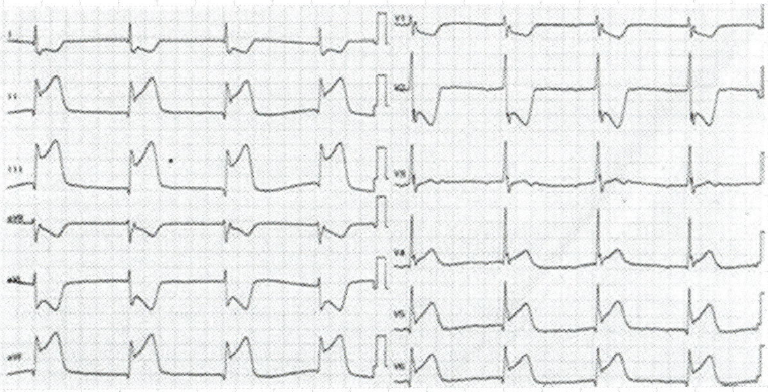

Sofia demande à l'infirmière de poser une voie veineuse périphérique et contacte immédiatement son sénior, qui lui conseille d'administrer un remplissage vasculaire avec 500 ml de NaCl 0,9 % en débit libre et de compléter l'ECG par un ECG 18 dérivations.

L'ECG retrouve des anomalies de la repolarisation dans les dérivations droites. Elle en informe immédiatement le médecin sénior.

Devant ce diagnostic d'état de choc cardiogénique sur infarctus du myocarde inférieur avec extension au ventricule droit, le patient est immédiatement transféré en salle de coronarographie et est accueilli par l'équipe de réanimation, qui réalise rapidement une échocardiographie qui retrouve une akinésie inférieure associée à une dilatation des cavités droites.

Un traitement par catécholamines, antiagrégants plaquettaires et anticoagulation est entrepris. La coronarographie met en évidence une occlusion aiguë de la coronaire droite. Le patient bénéficie d'une revascularisation coronaire et est ensuite transféré en réanimation.

Réponses aux quiz

Quiz 1

Oui. La coronarographie s'impose en effet en urgence, mais nécessite un décubitus dorsal strict d'environ 15 à 20 minutes. La patiente ne peut vraisemblablement pas dans l'état actuel maintenir une telle position. Il vous faut donc améliorer rapidement l'état respiratoire de la patiente. Un traitement par diurétiques de l'anse associé à de la ventilation non invasive (VNI) doit être rapidement mis en place. La réalisation de la coronarographie sous VNI est possible si la patiente est améliorée et tolère la VNI. Si ce traitement ne permet pas une amélioration rapide permettant de réaliser la coronarographie, l'intubation orotrachéale est requise. En effet, la coronarographie est le traitement étiologique qui conditionne le pronostic à moyen et long terme.

Quiz 2

Oui. Vos arguments sont :

- troubles de la repolarisation à l'ECG après récupération d'une activité cardiaque spontanée ;
- premier rythme enregistré choquable ;
- patient tabagique, homme de 53 ans ;
- complication classique de l'infarctus du myocarde (trouble du rythme ventriculaire et arrêt cardiorespiratoire).

CHAPITRE

18

Choc hémorragique

Focus MÉDECINE INTENSIVE-RÉANIMATION

Situation de départ

- 10 Méléna/rectorragie
- 14 Émission de sang par la bouche
- 43 Découverte d'une hypotension artérielle

Items, objectifs pédagogiques

ITEM 332 – État de choc

328

Voir les objectifs au chapitre 10.

ITEM 334 – Traumatismes graves

Voir les objectifs au chapitre 57.

ITEM 355 – Hémorragie digestive aiguë

Voir les objectifs au chapitre 51.

Introduction
I. Comment faire le diagnostic d'état de choc hémorragique ?
II. Quels traitements d'urgence administrer sans délai ?
III. Quels examens complémentaires demander en urgence ?
IV. Quel est le raisonnement étiologique à adopter ?

Introduction

Ⓐ Le choc hémorragique correspond à un choc hypovolémique en rapport avec une perte extravasculaire de sang. La diminution du volume circulant est responsable d'une insuffisance circulatoire aiguë diminuant profondément la perfusion des organes et altérant leur oxygénation.

Le choc hémorragique est défini par une diminution brutale et durable de la pression artérielle (PAS <90 mmHg ou baisse de 30 % par rapport aux chiffres habituels) associée à une réduction aiguë de la masse sanguine (anémie aiguë). Les causes les plus fréquentes sont les hémorragies digestives, les hémorragies d'origine traumatique, les hémorragies en contexte chirurgical et les hémorragies du *post-partum*.

En fonction de sa présentation et de la présence d'une extériorisation, le diagnostic peut être plus ou moins facile à poser. La prise en charge du choc hémorragique est mixte, symptomatique et étiologique. La rapidité d'identification et de traitement du choc hémorragique conditionne le pronostic du patient. En l'absence de traitement efficace, le choc hémorragique met en jeu à court terme le pronostic vital.

Vignette clinique

Madame P., 69 ans, consulte aux urgences pour des épisodes de **rectorragies** et de **méléna** évoluant depuis 3 jours. Elle a pour principal antécédent une consommation excessive d'alcool non sevrée depuis plusieurs années. Depuis 24 heures, son état clinique s'est dégradé, marqué par l'apparition d'une **asthénie** intense et d'une **dyspnée**. À son arrivée aux urgences, elle présente un malaise dans la salle d'attente.

Son examen clinique met en évidence :

Des signes de gravité lors de la prise des paramètres vitaux : une **tachycardie** avec FC 157 bpm, une **hypotension** avec PAS 85 mmHg et PAD 44 mmHg, une **polypnée** avec FR 32 cycles/min et SpO_2 93 % en air ambiant, une **hypothermie** avec température à 35,8 °C et une confusion (Glasgow 13 : Y3 V5 M6). **Le teint est pâle**, l'HemoCue® réalisé en urgence est à 7,9 g/dl (**anémie**).

À ce stade vous portez le diagnostic d'état de choc hémorragique avec signes de bas débit systémique (confusion) et retentissement respiratoire (détresse respiratoire aiguë).

Examen physique : la patiente présente des signes de détresse respiratoire aiguë avec une polypnée à 32 cycles/min et un tirage sus-claviculaire mais l'auscultation cardiopulmonaire est sans particularité. Au niveau abdominal, l'abdomen est indolore, ballonné; vous remarquez une hépatomégalie à bord tranchant associée à une splénomégalie. À noter une circulation veineuse collatérale. La patiente présente un épisode de méléna dans le box des urgences.

La prise en charge immédiate consiste en la pose de deux voies veineuses périphériques, la surveillance scopée, un réchauffement externe et un premier remplissage vasculaire par du sérum physiologique.

Les examens complémentaires réalisés immédiatement sont :

- NFS : hémoglobinémie 7,4 g/dl, plaquettes 97 G/l, leucocytes 12 G/l;
- bilan d'hémostase : TP 44 %, TCA 1,12, fibrinogène 1,8 g/l;
- gazométrie artérielle sous 2 litres/min d'oxygène avec **calcémie ionisée et lactate** : pH = 7,51 (alcalose), PaO_2 = 110 mmHg, $PaCO_2$ = 23 mmHg (hypocapnie), HCO_3^- = 22 mmol/l, Ca^{2+} = 1,04 mmol/l; lactate artériel = 6,5 mmol/l (hyperlactatémie).

Ces examens sont complétés par un ionogramme, un bilan hépatique, le dosage plasmatique de l'urée et la créatinine, et un groupe sanguin ABO, rhésus et RAI pour permettre la transfusion de produits sanguins labiles en urgence (traitement symptomatique).

Le diagnostic final retenu est celui d'un état de choc hémorragique sur hémorragie digestive sur probable rupture de varices œsophagiennes compte tenu du terrain.

La réflexion est la suivante : état de choc associé à une anémie profonde mal tolérée (très aiguë), pas de contexte traumatique à l'interrogatoire, hémorragie extériorisée digestive et consommation excessive d'alcool, signes d'hypertension portale clinique (hépatosplénomégalie à bord tranchant, splénomégalie et circulation veineuse collatérale) évocateur de cirrhose avec varices œsophagiennes.

La prise en charge de la patiente consistera en :

- transfert immédiat en réanimation;
- stabilisation hémodynamique (traitement symptomatique) : remplissage vasculaire prudent (hypotension permissive initiale) avec transfusion de culots globulaires adaptée aux pertes sanguines, oxygénothérapie, surveillance des pertes sanguines;
- prévention et traitement de la coagulopathie : réchauffement externe, supplémentation en calcium, transfusion en produits sanguins labiles : plasma frais congelé, plaquettes et fibrinogène;
- traitement étiologique : appel du gastro-entérologue de garde pour réalisation d'une endoscopie haute première; en cas de normalité, on discutera la réalisation d'une rectosigmoïdoscopie ou une coloscopie dans un second temps.

I. Comment faire le diagnostic d'état de choc hémorragique ?

Le choc hémorragique peut faire suite à une hémorragique extériorisée, dont le diagnostic est immédiat, ou bien à une hémorragie occulte de diagnostic parfois plus difficile.

Typiquement, l'examen clinique d'un patient atteint de choc hémorragique révèle un **état de choc hypovolémique** dont les signes cardinaux (fig. 18.1) sont les suivants.

A. Diminution de débit cardiaque : tachycardie, hypotension

- **Tachycardie** (FC > 100 bpm) dont l'intensité varie avec l'âge (Fréquence maximale théorique = 220 – Âge) ; il s'agit d'un mécanisme d'adaptation physiologique du système sympathique qu'il faut respecter.
- **Hypotension artérielle** : PAS < 90 mmHg ou PAM < 65 mmHg ou diminution de 30 % chez un hypertendu connu.
- D'autres signes peu spécifiques orientent vers une diminution du débit cardiaque : pression pulsée pincée, pouls filant, aplatissement des veines périphériques, aggravation de la tachycardie et de l'hypotension (voire syncope) à la verticalisation, tandis que la position de Trendelenburg ou le lever passif de jambes ont les effets inverses.

La SpO_2 est habituellement conservée, sauf dans le cas d'une atteinte pulmonaire associée. À l'extrême, elle peut diminuer voire devenir ininterprétable (hypoperfusion extrême des extrémités rendant sa mesure impossible ou faussée). La polypnée/tachypnée observée est liée à la diminution du débit sanguin et a pour but d'augmenter le retour veineux par effet de pompe thoracique (augmentation du retour veineux lié à la dépression respiratoire).

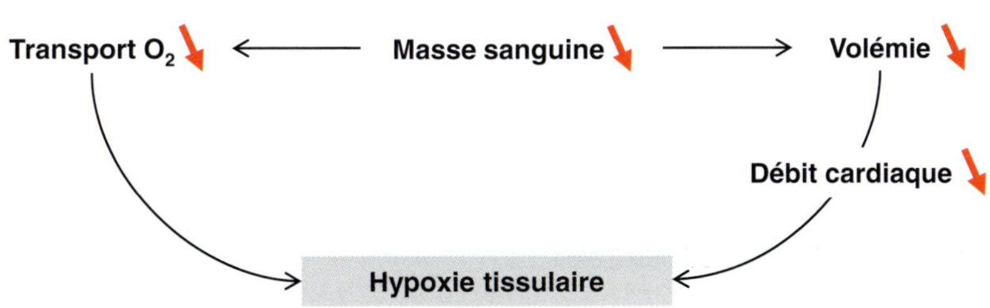

Fig. 18.1. Ⓐ **Physiopathologie du choc hémorragique.**

B. Réduction aiguë de la masse sanguine = anémie aiguë

Celle-ci est diagnostiquée au lit du malade au moyen de biologie délocalisée (HemoCue®, gaz du sang) ou bien d'une NFS. L'hémogramme peut initialement sous-estimer la perte de sang ; en effet, la proportion entre les éléments figurés du sang et le plasma n'est pas modifiée (pour rappel, l'hémoglobinémie correspond à une concentration). La diminution de l'hémoglobine n'apparaît donc que secondairement, suite au remplissage vasculaire et sous l'effet de la stimulation sympathique, après qu'une partie du liquide interstitiel sera réintégrée dans l'espace vasculaire. La valeur de l'hémoglobine dépend donc de la valeur de départ, de la perte sanguine et du volume de remplissage.

Un patient exsangue apparaît typiquement plus **pâle** à l'inspection, mais ce signe peut parfois manquer ou être fruste (sujets à peau noire notamment).

C. Appréciation de la gravité

La gravité est appréciée en fonction :

- des signes d'**hypoperfusion tissulaire** : marbrures cutanées, allongement du temps de recoloration capillaire, extrémités froides ;

- des signes de **souffrance d'organes** : neurologique (confusion, coma très rarement), rénal (oligurie, urines foncées), cardiaque (douleur thoracique; à l'extrême, arrêt cardiocirculatoire sur asystolie);
- de l'estimation des **pertes sanguines** : quantification des pertes à l'interrogatoire, delta d'hémoglobine, profondeur de l'anémie. La présence d'une hypotension est tardive et signe une perte de plus de 30 % de la masse sanguine.

II. Quels traitements d'urgence administrer sans délai ?

Premier temps

Mettre en place un monitorage des paramètres vitaux, deux voies veineuses périphériques, et admettre le patient en salle de déchoquage et/ou secteur de réanimation selon les pratiques locales.

Deuxième temps : identifier la cause de l'hémorragie et contrôler le saignement

- Pression directe ou garrot sur les sites quand hémorragie externe au niveau des extrémités.
- Clamp pelvien en cas de suspicion de fracture du bassin.
- Appel du chirurgien de garde en cas de plaie vasculaire, d'hémorragie obstétricale et/ou d'hémorragie intra-abdominale. Appel du gastro-entérologue de garde en cas d'hémorragie digestive. Appel du radiologue interventionnel en cas d'hématome profond. Informer et coordonner au plus tôt les intervenants est fondamental car il s'agit d'une urgence vitale pour le patient.

En même temps : mettre en place les premiers traitements symptomatiques

- Rechercher et traiter une **hypothermie** ! (Température corporelle <35 °C). Elle apparaît rapidement en cas de choc hémorragique, aggrave la coagulopathie et grève le pronostic. Le réchauffement est réalisé par réchauffement externe au moyen d'une couverture chauffante ou en utilisant des dispositifs de réchauffements des solutés de remplissage.
- **Remplissage vasculaire par solutés cristalloïdes** : le remplissage vasculaire est le traitement du choc hypovolémique; néanmoins, il entraîne une hémodilution qui aggrave la coagulopathie. Ainsi, on considère qu'il doit être raisonnable dans son intensité (maximum 3 000 ml dans les 6 premières heures). En l'absence de réponse au remplissage, un traitement par catécholamines vasopressives, c'est-à-dire noradrénaline, devra rapidement être instauré. On évitera les colloïdes du fait de leur effet propre sur la coagulation. Le soluté salé à 0,9 % doit être privilégié en cas de traumatisme crânien.
- **Transfusion sanguine** : en cas d'urgence extrême, la Haute Autorité de Santé (HAS) recommande de transfuser du sang groupe O Rh1 (positif), sauf chez la femme en âge de procréer. Le sang O Rh– peut être administré sans attendre les résultats du groupe sanguin. L'objectif transfusionnel est de maintenir une hémoglobinémie entre 7 et 9 g/dl. Il faut transfuser le plasma frais congelé en association avec le culot globulaire selon un ratio compris entre 1/1 et 1/2.
- **Correction des anomalies de l'hémostase** : administration de concentré de complexe prothrombinique (CCP) et vitamine K (10 mg) si le patient est anticoagulé au long cours par AVK. Utilisation de facteurs de coagulation et/ou CCP chez les patients traités par anticoagulants oraux. Surveillance et traitement d'une hypocalcémie. Traitement de la coagulopathie de consommation par l'apport de plasma frais congelé (PFC) et de fibrinogène.
- **Acide tranexamique** : c'est un antifibrinolytique qui s'administre en bolus intraveineux puis en perfusion continue dans tous les chocs hémorragiques en dehors de l'hémorragie digestive. Son efficacité est maximale lorsqu'il est administré dans les 3 heures qui suivent le début de l'hémorragie.

Troisième temps : traitement étiologique

Il dépend des éléments d'orientation anamnestique et de l'examen clinique (items dédiés) :

- B en cas d'**hémorragie digestive** (méléna, rectorragies et/ou hématémèse) (cf. chapitre 51), on discutera la réalisation première d'une endoscopie digestive haute ; en cas de normalité, celle-ci sera complétée par la réalisation d'une rectosigmoïdoscopie voire d'une coloscopie à la recherche d'une hémorragie digestive basse ;
- A en cas de **contexte traumatique** (cf. chapitre 57) :
  – si le malade est stable, on discutera la réalisation d'un scanner « corps entier » avec injection de produit de contraste à la recherche d'une rupture d'organe plein, d'un hémopéritoine et/ou d'une lésion artérielle ;
  – chez un malade très instable, intransportable, on réalisera en urgence extrême une radiographie du thorax, du bassin et une FAST-échographie. Le patient sera ensuite transféré au bloc opératoire pour chirurgie première dite de *damage control*, qui comprend la trilogie suivante :
    – chirurgie initiale de courte durée ou laparotomie minimale ;
    – réanimation intensive de la défaillance hémodynamique et de la coagulopathie ;
    – réintervention chirurgicale secondaire après stabilisation (généralement après 48–72 heures) dite *second look*.

Traitement d'urgence :
- Scope, voies veineuses périphériques, oxygène.
- Réchauffement.
- Remplissage prudent ± vasopresseur.
- Recherche et traitement des troubles de l'hémostase.

Quiz 1

Le cas trompeur : le sujet jeune en bonne santé en choc hémorragique…

Monsieur F., 17 ans, se présente aux urgences pour asthénie intense associée à une douleur de l'hypochondre gauche ; les symptômes remontent à quelques heures, après qu'il s'est fait renverser par une voiture sur un parking.

Antécédents : aucun antécédent, aucun traitement habituel.

Cliniquement : des signes de gravité. FC 145 bpm, PA 110/95 mmHg, SpO_2 99 % en air ambiant, FR 38 cycles/min, température 36,9 °C, tirage sus-claviculaire et conscience normale. À l'examen, le patient se dit fatigué et essoufflé ; vous observez des marbrures des genoux et des cuisses. La palpation abdominale révèle une défense au niveau de l'hypochondre gauche. Le reste de l'examen clinique est sans particularités.

Examens complémentaires en urgence :
- HemoCue® : Hb = 13 g/dl ; GDS (air ambiant) : pH = 7,52, $PaCO_2$ = 22 mmHg, PaO_2 = 112 mmHg ; lactate = 6,4 mmol/l ;
- échographie abdominale (FAST).

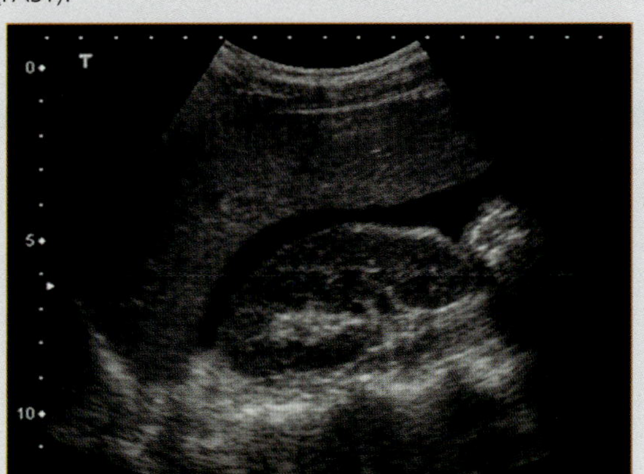

À ce stade, quel diagnostic portez-vous ? Quelle étiologie vous paraît la plus probable ?

III. Quels examens complémentaires demander en urgence ?

Les examens complémentaires à demander eu urgence permettent de confirmer le diagnostic, de quantifier la perte sanguine et d'en apprécier la gravité.

Numération-formule sanguine avec plaquettes

Elle confirme le diagnostic et permet d'évaluer la profondeur de l'anémie, de quantifier la perte sanguine ; elle peut être initialement faussement normale.

Dans l'attente, on effectuera un examen de biologie délocalisée selon les pratiques (HemoCue®, GDS…) au lit du malade.

GDS artériel avec lactate et calcémie ionisée

Il permet d'apprécier la gravité ; l'acidose lactique avec hyperlactatémie est liée à l'hypoperfusion tissulaire en lien avec le choc (pH bas, hyperlactatémie, trou anionique augmenté).

Il est complété par la mesure de la **calcémie ionisée** : le calcium est un cofacteur indispensable à toutes les étapes de la coagulation, qu'il faudra monitorer et supplémenter.

Bilan d'hémostase avec TP, TCA, fibrinogène

Il apprécie le retentissement et l'intensité de la coagulopathie de consommation et guide l'administration des produits sanguins labiles (PFC, fibrinogène).

Il permet également de rechercher une anomalie de l'hémostase (hémophilie, prise de médicaments anticoagulants) ou une complication de l'hémorragie sous la forme d'une coagulation intravasculaire disséminée (CIVD).

Groupe ABO, Rhésus

La réalisation d'un groupe ABO, Rhésus est indispensable dès la prise en charge pour permettre l'administration de produits sanguins labiles. En cas d'urgence extrême et dans l'attente de l'obtention de la carte de groupe, l'administration de deux CGR O– sera la règle.

Autres examens

Ils sont guidés par les données de l'examen clinique et la suspicion étiologique :

- bilan étiologique :
  - endoscopie digestive haute ;
  - FAST-écho, radiographie de thorax et de bassin en cas de traumatisme ;
  - scanner ;
- biologie standard : ionogramme, urée, créatinine, bilan hépatique.

Quiz 2

Une autre étiologie : le sujet âgé sous anticoagulants...
Monsieur P., 78 ans, adressé par les pompiers pour syncope, se sent épuisé depuis ce matin et éprouve des difficultés à marcher ; il a mal au ventre et sa jambe « ne répond plus ».
Antécédents : fibrillation auriculaire permanente sous antivitamine K et bêtabloquant, hypertension artérielle essentielle, diabète de type 2.
Dans le box des urgences, il est essoufflé et se plaint de manquer d'air.
Cliniquement : PA 76/38 mmHg, FC 74 bpm, SpO_2 93 % en air ambiant, FR 36 cycles/min, glycémie 6,8 mmol/l, température 36,8 °C. Le patient est en décubitus latéral, algique, il présente un psoïtis à l'examen. Vous remarquez une pâleur cutanéomuqueuse associée à des marbrures des genoux. L'auscultation cardiopulmonaire révèle un rythme cardiaque irrégulier. Le reste de l'examen est sans particularités.
Examens complémentaires en urgence : HemoCue® = Hb 7,3 g/dl ; GDS (air ambiant) : pH = 7,44, PaO_2 = 87 mmHg, $PaCO_2$ = 33 mmHg ; lactate = 2,3 mmol/l ; calcémie ionisée = 1,25 mmol/l. Vous recevez un appel du laboratoire avec les premiers éléments du bilan d'hémostase : INR = 8,9.
À ce stade, quel diagnostic portez-vous ? Quel examen diagnostic pratiquez-vous ?

IV. Quel est le raisonnement étiologique à adopter ?

Première étape

Cliniquement, je fais le diagnostic de choc hémorragique devant la présence d'une tachycardie et d'une hypotension artérielle dans un contexte d'anémie aiguë. En cas d'hémorragie externe accessible, je pratique un garrot en urgence.

Deuxième étape

Je recherche les éléments d'orientation en fonction de l'examen clinique et de l'interrogatoire (fig. 18.2 et tableau 18.1) :

- contexte traumatique : la cause peut paraître évidente, mais garder à l'esprit que les causes peuvent être multiples selon l'association lésionnelle. Le bilan lésionnel initial doit donc être systématique et exhaustif et, en particulier, rechercher une rupture d'organe plein ;
- en cas d'hémorragie extériorisée, celle-ci guide la réalisation des examens complémentaires :
  - hémorragie digestive :
    - haute (hématémèse) ou basse (rectorragie, méléna, sang au toucher rectal) ;
    - B l'examen de première intention est l'endoscopie haute. En cas de rectorragie, une rectosigmoïdoscopie voire une coloscopie sera réalisée dans un second temps. Si cet examen est non contributif, on réalisera un scanner avec injection de produit de contraste à la recherche d'un saignement artériel accessible à une artériographie et embolisation ;
  - A une hémorragie de la délivrance impose la révision utérine, un examen sous valve à la recherche d'une plaie cervicovaginale, l'administration de médicaments utérotoniques voire une artériographie et embolisation ;
- en l'absence d'extériorisation :
  - reprise de l'interrogatoire : retard de règles, grossesse (évocateur de grossesse extra-utérine rompue), antécédent d'anévrysme (évocateur de fissuration ou de rupture spontanée), prise d'anticoagulants (évocateur d'hématome profond), contexte chirurgical ;
  - il faut réaliser une tomodensitométrie avec injection de produit de contraste à la recherche d'un hématome profond compliquant un traitement anticoagulant, d'une rupture artérielle spontanée et/ou d'un saignement de site opératoire.

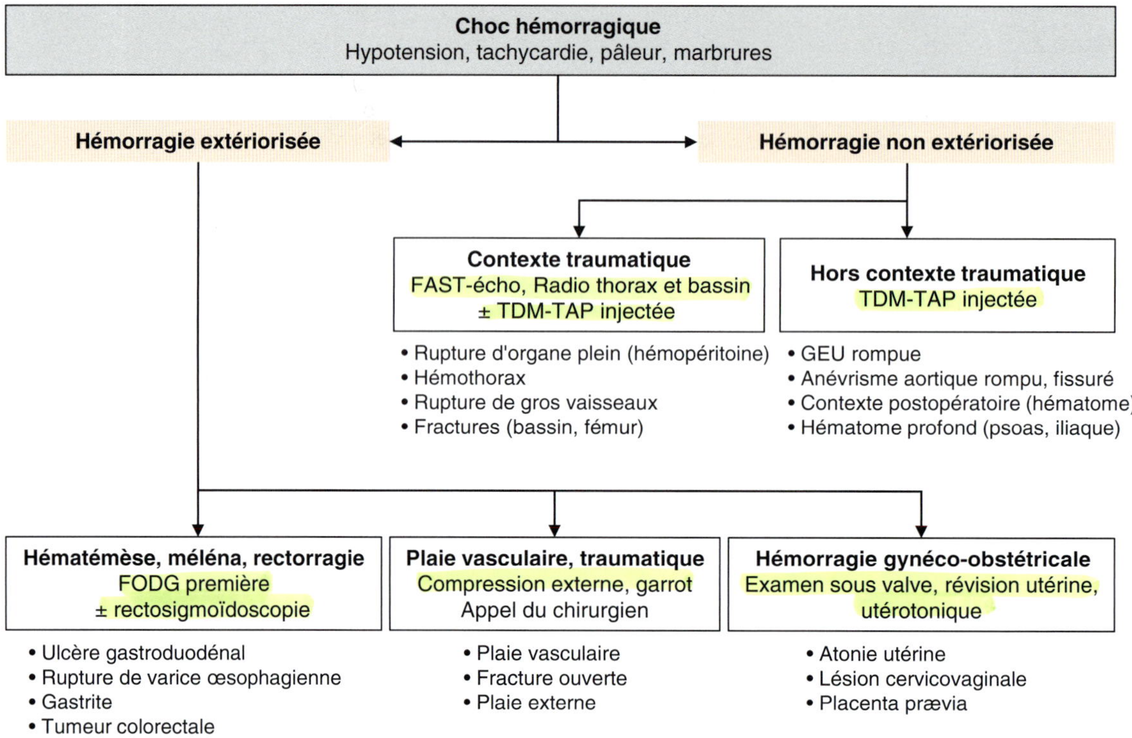

Fig. 18.2. Ⓐ **Étiologie du choc hémorragique.**

Tableau 18.1. Ⓐ **Étiologie du choc hémorragique.**

Origines	Pathologies
Hémorragie digestive	– Hémorragies digestives hautes • Ulcère gastroduodénal • Rupture de varices œsophagiennes • Gastrite aiguë • Mallory-Weiss • Tumeurs malignes œsogastriques • Anomalie vasculaire – Hémorragies digestives basses • Saignement d'origine diverticulaire • Tumeur colorectale, polype • Colite (ischémique, infectieuse, inflammatoire, radique) • Hémorroïdes et pathologies anorectales • Angiodysplasie
Traumatisme	– Plaie externe – Rupture d'organe creux : rate, foie – Plaie vasculaire
Gynéco-obstétricale	– Pré-éclampsie : hématome rétroplacentaire ou sous-capsulaire du foie en lien avec un trouble de la coagulation – Hémorragie du *post-partum* • Atonie utérine • Placenta prævia – Grossesse extra-utérine
Vasculaire	– Rupture d'anévrysme aortique
Coagulopathies	– Primitives (rare) – Accident des anticoagulants (surdosage)

Quiz 3

Concernant le choc hémorragique, quelle(s) proposition(s) est (sont) correcte(s)?

A. un HemoCue® normal à l'admission élimine à coup sûr le diagnostic de choc hémorragique
B. en cas de non-réponse au remplissage vasculaire, un traitement vasopresseur doit être rapidement instauré avec un objectif de PAS $\geq$ 70 mmHg pour éviter d'aggraver le saignement
C. les examens à demander impérativement devant un état de choc sont : NFS, GDS avec calcémie ionisée et bilan d'hémostase
D. un patient sous traitement antivitamine K devra être antagonisé par l'administration isolée de concentrés de complexes prothrombiniques
E. un patient sous traitement anticoagulant oral devra être antagonisé par une transfusion plaquettaire
F. l'hémoptysie est une cause fréquente de choc hémorragique

Points de vigilance

- En cas de survenue d'un choc hypovolémique chez la personne âgée ou sous traitement bradycardisant (bêtabloquants, inhibiteurs calciques), la tachycardie peut manquer ou être fruste!
- Chez le sujet jeune, l'hypotension artérielle est de survenue tardive. Longtemps compensée par une augmentation de la fréquence cardiaque, l'absence d'hypotension artérielle ne doit pas faire remettre en cause le diagnostic de choc.
- Certaines hémorragies sont rarement causes de choc et peuvent faire errer le diagnostic : épistaxis et hémoptysies.
- Un choc hémorragique en contexte chirurgical est d'origine chirurgicale jusqu'à preuve du contraire.
- L'absence d'anémie à la numération-formule sanguine n'élimine pas formellement le diagnostic. En effet, en cas de perte sanguine très aiguë, la concentration en hémoglobine se trouve non modifiée.
- La présence de rectorragies n'élimine pas la possibilité d'une hémorragie digestive haute (si celle-ci est de grande abondance) et impose la réalisation première d'une endoscopie digestive haute! Une coloscopie sera réalisée secondairement en cas d'endoscopie digestive haute normale.

Tic-tac...

< 5 min	• Avoir fait le diagnostic d'état de choc • Mesures immédiates appropriées (garrot, compression)
< 15 min	• Administrer les premières thérapeutiques : VVP et remplissage vasculaire • Avoir appelé le SAMU (patient extrahospitalier) ou le réanimateur • Avoir suspecté le choc hémorragique si non évident d'emblée
< 30 min	• Avoir réalisé la NFS, le GDS, le groupe-RAI et le bilan d'hémostase, avoir obtenu et interprété le GDS • Prescrire la transfusion • Avoir envisagé une antagonisation d'un traitement anticoagulant • Avoir des hypothèses étiologiques
< 45 min	• Poursuivre la réanimation • Orienter le patient en fonction : bloc opératoire, réanimation

Une situation clinique… Deux prises en charge

Monsieur P., 77 ans, est amené aux urgences en pleine nuit par sa femme pour une grande altération de l'état général. Cela fait déjà plusieurs jours qu'il a des problèmes de transit avec des selles noires qui sentent mauvais. Tout a commencé depuis qu'il a pris des anti-inflammatoires pour une poussée d'arthrose, mais il a dû les stopper car ceux-ci lui donnaient trop mal à l'estomac. Il présente à l'admission une hypotension artérielle à 76/48 mmHg, une tachycardie à 103 bpm, la SpO_2 est à 88 % en air ambiant. L'HemoCue® réalisé par l'infirmière d'accueil est à 7,8 g/dl, la température est à 35,8 °C. L'infirmière vous dit qu'il présente un épisode de méléna dans le box des urgences.

Où Hamid ne fait pas ce qu'il faut…

Hamid demande la mise en place d'une oxygénothérapie à 2 litres/min pour corriger la désaturation. Pour corriger l'hypotension, il effectue un premier remplissage par 500 ml de cristalloïdes. Il préfère ne pas tenir compte de l'HemoCue® et d'attendre le résultat de la NFS avant de demander la réalisation d'un bilan complémentaire et une éventuelle transfusion. Au vu du contexte, il suspecte une hémorragie digestive à bas bruit associée à une déshydratation importante faisant suite à un défaut d'apport dans le contexte de troubles du transit avec douleurs abdominales. Devant la persistance de l'hypotension après un premier remplissage, il effectue deux nouveaux remplissages vasculaires de 500 ml. À la réception du bilan complet, Hamid met en évidence une anémie profonde à 6,6 g/dl et programme à l'aveugle l'administration de quatre culots globulaires. Il finit tranquillement la nuit et décide d'appeler le fibroscopiste au petit matin après la relève pour discuter la réalisation d'une fibroscopie digestive. Au total sur la nuit, Hamid administre 4 000 ml de remplissage et six culots globulaires. Le bilan biologique du matin met en évidence une CIVD biologique majeure associée à une anémie persistante à 6,7 g/dl.

Hamid n'a pas la bonne attitude. D'abord, il ne recherche pas les signes de gravité et sous-estime la perte sanguine et l'état de choc. Ensuite, sa prise en charge aggrave la coagulopathie (hémodilution due au remplissage aveugle, administration de culots globulaires sans transfusion concomitante de plasma frais congelé, absence de réchauffement). Enfin, il présume d'une étiologie sans se donner les moyens de porter le diagnostic; ceci est d'autant plus grave que la fibroscopie peut être assortie d'un geste hémostatique (ligature de varice, clip d'ulcère, injection d'adrénaline). De même, il tarde à prévenir les intervenants et préfère attendre la fin de nuit, ce qui grève le pronostic.

Où l'on peut faire confiance à Nicolas

Nicolas demande à son infirmière d'administrer de l'oxygène au patient et de procéder à un réchauffement externe. Il examine scrupuleusement le patient et met en évidence des signes de choc manifestes : marbrures des genoux, allongement du temps de recoloration cutanée au niveau de l'abdomen, aplatissement des veines périphériques, associés à la présence d'une pâleur cutanéomuqueuse importante. Il démasque rapidement des signes de défaillance d'organe sous la forme d'un syndrome confusionnel; en effet, à l'interrogatoire, le patient est confus, ne sachant pas bien préciser la date ni le lieu où il se trouve. À l'anamnèse, sa femme rapporte des vomissements sanglants survenus au domicile, ainsi que de nombreux épisodes de méléna.

Dans ce contexte, Nicolas porte le diagnostic de choc hémorragique. Il demande la réalisation immédiate d'une NFS, d'un gaz du sang artériels avec calcémie ionisée et d'un bilan d'hémostase ainsi qu'un groupage ABO. Le résultat du GDS est le suivant : pH = 7,43, $PaCO_2$ = 36 mmHg, PaO_2 = 70 mmHg, lactate = 7,0 mmol/l; hémoglobine = 6,9 g/dl.

Nicolas entame sa démarche étiologique : devant la présence d'une extériorisation digestive avec hématémèse, il suspecte une hémorragie digestive haute. Compte tenu de la prise récente d'anti-inflammatoires non stéroïdiens et de l'absence de notion de cirrhose, il suspecte en priorité un ulcère gastroduodénal et demande l'administration d'inhibiteurs de la pompe à protons à la seringue électrique après la réalisation d'un premier bolus. Il prévient immédiatement le gastro-entérologue de garde, afin d'organiser au plus vite une endoscopie digestive haute.

Sur le plan symptomatique, Nicolas transfère le patient en réanimation où sera réalisée l'endoscopie digestive haute, dans le contexte d'anémie profonde avec signes de défaillance d'organe (confusion). Il commande deux culots globulaires en urgence vitale en se fixant un objectif transfusionnel de 8 à 9 g/dl et il programme un nouveau contrôle de la NFS et du bilan d'hémostase au décours, de même que l'administration de PFC en cas de nouvelle transfusion. Devant la persistance d'une hypotension importante malgré deux remplissages successifs de 500 ml de cristalloïdes, il décide de ne pas aggraver l'hémodilution en effectuant un nouveau remplissage et démarre un traitement vasopresseur par noradrénaline. Il conserve un objectif tensionnel raisonnable (PAS $\geq$ 80 mmHg), afin de ne pas entretenir ou aggraver le saignement.

L'endoscopie digestive haute finalement réalisée met en évidence un volumineux ulcère du bulbe duodénal avec saignement actif qui est traité par la pose d'un clip. Le patient évolue favorablement par la suite.

Réponses aux quiz

Quiz 1

Ce cas clinique est un cas difficile car un certain nombre d'éléments peuvent compliquer le diagnostic. Devant un tel tableau clinique, il convient de rester systématique. Ici, le patient se présente avec une importante tachycardie associée à une polypnée et des marbrures, ce qui fait évoquer un état de choc. La rapidité d'installation des symptômes et le contexte traumatique orientent vers un choc hémorragique.

Ici, l'absence d'hypotension ne doit pas faire éliminer le diagnostic chez le patient jeune sans antécédent : l'hypotension artérielle est de survenue tardive et associée à un mauvais pronostic.

L'absence d'anémie à l'HemoCue® est également attendue dans le cadre d'une hémorragie suraiguë. La proportion entre les éléments figurés du sang et le plasma se trouve inchangée ; il convient de recontrôler celui-ci au décours, notamment après remplissage vasculaire.

En l'absence d'extériorisation, dans un contexte traumatique et devant l'état de choc, on pratique en premier lieu une échographie de débrouillage (FAST-écho) à la recherche d'épanchement intra-abdominal ou intrapleural. Ici, la présence de liquide (hypoéchogénicité) dans l'espace inter-hépato-rénal (espace de Morisson) chez le malade déclive nous oriente vers un hémopéritoine probablement en rapport avec une rupture d'organe plein (la rate dans ce cas).

Il ne faut pas oublier d'effectuer un bilan lésionnel exhaustif en gardant à l'esprit que les mécanismes peuvent être intriqués ; il est donc systématiquement complété par la réalisation au minimum d'une radiographie thoracique et d'une radiographie du bassin. En fonction de l'évolution immédiate après traitement symptomatique, on pourra discuter la réalisation d'un scanner thoraco-abdomino-pelvien avec injection de produit de contraste. Si le malade est trop instable, il sera immédiatement transféré au bloc opératoire pour laparotomie exploratrice et chirurgie première de *damage control*.

Quiz 2

Le diagnostic est celui d'un état de choc hémorragique devant l'hypotension à 76 mmHg de PAS et l'anémie à 7,3 g/dl. En l'absence d'extériorisation, la recherche étiologique doit être systématique. En l'absence de contexte traumatique, la réalisation d'un scanner abdominal avec injection de produit de contraste doit être l'examen de première intention.

Dans le cas présent, la présence d'un psoïtis à l'examen associé à un surdosage en anticoagulant (INR élevé) fait évoquer un hématome du psoas. La fréquence cardiaque, anormalement basse, est la conséquence du traitement bradycardisant et elle ne doit pas faire remettre en question le diagnostic.

La prise en charge thérapeutique en urgence consiste en la pose de deux voies veineuses périphériques et une surveillance scopée du patient. Il faut demander en urgence la réalisation d'un scanner abdominal avec injection de produit de contraste et faire prélever le reste du bilan : bilan d'hémostase complet (TP, TCA, fibrinogène), un GDS avec calcémie ionisée, une NFS et groupe ABO, Rhésus.

En parallèle, le traitement symptomatique doit être débuté. Il consiste en un remplissage vasculaire par 500 ml de cristalloïdes, l'antagonisation du traitement par AVK au moyen de 10 mg de vitamine K IV et l'administration de concentrés de complexes prothrombiniques.

Quiz 3

Réponses : B. C.

CHAPITRE
19
Anaphylaxie

Situations de départ

- 43 Découverte d'une hypotension artérielle
- 151 Œdème de la face et du cou
- 160 Détresse respiratoire aiguë
- 162 Dyspnée

Item, objectifs pédagogiques

ITEM 338 – Anaphylaxie et œdème de Quincke

Rang	Rubrique	Intitulé	Descriptif
B	Éléments physiopathologiques	Les deux phases de l'anaphylaxie, catégories d'allergènes	Contact préparant asymptomatique et réaction immédiate lors du 2e contact, allergènes
A	Diagnostic positif	Savoir diagnostiquer un angio-œdème histaminique (urticaire)	Diagnostic de l'urticaire profonde
A	Diagnostic positif	Savoir diagnostiquer l'anaphylaxie	Signes cutanéomuqueux, respiratoires, hémodynamiques, digestifs
B	Diagnostic positif	Savoir évoquer un angio-œdème bradykinique	Clinique, contexte, antécédent
A	Identifier une urgence	Identifier les facteurs de gravité (anaphylaxie) lors d'un angio-œdème	Rechercher une atteinte laryngée, respiratoire, hémodynamique
A	Prise en charge	Savoir administrer le tout premier traitement en IM : adrénaline	Savoir administrer de l'adrénaline en bolus de 0,01 mg/kg ou par seringue préparée
A	Prise en charge	Savoir stopper l'exposition à l'allergène	Rechercher rapidement l'allergène responsable et vérifier l'arrêt de l'exposition
A	Prise en charge	Traitement symptomatique	Savoir administrer l'oxygène et débuter le remplissage (item 359 et item 332)
B	Prise en charge	Savoir administrer de l'adrénaline en urgence par voie IV	Savoir administrer de l'adrénaline en titration puis IVSE
B	Prise en charge	Traitement, forme respiratoire	Savoir prescrire un aérosol d'adrénaline (atteinte VAS) ou de bêtamimétique (VA basses)
B	Examens complémentaires	Connaître les principaux prélèvements à réaliser précocement	Sans retarder la prise en charge, savoir réaliser les prélèvements appropriés dans ces situations
A	Suivi et/ou pronostic	Savoir prévenir la récidive	Information et éducation du patient, prescription du kit d'adrénaline

Introduction
I. **Quel est le tableau clinique d'une réaction anaphylactique ?**
II. **Comment estimer la gravité d'une réaction anaphylactique ?**
III. **Quel est le traitement à instaurer en urgence en cas de choc anaphylactique ?**
IV. **Quel est le bilan initial d'un choc anaphylactique ?**

Introduction

Ⓐ L'anaphylaxie correspond à une urgence allergologique ! Elle est le reflet d'une réaction immunologique inappropriée liée à une activation des mastocytes, le plus souvent médiée par les immunoglobulines de type E (IgE) (hypersensibilité immédiate). L'activation et la dégranulation mastocytaire entraînent la libération de nombreux médiateurs biologiques vasoactifs (histamine, sérotonine, tryptase…) responsables des manifestations cliniques de l'anaphylaxie, soit directement, soit par activation « en chaîne » de nombreux médiateurs pro-inflammatoires (leucotriènes, prostaglandines, cytokines, etc.).

On estime à environ 2 pour 10 000 les cas d'anaphylaxie sévère, la mortalité étant estimée entre 1 à 3 décès par million. Chez l'enfant, l'aliment est le principal facteur déclenchant, tandis que les médicaments et les venins d'hyménoptères sont plus fréquemment en cause chez l'adulte.

Du fait de sa rapidité d'installation, la réaction anaphylactique et *a fortiori* le choc anaphylactique peuvent très rapidement conduire au décès.

La pierre angulaire du traitement de l'anaphylaxie est l'injection d'**adrénaline** par voie intramusculaire.

Encadré 19.1

Physiopathologie

B L'anaphylaxie est secondaire à une réaction immunitaire excessive (hypersensibilité) après exposition à une substance normalement tolérée par la plupart des individus.

On distingue deux types d'hypersensibilités.

- L'hypersensibilité allergique, la plus connue, est la conséquence de l'activation du système immunitaire adaptatif. En réponse à un antigène (appelé allergène dans le cadre de l'anaphylaxie), les lymphocytes B produisent des IgE. Le premier contact avec l'allergène s'appelle la phase de sensibilisation, parfaitement asymptomatique : des IgE sont produites mais ne se lient pas aux cellules effectrices (mastocytes et polynucléaires basophiles). La sensibilisation dépend de l'individu (terrain génétique) et de l'allergène. Lors d'un deuxième contact avec l'allergène, les IgE se fixent sur leurs récepteurs mastocytaires, entraînant une activation et l'exocytose des granules (dégranulation), libérant en quelques minutes dans les tissus puis dans le sang les substances vasoactives (dont l'histamine et la tryptase) responsables des manifestations anaphylactiques. Quelques heures plus tard, une intense réaction inflammatoire par la libération des produits de dégradation de l'acide arachidonique (prostaglandines, leucotriènes) et de cytokines pro-inflammatoires complète le tableau. Il est à noter qu'après une sensibilisation à un allergène, le développement d'une réaction anaphylactique après le deuxième contact n'est pas obligatoire. Certains individus sont « sensibilisés » à certaines substances (diagnostic lors d'un bilan allergologique) sans être allergique ! On parle de tolérance immunitaire.
- L'hypersensibilité non allergique est également possible. Elle n'est pas la conséquence d'une reconnaissance de l'allergène par les cellules de l'immunité adaptative mais d'une activation et d'une dégranulation mastocytaire directe, parfois multifactorielle (mécanismes toxiques, pharmacologiques…). Lorsque le principal médiateur est l'histamine, on parle d'histaminolibération non spécifique (HLNS).

Vignette clinique

Un patient de 22 ans consulte dans le service d'accueil des urgences devant une difficulté respiratoire. Il n'a pas d'antécédent et ne prend pas de traitement.

À l'accueil, les *fonctions vitales* sont les suivantes : pression artérielle 128/88 mmHg, fréquence cardiaque 100 bpm, fréquence respiratoire 18 cycles/min, SpO_2 en air ambiant 94 %, température 37 °C.

À l'*interrogatoire*, il est essoufflé au moindre effort. Il relate un déjeuner comprenant un plat à base de pois chiches après lequel tout a commencé. Il décrit une sensation de « gonflement dans la gorge », ce qui alerte l'infirmière organisatrice de l'accueil sur un risque anaphylactique et qui le transfère immédiatement à la SAUV après l'avoir équipé d'un masque à haute concentration à 15 litres/min.

Le patient s'aggrave rapidement avec une impression de « manque d'air ». À l'examen physique, on note la présence d'une urticaire sur toute la face antérieure du thorax débordant sur les bras. L'examen endobuccal révèle un œdème du pharynx.

Le diagnostic d'anaphylaxie de grade III est posé (diagnostic clinique).

0,5 mg d'adrénaline est injecté immédiatement par voie intramusculaire (IM) (tiers moyen et face latéro-externe de la cuisse) et le réanimateur de garde est contacté. Une expansion volémique est débutée sur une voie veineuse périphérique de bon calibre.

Devant la persistance des symptômes respiratoires à 5 minutes, une deuxième dose de 0,5 mg d'adrénaline est injectée en IM.

L'amélioration clinique est alors progressive. Un aérosol d'adrénaline est ensuite administré au patient ainsi qu'une corticothérapie systémique (2 mg/kg par jour de méthylprednisolone en IV). Devant l'urticaire, un traitement par antihistaminique de type 1 (anti-H1) (polaramine 5 mg 2 fois par jour en IV) sera prescrit.

Le patient sera transféré en réanimation et surveillé 24 heures. Il sortira de l'hôpital 48 heures plus tard, avec un rendez-vous de consultation d'allergologie, une trousse d'urgence avec un stylo auto-injecteur d'adrénaline (AIA) et une bonne éducation thérapeutique (contre-indication à la consommation de tout produit à base d'arachide, règles d'utilisation de l'AIA).

I. Quel est le tableau clinique d'une réaction anaphylactique ?

L'anaphylaxie est un diagnostic clinique. Elle se caractérise par l'installation brutale ou rapidement évolutive de symptômes concernant plusieurs organes et apparaissant après un délai de quelques minutes à quelques heures après l'exposition à un allergène. Les manifestations cutanéomuqueuses isolées (urticaire essentiellement) ne constituent pas une anaphylaxie. Le terme d'anaphylaxie a désormais remplacé le « choc anaphylactique » qui focalisait sur l'atteinte cardiovasculaire, entraînant une sous-évaluation des autres symptômes (respiratoires et digestifs notamment) à l'origine d'un défaut de diagnostic.

La classification de Ring et Meisner (tableau 19.1) organise la sémiologie anaphylactique en quatre grades de gravité croissante.

Des prodromes sont possibles : anxiété, prurit, picotements des extrémités, troubles digestifs. Une anaphylaxie (grade 2, 3 et 4) peut survenir de manière inaugurale, sans prodrome ni passage par le grade inférieur !

La triade clinique très évocatrice, parfois incomplète, correspond à l'association :

- de signes cutanéomuqueux (urticaire, angio-œdème) ;
- d'une atteinte respiratoire (bronchospasme) ;
- d'un état de choc (hypotension artérielle).

Tableau 19.1. Ⓐ **Classification de Ring et Meisner.**

Grade	Symptômes
1	Signes cutanéomuqueux (urticaire, angio-œdème)
2	Atteinte multiviscérale modérée (signes cutanéomuqueux, oppression respiratoire, tachycardie, hypotension < 20 mmHg)
3	Atteinte multiviscérale sévère (détresse respiratoire, bronchospasme sévère, œdème laryngé, collapsus, bradycardie)
4	Arrêt cardiaque

A. Signes cutanéomuqueux

Les premiers signes à apparaître sont généralement les signes cutanéomuqueux.

Il s'agit de l'urticaire, caractérisée par un exanthème prurigineux, touchant initialement le visage, le cou et la partie supérieure et antérieure du thorax (les régions les plus riches en mastocytes) puis s'étendant secondairement à l'ensemble du corps.

L'angio-œdème allergique (ou œdème de Quincke) désigne l'infiltration des tissus sous-cutanés et se localise typiquement au niveau des zones à tissu sous-cutané lâche comme les paupières ou les lèvres. Il s'agit d'un œdème blanc (parfois tendant vers une couleur plus rosée), de consistance ferme et souvent douloureux (sensation de cuisson).

B. Signes respiratoires

L'angio-œdème est souvent responsable d'une infiltration des voies aériennes supérieures (langue, palais mou, pharynx et larynx notamment), se manifestant par une dyspnée et une dysphonie, mais pouvant évoluer vers une obstruction respiratoire et une asphyxie.

La détresse respiratoire obstructive par œdème de Quincke est une urgence absolue!

Les voies aériennes inférieures peuvent être le siège d'un bronchospasme, se manifestant par une toux sèche et un frein expiratoire.

C. Choc anaphylactique

L'hypotension artérielle est souvent brutale et associée à une **tachycardie** sinusale.

Encadré 19.2

Physiopathologie du choc anaphylactique

B Le choc anaphylactique est un choc de type distributif et son évolution hémodynamique se fait classiquement en deux phases.

La première phase hyperkinétique dure quelques minutes, entraînant une diminution des résistances vasculaires systémiques, une hypotension, une tachycardie et une augmentation du débit cardiaque.

S'ensuit une phase hypokinétique avec une hypovolémie majeure liée à une extravasation plasmatique (fuite capillaire).

La dégranulation mastocytaire avec la libération de substances biologiques ayant un effet vasoactif explique ces phénomènes. Un syndrome de réponse inflammatoire systémique dans les heures suivant l'activation mastocytaire peut aggraver le tableau hémodynamique.

D. Arrêt cardiaque

Attention, l'arrêt cardiaque peut être inaugural ou apparaître très rapidement après l'installation des premiers signes d'anaphylaxie en l'absence d'injection d'adrénaline IM.

E. Manifestations gastro-intestinales

Nausées, vomissements et diarrhées sont parfois observés et peuvent égarer le diagnostic. Ces manifestations sont liées à la contraction des muscles lisses au niveau digestif.

II. Comment estimer la gravité d'une réaction anaphylactique ?

L'anaphylaxie constitue une urgence vitale en tant que telle car l'aggravation peut être fulgurante, conduisant au décès précoce du patient. Une aggravation progressive et parfois une évolution biphasique — avec une aggravation des symptômes plusieurs heures (< 72 heures) après la survenue des premiers — sont plus rares.

En dehors de l'arrêt cardiaque, les présentations cliniques les plus graves (urgences absolues) sont représentées par :

- l'état de choc et l'hypotension artérielle ;
- l'insuffisance respiratoire aiguë majoritairement secondaire à un angio-œdème obstructif.

Si l'anaphylaxie justifie l'usage rapide d'adrénaline par voie intramusculaire, ces deux tableaux cliniques en imposent une injection immédiate !

Quiz

Le piège diagnostique !
Une patiente de 30 ans se présente aux urgences pour l'aggravation rapidement progressive d'un œdème du visage associé à des difficultés d'élocution. L'œdème est blanc, sans rougeur ni prurit. La patiente est parfaitement stable au plan hémodynamique. Une anaphylaxie avec angio-œdème des voies aériennes supérieures est suspectée. L'adrénaline, la corticothérapie systémique et les antihistaminiques seront pourtant inefficaces…
Quel est le diagnostic à envisager ?

III. Quel est le traitement à instaurer en urgence en cas de choc anaphylactique ?

A. Éviction de l'allergène

Si cela est possible, il est d'abord indispensable de stopper immédiatement le contact avec l'allergène (par exemple, arrêt immédiat de la perfusion d'un médicament ou d'un produit de contraste).

Encadré 19.3

Les différents types d'allergènes

Différentes classifications d'allergène existent. On peut différencier selon la « porte d'entrée » :

- les aéro-allergènes : contact *via* la muqueuse respiratoire (par exemple, acariens, moisissures…) ;
- les trophallergènes, ou allergènes de l'alimentation : contact *via* la muqueuse digestive (par exemple, poisson, crevettes, arachide…) ;
- les allergènes cutanés : contact *via* la peau (par exemple, latex…) ;
- les allergènes injectables : contact après injection intraveineuse, intramusculaire ou sous-cutanée (par exemple, antibiotiques, curares, venins d'hyménoptères…).

Dans l'anaphylaxie, ils sont principalement alimentaires ou injectables.

Outre les allergènes (qui déclenchent une réponse immunologique humorale avec production d'IgE), il existe des aliments et médicaments histaminolibérateurs pouvant déclencher une anaphylaxie sans sensibilisation préalable. Les plus communs sont les suivants : AINS, produits de contraste iodés, charcuterie, fromages, poissons, fruits, sulfites…

Faut-il enlever le dard en cas de piqûre d'hyménoptère ?

B Il s'agit d'un sujet de débat. En effet, le risque est de compléter l'injection de venin par pression du sac. Le dard sera donc retiré très prudemment, après avoir réalisé les premiers traitements, idéalement par une équipe médicalisée.

B. Injection d'adrénaline par voie IM sans attendre !

Le traitement d'urgence de l'anaphylaxie est l'injection d'**adrénaline par voie intramusculaire**.
Le site d'injection à privilégier est la face latéro-externe du tiers moyen de la cuisse.

Elle est indiquée le plus tôt possible, dès que le diagnostic d'anaphylaxie est évoqué, en préhospitalier comme à l'hôpital. Le mécanisme physiopathologique de l'anaphylaxie (hypersensibilité allergique ou non) n'influence en aucun cas ce traitement.

Chez un patient allergique connu, l'utilisation de stylos auto-injecteurs d'adrénaline (AIA) est essentielle avant même l'arrivée de secours médicalisés. Le médecin régulateur du centre 15 doit guider le patient ou son entourage dans la réalisation de cette injection. Tout patient allergique connu devrait avoir un AIA sur lui après une éducation thérapeutique appropriée.

En dehors des AIA, l'injection intramusculaire est réalisée par une équipe médicale.

En l'absence de réponse clinique, l'injection doit être renouvelée à 5 minutes.

B La posologie d'adrénaline IM est de 0,01 mg/kg avec un maximum de 0,5 mg. Un patient de plus de 50 kg doit donc recevoir 0,5 mg le plus tôt possible. En général, pour une injection par une équipe médicalisée, une ampoule de 1 mg (1 ml) est diluée dans une seringue de 10 ml par du sérum salé isotonique (soit 0,1 mg d'adrénaline/ml) et 5 ml sont alors injectés en IM.

A La voie IM est la voie la plus rapidement disponible (donc la plus efficace) pour injecter de l'adrénaline. La voie IV n'est pas recommandée en première intention et ne doit être utilisée que par une équipe médicale entraînée (urgentistes, SMUR, réanimation).

Adrénaline par voie intraveineuse

B En dehors de l'arrêt cardiaque (où elle est recommandée à ses posologies usuelles, 1 mg toutes les 3 minutes), elle n'est plus recommandée en première intention dans l'anaphylaxie de grade 1 à 3 pour les raisons citées ci-dessus.

Si elle est injectée au patient, elle ne l'est que par une équipe entraînée (habituée à la manipulation d'adrénaline IV) et uniquement si le patient est scopé ! Sa titration est alors indispensable (0,001 mg/kg en bolus jusqu'à obtenir une réponse clinique), la fenêtre thérapeutique étant très étroite et le risque de complications graves (troubles du rythme cardiaque, œdème pulmonaire, AVC…) n'étant pas négligeable.

En cas de persistance de l'état de choc et de l'hypotension malgré des bolus répétés (IM ou IV), l'adrénaline sera alors poursuivie par voie IVSE dans un service de réanimation !

Comment marche l'adrénaline ?

L'adrénaline s'oppose point par point aux effets systémiques induits par la libération des différents médiateurs vasoactifs de l'anaphylaxie, puisqu'elle est vasoconstrictrice (effet α), inotrope positive (effet β_1) et bronchodilatatrice (effet β_2). Elle inhibe également la dégranulation des mastocytes et des polynucléaires basophiles.

C. Autres mesures symptomatiques et conditionnement du patient (en dehors de l'arrêt cardiaque)

Le positionnement du patient est important et dépend de la clinique, l'objectif principal étant de ne pas l'aggraver :

- en cas d'œdème des voies aériennes supérieures ou si la détresse respiratoire est au premier plan et que le patient n'est pas intubé, il est placé en position demi-assise ;
- si l'hypotension (ou état de choc) est au premier plan, le patient est placé en position allongée (voire jambes surélevées).

Dès que possible, une surveillance continue (monitoring) des fonctions vitales est mise en place (scope multiparamétrique). Une oxygénothérapie est débutée en cas de détresse respiratoire ou d'état de choc avec un objectif de SpO_2 > 94 %. La liberté des voies aériennes est assurée. Un accès veineux est mis en place. Une expansion volémique par cristalloïdes (20 ml/kg chez l'adulte) est réalisée en cas d'état de choc et d'hypotension.

Les traitements médicamenteux ci-dessous peuvent ensuite être administrés (attention, jamais en première intention et toujours en complément de l'adrénaline) :

- en cas d'obstruction des voies aériennes inférieures (bronchospasme objectivé cliniquement par un *wheezing* ou des râles sibilants à l'auscultation), des aérosols de β_2-mimétiques (salbutamol 5 mg) peuvent être utilisés ;
- en cas d'œdème des voies aériennes supérieures, l'utilisation d'aérosols d'adrénaline (5 mg en nébulisation) peut être un complément de l'adrénaline IM ;
- la corticothérapie systémique par voie IV (méthylprednisolone 1 à 2 mg/kg) n'est pas une urgence thérapeutique ! Elle est administrée pour prévenir l'évolution biphasique (« rebond » clinique) d'une anaphylaxie ;
- les antihistaminiques de type 1 (anti-H1) (polaramine 5 mg par voie IV) ne sont efficaces que sur les symptômes cutanéomuqueux.

Toute victime d'anaphylaxie est prise en charge à l'hôpital. Si l'anaphylaxie a lieu en secteur extrahospitalier, la prise en charge et le transfert médicalisé se font sous la responsabilité du SAMU/SMUR.

Encadré 19.4

Traitement de l'angio-œdème (œdème de Quincke)

La prise en charge d'un œdème de Quincke, au même titre que l'anaphylaxie, est une urgence thérapeutique.

En cas d'œdème des voies aériennes supérieures, il s'agit d'une urgence absolue ! Le risque est l'arrêt cardiaque hypoxique par asphyxie.

L'atteinte pharyngolaryngée est suspectée cliniquement par la présence d'une dysphonie (modification de la voix), d'un stridor et, *a fortiori*, d'une détresse respiratoire obstructive. Un œdème des lèvres, de la langue et toute atteinte cervicofaciale, *a fortiori* extensive, doivent faire craindre une évolution rapide vers une obstruction des voies aériennes supérieures.

Le traitement de l'angio-œdème ne change pas de celui de l'anaphylaxie.

Le traitement spécifique repose sur l'adrénaline IM à la posologie de 0,01 mg/kg (0,5 mg max, donc 0,5 mg pour un adulte de plus de 50 kg). La dose est à répéter en l'absence de réponse à 5 minutes.

Le patient est placé en position demi-assise. Une oxygénothérapie est mise en place. L'intubation orotrachéale ne doit pas être retardée en cas de dyspnée laryngée sévère. Des aérosols d'adrénaline (5 mg en nébulisation) peuvent compléter la prise en charge. L'injection de corticoïdes d'action rapide aura lieu secondairement.

IV. Quel est le bilan initial d'un choc anaphylactique ?

B Un bilan complémentaire spécifique est à réaliser au décours de toute anaphylaxie. Il sera réalisé en milieu hospitalier. La réalisation de ce bilan ne doit en aucun cas retarder la prise en charge thérapeutique (adrénaline IM, notamment).

L'objectif du bilan complémentaire est double.

Les examens complémentaires des premières heures visent à confirmer ou plutôt à étayer le diagnostic d'anaphylaxie

En effet, face à un angio-œdème isolé, un état de choc ou un arrêt cardiaque (les signes cutanés et respiratoires pouvant être absents), le diagnostic d'anaphylaxie peut ne pas être évident.

Le dosage de la tryptase plasmatique est l'examen clef en cas d'anaphylaxie. La tryptase est la protéase la plus abondante contenue dans les granules mastocytaires. Son taux plasmatique augmente après 15 minutes en cas d'anaphylaxie pour un nadir à 2 heures. En pratique, un tube sec ou EDTA est prélevé à 2 heures des réactions anaphylactiques (tryptase au « pic »). Un deuxième tube est également prélevé à 24 heures (tryptase « basale »). La tryptase basale doit être normale en cas d'anaphylaxie. Un taux basal élevé doit faire suspecter une mastocytose.

Attention ! Penser à prélever une tryptasémie en post-mortem *si le décès est possiblement imputable à une anaphylaxie.*

Le taux d'histamine plasmatique s'accroît très rapidement après une anaphylaxie, mais diminue dès la première heure. Son dosage n'est donc jamais réalisé en pratique.

Il est en revanche possible également de doser les IgE spécifiques de certains allergènes, dosage qui permettra d'établir le mécanisme de la réaction d'hypersensibilité immédiate.

Il ne faut jamais oublier le bilan allergologique à moyen terme

À moyen terme, il est indispensable de prévoir une consultation d'allergologie 4 à 6 semaines au plus tard après une anaphylaxie. Un interrogatoire précis et des examens complémentaires seront réalisés pour identifier l'allergène.

En cas d'anaphylaxie et quel que soit son mécanisme, tout patient (et son entourage) doit recevoir une éducation thérapeutique et disposer d'une trousse d'urgence avec un AIA immédiatement utilisable en cas de récidive.

Points de vigilance

Erreurs à ne pas commettre :

- Ne pas envisager le diagnostic d'anaphylaxie immédiatement devant des signes cutanéomuqueux (urticaire et angio-œdème) et/ou respiratoires (angio-œdème obstructif ou bronchospasme) et/ou hémodynamiques (état de choc ou arrêt cardiaque) d'apparition brutale.
- Ne pas immédiatement stopper l'exposition à l'allergène.
- Injecter en urgence un autre médicament que de l'adrénaline par voie intramusculaire.
- Ne pas confier le patient à un allergologue.
- Ne pas donner au patient aux antécédents d'anaphylaxie un AIA.
- Ne pas éduquer le patient et son entourage à l'utilisation de l'AIA en cas d'urgence.

Tic-tac…

< 5 min	• Avoir fait le diagnostic de choc anaphylactique
< 10 min	• Avoir stoppé l'exposition à l'allergène
< 15 min	• Avoir injecté de l'adrénaline par voie IM (0,01 mg/kg, 0,5 mg max) • Prévenir le réanimateur
< 30 min	• Prise en charge du patient par une équipe de réanimation
< 3 mois	• Le patient dispose d'un AIA et sait s'en servir • Le patient a consulté un allergologue

Une situation clinique… Deux prises en charge

Lara est l'interne de garde en hématologie.

Elle se déplace au chevet d'un patient de 55 ans hospitalisé pour une intensification thérapeutique avec autogreffe de cellules souches hématopoïétiques dans le cadre d'un myélome multiple. Il n'a pas d'autre antécédent.

Il est actuellement en aplasie et présente alors un premier pic fébrile à 39,2 °C.

Les fonctions vitales sont les suivantes : PA 128/88 mmHg, FC 121 bpm, FR 18 cycles/min, SpO_2 en air ambiant 100 %.

Lara ne retrouve pas d'autre signe de gravité ni aucune porte d'entrée infectieuse évidente.

Après réalisation de prélèvements microbiologiques (hémocultures en périphérie et sur le PAC, ECBU), elle prescrit une antibiothérapie probabiliste par pipéracilline, tazobactam.

Cinq minutes après l'initiation du traitement antibiotique, Lara est rappelée par l'infirmière. Le patient « ne se sent pas bien ». Il serait somnolent, avec une FR à 30 cycles/min. Il présenterait aussi un érythème et un gonflement du visage. La pression artérielle est à 82/38 mmHg et la SpO_2 imprenable.

Où Lara ne fait pas ce qu'il faut...

La seringue de pipéracilline-tazobactam continue de « couler »...

Lara met en place une oxygénothérapie au masque à haute concentration à 15 litres/min et demande une expansion volémique par cristalloïdes.

Elle demande à l'infirmière de préparer de l'adrénaline pour réaliser rapidement un bolus intraveineux...

Lara envisage à juste titre le diagnostic d'anaphylaxie. Le patient présenterait alors une réaction anaphylactique de grade 3 (état de choc, détresse respiratoire) et justifie une prise en charge thérapeutique en urgence absolue. Une éviction de l'allergène suspecté (arrêt de l'antibiothérapie) est essentielle et la voie veineuse utilisée ne doit plus être utilisée ! (maintien éventuel du cathéter mais retrait de la tubulure). L'adrénaline IM est le traitement indispensable à injecter, dans l'attente du réanimateur...

Où Julie « assure »

Au téléphone avec l'infirmière, devant une probable anaphylaxie, Julie demande un arrêt immédiat de la perfusion de l'antibiotique ! Elle lui demande de préparer de l'adrénaline : une ampoule de 1 mg dans une seringue de 10 ml avec du « sérum physiologique » (soit 0,1 mg/ml). Elle appelle immédiatement le réanimateur de garde pour lui demander de la rejoindre le plus rapidement possible au chevet du patient.

À son arrivée dans la chambre, Julie confirme l'anaphylaxie par un examen clinique rapide et injecte 0,5 mg (5 ml de sa seringue) dans la face latéro-externe au tiers moyen de la cuisse du patient. Elle introduit une oxygénothérapie au masque à haute concentration à 15 litres/min et débute une expansion volémique avec 500 ml de cristalloïdes.

Le patient présentera une amélioration rapide de son état clinique et la prise en charge sera poursuivie en réanimation.

Réponse au quiz

L'angio-œdème bradykinique (anciennement dénommé œdème angioneurotique) est une entité caractérisée par la répétition des crises d'angio-œdème. Celui-ci se situe typiquement au niveau de la face, des extrémités et des voies aériennes supérieures. Un œdème digestif associé à des « crises abdominales » (douleurs, troubles digestifs) est fréquent. L'œdème est blanc et induré, non érythémateux et non prurigineux. Il ne s'associe pas à des signes cutanés, à un bronchospasme ou à un état de choc. Il ne répond pas aux traitements usuels de l'anaphylaxie car il n'est pas d'origine mastocytaire. Il est secondaire à une libération importante de bradykinine, pas d'histamine. Il existe des formes héréditaires (déficit en C1 inhibiteur [$C1_{inh}$] entraînant une synthèse accrue de bradykinine) et des formes acquises auto-immunes (anticorps anti-$C1_{inh}$, parfois paranéoplasiques) ou iatrogènes (IEC et sartans pouvant entraîner un défaut de dégradation de la bradykinine). Le traitement spécifique repose en urgence sur la prescription d'un inhibiteur des récepteurs de la bradykinine (icatibant 30 mg par voie sous-cutanée) ou de concentrés de $C1_{inh}$ (20 UI/kg en IVL).

IV

Défaillances et urgences respiratoires

CHAPITRE

20

PaO_2 et $PaCO_2$

Fiche COMPRENDRE

Situations de départ

- 192 Analyse d'un résultat de gaz du sang
- 197 Analyse des bicarbonates

Objectifs pédagogiques

Pour ce chapitre hors items de l'ECN, le CEMIR propose les objectifs pédagogiques suivants.

Rang	Rubrique	Intitulé	Descriptif
A	Définition	Connaître la définition d'une hypoxémie	Baisse de la PaO_2 en dessous de 80 mmHg dans le cadre d'une insuffisance respiratoire aiguë
A	Diagnostic positif	Savoir interpréter une PaO_2 en fonction de la FiO_2	Savoir évaluer le rapport PaO_2/FiO_2
B	Éléments physio pathologiques	Connaître les principaux mécanismes de l'hypoxémie et leurs principales étiologies rattachées	Inadéquation des rapports ventilation/perfusion (effet shunt notamment), hypoventilation alvéolaire
A	Définition	Connaître la définition d'une hypercapnie	Élévation de la $PaCO_2$ au-dessus de 42 mmHg
A	Diagnostic positif	Reconnaître une acidose respiratoire et le caractère aigu/chronique d'une hypercapnie	Savoir diagnostiquer une acidose respiratoire compensée ou non, reconnaître une hypercapnie aiguë/chronique
B	Éléments physio pathologiques	Connaître les principaux mécanismes de l'hypercapnie et leurs principales étiologies rattachées	Hypoventilation alvéolaire et ses principaux mécanismes, exacerbation de BPCO

Comprendre la PaO_2
I. Définition de l'hypoxémie
II. Mécanismes physiopathologiques de l'hypoxémie
Comprendre la $PaCO_2$
I. Définition de l'hypercapnie
II. Mécanismes physiopathologiques de l'hypercapnie
III. Quels sont les critères de gravité d'une hypercapnie ?

Comprendre la PaO_2

Vignette clinique

Madame G. est amenée aux urgences par les pompiers pour gêne respiratoire. À l'arrivée, elle « désature ». Elle présente une toux et une fièvre depuis 48 heures.

La pression artérielle est à 127/78 mmHg, la fréquence cardiaque à 108 par minute, la température à 39,1 °C, la saturation pulsée en oxygène à 91 % et la fréquence respiratoire à 30 cycles par minute en air ambiant.

En air ambiant, l'analyse des gaz du sang artériels met en évidence :

- pH = 7,44;
- P_aO_2 = 60 mmHg;
- P_aCO_2 = 37 mmHg;
- HCO_3^- = 25 mmol/l.

La radiographie thoracique met en évidence une pneumonie franche lobaire aiguë.

Dans le cas présent, l'hypoxémie est expliquée par un phénomène de shunt. L'atteinte du parenchyme pulmonaire peut entraîner une inadéquation entre la ventilation et la perfusion. Lorsque les alvéoles sont comblées (pneumonie comme ici, mais aussi œdème pulmonaire cardiogénique ou lésionnel, hémorragie intra-alvéolaire…) ou lorsqu'il existe une obstruction bronchiolaire ou bronchique (atélectasie), des zones pulmonaires sont mal ventilées, voire non ventilées, mais restent correctement perfusées, ce qui correspond à un phénomène de shunt. Le passage de sang non ou peu oxygéné dans la circulation artérielle systémique induit une baisse de la PaO_2.

I. Définition de l'hypoxémie

Ⓐ L'hypoxémie se définit par une baisse de la pression partielle en oxygène dans le sang artériel (**PaO_2**) **au-dessous de 80 mmHg** (PaO_2 normale : 80 à 100 mmHg). Celle-ci est « dépistée » en clinique par une baisse de la SpO_2 et mesurée par les gaz du sang artériels.

Attention : une PaO_2 s'interprète toujours en fonction de la fraction inspirée en oxygène (FiO_2) par le patient. La FiO_2 de l'air ambiant est de 21 %, mais la FiO_2 va augmenter avec une oxygénothérapie — c'est d'ailleurs le but de celle-ci (cf. chapitre 4). Il est difficile de définir précisément la FiO_2 du patient avec les interfaces d'oxygénothérapie non occlusives : lunettes, masques à oxygène. La FiO_2 peut en revanche être déterminée précisément avec les interfaces occlusives, notamment en ventilation mécanique invasive. En réanimation, il est donc possible de calculer très précisément le **rapport PaO_2/FiO_2** qui permet d'évaluer l'oxygénation.

En pratique courante, hors réanimation, il faut essentiellement retenir qu'une PaO_2 s'interprète avec l'oxygénothérapie que reçoit le patient. En exemple, une PaO_2 à 75 mmHg correspond à une hypoxémie légère en air ambiant mais peut correspondre à une hypoxémie sévère sous masque à haute concentration réglé à un débit de 15 litres/min.

En situation aiguë, l'hypoxémie s'intègre à un tableau de détresse respiratoire reflétant l'incapacité de l'appareil respiratoire à assurer une hématose satisfaisante.

Encadré 20.1

Hypoxémie, hypoxie, hématose

L'**hypoxémie** correspond à une diminution de la PaO_2, tandis que l'**hypoxie** correspond à une insuffisance d'oxygénation **tissulaire** (différence entre les besoins et les apports en oxygène). L'hypoxie peut être secondaire à l'hypoxémie, mais pas de manière systématique. Au cours de l'anémie aiguë par exemple, la PaO_2 peut être normale, mais le transporteur est défaillant, responsable d'une hypoxie sans hypoxémie.

L'**hématose** est la capacité à assurer l'enrichissement du sang en O_2 et l'élimination du CO_2.

B Pour assurer une hématose satisfaisante, plusieurs éléments sont indispensables :

- teneur en O_2 satisfaisante de l'air inspiré (**FiO_2**);
- centre de **commande ventilatoire** fonctionnel et **transmission** nerveuse normale;
- fonctionnement adéquat du **soufflet thoracique**;
- **conduction** dans les voies aériennes supérieures et inférieures normale;
- **échanges gazeux** satisfaisants (rapports **ventilation/perfusion**, **diffusion** alvéolocapillaire).

Toute anomalie à l'une de ces étapes peut être responsable d'une hypoxémie.

II. Mécanismes physiopathologiques de l'hypoxémie

L'hypoxémie peut être expliquée par deux mécanismes principaux (fig. 20.1) :

- l'hypoventilation alvéolaire;
- le phénomène de shunt.

En réanimation, en cas de phénomène de shunt, l'hypoxémie est fréquemment aggravée au cours d'un état de choc du fait d'un effet basse PvO_2 (hors programme, cf. *infra*).

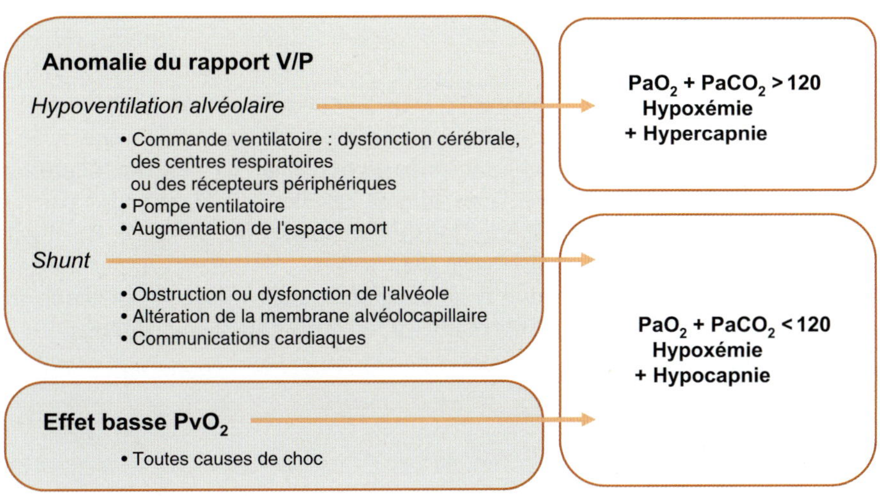

Fig. 20.1. B **Causes physiopathologiques de l'hypoxémie.**

A. Hypoventilation alvéolaire

L'hypoventilation alvéolaire traduit une diminution du renouvellement de l'air au niveau alvéolaire sur l'ensemble du poumon. Si les alvéoles sont moins ventilées, une hypoxémie apparaît donc associée à une hypercapnie — l'O_2 n'arrive pas au sein des alvéoles, le CO_2 ne peut pas être éliminé. L'analyse des gaz du sang montre une hypercapnie proportionnelle à l'hypoxémie, avec **une somme PaO_2 + $PaCO_2$ supérieure à 120 mmHg** *en air ambiant*.

→ **La PaO_2 se corrige sous oxygénothérapie**.

Il existe deux mécanismes non exclusifs.

1. Hypoventilation alvéolaire par baisse de la ventilation

Elle correspond à une baisse de la ventilation minute (volume inspiré et expiré en une minute : Volume courant × Fréquence respiratoire), souvent par baisse de la fréquence respiratoire, sans modification de l'espace mort. L'hypoxémie est proportionnelle à l'augmentation de la $PaCO_2$.

Par exemple : coma, intoxication aux psychotropes, etc.

2. Hypoventilation alvéolaire par effet espace mort

Elle est secondaire à l'augmentation du rapport ventilation/perfusion (**VA/Q > 1**, fig. 20.2) au profit de zones ventilées non perfusées. La ventilation de ces zones d'espace mort constitue un travail respiratoire physiologiquement inutile puisqu'en l'absence de perfusion, il n'y a pas d'échange gazeux. Ainsi, à même ventilation minute globale, les zones alvéolaires saines sont moins ventilées, d'où une hypercapnie et une hypoxémie.

Les patients ayant une BPCO représentent une situation d'hypoventilation alvéolaire par augmentation de l'espace mort. En cas de décompensation, on observe fréquemment chez ces malades une augmentation de la fréquence respiratoire avec une réduction du volume courant, ce qui induit potentiellement une augmentation du rapport espace mort/volume courant, majorant alors l'hypoventilation alvéolaire.

Pour aller plus loin

B Pour déterminer de façon plus précise si une hypoxémie est liée à une hypoventilation alvéolaire, en particulier dans les situations où la fraction inspirée en oxygène (FiO_2) est supérieure à 21 %, il est nécessaire d'utiliser l'équation des gaz alvéolaires, afin de calculer la PaO_2 attendue par rapport à la capnie :

$PaO_2 = FiO_2 \times (\text{Pression barométrique} - 47) - PaCO_2/0,8$.

Si la PaO_2 mesurée est égale à la PaO_2 attendue, on peut conclure que l'hypoxémie est liée à une hypoventilation alvéolaire. La pression barométrique est estimée à 760 mmHg au niveau de la mer.

B. Phénomènes de shunt

Une partie du sang artériel pulmonaire « shunte » les zones ventilées et se retrouve, toujours non oxygéné, dans les veines pulmonaires.

Deux mécanismes sont possibles, non exclusifs :

- l'hétérogénéité des rapports ventilation/perfusion dans les poumons réalise la première cause. Il existe des zones non ou mal ventilées mais perfusées (**rapport VA/Q < 1**; fig. 20.2). Le sang veineux mêlé pulmonaire correspond à un mélange de sang oxygéné lors de l'hématose à différents degrés (différentes concentrations veineuses en oxygène) qui dépendent des rapports ventilation/perfusion (différents dans chaque zone pulmonaire). Une modification de ces rapports peut entraîner une hypoxémie. Ce phénomène de shunt est de loin le plus fréquent des mécanismes pouvant concourir à l'hypoxémie. Les causes les plus fréquentes sont les pathologies alvéolaires (œdème alvéolaire ou altération de la membrane alvéolocapillaire) : œdème pulmonaire cardiogénique ou lésionnel (SDRA), pneumopathie infectieuse ou d'une autre origine, obstruction bronchique entraînant une atélectasie (trouble ventilatoire) ;

- le shunt intracardiaque : passage direct de sang des cavités droites vers les cavités gauches du fait d'une communication entre les cavités cardiaques (communication interauriculaire, foramen ovale perméable).

L'hypoxémie entraîne une hyperventilation compensatrice, permettant de corriger plus ou moins partiellement l'hypoxémie. Cette compensation entraîne secondairement une hypocapnie, avec **une somme $PaO_2 + PaCO_2$ inférieure à 120 mmHg en air ambiant.**

→ **La PaO_2 se corrige partiellement sous oxygénothérapie** (aucune correction dans les shunts intracardiaques).

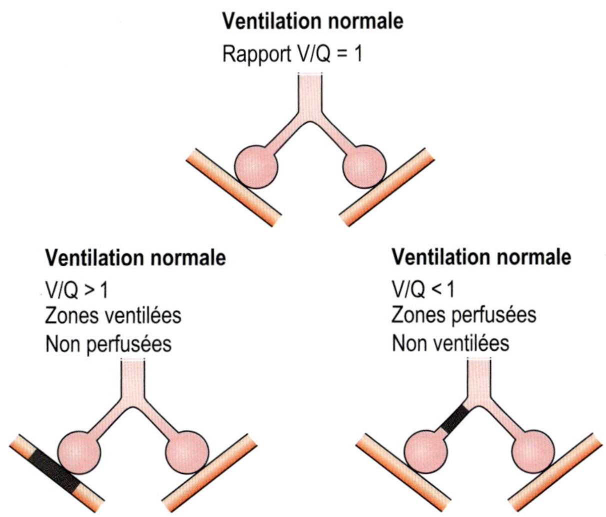

Fig. 20.2. B **Rapports ventilation/perfusion.**

Encadré 20.2

Effet basse PvO_2

C L'extraction tissulaire d'oxygène est augmentée au cours des états de choc, responsable d'une baisse de la saturation en oxygène du sang veineux mêlé (SvO_2) au niveau des cavités cardiaques droites.

Cette saturation veineuse basse est alors de nature à générer ou aggraver une hypoxémie par effet de contamination du sang artériel en cas de phénomène de shunt préexistant.

Le diagnostic repose essentiellement sur les signes cliniques d'hypoperfusion périphérique (hypotension artérielle, extrémités froides, marbrures, temps de recoloration cutanée allongé) et la correction de l'hypoxémie avec la correction du choc.

Comprendre la $PaCO_2$

Vignette clinique

Un patient de 70 ans se présente aux urgences pour une dyspnée aiguë.

Il est peu suivi sur le plan médical mais présente, selon son épouse, une bronchite chronique.

Il présente des signes de détresse respiratoire aiguë avec tirage sus-claviculaire, tachypnée et balancement thoraco-abdominal. Il est également en sueurs, somnolent, et présente de fins tremblements des extrémités.

L'infirmière a effectué une gazométrie artérielle sous ventilation non invasive (VNI) avec une FiO_2 ajustée à 30 % :

- pH = 7,18;
- PaO_2 = 86 mmHg;
- $PaCO_2$ = 80 mmHg;
- HCO_3^- = 30 mmol/l.

Le diagnostic retenu est celui d'une insuffisance respiratoire aiguë hypercapnique en lien avec une exacerbation aiguë de BPCO.

En effet, les antécédents rapportés par l'épouse vous orientent vers l'existence d'une BPCO.

De plus, le patient présente une acidose d'origine respiratoire (hypercapnique). L'élévation des bicarbonates (compensatrice) traduit l'existence d'une probable hypercapnie chronique.

À noter que le calcul $PO_2 + PCO_2$ ne peut pas être appliqué chez ce patient sous oxygénothérapie.

Enfin, des signes cliniques d'hypercapnie sont présents (somnolence, sueurs, astérixis).

I. Définition de l'hypercapnie

(A) L'hypercapnie se définit par une élévation de la **$PaCO_2$ au-delà de 44 mmHg** ($PaCO_2$ normale : 36 à 44 mmHg).

En situation aiguë, elle s'intègre volontiers au tableau de détresse respiratoire et peut alors être responsable d'une acidose respiratoire (cf. chapitre 36).

Les signes cliniques de l'hypercapnie sont importants à connaître. Ils font suite, pour partie, à une vasodilatation cérébrale induite par l'hypercapnie :

- **céphalées**, agitation, syndrome confusionnel, somnolence, voire coma hypercapnique;
- **astérixis**;
- hypercrinie : **sueurs**;
- **hypertension artérielle**.

II. Mécanismes physiopathologiques de l'hypercapnie

(B) L'hypercapnie est secondaire à une hypoventilation alvéolaire et s'associe toujours à une hypoxémie (qui est corrigée par l'apport d'oxygène). Les principaux mécanismes d'hypoventilation alvéolaire ont été présentés plus haut dans le paragraphe « A. Hypoventilation alvéolaire ». Les causes principales sont :

- anomalies de la commande ventilatoire centrale :

- en premier lieu les médicaments dépresseurs respiratoires;
- atteintes cérébrales vasculaires, infectieuses, traumatiques
- dysfonctions neuromusculaires et anomalies thoracopulmonaires :
  - syndrome de Guillain-Barré, myasthénie, sclérose latérale amyotrophique, myopathies, paralysies phréniques…;
  - syndromes restrictifs pulmonaires, pathologie de la cage thoracique, obésité;
  - BPCO;
  - épuisement respiratoire.

III. Quels sont les critères de gravité d'une hypercapnie ?

Ⓐ Dans le cadre d'une détresse respiratoire — tableau clinique déjà grave ! —, l'hypercapnie est un élément de gravité supplémentaire et impose l'appel immédiat d'un réanimateur.

Chez les patients n'ayant pas d'insuffisance respiratoire chronique, si la détresse respiratoire s'associe initialement à une hypocapnie (effet shunt, par exemple), l'élévation secondaire de la $PaCO_2$ (normocapnie voire hypercapnie) est un signe majeur de gravité car il signe l'épuisement musculaire respiratoire du malade. Ce tableau précède l'arrêt respiratoire et justifie l'instauration d'une ventilation mécanique.

Les autres signes de gravité d'une hypercapnie sont :

- une acidose respiratoire sévère avec un pH $< 7,30$;
- l'existence de troubles de vigilance.

Il faut également retenir qu'en cas de pathologie neuromusculaire, les signes de détresse respiratoire sont peu évidents à l'examen clinique (peu ou pas de mise en jeu visible des muscles respiratoires accessoires). L'hypercapnie est alors un signe d'alerte chez ces patients et justifie toujours l'appel au réanimateur.

CHAPITRE

21

Insuffisance respiratoire aiguë de l'adulte

Situations de départ

- 160 Détresse respiratoire aiguë
- 162 Dyspnée

Items, objectifs pédagogiques

ITEM 359 – Détresse et insuffisance respiratoire aiguë du nourrisson, de l'enfant et de l'adulte

Rang	Rubrique	Intitulé	Descriptif
A	Définition	Définition de la détresse et de l'insuffisance respiratoire aiguë	Détresse = définition clinique, insuffisance = anomalies gazométriques (PaO_2, $PaCO_2$)
A	Définition	Critères de diagnostic, variations avec l'âge	
B	Éléments physiopathologiques	Principes physiopathologiques de l'hypoxémie	Anomalies ventilation/perfusion, effet shunt, trouble de la diffusion, diminution de la P_AO_2
B	Éléments physiopathologiques	Anomalies de la pompe ventilatoire	Atteinte médullaire, nerveuse périphérique, musculaire, compliance thoracopulmonaire, TVO
B	Éléments physiopathologiques	Éléments physiopathologiques du SDRA et causes principales, maladie des membranes hyalines du nouveau-né	Lésions de la membrane alvéolocapillaire
A	Identifier une urgence	Reconnaître les signes de gravité cliniques et gazométriques	Reconnaître et savoir recueillir les anomalies de la FR, une désaturation, une cyanose, des signes de tirage, un balancement, des signes en faveur d'une hypercapnie (sueurs, signes cardiovasculaires, encéphalopathie), bradypnée asphyxique. Connaître les critères gazométriques de gravité
A	Identifier une urgence	Savoir reconnaître les signes de détresse respiratoires suite à l'inhalation d'un corps étranger chez l'enfant et chez l'adulte, ou en cas d'épiglottite de l'enfant et de l'adulte	Corps étranger (syndrome de pénétration…, sémiologie selon l'âge)
A	Diagnostic positif	Savoir rechercher les éléments d'orientation clinique et anamnestique devant une insuffisance respiratoire aiguë chez l'adulte et l'enfant	Décompensation de BPCO, OAP, EP, PNP, asthme, bronchiolites, pathologies des voies aériennes supérieures

Rang	Rubrique	Intitulé	Descriptif
A	Examens complémentaires	Connaître la stratégie d'investigations à visée étiologique pour les hypothèses fréquentes (décompensation de BPCO, OAP, EP, PNP, asthme, bronchiolites, pathologies des voies aériennes supérieures)	Radiographie de thorax, bilan sanguin (dont GDS artériel), ECG, place raisonnée : biomarqueurs, échocardiographie, scanner thoracique
B	Examens complémentaires	Connaître l'indication des examens d'imagerie devant un corps étranger bronchique	Radiographie du thorax inspi/expi en première intention, pas d'indication de scanner en première intention
A	Contenu multimédia	Savoir reconnaître un OAP sur une radiographie du thorax	Cardiomégalie, épanchement pleural souvent bilatéral et symétrique, redistribution vasculaire vers les sommets, signes d'atteinte interstitielle (lignes de Kerley B) ou alvéolaire (opacités alvéolaires bilatérales à prédominance périhilaire)
A	Contenu multimédia	Savoir reconnaître une pneumonie sur une radiographie du thorax	
A	Étiologie	Savoir reconnaître les causes les plus fréquentes chez l'adulte	OAP, exacerbation de BPCO, crise d'asthme, pneumonie, embolie pulmonaire
A	Identifier une urgence	Connaître les premiers gestes chez l'adulte présentant une inhalation de corps étranger	Décrire les mesures à mettre en œuvre en urgence : gestes (LVAS, position…) et manœuvres (Heimlich), mesures de surveillance immédiate, orientation du patient
A	Prise en charge	Connaître les modalités d'oxygénation initiale	Savoir prescrire une oxygénothérapie et utiliser les moyens d'administration suivants : lunettes, masque simple, masque haute concentration, ballon autoremplisseur avec valve unidirectionnelle, connaître les limites de ces méthodes
B	Prise en charge	Connaître les différents moyens de la prise en charge d'un patient en insuffisance respiratoire aiguë	Connaître les grands principes des traitements symptomatiques : oxygène à haut débit, PPC, VNI, ventilation invasive
A	Identifier une urgence	Savoir orienter en urgence un patient en détresse respiratoire aiguë pour un geste spécialisé	Connaître les indications urgentes de laryngoscopie, bronchoscopie, trachéotomie

ITEM 203 – Dyspnée aiguë et chronique

Introduction

I. Comment faire le diagnostic d'insuffisance respiratoire aiguë ?

II. Quels traitements d'urgence administrer sans délai ?

III. Quels examens complémentaires demander en urgence ?

IV. Quel est le raisonnement étiologique ?

Introduction

A La détresse respiratoire aiguë correspond à l'ensemble des signes cliniques traduisant une insuffisance respiratoire aiguë. Celle-ci correspond à l'incapacité du système respiratoire (voies aériennes, membrane alvéolocapillaire, muscles respiratoires, cage thoracique…) à assurer une hématose correcte (satisfaire les besoins en oxygène de l'organisme et éliminer le dioxyde de carbone). Elle est toujours responsable d'une hypoxémie (baisse de la PaO_2).

Il s'agit d'une urgence vitale qui doit impérativement être immédiatement reconnue par le clinicien (diagnostic positif) pour déboucher sur une prise en charge diagnostique (diagnostic étiologique) et thérapeutique rapide (traitements symptomatique et étiologique). En l'absence de prise en charge immédiate, l'évolution est rapidement défavorable vers un arrêt cardiaque hypoxique (arrêt cardiaque lié à un déficit en oxygène).

Vignette clinique

Madame P., 72 ans, consulte aux urgences pour une **dyspnée** s'aggravant depuis 48 heures. Elle a pour principaux antécédents une cardiopathie ischémique (revascularisation par deux stents sur l'artère interventriculaire antérieure il y a deux ans) et une hypertension artérielle essentielle. Ses traitements habituels sont : acide acétylsalicylique 75 mg le midi, bisoprolol 5 mg le matin, ramipril 2,5 mg le matin et atorvastatine 10 mg le midi.

L'histoire de la maladie débute par un tableau de virose (catarrhe nasal, toux sèche, **fièvre**) évoluant depuis une semaine. La **dyspnée** évolue quant à elle depuis 48 heures et **s'aggrave rapidement**, de façon plus marquée depuis 24 heures. Il n'y a pas d'orthopnée. Il n'y a pas d'autre symptôme associé.

À son arrivée aux urgences, son examen clinique est le suivant :

Paramètres vitaux : PAS 140 mmHg, PAD 65 mmHg, FC 125 bpm, FR 30 cycles/min (**tachypnée** : vidéo 21.1), SpO_2 82 % en air ambiant, **tirage** intercostal (vidéo 21.2), **balancement thoraco-abdominal** (vidéo 21.3), vigilance normale (score de Glasgow à 15), température 38,3 °C.

Le diagnostic syndromique de **détresse respiratoire aiguë sans retentissement hémodynamique et neurologique** est donc posé.

Examen physique systématisé : pas de cornage, pas de stridor, foyer de crépitants au niveau de la base pulmonaire droite à l'auscultation pulmonaire, auscultation cardiaque sans particularité, le reste de l'examen physique est normal (en particulier : pas de turgescence jugulaire, ni de reflux hépatojugulaire).

La prise en charge immédiate de la patiente consiste en la mise en place d'une **oxygénothérapie** à 15 litres/min au masque à haute concentration (la SpO_2 remonte alors à une valeur de 96 %) et d'un accès veineux et d'un monitorage (scope, saturomètre et pression artérielle au manomètre automatisé).

Les examens complémentaires réalisés immédiatement sont :

- une gazométrie artérielle (masque à haute concentration avec débit d'oxygène à 15 litres/min) : pH = 7,41, PaO_2 = 80 mmHg, $PaCO_2$ = 35 mmHg, lactate = 1,8 mmol/l ;
- une radiographie thoracique : opacité alvéolaire (bronchogramme aérique) systématisé au lobe moyen ;
- un ECG (tachycardie sinusale, onde Q de V1 à V4, pas d'autre anomalie) ;
- un bilan biologique et des prélèvements microbiologiques (NFS, plaquettes, bilan de coagulation, ionogramme sanguin, créatininémie, bilan hépatique, hémocultures, ECBC, antigénuries légionnelle et pneumocoque, PCR virales multiplex sur écouvillon nasopharyngé).

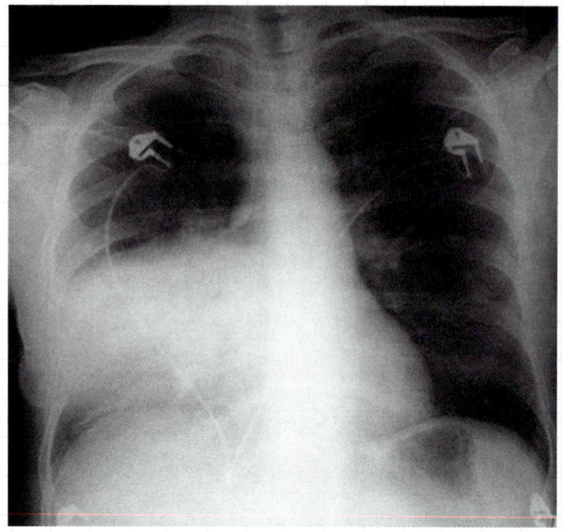

Le diagnostic étiologique retenu est celui d'une **pneumonie aiguë communautaire**, compliquée de détresse respiratoire aiguë.

Après évaluation globale de la gravité, mise en place des manœuvres de réanimation, bilan initial et réévaluation de l'efficacité des premières mesures thérapeutiques, il convient de :

- transférer la patiente en réanimation devant la présence de signes de gravité;
- administrer une antibiothérapie probabiliste (traitement étiologique);
- évoquer une intubation orotrachéale (traitement symptomatique) en cas de persistance d'une détresse respiratoire malgré le traitement initial.

I. Comment faire le diagnostic d'insuffisance respiratoire aiguë ?

Le diagnostic de détresse respiratoire aiguë se fait exclusivement à l'**inspection**. Pas besoin de stéthoscope ni d'examen complémentaire !

La plainte initiale, c'est-à-dire le motif de consultation, est généralement une **dyspnée** (qui correspond à la sensation subjective de gêne respiratoire).

L'inspection, qui correspond au premier temps de l'examen clinique, permettra d'objectiver des **signes de gravité respiratoires** qui définissent le diagnostic de détresse respiratoire aiguë (un seul suffit pour poser le diagnostic !).

Il ne faut pas confondre la détresse respiratoire aiguë avec le syndrome de détresse respiratoire aiguë (SDRA). Le SDRA est une entité qui répond à une définition précise. Ce syndrome correspond à un œdème pulmonaire lésionnel (et non cardiogénique) dont les origines peuvent être multiples. Il s'agit d'une étiologie de détresse respiratoire aiguë.

Une augmentation de la fréquence respiratoire (FR > 20 cycles/min) : tachypnée, mécanisme compensateur de l'augmentation de la demande en oxygène

Si le volume courant est conservé ou augmenté (ce qui est difficile à observer cliniquement), il y a une augmentation de la ventilation minute; on parle alors de polypnée, associée à la tachypnée (augmentation de la fréquence respiratoire). Cette différence est difficile à faire (et a d'ailleurs peu d'intérêt) en pratique clinique.

Dans certaines situations, il peut exister une *diminution de la fréquence respiratoire* (**bradypnée** jusqu'à l'apnée). La bradypnée est alors un signe de gravité extrême qui peut traduire l'épuisement du système respiratoire ou une défaillance neurologique associée, annonciateur d'un arrêt respiratoire imminent.

Des signes en faveur d'une augmentation du travail respiratoire : les signes de lutte

Le **tirage** sus-claviculaire, sus-sternal et intercostal correspond à une activité majeure des muscles inspiratoires extradiaphragmatiques (comme les scalènes et les intercostaux externes) et au **recrutement des muscles respiratoires accessoires** (sternocléidomastoïdiens et intercostaux, cf. vidéo 21.2).

La contraction des muscles expiratoires, en particulier des muscles abdominaux, traduit une expiration active (alors qu'il s'agit normalement d'un phénomène passif).

À l'extrême, le **balancement thoraco-abdominal** avec respiration abdominale paradoxale témoigne de la faillite du diaphragme et est à ce titre un signe de gravité extrême (épuisement respiratoire).

Des signes témoins du retentissement de l'insuffisance respiratoire aiguë sur l'hématose

La **cyanose** et la **baisse de la SpO_2** (<95 %) sont les témoins de l'hypoxémie.

Les **sueurs**, l'**astérixis** (cf. vidéo 53.1 au chapitre 53) ou l'**hypertension artérielle** peuvent se rencontrer en cas d'hypercapnie.

La gravité s'évalue également sur les éléments hémodynamiques (signes d'**insuffisance circulatoire**) et neurologiques. Ainsi, les altérations du comportement (anxiété, agitation, confusion) et à l'extrême les **troubles de la vigilance** correspondent à un signe de gravité majeure en cas d'hypoxémie. L'obnubilation, le ralentissement idéo-moteur, les troubles de la conscience et de la vigilance peuvent aussi traduire une hypercapnie sévère.

Encadré 21.1

Saturation pulsée en oxygène (SpO_2)

L'oxymètre de pouls est un appareil non invasif qui permet de mesurer la SpO_2 grâce à la spectrophotométrie (absorption de la lumière par l'hémoglobine oxygénée dans le sang artériel pulsé) (fig. 21.1 et 21.2). La SpO_2 permet d'estimer la SaO_2 (saturation artérielle en oxygène) à ± 2 %. La SaO_2 est directement reliée à la PaO_2 (courbe de dissociation de l'oxyhémoglobine). Une SpO_2 <95 % est le plus souvent associée à une PaO_2 <80 mmHg et donc à une hypoxémie. Par ailleurs, la SaO_2 et la concentration en hémoglobine sont les principaux déterminants du contenu artériel en oxygène. Son monitorage est ainsi pertinent en cas d'atteinte respiratoire.

La SpO_2 est donc une mesure non invasive simple, parfois continue, permettant de **dépister et suivre les épisodes d'hypoxémie** et donc d'insuffisance respiratoire aiguë. Attention néanmoins à la qualité du signal (courbe de saturation), notamment si les extrémités sont froides ou en présence de vernis à ongles.

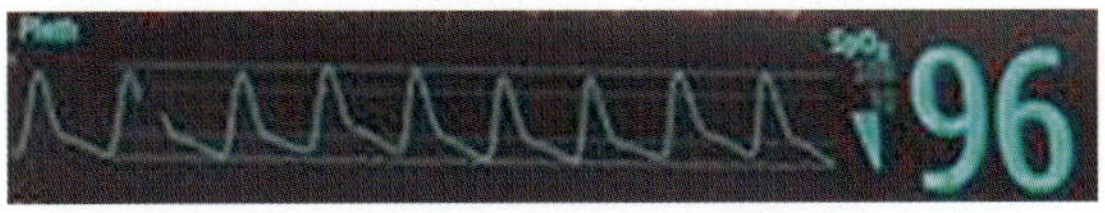

Fig. 21.1. Ⓐ Courbe de saturation pulsée en oxygène mesurée par spectrométrie.

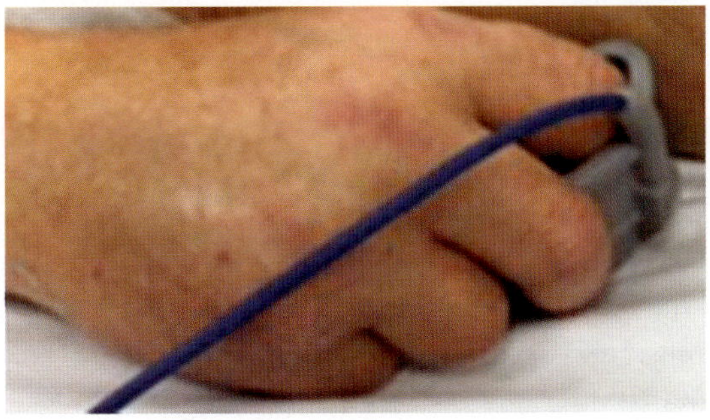

Fig. 21.2. Ⓐ Oxymètre de pouls.

Diagnostic :
- Dyspnée.
- Tachypnée.
- Signes de lutte : tirage, balancement thoraco-abdominal.
- Signes d'hypoxémie (cyanose, baisse de la SpO_2) et/ou d'hypercapnie (sueurs, astérixis, hypertension artérielle, troubles neurologiques).

II. Quels traitements d'urgence administrer sans délai ?

A. Premier temps : éliminer une obstruction des voies aériennes supérieures

Le diagnostic est immédiat ! Il s'agit du syndrome de pénétration, ou asphyxique, défini par une suffocation transitoire avec un malaise et une cyanose secondaire.

Les bruits évocateurs d'obstruction des voies aériennes (vidéo 21.4) sont :

- inspiratoire, comme un stridor ou un cornage (obstacle glottique ou supraglottique) ;
- aux deux temps respiratoires (obstacle trachéal) ;
- expiratoire, comme un *wheezing* (obstacle sous-trachéal).

Ils sont très souvent associés à une bradypnée inspiratoire.

Les obstacles peuvent être de multiples origines : obstruction intrinsèque secondaire à une fausse route avec inhalation (corps étranger, aliment), une épiglottite aiguë, un cancer des voies aériennes supérieures, un œdème de Quincke…, ou bien extrinsèque par compression (par un hématome, une adénopathie, une tumeur, un abcès…).

Si l'obstacle est complet, l'asphyxie est rapide

Le patient est agité, rapidement cyanosé puis présente un arrêt cardiaque si l'obstacle n'est pas levé.

En cas d'**obstruction complète dans un contexte d'inhalation de corps étranger**, il faudra réaliser sans délai des **manœuvres de désobstruction des voies aériennes** (claque dorsale et manœuvre de Heimlich).

Encadré 21.2

Réalisation de la manœuvre de Heimlich

Elle consiste à effectuer une pression abdominale brutale dont le but est de repousser le diaphragme vers le haut. L'objectif est de réaliser une pression suffisante pour expulser l'obstacle des voies aériennes supérieures.

Il faut se placer derrière le patient, placer le poing d'une des deux mains dans l'autre au niveau du creux épigastrique et réaliser des mouvements brusques de bas en haut en y appliquant une force significative.

Si l'obstacle est incomplet, un bruit respiratoire anormal évocateur (stridor, cornage, wheezing*) fait le diagnostic*

B En cas d'inhalation d'un corps étranger entraînant une obstruction incomplète, les manœuvres de désobstruction sont à proscrire. En effet, elles peuvent mobiliser le corps étranger et se compliquer d'une obstruction complète. Il faut donc simplement asseoir le patient en position demi-assise, mettre en place une oxygénothérapie et le conduire dans un centre bénéficiant d'un plateau technique adapté (exploration fibroscopique).

A Attention : l'**œdème de Quincke obstructif** (cf. chapitre 19) fait partie des urgences thérapeutiques immédiates : **injection immédiate d'adrénaline à 0,5 mg en IM.**

B. Deuxième temps : administrer le plus tôt possible une oxygénothérapie adaptée

En urgence, une oxygénothérapie de 12 à 15 litres/min au masque à haute concentration est débutée (cf. chapitre 4).

Encadré 21.3

Oxygénothérapie chez le patient BPCO

Attention : l'oxygène à haute concentration *n'est pas toxique* chez les patients BPCO ! Il n'existe pas de débit d'oxygène maximal pour ces patients. Seule la cible de saturation en oxygène doit être adaptée. Tout patient en détresse respiratoire aiguë présentant une hypoxémie, même s'il présente une BPCO et/ou une insuffisance respiratoire chronique (y compris sévère), doit bénéficier d'une oxygénothérapie adaptée (c'est-à-dire jusqu'à 12 à 15 litres/min en cas d'hypoxémie sévère). La saturation en oxygène cible est entre 89 et 92 % chez les patients ayant une BPCO.

C. Troisième temps : mettre en place une surveillance continue

Comme dans toute détresse vitale, un abord vasculaire est nécessaire pour administrer rapidement les traitements. Une surveillance continue des paramètres vitaux est également nécessaire pour tout patient en détresse respiratoire : scope, saturomètre et mesure de la pression artérielle automatisée.

Encadré 21.4

Intubation orotrachéale d'urgence (IOT)

B Une détresse respiratoire aiguë peut être isolée et justifie la prise en charge décrite précédemment.

Dans certaines situations particulières, notamment lorsqu'elle s'associe à une **autre défaillance d'organe** (coma, état de choc) ou en présence de **signes d'épuisement respiratoire** (bradypnée asphyxique, balancement thoraco-abdominal), une intubation orotrachéale doit être envisagée d'emblée (fig. 21.3) et sera réalisée par une équipe spécialisée (SMUR, urgentistes, réanimateurs).

Dans les autres situations, l'intubation orotrachéale n'est envisagée qu'en cas de persistance d'une détresse respiratoire malgré l'initiation du traitement étiologique et une prise en charge symptomatique optimale.

La décision d'intubation se fait sur des critères essentiellement cliniques. Les résultats des gaz du sang chez un patient présentant des critères cliniques d'intubation ne modifieront pas la prise en charge et ne doivent donc pas retarder l'intubation.

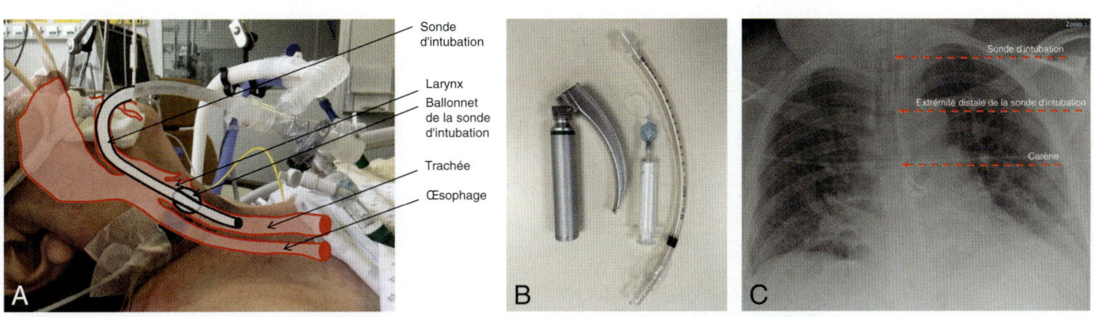

Fig. 21.3. B **Intubation orotrachéale d'urgence (IOT).**

A. Représentation d'une sonde d'intubation insérée dans la trachée d'un patient (ici voie orotrachéale, la voie nasotrachéale est aussi possible). B. Laryngoscope permettant l'exposition de la glotte et l'insertion de la sonde d'intubation (ici replié). Sonde d'intubation raccordée à une seringue permettant de gonfler/dégonfler avec de l'air le ballonnet distal (ici gonflé) qui assure l'étanchéité (relative) dans la trachée. C. Radiographie de thorax avec une sonde d'intubation en place dans la trachée. Un liseré radio-opaque sur la sonde permet une meilleure visualisation.

Encadré 21.5

Autres traitements symptomatiques de l'insuffisance respiratoire aiguë

B L'oxygénothérapie à haut débit nasal humidifié (OHD) permet un apport d'oxygène au patient à des débits supérieurs à 15 litres/min avec un mélange de gaz humidifié et réchauffé. Son indication principale est la **pneumonie hypoxémiante**. Attention tout de même de ne pas retarder une intubation indispensable…

La **ventilation non invasive** (VNI) est une technique de support ventilatoire non invasive. Elle permet d'apporter une assistance respiratoire au patient (diminution du travail respiratoire) de manière non invasive, au moyen d'une interface dédiée (masque facial essentiellement). Ses deux indications essentielles sont la **décompensation de BPCO avec acidose hypercapnique** et l'**œdème aigu pulmonaire (OAP) cardiogénique**.

L'utilisation de ces techniques justifie le recours à des équipes spécialisées en soins critiques.

Prise en charge :

- Éliminer une obstruction des voies aériennes supérieures.
- Administration d'oxygène.
- Surveillance et réévaluation.
- Recherche du diagnostic étiologique.

Quiz 1

L'étiologie difficile : le patient âgé et polypathologique en détresse respiratoire aiguë

Monsieur S., 74 ans, est adressé en urgence pour une détresse respiratoire aiguë.

Antécédents : HTA, tabagisme sevré, infarctus du myocarde responsable d'une insuffisance cardiaque gauche chronique avec une FEVG à 25–30 %, BPCO stade III de la classification de Gold.

Clinique, signes de gravité :

- SpO_2 88 % en air ambiant, FR 26 cycles/min, tirage sus-claviculaire, FC 110 bpm, PA 160/82 mmHg, conscience normale, température 37,2 °C ;
- à l'inspection, pas d'obstacle sur les voies aériennes supérieures, œdèmes des membres inférieurs ;
- à l'auscultation pulmonaire, quelques râles crépitants des bases et des râles sibilants épars.

Examens complémentaires en urgence :

- GDS (air ambiant) : pH = 7,45, PaO_2 = 56 mmHg, $PaCO_2$ = 45 mmHg ;
- radiographie de thorax.

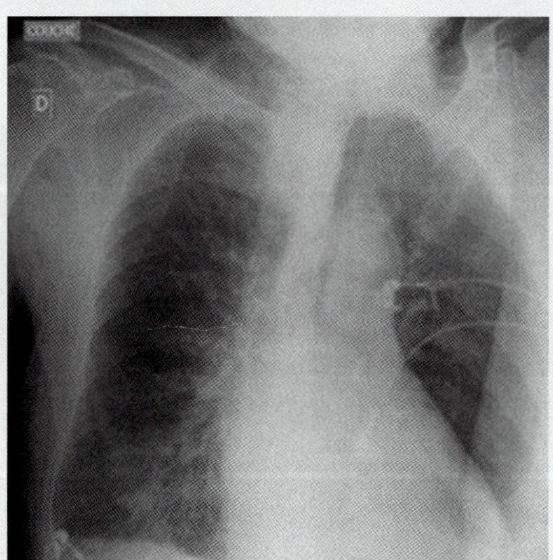

Quel diagnostic est à privilégier : OAP cardiogénique ? exacerbation de BPCO ? les deux ?

III. Quels examens complémentaires demander en urgence ?

Les examens complémentaires permettent d'apprécier la gravité du tableau clinique (gazométrie artérielle) et d'avoir une orientation étiologique (radiographie thoracique et ECG).

A. Gaz du sang artériels

Ils permettent d'évaluer la gravité de l'insuffisance respiratoire aiguë en appréciant son retentissement sur l'hématose.

1. Rechercher une hypoxémie et évaluer sa profondeur (sévérité)

$PaO_2 < 80$ mmHg en air ambiant ou **rapport $PaO_2/FiO_2 < 300$**.

La PaO_2 normale se situe entre 80 et 100 mmHg en air ambiant, ce qui correspond à un rapport $PaO_2/FiO_2 > 300$ ($FiO_2 = 21$ % dans l'air ambiant).

La PaO_2 brute n'a pas la même « valeur » chez un patient en air ambiant ou sous oxygénothérapie à 15 litres/min au masque à haute concentration ! Par exemple, une PaO_2 à 80 mmHg sera plutôt « banale » chez le premier et très inquiétante chez le second (hypoxémie sévère).

Notons que la profondeur de l'hypoxémie sur les gaz du sang ne change pas la prise en charge immédiate. En effet, le débit d'oxygène peut être adapté initialement selon la saturation en oxygène donnée par l'oxymètre de pouls (SpO_2).

2. Évaluer la capnie et sa répercussion sur l'équilibre acidobasique

La $PaCO_2$ normale se situe entre 38 et 42 mmHg.

La détresse respiratoire aiguë s'accompagne le plus souvent d'une hypocapnie du fait d'une hyperventilation alvéolaire associée à la polypnée compensatrice réflexe à l'hypoxémie.

La normocapnie est tout à fait anormale devant une détresse respiratoire : elle a la même valeur qu'une hypercapnie.

L'hypercapnie, secondaire à une hypoventilation alvéolaire, peut se voir dans deux types de situations :

- une décompensation d'insuffisance respiratoire chronique ;
- l'**épuisement respiratoire**.

L'acidose respiratoire secondaire à l'hypercapnie est le témoin d'une gravité supplémentaire.
Attention : un patient présentant une hypercapnie dans le cadre d'une détresse respiratoire doit être admis rapidement en unité de soins critiques et bénéficier d'un support ventilatoire.
Attention de ne pas être rassuré par une normocapnie, qui peut être un signe d'épuisement respiratoire, chez un patient antérieurement hypocapnique.

Encadré 21.6

Rappel sur les mécanismes physiopathologiques de l'hypoxémie

Défaillance du système respiratoire

B La défaillance du système respiratoire peut conduire à une hypoxémie par deux mécanismes principaux.

Problème de « pompe respiratoire » : hypoventilation alvéolaire

L'hypoventilation alvéolaire survient lorsque les muscles respiratoires sont incapables de maintenir la ventilation alvéolaire. Rappelons que l'hypoventilation alvéolaire entraîne avant tout une augmentation de la $PaCO_2$. En effet, du CO_2 s'accumule dans les alvéoles et ne peut plus être éliminé faute de ventilation suffisante. Ainsi, la capnie est directement inversement proportionnelle à la ventilation alvéolaire. En d'autres termes, toute hypoventilation alvéolaire s'accompagne d'une hypercapnie ; et si la ventilation alvéolaire est divisée par deux, alors la capnie est multipliée par deux. Dans le même temps, plus du CO_2 s'accumule dans les alvéoles, moins il y a « de place » pour l'O_2 ; c'est ce qui explique l'hypoxémie en cas d'hypoventilation alvéolaire. La plupart du temps, enrichir les gaz inspirés en oxygène (oxygénothérapie) suffit à rétablir une PaO_2 normale en cas d'hypoventilation alvéolaire isolée.

Problème d'« échangeur pulmonaire » : hétérogénéité des rapports ventilation/perfusion

On parle de **shunt** lorsque des zones pulmonaires sont perfusées mais peu ou pas ventilées. Il s'agit du mécanisme d'hypoxémie le plus fréquent.

Une atteinte du parenchyme pulmonaire peut entraîner une inadéquation entre la ventilation et la perfusion. Lorsque les alvéoles sont comblées (œdème pulmonaire cardiogénique ou lésionnel, pneumonie, hémorragie intra-alvéolaire…) ou lorsqu'il existe une obstruction bronchiolaire ou bronchique (atélectasie), des zones pulmonaires sont mal ventilées, voire non ventilées, mais restent correctement perfusées, ce qui correspond à un phénomène de shunt.

Un shunt peut aussi être en lien avec une anomalie anatomique conduisant à une communication directe entre le sang veineux et le sang artériel. Par exemple, 20 % de la population générale a un foramen ovale perméable permettant un passage direct de sang de l'oreillette droite vers l'oreillette gauche lorsque les pressions dans les cavités cardiaques droites dépassent la pression dans l'oreillette gauche.

Plus rarement, il existe une atteinte de la membrane alvéolocapillaire entraînant un **trouble de la diffusion** des gaz entre l'alvéole et le capillaire pulmonaire.

On distingue d'un côté le shunt complet, correspondant à une absence totale de ventilation comme on l'observe dans le shunt anatomique cardiaque mais aussi dans une atélectasie complète par exemple — on parle alors parfois de shunt « vrai » —, et, d'un autre côté, l'effet shunt qui correspond à un excès de perfusion en regard d'un défaut relatif de ventilation. Au cours de l'effet shunt, l'hypoxémie est réversible sous oxygénothérapie. Le shunt complet en revanche n'est pas corrigé par l'oxygénothérapie.

Défaillance hémodynamique et effet « basse PvO_2 »

En cas de phénomène de shunt, même peu important, il existe un effet de la saturation veineuse en oxygène sur la saturation artérielle. En effet, pour une même fonction pulmonaire, plus la saturation veineuse est basse (c'est-à-dire la saturation du sang veineux qui atteint l'échangeur pulmonaire par les artères pulmonaires), plus la saturation artérielle systémique est basse. En réanimation, une saturation veineuse en oxygène basse se rencontre typiquement au cours des états de choc. En effet, lorsque le débit cardiaque est insuffisant, le transport artériel en oxygène diminue. Les organes doivent alors s'adapter en captant plus d'oxygène du sang artériel qui leur arrive, ainsi l'extraction périphérique en oxygène augmente. Dans cette situation, la saturation en oxygène du sang veineux qui sort des organes est diminuée. Cette saturation veineuse basse est alors de nature à générer ou aggraver une hypoxémie par effet de contamination du sang artériel : c'est l'**effet « basse PvO_2 »**. En cas d'effet « basse PvO_2 », la correction du choc améliore l'oxygénation. Comme décrit ci-dessus, les situations de shunt ou effet shunt rendant l'oxygénation sensible à l'effet « basse PvO_2 » sont très fréquentes en réanimation.

Particularités de la réanimation : des mécanismes souvent intriqués

En réanimation, pour un même patient, il existe souvent plusieurs mécanismes d'hypoxémie qu'il faudra savoir évoquer, afin d'optimiser le traitement. Quelques exemples :

- En cas de pneumonie aiguë communautaire compliquée d'état de choc et de syndrome de détresse respiratoire aiguë (SDRA), l'hypoxémie peut s'expliquer par un effet shunt (comblement alvéolaire par la pneumonie et l'œdème lésionnel), un shunt droit-gauche à travers un foramen ovale perméable et un effet « basse PvO_2 ».
- Une embolie pulmonaire conduit initialement à des zones bien ventilées mais mal perfusées, c'est l'**effet espace mort**. L'hypoxémie (souvent modérée) peut ensuite s'expliquer par la redistribution excessive du

Encadré 21.6 Suite.

débit cardiaque vers les zones correctement perfusées, entraînant un effet shunt. Une hypoxémie plus marquée peut également être expliquée par un shunt droit-gauche intracardiaque à travers un foramen ovale perméable ou un effet « basse PvO_2 ».

- Un patient obèse souffrant de syndrome d'obésité-hypoventilation peut à l'occasion d'une surinfection bronchique présenter une majoration de son hypoventilation et donc présenter une hypercapnie et une hypoxémie. Des atélectasies des zones pulmonaires postérieures peuvent contribuer à l'hypoxémie par un mécanisme de shunt.
- Un patient souffrant de BPCO et développant une pneumonie sera hypoxémique par un mécanisme de shunt, une hypoventilation alvéolaire mais aussi potentiellement un shunt au travers d'un foramen ovale perméable dans le cadre d'une hypertension artérielle pulmonaire.

Encadré 21.7

Démarche étiologique par localisation de l'atteinte du système respiratoire

B La respiration, qui a pour objectif l'oxygénation tissulaire, fait intervenir plusieurs mécanismes. L'altération de chacun de ces mécanismes peut être à l'origine d'une insuffisance respiratoire aiguë.

La pompe ventilatoire et la commande centrale

La première étape de la respiration est la réalisation d'un mouvement ventilatoire efficace, par l'intermédiaire des muscles inspiratoires (dont le plus important est le diaphragme). En cas d'atteinte de cette **pompe ventilatoire**, se crée une inadéquation entre la demande et la capacité. La ventilation devient insuffisante, d'où une hypoventilation alvéolaire, à l'origine d'une hypercapnie et d'une hypoxémie. Cette atteinte peut être secondaire à une altération de la commande neurologique automatique de la ventilation ou d'une inefficacité fonctionnelle musculaire. C'est le cas des lésions cérébrales (accident vasculaire cérébral du tronc cérébral), des pathologies neuromusculaires (lésion médullaire, myopathie, myasthénie, sclérose latérale amyotrophique) et de l'épuisement respiratoire au cours de la détresse respiratoire aiguë, lorsque les muscles accessoires ne sont plus capables de générer une force suffisante pour assurer une ventilation efficace.

L'échangeur pulmonaire

Une atteinte de l'échangeur pulmonaire peut entraîner une hypoxémie du fait d'une hétérogénéité des rapports ventilation/perfusion (effet shunt, en cas d'œdème aigu du poumon cardiogénique, de pneumonie infectieuse ou d'atélectasie, par exemple).

Le transporteur d'oxygène circulant

Le troisième élément nécessaire à l'oxygénation cellulaire est son transport depuis l'alvéole jusqu'à la cellule. Ce transport est assuré par l'hémoglobine à travers la circulation systémique. Le transport en oxygène dépend du contenu artériel en oxygène — qui dépend lui essentiellement de la concentration en hémoglobine et de sa saturation en oxygène — et du débit cardiaque. Lors d'une anémie sévère ou d'une diminution du débit cardiaque, une plus faible quantité d'oxygène arrive à la cellule, induisant donc une hypoxie.

L'extraction d'oxygène au niveau tissulaire

Enfin, le dernier élément essentiel de l'oxygénation tissulaire est la capacité d'extraction et d'utilisation de l'oxygène par la cellule. Elle peut être altérée notamment au cours d'une pathologie mitochondriale ou d'une altération de la chaîne respiratoire mitochondriale comme au cours du sepsis.

B. Radiographie thoracique de face

Elle permet d'orienter le diagnostic étiologique. En particulier, on recherchera :

- des anomalies pleurales (épanchement liquidien ou gazeux) ;
- des opacités parenchymateuses systématisées ou non, alvéolaires et/ou interstitielles ;
- une atélectasie ;
- des anomalies médiastinales (cardiomégalie).

C. ECG

L'ECG est systématique. Certaines étiologies d'insuffisance respiratoire aiguë peuvent être associées à des anomalies ECG (embolie pulmonaire, infarctus du myocarde compliqué d'œdème pulmonaire, par exemple).

D. Autres examens

Ils ne sont réalisés que dans un second temps, après mise en place du traitement symptomatique et réalisation de la radiographie de thorax, des gaz du sang artériels et de l'ECG.

Le reste du bilan, notamment biologique, sera guidé par les hypothèses étiologiques.

Quand réaliser un angioscanner thoracique à la recherche d'une embolie pulmonaire ?

Une **dyspnée** ou une **hypoxémie *sine materia*** (absence d'anomalie pulmonaire auscultatoire ou absence d'anomalie du parenchyme pulmonaire à la radiographie thoracique) **sans étiologie évidente** doit faire éliminer une embolie pulmonaire par la réalisation d'un angioscanner thoracique. Dans un contexte de détresse respiratoire, la présence de facteurs de risque (alitement prolongé, cancer évolutif, thrombophilie…) et/ou de signes cliniques ou paracliniques évocateurs d'embolie pulmonaire peut aussi conduire à la réalisation de cet examen (cf. chapitre 14). La simple observation d'un shunt à l'analyse des gaz du sang ne doit pas conduire à la réalisation d'un angioscanner thoracique, en particulier lorsque d'autres causes de shunt sont suspectées (pneumonie, œdème pulmonaire, atelectasie…).

Examens complémentaires :

- Gaz du sang artériels.
- Radiographie thoracique.
- ECG.

Quiz 2

Le piège diagnostique…

Madame P., 86 ans, présente une détresse respiratoire aiguë en service de gériatrie.

Antécédents : HTA, diabète de type 2, insuffisance cardiaque gauche chronique avec une FEVG à 40 %, insuffisance rénale chronique modérée, fibrillation atriale.

Elle est hospitalisée depuis 72 heures en gériatrie pour une asthénie et une aggravation de son insuffisance rénale.

Elle est réhydratée depuis 72 heures par 2 litres de soluté salé isotonique (NaCl 0,9 %) quotidiens.

Cliniquement :

- SpO_2 80 % en air ambiant, FR 33 bpm, FC 130 cycles/min, PA 150/92 mmHg, pas d'obstacle sur les voies aériennes, turgescence jugulaire avec reflux hépatojugulaire ;
- à l'auscultation pulmonaire, il existe de nombreux râles sibilants, diffus mais prédominants dans les bases.

Examens complémentaires en urgence :

- GDS (air ambiant) : pH = 7,53, PaO_2 = 63 mmHg, $PaCO_2$ = 31 mmHg ;
- radiographie de thorax.

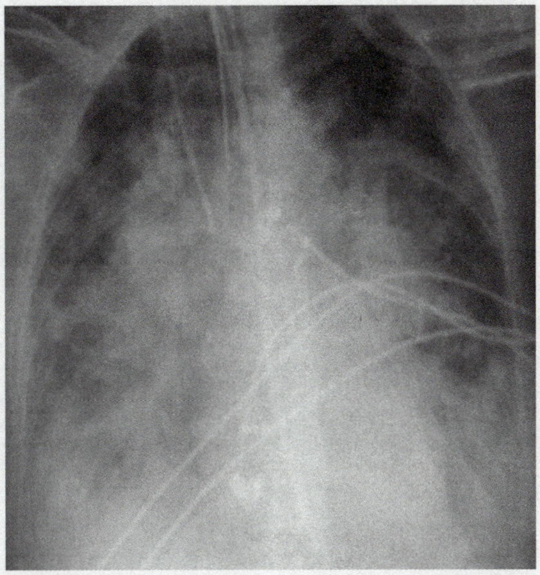

La présence de râles sibilants confirme-t-elle le diagnostic de crise d'asthme ?

IV. Quel est le raisonnement étiologique ? (fig. 21.4)

A. Première étape : éliminer une obstruction des voies aériennes supérieures

Cf. *supra*.

B. Deuxième étape : rechercher des anomalies à l'auscultation pulmonaire et à la radiographie thoracique

Les anomalies sont bilatérales et plutôt symétriques

- Anomalies **inspiratoires** à l'auscultation, à type de crépitants diffus : elles évoquent un **œdème aigu pulmonaire (OAP)**. Il se traduit par des opacités alvéolo-interstitielles bilatérales à la radiographie thoracique.
- Anomalies **expiratoires** à l'auscultation, à type de sibilants diffus : elles évoquent une **crise d'asthme** ou une **exacerbation de BPCO**.

Attention : un OAP cardiogénique peut aussi présenter des sibilants, en particulier chez le sujet âgé (« pseudo-asthme » cardiaque).

Les anomalies sont unilatérales ou très asymétriques

- Un foyer auscultatoire de crépitants et une opacité alvéolaire à la radiographie font évoquer le diagnostic de **pneumonie bactérienne** — des signes infectieux orientent généralement le diagnostic : fièvre, toux, expectorations. Mais attention aux formes bilatérales !
- Une abolition unilatérale du murmure vésiculaire oriente vers :
  - un **épanchement pleural liquidien (pleurésie)** : opacité radiographique, à limite supérieure concave (ligne de Damoiseau), parfois refoulant le médiastin quand elle est volumineuse ;

- un **pneumothorax** : hyperclarté radiographique avec ligne pleurale. Dans le cadre d'une détresse respiratoire aiguë, il sera volontiers complet avec un décollement de toute la plèvre et compressif avec un refoulement médiastinal ;
- une **atélectasie** (trouble ventilatoire avec rétraction d'un ou plusieurs lobes pulmonaires liée à une obstruction bronchique) : opacité radiographique avec pincement des côtes et attraction médiastinale.

Il s'agit d'une détresse respiratoire aiguë sans obstacle et sans anomalies auscultatoires et radiologiques, dite dyspnée sine materia

- Une **embolie pulmonaire**.
- Un **état de choc**.
- Une **détresse respiratoire d'origine neuromusculaire** : la maladie neuromusculaire est en général connue ou fait peu de doute à l'examen. Attention : la présentation clinique peut être trompeuse et faussement rassurante. Du fait de la faible masse musculaire, les patients peuvent ne pas présenter de signes de détresse respiratoire aiguë.

Encadré 21.8

Autres causes de dyspnée *sine materia*

B Dans l'acidose métabolique, on trouve généralement une tachypnée isolée en général, parfois une dyspnée de Kussmaul. Le contexte (état de choc, insuffisance rénale, acidocétose…) et les gaz du sang artériels aident au diagnostic.

L'anémie aiguë diminue le transport en oxygène. La tachypnée est donc un des premiers mécanismes compensateurs. L'hémogramme fait le diagnostic.

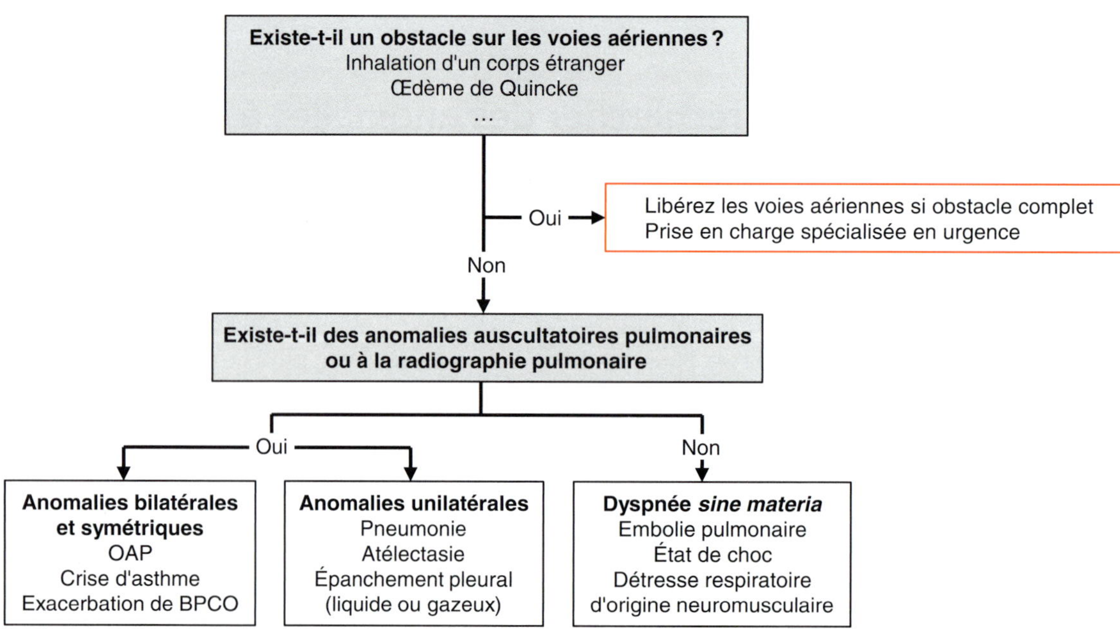

Fig. 21.4. A **Insuffisance respiratoire aiguë : raisonnement étiologique simplifié.**
Différentes étiologies peuvent être intriquées et rendre la réflexion plus complexe.

Points de vigilance

- La détresse respiratoire est une urgence vitale. Elle se diagnostique à l'inspection en quelques secondes.
- La manœuvre de désobstruction des voies aériennes est le premier geste à réaliser en cas d'obstacle complet uniquement (c'est-à-dire en cas d'asphyxie).
- L'administration d'oxygène à un débit adapté (pour un objectif de SpO_2 > 94 %) est le traitement symptomatique initial.
- Le monitorage continu du patient est nécessaire, même après stabilisation.
- Le diagnostic étiologique fait partie intégrante de la prise en charge et doit être réalisé en parallèle de la prise en charge symptomatique.

Tic-tac...

< 5 min	• Avoir fait le diagnostic de détresse respiratoire aiguë
< 15 min	• Avoir mis en place un monitorage des paramètres vitaux • Administrer de l'oxygène à au moins 12 litres/min • Avoir appelé la réanimation
< 30 min	• Avoir obtenu et interprété la gazométrie artérielle et la radiographie thoracique
< 45 min	• Avoir émis des hypothèses étiologiques

Une situation clinique... Deux prises en charge

Madame Z., 79 ans, est hospitalisée depuis 1 semaine en service d'orthopédie suite à la mise en place d'une prothèse de hanche droite pour une fracture du col du fémur.

À 21 h, elle présente brutalement une dyspnée et une désaturation à 86 % en air ambiant. Mathieu, l'infirmier en charge de la patiente, s'empresse alors d'appeler Charles, l'interne de garde.

Où Charles ne fait pas ce qu'il faut...

Charles demande à Mathieu de mettre en place une oxygénothérapie aux lunettes à 5 litres/min. Il finit tranquillement son repas avant de se rendre 1 heure plus tard au chevet de la patiente. Il confirme alors l'existence de quelques difficultés respiratoires (polypnée à 22 cycles/min) mais la SpO_2 est alors remontée à 94 % sous 5 litres/min d'oxygène, ce qu'il juge satisfaisant. L'auscultation pulmonaire ne révèle aucune anomalie. Charles est alors pleinement rassuré. Il prescrit tout de même, pour le lendemain matin, un bilan biologique (NFS, plaquettes, bilan de coagulation, ionogramme sanguin, créatininémie) et une radiographie du thorax. Après s'être levé le lendemain matin, Charles regarde la radiographie thoracique de la patiente, qui est strictement normale. Au moment de la relève, il évoque cet épisode de désaturation qui, pour lui, n'est pas grave. La patiente se dégradera dans la journée...

Charles n'a pas eu la bonne attitude. D'abord, il ne considère pas l'urgence vitale potentielle. Ensuite, il se satisfait d'une prise en charge exclusivement symptomatique. Il ne développe aucun raisonnement étiologique. Cette attitude va grever le pronostic de la patiente.

Où l'on peut faire confiance à Charles

Charles demande à Mathieu de mettre en place une oxygénothérapie au masque à haute concentration entre 10 et 15 litres/min pour obtenir une $SpO_2 > 94$ %, en attendant qu'il arrive. Il se rend immédiatement au chevet de la patiente. La patiente est consciente. Il objective une polypnée à 30 cycles/min sans signe de lutte. À l'examen clinique, il ne retrouve pas d'autre signe de gravité, en particulier il n'y a pas d'état de choc (FC 105 bpm, PA 135/70 mmHg, pas de marbrure).

Charles demande alors à Mathieu de réaliser immédiatement une gazométrie artérielle. Le résultat des gaz du sang artériels sous masque à haute concentration à 15 litres/min est le suivant : pH = 7,52, PaO_2 = 160 mmHg, $PaCO_2$ = 28 mmHg, HCO_3^- = 22 mmol/l, lactate = 1,2 mmol/l. Il change alors l'oxygénothérapie pour des lunettes à oxygène avec un débit de 3 litres/min, pour obtenir une $SpO_2 > 94$ %.

Charles a posé le diagnostic de détresse respiratoire aiguë et entame alors un raisonnement étiologique. À l'inspection, il ne suspecte pas d'obstacle sur les voies aériennes. L'auscultation pulmonaire de la patiente est normale. En revanche, il existe un œdème blanc ne prenant pas le godet de l'ensemble du membre inférieur droit. La radiographie thoracique, demandée en urgence au lit de la patiente, est normale. L'ECG s'inscrit en tachycardie sinusale sans autre anomalie.

Devant la dyspnée *sine materia*, le contexte postopératoire et l'œdème unilatéral du membre inférieur droit (suspicion de thrombose veineuse profonde), Charles suspecte une embolie pulmonaire. Il demande alors en urgence, auprès du service de radiologie de l'hôpital, la réalisation d'un angioscanner thoracique, qui confirme le diagnostic. Une anticoagulation est débutée. La patiente sort de l'hôpital sans autre complication quelques jours plus tard.

Réponses aux quiz

Quiz 1

Cette situation clinique est très fréquente en pratique courante : un patient âgé avec des antécédents cardiovasculaires et respiratoires présente une détresse respiratoire aiguë sans obstacle sur les voies aériennes et avec une auscultation pulmonaire et une radiographie difficiles d'interprétation (ronchus mal systématisés, opacités bilatérales difficiles à caractériser avec une radiographie de mauvaise qualité).

Le diagnostic étiologique est donc difficile : s'agit-il d'une décompensation purement cardiaque (OAP cardiogénique), purement respiratoire (exacerbation de BPCO, infection bronchopulmonaire), ou les deux ? Une infection respiratoire peut par exemple décompenser une BPCO sous-jacente mais aussi une cardiopathie ischémique. Il est donc fréquent chez ces patients que la détresse respiratoire aiguë soit d'origine multifactorielle. Il faut alors privilégier le traitement des facteurs les plus plausibles en étayant le diagnostic étiologique :

- mode d'installation de la dyspnée (par exemple, plutôt brutal en cas d'OAP) ;
- recherche de signes d'insuffisance cardiaque droite (œdèmes déclives mous, blanc, prenant le godet, turgescence jugulaire, reflux hépatojugulaire) ;
- recherche de signes infectieux : fièvre, toux, expectorations purulentes.

En revanche, il ne faut pas traiter par excès des facteurs peu plausibles (par exemple, ne pas instaurer d'antibiothérapie en cas d'absence de signe d'infection).

Il est souvent utile de s'aider d'examens complémentaires plus spécialisés, notamment pour rechercher une participation cardiaque : biomarqueurs (dosage du BNP ou du NT-proBNP), échocardiographie.

Quiz 2

Dans ce cas clinique, la patiente ne souffre certainement pas d'une crise d'asthme. En effet, on ne développe pas un asthme allergique à l'âge de 86 ans ! Il s'agit probablement d'un OAP cardiogénique. Les râles crépitants d'œdème pulmonaire sont alors remplacés par des râles sibilants liés à l'œdème interstitiel intéressant la paroi des bronchioles. Cette patiente a une cardiopathie à fraction d'éjection altérée ; elle a été réhydratée par soluté salé isotonique de façon intensive. Un arrêt des apports sodés (NaCl 0,9 %) et la prescription de diurétiques et de vasodilatateurs permettront une amélioration de l'état clinique de la patiente.

Compléments en ligne

Des compléments numériques sont associés à ce chapitre. Ils proposent une vidéo, indiquée dans le texte par un picto. Pour voir ces compléments, connectez-vous sur http://www.em-consulte/e-complement/476958 et suivez les instructions.

Vidéo 21.1. Tachypnée.

Vidéo 21.2. Tirage intercostal.

Vidéo 21.3. Balancement thoraco-abdominal.

Vidéo 21.4. Dyspnée laryngée. Deux exemples de dyspnée laryngée. Le cornage (bruit inspiratoire) signe l'obstacle sur les voies aériennes. La mécanique respiratoire s'altère avec un allongement du temps inspiratoire, un tirage (sur les vidéos, remarquez l'utilisation des sternocléidomastoïdiens) et un creusement des creux sus-claviculaires en inspiration. La fréquence respiratoire est plutôt abaissée.

CHAPITRE

22

Insuffisance respiratoire aiguë du patient BPCO

Focus MÉDECINE INTENSIVE-RÉANIMATION

Situations de départ

- 160 Détresse respiratoire aiguë
- 162 Dyspnée

Items, objectifs pédagogiques

ITEM 209 – Bronchopneumopathie chronique obstructive

Rang	Rubrique	Intitulé	Descriptif
A	Définition	Connaître la définition de la BPCO	
A	Définition	Connaître le principal facteur de risque et les comorbidités fréquemment associées à la BPCO	
A	Diagnostic positif	Connaître les éléments du diagnostic positif et du diagnostic différentiel	
A	Identifier une urgence	Identifier une exacerbation/décompensation de BPCO, en évaluer les signes de gravité	Savoir évoquer le diagnostic de décompensation de BPCO devant toute insuffisance respiratoire aiguë chez un patient BPCO ou à risque de BPCO (tabac), Savoir rechercher les signes de lutte respiratoire, une cyanose, une polypnée > 25/min, des signes d'encéphalopathie hypercapnique (agitation, sueurs, flapping), (item 359 et item 332)
B	Étiologie	Connaître les facteurs précipitants d'une décompensation/exacerbation de BPCO	Savoir rechercher une surinfection bronchique, une pneumopathie infectieuse, une prise de sédatifs, une embolie pulmonaire, un pneumothorax, une insuffisance cardiaque ou un traumatisme
A	Examens complémentaires	Connaître les signes paracliniques de gravité	Savoir demander un GDS artériel et interpréter selon les GDS de référence avec recherche d'une hypoxémie (< 60 mmHg), une hypercapnie marquée et une acidose respiratoire

Rang	Rubrique	Intitulé	Descriptif
B	Examens complémentaires	Connaître les indications des examens d'imagerie devant une bronchopneumopathie chronique obstructive	RP = phase initiale du diagnostic pour rechercher des comorbidités et lors de tout épisode d'exacerbation aiguë. Scanner thoracique non systématique, utile dans les formes avec emphysème majeur afin de planifier une éventuelle chirurgie de réduction pulmonaire. Peut compléter la RP lors d'épisodes d'exacerbation ou pour la recherche de comorbidités. Peut être proposé pour le dépistage du cancer bronchique chez les sujets à risque
B	Contenu multimédia	Exemple de radiographie thoracique BPCO	
B	Prévalence, épidémiologie	Connaître l'épidémiologie de la BPCO	
A	Prise en charge	Connaître les principes de l'initiation du traitement symptomatique en urgence	Oxygénothérapie avec cibles de SpO_2 88 %–92 %, bronchodilatateurs (bêta-mimétiques inhalés, anticholinergiques)
A	Prise en charge	Connaître les principes de prise en charge de l'exacerbation et du traitement de fond	Thérapeutiques y compris oxygénothérapie de longue durée et ventilation non invasive

ITEM 203 – Dyspnée aiguë et chronique

ITEM 359 – Détresse et insuffisance respiratoire aiguë du nourrisson, de l'enfant et de l'adulte

Introduction
I. Comment faire le diagnostic d'une exacerbation de BPCO ?
II. Quels traitements d'urgence administrer sans délai ?
III. Quels examens complémentaires demander en urgence ?
IV. Quels facteurs déclenchants rechercher ?

Introduction

A La bronchopneumopathie chronique obstructive (BPCO) est définie par la présence de symptômes respiratoires chroniques (toux, expectoration, dyspnée d'exercice, infections respiratoires basses répétées ou traînantes) et d'une obstruction bronchique permanente (trouble ventilatoire obstructif) qui persiste après prise de bronchodilatateurs.

B La BPCO est une maladie fréquente, touchant 5 à 10 % de la population française, soit près de 3 millions de personnes.

A L'exacerbation de BPCO est définie par une aggravation aiguë des symptômes respiratoires (notamment la toux, l'expectoration et la dyspnée) au-delà des variations quotidiennes et conduisant à une modification thérapeutique : augmentation des bronchodilatateurs ou ajout d'un traitement supplémentaire. Les exacerbations sévères (anciennement appelées décompensation) sont caractérisées par la présence de signes de gravité respiratoire (insuffisance respiratoire aiguë) et mettent en jeu le pronostic vital.

B Chaque année, plus de 70 000 patients sont hospitalisés pour une exacerbation de BPCO, dont 15 % environ en soins critiques. La mortalité de ces patients est de 5 à 15 % en cours d'hospitalisation. L'exacerbation de BPCO est donc une maladie fréquente, grave et coûteuse.

Vignette clinique

Monsieur G., 78 ans, est amené aux urgences par les pompiers pour une détresse respiratoire aiguë.

Il présente comme antécédents une BPCO stade III (40 % de VEMS), une cardiopathie ischémique avec mise en place d'un stent il y a 2 ans, une hypertension artérielle, une dyslipidémie et un diabète de type 2 insulinodépendant.

À l'interrogatoire, le patient décrit une augmentation du volume de ses expectorations depuis 3 jours et un aspect purulent depuis ce matin. La dyspnée s'est majorée depuis la veille et devient très invalidante ce matin. Il a également ressenti des palpitations. Le patient a pris plusieurs aérosols de salbutamol depuis la veille, qui ne l'ont pas amélioré.

À son arrivée aux urgences, ses paramètres vitaux sont les suivants : SpO_2 92 % sous 2 litres/min d'oxygène aux lunettes, fréquence cardiaque 135 bpm, irrégulière, pression artérielle 145/85 mmHg, température 37,2 °C.

À l'examen clinique, le patient présente un léger tirage sternocléidomastoïdien. Il peut formuler des phrases, sa fréquence respiratoire est à 30 cycles/min. On ne note pas de cyanose ni de signe d'hypoperfusion périphérique.

L'auscultation pulmonaire met en évidence des sibilants et des ronchus diffus, ainsi qu'un murmure vésiculaire légèrement atténué sur les deux champs pulmonaires.

Vous ne modifiez pas son oxygénothérapie. Vous lui administrez un agoniste β_2-adrénergiques de courte durée d'action et un anticholinergique par nébulisation, et faites réaliser un bilan comprenant une mesure de la gazométrie artérielle, une NFS, un ionogramme sanguin ainsi qu'une radiographie thoracique et un ECG.

La gazométrie artérielle révèle un pH à 7,34 avec une $PaCO_2$ à 50 mmHg, une PaO_2 à 68 mmHg, un bicarbonate à 35 mmHg, un lactate artériel à 1 mmol/l. Le bilan sanguin révèle une hyperleucocytose à 13 000 G/l à prédominance de polynucléaires neutrophiles et une hémoglobine à 16,6 g/dl, le ionogramme est normal.

La radiographie thoracique montre une distension thoracique associée à un infiltrat interstitiel sans foyer alvéolaire.

L'ECG met en évidence une arythmie complète par fibrillation atriale rapide à 135 bpm.

Le patient est admis en unité de soins critiques où vous instituez une ventilation non invasive (VNI) au masque bucconasal, poursuivez les aérosols à intervalles réguliers et débutez une antibiothérapie.

Au terme de la première heure de prise en charge, le patient est cliniquement amélioré. Il ne présente plus de tirage. Il continue de ressentir une dyspnée, et les sibilants et ronchus sont toujours audibles à l'auscultation pulmonaire.

Encadré 22.1

Physiopathologie

B L'exacerbation de BPCO résulte d'un déséquilibre entre les charges imposées à l'appareil respiratoire et la capacité des muscles respiratoires à y faire face.

On entend par capacité l'ensemble du travail que peuvent fournir les muscles respiratoires.

On entend par charge les propriétés de l'appareil respiratoire passif, c'est-à-dire un ensemble associant la résistance des voies aériennes à l'écoulement de l'air, ainsi que l'élastance pulmonaire et thoracique, c'est-à-dire la capacité du poumon et de la paroi thoracique à se distendre (l'élastance étant une variation de pression pour une variation de volume donné).

Chez le patient BPCO, la réduction du calibre des bronches distales due à l'inflammation, à la sécrétion de mucus et aux collapsus consécutifs à l'emphysème s'oppose à l'écoulement de l'air, augmentant le travail respiratoire et ayant pour conséquence une rétention d'air au cours de l'expiration, qui est donc incomplète. Par conséquent, les poumons ne se vident pas entièrement. Cette rétention d'air entraîne une distension thoracique, et cela a pour conséquence une augmentation de l'élastance thoracopulmonaire (le système est plus rigide), ce qui contribue à augmenter le travail respiratoire.

On comprend donc que le patient BPCO, même à l'état stable, fait face à des charges respiratoires élevées et sollicite déjà ses muscles respiratoires de façon importante.

Tout événement intercurrent augmentant les charges (pneumonie, bronchite, pleurésie, poussée d'insuffisance cardiaque compliquée d'œdème pulmonaire, embolie pulmonaire…) peut alors imposer à l'appareil respiratoire des charges que les muscles respiratoires du patient ne seront pas capables de compenser.

I. Comment faire le diagnostic d'une exacerbation de BPCO ?

BPCO connue

Ⓐ Dans la plupart des cas, la BPCO est connue. Le diagnostic d'exacerbation de BPCO reposera alors sur la **majoration aiguë des symptômes de la BPCO**, à savoir la dyspnée, la toux et/ou les expectorations.

BPCO non connue

Dans le cas où la BPCO n'est pas connue, le diagnostic s'avère alors plus difficile. Il faut s'attacher à rechercher, si cela est possible, les signes cliniques évocateurs de BPCO.

Anamnèse

- Toux productive ancienne, avec si possible une antériorité précise (plus de 3 mois par an sur au moins deux années consécutives).
- Recherche d'une intoxication tabagique, en cours ou sevrée.
- Dyspnée ancienne.
- Antécédents d'hospitalisations pour épisodes respiratoires aigus évocateurs d'exacerbations.

Inspection

- Signes d'obstruction bronchique distale : expiration à lèvres pincées.
- Signes de distension thoracique : augmentation du diamètre antéropostérieur du thorax, signe de Hoover (diminution paradoxale du diamètre de la partie inférieure du thorax à l'inspiration) (vidéo 22.1)
- Signes de dysfonction ventriculaire droite.

Auscultation

- Signes d'emphysème : diminution bilatérale et symétrique du murmure vésiculaire.
- Signes d'obstruction bronchique : sibilants diffus, ronchus.

Radiographie thoracique (fig. 22.1)

- Distension thoracique.
- Bulle d'emphysème.

Examens biologiques

- Élévation de la réserve alcaline, c'est-à-dire du bicarbonate sanguin par compensation rénale de l'hypercapnie chronique.
- Polyglobulie secondaire à l'hypoxémie chronique (rare).

Autres

Le reste de l'examen clinique s'attardera à rechercher les signes de détresse respiratoire aiguë, les signes de faillite respiratoire et un retentissement systémique qui constituent des **signes de gravité** (= exacerbation sévère, cf. chapitre 21) :

- signes respiratoires : tachypnée, difficulté à la parole, tirage et mise en jeu des muscles respiratoires accessoires, cyanose ; une respiration abdominale paradoxale signant la faillite diaphragmatique est un signe de gravité ;

- signes neurologiques : céphalées; l'apparition d'une confusion ou d'une somnolence est un signe de gravité extrême;
- signes cardiovasculaires et cutanés : l'hypertension artérielle et les sueurs sont des signes d'hypercapnie; les signes d'hypoperfusion périphériques : froideur des extrémités, marbrures, pouls filants, témoignent d'une hypoxie tissulaire importante. Ce sont des signes de gravité.

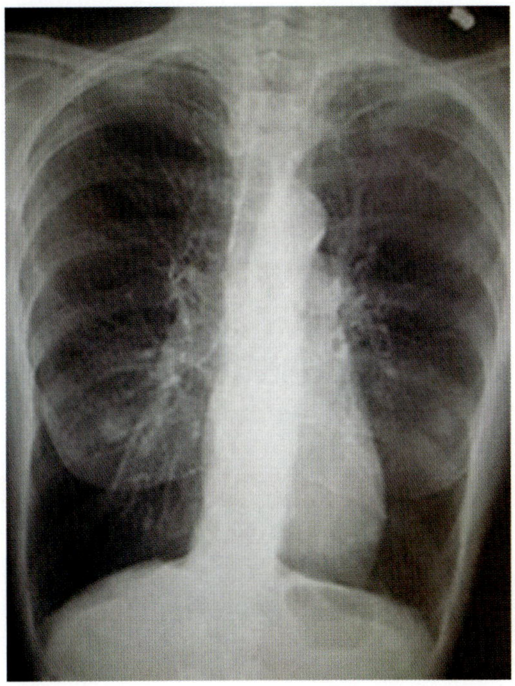

Fig. 22.1. Ⓐ **Radiographie thoracique d'un patient emphysémateux (distension thoracique).**

Encadré 22.2

Critères de distension thoracique radiographique

- B Visualisation d'au moins 7 arcs costaux.
- Élargissement des espaces intercostaux.
- Horizontalisation des espaces intercostaux.
- Aplatissement des coupoles diaphragmatiques.
- Augmentation du diamètre antéropostérieur sur la radiographie de profil.
- Hyperclarté parenchymateuse.

Évaluation initiale de la gravité d'une exacerbation de BPCO

- Prendre connaissance rapidement :
  - des antécédents de BPCO, des signes cliniques évocateurs de BPCO;
  - des signes de détresse respiratoire aiguë.
- Rechercher le plus rapidement possible les signes de gravité :
  - confusion, somnolence;
  - parole impossible;
  - signes de fatigue respiratoire : respiration abdominale paradoxale, bradypnée;
  - signes de choc : marbrures, hypotension artérielle.

II. Quels traitements d'urgence administrer sans délai ?

Premier temps : initier une oxygénothérapie

Il faut administrer rapidement de l'oxygène et mettre en place une surveillance avec un oxymètre de pouls, **initialement à débit élevé en cas d'hypoxémie profonde** (si nécessaire au masque à oxygène entre 6 et 9 litres/min et au-delà si besoin), puis titrer le débit pour atteindre un objectif de saturation entre 88 % et 92 %. En effet, chez le patient BPCO comme chez tout patient insuffisant respiratoire chronique avec hypercapnie au long cours, une administration d'oxygène trop importante entraînant une oxymétrie de pouls dépassant 92 % est susceptible de majorer l'hypercapnie.

Deuxième temps : installer et conditionner le patient

- Mettre le patient au repos, en position semi-assise.
- Mettre en place une surveillance électrocardiographique et une pression artérielle non invasive au brassard.
- Surveiller l'état de conscience et la fréquence respiratoire du patient.
- Mettre en place un accès veineux.

Encadré 22.3

Situation pratique

B Il est souvent observé, en pratique, des administrations d'oxygène insuffisantes chez des patients BPCO, afin de ne pas majorer l'hypercapnie. **C'est une situation à éviter.** L'hypoxémie grave non traitée est une urgence immédiate qui va potentiellement entraîner rapidement le décès du patient par arrêt cardiaque hypoxique. *A contrario*, l'hypercapnie est une urgence différée, qui met plusieurs dizaines de minutes à plusieurs heures avant de devenir une urgence vitale.

L'hypercapnie chez le patient BPCO secondaire à l'administration excessive d'oxygène est induite par plusieurs mécanismes dont la contribution relative est incertaine :

- levée de la vasoconstriction hypoxique pulmonaire : l'hypoxémie induit une vasoconstriction des artérioles pulmonaires, permettant une redistribution vasculaire pulmonaire vers les zones bien ventilées. En administrant de l'oxygène, on lève cette vasoconstriction hypoxique, ce qui contribue indirectement à créer des zones d'espace mort alvéolaire favorisant l'hypercapnie ;
- effet Haldane : l'hémoglobine est mieux saturée en oxygène, son affinité pour le CO_2 diminue, libérant le CO_2 sous forme de composés carbaminés, ce qui peut contribuer à augmenter la $PaCO_2$;
- enfin, une diminution de la ventilation minute concomitante de l'administration d'oxygène est évoquée. Le principal régulateur de la ventilation est le pH du liquide céphalorachidien, lui-même étroitement dépendant de la $PaCO_2$. Les patients BPCO étant pour la plupart en hypercapnie chronique compensée, la $PaCO_2$ n'exerce plus sont effet stimulant sur la ventilation ; le principal stimulus pour la régulation de la ventilation minute sont donc les chimiorécepteurs carotidiens sensibles à la PaO_2. Une augmentation excessive de la PaO_2 peut ainsi induire une diminution de la ventilation minute.

Troisième temps : administrer des aérosols d'un agoniste β_2-adrénergique de courte durée d'action et d'un anticholinergique de courte durée d'action

On administrera les bronchodilatateurs de façon répétée.

Le β_2-adrénergique de courte durée d'action le plus fréquemment utilisé est le salbutamol à la posologie de 5 mg inhalés de façon répétée (toutes les 15 à 30 minutes à la phase aiguë puis 4 à 6 fois par jour).

L'anticholinergique de courte durée d'action le plus fréquemment utilisé est le bromure d'ipratropium à la posologie de 0,5 mg inhalés de façon répétée (toutes les 15 à 30 minutes à la phase aiguë puis 3 à 4 fois par jour maximum).

Quatrième temps : discuter un support par ventilation non invasive à la phase aiguë (à ne pas confondre avec un appareillage ventilatoire au long cours)

La ventilation non invasive est un traitement à part entière de l'exacerbation de BPCO. Elle est indiquée pour toutes les exacerbations sévères de BPCO avec une acidose respiratoire avec pH <7,35 et/ou des signes de gravité. La ventilation non invasive est une ventilation mécanique qui n'est pas délivrée au travers d'une sonde d'intubation, mais au travers d'un masque en général bucconasal (fig. 22.2).

Le ventilateur en délivrant une assistance en pression soulage le système respiratoire en assurant une part du travail ventilatoire.

Attention : la VNI ne peut s'envisager que s'il existe une défaillance respiratoire isolée, c'est-à-dire sans autre défaillance d'organe associée.

B Seul le coma n'est pas une contre-indication formelle à la ventilation non invasive en cas d'exacerbation de BPCO. En effet, un coma hypercapnique secondaire à une exacerbation de BPCO peut être rapidement réversible après ventilation non invasive bien conduite. L'indication dans ce cas précis doit être posée rapidement, pour ne pas retarder la mise en œuvre, mais après appréciation fine du tableau clinique, afin de ne pas prescrire la ventilation non invasive à tort dans une situation ou une intubation est indiquée (par exemple, coma toxique chez un patient BPCO). Une surveillance très rapprochée de l'efficacité du traitement est indispensable. Le patient doit être intubé si le coma ne régresse pas en 1 à 2 heures.

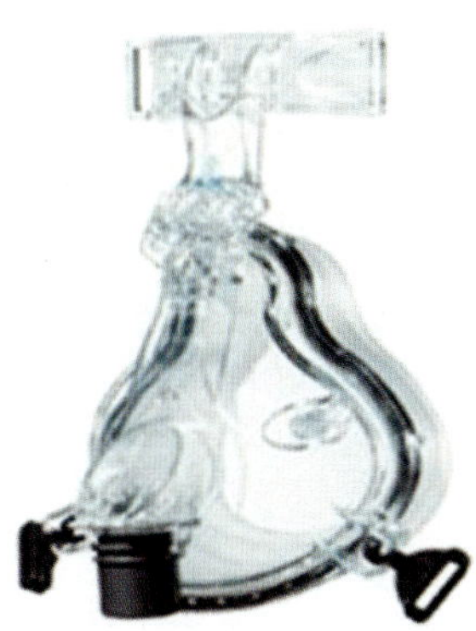

Fig. 22.2. **Masque bucconasal.**

Quiz

Patient âgé de 68 ans, BPCO stade III sur une consommation tabagique à 80 paquets-années, hypertendu, éthylique chronique. Le patient est amené aux urgences par les pompiers pour une détresse respiratoire d'apparition subaiguë.

Paramètres vitaux : température 39 °C, FR 36 cycles/min, pression artérielle 85/52 mmHg, FC 130 bpm, SpO_2 77 % en air ambiant.

Examen clinique : le patient est somnolent, ne répond plus à l'appel de son nom, évite la stimulation douloureuse. Il est tachypnéique à 40 cycles/min, il présente des signes de lutte respiratoire avec tirage sus-claviculaire et intercostal, ainsi qu'une respiration abdominale paradoxale. Il a une cyanose des lèvres. Il est marbré au niveau des cuisses.

▶

L'auscultation pulmonaire retrouve des sibilants diffus, associés à des crépitants dans la moitié supérieure du champ pulmonaire droit.
L'analyse des gaz du sang artériels en air ambiant montre : pH = 7,28, PaO_2 = 42 mmHg, $PaCO_2$ = 80 mmHg, bicarbonates = 38 mmHg, lactate = 3,1 mmol/l.
Radiographie thoracique.

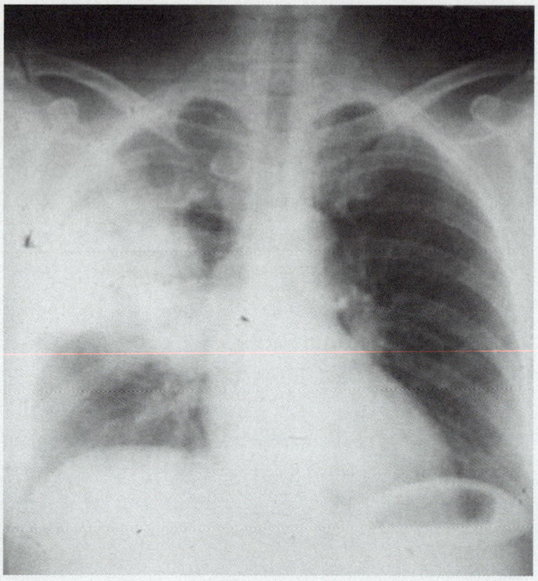

Quelle est votre hypothèse principale ? Faut-il mettre en place de la ventilation non invasive ? Quel choix d'antibiothérapie ?

III. Quels examens complémentaires demander en urgence ?

Les examens paracliniques vont permettre de préciser la gravité de l'exacerbation en complément de l'évaluation clinique et d'orienter vers le facteur déclenchant.

A. Gaz du sang artériels

Ils sont indispensables pour évaluer la gravité de l'atteinte respiratoire. Leur résultat détermine l'instauration d'une ventilation non invasive.

Première étape : évaluer la profondeur de l'hypoxémie

Hypoxémie : **PaO_2 < 80 mmHg en air ambiant**.

Pour rappel, il est indispensable de toujours interpréter la PaO_2 en fonction de la quantité d'oxygène administré au patient. La FiO_2 est souvent difficile à estimer chez le patient sous oxygénothérapie.

Deuxième étape : évaluer la profondeur de l'acidose respiratoire

Dans une grande majorité de cas, les patients atteints d'une BPCO présentent une hypercapnie chronique compensée. Il ne faut donc pas s'alarmer pour un chiffre de $PaCO_2$ élevé de façon isolée si le pH est normal (acidose sans acidémie : cf. chapitre 36).

Lorsque les mécanismes de compensation respiratoire sont dépassés (en situation d'exacerbation), une acidose respiratoire non compensée (avec acidémie) va s'installer : l'augmentation de la $PaCO_2$ au-delà de sa valeur de base est alors associée à une diminution du pH.

Une acidose respiratoire non compensée est donc un signe de gravité, qui nécessite un appel au réanimateur pour la mise en place d'une ventilation non invasive ou une intubation trachéale.

B. Numération-formule sanguine

On recherchera une hyperleucocytose en faveur d'un facteur déclenchant infectieux.

C. Radiographie thoracique

Dans le contexte d'exacerbation de BPCO, on s'attardera à rechercher une pneumonie ou un pneumothorax, tous deux pouvant précipiter l'insuffisance respiratoire aiguë.

D. Électrocardiogramme

Les poussées d'insuffisance cardiaque peuvent participer à l'augmentation de charge ventilatoire au cours des exacerbations de BPCO. Un ECG devra être réalisé, afin de rechercher l'implication d'une cardiopathie en particulier ischémique dans le tableau clinique.

E. Prélèvements microbiologiques

Ils pourront être réalisés si le patient a des critères de sévérité ou en cas de facteurs de risque d'infection ou colonisation à des bactéries résistantes aux antibiotiques.

On pourra alors réaliser un examen cytobactériologique des crachats si le patient est capable d'expectorer correctement, un prélèvement profond si le patient est intubé.

Une PCR virale sur une aspiration trachéale ou un écouvillon nasopharyngé pourra être réalisée en période épidémique.

IV. Quels facteurs déclenchants rechercher ?

A. Infection respiratoire

C'est la cause la plus fréquente d'exacerbation de BPCO. Il s'agit d'une infection bronchique, rarement d'une pneumonie. Elle peut être d'origine bactérienne ou virale. Les bactéries le plus souvent mises en cause sont *Streptococcus pneumoniae*, *Haemophilus influenzae*, *Moraxella catarrhalis*.

Le diagnostic d'infection bronchique chez le sujet BPCO est généralement évoqué sur la base des trois critères dits d'Anthonisen : augmentation du volume des expectorations, de la purulence des expectorations, de la dyspnée. Néanmoins, ces critères sont aspécifiques. L'apport de biomarqueurs d'infection est d'utilisation difficile en pratique.

B. Insuffisance cardiaque gauche

La poussée d'insuffisance cardiaque et l'œdème aigu du poumon peuvent sémantiquement être distingués de l'exacerbation de BPCO, mais il s'agit de causes fréquentes d'insuffisance respiratoire aiguë chez le patient BPCO en raison des nombreux facteurs de risque communs avec diverses cardiopathies.

Le diagnostic est également difficile à faire et l'on pourra s'aider de biomarqueurs de distension cardiaque et de l'échocardiographie. À noter que chez le patient insuffisant respiratoire chronique avec un retentissement cardiaque droit, les biomarqueurs de distension ventriculaire sont susceptibles de s'élever suite à la distension ventriculaire droite, perdant ainsi en valeur diagnostique concernant l'augmentation des pressions de remplissage du ventricule gauche.

C. Facteurs médicamenteux

Un surdosage en médicaments sédatifs ou opioïdes peut provoquer une insuffisance respiratoire aiguë par baisse de la ventilation minute.

D. Embolie pulmonaire

À évoquer selon la situation clinique, avec les facteurs de risque habituels (immobilisation, cancer, inflammation chronique…). Une prévalence de maladie thromboembolique veineuse de 25 % environ a été rapportée au cours des exacerbations aiguës de BPCO sans cause retrouvée. Il s'agit donc d'un facteur déclenchant à rechercher lorsqu'aucune autre cause n'a été identifiée.

E. Pneumothorax

Il peut être la cause ou la conséquence de la décompensation respiratoire. Il est généralement mal toléré, compte tenu du poumon controlatéral pathologique.

F. Traumatisme thoracique et postopératoire

Les traumatismes thoraciques (fracture de côte, disjonction sternale…) peuvent être responsables d'exacerbation par altération de la mécanique ventilatoire.

La période postopératoire est également propice aux décompensations, due également à l'altération transitoire de la mécanique ventilatoire et à l'absence d'expectoration des sécrétions.

Points de vigilance

Erreurs à ne pas commettre :

- Ne pas administrer une oxygénothérapie adaptée (objectif de SpO_2 88–92 %) à un patient BPCO en situation d'hypoxémie.
- Administrer une oxygénothérapie inadaptée (SpO_2 > 92 %) trop longtemps à un patient BPCO (risque de majoration de la $PaCO_2$).
- Ne pas alerter le réanimateur en cas de signe de gravité.

Tic-tac…

< 15 min	• Reconnaître l'exacerbation de BPCO, apprécier sa gravité • Donner de l'oxygène
< 30 min	• Avoir les résultats des gaz du sang • Décider ou non de la mise en place d'une ventilation non invasive • Avoir prévenu le réanimateur
< 60 min	• Avoir démarré le traitement étiologique • Avoir adressé le patient dans le service adéquat pour sa prise en charge

Une situation clinique… Deux prises en charge

Alexandre, interne de garde, est appelé au chevet de Monsieur T., 74 ans, hospitalisé en neurologie pour la survenue d'un accident vasculaire cérébral ischémique sylvien superficiel gauche. Depuis 2 heures, l'infirmier en charge constate l'apparition d'une tachypnée.

Il présente pour principaux antécédents une BPCO post-tabagique de stade III, une cardiopathie ischémique avec un stent posé sur l'artère interventriculaire antérieure il y a 5 ans, une hypertension artérielle et une dyslipidémie.

Il a été hospitalisé il y a 3 jours dans les suites d'un déficit moteur droit à prédominance brachiofaciale associé à une aphasie de Broca survenue dans la nuit. Il a rapidement été diagnostiqué un accident vasculaire cérébral ischémique sylvien gauche, qui n'a pas pu être thrombolysé.

À son arrivée sur place, le patient, déjà scopé, a une saturation en oxygène à 100 % sous 9 litres/min d'oxygène au masque facial, une fréquence cardiaque à 94 bpm, une pression artérielle à 130/85 mmHg, une température de 38,2 °C. Il est tachypnéique à 28 cycles/min. Il présente un léger tirage sternocléidomastoïdien et intercostal. On ne note pas de cyanose ni de marbrures. Il ne présente pas d'expectorations spontanées.

À l'auscultation, le patient présente un murmure vésiculaire atténué de façon bilatéral, associé à des sibilants diffus. Sur le plan neurologique, le patient est légèrement ralenti. Il présente toujours une aphasie de Broca. Alexandre objective la persistance d'un déficit moteur de l'hémicorps droit. L'examen cardiovasculaire est sans particularités, notamment pas de turgescence jugulaire ni de reflux hépatojugulaire, et pas de signe évocateur de thrombose veineuse profonde des membres inférieurs.

Où Alexandre ne fait pas ce qu'il faut…

Jugeant l'oxygénation satisfaisante, Alexandre ne modifie pas le débit d'oxygène. Il administre un aérosol d'agoniste β_2-adrénergique et d'anticholinergique, prélève des gaz du sang artériels et réalise une radiographie thoracique.

Les aérosols semblent améliorer transitoirement le patient. Alexandre attend les résultats des gaz du sang, qui sont les suivants : pH = 7,35, PaO_2 = 160 mmHg, $PaCO_2$ = 58 mmHg, bicarbonates = 34 mmol/l, lactate = 0,8 mmol/l.

La radiographie thoracique, de mauvaise qualité, montre une distension thoracique.

Jugeant la PaO_2 du patient satisfaisante, l'acidose respiratoire modérée et ne constatant pas d'anomalies particulières à la radiographie thoracique, Alexandre baisse l'oxygène à 6 litres/min, prescrit un deuxième aérosol d'agoniste β_2-adrénergique et d'anticholinergique, et quitte le patient en prescrivant une gazométrie de contrôle pour le lendemain matin.

▶

Le patient sera retrouvé dans le coma dans la nuit par l'infirmier et nécessitera d'être intubé.

Dans ce scénario, on constate certaines négligences. Plusieurs opportunités d'amélioration peuvent être proposées à Alexandre.

Tout d'abord, le débit d'oxygène aurait dû être baissé et titré pour une saturation comprise entre 88 % et 92 % d'oxygène. Dans cette situation clinique où le patient ne présente pas une détresse respiratoire aiguë grave et où l'hypoxémie ne semble pas être au premier plan, le débit d'oxygénothérapie doit être abaissé pour obtenir une saturation aux seuils recommandés.

Ensuite, le bilan demandé n'est pas assez exhaustif. Il faut demander également une numération-formule sanguine, ainsi qu'un ECG, en particulier chez ce patient souffrant d'une cardiopathie.

Les gaz du sang montrent une acidose respiratoire non compensée, ainsi qu'une hyperoxémie. L'élévation des bicarbonates est chronique, en lien avec une hypercapnie chronique compensée.

Dans ce cas précis, Alexandre sous-estime l'acidose respiratoire. En effet, le pH a ici une valeur limite indiquant potentiellement la mise sous ventilation non invasive.

Enfin, Alexandre ne démarre aucune démarche diagnostique ni aucun traitement étiologique. Devant la gravité relative du tableau et le contexte clinique de troubles neurologiques et d'alitement, associée à la BPCO stade III, une surveillance en unité de soins critiques aurait été souhaitable.

Ce genre de tableau clinique sans urgence vitale immédiate évidente est très fréquent chez le patient BPCO. Il faut savoir rester prudent pour ne pas sous-estimer la gravité, et effectuer une démarche étiologique rigoureuse.

Où l'on peut faire confiance à Alexandre

Constatant la saturation trop élevée, Alexandre diminue le débit d'oxygène et le titre pour un objectif de saturation entre 88 % et 92 %.

Il administre un aérosol d'agoniste β_2-adrénergique et d'anticholinergique, fait réaliser une radiographie thoracique, un ECG, et prélever les gaz du sang artériels ainsi qu'une numération-formule sanguine.

Les aérosols semblent améliorer transitoirement le patient. Alexandre attend les résultats des gaz du sang, qui sont les suivants : pH = 7,35, PaO_2 = 160 mmHg, $PaCO_2$ = 58 mmHg, bicarbonates = 34 mmol/l, lactate = 0,8 mmol/l.

La numération-formule sanguine montre une hyperleucocytose à 16 G/l, contre 9 G/l la veille. Le reste de la formule est inchangé.

L'ECG, comparable à celui d'entrée, s'inscrit en rythme sinusal, avec une onde de séquelle de nécrose dans le territoire antérieur.

La radiographie thoracique, de mauvaise qualité, montre une distension thoracique.

Étant donné l'acidose respiratoire non compensée à 7,35 de pH, associée à la défaillance neurologique et le contexte d'AVC, Alexandre appelle le réanimateur pour discuter d'une admission en réanimation.

Il démarre également une antibiothérapie, son hypothèse principale étant une bronchite, dans le contexte d'alitement récent et de trouble neurologiques, d'hyperleucocytose se majorant et de fébricule.

Le patient sera finalement admis en réanimation, où il recevra de la ventilation non invasive, avec une amélioration clinique franche.

Réponse au quiz

Le tableau clinique présenté par ce patient est grave.

Il présente une exacerbation de BPCO compliquant une pneumonie franche lobaire aiguë avec sepsis.

Plusieurs signes de gravité sont présents : le coma, la tachypnée, la respiration abdominale paradoxale, la cyanose, les signes d'hypoperfusion périphérique.

La gazométrie montre une acidose respiratoire non compensée associée à une hypoxémie majeure en air ambiant.

Le patient aurait dû être mis sous oxygénothérapie dès la constatation de la cyanose et la mesure d'une oxymétrie de pouls à 77 % et bien avant la réalisation des gaz du sang.

Le premier réflexe après avoir débuté une oxygénothérapie doit être d'appeler le réanimateur. La ventilation non invasive n'est probablement pas indiquée devant cette pneumonie hypoxémiante grave chez un patient hypotendu (trois défaillances : respiratoire, hémodynamique, neurologique). Il faudra probablement recourir à une intubation trachéale d'emblée.

Il faut mettre en place en urgence une antibiothérapie par céphalosporine de troisième génération associée à un macrolide/quinolone antipneumococcique chez ce patient présentant des signes de pneumonie avec sepsis, qui sera pris en charge en réanimation.

Compléments en ligne

Des compléments numériques sont associés à ce chapitre. Ils proposent une vidéo, indiquée dans le texte par un picto. Pour voir ces compléments, connectez-vous sur http://www.em-consulte/e-complement/476958 et suivez les instructions.

Vidéo 22.1. Thorax en « tonneau ».

CHAPITRE

23

Exacerbation sévère d'asthme

Focus MÉDECINE INTENSIVE-RÉANIMATION

Situations de départ

- 160 Détresse respiratoire aiguë
- 162 Dyspnée

Items, objectifs pédagogiques

ITEM 188 – Hypersensibilité et allergies respiratoires chez l'enfant et l'adulte. Asthme, rhinite

Rang	Rubrique	Intitulé	Descriptif
A	Définition	Connaître la définition de l'asthme et de la rhinite allergique (chez l'adulte et l'enfant, selon l'âge chez l'enfant)	
B	Prévalence, épidémiologie	Connaître la fréquence et les facteurs de risque de l'asthme et de la rhinite allergique dans la population adulte et pédiatrique	Éléments de prévention primaire et secondaire
B	Éléments physiopathologiques	Physiopathologie et immunopathologie de l'asthme et de la rhinite allergique	
A	Diagnostic positif	Savoir établir le diagnostic positif et le diagnostic différentiel d'une rhinite allergique chez l'enfant et l'adulte	
A	Diagnostic positif	Savoir établir le diagnostic positif et le diagnostic différentiel d'un asthme chez l'enfant et l'adulte	
B	Diagnostic positif	Identifier le caractère professionnel d'une allergie respiratoire : démarche diagnostique étiologique	
B	Étiologie	Connaître les principaux métiers à risque d'asthme professionnel	
A	Diagnostic positif	Savoir évaluer le contrôle de l'asthme	
A	Diagnostic positif	Savoir faire le diagnostic d'exacerbation d'asthme chez l'enfant et l'adulte	
A	Identifier une urgence	Connaître les signes de gravité d'une exacerbation d'asthme chez l'enfant et l'adulte	Savoir rechercher les signes évocateurs de mise en jeu du pronostic vital à court terme (troubles de la conscience, pause respiratoire, collapsus, silence auscultatoire, FR > 30, signes lutte). Savoir quand appeler le réanimateur
B	Contenu multimédia	Connaître la sémiologie RP d'une distension thoracique	Hyperclarté des champs pulmonaires avec aplatissement des coupoles diaphragmatiques et horizontalisation des côtes

Rang	Rubrique	Intitulé	Descriptif
B	Examens complémentaires	Connaître les grandes caractéristiques du syndrome obstructif en EFR et savoir interpréter un débit expiratoire de pointe (DEP)	
B	Examens complémentaires	Connaître les indications des tests immuno-allergiques	Utilisation des IgE spécifiques et des tests de provocation
A	Étiologie	Connaître les grandes étiologies professionnelles	Principaux agents et professions concernés
B	Étiologie	Connaître les principaux facteurs de non-contrôle de l'asthme et savoir rechercher les facteurs précipitants d'un asthme aigu grave	
A	Prise en charge	Connaître les principes thérapeutiques de la rhinite allergique	Connaître la place des antihistaminiques et des corticoïdes dans la rhinite allergique
A	Prise en charge	Connaître les grands principes thérapeutiques de fond de la maladie asthmatique avec les principales classes thérapeutiques utilisables	Connaître la place des bronchodilatateurs et des corticoïdes (des anti-leucotriènes) dans l'asthme
B	Prise en charge	Connaître les modalités d'utilisation des β_2-mimétiques (inhalation, aérosol) et des corticoïdes inhalés dans la maladie asthmatique	
A	Prise en charge	Connaître les objectifs et les modalités de surveillance du traitement de fond de l'asthme en première intention	
A	Prise en charge	Savoir initier le traitement d'urgence d'une crise d'asthme chez l'enfant et l'adulte	Oxygénothérapie en urgence, corticothérapie par voie systémique et bronchodilatateurs (β-mimétiques inhalés, anticholinergiques) et évaluer l'efficacité
B	Prise en charge	Connaître les principes de l'éducation thérapeutique de l'asthme et les plans d'action pour améliorer l'observance dans l'asthme	
A	Prise en charge	Connaître les principales mesures d'éviction allergénique dans l'asthme et la rhinite allergique, y compris professionnels	
B	Suivi et/ou pronostic	Connaître les complications de l'asthme	

ITEM 203 – Dyspnée aiguë et chronique

ITEM 359 – Détresse et insuffisance respiratoire aiguë du nourrisson, de l'enfant et de l'adulte

Introduction
I. Comment faire le diagnostic d'une exacerbation sévère d'asthme ?
II. Quels traitements d'urgence administrer sans délai ?
III. Quels examens complémentaires demander en urgence ?
IV. Quels facteurs déclenchants rechercher ?

Introduction

A L'exacerbation sévère d'asthme, ou asthme aigu grave, est une complication potentiellement mortelle à court terme, de la maladie asthmatique.

Sa définition n'est pas consensuelle. On retiendra simplement qu'un asthme aigu grave est une exacerbation sévère d'asthme, c'est-à-dire une obstruction bronchique majeure, résultant à la fois d'un épaississement inflammatoire de l'épithélium au détriment de la lumière bronchique (d'où une réduction de son calibre) et d'une constriction de la bronche résultant de la contraction du muscle lisse bronchique, responsable d'un syndrome obstructif sévère, mettant en jeu le pronostic vital et nécessitant une prise en charge urgente.

C'est une affection fréquente. L'asthme concerne 300 millions de personnes dans le monde, dont 30 millions en Europe. Les exacerbations les plus sévères peuvent tuer en moins d'une heure. Elles doivent donc être reconnues immédiatement, afin de les prendre en charge le plus rapidement possible, et ce de façon optimale.

Vignette clinique

Une patiente de 21 ans, est amenée aux urgences par les pompiers pour une détresse respiratoire aiguë.

Ses principaux antécédents sont un asthme depuis l'enfance, traité par corticoïdes inhalés et salbutamol à la demande, ainsi qu'une allergie au pollen. Elle n'a jamais été hospitalisée en réanimation.

À l'interrogatoire, succinct devant l'état clinique de la patiente, on retrouve une dyspnée d'intensité croissante progressive depuis une semaine, avec augmentation de la consommation de salbutamol.

À son arrivée aux urgences, ses paramètres vitaux sont les suivantes : SpO_2 88 % sous 6 litres/min d'oxygène aux lunettes, pression artérielle 140/85 mmHg, température 37,2 °C.

À l'examen clinique, la patiente est assise sur le brancard. Elle peut formuler des phrases, mais avec difficulté. Elle est tachypnéique à 35 cycles/min et présente un tirage intercostal et sternocléidomastoïdien. Par ailleurs, on ne note pas de cyanose ni de balancement thoraco-abdominal. On ne note également pas de signe d'hypoperfusion périphérique.

L'auscultation pulmonaire retrouve des sibilants diffus, bruyants, bilatéraux.

Vous débutez immédiatement des aérosols d'agonistes β_2-adrénergiques et d'anticholinergiques, associés à une oxygénothérapie au masque à haute concentration adaptée pour une saturation >96 %. Vous appelez le réanimateur de garde devant l'état clinique inquiétant de la patiente.

Le réanimateur décide d'un transfert immédiat dans l'unité de soins critiques.

Les aérosols sont poursuivis en continue la première heure et une corticothérapie intraveineuse par 1 mg/kg de méthylprednisolone est mise en place.

La gazométrie artérielle retrouve : pH = 7,48, PaO_2 = 88 mmHg sous 12 litres/min d'oxygène, $PaCO_2$ = 28 mmHg, lactate = 0,8 mmol/l.

Finalement, l'état clinique de la patiente s'améliorera sous aérosols, sans nécessité d'intubation trachéale.

Le facteur déclenchant mis en évidence sera l'adoption récente d'un chat par la patiente, confirmé par les explorations allergologiques réalisées à distance de l'épisode, retrouvant une allergie aux phanères de chats.

I. Comment faire le diagnostic d'une exacerbation sévère d'asthme ?

Le diagnostic d'une exacerbation sévère d'asthme est simple. Il s'agit d'une détresse respiratoire aiguë avec une dyspnée expiratoire sifflante, chez un patient qui généralement connaît bien sa maladie.

Le diagnostic doit être fait dans un laps de temps très court.

Le motif de consultation le plus fréquent est une dyspnée, d'intensité variable.

Les principaux éléments cliniques caractéristiques de l'exacerbation sévère d'asthme sont les suivants.

A. Anamnèse

- Antécédents d'asthme : il faudra, comme dans toute situation de détresse respiratoire aiguë, s'enquérir rapidement des antécédents respiratoires du patient. Le diagnostic d'asthme aigu grave est généralement aisé, car survenant chez des patients connaissant leur maladie.
- B On recherchera les facteurs suivants associés à un risque de mortalité et d'admission en réanimation :
  - antécédents d'hospitalisation en réanimation ou de ventilation artificielle ;
  - consommation récente de corticoïdes oraux ;
  - consommation importante ou croissante d'agonistes β_2-adrénergiques inhalés de courte durée d'action.

B. Examen clinique

1. Respiratoire

- A Signes de détresse respiratoire aiguë (non spécifiques à l'exacerbation sévère d'asthme) :
  - tirage des muscles intercostaux, des muscles sternocléidomastoïdiens. La présence d'un balancement thoraco-abdominal est un signe de gravité extrême signant l'épuisement diaphragmatique ;
  - une tachypnée > 30 cycles/min. La présence d'une bradypnée ou des pauses respiratoires sont un signe de gravité extrême témoignant de l'épuisement du patient et précédant l'arrêt respiratoire ;
  - une cyanose peut également être présente en cas d'hypoxémie ;
  - parole : elle est difficile, le patient ne pouvant généralement prononcer que quelques mots. L'incapacité de parler est un signe de gravité.
- Auscultation : l'asthme provoque une obstruction bronchique, responsable de sibilants, entendus à l'expiration. Ils sont particulièrement bruyants dans l'asthme aigu grave, pouvant parfois être entendus sans stéthoscope. La présence d'un silence auscultatoire est un critère de gravité extrême, signe d'un arrêt respiratoire imminent.

À noter que la réalisation d'une mesure du débit expiratoire de pointe n'est pas recommandée dans l'asthme aigu grave, la mesure pouvant être mal tolérée.

2. Neurologique

Les patients sont volontiers agités, penchés en avant sur le bord du lit, avec une sensation de mort imminente.

L'apparition d'une **confusion** ou d'une **somnolence** sont des **signes de gravité extrême**.

3. Cardiovasculaire

- Tachycardie : généralement > 120 bpm. Une bradycardie est un critère de gravité.
- Signes d'hypoperfusion périphérique : froideur des extrémités, marbrures, hypotension artérielle. Ce sont des signes de gravité.

Chez le patient sans antécédent d'asthme connu, il convient d'évoquer en premier lieu les diagnostics différentiels fréquents que sont l'œdème aigu du poumon et l'exacerbation de bronchopneumopathie chronique obstructive. En particulier, chez les patients âgés non connus asthmatiques depuis leur enfance, la survenue d'une dyspnée avec sibilants n'est presque jamais liée à l'apparition tardive d'un asthme mais plutôt en lien avec ces diagnostics différentiels.

Évaluation initiale de la gravité d'une crise d'asthme

- Prendre connaissance rapidement :
  - des antécédents d'asthme et des traitements en cours ;
  - des signes de détresse respiratoire aiguë et d'autres défaillances d'organes.
- Rechercher le plus rapidement possible les signes de gravité et des facteurs de risque de mortalité :
  - antécédents d'hospitalisation et de ventilation mécanique pour asthme, traitement par corticoïdes *per os*, consommation croissante d'agonistes β_2-adrénergiques ;
  - âge supérieur à 70 ans ;
  - confusion, somnolence ;
  - parole difficile ou impossible ;
  - choc : marbrures, hypotension artérielle ;
  - fréquence respiratoire > 30 cycles/min ;
  - arguments en faveur d'une pneumonie infectieuse.

Les signes de gravité extrême comme l'épuisement respiratoire, bradypnée, bradycardie, silence auscultatoire, coma doivent se faire poser la question de l'indication d'une intubation immédiate.

II. Quels traitements d'urgence administrer sans délai ?

Une fois l'exacerbation sévère d'asthme reconnue, certaines mesures doivent être rapidement mises en œuvre.

Premier temps : mettre en place une oxygénothérapie en urgence

On utilisera initialement un masque à haute concentration à un débit important (12 à 15 litres/min) puis on titrera progressivement le débit d'oxygène, pour un objectif de saturation à l'oxymètre de pouls entre 94 et 98 %.

Si des signes d'épuisement respiratoire ou d'atteinte neurologique sont présents, il faudra immédiatement appeler le réanimateur, afin d'évaluer l'indication potentielle d'une intubation trachéale.

Deuxième temps : conditionner le patient

Il faut mettre en place une surveillance avec un oxymètre de pouls, une surveillance électrocardiographique continue et une pression artérielle non invasive au brassard. Il faut surveiller l'état de conscience et la fréquence respiratoire.

Il faut également s'assurer d'un accès veineux.

Troisième temps : administrer des bronchodilatateurs en aérosol

Les agonistes β_2-adrénergiques de courte durée d'action sont la classe pharmacologique principale. Ils sont administrés en continu la première heure en l'absence d'amélioration clinique très franche. On réévaluera régulièrement l'état clinique du patient durant l'administration d'agonistes β_2-adrénergiques. Ce traitement de la composante musculaire de l'obstruction bronchique doit être administré au plus vite.

On associe un anticholinergique de courte durée d'action, administré toutes les 8 heures.

Quatrième temps : initier une corticothérapie systémique

Cette mesure est moins urgente que les précédentes, mais doit être entreprise dans la première heure. La corticothérapie, orale ou IV, par son effet anti-inflammatoire, va aider à lever l'obstruction bronchique. Sa durée sera de 5 à 7 jours.

De plus, la corticothérapie réduit le risque de récidive précoce et tardive, ainsi que la durée d'hospitalisation.

Indispensables de la prise en charge de l'exacerbation sévère d'asthme

Il faut dans l'urgence :

- mettre en place une oxygénothérapie adaptée, initialement à débit élevé puis titrer pour une SpO_2 entre 94 % et 98 % ;
- mettre en place une surveillance cardiovasculaire et respiratoire et assurer un accès veineux ;
- débuter au plus vite les aérosols bronchodilatateurs (association agoniste β_2-adrénergique et anticholinergique) ;
- il faut initier dans la première heure une corticothérapie systémique qui mettra quelques heures à agir.

Quiz

Patiente âgée de 22 ans, asthmatique mal équilibrée, sous traitement au long cours par agonistes β_2-adrénergiques de longue durée d'action et corticoïdes inhalés et salbutamol à la demande. Elle est adressée aux urgences pour détresse respiratoire d'apparition subaiguë au mois de février.

Paramètres vitaux : température 39,4 °C, FR 34 cycles/min, PA 143/85 mmHg, FC 140 bpm, SpO_2 85 % en air ambiant.

Examen clinique : la patiente est accoudée au bord du lit, a le regard hagard, elle ne peut pas parler, elle présente une polypnée, un tirage sus-claviculaire et intercostal. L'auscultation révèle des sibilants bilatéraux difficilement audibles.

Radiographie thoracique.

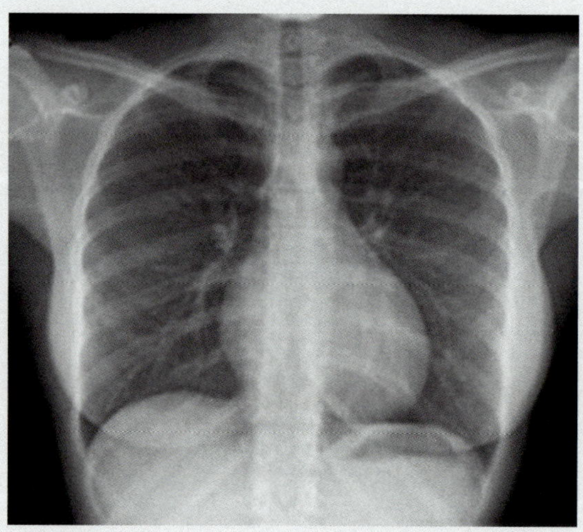

Analyse des gaz du sang artériels en air ambiant : pH = 7,30, PaO_2 = 50 mmHg, $PaCO_2$ = 55 mmHg, lactate = 2,1 mmol/l.

Quels sont les critères de gravité présents chez cette patiente ? Quelle est la conduite à tenir immédiatement ? Quels sont les possibles facteurs déclenchants ?

III. Quels examens complémentaires demander en urgence ?

En cas de doute diagnostique ou de non-réponse au traitement, il faut réaliser une mesure des gaz du sang et une radiographie thoracique. Ces examens permettent d'orienter vers un éventuel diagnostic différentiel, un facteur déclenchant de la crise et éventuellement préciser sa gravité.

A. Gaz du sang artériels

Ils n'ont d'intérêt qu'en l'absence de réponse au traitement initial. Leur interprétation peut s'effectuer en deux étapes.

Première étape : rechercher une hypoxémie et évaluer sa profondeur

Hypoxémie :

- $PaO_2 < 80$ mmHg en air ambiant.

Ou :

- Rapport $PaO_2/FiO_2 < 300$.

La PaO_2 normale se situe entre 80 et 100 mmHg, soit un rapport $PaO_2/FiO_2 > 300$ en air ambiant ($FiO_2 = 21$ %).

Il faudra donc être vigilant à bien interpréter le gaz du sang en fonction du débit d'oxygène administré au patient. Une PaO_2 à 100 mmHg chez un patient à 15 litres/min au masque à haute concentration étant par exemple très inquiétante (cf. chapitre 20).

Deuxième étape : évaluer la capnie du patient

À la phase initiale de l'exacerbation d'asthme, le patient hyperventile de façon très importante, ce qui induit une hypocapnie et une alcalose respiratoire (pH > 7,45 et $PaCO_2 < 35$ mmHg).

Lorsque la crise se prolonge et est particulièrement grave, le patient peut s'épuiser et réduit alors progressivement sa ventilation. Il s'ensuit une normalisation des valeurs de capnie et de pH, suivie, si la crise persiste, d'un passage en acidose respiratoire (pH < 7,35 et $PaCO_2$ > 45 mmHg) qui précède l'arrêt respiratoire.

Ainsi, un pH et une capnie normaux au cours d'une exacerbation d'asthme comme au cours d'autres situations d'insuffisance respiratoire aiguë (cf. chapitre 21) constituent des éléments de gravité majeurs signant l'épuisement respiratoire du patient.

Une acidose respiratoire et/ou une hypercapnie doivent motiver un appel immédiat au réanimateur pour envisager le recours à l'intubation trachéale.

B. Radiographie thoracique de face

La radiographie du thorax ne permet pas le diagnostic en soi d'une exacerbation sévère d'asthme et ne doit donc être réalisée que pour éliminer un diagnostic différentiel (œdème pulmonaire, par exemple), une complication (pneumothorax, par exemple) ou rechercher une pneumonie infectieuse en cas de point d'appel clinique.

Si elle est réalisée, la radiographie thoracique au cours d'une exacerbation d'asthme peut présenter des éléments sémiologiques typiques (fig. 23.1) : un aspect de distension thoracique, avec une horizontalisation des côtes, un élargissement des espaces intercostaux, un aplatissement des coupoles diaphragmatiques, ainsi qu'un cœur qui paraît affiné, dit « en goutte ».

IV. Quels facteurs déclenchants rechercher ?

B Dans un deuxième temps, il faudra rechercher un facteur déclenchant de l'exacerbation d'asthme, qu'il conviendra si possible de traiter. Les principaux facteurs sont :

- allergie : il s'agit le plus souvent d'un pneumallergène (par exemple, le pollen, les acariens, etc.). Il faudra donc s'enquérir des antécédents allergiques du patient, de l'histoire récente et des changements intervenus dans l'environnement du patient ;

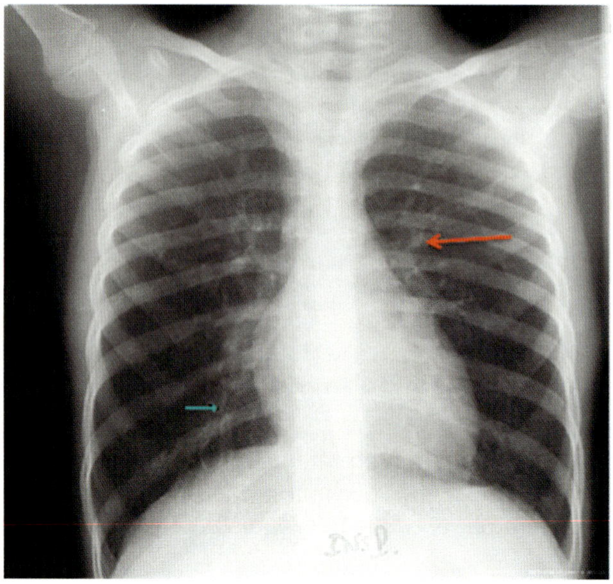

Fig. 23.1. B Radiographie thoracique avec distension thoracique chez un patient présentant une exacerbation d'asthme.
Flèche rouge : horizontalisation des côtes. Flèche bleue : élargissement des espaces intercostaux.

- infections respiratoires : la plupart des infections respiratoires responsables d'exacerbation d'asthme sont virales. La radiographie thoracique permet de suggérer le diagnostic d'une éventuelle pneumonie bactérienne (syndrome alvéolaire, condensation), motivant alors une antibiothérapie. Il n'y a pas d'indication à une antibiothérapie en l'absence de suspicion de pneumonie;
- prise médicamenteuse :
  - les bêtabloquants, par leur action bloquante sur les récepteurs β_2, favorisent la bronchoconstriction, y compris en cas d'administration en collyre oculaire. Il faudra donc rechercher une prise récente et interrompre/contre-indiquer ce traitement à l'avenir;
  - l'aspirine et les anti-inflammatoires non stéroïdiens peuvent également être responsables d'exacerbation d'asthme dans le cadre du syndrome de Widal associant la triade polypose rhino-sinusienne, asthme souvent sévère et intolérance à l'aspirine;
- reflux gastro-œsophagien : à rechercher de façon systématique à l'interrogatoire;
- irritants bronchiques : le tabagisme, passif ou actif, ainsi que la pollution sont susceptibles d'exacerber un asthme;
- facteurs psychologiques et psychiatriques : les personnes anxieuses ainsi que les situations de stress, de par la perte de contrôle qu'elles engendrent, peuvent exacerber un asthme. De la même façon, certaines maladies psychiatriques sont associées à un risque plus élevé d'exacerbation sévère d'asthme.

Points de vigilance

- Administrer de l'oxygène immédiatement à débit élevé.
- Ne pas retarder la mise en route des aérosols bronchodilatateurs : dès le diagnostic évoqué, il faut les administrer. Ce sont eux qui permettront de lever rapidement la composante musculaire lisse de l'obstruction bronchique.
- Administrer les corticoïdes dans la première heure : leur long délai d'action impose ce timing.
- Considérer un pH et/ou une capnie normaux comme un signe de gravité.
- Ne pas évoquer une exacerbation d'asthme face à une dyspnée sifflante du sujet âgé : il faut en premier lieu évoquer les diagnostics différentiels que sont l'œdème aigu du poumon et l'exacerbation de bronchopneumopathie chronique obstructive.

Tic-tac…

< 5 min	• Reconnaître l'exacerbation d'asthme (dyspnée sifflante), apprécier sa gravité
< 15 min	• Avoir donné de l'oxygène • Avoir débuté les aérosols en continu
< 60 min	• Avoir administré les corticoïdes et appelé le réanimateur en cas de non-réponse au traitement

Une situation clinique… Deux prises en charge

Monsieur T., 62 ans, est hospitalisé en cardiologie pour un œdème aigu pulmonaire d'origine cardiogénique avec un passage en fibrillation auriculaire rapide. Il présente pour seul antécédent un asthme bien contrôlé, sous salbutamol et corticoïdes inhalés.

L'épisode est rapidement contrôlé sous furosémide et un bêtabloquant est prescrit pour ralentir la fibrillation auriculaire.

Le lendemain, le patient présente une détresse respiratoire aiguë, avec désaturation à 88 % de SpO_2 en air ambiant, un tirage sus-claviculaire et intercostal. Il présente une dyspnée expiratoire, avec présence de sibilants bilatéraux. L'interne de garde est appelée.

Où Sofia ne fait pas bien…

Sofia vient au chevet du patient, le met sous 3 litres/min d'oxygène pour une saturation à 92 %, afin de ne pas favoriser l'hypercapnie. Elle fait prélever un gaz du sang et prescrit un aérosol de β_2-agoniste et d'anticholinergique, améliorant transitoirement l'état clinique du patient, avec la persistance d'un léger tirage sus-claviculaire.

Elle prévoit un nouvel aérosol dans 20 minutes et quitte la chambre du malade compte tenu de son amélioration clinique.

L'analyse des gaz du sang montre : pH = 7,40, PaO_2 = 70 mmHg sous 3 litres/min d'oxygène, $PaCO_2$ = 40 mmHg, lactate = 1 mmol/l.

Jugeant les gaz du sang rassurant et devant l'évolution clinique après les aérosols, Sofia ne retourne pas voir le patient.

Le patient se dégrade dans la journée et est intubé devant une détresse respiratoire majeure, l'épisode se compliquant d'un pneumothorax.

Dans ce scénario clinique, on constate certaines négligences et plusieurs opportunités d'amélioration peuvent être proposées à Sofia. Tout d'abord, Sofia semble avoir relativisé l'urgence. Elle n'a pas administré l'oxygénothérapie à un débit suffisant; la bonne attitude aurait été de commencer à un débit élevé, puis de titrer pour une saturation entre 94 % et 98 %. En effet, les patients asthmatiques,

▶

contrairement aux insuffisants respiratoires chroniques obstructifs (BPCO) ou restrictifs (obèses), n'ont pas d'hypercapnie chronique et ne sont donc pas à risque d'hypercapnie lors d'une oxygénothérapie à fort débit.

L'évaluation clinique du patient après le premier aérosol n'est pas bonne : le patient s'est, certes, amélioré cliniquement, mais il présente toujours un signe de lutte respiratoire (tirage sus-claviculaire), il est donc toujours dans une situation d'urgence vitale. Dans l'exacerbation d'asthme grave, les aérosols doivent être administrés en continu la première heure. L'interprétation des gaz du sang n'est pas bonne. En effet, dans ce contexte, la présence d'un pH et d'une $PaCO_2$ normaux constitue un signe d'alerte de gravité, le patient devant normalement être en alcalose respiratoire.

Où on peut faire confiance à Sofia

Sofia vient au chevet du patient, le met sous 15 litres/min d'oxygène au masque à haute concentration, la SpO_2 remonte à 98 %.

Elle débute immédiatement des aérosols d'agoniste β_2-adrénergique et d'anticholinergique. Elle met en place une surveillance continue de la SpO_2, un scope et un brassard à tension et appelle le réanimateur.

Le premier aérosol améliore transitoirement le patient avec la persistance d'un léger tirage sus-claviculaire. Sofia poursuit alors de façon continue les aérosols durant une heure.

Chez ce patient souffrant d'une cardiopathie, Sofia demande une radiographie du thorax qui ne montre pas d'anomalie parenchymateuse, mais révèle une distension thoracique importante.

Le patient ne s'améliorant pas cliniquement, Sofia demande une analyse des gaz du sang qui montre un pH à 7,36, une PaO_2 à 102 mmHg sous 15 litres/min d'oxygène, une $PaCO_2$ à 40 mmHg, le lactate est à 1 mmol/l. Elle identifie bien la gravité de la situation de ce patient qui s'épuise avec l'apparition d'un discret balancement thoraco-abdominal et une baisse de la fréquence respiratoire : Sofia reste donc à son chevet jusqu'à l'arrivée du réanimateur.

Le réanimateur décide d'une hospitalisation en unité de soins critiques et prescrit une corticothérapie intraveineuse. Le patient recevra alors des aérosols de bronchodilatateurs en continu durant la première heure, en plus de la corticothérapie intraveineuse, et s'améliorera très nettement au bout de trois heures de prise en charge. L'exacerbation est mise sur le compte de l'initiation d'un traitement bêtabloquant qui est définitivement interrompu.

Réponse au quiz

Le tableau clinique présenté par la patiente est extrêmement grave.

Elle présente une exacerbation sévère d'asthme, avec comme critères de gravité clinique : la somnolence, le début d'apparition d'un silence auscultatoire, l'impossibilité de parler, le tirage sus-claviculaire et intercostal, la tachypnée > 30 cycles/min. Au niveau gazométrique : l'apparition d'une acidose respiratoire est un critère de gravité majeur. Cette situation nécessite immédiatement l'administration d'oxygène à débit élevé, d'un aérosol d'agoniste β_2-adrénergique, de s'assurer d'un abord veineux fonctionnel et d'appeler le réanimateur pour une éventuelle intubation trachéale.

CHAPITRE

24

Pneumonie aiguë communautaire grave

Situations de départ

- 160 Détresse respiratoire aiguë
- 162 Dyspnée

Item, objectifs pédagogiques

ITEM 154 – Infections bronchopulmonaires communautaires de l'adulte et de l'enfant

Rang	Rubrique	Intitulé	Descriptif
A	Définition	Savoir définir et identifier les cadres nosologiques des infections respiratoires basses (IRB) chez l'adulte et chez l'enfant	(Trachéo)-bronchites aiguës, pneumonie franche lobaire aiguë (PFLA), pneumonies atypiques, pneumonies compliquées, abcès pulmonaires, pneumonies aiguës communautaires (PAC), pneumonies nosocomiales. Bronchiolite chez le nourrisson
A	Étiologie	Connaître les principaux agents infectieux responsables des infections respiratoires basses et leur fréquence relative, chez l'adulte et chez l'enfant : pneumonies, bronchiolites et bronchites	Pneumocoque/légionelle/grippe, VRS dans les bronchiolites
B	Physiopathologie	Comprendre la physiopathologie d'une infection respiratoire basse (pneumonie, bronchiolite, bronchite)	
A	Diagnostic positif	Savoir faire le diagnostic clinique des infections respiratoires basses (pneumonie, bronchiolite, bronchite)	
A	Diagnostic positif	Connaître les signes cliniques des infections respiratoires basses (pneumonie, bronchiolite, bronchite)	
A	Identifier une urgence	Savoir rechercher et reconnaître les signes de gravité cliniques et paracliniques	Signes de détresse respiratoire aiguë et de choc + Savoir demander une radiographie de thorax (bilatéral, extensif, épanchement pleural) et un GDS artériel avec lactates (hypoxémie profonde, hypercapnie, hyperlactacidémie). Connaître la sémiologie clinique pédiatrique
A	Examens complémentaires	Connaître les indications à la réalisation d'une radiographie de thorax chez l'adulte et chez l'enfant	(Indication rare pour la bronchiolite aiguë)
B	Examens complémentaires	Savoir documenter microbiologiquement l'infection en fonction du tableau clinique et du terrain	Examens de première intention à connaître et hiérarchiser en fonction de la gravité et d'épidémiologie (antigénuries, hémocultures, écouvillon NP pour PCR grippe)

Rang	Rubrique	Intitulé	Descriptif
B	Examens complémentaires	Connaître la place de l'échographie pleuropulmonaire, en particulier en pédiatrie	
B	Examens complémentaires	Connaître l'indication du scanner dans les infections respiratoires basses	
A	Contenu multimédia	Radiographie de thorax avec pneumonie franche lobaire aiguë (PFLA)	
A	Contenu multimédia	Radiographie thoracique de face : pleuropneumopathie de l'enfant	
A	Prise en charge	Connaître les principes du traitement de première intention des infections respiratoires basses chez l'adulte et l'enfant	Grandes lignes du traitement symptomatique (hiérarchisation des techniques d'oxygénation, kiné, etc.) et étiologique : savoir prescrire le traitement des infections respiratoires basses (critères de choix des molécules (antibiotiques…), voies d'administration, durée de traitement) selon le terrain et la présentation radioclinique ; sans la posologie. Savoir ne pas prescrire d'antibiotique (bronchite, bronchiolite)
A	Prise en charge	Connaître les principes du traitement de la bronchite aiguë (pas d'antibiothérapie, pas d'AINS, pas d'antitussifs)	
B	Prise en charge	Savoir réévaluer l'évolution et adapter la prise en charge en cas d'évolution défavorable	Réévaluation à 48 heures en ambulatoire, changement de classe d'antibiotique si besoin
B	Suivi et/ou pronostic	Connaître les principales complications des pneumopathies aiguës communautaires et des bronchiolites	
A	Prévention	Connaître les principaux terrains à risque de pneumonie et les principes de la prévention vaccinale	Indications des vaccins antipneumococcique et antigrippal
A	Prévention	Connaître les mesures d'hygiène à adopter en collectivité	Masque, lavage des mains, etc., particulièrement en pandémie grippale

Introduction
I. Quand évoquer le diagnostic de pneumonie aiguë communautaire ?
II. Quels sont les critères de gravité d'une pneumonie aiguë communautaire ?
III. Quels examens complémentaires demander en urgence ?
IV. Quels traitements d'urgence administrer sans délai ?
V. Quelles sont les principales étiologies à évoquer ?
VI. Réévaluation de l'antibiothérapie de la pneumonie infectieuse aiguë

Introduction

A La pneumonie aiguë communautaire est une **maladie fréquente** (environ 500 000 cas par an en France), avec une **mortalité importante** de l'ordre de 5 %, pouvant atteindre 40 % chez les patients âgés institutionnalisés ou dans les formes graves associées à un syndrome de détresse respiratoire aiguë ou à un choc septique. Le **terrain sous-jacent** est un élément essentiel du pronostic, ainsi que la **rapidité d'initiation d'une antibiothérapie efficace dans les formes graves**.

Ainsi, chez un patient suspect d'**infection bronchopulmonaire aiguë**, il faut savoir distinguer les patients ayant une pneumonie aiguë grave qui sont les plus à risque de mortalité, des deux autres entités que sont l'exacerbation aiguë de bronchopneumopathie chronique obstructive et la bronchite aiguë.

Seule la mise en place d'une antibiothérapie efficace et l'hospitalisation en milieu adapté permettent d'améliorer le pronostic des pneumonies aiguës graves. Il faut donc savoir reconnaître les **signes de gravité** et savoir **orienter la prise en charge vers le secteur de prise en charge le plus adapté**, en médecine intensive-réanimation si nécessaire.

Il est aussi nécessaire de connaître les **micro-organismes les plus fréquemment impliqués et ceux impliqués** dans certaines populations pour les cibler de manière efficace avec l'antibiothérapie probabiliste.

Enfin, il est nécessaire de surveiller l'efficacité des thérapeutiques mises en œuvre et de réévaluer l'antibiothérapie.

Vignette clinique

Monsieur Serge P., âgé de 51 ans, consulte aux urgences pour une **douleur thoracique fébrile** depuis la veille au soir. Il a pour seul antécédent un accident de voiture compliqué d'un traumatisme abdominal avec rupture splénique ayant motivé une **splénectomie**. Il vous signale également fumer un paquet par jour depuis l'âge de 20 ans (**tabagisme** à 31 paquets-années) et boire quotidiennement deux verres de vin à chaque repas (**éthylisme** chronique). Il ne prend aucun traitement, il n'a pas de suivi médical régulier (probablement **non vacciné** contre le pneumocoque et la grippe).

Le patient vous explique qu'il **tousse** depuis 2 jours (depuis son retour des vacances d'hiver) et qu'il est très **fébrile** depuis la veille au soir; il a eu des frissons et des sueurs toute la nuit. Ce matin au réveil, il avait également un **point douloureux** sur le côté droit du thorax et il se sent vraiment **très affaibli**.

À son arrivée aux urgences, l'infirmière d'accueil a noté les *paramètres vitaux* suivants : PA 90/50 mmHg, FC 120 bpm, FR 25 cycles/min, SpO_2 94 % en air ambiant, **vigilance conservée** (*Glasgow Coma Scale* 15), température 39,1 °C.

Examen physique systématisé : le patient présente une **asthénie** au premier plan, il pèse 75 kg. L'inspection ne retrouve **aucun signe de choc** périphérique (extrémités chaudes, absence de marbrures). Les pouls sont bien perçus. Le temps de recoloration cutané est de 2 secondes. L'examen cardiovasculaire est sans particularité en dehors d'une **tachycardie régulière**. L'auscultation cardiaque ne retrouve aucun souffle. Le patient ne présente pas d'œdème des membres inférieurs, pas de reflux hépatojugulaire, mais une **hépatomégalie**. Le patient reste **tachypnéique**, sans autre signe de détresse respiratoire. L'auscultation pulmonaire objective un foyer de **crépitants** avec **diminution du murmure vésiculaire** au niveau du quadrant supérieur droit. L'examen abdominopelvien est sans particularité; le patient ne présente pas de globe vésical et il vous répond ne pas avoir uriné depuis le matin.

Vous suspectez une **pneumonie infectieuse aiguë** devant l'association des **signes fonctionnels respiratoires**, de la **fièvre** et des **signes cliniques de condensation parenchymateuse**. Vous identifiez également des **critères cliniques de gravité** : le patient est hypotendu et polypnéique. Ce sont des retentissements d'organe que l'on quantifie par le score qSOFA. Ici, un qSOFA supérieur à 2, chez un patient présentant une infection, vous fait alors évoquer la possibilité d'un sepsis.

Vous débutez une **oxygénothérapie** à 2 litres/min aux lunettes et vous demandez à l'IDE de perfuser le patient et débutez une **expansion volémique** par 1 litre de NaCl 0,9 % à perfuser en 20 minutes.

Vous prévenez également l'IDE qu'il faudra prélever un bilan sanguin, débuter rapidement les antibiotiques et faire une imagerie thoracique.

Les *examens complémentaires* réalisés immédiatement sont :

- les *gaz du sang artériels sous 2 litres/min d'oxygène aux lunettes* : pH = 7,38, PaO_2 = 70 mmHg, $PaCO_2$ = 30 mmHg, lactates = 1,5 mmol/l, bicarbonate = 18 mmol/l. Le patient présente une acidose métabolique avec une alcalose respiratoire, sans anomalie du pH, avec une hypoxémie, traduisant un probable effet shunt intrapulmonaire;
- une *radiographie de thorax de face*, réalisée immédiatement : on observe un **syndrome alvéolaire systématisé au lobe supérieur gauche**, avec un bronchogramme aérique. Cette imagerie est évocatrice d'une **pneumonie franche lobaire aiguë**;
- un *bilan microbiologique* : **hémocultures, ECBC, recherche d'antigènes urinaires** de pneumocoque et légionelle;

› un *bilan biologique* pour **évaluer la gravité** de l'infection : ionogramme sanguin, créatinine, urée, bilan hépatique et d'hémostase, numération avec formule sanguine.

Vous retenez le diagnostic de pneumonie aiguë avec sepsis. Devant le **contexte clinique** (début rapide, fièvre élevée, patient splénectomisé non vacciné, éthylisme chronique), vous suspectez en particulier *Streptococcus pneumoniae*.

La prise en charge finale du patient consistera en :

› **poursuite de l'expansion volémique** avec un objectif de 30 ml/kg suivi d'une réévaluation et d'un monitorage de la bonne tolérance (pas d'apparition d'un œdème pulmonaire associé à l'expansion volémique rapide);
› **poursuite de l'oxygénothérapie** avec monitorage de l'oxymétrie de pouls en continu;
› début d'une **antibiothérapie probabiliste IV** par céfotaxime (céphalosporine de troisième génération) + spiramycine (macrolide) visant à couvrir les micro-organismes les plus fréquents au cours des pneumonies aiguës communautaires;
› **hospitalisation** dans un service de médecine intensive-réanimation devant la suspicion de sepsis et l'hypotension avec oligurie nécessitant une expansion volémique;
› devant une recherche d'antigènes urinaires positive pour le pneumocoque, vous **adaptez secondairement l'antibiothérapie** pour de l'amoxicilline en monothérapie pour une durée totale de 7 jours.

I. Quand évoquer le diagnostic de pneumonie aiguë communautaire ?

Le diagnostic de pneumonie aiguë communautaire repose sur l'association de **signes fonctionnels respiratoires** (toux, expectoration, dyspnée, douleur thoracique voire détresse respiratoire aiguë), de **signes cliniques pulmonaires** (râles bronchiques, foyer de crépitants avec diminution du murmure vésiculaire à l'auscultation et matité à la percussion), d'une **fièvre** et d'une **imagerie thoracique** objectivant l'atteinte parenchymateuse alvéolaire.

Il s'agit donc d'un *faisceau d'arguments non pathognomoniques* et les **formes atypiques** sont fréquentes, en particulier chez les sujets fragiles (sujets âgés, patients immunodéprimés) :

- fièvre inconstante, toux fébrile isolée;
- signes extrarespiratoires : signes digestifs, arthro-myalgies, signes neurologiques;
- révélation par la décompensation d'une pathologie sous-jacente (insuffisance cardiaque, déséquilibre d'un diabète, etc.) ou des troubles du comportement isolés chez le sujet âgé.

De plus, lors de l'examen du patient, il est nécessaire de réaliser un **interrogatoire complet**. En effet, le contexte permet bien souvent de guider le diagnostic (contexte épidémique, début rapide des symptômes) et apporte des informations importantes sur le cadre nosologique (patient immunodéprimé, inhalation, surinfection bactérienne d'une grippe). Classiquement, on considère qu'un début brutal oriente plutôt vers une étiologie bactérienne « typique » (pneumocoque en premier lieu, *Haemophilus influenzae*, *Staphylococcus aureus*, etc.), tandis qu'un début progressif oriente plutôt vers des agents « atypiques » (virus, bactéries intracellulaires comme *Mycoplasma pneumoniae*, *Chlamydia pneumoniae*, *Legionella pneumophila*, etc.).

Enfin, dans certains cas, la pneumonie se manifeste d'emblée au **stade compliqué** :

- **complications locales** : abcédation, excavation, pleurésie parapneumonique non compliquée ou purulente;
- **complications générales** : bactériémie, sepsis et choc septique, méningoencéphalite secondaire, péricardite, arthrite.

Encadré 24.1

Physiopathologie des infections respiratoires basses

B Physiologiquement, la charge infectieuse dans les voies aériennes inférieures est très faible grâce aux barrières qui forment la défense des voies aériennes. Ces barrières sont :

- mécaniques passives : voies aériennes supérieures (nez, cornets, pharynx), films liquidiens, épithéliums ;
- mécaniques actives : tapis mucociliaire bronchique, réflexe de toux, réflexe épiglottique ;
- enzymatiques : amylase salivaire, film liquidien bronchique (lysozyme, lactoferrine, inhibiteur de protéase), film intra-alvéolaire (surfactant, fibronectine) ;
- immunologiques : immunoglobulines de surface, cytokines pro- et anti-inflammatoires, macrophages alvéolaires, polynucléaires neutrophiles.

Les infections respiratoires sont donc liées à une dérégulation de ces barrières permettant l'accroissement de la charge infectieuse. Des situations peuvent contribuer à contrebalancer ces barrières physiologiques et permettre l'installation d'une infection, entre autres :

- le tabagisme altère le fonctionnement de l'appareil mucociliaire et des macrophages alvéolaires ;
- les troubles de conscience inhibent le fonctionnement du carrefour oropharyngé et le réflexe de toux ;
- l'alcoolisme favorise la colonisation de l'appareil oropharyngé par certaines bactéries ;
- les infections virales altèrent le système immunitaire localement et favorisent les surinfections bactériennes ;
- autres : âge, diabète, immunodépression, dénutrition…

En fonction du niveau de défaillance de ces barrières, l'infection va se développer, avec un tableau clinique de bronchite dans le cas d'une infection limitée aux voies aériennes proximales et de pneumonie dans le cas d'une infection étendue aux alvéoles, constituant la forme la plus évoluée d'infection du système respiratoire.

II. Quels sont les critères de gravité d'une pneumonie aiguë communautaire ?

Les **critères de gravité** (tableau 24.1) doivent être recherchés dès que le diagnostic est suspecté. En effet, ils vont conditionner l'**orientation du patient** (traitement ambulatoire, hospitalisation en secteur conventionnel, unité de surveillance continue/soins intensifs ou réanimation), et tout praticien doit savoir reconnaître les critères de gravité d'une pneumonie aiguë.

Tableau 24.1. A Critères de gravité d'une pneumonie aiguë communautaire.

Terrain	– Âge physiologique > 65 ans – Comorbidité : maladie pulmonaire chronique, diabète déséquilibré, insuffisance rénale chronique, insuffisance cardiaque, insuffisance hépatique chronique, maladie cérébrovasculaire, malnutrition – Déficit immunitaire : cancer, lymphome, leucémie, VIH, splénectomie, chimiothérapie, traitement immunosuppresseur – Situation sociale : hospitalisation au cours de l'année, isolement, vie en institution, conditions socio-économiques défavorables
Signes cliniques	– Atteinte des fonctions supérieures (altération de la conscience) – PAS < 90 mmHg ou PAD < 60 mmHg – FC > 120 bpm – FR > 30 cycles/min – Hypothermie < 35 °C ou hyperthermie > 40 °C – Pneumonie d'inhalation ou sur obstacle bronchique – Atteinte radiologique plurilobaire – qSOFA ≥ 2 (sepsis probable)

(*Suite*)

Tableau 24.1. Suite.

Complications	– Complications extrapulmonaires : pleurésie, méningoencéphalite, péricardite, arthrite, abcès, excavation – Complications générales : bactériémie, sepsis, choc septique – Nécessité de recours à la ventilation mécanique ou aux vasopresseurs
Signes biologiques de gravité	– $PaO_2 < 60$ mmHg ou $PaO_2/FiO_2 < 250$ – $PaCO_2 > 50$ mmHg – Acidose : pH < 7,35 – Leucopénie < 4 G/l, hyperleucocytose > 30 G/l ou neutropénie < 1 000/mm^3 – Anémie < 9 g/dl ou thrombopénie < 100 G/l – Atteinte rénale aiguë

La présence d'un seul de ces critères de gravité impose une prise en charge hospitalière. En cas de signe(s) d'insuffisance respiratoire aiguë (cf. chapitre 21) ou de choc (sepsis, cf. chapitre 11), la prise en charge se fera en unité de soins continus ou en réanimation.

Quiz 1

Le SMUR vous transfère directement en réanimation le 14 janvier un patient de 19 ans pour une détresse respiratoire au domicile. Il s'agit d'un patient qui n'a pas d'antécédent particulier. Il ne prend aucun traitement au long cours. Il a présenté depuis 3 jours un syndrome grippal avec des myalgies, de la fièvre, des céphalées et une toux ; son médecin traitant lui a prescrit du paracétamol.

Depuis la veille, il présente une fièvre à 40 °C, des signes respiratoires avec une toux insomniante et des crachats très purulents. Il a présenté des frissons toute la nuit et depuis ce matin une gêne respiratoire avec des crachats hémoptoïques. Devant la majoration rapide de la gêne respiratoire, il appelle le SAMU.

Le patient présente alors une température à 40 °C ainsi qu'une détresse respiratoire aiguë avec nécessité d'administrer 12 litres/min d'oxygène au masque à réserve pour maintenir une oxymétrie de pouls supérieure à 90 %. Il est également hypotendu à 90/50 mmHg avec une tachycardie à 110 bpm, nécessitant 1 litre de cristalloïdes pour restaurer une PA satisfaisante. Il est alors transféré directement en réanimation.

Quel est le tableau clinique de ce patient ? Quelle est l'urgence dans la prise en charge de ce patient ? Quelle sera la prise en charge étiologique chez ce patient ?

III. Quels examens complémentaires demander en urgence ?

On distingue deux types d'examen : ceux permettant de faire le diagnostic et ceux permettant d'évaluer la gravité de la pneumonie aiguë.

A. Examens complémentaires à visée diagnostique

Examen systématique de première intention : radiographie de thorax de face (± de profil)

La sémiologie radiologique peut donner une orientation sur le micro-organisme responsable de l'infection. Cependant, aucun signe radiologique n'est spécifique d'un micro-organisme donné, *a fortiori* quand il existe des critères de gravité.

On distingue les présentations radiologiques suivantes :

- les pneumonies à prédominance alvéolaire : syndrome alvéolaire (opacités effaçant les délimitations anatomiques, souvent systématisées avec bronchogramme aérien), souvent lobaire, donnant la typique pneumonie franche lobaire aiguë (PFLA) (fig. 24.1) ;

- les pneumonies à prédominance interstitielle : syndrome interstitiel (opacités plus diffuses et non systématisées, sans bronchogramme), notamment réticulations et/ou micronodules ;
- bronchopneumonie : nodules disséminés, hétérogènes, irréguliers et parfois à prédominance péri-hilaire.

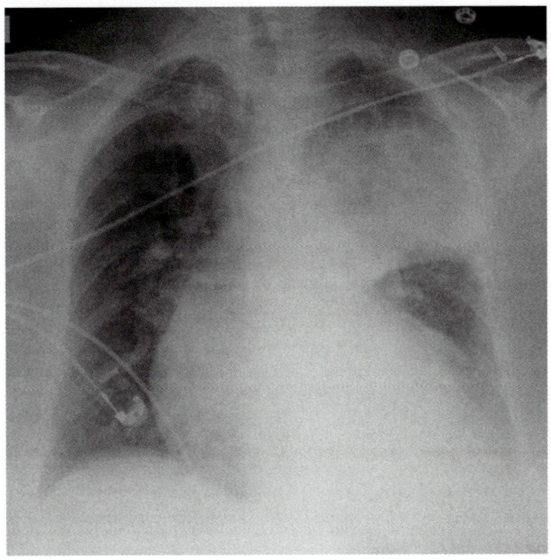

Fig. 24.1. Ⓐ **Radiographie de pneumonie franche lobaire aiguë du culmen.**

Bilan microbiologique

B Il est systématique chez le patient suspect de pneumonie aiguë grave. Il doit être fait d'emblée et, dans la mesure du possible, **avant ou en même temps que le début du traitement antibiotique probabiliste** :

- **hémocultures** : réaliser un prélèvement de bonne qualité améliore les performances diagnostiques. Elles permettent si elles sont positives d'objectiver le micro-organisme responsable. Elles sont positives dans 20 à 30 % des cas de pneumonies graves ;
- **recherche d'antigènes (Ag) urinaires** : Ag urinaires de *S. pneumoniae* (recherche également possible dans le liquide pleural) et Ag urinaires de *L. pneumophila* de sérotype 1 ;
- **biologie moléculaire** (PCR) : recherche du matériel génétique de virus et bactéries sur des prélèvements respiratoires (aspiration nasopharyngée ou aspiration trachéale). Méthodes très sensibles mais coûteuses, elles sont pour l'instant souvent réservées aux patients de réanimation et leurs indications sont source de discussion. En contexte épidémique de grippe, on pensera à la recherche de virus influenza par PCR sur écouvillon nasopharyngé ;
- **sérologies** : elles ont peu d'intérêt car ne permettent qu'un diagnostic rétrospectif des infections à bactéries intracellulaires. Le diagnostic repose sur une séroconversion franche sur deux prélèvements espacés de 15 jours (ascension des IgG). Cependant, un résultat positif pour les IgM avec des IgG négatives sur le premier prélèvement peut permettre d'évoquer l'étiologie, mais nécessitera une confirmation sur un deuxième prélèvement permettant d'objectiver une positivation des IgG ;
- **autres prélèvements respiratoires** : leur réalisation dépendra de l'état respiratoire du patient (ventilation spontanée ou ventilation invasive). Les prélèvements des sécrétions respiratoires sont d'autant plus rentables qu'ils sont réalisés sans antibiothérapie préalable (examen cytobactériologique des crachats, aspiration bronchique à l'aveugle ou prélèvements dirigés protégés des sécrétions respiratoires). La question de leur réalisation sous fibroscopie bronchique n'est pas tranchée.

Ces examens doivent être hiérarchisés. En particulier, les prélèvements microbiologiques spécialisés ne doivent pas être réalisés en première intention, en dehors des antigénuries initiales, et réservés à une deuxième ligne d'investigation.

Examens de seconde intention chez l'adulte

Échographie pleuropulmonaire

Examen parfois utilisé en première intention au lit du malade par un opérateur entraîné pour rechercher un foyer de condensation pulmonaire ou un épanchement pleural associé, dont le drainage pourra être guidé par l'échographie.

Scanner thoracique

Il est réalisé en deuxième intention si la radiographie de thorax ne permet pas de conclure ou en cas de suspicion de complication locale.

B. Examens complémentaires visant à évaluer la gravité

Gaz du sang artériels avec dosage des lactates

Comme pour tout patient présentant une détresse respiratoire aiguë, il est nécessaire de réaliser une gazométrie artérielle pour estimer la profondeur de l'hypoxémie et l'altération de l'hématose. L'analyse de la $PaCO_2$ permet d'estimer l'hyperventilation compensatrice et éventuellement un épuisement respiratoire. Au cours de la pneumonie aiguë, l'hypoxémie est avant tout liée à un shunt.

La lactatémie permet également de connaître le retentissement systémique de la pneumonie, notamment en cas de sepsis ou choc septique.

Bilan biologique

Afin d'évaluer le retentissement de la pneumonie aiguë et rechercher des signes de gravité :

- ionogramme sanguin, créatinine, urée ;
- bilan hépatique, bilan d'hémostase ;
- numération avec formule sanguine.

Quiz 2

(Suite) Vous prenez en charge en réanimation ce patient de 19 ans depuis 3 jours. Devant les défaillances hémodynamique et respiratoire, et l'apparition d'un état de choc septique, le patient a finalement été intubé et a reçu un traitement vasopresseur par noradrénaline pendant 24 heures. Il est toujours sous assistance respiratoire par ventilation mécanique. L'antibiothérapie associe toujours du céfotaxime et de la spiramycine.
Les antigénuries pneumocoque et légionelle à l'entrée étaient négatives. Les PCR pour les bactéries intracellulaires réalisées sur des aspirations bronchiques sont également négatives. Finalement au troisième jour, la culture des aspirations bronchiques est positive pour *Streptococcus pneumoniae* avec 10^5 UFC/ml.
Quelle est votre attitude thérapeutique ?

IV. Quels traitements d'urgence administrer sans délai ?

A. Traitement étiologique

Le traitement antibiotique d'une pneumonie aiguë grave est une **urgence thérapeutique**. Il doit être débuté dans les 4 heures suivant le début de la prise en charge, immédiatement en cas de sepsis/choc septique, si possible après réalisation des prélèvements microbiologiques.

L'antibiothérapie probabiliste (tableau 24.2) a pour but de cibler les **micro-organismes les plus fréquents**. Elle est donc par définition de spectre large en cas de pneumonie grave et devra par la suite être adaptée.

Cela diffère de la prise en charge des pneumonies sans critère de gravité, pour lesquelles un pari microbiologique peut être initialement fait, amenant à prescrire une mono-antibiothérapie, à la condition que son efficacité soit réévaluée à 48–72 heures. Les pathogènes rencontrés ne sont pas les mêmes selon le terrain sous-jacent, d'où l'intérêt d'un interrogatoire bien mené, afin de moduler le choix de l'antibiothérapie initiale.

Pour les terrains particuliers, on se référera aux chapitres correspondants (infection de l'immunodéprimé, exacerbation de BPCO). On gardera à l'esprit que cette antibiothérapie probabiliste initiale doit être adaptée à l'évolution clinique (favorable/défavorable) et à une éventuelle documentation microbiologique.

Tableau 24.2. Ⓐ Antibiothérapie probabiliste d'une pneumonie aiguë communautaire grave (patient en réanimation).

Tous sujets*	– Céphalosporine de 3e génération IV (céfotaxime ou ceftriaxone) *et* – Macrolide IV *ou* Fluoroquinolone IV Permet de couvrir les principales bactéries à Gram + et Gram – (céphalosporine de 3e génération) ainsi que les bactéries intracellulaires (macrolide ou fluoroquinolone)
Facteurs de risque de grippe (période épidémique, terrain à risque)**	Ajout d'un traitement antiviral : oseltamivir

* La bithérapie probabiliste ne se conçoit qu'associée à une politique diagnostique volontariste avec l'objectif d'une désescalade antibiotique en cas de documentation microbiologique, pour une durée totale de l'antibiothérapie ≤ 7 jours, y compris en cas de bactériémie ou de choc, sauf indication microbiologique contraire. La monothérapie n'est envisageable qu'en cas de certitude diagnostique.

** En période épidémique, *S. aureus*, *S. pneumoniae*, *H. influenzae*, *S. pyogenes* doivent également être envisagés (co-infection ou surinfection).

B. Traitement symptomatique

L'**hypoxémie** observée au cours de la pneumonie aiguë est la conséquence du shunt secondaire à l'infection alvéolaire. Elle est généralement au moins partiellement corrigée par une **oxygénothérapie** (cf. chapitre 4). L'efficacité de l'oxygénothérapie est monitorée par la surveillance continue de la SpO_2 avec un **oxymètre de pouls**.

La ventilation non invasive (VNI) n'a pas d'intérêt démontré dans cette situation.

Ⓑ En cas d'hypoxémie réfractaire à l'oxygénothérapie simple, chez le patient en détresse respiratoire aiguë, il peut être nécessaire de recourir à l'oxygénothérapie à haut débit nasal ou à l'intubation orotrachéale (cf. chapitre 21).

Ⓐ Le **maintien d'une hémodynamique stable** est le second aspect du traitement symptomatique. En effet, la pneumonie peut se compliquer d'un sepsis (réponse systémique inappropriée à l'infection) avec une défaillance cardiocirculatoire pouvant mener au choc septique voire à l'arrêt cardiaque.

En cas d'hypotension artérielle, l'expansion volémique permet d'améliorer la précharge du ventricule droit et donc le débit cardiaque des patients avec une hypotension ou des signes de choc. Il est alors recommandé de débuter rapidement un **remplissage par 30 ml/kg de solutés cristalloïdes de type NaCl 0,9 %**.

L'évaluation du traitement est essentiellement clinique : fréquence cardiaque, pression artérielle, signes périphériques de choc, diurèse. Il convient de réaliser une surveillance continue du malade.

Les signes de choc ou une hypotension chez un patient avec un sepsis sont des signes de gravité majeure : il faut prévenir le médecin intensiviste réanimateur en vue d'une prise en charge en milieu adapté.

B En cas de persistance de l'hypotension ou des signes de choc après expansion volémique, il peut être nécessaire de recourir à un support vasopresseur par des catécholamines. La catécholamine de choix est alors la noradrénaline (cf. chapitre 10).

V. Quelles sont les principales étiologies à évoquer ?

A Il est important d'évoquer les **germes les plus fréquents** pour les couvrir avec le traitement anti-infectieux probabiliste initial. Ces germes au cours des pneumonies infectieuses communautaires sont :

- *Streptococcus pneumoniae* : **pneumocoque**, responsable de 30 à 60 % des pneumonies documentées à lui seul ;
- *Haemophilus influenzae*, particulièrement chez les patients souffrant de BPCO ;
- certaines entérobactéries (*Klebsiella pneumoniae, Escherichia coli, Proteus* sp.) ;
- *Staphylococcus aureus*, particulièrement en surinfection de grippe ;
- certaines bactéries intracellulaires (*Legionella pneumophila, Mycoplasma pneumoniae, Chlamydia pneumoniae*), particulièrement chez les sujets jeunes ;
- les virus respiratoires (grippe, VRS, MPV, etc.) : ils seraient à l'origine de près de la moitié des pneumonies communautaires ;
- autres pathogènes opportunistes (*Pseudomonas aeruginosa*, *Acinetobacter*, infections fongiques) : retrouvés beaucoup plus rarement chez des patients aux terrains particuliers.

Il existe des cadres nosologiques associés à des pathogènes en particulier ou des facteurs de risque pour certains germes (tableau 24.3).

Tableau 24.3. B **Situations où l'antibiothérapie habituelle risque d'échouer.**

Situation à risque	Contexte	Conduite à tenir
Entérobactéries résistantes aux antibiotiques (productrices de bêtalactamase à spectre étendu par exemple)	– Sujets âgés institutionnalisés – Traitement antibiotique récent (< 6 mois) par β-lactamine ou fluoroquinolone	Élargir le spectre de l'antibiothérapie initiale avec antibiothérapie ciblant une infection associée aux soins (par exemple, piperacilline + tazobactam ou carbapénèmes)
P. aeruginosa	– Mucoviscidose et dilatation des bronches – Bronchopathie avec antécédent d'infection à *P. aeruginosa* – Corticothérapie prolongée – Traitement prolongé > 7 jours par antibiotique à large spectre au cours du dernier mois – Malnutrition sévère	Inclure dans l'antibiothérapie initiale une molécule active sur *P. aeruginosa* (ceftazidime, céfépime, imipénème, méropénème, amikacine ou ciprofloxacine) en cas de contexte évocateur
S. aureus	– Surinfection de pneumonie grippale typiquement – Tableau de pneumonie excavée – Parfois infection à *S. aureus* sécréteur de toxine de Panton-Valentine : syndrome toxinique associé à une pneumonie aiguë nécrosante grave	Inclure dans l'antibiothérapie initiale une molécule active sur *S. aureus* en cas de contexte évocateur

Ces facteurs de risque et cadres nosologiques n'ont pas une valeur prédictive suffisante pour cibler l'antibiothérapie initiale, mais ils apportent des informations pour élargir l'antibiothérapie probabiliste à la phase initiale ou en cas d'évolution défavorable.

VI. Réévaluation de l'antibiothérapie de la pneumonie infectieuse aiguë

B Comme dans toute pathologie aiguë, il faut **réévaluer la prise en charge** après la phase initiale. Dans la pneumonie aiguë communautaire, c'est d'autant plus important qu'on a mis en place un traitement antibiotique probabiliste en aveugle du germe pathogène en cause.

Chez le patient suspect de pneumonie aiguë, il est important de réévaluer l'antibiothérapie en fonction des résultats de l'imagerie, du bilan biologique et, surtout, du bilan microbiologique. On obtient l'ensemble de ces éléments à des temps différents mais, dans tous les cas, **il faut systématiquement réévaluer toute antibiothérapie à 48–72 heures du début du traitement**.

En effet, il faut d'abord réévaluer le diagnostic, s'assurer qu'il s'agit bien d'une pneumonie aiguë et donc éliminer les diagnostics différentiels (pneumopathie aiguë non infectieuse, décompensation de maladie sous-jacente).

Il faut également réévaluer l'antibiothérapie et s'assurer qu'elle est bien efficace et adaptée et envisager une modification de l'antibiothérapie ciblée sur les pathogènes identifiés par les examens microbiologiques. Ainsi, l'objectif final est la **désescalade** de l'antibiothérapie vers le traitement le plus simple. L'isolement d'un pneumocoque sensible doit ainsi faire désescalader vers une antibiothérapie par amoxicilline. Une pneumonie virale sans argument pour une surinfection bactérienne doit faire interrompre l'antibiothérapie initiale, permettant ainsi de diminuer la pression antibiotique et le risque d'émergence de bactéries résistantes aux antibiotiques usuels.

Chez le patient en **échec clinique** (absence d'amélioration et/ou dégradation clinique ou radiologique à 72 heures de l'initiation du traitement antibiotique, conduisant à une modification de l'antibiothérapie et des interventions : drainage pleural, ventilation mécanique, traitement vasopresseur), il faut rechercher les facteurs suivants :

- facteurs liés à l'hôte : âge, comorbidités, alcool, tabac ;
- facteurs liés à la sévérité de la pneumonie : pneumonie multilobaire, bactériémie, pleurésie et autre complication locale ou systémique de l'infection ;
- facteurs liés à l'agent pathogène : *Legionella* sp., pneumonie plurimicrobienne, bacille à Gram négatif (*P. aeruginosa*) et *S. aureus*.

Et s'assurer d'une antibiothérapie efficace sur le germe suspecté avec une posologie adaptée et un traitement bien administré au patient.

Ainsi, en cas d'échec thérapeutique, il faut réaliser de nouveaux examens microbiologiques et chercher une complication. Il faut donc discuter la réalisation de **prélèvements invasifs** (lavage broncho-alvéolaire, brossage bronchique ou prélèvement distal protégé) et d'un **scanner thoracique** pour mieux caractériser les lésions et rechercher des complications locorégionales (abcès, pleurésie, péricardite, thrombose vasculaire). Dans ce contexte, tout épanchement pleural devra être ponctionné pour être analysé, et drainé s'il est purulent (cf. chapitre 26).

Enfin, le moment de la réévaluation de l'antibiothérapie permet également de fixer la **durée totale de traitement**. En cas d'évolution favorable, la durée recommandée de l'antibiothérapie d'une pneumonie aiguë communautaire est de 5 à 7 jours. Elle peut être plus longue (14 jours) pour certains pathogènes (*L. pneumophila*, *P. aeruginosa*) ou des terrains particuliers (immunodéprimés).

Points de vigilance

Erreurs à ne pas commettre :

- Méconnaître le terrain du patient.
- Ne pas rechercher les facteurs de gravité, en particulier une détresse respiratoire ou un sepsis associé.
- Débuter trop tardivement l'antibiothérapie.
- Ne pas réévaluer la prise en charge à distance de la phase aiguë.

Tic-tac…

< 30 min

- Avoir prélevé les gaz du sang artériels et le bilan sanguin
- Traitement symptomatique adapté : oxygénothérapie, expansion volémique

< 2 h

- Avoir réalisé une radiographie de thorax confirmant la pneumonie aiguë
- Avoir débuté l'antibiothérapie probabiliste si pneumonie aiguë grave
- Orienter le patient : pneumologie, soins intensifs, médecine intensive-réanimation

72 h

- Réévaluation du traitement antibiotique en fonction des résultats microbiologiques et de l'évolution clinico-biologique

Une situation clinique… Deux prises en charge

Madame Stéphanie A., 75 ans, est transférée depuis le service de soins de suite et réadaptation gériatrique pour une dégradation respiratoire d'apparition progressive depuis 1 semaine. Elle a de nombreux antécédents cardiovasculaires, notamment une insuffisance cardiaque hypertensive avec une fraction d'éjection du ventricule gauche diminuée (dernière mesure à 35 %), une hypertension artérielle, une insuffisance rénale chronique (dernier débit de filtration glomérulaire estimé à 38 ml/min) sur néphroangiosclérose. Elle prend comme traitements du bisopropol, de l'énalapril, de l'acide acétylsalicylique, de la vitamine D et du calcium. La patiente est vaccinée contre le pneumocoque. Elle est hospitalisée depuis 3 semaines pour un bilan de chute survenue avant Noël.

À l'interrogatoire, son accompagnateur explique que la patiente présente une toux fébrile traînante depuis 1 semaine, apparue juste après le réveillon du nouvel an, initialement très fébrile > 39 °C, avec des céphalées, des myalgies diffuses et une grande altération de l'état général. Cet épisode aurait duré 4 ou 5 jours avec une fièvre en plateau. Depuis hier soir, la patiente a des expectorations sales, présente une hyperthermie à 38,7 °C et se sent dyspnéique.

À son arrivée aux urgences, son examen clinique est le suivant :

Paramètres vitaux : PA 100/60 mmHg, FC 110 bpm, FR 30 cycles/min, SpO_2 90 % en air ambiant, sans autre signe de détresse respiratoire, vigilance altérée avec ouverture des yeux à la demande et réponse confuse (score de Glasgow 13), température 37,8 °C.

Examen physique systématisé : état général altéré, avec malaise et faiblesse au premier plan, perte de 2 kg au cours de la semaine, pas d'autre perte de poids récente. À l'inspection, la patiente ne présente pas de marbrures, mais il y a une froideur des extrémités. Elle est tachypnéique à 30 cycles/min, avec un léger tirage intercostal, sans balancement thoraco-abdominal ni anomalie de la symétrie du thorax.

L'examen cardiaque ne révèle pas de souffle cardiaque à l'auscultation; on note tout de même des signes d'insuffisance cardiaque droite avec un reflux hépatojugulaire et des œdèmes déclives. L'examen thoracique retrouve des crépitants aux deux bases pulmonaires, avec une impression de foyer de condensation plus franc et plus haut à gauche. L'abdomen est indolore, souple et dépressible. Il n'y a pas d'hépatosplénomégalie ni hépatalgie. Il n'y a pas de contact lombaire ni de globe urinaire. L'examen cutané est sans particularité.

Où Romain ne fait pas bien…

L'interne Romain identifie principalement une détresse respiratoire aiguë avec des signes de gravité (hypotension artérielle, tachycardie, altération de la vigilance). Il demande donc un bilan de première intention en urgence.

En attendant, il met en place une oxygénothérapie par 5 litres/min d'oxygène au masque.

Les examens complémentaires réalisés immédiatement sont :

- une *radiographie thoracique de face* : Romain voit principalement un syndrome interstitiel diffus à prédominance basale associé à un émoussement des bases, sans foyer évident;
- une *gazométrie du sang artériel* sous 5 litres/min d'oxygène au masque : pH = 7,33, PaO_2 = 60 mmHg, $PaCO_2$ = 33 mmHg, lactates = 2,2 mmol/l, bicarbonate = 18 mmol/l. La patiente présente donc un effet shunt gazométrique majeur avec une hypoxémie et une hypocapnie. Elle présente également une acidémie résultant d'une acidose métabolique (baisse des bicarbonates) non compensée par l'alcalose respiratoire (baisse de la $PaCO_2$). Elle présente également une hyperlactatémie significative. L'hyperlactatémie peut être l'un des mécanismes de l'acidose métabolique.

L'hypothèse principale de Romain est une décompensation cardiaque aiguë, c'est-à-dire un œdème pulmonaire cardiogénique aigu. Ses arguments sont le contexte évocateur avec les repas de fin d'année et des symptômes en faveur avec les signes d'insuffisance cardiaque droite et les crépitants bilatéraux des bases. La radiographie de thorax montre un syndrome interstitiel diffus et un émoussement des bases, la coupole diaphragmatique gauche n'étant pas visible.

Romain décide de débuter un traitement par ventilation non invasive et de prescrire un diurétique. Il prescrit également un bilan biologique complémentaire et fait hospitaliser la patiente en unité d'hospitalisation de courte durée.

Le lendemain matin la patiente est oligurique (120 ml d'urines sur la nuit). Elle est restée sous ventilation non invasive durant la fin de la nuit, ce qui a amélioré les signes fonctionnels respiratoires, mais elle conserve des troubles de la vigilance (score de Glasgow 14) et est toujours hypotendue (PA 90/50 mmHg) et tachycarde (FC 120 bpm). Par ailleurs, l'IDE prend sa température à 38,5 °C.

Devant cette évolution non favorable, un angioscanner thoracique est réalisé pour éliminer une embolie pulmonaire grave et rechercher une pneumonie.

L'angioscanner ne montre aucun embole, mais les coupes parenchymateuses retrouvent des épaississements des septums et des scissures associés à des lames d'épanchement pleural bi-basal symétrique en faveur d'une surcharge cardiogénique, mais également un foyer de condensation pulmonaire au niveau du lobe inférieur gauche.

Devant cette imagerie et les signes de gravité, on suspecte alors une pneumonie aiguë grave compliquée d'un sepsis. L'interne Romain qui s'occupe de la patiente en unité d'hospitalisation de courte durée, suspecte principalement une pneumonie grippale devant le contexte épidémique et débute un traitement par oseltamivir. Devant l'apparition des critères de gravité, il prend l'avis de l'équipe de réanimation.

La suite de la prise en charge comprend alors :

- bilan microbiologique et complément de bilan biologique;
- poursuite de l'oxygénothérapie par masque et arrêt de la ventilation non invasive;
- antibiothérapie probabiliste par céfotaxime et spiramycine puisqu'on ne peut éliminer une pneumonie bactérienne;
- expansion volémique par 30 ml/kg de NaCl 0,9 %;
- hospitalisation en médecine intensive-réanimation devant les signes de gravité.

Où on peut faire confiance à Romain

Romain identifie une détresse respiratoire aiguë associée à un syndrome infectieux (fièvre chez un sujet âgé, signes fonctionnels respiratoires). De plus, l'anamnèse révèle un tableau récent de grippe possible chez une patiente non vaccinée; Romain suspecte donc une pneumonie infectieuse aiguë d'origine grippale, mais n'exclut pas une infection bactérienne primitive ou compliquant l'épisode grippal, en particulier devant les signes de sepsis qui devront faire prescrire une antibiothérapie urgente.

Les mesures thérapeutiques immédiates sont une oxygénothérapie par 5 litres/min au masque avec un monitorage de la SpO_2 et une expansion volémique par 1 litre de NaCl 0,9 % avec une surveillance clinique de la bonne tolérance (notamment l'apparition de signes d'œdème pulmonaire cardiogénique compliquant l'expansion volémique).

Les examens complémentaires réalisés immédiatement sont :

- une *radiographie thoracique de face* : Romain voit principalement un syndrome interstitiel diffus à prédominance basale associé à un émoussement des bases, sans foyer évident. Toutefois, l'interne note un signe de la silhouette avec une coupole diaphragmatique gauche qui n'est pas visible, évocateur d'un possible foyer rétrocardiaque. Il demande donc une radiographie de thorax de profil en complément qui montre alors en effet un foyer de condensation parenchymateux du lobe inférieur gauche;
- une *gazométrie du sang artériel* aux résultats identiques à la précédente.

Devant cette imagerie et les signes de gravité, Romain conclut alors à une pneumonie aiguë grave compliquée d'un sepsis. La suite de la prise en charge comprend alors :

- bilan microbiologique et complément de bilan biologique;
- poursuite de l'oxygénothérapie par masque;
- antibiothérapie probabiliste en urgence par céfotaxime, spiramycine et traitement antiviral par oseltamivir;
- expansion volémique par 30 ml/kg de NaCl 0,9 %;
- hospitalisation en médecine intensive-réanimation devant les signes de gravité.

Réponses aux quiz

Quiz 1

Il s'agit d'un sepsis et d'une insuffisance respiratoire aiguë, puisqu'il associe :

- une probable infection à point de départ respiratoire;
- une réponse inadaptée avec une défaillance respiratoire et hémodynamique. Les données sont pour le moment insuffisantes pour calculer un score de SOFA, mais il y a ici un qSOFA à 2 (défaillance hémodynamique et respiratoire) qui doit faire évoquer un sepsis.

Le sepsis est une urgence diagnostique et thérapeutique. Il faut l'identifier le plus rapidement possible et le prendre en charge immédiatement. L'urgence est au traitement étiologique, c'est-à-dire à l'antibiothérapie. Elle doit être adaptée au tableau clinique et débutée le plus rapidement possible, juste après ou en même temps que des prélèvements microbiologiques minimaux (hémocultures).

Il faut débuter la prise en charge symptomatique des défaillances respiratoire et hémodynamique en parallèle du traitement étiologique.

Le patient présente un tableau clinique de pneumonie aiguë communautaire grave, avec nécessité de prise en charge en réanimation. L'antibiothérapie probabiliste doit donc être large pour couvrir les principales infections bactériennes, staphylocoque en premier lieu sur les crachats hémoptoïques en période d'épidémie grippale, mais aussi pneumocoque, *Haemophilus*, bactéries intracellulaires. L'antibiothérapie probabiliste va donc associer le céfotaxime IV et la spiramycine IV.

On note également chez ce patient un tableau clinique particulier; il s'agit en effet potentiellement d'une surinfection de pneumonie grippale chez un sujet jeune. Il faut donc discuter :

- la mise en place d'un traitement antiviral : particulièrement indiqué en cas de durée courte d'évolution des symptômes;
- la prise en compte dans le choix de l'antibiothérapie de bactéries plus spécifiquement en cause dans les surinfections des pneumonies grippales, notamment *S. aureus* et *H. influenzae*.

Quiz 2

Il s'agit donc finalement d'une pneumonie aiguë communautaire grave documentée à pneumocoque (*S. pneumoniae*). Même sans antibiogramme, on peut déjà envisager une désescalade de l'antibiothérapie. En effet, il est très peu probable qu'une pneumonie aiguë communautaire soit causée d'emblée par plusieurs bactéries, d'autant plus que les autres examens microbiologiques (antigénuries, PCR) sont négatifs.

Le pneumocoque est sensible aux pénicillines dont la diffusion est excellente dans le parenchyme pulmonaire. Il est donc possible de désescalader immédiatement le traitement pour de l'amoxicilline seule.

En l'absence de nouvelle complication, la durée du traitement antibiotique sera de 7 jours au total.

CHAPITRE

25

Hémoptysie

Situations de départ

- 14 Émission de sang par la bouche
- 160 Détresse respiratoire aiguë

Item, objectifs pédagogiques

ITEM 205 – Hémoptysie

Rang	Rubrique	Intitulé	Descriptif
A	Diagnostic positif	Savoir faire le diagnostic d'hémoptysie	Savoir différencier une hémoptysie d'une cause extrapulmonaire (hématémèse, épistaxis)
A	Diagnostic de gravité	Savoir rechercher des signes de gravité	Évaluer l'abondance d'une hémoptysie : rechercher des signes de détresse respiratoire
A	Prise en charge	Savoir initier le traitement symptomatique en urgence	Savoir initier une oxygénothérapie
B	Examens complémentaires	Savoir réaliser le bilan initial	Savoir réaliser une radiographie de thorax, un GDS artériel, test hémostase et scanner pulmonaire
B	Examens complémentaires	Connaître la sémiologie radiographique d'une hémoptysie	Savoir reconnaître à la radiographie de thorax un infiltrat ou opacité localisée en rapport avec un comblement alvéolaire, et/ou un trouble ventilatoire
B	Étiologie	Rechercher les principales causes d'hémoptysie	Évoquer selon le contexte et l'examen clinique un cancer bronchopulmonaire, les causes infectieuses (dont une tuberculose, une greffe aspergillaire…), des dilatations de bronches et les causes cardiovasculaires (EP, OAP…)
B	Prise en charge	Savoir hiérarchiser la prise en charge d'une hémoptysie en fonction de sa gravité	Savoir évoquer et discuter de façon pluridisciplinaire la réalisation d'une artériographie ($\pm$ embolisation) bronchique

Introduction
I. Comment faire le diagnostic d'une hémoptysie ?
II. Quels sont les signes de gravité d'une hémoptysie ?
III. Quelles mesures mettre en place immédiatement en cas d'hémoptysie sévère ?
IV. Quels examens complémentaires demander en urgence ?
V. Quelle est la stratégie diagnostique et thérapeutique ?

Introduction

A L'hémoptysie correspond à l'expectoration de sang provenant des voies respiratoires sous-glottiques lors d'un effort de toux. Il faut la distinguer des autres causes d'extériorisation de sang par la bouche, qui sont l'hématémèse (origine digestive lors d'un effort de vomissement) et l'épistaxis (voies aériennes sus-glottiques).

Ce symptôme justifie une prise en charge étiologique rapide, quelle que soit son abondance. En effet, une hémoptysie même minime est un signe d'alerte qui peut précéder une récidive massive. C'est alors l'asphyxie qui menace la vie du patient, la perte sanguine étant rarement suffisante pour entraîner un état de choc hémorragique.

La gravité de l'hémoptysie est évaluée essentiellement par le volume de sang expectoré. Toutefois, il s'agit d'un critère en partie subjectif et souvent pris en défaut. Il faut donc également évaluer le terrain du patient et le retentissement clinique.

La prise en charge est multidisciplinaire, mêlant réanimateur, pneumologue, radiologue interventionnel et chirurgien selon l'étiologie et la gravité du tableau.

Vignette clinique

Monsieur T. B., 71 ans, est pris en charge par les pompiers et amené aux urgences après avoir extériorisé du sang par la bouche lors d'un effort de toux. Monsieur B. est originaire d'Algérie, il réside en France depuis qu'il a 30 ans. Il rapporte avoir été traité dans sa jeunesse pour une maladie pulmonaire avec des antibiotiques; il est également hypertendu et diabétique de type 2. Il se plaint régulièrement de toux et d'expectorations pour lesquels il a déjà reçu des traitements antibiotiques. Son traitement habituel comprend de l'hydrochlorothiazide, de l'aténolol et de la metformine. Le patient est tabagique actif avec une consommation estimée à 50 paquets-années.

L'anamnèse retrouve une exacerbation des symptômes bronchiques depuis une semaine, avec notamment une majoration de la **toux**. Lors d'un effort de toux ce matin, il a expectoré une petite quantité de **sang en filet**, moins d'une cuillère à café. Une nouvelle expectoration de **sang rouge vif** est survenue dans l'après-midi, cette fois-ci en plus grande quantité, environ un demi-verre, motivant l'appel des pompiers. Il n'y a pas de notion de vomissements. À la prise en charge, le patient a désaturé, avec une SpO_2 mesurée à 85 % en air ambiant, modérément corrigée par 5 litres/min d'oxygène aux lunettes.

À son arrivée aux urgences, son examen clinique est le suivant :

Paramètres vitaux, signes de gravité : PAS 135 mmHg, PAD 74 mmHg, FC 110 bpm, FR 25 cycles/min, SpO_2 90 % sous 5 litres/min aux lunettes à oxygène, pas de signe de détresse respiratoire aiguë, vigilance normale (score de Glasgow 15), température 37,9 °C.

On retient donc le diagnostic d'**hémoptysie** sous réserve que l'examen physique approfondi élimine un diagnostic différentiel. On retrouve des signes de gravité immédiate avec la **récidive précoce** de l'hémoptysie, son **abondance** chez un patient bronchopathe et, enfin, une **hypoxémie**.

Examen physique : état général conservé, pas de signe de défaillance hémodynamique (pas de marbrure, extrémités chaudes, temps de recoloration <3 secondes). L'examen ORL ne montre pas d'épistaxis, y compris postérieur. L'examen thoracique met en évidence une diminution du murmure vésiculaire à l'apex droit associée à des crépitants évoquant un syndrome condensant. Les autres champs sont normaux; il n'y a pas de sibilants. En dehors de la désaturation, il n'y a pas d'autre signe d'insuffisance respiratoire aiguë ou de détresse (pas de tirage, pas de signe d'hypercapnie, pas de cyanose). L'examen clinique est normal par ailleurs; il n'y a pas d'anomalie abdominale ou neurologique.

On identifie ici un syndrome condensant localisé à l'apex droit. L'examen clinique, en plus de l'anamnèse, permet de confirmer le diagnostic d'hémoptysie.

Vous faites donc le diagnostic d'hémoptysie avec critères de gravité. Devant les antécédents du patient, vous évoquez les causes les plus fréquentes qui sont une tumeur bronchique, une tuberculose séquellaire, un aspergillome ou une pneumonie nécrosante. Le tableau clinique n'est pas évocateur d'œdème aigu du poumon. Vous demandez à l'IDE de prélever un premier bilan immédiat avant de faire faire une radiographie. Vous majorez également l'oxygénothérapie en mettant en place un masque avec 10 litres/min d'oxygène. Vous monitorez également les paramètres vitaux du patient.

Les examens complémentaires réalisés immédiatement sont :

- une gazométrie artérielle sous 5 litres/min d'oxygène aux lunettes : pH = 7,35, $PaCO_2$ = 33 mmHg, PaO_2 = 65 mmHg, HCO_3^- = 23 mmol/l, SaO_2 = 88 %, lactates = 1,8 mmol/l. On observe donc une hypoxémie dont le mécanisme est un effet shunt. Il y a également une légère acidose métabolique sans acidémie;
- une radiographie thoracique : distension thoracique, pas d'anomalie pleurale notamment pas d'épanchement, pas d'anomalie médiastinale, mais présence d'une excavation apicale droite pouvant évoquer une caverne;
- un bilan biologique : Hb 11,5 g/dl, plaquettes 160 G/l, leucocytes 11 G/l, TP 90 %, TCA 1,05, fibrinogène 4 g/l, Na 139 mmol/l, K 4,3 mmol/l, Cl 104 mmol/l, créatininémie 82 μmol/l, urée 4 mmol/l. On retrouve donc une anémie légère non connue auparavant. On réalise également un groupage sanguin et la recherche de RAI;
- un angioscanner thoracique demandé après visualisation de la radiographie thoracique, pour préciser les contours de l'anomalie visualisée : caverne de l'apex droit excavée à contenu aérique, à paroi épaisse, d'allure ancienne. À l'intérieur de cette caverne se trouve un nodule formant un grelot appendu à la caverne. L'injection au temps artériel permet d'identifier le réseau d'artères bronchiques au contact de la caverne. On retrouve une hypertrophie réactionnelle de la circulation bronchique au contact des parois de la caverne et notamment du grelot.

Le diagnostic retenu est donc une hémoptysie sur érosion d'une artère bronchique liée à une caverne ancienne probablement séquellaire d'une tuberculose et compliquée d'un probable aspergillome chronique cavitaire.

La prise en charge finale du patient consistera en :

- transfert en unité de soins critiques;
- poursuite de l'oxygénothérapie et monitorage des paramètres vitaux;
- posturage du patient en décubitus latéral droit pour éviter l'inondation bronchique gauche;
- pas de traitement vasoconstricteur en urgence devant l'absence de saignement actif cliniquement;
- discussion d'une artério-embolisation broncho-systémique permettant de temporiser un traitement chirurgical.

I. Comment faire le diagnostic d'une hémoptysie ?

L'hémoptysie est un diagnostic clinique. Il s'agit de l'expectoration de sang rouge vif au cours d'un effort de toux. Cette quantité de sang peut être minime à massive, du simple crachat rouge mêlé de salive aux flots de sang.

Il faut dans un premier temps s'assurer qu'il s'agit bien d'une hémoptysie et donc éliminer les diagnostics différentiels. Il s'agit de sang rouge vif spumeux, aéré, extériorisé lors d'un effort de toux. On retrouve classiquement des prodromes, avec une angoisse, un chatouillement laryngé, une chaleur rétrosternale.

Les diagnostics différentiels à éliminer sont :

- une hématémèse : émission lors d'efforts de vomissement, débris alimentaires associés, antécédents digestifs;
- un saignement d'origine ORL : épistaxis postérieure ou saignement pharyngolaryngé. Une fibroscopie ORL en chambre permet assez rapidement de redresser le diagnostic en cas de doute.

II. Quels sont les signes de gravité d'une hémoptysie ?

Pour apprécier la gravité d'une hémoptysie, il faut évaluer son **volume**, son **retentissement** clinique et le **terrain** sous-jacent. L'interrogatoire du patient et de son entourage est donc primordial, ainsi qu'une évaluation clinique orientée :

- volume de sang expectoré : la quantité de sang expectorée est directement associée à la mortalité; c'est donc un critère de gravité primordial, même si difficilement quantifiable. Pour estimer la quantité, on peut utiliser des récipients standards (1 cuillère à café = 5 ml, 1 crachoir = 150 ml, 1 « haricot » = 300 ml). On parle d'hémoptysie grave en cas de volume de sang expectoré :

- > 100 ml en une fois ;
- > 200 ml/24 heures chez le sujet sain ou > 50 ml/24 heures chez l'insuffisant respiratoire chronique ;
- récidivant, > 600 ml/48 heures ;

- **terrain sous-jacent** : les comorbidités respiratoires notamment (dilatation des bronches, antécédents de chirurgie thoracique pulmonaire), mais également les antécédents cardiovasculaires (cardiopathie ischémique) qui peuvent justifier le maintien d'un traitement anticoagulant ou antithrombotique.
- **retentissement clinique** : la présence de signes cliniques de détresse respiratoire est un critère de gravité extrême. En effet, le pronostic vital de l'hémoptysie est surtout lié à l'asphyxie provoquée par l'obstruction bronchique ou l'inondation alvéolaire. Ainsi, on considère classiquement que les signes cliniques de gravité respiratoire sont :
  - **fréquence respiratoire** > 30 cycles/min ;
  - **SpO_2** < 85 % en air ambiant ;
  - **nécessité de recours à une oxygénothérapie à haut débit ou à la ventilation mécanique**.

Le retentissement hémodynamique du saignement est exceptionnel et tardif ; l'absence d'état de choc hémorragique ou d'anémie est donc faussement rassurante.

La présence de signe de gravité doit faire alerter le réanimateur.

Les **critères de gravité** suivants doivent faire alerter immédiatement le réanimateur de garde :

- volume de sang expectoré important ;
- terrain sous-jacent à risque de complication ;
- retentissement clinique : détresse respiratoire.

Encadré 25.1

Physiopathologie

B L'hémoptysie est liée à un saignement provenant de la circulation artérielle bronchique dans 95 % des cas, et de la circulation artérielle pulmonaire dans 5 % des cas. Le mécanisme des hémoptysies de la circulation artérielle bronchique est une hypervascularisation systémique d'origine mécanique ou inflammatoire (dilatation des bronches notamment). Les hémoptysies de la circulation artérielle pulmonaire doivent systématiquement être considérées comme graves du fait de la faible efficacité des thérapeutiques disponibles.

Quiz

Le piège diagnostique...

Monsieur P., 72 ans, est adressé en urgence pour une « hémoptysie ».

Antécédents : HTA essentielle, adénocarcinome de prostate sous traitement hormonal, AC/FA anticoagulée par AVK, AVC ischémique ancien avec troubles de déglutition séquellaires, sous aspirine au long cours. Arthrose de hanche traitée par AINS.

Cliniquement : PA 90/60 mmHg, FC 110 bpm ; conscience normale, pas de signe de focalisation neurologique ; tachypnée à 28 cycles/min, SpO_2 88 % en air ambiant ; température 37,9 °C ; il n'y a pas d'autre signe de détresse respiratoire aiguë ; pas de signe de choc ; quelques râles crépitants en base droite ; sensibilité épigastrique ; pas d'autre anomalie.

Examens complémentaires en urgence :

- gaz du sang en air ambiant : PaO_2 = 65 mmHg, $PaCO_2$ = 32 mmHg, pH normal, bicarbonate = 23 mmol/l ;
- radiographie de thorax : opacités basales droites ;
- bilan biologique : Hb = 9,7 g/dl, plaquettes = 155 G/l.

Un angioscanner thoracique est demandé.

Que manque-t-il ? Que va montrer l'angioscanner ? Que va-t-il se passer le lendemain ?

III. Quelles mesures mettre en place immédiatement en cas d'hémoptysie sévère ?

L'urgence immédiate repose sur deux axes de traitements simultanés : le traitement symptomatique de la défaillance respiratoire et la mise en conditions du patient pour la prise en charge étiologique.

Première mesure

La première mesure est donc, comme vu dans le chapitre Détresse respiratoire aiguë, la mise en place d'une **oxygénothérapie** adaptée.

Il faut avant tout s'assurer de **l'absence d'obstruction** des voies aériennes supérieures, notamment de l'absence de caillots de sang obstruant les voies pharyngolaryngées. Un système d'aspiration branché sur le vide médical permet le cas échéant de dégager les voies aériennes.

Il faut administrer la quantité d'oxygène nécessaire pour assurer une SpO_2 >92 %, et cela à l'aide de l'interface adaptée (lunettes à oxygène, masque simple, masque à réserve, oxygénothérapie nasale à haut débit). Il faut donc également monitorer en continu la saturation pulsée en oxygène du patient à l'aide d'un oxymètre de pouls ainsi que sa fréquence respiratoire.

La ventilation non invasive (VNI) n'est pas indiquée dans l'hémoptysie.

Le recours à l'intubation et à la ventilation mécanique est nécessaire dans 15 à 20 % des cas d'hémoptysie grave admis en réanimation.

Deuxième mesure

La deuxième mesure est donc la **mise en conditions** du patient ; elle associe des mesures générales simples :

- repos strict au lit, en décubitus latéral du côté du saignement quand celui-ci est connu ;
- sécuriser un accès veineux périphérique ;
- monitorage non invasif (FR, SpO_2, FC, pression artérielle) ;
- arrêt systématique de tout traitement anticoagulant, antithrombotique ou antiagrégant.

La présence d'un signe de gravité impose la surveillance dans un secteur de soins critiques (en unité de surveillance continue, en unité de soins intensifs ou en réanimation).

Pour aller plus loin

B En cas d'hémoptysie massive, il peut être nécessaire d'intuber le patient pour protéger ses voies aériennes, et notamment le poumon qui ne saigne pas. Il peut être envisagé d'utiliser une sonde d'intubation à double lumière pour protéger le poumon sain, l'usage en est néanmoins parfois difficile.

Il s'agit d'une intubation souvent difficile du fait du saignement qui empêche de bien visualiser l'orifice trachéal. On peut alors éventuellement intuber le patient de manière vigile sous contrôle fibroscopique.

L'hémoptysie massive peut également mettre en danger le patient dès la phase initiale de la prise en charge. On peut alors avoir recours à un traitement vasoconstricteur par voie générale pour contrôler le saignement à l'aveugle : la terlipressine. Toutefois, il est important de bien mesurer l'indication de la terlipressine, qui peut rendre difficile une future artériographie bronchique pulmonaire à visée d'artério-embolisation ; elle est contre-indiquée en cas d'artériopathie oblitérante des membres inférieurs.

IV. Quels examens complémentaires demander en urgence ?

B Face à une hémoptysie, les examens complémentaires visent à évaluer la gravité de la maladie d'une part, et à en déterminer l'étiologie d'autre part.

A. Évaluer la gravité

1. Gazométrie artérielle

Les gaz du sang artériels sont l'examen à réaliser immédiatement. Lors d'une hémoptysie, le mécanisme principal de l'hypoxémie est un effet shunt par inondation alvéolaire et obstruction bronchique. On s'attend donc à observer une hypoxémie, une hypocapnie avec alcalose respiratoire liée à la polypnée et hyperventilation alvéolaire compensatrice.

2. Bilan sanguin

Il permet de guider le traitement symptomatique complémentaire du patient et de rechercher des signes de gravité. Il comprend notamment :

- numération sanguine et plaquettaire : recherche d'une anémie, d'une thrombopénie ;
- bilan d'hémostase : TP, TCA, fibrinogène, mesure de l'activité des anticoagulants (INR, activité spécifique) ;
- ionogramme sanguin : natrémie, kaliémie, chlorémie, urée, créatinine plasmatique ;
- groupe sanguin et RAI : systématique, en prévision d'une possible transfusion sanguine.

B. Déterminer l'étiologie

1. Radiographie thoracique

La radiographie de thorax permet de localiser le siège et surtout le côté du saignement, dans l'attente d'un angioscanner thoracique qui devra être fait de façon systématique le plus rapidement possible. On va pouvoir identifier :

- signes directs : syndrome alvéolaire localisé ;
- signes indirects : syndrome bronchique avec éventuels troubles de la ventilation (atélectasie), présence de la lésion à l'origine du saignement (cavité, tumeur, nodule, masse).

2. Angioscanner thoracique injecté au temps artériel aortique

C'est l'examen clé du diagnostic. Il doit être réalisé le plus précocement possible, dès que le patient a été mis en condition. Il permet de s'orienter sur l'étiologie de l'hémoptysie. Il permet de confirmer la localisation du saignement. Les signes scannographiques de saignement sont un syndrome alvéolaire, du « verre dépoli » en rapport avec une hémorragie intra-alvéolaire et éventuellement des atélectasies.

L'injection au temps artériel aortique permet de cartographier précisément le réseau artériel bronchique et pulmonaire. Cet examen va donc pouvoir guider l'indication d'une artério-embolisation des artères bronchiques.

3. Endoscopie bronchique

Cet examen n'est pas toujours réalisable en urgence. Il n'est pas systématique pour déterminer la localisation et l'étiologie du saignement, le scanner étant de plus en plus performant. Toutefois, cet examen garde un intérêt en urgence en cas :

- d'incertitude sur la localisation du saignement, la performance de l'endoscopie étant proche de 90 % ;
- de nécessité de réaliser une hémostase locale en urgence devant une hémoptysie persistante, dans l'attente de l'artério-embolisation bronchique.

V. Quelle est la stratégie diagnostique et thérapeutique ?

L'**anamnèse**, l'**examen clinique** et l'**analyse de la radiographie du thorax** permettent d'orienter le diagnostic étiologique dans près de **50 % des cas**. Le raisonnement étiologique repose donc en premier lieu sur un bon interrogatoire et un examen clinique ciblé.

Mais il faut savoir que dans 10 à 20 % des cas, le diagnostic étiologique n'est finalement pas retrouvé.

Les principales causes (tableau 25.1) sont :

- les **tumeurs bronchopulmonaires** ;
- les **dilatations des bronches** ;
- la **tuberculose** évolutive ou séquellaire ;
- les **infections pulmonaires** : notamment l'aspergillome cavitaire chronique qui se forme aux dépens d'une caverne préexistante.

Tableau 25.1. B Principales causes d'hémoptysie.

Tumeurs	Malignes : **tumeur bronchique primitive** (+++), métastase
	Bénignes : tumeur carcinoïde
Pathologies bronchiques chroniques	**Dilatation des bronches** Mucoviscidose
Infections	**Tuberculose** active ou séquellaire
	Aspergillome cavitaire chronique
	Aspergillose semi-invasive ou invasive
	Pneumonie nécrosante
	Abcès pulmonaire
Causes vasculaires	Anévrysme pulmonaire Malformation artérioveineuse Anévrysme iatrogène
	Embolie pulmonaire
	Hypertension artérielle pulmonaire
Hémorragies alvéolaires	Insuffisance cardiaque gauche, rétrécissement mitral
	Médicaments, toxiques (pénicillamine, isocyanates, crack, anticoagulants)
	Maladies systémiques, connectivites Maladie de Goodpasture (anticorps anti-MBG)
Traumatisme	Érosion pulmonaire (fragment costal) Contusion pulmonaire
	Rupture trachéobronchique
	Corps étranger

Il existe également des hémoptysies liées à une hémorragie intra-alvéolaire de cause vasculaire liées à l'augmentation des pressions veineuses et/ou artérielles pulmonaires. Il s'agit principalement de l'œdème aigu pulmonaire (OAP, augmentation de la pression veineuse pulmonaire) et de l'embolie pulmonaire (rôle prédominant de mécanismes inflammatoires et de nécrose locale). Ces pathologies peuvent donc s'associer à une hémoptysie, mais l'hémoptysie n'est qu'exceptionnellement le point d'appel devant faire évoquer ces pathologies. Il s'agit de situations cliniques tout à fait différentes et dont la démarche diagnostique est distincte.

La stratégie diagnostique (fig. 25.1) va dépendre de la stabilité clinique du patient, des intervenants, des examens disponibles, et de la gravité du tableau initial. De plus, la stratégie diagnostique est intimement liée à la stratégie thérapeutique. En effet, le traitement approprié va dépendre de l'étiologie de l'hémoptysie et de l'origine du saignement.

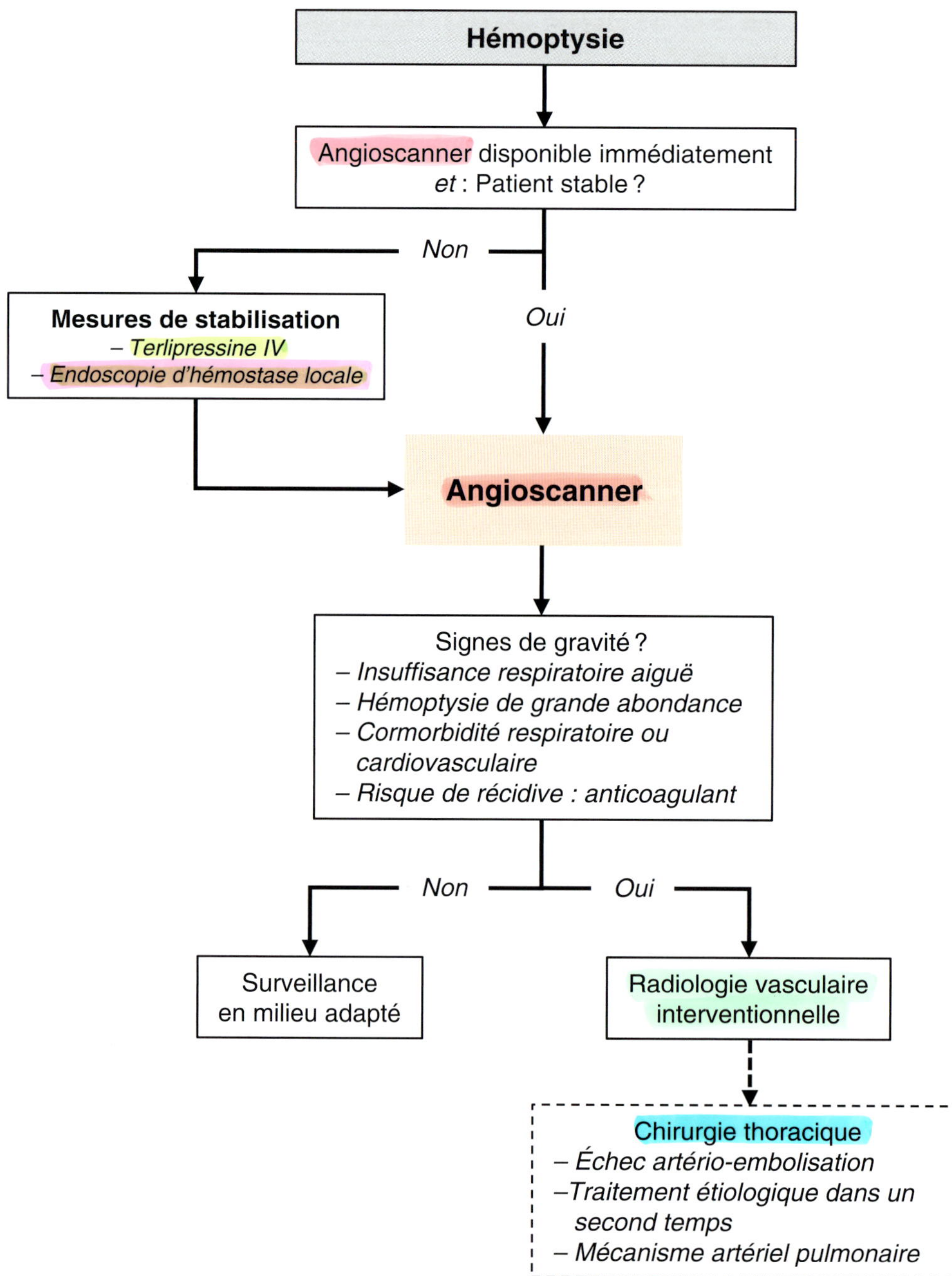

Fig. 25.1. B **Stratégie de prise en charge des hémoptysies.**

Cette stratégie va donc nécessiter de multiples intervenants : radiologue, radiologue interventionnel, pneumologue, chirurgien thoracique, réanimateur. Les décisions thérapeutiques doivent être discutées entre les différents intervenants, car elles ne sont pas dénuées de risque. Les complications de l'artério-embolisation bronchique sont rares mais d'une gravité extrême (embolisation d'un rameau médullaire et paraplégie, embolisation d'un rameau œsophagien et nécrose de l'œsophage). La chirurgie thoracique d'hémostase réalisée en urgence chez des patients présentant une hémoptysie massive non contrôlée est grevée d'un mauvais pronostic (40 % de mortalité).

Points de vigilance

Erreurs à ne pas commettre :

- Ne pas considérer une hémoptysie, même minime, comme une urgence diagnostique.
- Ne pas évaluer les critères de gravité d'une hémoptysie (détresse respiratoire).
- Être rassuré par l'absence d'anémie ou d'hypotension.
- Ne pas alerter le réanimateur et les autres intervenants (radiologue) en cas de signe de gravité.
- Ne pas mettre le patient en condition dès le début, même s'il est stable. Une récidive massive peut survenir à tout moment.

Tic-tac...

< 15 min
- Avoir diagnostiqué l'hémoptysie et évalué la gravité
- Avoir administrer de l'oxygène

< 30 min
- Avoir réalisé et interprété les GDS artériels, la radiographie du thorax
- Avoir demandé un angioscanner thoracique avec temps artériel aortique

< 60 min
- Avoir pris un avis pour prise en charge multidisciplinaire et éventuellement orienté le patient en secteur adapté

Une situation clinique… Deux prises en charge

Madame K., 66 ans, est amenée aux urgences par les pompiers pour une détresse respiratoire avec hémoptysie.

C'est une patiente tabagique sevrée depuis 2 ans, avec un tabagisme estimé à plus de 40 paquets-années. Elle souffre également d'une bronchopathie chronique obstructive qui l'a menée en réanimation il y a 2 ans pour une exacerbation aiguë sévère. On note dans ses traitements des bronchodilatateurs inhalés, une oxygénothérapie longue durée de 2 litres/min à domicile et une machine personnelle de CPAP qu'elle utilise la nuit.

La patiente a présenté dans la journée un premier épisode d'hémoptysie rapporté par son mari. Elle aurait expectoré un filet de sang rouge au cours d'efforts de toux. Elle a au décours présenté une majoration de ses besoins d'oxygène au domicile à 4 litres/min. Peu après s'être couchée et avoir mis en route sa CPAP nocturne, la patiente a présenté une nouvelle expectoration de sang, remplissant alors un verre de salive sanglante, associée à des difficultés respiratoires motivant l'appel du SAMU.

À l'arrivée du SMUR, la patiente désature à 86 % sous 4 litres/min d'oxygène. Elle présente une détresse respiratoire sans défaillance hémodynamique ou neurologique. Elle est alors transférée directement au déchocage du service des urgences.

Les paramètres vitaux sont : PAS 112 mmHg, PAD 61 mmHg, FC 100 bpm (tachycardie), FR 26 cycles/min, SpO_2 88 % sous 8 litres/min au masque à oxygène, vigilance altérée (Glasgow 14 : Y3 M6 V5), température 37,5 °C.

Où Hamid ne fait pas bien…

À l'examen clinique de Hamid, la patiente présente des signes de détresse respiratoire avec une tachypnée superficielle, un tirage sus-claviculaire et des muscles intercostaux, sans balancement thoraco-abdominal. Il n'y a pas de défaillance hémodynamique, pas de marbrures, mais tout de même une froideur des extrémités. La patiente présente des œdèmes des chevilles isolés sans autre signe d'insuffisance cardiaque. L'examen ORL ne révèle pas d'argument pour un saignement ORL dégluti. L'auscultation objective des ronchus diffus bilatéraux; il n'y a pas de sibilants, pas de foyer localisé mais quelques crépitants des bases. Le reste de l'examen clinique est sans particularité, notamment au niveau abdominal.

Hamid évoque un œdème aigu pulmonaire. Il augmente l'oxygénothérapie à 12 litres/min sur un masque simple pour des cibles de SpO_2 entre 90 et 94 % et il demande à l'aide-soignant d'amener la machine de VNI. Dans l'attente, il prescrit une gazométrie du sang artériel et une radiographie de thorax.

Gaz du sang artériels : pH = 7,33, PaO_2 = 52 mmHg, $PaCO_2$ = 37 mmHg, HCO_3^- = 19 mmol/l, lactates = 3 mmol/l.

La radiographie de thorax montre une distension thoracique majeure, un syndrome bronchique diffus, un syndrome alvéolo-interstitiel diffus bilatéral, ainsi que des clartés évocatrices d'un emphysème parenchymateux.

Ces examens montrent donc un effet shunt et sont compatibles avec un œdème aigu pulmonaire. Hamid confirme donc la mise sous VNI. Devant la profondeur de l'hypoxémie, la patiente est transférée dans un second temps en unité de soins continus pour la suite de la prise en charge.

Le lendemain matin, aux soins continus, la patiente présente une récidive d'hémoptysie massive, de plus de 400 ml. Elle est alors intubée en urgence, avec nécessité d'un traitement par terlipressine pour stabiliser le saignement. L'angioscanner révèle alors un saignement d'origine artériel bronchique sur une dilatation des bronches, chez une patiente avec un emphysème pulmonaire diffus et sévère.

Après une artério-embolisation en radiologie interventionnelle qui permet d'endiguer le saignement actif résiduel, la patiente aura finalement une lobectomie supérieure droite qui emportera la lésion emphysémateuse prédominante et la zone d'hypervascularisation systémique à l'origine du saignement.

Ici, Hamid n'a pas eu la bonne attitude. Il n'a pas accordé suffisamment d'importance à l'hémoptysie initiale qu'il a traitée comme un symptôme mineur associé à la détresse respiratoire aiguë. Il n'identifie donc pas la gravité de cette hémoptysie et ne met pas en place d'emblée les mesures diagnostiques et de surveillance nécessaire à la bonne prise en charge de cette patiente.

Ainsi, l'origine de l'hémoptysie n'est identifiée que tardivement, ce qui conduira à une récidive massive et à une intubation en situation d'urgence, qui doit être prévenue dans la mesure du possible.

De plus, la mauvaise analyse de la situation a abouti à des erreurs de prise en charge, comme la mise en place de VNI, qui n'est pas indiquée dans une situation comme l'hémoptysie.

Où on peut faire confiance à Hamid

Hamid évoque une hémoptysie potentiellement grave. En l'absence de sibilants et crépitants diffus, l'œdème pulmonaire est peu probable. Il met en place une oxygénothérapie par masque à haute concentration pour des cibles de $SpO_2 > 90$ % et prescrit une gazométrie artérielle et une radiographie de thorax, ainsi qu'un bilan biologique.

Il appelle le radiologue pour convenir d'un angioscanner thoracique urgent et le réanimateur de garde pour le prévenir de la présence de la patiente. Ce dernier lui rappelle de mettre la patiente en conditions, avec un accès veineux périphérique et un monitorage non invasif des paramètres vitaux, et de prévenir le pneumologue de garde au cas où il serait nécessaire de réaliser une endoscopie bronchique.

Gaz du sang artériels : pH = 7,33, PaO_2 = 52 mmHg, $PaCO_2$ = 37 mmHg, HCO_3^- = 19 mmol/l, lactates = 3 mmol/l.

La radiographie de thorax montre une distension thoracique majeure, un syndrome bronchique diffus, un syndrome alvéolo-interstitiel bilatéral, ainsi que des clartés évocatrices d'un emphysème parenchymateux.

Hamid évoque donc une hémoptysie grave sur une dilatation des bronches chez une patiente emphysémateuse sévère.

L'angioscanner confirme cette hypothèse et révèle une hypervascularisation bronchique diffuse prédominant au niveau du lobe supérieur droit au pourtour d'une volumineuse lésion emphysémateuse. L'angioscanner localise qu'il s'agit de l'origine du saignement.

La patiente est ensuite transférée en réanimation, où la prise en charge va comprendre :

- oxygénothérapie nasale à haut débit devant l'hypoxémie persistante;
- réalisation d'une artério-embolisation en radiologie interventionnelle permettant de prévenir efficacement la récidive d'une hémoptysie;
- dans un second temps, il est décidé en réunion de concertation pluridisciplinaire de réaliser une lobectomie préventive.

Réponse au quiz

L'oubli a été de ne pas évoquer de diagnostic différentiel et de ne pas vérifier l'origine du saignement. L'anamnèse doit faire préciser le mécanisme d'extériorisation du saignement. Ainsi, un effort de toux fait évoquer une hémoptysie alors qu'un effort de vomissement fait évoquer une hématémèse; aussi, les antécédents du patient montrent des facteurs de risque d'ulcère gastroduodénal. Les examens biologiques de première ligne montrent une anémie et le patient présente un retentissement hémodynamique de son anémie avec une tachycardie et une hypotension artérielle, alors qu'il est hypertendu chronique.

Ces éléments sont assez peu en faveur d'une hémoptysie.

Enfin, l'examen clinique retrouve une douleur épigastrique.

Il est donc probable qu'il s'agisse d'un saignement d'origine digestive et que le patient a présenté une hématémèse. Les opacités basales droites peuvent être en rapport avec une inhalation chez ce patient aux troubles de déglutition. L'angioscanner va montrer une condensation basale droite aspécifique. On ne retrouvera pas d'hypervascularisation systémique qui nécessite du temps pour se développer. Mais les coupes basses peuvent montrer l'origine digestive du saignement, notamment un pneumopéritoine en cas d'ulcère gastrique perforé-bouché.

Le lendemain, le patient va probablement présenter un méléna, conséquence de son hémorragie digestive haute.

CHAPITRE

26

Épanchements pleuraux liquidiens et pneumothorax

Situations de départ

- 160 Détresse respiratoire aiguë
- 161 Douleur thoracique
- 162 Dyspnée

Items, objectifs pédagogiques

ITEM 206 – Épanchement pleural liquidien

Rang	Rubrique	Intitulé	Descriptif
A	Diagnostic positif	Savoir évoquer le diagnostic d'épanchement pleural liquidien	Savoir évoquer le diagnostic avec une dyspnée, matité déclive et abolition du murmure vésiculaire et des vibrations vocales
A	Diagnostic de gravité	Savoir rechercher des signes de gravité cliniques et radiologiques	Rechercher une polypnée > 30 cycles/min, des signes de lutte, des troubles de la vigilance, des signes de choc, des signes ventriculaires droits
A	Étiologie	Savoir mener une recherche étiologique devant un épanchement pleural	Savoir évoquer et rechercher une infection, une néoplasie, une cause de transsudat
A	Examens complémentaires	Connaître les principaux types d'anomalies du liquide pleural en cas de pleurésie	Savoir interpréter les résultats d'une ponction pleurale plus ou moins évacuatrice, connaître les complications possibles (radiographie de thorax au décours)
A	Diagnostic positif	Connaître les éléments qui doivent faire suspecter une pleurésie au cours d'une infection respiratoire basse	
B	Diagnostic positif	Connaître les éléments du diagnostic d'une pleurésie purulente	
A	Contenu multimédia	Exemple de radiographie de face d'un épanchement pleural liquidien	

ITEM 360 – Pneumothorax

Rang	Rubrique	Intitulé
A	Définition	Connaître la définition du pneumothorax
B	Éléments physiopathologiques	Physiopathologie des pneumothorax primitifs et secondaires
A	Diagnostic positif	Connaître les éléments du diagnostic positif et du diagnostic différentiel d'un pneumothorax (PNO)
A	Diagnostic positif	Connaître la sémiologie radiologique du pneumothorax

Rang	Rubrique	Intitulé
A	Contenu multimédia	Exemple de radiographie de face d'un pneumothorax spontané d'abondance moyenne
A	Contenu multimédia	Radiographie de thorax : pneumothorax complet
A	Étiologie	Connaître les éléments du diagnostic étiologique d'un PNO : PNO traumatique, PNO spontané primaire, PNO spontané secondaire
A	Identifier une urgence	Connaître les éléments du diagnostic de gravité d'un PNO
A	Prise en charge	Connaître les grands principes de l'exsufflation pleurale et ses indications
B	Prise en charge	Connaître les grands principes du drainage pleural et ses indications
B	Prise en charge	Connaître les mesures de prévention des récidives de PNO (arrêt du tabac, ± pleurodèse)

Introduction
I. Quel est le tableau clinique d'un épanchement pleural ?
II. Quels sont les signes cliniques de gravité associés aux épanchements pleuraux ?
III. Quels examens réaliser pour confirmer et prendre en charge un épanchement pleural ? Quels sont les signes paracliniques de gravité des épanchements pleuraux ?
IV. Quand et comment traiter un épanchement pleural ?
V. Quelles sont les différentes causes des épanchements pleuraux liquidiens et gazeux ?

Vignette clinique

Un patient de 26 ans consulte aux urgences pour une dyspnée d'apparition brutale. Il n'a pas d'antécédent notable.

Ses *paramètres vitaux* recueillis par l'infirmière d'accueil et d'orientation sont les suivants : PA 131/88 mmHg, FC 104 bpm, FR 22 cycles/min, SpO_2 en air ambiant 94 %, température 36,9 °C.

Vous voyez le patient dans son box de consultation des urgences : il vous relate, en finissant péniblement sa phrase, que cette dyspnée est survenue dans le même temps qu'une douleur soudaine apparue dans la poitrine du côté droit, alors qu'il faisait du rangement dans sa maison. Il n'a jamais eu ce genre de douleur.

Devant l'essoufflement, vous mesurez à nouveau la fréquence respiratoire qui est à 26 cycles/min, et vous reprenez une saturation pulsée en oxygène qui est à 89 % en air ambiant. Les autres fonctions vitales sont stables. Vous placez le patient en position demi-assise et vous demandez à l'infirmière de mettre en place une oxygénothérapie au masque simple, à 7 litres/min, permettant de restaurer une SpO_2 à 95 %.

À l'examen physique, vous remarquez que le thorax gauche ne bouge quasiment pas à l'inspiration (l'ampliation thoracique est diminuée), tandis que le droit semble bouger normalement. Vous constatez que les vibrations vocales sont abolies à gauche. L'auscultation révèle un murmure vésiculaire à droite, mais il est absent dans tout l'hémichamp gauche. La percussion met en évidence un tympanisme à gauche.

Le reste de l'examen est sans particularité.

Vous évoquez un pneumothorax, que vous confirmez rapidement par la réalisation d'une radiographie thoracique, montrant un poumon gauche rétracté autour du hile, le médiastin étant refoulé à droite.

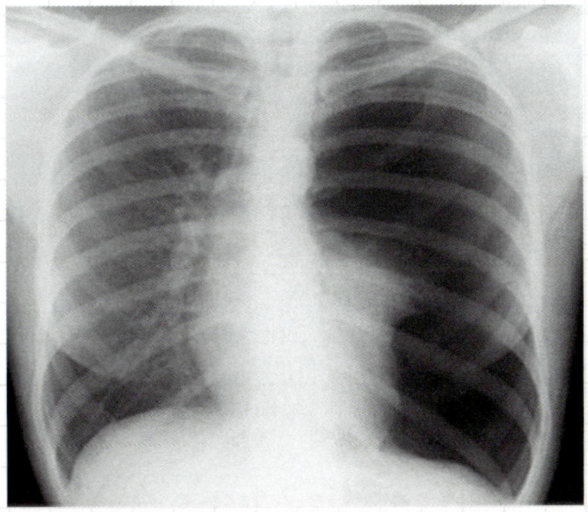

Le patient reste stable sous 7 litres/min d'oxygène au masque simple.

Après avoir contrôlé l'hémostase du patient, vous réalisez une exsufflation en piquant au niveau de la ligne médioclaviculaire, au niveau du deuxième espace intercostal, puis vous évacuez l'air avec une seringue.

Instantanément la douleur cède et le patient se sent moins gêné pour respirer.

Vous sevrez rapidement l'oxygène.

Introduction

A Il existe deux types principaux d'épanchements pleuraux :

- l'**épanchement pleural liquidien** (ou **pleurésie**);
- l'**épanchement pleural gazeux** (ou **pneumothorax**).

Un épanchement pleural, qu'il soit gazeux ou liquidien, est **toujours pathologique**. Bien qu'intéressant tous deux la plèvre et donc partageant des aspects sémiologiques, anatomiques et thérapeutiques, il s'agit d'entités nécessitant des démarches cliniques distinctes.

Encadré 26.1

Physiopathologie

B L'espace pleural est une cavité virtuelle au sein de laquelle règne une pression négative, ce qui participe au maintien du poumon en expansion. À l'état physiologique, le liquide pleural est produit par la plèvre pariétale principalement (production de 5 à 20 ml par jour) et est résorbé par les pores lymphatiques situés entre les cellules mésothéliales de la plèvre médiastinale et pariétale. C'est le déséquilibre entre sécrétion et réabsorption qui donne notamment naissance aux pleurésies. La présence d'air dans cette cavité virtuelle est pathologique et signe le pneumothorax.

I. Quel est le tableau clinique d'un épanchement pleural ?

Les caractéristiques séméiologiques d'un épanchement pleural gazeux ou liquidien sont présentés dans le tableau 26.1.

Tableau 26.1. Ⓐ Caractéristiques séméiologiques d'un épanchement pleural gazeux ou liquidien.

Signes cliniques communs au pneumothorax et à l'épanchement liquidien	
– Douleur thoracique, homolatérale latérothoracique ou basithoracique – Douleur rythmée par la respiration, majorée aux changements de position, à la toux – Dyspnée d'intensité variable – Hémithorax atteint moins mobile avec diminution de l'ampliation thoracique – Ablation de la transmission des vibrations vocales et du murmure vésiculaire du côté atteint	
Spécifique au pneumothorax	**Spécifiques à l'épanchement liquidien**
– Survenue typiquement spontanée, souvent au repos, brutale – Tympanisme à la percussion – Emphysème sous-cutané (rare)	– Constitution plus progressive – Matité à la percussion avec possible niveau liquidien

II. Quels sont les signes cliniques de gravité associés aux épanchements pleuraux ?

Pour l'ensemble des épanchements pleuraux, la gravité est avant tout appréciée cliniquement.

Certaines circonstances potentiellement aggravantes sont à prendre en compte. L'existence d'une **insuffisance respiratoire chronique**, la survenue sous **ventilation mécanique** invasive ou non invasive, le **caractère bilatéral** ou la **survenue sur poumon unique** constituent des critères de gravité.

Les signes cliniques de gravité, liés généralement à l'importance de l'épanchement, sont dominés par l'éventuelle **insuffisance respiratoire aiguë** avec une **tachypnée** ≥ 30 cycles/min, une **hypoxémie** avec cyanose et désaturation. Des **signes cliniques extrarespiratoires** sont à rechercher : un malaise, une hypotension artérielle (pression artérielle systolique ≤ 90 mmHg), une tachycardie ≥ 120 bpm ou, signe de gravité extrême, une bradycardie.

Le pneumothorax peut être responsable d'une **tamponnade gazeuse**, entraînant une hyperpression gênant le retour veineux directement mais également par compression du ventricule droit. S'ensuivent une **hypotension artérielle** et une **turgescence jugulaire**, signant la défaillance cardiaque droite. Au maximum peut survenir un arrêt cardiaque.

La gravité d'un épanchement pleural liquidien est autant liée à **son volume** (responsable d'insuffisance respiratoire aiguë et/ou d'une compression des organes médiastinaux) qu'à sa rapidité de constitution. Ainsi, des épanchements liquidiens se constituant de manière progressive peuvent être bien tolérés bien qu'abondants. La nature des pleurésies est également importante à prendre en compte ; en effet, **certains de ces épanchements liquidiens nécessitent une attention particulière** : par exemple, une pleurésie purulente peut évoluer vers un choc septique, un hémothorax vers un choc hémorragique ; à noter que le patient peut également d'emblée se présenter avec un tableau de choc septique ou hémorragique dans ces situations.

III. Quels examens réaliser pour confirmer et prendre en charge un épanchement pleural ? Quels sont les signes paracliniques de gravité des épanchements pleuraux ?

Malgré une clinique fortement évocatrice, certains examens restent utiles pour confirmer un épanchement pleural.

Le diagnostic d'épanchement pleural est confirmé par une **radiographie thoracique de face** (tableau 26.2), idéalement réalisée en position debout et en inspiration. La radiographie en expiration est à proscrire.

Tableau 26.2. Ⓐ **Caractéristiques radiologiques et signes de gravité d'un épanchement pleural gazeux ou liquidien.**

Pneumothorax	Épanchement pleural liquidien
Incomplet – Hyperclarté avec disparition du parenchyme pulmonaire, prédominant en apical	– Opacité dense, homogène, non systématisée – Effaçant les contours des éléments de voisinage (cœur), non rétractile – Limitée par une ligne bordante concave en haut et en dedans (« ligne de Damoiseau »)
Complet – Rétraction du parenchyme pulmonaire autour du hile – Abaissement de la coupole diaphragmatique homolatérale – Élargissement des espaces intercostaux – Possible réaction liquidienne de faible volume	
Signes de gravité radiographiques – Refoulement controlatéral du médiastin – Hyperclarté bilatérale – Présence d'une bride (risque hémorragique) – Niveau liquidien (risque d'hémopneumothorax) – Anomalie du parenchyme pulmonaire sous-jacent	Signes de gravité radiographiques – Opacité totale d'un hémithorax en cas d'épanchement de grande abondance – Refoulement controlatéral du médiastin

L'échographie pulmonaire, réalisée par un opérateur habitué à ce type d'échographie, peut également être utilisée pour porter le diagnostic d'épanchement pleural, qu'il soit liquidien ou gazeux. La réalisation d'un scanner n'est pas systématique.

La gazométrie artérielle, éventuellement justifiée selon l'état clinique du patient, montre le plus souvent une **hypoxémie** associée à une **hypocapnie**.

L'**ECG** révèle en cas de tamponnade gazeuse ou de pleurésie de grande abondance des signes aspécifiques tels que : déviation de l'axe QRS vers la droite ou la gauche selon le côté du pneumothorax, alternance électrique, microvoltage, inversion des ondes T dans les dérivations précordiales.

IV. Quand et comment traiter un épanchement pleural ?

Si le patient présente des signes de mauvaise tolérance, notamment respiratoire, il est indispensable :

- de surveiller le patient dans une unité adéquate, avec tous les éléments de monitorage nécessaires : pression artérielle non invasive, saturation pulsée en oxygène, fréquence cardiaque, fréquence respiratoire ;
- de mettre en place des mesures générales : s'assurer d'un accès veineux périphérique, mettre le patient en position demi-assise.

Le traitement de l'**insuffisance respiratoire aiguë** nécessitera en premier lieu l'introduction d'une **oxygénothérapie**, idéalement au masque à haute concentration dans un premier temps, avec une surveillance de la saturation pulsée en oxygène.

La **douleur** doit également être soulagée par des traitements antalgiques efficaces.

Pour évacuer l'épanchement, deux moyens sont disponibles : la **ponction** et le **drainage**.

Le choix du traitement dépendra de la tolérance, de la cause présumée et de la taille de l'épanchement.

La réalisation d'un bilan biologique comprenant une vérification de l'hémostase et du groupe sanguin est nécessaire en vue de la ponction ou du drainage (hors urgence immédiate).

Pour les **épanchements pleuraux gazeux**, la ponction est communément appelée **exsufflation** et concerne les pneumothorax de « grande étendue », c'est-à-dire lorsque le décollement est **supérieur ou égal à 2 cm** sur l'ensemble de la ligne axillaire. L'exsufflation consiste en l'introduction temporaire d'un cathéter dans l'espace pleural, afin d'évacuer l'air à l'aide d'une seringue ou d'un système d'aspiration douce. Après anesthésie locale, on introduit un cathéter au niveau du deuxième espace intercostal sur la ligne médioclaviculaire, le malade étant idéalement en position demi-assise.

Dans le cas d'un **épanchement pleural liquidien**, la ponction peut être simplement diagnostique (en cas de bonne tolérance) ou bien diagnostique et thérapeutique (permettant d'évacuer un épanchement mal toléré). Il est nécessaire d'envoyer le liquide pleural prélevé pour analyse en biochimie (protéines, glucose, LDH), en microbiologie et en cytologie, afin d'orienter le raisonnement étiologique (cf. *infra*).

La ponction en cas d'épanchement liquidien est le plus souvent réalisée en thoracique postérieur, à 3 à 5 cm de la ligne des épineuses, à la partie inférieure de l'épanchement, soit un espace intercostal en dessous de l'endroit où la percussion est la plus mate, sans dépasser le neuvième espace intercostal.

Une vidéo de ponction pleurale est disponible sur le site du *New England Journal of Medicine*[7].

Dans tous les cas, il faut prendre soin de rester près du bord supérieur de la côte inférieure, afin d'éviter le paquet vasculo-nerveux au niveau inférieur de la côte supérieure.

Chez un patient présentant des signes de mauvaise tolérance, notamment respiratoire, le traitement étiologique prime et la ponction doit se faire en urgence, et ce avant d'envisager une assistance respiratoire ou d'attendre les résultats du bilan d'hémostase.

Drainage pleural

B Tant pour évacuer une pleurésie qu'un pneumothorax, il est également possible de réaliser un drainage pleural, c'est-à-dire la mise en place d'un drain dans la cavité pleurale, qu'on laisse en place le temps d'évacuer l'épanchement.

Les ponctions simples, comparativement au drainage ont pour avantages le faible coût, la facilité et rapidité d'exécution, la moindre stimulation douloureuse. Le drainage permet d'éviter la reconstitution de l'épanchement au cours du temps.

Voies d'abord et position du patient

Voie antérieure

Deuxième ou troisième espace intercostal (EIC), en dehors de la ligne médioclaviculaire, patient en position semi-assise ou en décubitus dorsal. Cette voie est réservée au drainage d'un pneumothorax, un épanchement liquidien déclive n'étant pas accessible. On rappelle que le premier EIC qu'on palpe est en réalité le deuxième et que l'abord pleural en dedans de la ligne médioclaviculaire expose au risque de blessure de l'artère mammaire interne.

Voie axillaire

Quatrième ou cinquième EIC sur la ligne axillaire moyenne, entre le bord postérieur du grand pectoral et le bord antérieur du grand dorsal, patient en décubitus latéral où, à défaut, en décubitus dorsal, le bras en haut et en arrière. La première côte que l'on perçoit dans le creux axillaire est en réalité la deuxième ou la troisième. La ligne horizontale passant par le mamelon chez l'homme délimite le cinquième ou le sixième EIC sur la ligne axillaire moyenne. L'abord pleural sous cette ligne expose au risque de plaie diaphragmatique et de blessure d'organes abdominaux. L'ascension d'une coupole diaphragmatique chez le patient traumatisé doit conduire à préférer le quatrième EIC pour les mêmes raisons.

Il est nécessaire de réaliser une **radiographie pulmonaire de contrôle** après une ponction ou un drainage pour vérifier l'absence de complication iatrogène et, le cas échéant, la bonne position du drain.

V. Quelles sont les différentes causes des épanchements pleuraux liquidiens et gazeux ?

L'orientation diagnostique (tableaux 26.3 et 26.4) repose essentiellement sur le contexte clinique, les antécédents, mais aussi sur une analyse précise des caractéristiques du liquide pleural pour les épanchements liquidiens.

[7] https://www.nejm.org/doi/full/10.1056/NEJMvcm053812.

Tableau 26.3. Ⓐ **Caractéristiques macroscopiques, biochimiques et causes des épanchements pleuraux liquidiens.**

Transsudat	Épanchement pauvre en protéines avec atteinte de l'équilibre sécrétion-réabsorption dans la cavité pleurale par anomalie « hydrostatique »	
	Aspect macroscopique	Clair et citrin
	Analyse biochimique	Protides < 25 g/l
	Causes	Trois principales : insuffisance cardiaque, cirrhose, syndrome néphrotique
Exsudat	Épanchement riche en protéines, en réaction à une agression inflammatoire, infectieuse ou néoplasique	
	Aspect macroscopique	Variable
	Analyse biochimique	Protides > 35 g/l Si concentration comprise entre 25 et 35 g/l, un des trois critères suivants définit l'exsudat : – LDH > 200 UI/l – Protides pleuraux/sériques > 0,5 – LDH pleuraux/sériques > 0,6
	Causes	Pathologies néoplasiques, causes infectieuses, hémopathies malignes, hémothorax, chylothorax

Tableau 26.4. Ⓐ **Causes des épanchements pleuraux gazeux.**

Spontanés	– Sur poumon sain, souvent dans un contexte d'effort à glotte fermée – Secondaires : BPCO, asthme, mucoviscidose, pneumopathie interstitielle diffuse, pathologies néoplasiques, tuberculose, pneumocystose, pneumonie abcédée
Traumatiques	– Plaie transfixiante du thorax, traumatisme thoracique fermé, variations brutales de pression (blast, plongée sous-marine) – Iatrogène : cœlioscopie, ponction pleurale, mise en place d'un cathéter veineux central par voie jugulaire ou sous-clavière

Encadré 26.2

Diagnostic des pleurésies purulentes

B L'examen clinique objective dans cette situation un contexte infectieux avec, notamment, fièvre, frissons. La tolérance de l'épanchement est fonction de sa rapidité d'installation. La radiographie confirme la présence d'un épanchement pleural liquidien.

Il est indispensable dans cette situation de réaliser une **ponction diagnostique en urgence** et, surtout, de **recueillir le liquide de ponction** dans des tubes stériles; le liquide ainsi recueilli sera envoyé pour réalisation de diverses **analyses biologiques**. Le plus fréquemment, ce prélèvement sera envoyé en biochimie, en bactériologie et en cytologie.

Dans le cas d'une pleurésie purulente, un exsudat est mis en évidence à l'analyse biochimique avec une possible hypoglycopleurie dans les causes bactériennes. La cytologie retrouve le plus souvent des polynucléaires neutrophiles dans les causes bactériennes. L'examen direct du liquide pleural peut retrouver des micro-organismes, dont la présence est ensuite confirmée en culture.

En fonction du contexte, on peut solliciter également la virologie, la mycologie, la parasitologie, l'anatomopathologie ou la mycobactériologie.

Points de vigilance

- Le diagnostic du pneumothorax repose sur la réalisation d'un cliché de thorax simple, de face, en inspiration. La réalisation d'un cliché en expiration forcée n'est pas indiquée, voire dangereuse.
- S'il existe des signes d'intolérance clinique, l'épanchement pleural doit être évacué en urgence.
- Toujours considérer l'épanchement pleural comme pathologique. Tout épanchement doit faire l'objet d'une exploration.

Une situation clinique... Deux prises en charge

Monsieur P.C., 45 ans, trompettiste professionnel, consulte aux urgences pour une douleur thoracique droite survenue brutalement une heure auparavant. Il décrit une gêne respiratoire associée. Il n'a pas d'antécédent en dehors d'un tabagisme à un paquet et demi par jour depuis l'âge de 15 ans. Il mesure 1,85 m et pèse 76 kg. La pression artérielle est à 140/80 mmHg, la fréquence respiratoire à 30 cycles/min. La saturation pulsée en oxygène (SpO_2) est mesurée à 90 % en air ambiant.

L'auscultation pulmonaire met en évidence une abolition du murmure vésiculaire de tout le champ pulmonaire droit, associé à un tympanisme à la percussion.

Où Nicolas ne fait pas ce qu'il faut…

Nicolas évoque que l'origine de la douleur thoracique aiguë puisse être un pneumothorax. Il décide d'envoyer le patient à la radiographie pour réalisation d'une radiographie thoracique en inspiration et expiration profonde.

Au retour la radiologie, l'état clinique de Monsieur P.C. s'aggrave, sa douleur est très intense, sa pression artérielle est alors mesurée à 80/40 mmHg, sa fréquence respiratoire est à 35 cycles/min, sa SpO_2 à 80 %, il est en sueurs et sa fréquence cardiaque est à 140 bpm. Nicolas décide d'appeler le médecin réanimateur et de débuter une oxygénothérapie à 5 litres/min qui permet péniblement d'obtenir 85 % de SpO_2. Le patient étant possiblement BPCO au vu de son tabagisme, Nicolas demande à l'infirmière de ne pas augmenter l'oxygène.

Dans ce scénario, on constate certaines négligences. Plusieurs opportunités d'amélioration peuvent être proposées à Nicolas.

La radiographie thoracique en expiration est contre-indiquée en cas de suspicion de pneumothorax. Le tableau clinique au retour du scanner est une urgence vitale : l'examen clinique est fortement évocateur d'une tamponnade gazeuse liée à un pneumothorax complet. Le traitement est une urgence et consiste en une exsufflation. L'oxygénothérapie est également une urgence et, dans ce cas, peu importe que le patient soit fumeur, il convient de débuter une oxygénothérapie à 15 litres/min, le risque étant l'arrêt cardiaque hypoxique.

Où Nicolas fait ce qu'il faut

Nicolas évoque que l'origine de la douleur thoracique aiguë puisse être un pneumothorax. Il débute une oxygénothérapie à faible débit, fait perfuser le patient et décide d'accompagner le patient à la radiographie thoracique. Il fait préparer de quoi réaliser une exsufflation au retour de la radiographie.

Au vu du pneumothorax de grande étendue et de la mauvaise tolérance clinique, Nicolas décide de réaliser une exsufflation à l'aiguille. Il fait appeler le réanimateur dans le même temps.

V

Défaillances et urgences neurologiques

CHAPITRE

27

Coma non traumatique de l'adulte

Situation de départ

28 Coma et troubles de conscience

Item, objectifs pédagogiques

ITEM 336 – Coma non traumatique de l'adulte

Rang	Rubrique	Intitulé	Descriptif
A	Définition	Coma chez l'adulte et chez l'enfant	
B	Éléments physiopathologiques	Connaître les mécanismes pouvant concourir au coma	Connaître les centres nerveux de l'éveil et de la conscience
A	Diagnostic positif	Diagnostiquer un coma, évaluer son stade et la profondeur du coma (*Glasgow Coma Scale*) chez l'adulte et chez l'enfant	Être capable de calculer et d'interpréter un score de Glasgow
A	Diagnostic positif	Savoir réaliser l'examen neurologique d'un patient dans le coma	Être capable d'interpréter l'examen des pupilles, un clignement à la menace ; être capable de décrire la position et le mouvement des globes oculaires
A	Diagnostic positif	Savoir rechercher les éléments d'orientation clinique et anamnestique devant un coma	Fièvre, syndrome méningé, signes de localisation, examen du scalp, circonstances…
B	Diagnostic positif	Connaître les critères diagnostiques de mort cérébrale	Connaître l'examen clinique d'un patient en mort encéphalique et les examens complémentaires nécessaires (angiographie, EEG)
A	Diagnostic positif	Connaître les signes cliniques d'une hypoglycémie et la corriger	
A	Identifier une urgence	Identifier les situations d'urgence extrême d'un coma chez l'adulte et chez l'enfant	État respiratoire, glycémie, connaître le syndrome d'HTIC et reconnaître un engagement temporal interne ou signification d'une mydriase unilatérale, état de mal épileptique
A	Examens complémentaires	Savoir prescrire les examens complémentaires à réaliser en urgence chez l'adulte et chez l'enfant	Glycémie capillaire, savoir demander un bilan biologique simple (glycémie, natrémie, gaz du sang), un scanner cérébral, savoir faire une ponction lombaire. Savoir les prescrire dans l'ordre approprié
B	Examens complémentaires	Connaître les indications de l'IRM en urgence chez l'adulte et chez l'enfant	Notamment connaître les indications de l'IRM en urgence (filière neurovasculaire)

Rang	Rubrique	Intitulé	Descriptif
B	Contenu multimédia	Reconnaître une hémorragie intracrânienne sur la TDM	Reconnaître une hyperdensité spontanée intraparenchymateuse et dans les espaces subarachnoïdiens
B	Contenu multimédia	Reconnaître un effet de masse et un engagement cérébral sur la TDM	
A	Étiologie	Connaître les principales causes de coma non traumatique chez l'adulte et chez l'enfant	Toxique, infectieux, métabolique, épileptique, vasculaire
A	Prise en charge	Connaître la prise en charge symptomatique initiale et la correction d'une hypoglycémie	Savoir prendre en compte les risques respiratoires et réaliser les traitements de première ligne appropriés (libération des voies aérienne et oxygénothérapie), position latérale de sécurité et appeler le réanimateur, resucrage
B	Prise en charge	Connaître les mesures thérapeutiques associées des principales complications	Modalités de protection des voies aériennes, assistance ventilatoire, lutte contre l'hypothermie et les conséquences des points de compression

Introduction
I. **Comment reconnaître un coma ? Quels en sont les signes de gravité ?**
II. **Quelle est la prise en charge en urgence ?**
III. **Quel est le raisonnement étiologique ?**

Introduction

Le coma est une suppression de la vigilance et de la conscience qui ne peuvent être reversée par un stimulus auditif ou douloureux. C'est une urgence vitale qui nécessite d'être reconnue immédiatement, pour mettre en place les mesures symptomatiques nécessaires pour en prévenir les complications, puis réaliser le bilan étiologique adapté. Les examens essentiels du bilan étiologique sont le bilan biologique (glycémie, gaz du sang, ionogramme sanguin), l'imagerie cérébrale (scanner ou IRM), la ponction lombaire et/ou l'EEG. Les causes neurologiques lésionnelles (hémorragie méningée, AVC, infection neuroméningée…) sont les plus à risque de séquelles neurologiques graves.

La mort encéphalique est traitée dans l'item 201 (cf. chapitre 9).

Vignette clinique

Monsieur H., 65 ans, vous est adressé par le SAMU car il a été trouvé inconscient à son domicile par sa fille. Il a pour principaux antécédents une BPCO post-tabagique stade III, une hypertension artérielle, une hypercholestérolémie.

Ses traitements habituels sont : ramipril, atorvastatine, association salmétérol-fluticasone inhalée.

Son épouse rapporte le diagnostic récent d'un « nodule pulmonaire » ayant entraîné une grande anxiété chez Monsieur H. Elle vous remet une ordonnance récente comprenant de l'alprazolam et un sirop codéiné pour la toux et pour dormir le soir.

Lorsqu'elle l'a vu pour la dernière fois la veille au soir à 20 h, le patient semblait bien se porter. Elle l'a trouvé à 11 h du matin, inconscient dans son lit ne répondant pas. Elle a par ailleurs trouvé une plaquette d'alprazolam et un flacon de sirop vide dans la salle de bains.

Elle ne pense pas qu'il ait eu de la fièvre ou des céphalées et n'a pas constaté de troubles du comportement, du langage, de troubles moteurs, ni de mouvements anormaux.

À son arrivée aux urgences, son examen clinique est le suivant :

Paramètres vitaux, signes de gravité : PAS 177 mmHg, PAD 110 mmHg (**hypertension artérielle**), FC 102 bpm (**tachycardie**), FR 10 cycles/min (**bradypnée** modérée), **tirage** sus-claviculaire, respiration abdominale active; la SpO_2 est à 88 % sous masque facial 6 litres/min; le patient est en **sueurs** (**hypoxémie** et signes d'**hypercapnie** : **HTA, tachycardie, sueurs**).

Il est dans le **coma**, Glasgow 8 (M4, V2, Y2). La température est à 36,3 °C (**normothermie**).

Le diagnostic de **coma calme avec bradypnée, détresse respiratoire hypoxémique et hypercapnique probable** est donc posé.

Examen physique systématisé : il met en évidence l'absence de signe d'hypoperfusion cutanée périphérique. Il n'y a pas d'obstacle sur les voies aériennes; il y a des sibilants diffus à l'auscultation pulmonaire; le thorax est distendu avec un hippocratisme digital. Il n'y a ni turgescence jugulaire, ni reflux hépatojugulaire, ni œdèmes des membres inférieurs. L'auscultation cardiaque est sans particularité. Les **pupilles** sont en **myosis bilatéral et réactif** à la stimulation lumineuse avec des **globes oculaires parallèles** sans mouvement anormal. Il n'y a **pas de signe de traumatisme crânien** à l'inspection avec l'absence de plaie ou d'hématome du scalp, d'écoulement sanglant ou clair du nez ou des conduits auditifs. La **nuque est souple**. Il n'y a **pas de signe** évoquant un **déficit moteur**, facial ou des membres à la stimulation douloureuse par manœuvre de Pierre Marie et Foix et par pression du lit unguéal aux quatre membres. Les réflexes **ostéotendineux sont faibles** et **symétriques** aux **quatre membres** avec une hypotonie musculaire. Les réflexes cutanéoplantaires sont en flexion.

L'examen neurologique montre donc **un toxidrome opiacé et un syndrome de myorelaxation compatible avec une intoxication par opioïde et benzodiazépine**.

Le reste de l'examen clinique est sans particularité.

La *prise en charge immédiate* associe : oxygénothérapie (objectif de saturation 88–92 % dans le contexte de BPCO), surveillance scopique du patient et mise en place de deux voies veineuses périphériques.

Les *examens complémentaires* réalisés immédiatement sont :

- glycémie capillaire : 9 mmol/l;
- ECG : tachycardie sinusale avec bloc de branche droit sans trouble de repolarisation et QTc normal à 390 ms;
- gazométrie artérielle : PaO_2 = 60 mmHg sous masque à 6 litres/min d'O_2, pH = 7,10, PCO_2 = 120 mmHg, HCO_3^- = 35 mmHg (**hypoxémie** et **acidose hypercapnique** en rapport avec une **hypoventilation alvéolaire**), HbCO = 1,5 %;
- reste du bilan biologique sans particularité : natrémie = 138 mmol/l, calcémie corrigée = 2,4 mmol/l, protides = 65 g/l.

Le diagnostic étiologique retenu du coma est donc celui d'une **encéphalopathie hypercapnique** sur **décompensation de BPCO** sévère favorisée par une **polyintoxication médicamenteuse volontaire** à deux dépresseurs respiratoires, un **opiacé** et une **benzodiazépine**.

Devant l'absence d'amélioration initiale de son état de vigilance après administration de **flumazénil** et de **naloxone** par voie intraveineuse, associée à un support par ventilation non invasive, le patient est intubé. L'évolution est finalement favorable avec retour à un état neurologique normal permettant son extubation 24 heures plus tard.

La réflexion étiologique est la suivante :

- tableau clinique de coma et détresse respiratoire sur un terrain de BPCO sévère avec une anamnèse qui fait supposer une intoxication médicamenteuse aux psychotropes dépresseurs respiratoires. La première hypothèse est celle d'un **mécanisme fonctionnel d'origine métabolique et toxique (hypercapnie et psychotropes)**;
- on renforce cette hypothèse en **cherchant les causes lésionnelles** : il n'y avait pas de **contexte évocateur** de traumatisme crânien, de méningoencéphalite ou d'AVC hémorragique ou ischémique, un **examen neurologique** rassurant ne montrant **pas de signe de localisation** et compatible avec un toxidrome opiacé et un syndrome de myorelaxation;
- **les gaz du sang confirment une hypercapnie** dont la valeur est **compatible avec la profondeur du coma** observée. Le reste de la biologie ne met pas en évidence d'autre cause métabolique;
- on peut discuter la réalisation systématique d'une imagerie cérébrale (scanner) en fonction du contexte devant l'évolution initiale défavorable du patient.

Définitions du coma et physiologie simplifiée de la conscience

Le coma peut être défini par une altération aiguë de la vigilance (ou état de veille) et de la conscience. Il est mis en évidence par l'absence de réponse adaptée à un stimulus d'intensité croissante. Le patient paraît inconscient et ne peut être réveillé malgré des stimulations verbale, tactile ou douloureuse.

Encadré 27.1

Définition de l'éveil et de la conscience, éléments anatomiques

B Les différents états d'éveil ou de vigilance (composant l'alternance veille-sommeil) résultent de l'action des neurones de la substance réticulée activatrice ascendante (SRAA) sur le cortex, avec un relais *via* le thalamus (fig. 27.1). Ces variations d'états d'éveil sont visualisables cliniquement par l'ouverture et la fermeture des yeux, électrophysiologiquement par des variations du rythme cérébral à l'EEG.

La conscience de soi et de son environnement émerge probablement de l'activation globale du cortex et de connexions fonctionnelles entre les aires corticales. En l'absence d'examen clinique possible de la conscience de soi, la conscience est évaluée par l'interaction du sujet à l'environnement *via* la réponse adaptée aux ordres simples et complexes.

La vigilance ou l'éveil est un prérequis nécessaire à la conscience, qui permet au sujet d'interagir de façon adaptée avec son environnement.

Schématiquement, le coma peut résulter de deux mécanismes indépendants qui permettent de classer les étiologies :

- **atteinte neuronale lésionnelle ou structurelle**, qui touche les voies de la vigilance et/ou de la conscience : traumatisme crânien, hémorragie intracrânienne, infarctus cérébral, infections neuroméningées, anoxie post-arrêt cardiaque, etc. ; elles peuvent être localisées ou diffuses ;
- **atteinte neuronale fonctionnelle, diffuse** : métabolique, toxique (médicaments psychotropes et drogues récréatives) ou épilepsie (état de mal clinique ou infraclinique et coma post-critique) ; n'induisant pas ou peu de lésions neuronales, ces causes sont le plus souvent réversibles et le risque de séquelles est faible.

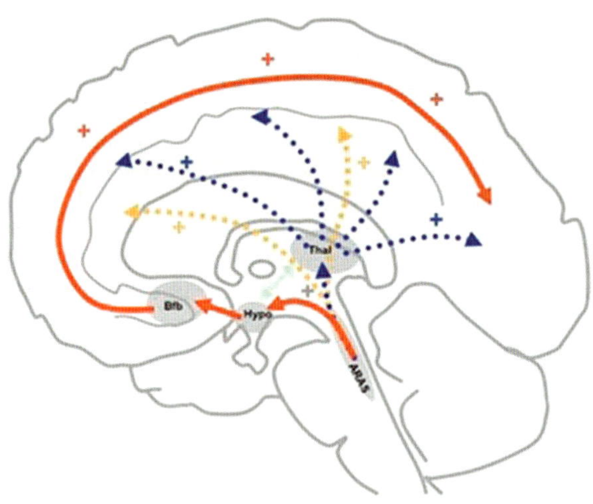

Fig. 27.1. B Anatomie du système nerveux central. Éveil-vigilance.

La substance réticulée activatrice ascendante (SRAA), localisée dans la partie centrale et postérieure du tronc cérébral, reçoit des afférences du cortex et des différentes voies sensorielles. Les neurones de la SRAA (ARAS) projettent des connexions vers les noyaux réticulaires des thalamus (Thal, flèches bleues) et vers le cortex, *via* le cerveau basal antérieur (Bfb), l'hypothalamus (Hypo, rouge) et le système limbique (orange). Les thalamus projettent des connexions activatrices vers le cortex (bleu).

Le SRAA joue donc en quelque sorte un rôle d'« interrupteur » élémentaire de la conscience et ses différents noyaux sont distribués dans le tronc cérébral. Ceci explique que des lésions de petite taille du tronc cérébral puissent être à l'origine d'un coma.

(D'après Nicolas Weiss.)

I. Comment reconnaître un coma ? Quels en sont les signes de gravité ?

Le coma est diagnostiqué rapidement chez un patient qui a les yeux spontanément fermés, qui paraît inconscient et qui ne répond pas de façon adaptée malgré une stimulation auditive puis nociceptive. Les stimulations nociceptives à utiliser sont la pression du lit unguéal des quatre membres et la pression de la région temporomandibulaire (manœuvre de Pierre Marie et Foix).

En premier lieu, on s'assure de l'**absence d'arrêt cardiorespiratoire** : le patient respire et le pouls central est présent.

En second lieu, on s'assure de l'**absence de contexte traumatique**, crânien et/ou rachidien.

On vérifie qu'il n'existe pas une cause rapidement réversible de coma telle qu'une hypoglycémie par une **glycémie capillaire**, une intoxication en morphiniques ou benzodiazépines qui pourraient justifier l'administration d'un antidote spécifique.

Puis, on utilise le **score de Glasgow** pour coter la profondeur du trouble de conscience (vidéo 27.1), un coma étant en général défini par un **Glasgow inférieur à 8.** Plus un coma est profond, plus le risque d'inhalation est important et nécessite donc une intubation et une ventilation pour assurer la protection rapide des voies aériennes supérieures.

C'est un score validé historiquement pour la surveillance des traumatisés crâniens graves. Il est facile d'utilisation, reproductible, adapté à une transmission orale. Sa valeur s'étend de 3 à 15 (tableau 27.1). Il est utile pour évaluer la profondeur du coma et guider l'intubation, mais il ne résume pas l'examen clinique neurologique d'un patient dans le coma.

Tableau 27.1. Ⓐ **Score de Glasgow.**

Réponse	Yeux	Verbale	Motrice
6			M6 Normale à la demande (ordres simples)
5		V5 Discours cohérent, orienté	M5 Localise la douleur, mouvements orientés par rapport à la douleur → Repousse le bras
4	Y4 Ouverture des yeux spontanée	V4 Réponse confuse : → Capable de faire des phrases mais incohérentes ou inadaptées à la question	M4 Non orientée à la douleur → Retire le côté stimulé, gigote
3	Y3 Ouverture des yeux à la demande	V3 Réponse inappropriée : → Capable de dire des mots. Inadaptés et incohérents	M3 Décortication → Flexion stéréotypée
2	Y2 Ouverture des yeux à la douleur	V2 Réponse incompréhensible : → Fait des sons, des bruits, grogne	M2 Décérébration → Extension stéréotypée Enroulement
1	Y1 Absence d'ouverture des yeux à la douleur	V1 Aucune réponse, même à la douleur	M1 Aucune à la douleur

Attention à certaines situations pièges

- Un patient **aphasique**, par exemple à cause d'un AVC, peut ne peut pas produire de réponse verbale adaptée ou comprendre les ordres par atteinte des aires du langage, sans pour autant présenter un trouble de conscience.
- Chez un patient **hémiplégique**, il faut coter la meilleure réponse motrice, renseignant sur l'état de conscience et non un déficit moteur central. La réponse motrice ne peut donc pas être utilisée lors d'une tétraplégie.
- La réponse verbale n'est pas évaluable avec certitude chez un patient intubé-ventilé.
- Le syndrome d'enfermement, ou ***locked-in syndrome***, est un cas particulier où une atteinte particulièrement sévère du tronc cérébral est responsable d'une paralysie totale où seuls les mouvements oculaires verticaux et des paupières supérieures permettent d'établir une communication avec le patient ; là encore, le patient est immobile mais pas dans le coma.
- Un autre piège est un état d'**aréactivité d'origine psychiatrique**. Des signes discordants avec l'état de coma apparent sont à chercher : persistance d'un tonus lors des mouvements passifs (voire maintien de posture contre la gravité dans la catatonie), résistance à l'ouverture passive des paupières, mouvement d'évitement lorsqu'on laisse tomber la main du patient vers les yeux maintenus ouverts. Ces patients peuvent présenter une aréactivité totale à la douleur.

Ensuite, on cherche une **urgence neurologique immédiate** : une **souffrance du tronc cérébral**. Elle est responsable d'un **coma profond** qui peut s'accompagner des tableaux cliniques suivants :

- réactions motrices de « **décortication** » ou « **décérébration** » à la stimulation nociceptive (M3 et M2 du score de Glasgow) ;
- pertes des **réflexes du tronc cérébral** : dans l'urgence, on explore le réflexe photomoteur (contraction pupillaire à la lumière) et le réflexe cornéen (fermeture des paupières — à la stimulation tactile, utiliser une goutte de sérum physiologique) ;
- **mydriase unilatérale aréactive** : elle évoque en priorité un engagement temporal (fig. 27.2). Une mydriase bilatérale aréactive évoque une atteinte sévère du mésencéphale et possiblement une mort encéphalique. On peut aussi observer un myosis bilatéral et aréactif voire des pupilles intermédiaires aréactives ;
- **signes neurovégétatifs** par atteinte du bulbe (moelle allongée) : troubles du rythme cardiaque (bradycardie, tachycardie, ou alternance), hypo- ou hypertension artérielle ou alternance des deux, anomalies respiratoires (polypnée, bradypnée, respiration de Cheynes-Stokes).

Une atteinte du tronc cérébral peut être en lien avec un **engagement cérébral** qu'il faut savoir reconnaître : c'est un déplacement d'une zone du cerveau par effet de masse d'une lésion (tumeur, saignement, œdème…). Ce déplacement comprime d'autres structures avec comme risque une lésion du tronc cérébral et le décès du patient (fig. 27.2) :

- engagement sous-falcoriel (1) : sémiologie non spécifique ;
- engagement temporal (2) : mydriase aréactive, homolatérale à la lésion, par atteinte du nerf III ; à la douleur, réaction motrice de « décérébration » uni- ou bilatérale ; une hémiplégie controlatérale est possible ;
- engagement cérébelleux (ou amygdalien ou tonsillaire) (3) : cervicalgies précédant le coma puis signes neurovégétatifs en cas de compression du bulbe : bradycardie, à-coups tensionnels, polypnée ou bradypnée.

L'engagement cérébral peut être précédé d'un **syndrome d'hypertension intracrânienne** (HTIC). Il associe des céphalées inhabituelles, intenses et diffuses, favorisées par le décubitus (augmentation de la pression intracrânienne), associées à des vomissements en jets, volontiers matinaux. Des troubles visuels sont possibles, par ischémie du nerf optique. Une paralysie du nerf VI liée à l'HTIC est non localisatrice.

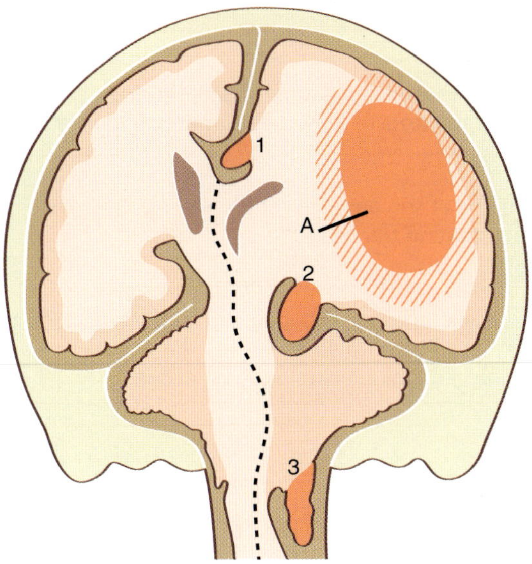

Fig. 27.2. Ⓐ **Différents types d'engagement cérébral.**
A : Lésion avec effet de masse.
1 : Engagement sous-falcoriel. 2 : Engagement temporal interne. 3 : Engagement cérébelleux.
Toute compression du tronc cérébral peut entraîner le décès.

Encadré 27.2

Connaître les réflexes du tronc cérébral

B L'examen des réflexes du tronc cérébral peut apporter des renseignements sur la sévérité de l'atteinte cérébrale. L'abolition de ces réflexes fait partie du diagnostic de mort encéphalique. Ils peuvent également être utiles pour localiser une atteinte au niveau du tronc cérébral.

Réflexe photomoteur et examen des pupilles

On examine le diamètre pupillaire spontané puis le réflexe photomoteur en éclairant fortement et séparément chaque œil et en évaluant la contraction de la pupille (nerf III) éclairée et non éclairée (réflexe consensuel). Une mydriase unilatérale aréactive (disparition du réflexe photomoteur) évoque une atteinte du nerf III homolatéral, par exemple lors d'un engagement temporal. Une mydriase bilatérale aréactive signe une atteinte mésencéphalique sévère. Un myosis aréactif peut témoigner d'une atteinte de la protubérance ou du bulbe.

Réflexe cornéen

La stimulation de la cornée (nerf V) par une goutte de sérum physiologique ou une compresse provoque la fermeture de la paupière homolatérale (nerf II). Ce réflexe persiste habituellement dans les comas profonds.

Position et mouvement des globes oculaires, réflexes oculocéphaliques

Une déviation spontanée des yeux non reversée par les mouvements imposés de la tête évoque chez un patient comateux une lésion hémisphérique sévère si la déviation est dans le plan horizontal (le patient regarde la lésion) ou une lésion du tronc cérébral si la déviation est dans le plan vertical (*skew deviation*).

L'évaluation des réflexes oculocéphaliques est contre-indiquée en cas de suspicion de lésion cervicale ou d'HTIC. Ils sont obtenus par une rotation imposée de la tête (nerf VIII), responsable d'une déviation des yeux, dans le sens opposé au mouvement de la tête (nerfs III et VI). Leur abolition, qui se traduit cliniquement par le phénomène des « yeux de poupée » (les globes oculaires suivent passivement le mouvement imprimé à la tête), traduit une atteinte sévère du tronc cérébral, à la partie basse de la protubérance.

Réflexe oculovestibulaire

Le réflexe oculovestibulaire est exploré par l'injection d'environ 100 ml d'eau glacée dans le conduit auditif externe (stimulation du nerf VIII), qui déclenche en temps normal un nystagmus de composante rapide, de direction opposée au côté de la stimulation.

▶

Encadré 27.2 Suite.

Réflexe oculocardiaque

Le réflexe oculocardiaque consiste en un ralentissement de la fréquence cardiaque après une pression forte sur les globes oculaires. C'est une manœuvre à risque traumatique, qui est peu utilisée en pratique.

Réflexe de toux

Le réflexe de toux dépend du bulbe et son absence est de très mauvais pronostic. Il est testé chez un patient intubé par la réalisation d'une aspiration trachéale.

Ventilation

La ventilation est une activité réflexe autonome dépendant de l'intégrité du tronc cérébral. Différents *patterns* de ventilation pathologiques peuvent s'observer lors d'un coma avec souffrance du tronc cérébral, comme une hyperventilation, une ventilation anarchique ou abolie.

II. Quelle est la prise en charge en urgence ?

Première étape : urgence vitale immédiate; garder en tête qu'un coma brutal peut révéler un arrêt cardiaque (absence de conscience, de respiration et de pouls)

- Démarrer une réanimation cardiopulmonaire en cas d'arrêt cardiaque (cf. chapitre 13).
- Initier le traitement symptomatique d'un état de choc (cf. chapitre 10) ou d'une détresse respiratoire éventuellement associés (cf. chapitre 21, libération des voies aériennes, oxygénothérapie).

Toute hypotension ou hypoxémie doit être corrigée rapidement car ce sont des facteurs d'aggravation du tableau neurologique.

Deuxième étape : gestion des voies aériennes supérieures

Lors d'un coma avec un score de Glasgow < 8 non réversible rapidement, il faut **protéger les voies aériennes supérieures** (car le patient n'est plus capable de le faire) :

- mise en position latérale de sécurité ;
- si une cause traumatique est suspectée, **immobilisation du rachis cervical**, afin de prévenir une compression de la moelle cervicale. **Appel du réanimateur** pour un avis et éventuellement admission du patient dans un service de médecine intensive-réanimation ;
- B selon la profondeur du coma et l'étiologie suspectée, il pourra être décidé l'**intubation orotrachéale** et la ventilation mécanique du patient (encadré 27.3). Il n'y a pas de score de Glasgow précis indiquant l'intubation. C'est l'intégration du contexte global qui permet de prendre cette décision ou non.

Troisième étape : initier une démarche diagnostique

A Certaines étiologies relèvent d'un traitement immédiat. Il faut ainsi **toujours mesurer la glycémie capillaire** lors d'un coma. Envisager l'administration d'un antidote tel que la naloxone ou le flumazénil pour des intoxications aux morphiniques ou aux benzodiazépines : test à visée diagnostique (administration d'un bolus en intraveineux direct) et éventuellement thérapeutique (administration continue à la seringue électrique de l'antidote). Envisager la ventilation non invasive devant un coma hypercapnique chez un patient avec une bronchopneumopathie chronique obstructive (BPCO) — attention : en dehors de cette indication, les troubles de la vigilance sont une contre-indication à l'utilisation de la ventilation non invasive en raison du risque d'inhalation si le coma persiste.

B Si le contexte est évocateur d'un **engagement cérébral** (mydriase unilatérale aréactive typiquement), l'administration immédiate d'une solution hypertonique (sérum salé hypertonique, mannitol) est indiquée, afin de limiter l'œdème cérébral le temps d'identifier la complication par une imagerie cérébrale et d'en traiter la cause (pris en charge neurochirurgicale).

A Pour tout contexte évoquant une **infection neuroméningée (fièvre, céphalées, raideur de nuque)**, il est recommandé de débuter un traitement antibiotique par céphalosporine de troisième génération de type céfotaxime ou ceftriaxone à dose neuroméningée, après réalisation d'une paire d'hémocultures. Les recommandations les plus récentes ne préconisent plus la réalisation systématique d'une imagerie cérébrale avant la réalisation de la ponction lombaire en cas de troubles de vigilance isolés; le risque de retard à l'administration des antibiotiques excédant de loin celui, très faible, d'un engagement cérébral induit par la soustraction de liquide céphalorachidien. En revanche, si l'examen clinique montre des signes de localisation suggérant un engagement cérébral (coma et mydriase unilatérale aréactive), c'est une contre-indication à la réalisation immédiate de la ponction lombaire, qui n'est levée qu'après réalisation d'une imagerie cérébrale. Dans ce cas, l'administration probabiliste d'antibiotiques doit impérativement précéder la réalisation de l'imagerie.

B Certains cas de coma d'origine vasculaire (typiquement AVC du tronc cérébral par occlusion du tronc basilaire) peuvent relever d'un traitement spécifique par neuroradiologie interventionnelle (thrombectomie) (cf. chapitre 31).

Encadré 27.3

Connaître les complications des comas et les indications d'intubation

B Le risque principal d'un coma est la perte de la protection des voies aériennes supérieures qui entraîne un risque de détresse respiratoire aiguë haute, obstructive (par la perte du tonus des tissus mous buccopharyngés), ou basse, par inhalation pulmonaire de salive voire du contenu gastrique.

L'intubation orotrachéale permet, entre autres, de prévenir ces risques. Une intubation est donc généralement nécessaire devant un coma (score de Glasgow inférieur à 8), sauf lorsque sa cause est rapidement réversible (par exemple, hypoglycémie, intoxications reversées par un antidote).

Une intubation orotrachéale peut aussi être justifiée par la présence d'une autre défaillance accompagnant le trouble de vigilance, par exemple une détresse respiratoire aiguë ou un état de choc.

Quiz 1

L'étiologie difficile

Interne aux urgences, vous êtes appelé(e) pour Monsieur V., 59 ans, qui présente un coma.

Ses *antécédents* sont une HTA sévère, diagnostiquée il y a 10 ans et un diabète de type 2, insulinorequérant depuis 5 ans, mal équilibré (dernière HbA1c à 9 %) et peu suivi, dont les complications ne sont pas connues.

Son *traitement habituel* comprend : insuline (protocole basal-bolus), metformine, amlodipine, valsartan, nébivolol, hydrochlorothiazide.

L'*histoire de la maladie* met en évidence deux semaines auparavant, l'apparition de céphalées inhabituelles et intenses à prédominance postérieure spontanément régressives, suivie d'un vertige rotatoire quelques jours plus tard qui l'a fait consulter aux urgences. Une semaine auparavant, il a eu une vision totalement floue pendant 20 minutes mais n'a pas consulté. Il consulte aux urgences ce jour pour une faiblesse du bras gauche et de la jambe gauche suivie d'une chute.

L'examen neurologique initial a objectivé une hémiparésie gauche proportionnelle, associée à une hémiataxie gauche et une quadranopsie supérieure droite.

Alors qu'il devait passer un scanner cérébral, le patient a été retrouvé inconscient.

Cliniquement, les paramètres vitaux sont les suivants : PA 175/95 mmHg, FC 82 bpm, FR 25 cycles/min, SpO_2 97 % en air ambiant, température 36,8 °C. La glycémie capillaire est à 11,3 mmol/l. Il n'y a ni signe de choc ni détresse respiratoire aiguë. Le score de Glasgow est à 5 (Y1, V1, M3). Vous notez que la réponse motrice est à 1

▶

au membre supérieur gauche et au membre inférieur gauche. Les globes oculaires sont symétriques, l'examen des pupilles montre un myosis serré bilatéral réactif. Le réflexe cornéen est aboli à droite. La nuque est souple. Les réflexes ostéotendineux sont perçus et les réflexes cutanés plantaires indifférents. Le reste de l'examen physique est sans particularité.
La *biologie* d'admission est normale.
Selon vous, quelle(s) cause(s) est (sont) à privilégier pour expliquer ce coma? Quel examen complémentaire manque-t-il pour confirmer votre hypothèse?

III. Quel est le raisonnement étiologique?

Les causes de coma peuvent être schématiquement classées selon leur mécanisme en causes lésionnelles et causes fonctionnelles (tableau 27.2). Les causes lésionnelles doivent être traquées face à un tableau de coma, y compris dans leurs formes atypiques. Elles sont plus à risque de séquelles et de décès par une plus grande souffrance neuronale et un risque plus élevé de complication neurologique telle que l'engagement cérébral.

Tableau 27.2. Ⓐ Causes de coma.

Causes lésionnelles	Traumatiques : hématome extradural, sous-dural, intraparenchymateux
	Vasculaires : – Hémorragie méningée et ses complications (hématome parenchymateux, inondation ventriculaire, hydrocéphalie) – Accident vasculaire cérébral : infarctus du tronc basilaire, infarctus cérébral sylvien malin, hématome cérébral
	Infectieuses : méningites sévères, méningoencéphalites et encéphalites (par exemple, méningites purulentes, méningoencéphalite herpétique)
	Hypertension intracrânienne et engagement cérébral (effet de masse d'une tumeur, hydrocéphalie)
Causes fonctionnelles	Intoxication médicamenteuse ou récréative : benzodiazépines, opiacés, alcool, antidépresseurs, neuroleptiques, etc.
	Troubles métaboliques : hypoglycémie, hyponatrémie hypo-osmolaire, état hyperglycémique hyperosmolaire, encéphalopathie hypercapnique, encéphalopathie hépatique
	État de choc

A. Évaluation clinique

La première étape de l'enquête étiologique repose sur l'analyse du contexte de survenue du coma :

- antécédents, traitements habituels, automédication;
- anamnèse : contexte traumatique, céphalées, syndrome méningé, syndrome infectieux, signes de localisation (déficit moteur ou sensitif, troubles visuels, du langage, vertiges, épilepsie focale…), troubles du comportement, etc.;
- environnement du patient : retrouvé au sol dans la rue ou au domicile, contexte suicidaire (présence de plaquettes de médicaments vides, lettre d'adieu, antécédents psychiatriques), saison hivernale et proche ou animal domestique retrouvé comateux au domicile (intoxication au CO), etc.

Ces informations n'étant parfois pas disponibles à la phase initiale, il faudra les chercher tout au long de la prise en charge si la cause n'est pas évidente. L'interrogatoire de l'entourage est fondamental comme pour toute pathologie où le patient est non communiquant.

L'examen neurologique du patient dans le coma se doit d'être complet et consigné dans le dossier (recherche d'une raideur de nuque, asymétrie du tonus, évaluation de la sensibilité et de la motricité par stimulation douloureuse des quatre membres, analyse des réflexes aux quatre membres, examen des réflexes du tronc cérébral dans leur ensemble permettant d'évaluer la profondeur du coma mais également la présence d'une asymétrie signant une atteinte focale du tronc cérébral). La présence d'une anomalie focale de l'examen neurologique oriente vers une cause lésionnelle nécessitant le plus souvent la réalisation d'une imagerie cérébrale en urgence.

L'examen extra-neurologique est complet organe par organe et recherche également des signes d'orientation étiologique : des signes de traumatisme crânien, des signes d'injections intraveineuses, la couleur du tégument, des arguments pour une insuffisance hépatocellulaire ou une hypertension portale, une insuffisance respiratoire chronique… En dehors des signes de traumatisme crânien, les éléments d'orientation extra-neurologiques orientent plutôt vers une cause de coma fonctionnelle. Le fait de regrouper les éléments de l'examen neurologique et extra-neurologique en toxidrome permet d'orienter vers un coma d'origine toxique.

B. Examens biologiques

1. Glycémie capillaire

Obtenue immédiatement au lit du patient. Elle permet de poser le diagnostic de coma hypoglycémique pour des hypoglycémies inférieures à 3 mmol/l. *Pour mémoire, la valeur normale basse de la glycémie est 3,9 mmol/l.*

2. Gaz du sang

Obtenus rapidement, ils peuvent mettre en évidence une acidose hypercapnique, par exemple lors d'une décompensation de BPCO (cf. chapitre 21).

3. Biologie standard

Elle oriente vers des causes métaboliques de coma : dysnatrémie, dyscalcémie, hypo- ou hyperosmolarité plasmatique. D'autres éléments de la biologie (bilan hépatique, NFS, urée sanguine) peuvent orienter sur les hypothèses étiologiques.

La recherche de toxiques doit être réalisée dès l'entrée (prélèvement de sang et urine); ces prélèvements doivent être conservés et envoyés pour analyse en l'absence d'autre diagnostic évident. Les comas par intoxication médicamenteuse ou toxique volontaire restent aujourd'hui la cause la plus fréquente d'hospitalisation pour coma en réanimation.

C. Imagerie cérébrale

Dans l'urgence, le scanner cérébral est l'examen de choix. Il doit être réalisé au moindre doute devant tout coma sans diagnostic évident.

Quand réaliser un scanner cérébral sans hésiter ?

- Tout contexte de traumatisme crânien à l'anamnèse ou à l'examen physique.
- Anamnèse évocatrice d'hémorragie méningée (céphalée inhabituelle brutale, syndrome méningé), d'infarctus cérébral (déficit moteur, trouble sensitif ou de l'équilibre, troubles visuels ou du langage précédant le coma), d'infection neuroméningée (céphalée inhabituelle, syndrome méningé, syndrome infectieux).

- Présence de signes de localisation neurologique.
- Lorsque le diagnostic n'est pas évident ou en l'absence de réponse aux premières mesures thérapeutiques le cas échéant (correction d'une hypoglycémie, d'une hypercapnie, réversion d'une intoxication médicamenteuse…).

Que rechercher au scanner ?

Il doit être interprété en rapport avec l'examen clinique. La réalisation d'un temps injecté doit être discutée de manière systématique en présence de signes de focalisation neurologique. Le principal faux négatif est l'**infarctus du tronc cérébral** car le scanner a une très mauvaise résolution pour l'examen du tronc cérébral et du cervelet. L'infarctus du tronc cérébral dans les 24 premières heures n'est pas visible sur un scanner non injecté. Cependant un infarctus du tronc cérébral responsable d'un coma présente un tableau clinique de coma avec une atteinte des paires crâniennes (signes de focalisation → temps injecté nécessaire). La réalisation d'un scanner injecté permet de mettre en évidence une occlusion de l'artère basilaire et donc faire discuter la revascularisation en urgence. Le meilleur examen pour rechercher une lésion de la fosse postérieure (tronc cérébral et cervelet) est néanmoins l'IRM cérébrale.

On recherche systématiquement des anomalies au niveau des structures anatomiques suivantes :

- méninges :
  - hémorragie méningée, parfois associée à un hématome intraparenchymateux ;
- parenchyme :
  - effet de masse, signes d'engagement ;
  - hypodensité parenchymateuse étendue pour un infarctus cérébral, hypodensité du tronc cérébral ou du territoire vertébrobasilaire (thalamus, lobes occipitaux) ;
  - hyperdensité spontanée (hématome intraparenchymateux) ;
  - œdème diffus ;
- ventricules :
  - hydrocéphalie (élargissement des ventricules) ;
- vaisseaux :
  - sans injection : signe de la « trop belle artère » évoquant un thrombus récent (sans injection de produit de contraste) : artère sylvienne, tronc basilaire ;
  - injection et acquisition au temps artériel : recherche d'occlusion d'une artère du polygone de Willis pour discuter d'un traitement par revascularisation en urgence (thrombolyse/thrombectomie) ; recherche d'un anévrysme ou d'une malformation artérioveineuse responsable d'une hémorragie méningée ou parenchymateuse ;
  - injection et acquisition au temps veineux : recherche de thrombose veineuse cérébrale ;
  - injection et acquisition au temps tardif : recherche de lésion néoplasique ou infectieuse (abcès).

B Lorsqu'elle est disponible, une **IRM cérébrale** peut être réalisée à la phase initiale d'un coma. L'IRM a une meilleure sensibilité et une meilleure spécificité pour mettre en évidence un infarctus cérébral récent dès les premières minutes, y compris au niveau du tronc cérébral. Elle permet également aussi de mettre en évidence des signes d'encéphalite.

Quand peut-on se passer de réaliser un scanner ?

A Seulement si l'ensemble du tableau est cohérent et typique d'une cause toxique ou métabolique :

- l'histoire de la maladie et l'examen physique concordent, il n'y a pas de signe de localisation neurologique ni de signe orientant vers une cause lésionnelle ;
- la profondeur du trouble métabolique ou la quantité de toxique supposée ingérée est compatible avec la profondeur du coma (par exemple, un coma Glasgow 6 ne s'explique pas par une hyponatrémie modérée à 130 mmol/l).

Exemples de non-indication au scanner cérébral : une hypoglycémie profonde avec une bonne réponse au resucrage, une intoxication aux benzodiazépines ou aux morphiniques, un coma hypercapnique.

D. Autres examens

La **ponction lombaire** doit être réalisée lors de tout contexte évocateur de méningite ou d'encéphalite (céphalées, raideur méningée, fièvre, confusion ou crises d'épilepsie précédant le coma). Tout coma fébrile doit être considéré comme une infection neuroméningée jusqu'à preuve du contraire.

B L'**électroencéphalogramme** permet de rechercher un état de mal épileptique infraclinique. Il a une valeur d'orientation pour d'autres diagnostics (encéphalopathie métabolique, encéphalite infectieuse en particulier herpétique, encéphalite dysimmune, intoxication ou surdosage médicamenteux).

Le bilan biologie de seconde intention est guidé par les hypothèses étiologiques.

Quiz 2

Le piège diagnostique

Interne au SAMU vous êtes appelé(e) chez Madame F., 62 ans, qui a été retrouvée inconsciente par son mari.

Ses *antécédents* sont un cancer du sein diagnostiqué il y a trois ans, HER^- avec extension ganglionnaire sous polychimiothérapie par épirubicine, cyclophosphamide et 5-FU, ainsi qu'un syndrome anxiodépressif pour lequel elle prend de la sertraline et de l'alprazolam. Son mari rapporte que depuis quelques mois elle avait des idées noires notamment concernant sa propre mort.

L'*histoire de la maladie* rapportée par le mari met en évidence la prise de tramadol pour des maux de tête depuis quelques jours. Il dit qu'elle passait beaucoup de temps enfermée dans sa chambre, sans qu'il ait trop d'explications et qu'elle souffrait de vomissements répétés. Ce matin vers midi en souhaitant la réveiller, il l'a trouvée inconsciente et a appelé les secours. Il a trouvé deux blisters partiellement entamés de tramadol (6 × 50 mg) et d'alprazolam (5 × 0,5 mg).

Cliniquement, les paramètres vitaux sont les suivants : PA 92/58 mmHg, FC 105 bpm, FR 28 cycles/min, SpO_2 96 % en air ambiant, température 37,9 °C. Vous notez de discrètes marbrures des genoux; il n'a pas de signe de détresse respiratoire aiguë. Le score de Glasgow est à 7 (Y1 V2 M4), avec des réponses motrices symétriques. Les globes oculaires sont symétriques, les pupilles intermédiaires réactives et symétriques. La nuque vous semble un peu raide à l'antéflexion. Les réflexes ostéotendineux sont vifs aux quatre membres et les réflexes cutanés plantaires en extension. Le reste de l'examen physique, notamment cardiovasculaire, respiratoire et cutané, est sans particularité.

Selon vous, quelle(s) cause(s) est (sont) à privilégier pour expliquer ce coma ?

Encadré 27.4

Connaître les causes plus rares de coma non traumatique

- B Causes lésionnelles :
  - traumatiques : lésions axonales diffuses ;
  - vasculaires : thrombophlébite cérébrale compliquée (crises d'épilepsie, hypertension intracrânienne) ;
  - infectieuses : méningoencéphalites infectieuses (cf. chapitre 46) ;
  - état de mal épileptique infraclinique.
- Causes fonctionnelles :
  - intoxication au CO (mesure de l'HbCO sur les gaz du sang) ;
  - encéphalopathie de Gayet-Wernicke par carence en vitamine B1 : patient alcoolique ou dénutri, tableau de coma avec ophtalmoplégie bilatérale qui peut être aggravée par le resucrage (importance de l'analyse de l'oculomotricité). **Tout resucrage d'un patient dans le coma doit s'accompagner d'une supplémentation préalable en vitamine B1** ;
  - encéphalopathie septique.

Imagerie

B Savoir diagnostiquer par l'imagerie une hémorragie intracrânienne, une ischémie cérébrale, un effet de masse et un engagement cérébral, une hydrocéphalie aiguë (fig. 27.3).

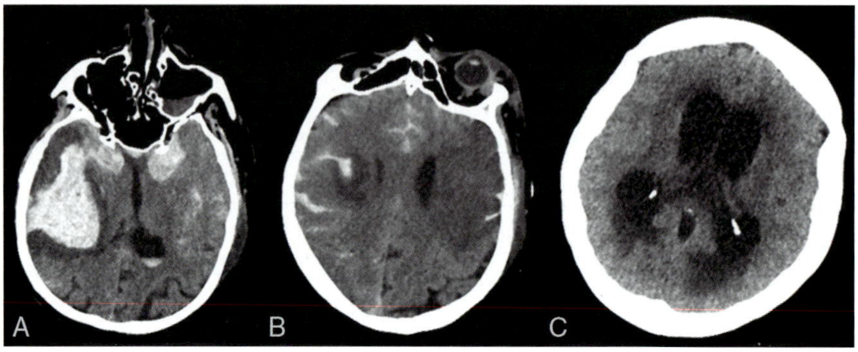

Fig. 27.3. B Scanner cérébral.

A. Hémorragie intraparenchymateuse pariétotemporale droite avec effet de masse et engagement sous-falcoriel, hémorragie intraprenchymateuse temporopolaire et sous-arachnoïdienne gauche, hémorragie intraventriculaire latérale gauche. B. Hémorragie sous-arachnoïdienne droite et ischémie cérébrale controlatérale, secondaire à un vasospasme (même patient que l'image A). C. Hydrocéphalie aiguë (dilatation des ventricules latéraux avec résorption transépendymaire [hypodensité périventriculaire]).

Points de vigilance

- Identifier les urgences vitales : état de choc, détresse respiratoire, signes de souffrance du tronc cérébral.
- Rechercher une cause rapidement réversible (glycémie +++).
- Évaluer la profondeur du coma par le score de Glasgow.
- Réaliser un interrogatoire de l'entourage, un examen clinique neurologique complet (oculomotricité, réflexes du tronc cérébral, asymétrie) et extra-neurologique (toxidromes, insuffisance d'organe).
- Traquer les causes lésionnelles par l'anamnèse, l'examen clinique et éventuellement l'imagerie cérébrale le plus souvent injectée : traumatisme, AVC, hémorragie méningée, HTIC, méningoencéphalite.
- Chercher des causes de coma fonctionnelles par des examens biologiques simples dans un premier temps (gaz du sang, biologie standard, recherche de toxiques).
- Réaliser une imagerie cérébrale injectée en cas de signes de focalisation ou en l'absence d'étiologie évidente.
- Réaliser une ponction lombaire au moindre doute.

Tic-tac...

< 2 min	• Avoir fait le diagnostic de coma
< 5 min	• Avoir évalué le score de Glasgow et les signes d'urgences vitales et neurologiques, donc la glycémie ! • Mesures symptomatiques • Appel du réanimateur si besoin
< 30 min	• Avoir réalisé un examen neurologique et général orienté • Avoir cherché les signes de causes lésionnelles • Avoir prélevé un bilan biologique : glycémie, gaz du sang, ionogramme sanguin, calcémie
< 1 h 30	• Avoir réalisé une imagerie cérébrale en urgence et/ou une ponction lombaire si besoin • Avoir une première orientation étiologique

Une situation clinique... Deux prises en charge

Vous prenez en charge aux urgences Madame L., 63 ans, pour un trouble de vigilance.

Ses *antécédents* sont :

- un syndrome anxiodépressif ;
- un éthylisme chronique à 150 g par jour depuis 10 ans, compliqué d'une cirrhose récemment diagnostiquée ;
- un tabagisme chronique non sevré à 40 paquets-années.

Son *traitement actuel* comprend : oxazépam 10 mg × 3 par jour si besoin.

L'*histoire de la maladie* met en évidence un syndrome confusionnel depuis 24 heures qui a été constaté par son mari, raison pour laquelle il l'a accompagnée aux urgences. Selon lui, elle avait interrompu sa consommation d'alcool depuis quelques jours. Elle ne prenait pas son traitement par oxazépam.

Aux urgences, elle a présenté une crise d'épilepsie tonicoclonique généralisée devant l'IDE et le mari. Elle a reçu 5 mg de clonazépam, surdosage par erreur d'administration, qui a permis d'arrêter la crise. Elle reste inconsciente et ce depuis 20 minutes après l'arrêt de la crise.

Les *paramètres vitaux* recueillis dans l'immédiat par l'IDE sont : PA 189/84 mmHg, FC 85 bpm, SpO_2 94 % en air ambiant, FR 22 cycles/min, température 37,9 °C.

La *biologie* réalisée à l'admission trouve :

- glycémie 3,5 mmol/l, Na^+ 130 mmol/l, K^+ 4,1 mmol/l, Cl^- 95 mmol/l, HCO_3^- 23 mmol/l, Ca^{2+} totale 1,9 mmol/l, protides 50 g/l, créatinine 52 μmol/l, urée 3 mmol/l, alcoolémie négative ;
- leucocytes 15 G/l, PNN 9 G/l, lymphocytes 3,5 G/l, hémoglobine 11,2 g/dl, VGM 102 fl, plaquettes 155 G/l ;
- ASAT 1,5 N, ALAT 2 N, PAL N, γGT 3 N, bilirubine totale 18 μmol/l.

Où Nicolas ne fait pas ce qu'il faut...

Nicolas examine la patiente. Il n'y a ni signe de choc ni détresse respiratoire ; il évalue le score de Glasgow à 9 (Y1, V3, M5). Il examine les pupilles qui sont symétriques. Les réflexes ostéotendineux sont vifs en rotulien et les réflexes cutanéoplantaires indifférents. Il ne voit pas de signe de traumatisme crânien.

L'auscultation pulmonaire trouve des ronchus des bases et quelques sibilants bilatéraux. Le reste de l'examen clinique est sans particularité et ne met pas en évidence de signe d'insuffisance hépatocellulaire en dehors d'angiomes stellaires, il n'y a pas de signe clinique d'hypertension portale.

Au vu de l'examen clinique ne montrant pas de signe de localisation et de l'analyse de la biologie, Nicolas pense que la patiente a fait une crise d'épilepsie sur un sevrage en alcool et que le retard de réveil est plurifactoriel (dose excessive de benzodiazépine, des troubles métaboliques comprenant une hypoglycémie et dans une moindre mesure hyponatrémie et hypocalcémie).

Nicolas propose donc de mettre en place une surveillance scopée, de resucrer la patiente avec une ampoule de G30 %, de la perfuser avec du NaCl à 0,9 % et d'instaurer un traitement par amoxicilline et acide clavulanique pour une suspicion de décompensation de BPCO au vu du syndrome inflammatoire et des anomalies auscultatoires.

*L'examen neurologique de Julien est incomplet, sur la **recherche de signe de localisation** (analyse de la motricité aux quatre membres au Glasgow, manœuvre de Pierre Marie et Foix, réflexe photomoteur) et d'un syndrome méningé (raideur de nuque), d'autant plus que la patiente est subfébrile. Par ailleurs, l'hypertension artérielle dans ce contexte doit alerter, notamment sur une origine neurovasculaire du coma.*

*Nicolas aurait dû **interroger le mari** de la patiente pour en savoir plus sur le contexte qui a précédé le syndrome confusionnel et la crise d'épilepsie.*

*De plus, il n'a pas bien analysé la biologie : la calcémie corrigée est normale et il est peu probable que la profondeur modérée de l'hypoglycémie et de l'hyponatrémie explique ce coma. À ce stade, il aurait pu proposer la réalisation des gaz du sang, d'une imagerie thoracique et d'une **imagerie cérébrale**.*

*Enfin, la perfusion de sucre sans **vitamine B1** chez une patiente alcoolique et dénutrie est dangereuse. La prescription d'antibiotique à ce stade est excessive sans avoir discuté des causes alternatives de syndrome inflammatoire.*

Où l'on peut faire confiance à Camille

Camille examine la patiente. Il n'y a ni signe de choc ni détresse respiratoire, elle évalue le score de Glasgow à 9 (Y1, V3, M5), avec une stimulation douloureuse qu'elle reproduit aux quatre membres. Elle met ainsi en évidence une parésie brachiale droite ainsi qu'une paralysie faciale droite à la manœuvre de Pierre Marie et Foix. Les pupilles sont symétriques et le réflexe photomoteur conservé de façon bilatérale. Les réflexes ostéotendineux sont vifs en rotulien et les réflexes cutanéoplantaires indifférents. Elle ne voit pas de signe de traumatisme crânien et objective une raideur nucale en antéflexion. L'auscultation pulmonaire trouve des ronchus des bases et quelques sibilants bilatéraux. Le reste de l'examen clinique est sans particularité et ne met pas en évidence de signe d'insuffisance hépatocellulaire en dehors d'angiomes stellaires; il n'y a pas de signe clinique d'hypertension portale.

Après avoir examiné la patiente, Camille interroge le mari. Il rapporte que la patiente a eu un violent mal de tête avant d'être confuse. De plus, il signale qu'avant de faire la crise d'épilepsie elle s'est tenue la tête fortement.

Devant l'association de signes de localisation (parésie brachiofaciale droite), d'une raideur méningée, de réflexes vifs, de probables céphalées brutales associées à une hypertension artérielle et un syndrome inflammatoire, Camille propose de réaliser une imagerie cérébrale en urgence et évoque l'hypothèse d'une hémorragie méningée avec un saignement en deux temps, expliquant la crise d'épilepsie et le coma qui s'en est suivi.

Dans l'intervalle, Camille assure une surveillance scopée, perfuse la patiente avec du NaCl 9 % puis appelle le radiologue pour discuter la réalisation d'un scanner cérébral en urgence, sans et avec injection.

Le scanner montre une hémorragie sous-arachnoïdienne abondante, compliquée d'une inondation ventriculaire et d'un hématome frontopariétal gauche. L'angioscanner révèle un anévrysme sacciforme de 9 mm à la terminaison carotidienne gauche.

Camille appelle ensuite le médecin réanimateur et le neurochirurgien pour discuter des suites de prise en charge de cette patiente. Enfin, Elle s'assure de prévenir les ACSOS avec notamment un contrôle de la pression artérielle, devant cet anévrysme non sécurisé, en veillant à ne provoquer ni hypotension ni hypertension (risque de resaignement important tant que l'anévrysme n'est pas traité), une oxygénothérapie, un apport de glucose avec une vitaminothérapie comprenant de la B1.

Attention : devant la présence d'un syndrome inflammatoire (37,9 °C, hyperleucocytose) et d'un syndrome méningé, il aurait été licite de discuter d'une possible méningite ou d'une méningoencéphalite (notion de crise et de confusion). C'est l'interrogatoire du mari au sujet des circonstances qui a révélé les céphalées brutales en « coup de tonnerre », qui a orienté plus vers une hémorragie méningée. Devant l'urgence et la gravité du tableau, en attendant la réalisation de l'imagerie cérébrale, il aurait pu être administré une antibiothérapie probabiliste à posologie méningée (celle-ci aurait été arrêtée précocement devant la découverte de l'hémorragie méningée).

Réponses aux quiz

Quiz 1

Ce patient à haut risque vasculaire présente un tableau de coma brutal précédé d'une suite de signes neurologiques transitoires brutaux (céphalée, vertige, flou visuel) puis de déficits neurologiques constitués (hémiparésie et hémiataxie gauche et quadranopsie supérieure droite) qui évoquent fortement un AVC du territoire vertébro-basilaire (artères vertébrales, tronc basilaire et artères cérébrales postérieures).

Pour expliquer ce coma, il faut donc suspecter en priorité une occlusion du tronc basilaire. L'examen à réaliser en urgence est une imagerie cérébrale et des troncs supra-aortiques (TDM ou IRM) après avoir appelé l'équipe de réanimation qui doit sécuriser les voies aériennes par une intubation orotrachéale.

Quiz 2

Cette patiente fragile et notamment immunodéprimée dans le cadre d'un cancer sous chimiothérapie présente un tableau de coma d'installation progressive, précédé de céphalées.

Le contexte anxiodépressif, les possibles idées suicidaires et les blisters de médicaments près du lit peuvent faire évoquer un coma par intoxication médicamenteuse volontaire.

Cependant, l'association de signes de sepsis (hypotension, tachycardie, polypnée, marbrures, fébricule à 37,9 °C) et d'un syndrome méningé (céphalée, vomissement, raideur de nuque) doit faire évoquer en priorité une méningite ou une méningoencéphalite infectieuse. En effet, c'est chez ces patients fragiles que le syndrome méningé peut être incomplet ou avec des signes *a minima*. Le diagnostic d'intoxication médicamenteuse volontaire reste un diagnostic d'élimination et il faut toujours traquer une cause lésionnelle de coma. Un diagnostic alternatif pourrait être une méningite carcinomateuse. Il est urgent de réaliser une ponction lombaire ; en l'absence de signe de focalisation, elle n'est pas précédée par une imagerie cérébrale, mais il faut probablement attendre l'hémostase en raison du risque de thrombopénie profonde post-chimiothérapie.

Compléments en ligne

Des compléments numériques sont associés à ce chapitre. Ils proposent une vidéo, indiquée dans le texte par un picto . Pour voir ces compléments, connectez-vous sur http://www.em-consulte/e-complement/476958 et suivez les instructions.

Vidéo 27.1. Score de Glasgow.

CHAPITRE

28

Le scanner cérébral en soins critiques

Fiche SÉMIOLOGIE

Situations de départ

- 226 Découverte d'une anomalie du cerveau à l'examen d'imagerie médicale
- 231 Demande d'un examen d'imagerie
- 233 Identifier/reconnaître les différents examens d'imagerie (type, fenêtre, séquences, incidences, injection)

Compétences

- CP1 : sur un scanner cérébral, savoir diagnostiquer une hémorragie sous-arachnoïdienne, un hématome intraparenchymateux spontané, une hémorragie post-traumatique (hématome extradural, hématome sous-dural, hématomes profonds), un infarctus cérébral et une hydrocéphalie aiguë.

Objectifs pédagogiques

Pour ce chapitre hors items de l'ECN, le CEMIR propose les objectifs pédagogiques suivants.

Rang	Rubrique	Intitulé
A	Examens complémentaires	Connaître les indications et contre-indications à la réalisation d'un scanner cérébral en soins critiques
A	Éléments physiopathologiques	Connaître les principaux éléments de radio-anatomie du système nerveux central
A	Diagnostic positif	Savoir diagnostiquer une hémorragie intracrânienne, un infarctus cérébral et une hydrocéphalie aiguë
B	Diagnostic positif	Savoir diagnostiquer une thrombose cérébrale (artérielle et veineuse)
B	Diagnostic positif	Savoir identifier une lésion en cocarde et envisager les principales hypothèses étiologiques

On trouve également :

ITEM 108 – Confusion, démences

Rang	Rubrique	Intitulé
A	Diagnostic positif	Savoir rechercher les causes de la confusion mentale

ITEM 334 – Prise en charge immédiate pré-hospitalière et à l'arrivée à l'hôpital, évaluation des complications chez : un brûlé, un polytraumatisé, un traumatisé abdominal, un traumatisé des membres, un traumatisé du rachis, un traumatisé thoracique, un traumatisé oculaire, un patient ayant une plaie des parties molles

Rang	Rubrique	Intitulé
A	Examens complémentaires	Savoir demander à bon escient l'examen d'imagerie pertinent devant un traumatisme crânien à la phase aiguë
B	Contenu multimédia	Exemple de TDM d'hématome extradural, sous-dural et de contusions cérébrales

ITEM 336 – Coma non traumatique chez l'adulte et chez l'enfant

Rang	Rubrique	Intitulé
A	Examens complémentaires	Savoir prescrire les examens complémentaires à réaliser en urgence chez l'adulte et chez l'enfant
B	Contenu multimédia	Reconnaître une hémorragie intracrânienne sur la TDM
B	Contenu multimédia	Reconnaître un effet de masse et un engagement cérébral sur la TDM

ITEM 340 – Accidents vasculaires cérébraux

Rang	Rubrique	Intitulé
A	Examens complémentaires	Connaître la stratégie d'explorations complémentaires à la phase aiguë d'un accident vasculaire cérébral
A	Contenu multimédia	Exemple d'AVC hémorragique profond en phase aiguë en TDM

ITEM 341 – Hémorragie méningée

Rang	Rubrique	Intitulé
A	Diagnostic positif	Connaître la stratégie d'exploration complémentaire devant un tableau évocateur d'hémorragie méningée
A	Examens complémentaires	Connaître les signes évocateurs d'hémorragie méningée au scanner cérébral sans injection
A	Diagnostic positif	Savoir diagnostiquer une hémorragie intracrânienne, un infarctus cérébral et une hydrocéphalie aiguë
A	Contenu multimédia	Exemples d'HSA sur TDM

ITEM 343 – État confusionnel et trouble de conscience chez l'adulte et chez l'enfant

Rang	Rubrique	Intitulé
A	Examens complémentaires	Connaître les indications des examens d'imagerie devant un état confusionnel et/ou un trouble de la conscience chez l'enfant et chez l'adulte

Introduction
I. Anatomie radiologique du système nerveux central
II. Sémiologie scanographique cérébrale en soins critiques

Introduction

A Le scanner cérébral est un examen d'imagerie très facile d'accès. Il reste fréquemment réalisé en première intention pour l'exploration d'un trouble neurologique d'apparition récente et d'allure centrale. L'acquisition d'images sans injection de produit de contraste permet une analyse spontanée du parenchyme et des structures osseuses. L'injection d'un produit de contraste iodé, en dehors des contre-indications habituelles — allergie, insuffisance rénale (mesurer le bénéfice/risque), grossesse —, permet de visualiser les vaisseaux extra- et intracrâniens (troncs artériels supra-aortiques, artères constituant le polygone de Willis, sinus veineux) et d'objectiver une prise de contraste d'une lésion tissulaire intraparenchymateuse (témoignage de la rupture de la barrière hématoencéphalique). Même si un radiologue interprète systématiquement l'examen, tout praticien doit connaître l'anatomie du système nerveux central et les principaux éléments de la sémiologie radiologique (reconnaître une hémorragie et une ischémie notamment).

En soins critiques, une grande majorité des patients admis pour un syndrome neurologique aigu (coma inexpliqué, crise convulsive, traumatisme craniofacial) a un scanner cérébral en urgence.

Les objectifs de ce chapitre sont :

- de rappeler l'anatomie du système nerveux central ;
- de préciser les grands éléments de la sémiologie scanographique : hypodensité (en faveur d'une ischémie), hyperdensité spontanée (en faveur d'une hémorragie aiguë) ;
- de reconnaître les principales atteintes du système nerveux central en soins critiques : hémorragie sous-arachnoïdienne, hémorragie intraparenchymateuse, hémorragie post-traumatique (hématome extradural, hématome sous-dural), infarctus cérébral et hydrocéphalie aiguë.

I. Anatomie radiologique du système nerveux central

A. Parenchyme cérébral

Chaque hémisphère cérébral (fig. 28.1 et 28.2) se découpe en cinq lobes :

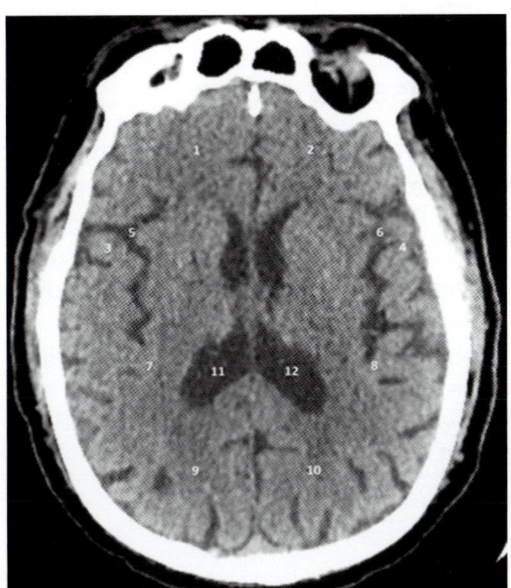

Fig. 28.1. Ⓐ Scanner cérébral en coupe horizontale au niveau de l'encéphale (coupe haute).

1–2 : lobes frontaux droit (1) et gauche (2). 3–4 : lobes de l'insula droit (3) et gauche (4). 5–6 : vallées sylviennes droite (5) et gauche (6). 7–8 : lobes pariétaux droit (7) et gauche (8). 9–10 : lobes occipitaux droit (9) et gauche (10). 11–12 : parties centrales des ventricules latéraux droit (11) et gauche (12). Noter que le scanner s'interprète vu de dessous (la droite est à gauche et la gauche à droite).

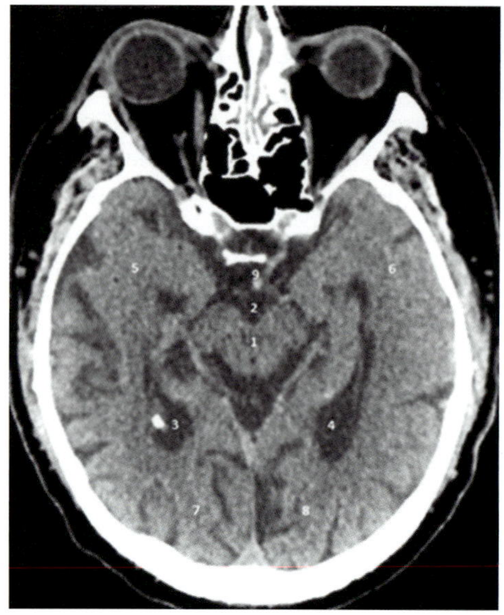

Fig. 28.2. A Scanner cérébral en coupe horizontale au niveau de l'encéphale (coupe basse).
1 : pédoncules cérébraux (mésencéphale). 2 : citernes méningées de la base. 3–4 : cornes occipitales ou inférieures des ventricules latéraux droit (3) et gauche (4). 5–6 : lobes temporaux droit (5) et gauche (6). 7–8 : lobes occipitaux droit (7) et gauche (8). 9 : tronc basilaire.

- en antérieur : le lobe frontal en haut et le lobe temporal en bas;
- en postérieur : le lobe occipital;
- entre les deux : le lobe pariétal et le lobe de l'insula.

Le sillon central délimite en avant le lobe frontal et en arrière le lobe pariétal.

Le sillon pariéto-occipital délimite en avant le lobe pariétal et en arrière le lobe occipital.

B. Tronc cérébral et base du crâne

Le parenchyme du tronc cérébral est composé de trois structures :

- la partie supérieure, située sous la tente du cervelet et en connexion avec les hémisphères cérébraux, correspond à l'isthme de l'encéphale composé des deux pédoncules cérébraux (mésencéphale);
- sous les pédoncules cérébraux, la partie moyenne se nomme le pont ou protubérance annulaire du tronc cérébral (métencéphale);
- la partie inférieure fait suite à la moelle spinale cervicale et correspond au bulbe aussi appelé moelle allongée (myélencéphale).

Le cervelet (hémisphères cérébelleux et vermis) se situe en arrière du pont dans la fosse cérébrale postérieure (fig. 28.3).

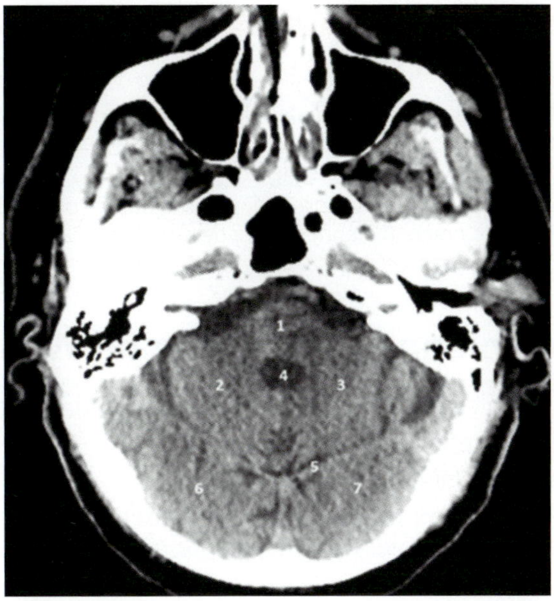

Fig. 28.3. Ⓐ **Scanner cérébral en coupe horizontale au niveau de la base du crâne.**
1 : pont du tronc cérébral. 2–3 : hémisphères cérébelleux droit (2) et gauche (3). 4 : quatrième ventricule. 5 : tente du cervelet. 6–7 : lobes occipitaux droit (6) et gauche (7).

C. Système ventriculaire et liquide cérébrospinal

La circulation du liquide cérébrospinal (LCS) se fait au sein de ventricules en continuité les uns des autres (fig. 28.4).

Le quatrième ventricule se situe en arrière du pont du tronc cérébral et devant le cervelet. Il est connecté en bas aux espaces méningés médullaires *via* le canal central de la moelle. Il est connecté en haut au troisième ventricule par l'aqueduc de Sylvius (aqueduc du mésencéphale).

Le troisième ventricule se situe en position médiane, juste au-dessus et en arrière de la selle turcique. Il est directement connecté aux ventricules latéraux *via* le foramen interventriculaire de Monro.

Les deux ventricules latéraux s'étendent de la ligne médiane jusqu'au contact de tous les lobes éncéphaliques.

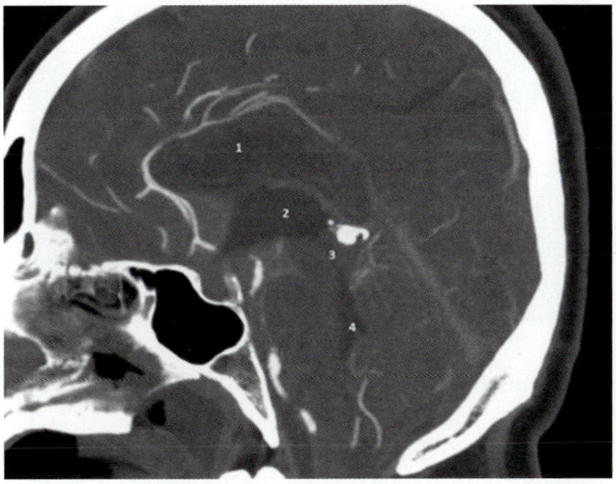

Fig. 28.4. Ⓐ **Scanner cérébral injecté en coupe sagittale exposant le système ventriculaire.**
1 : ventricule latéral gauche. 2 : troisième ventricule. 3 : aqueduc de Sylvius. 4 : quatrième ventricule.

Encadré 28.1

Production et résorption du LCS

C La sécrétion de LCS est assurée par l'épithélium des plexus choroïdes situés pour 90 % dans le quatrième ventricule et les ventricules latéraux et pour 10 % dans le troisième ventricule. La production moyenne de LCS est de 20 ml/h.

La résorption de LCS se fait par un système de vannes à clapet antiretour s'ouvrant dans les sinus veineux. Ces vannes correspondent aux villosités arachnoïdiennes, aussi dénommées granulations de Pacchioni.

D. Artères intracrâniennes (polygone de Willis)

Le polygone de Willis, ou cercle artériel du cerveau (fig. 28.5), est issu :

- du système carotidien interne au niveau antérieur ;
- du système vertébrobasilaire au niveau postérieur.

Les troncs supra-aortiques comprennent notamment les artères à destinée intracrânienne.

L'artère carotide interne, par ses branches terminales (notamment artère cérébrale antérieure et artère cérébrale moyenne dite sylvienne), est responsable de la vascularisation de l'œil et de toutes les structures encéphaliques antérieures (lobes frontaux, pariétaux et temporaux).

Les artères vertébrales naissent des artères subclavières et se réunissent au niveau du sillon bulbopontique pour former l'artère (ou tronc) basilaire, qui se divise en deux artères cérébrales postérieures droite et gauche. Le système vertébrobasilaire est responsable de la vascularisation du tronc cérébral, du cervelet et des lobes occipitaux.

L'artère communicante antérieure fait communiquer la vascularisation des deux hémisphères et les artères communicantes postérieures font communiquer les systèmes carotidiens et vertébrobasilaires.

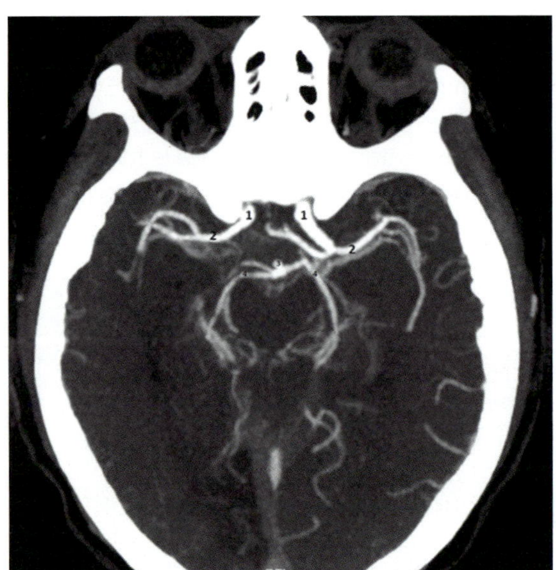

Fig. 28.5. A **Scanner cérébral injecté (temps artériel). Coupe axiale affichant une partie du polygone de Willis.**

1 : artères carotides internes. 2 : artères cérébrales moyennes, ou sylviennes. 3 : tronc basilaire. 4 : artères cérébrales postérieures. Noter que les artères cérébrales antérieures ne sont pas visibles sur cette coupe (plus haut situées).

E. Sinus veineux

Les veines jugulaires internes drainent les sinus veineux intracrâniens.

Le sinus sagittal, ou longitudinal, supérieur sillonne entre les deux hémisphères cérébraux à la partie supérieure de la faux du cerveau.

Le sinus sagittal, ou longitudinal, inférieur sillonne entre les deux hémisphères cérébraux à la partie inférieure de la faux du cerveau. Il rejoint la grande veine cérébrale (veine profonde de Galien) pour former le sinus droit.

En arrière de la base du crâne, la rencontre du sinus droit et du sinus longitudinal supérieur forme le torcular d'où partent les sinus latéraux. Les sinus latéraux se drainent alors vers le bas dans les sinus sigmoïdes qui se jettent dans le système jugulaire interne. La veine jugulaire interne reçoit également le sang veineux issu des sinus pétreux.

II. Sémiologie scanographique cérébrale en soins critiques

A. Atteintes parenchymateuses ou juxtaparenchymateuses aiguës

Au niveau du parenchyme et autour, on s'attache à rechercher des **anomalies de densité** du parenchyme cérébral.

1. Hypodensité

Une **hypodensité systématisée** (fig. 28.6) correspond souvent à un infarctus, récent ou ancien (AVC ischémique à la phase retardée, rarement visible à la phase aiguë !). Pour visualiser une ischémie précoce, l'**IRM cérébrale** (séquence de diffusion) est beaucoup plus performante et doit rester l'examen de première intention si un geste de revascularisation (thrombolyse et/ou thrombectomie) est envisagé. Elle n'est cependant pas disponible facilement dans tous centres, et justifie alors d'un transfert dans un centre expert (*stroke center*).

Une **hypodensité** intraparenchymateuse **non systématisée** peut correspondre à tout autre type de lésion (tumeur, abcès…).

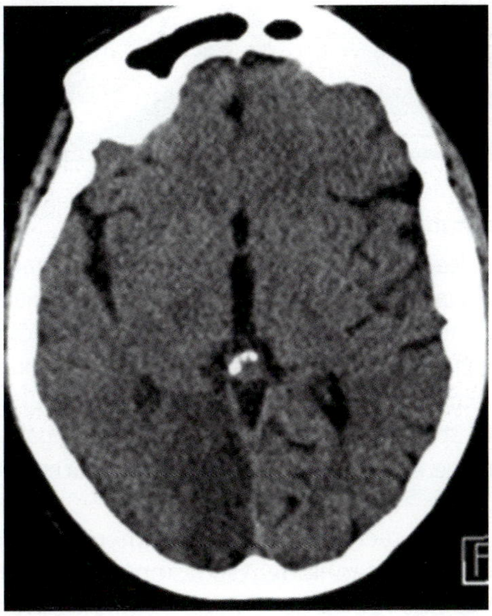

Fig. 28.6. A Hypodensité occipitale droite systématisée au territoire de l'artère cérébrale postérieure droite. AVC ischémique responsable quelques jours auparavant d'une hémianopsie latérale homonyme droite.

2. Hyperdensité

Une **hyperdensité spontanée** (c'est-à-dire visible avant toute injection de produit de contraste iodé) (fig. 28.7) peut correspondre à des calcifications (densité osseuse, le plus souvent au niveau des noyaux gris centraux, relativement banales) mais surtout à une **hémorragie aiguë**. En fonction de sa localisation, on différencie une hémorragie sous-arachnoïdienne (hyperdensité spontanée dans les espaces sous-arachnoïdiens), un hématome intraparenchymateux spontané ou post-traumatique (hyperdensité spontanée dans le parenchyme), un hématome sous-dural aigu (hyperdensité spontanée sous-durale sous une forme de croissant, dont la concavité suit la courbe du cerveau) et un hématome extradural, toujours aigu (hyperdensité spontanée extradurale biconvexe).

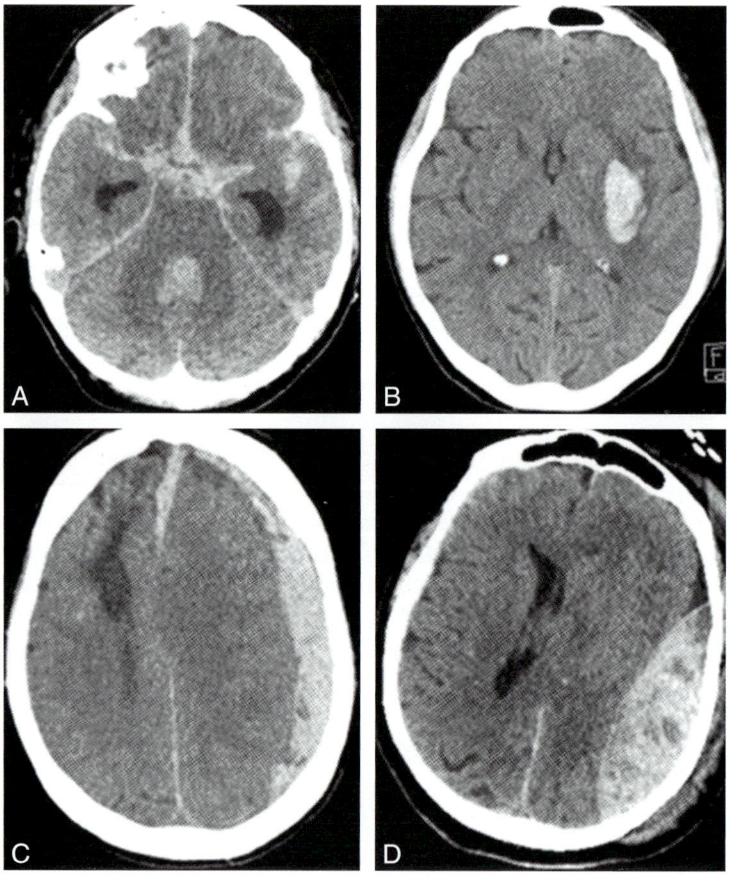

Fig. 28.7. Ⓐ Hyperdensités spontanées.

A. Hyperdensités spontanées dans les espaces sous-arachnoïdiens. Hémorragie méningée avec inondation des citernes de la base en avant, gros hématome du quatrième ventricule en arrière. B. Hyperdensité spontanée ovalaire capsulaire interne gauche. Hématome intraparenchymateux spontané; localisation typique d'un hématome de l'hypertendu. C. Hyperdensité spontanée sous-durale hémisphérique gauche, sous forme de croissant, dont la concavité suit la courbe du cerveau. Hématome sous-dural aigu post-traumatique. À noter l'effet de masse avec déviation de la ligne médiane. D. Hyperdensité spontanée extradurale hémisphérique gauche, en forme de lentille biconvexe. Hématome extradural post-traumatique. À noter l'effet de masse avec effacement du ventricule latéral gauche.

Sur les séquences injectées, on recherche le rehaussement par le produit de contraste (**prise de contraste**) d'une lésion scannographique. Les lésions tissulaires peuvent prendre le contraste à leur périphérie (**lésions en «cocarde»**). Ces lésions peuvent correspondre à des lésions tumorales malignes (métastases cérébrales, lymphome cérébral, gliobastome) ou à des lésions abcédées (abcès à pyogènes, toxoplasmose cérébrale). La prise de contraste peut être beaucoup plus homogène notamment pour certaines lésions tumorales bénignes (méningiome).

B. Atteintes aiguës des voies de drainage du LCS

On y recherche :

- **la présence d'une hyperdensité spontanée, témoignant d'une hémorragie intraventriculaire** : une hémorragie méningée peut s'associer à une inondation ventriculaire ; un hématome cérébral intraparenchymateux peut se drainer dans les ventricules latéraux ;
- **une dilatation du système ventriculaire**. La compression extrinsèque d'un ventricule (compression du quatrième ventricule par une tumeur de la fosse postérieure ou un gros hématome cérébelleux, fig. 28.8) ou un caillotage à l'intérieur même du système ventriculaire (dans le cadre d'une hémorragie) peut entraîner un blocage à l'écoulement du LCS et être responsable de troubles de conscience jusqu'au coma par **hydrocéphalie aiguë**. Celle-ci s'objective au scanner par la dilatation du système ventriculaire d'amont, essentiellement du troisième ventricule et des ventricules latéraux.

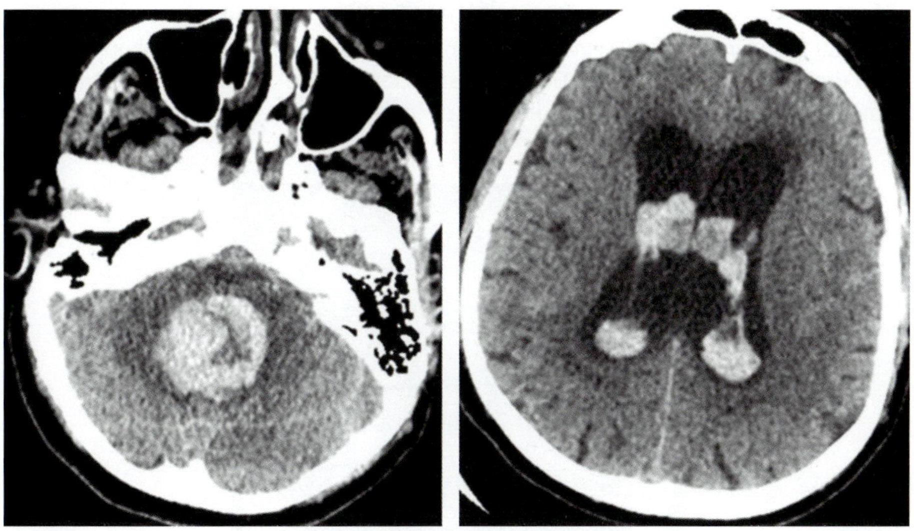

Fig. 28.8. Ⓐ **Hématome cérébelleux responsable d'une compression du quatrième ventricule (à gauche). Dilatation des deux ventricules latéraux dans le cadre d'une hydrocéphalie aiguë.**

C. Anomalies vasculaires

Au niveau des vaisseaux, sur les séquences angiographiques, le médecin doit rechercher :

- un **défaut d'opacification** par le produit de contraste, témoin d'une **thrombose** artérielle (thrombose vertébrale, basilaire, carotidienne, sylvienne…) ou veineuse (thrombophlébite cérébrale, fig. 28.9) ;
- une anomalie du calibre d'un vaisseau qui peut correspondre à une **malformation vasculaire**, par exemple à un anévrysme intracrânien (fig. 28.10).

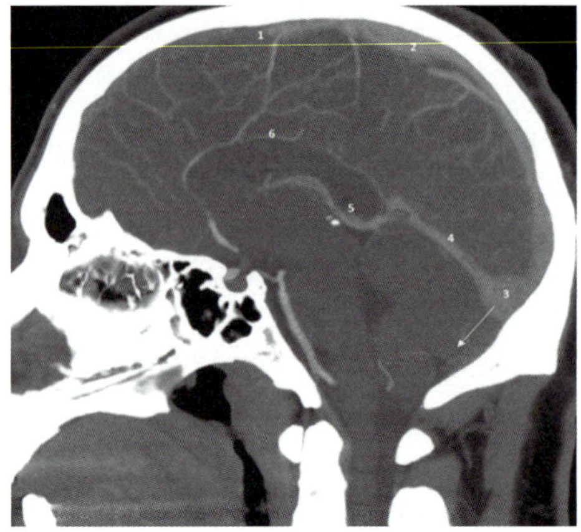

Fig. 28.9. Ⓐ **Scanner cérébral injecté (temps veineux) en coupe sagittale.**

1–2 : interruption du flux veineux (1) au sein du sinus longitudinal supérieur (2) (thrombophlébite cérébrale). 3 : torcular. 4 : sinus droit. 5 : veine profonde de Galien. 6 : sinus longitudinal inférieur. N'apparaissent pas les sinus latéraux et sigmoïdes (se situent vers le bas en direction de la flèche).

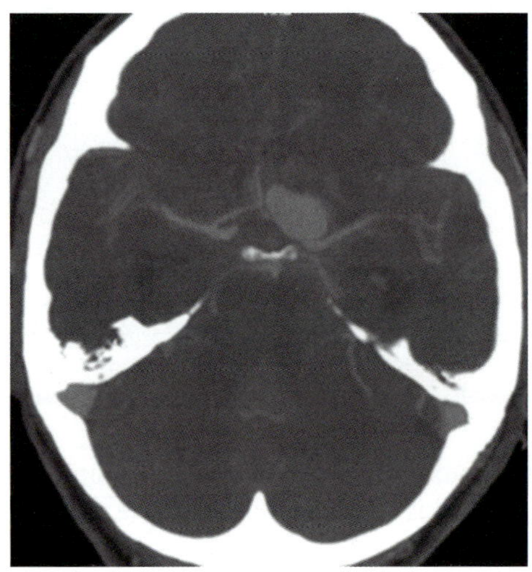

Fig. 28.10. Ⓐ **Malformation vasculaire sacciforme développée aux dépens de l'artère cérébrale antérieure gauche. Anévrysme intracrânien responsable d'une hémorragie méningée affichée sur l'image précédente.**

D. Signes de gravité visibles au scanner

Le scanner cérébral peut mettre en évidence des signes de gravité qui justifient une prise en charge spécialisée (notamment neurochirurgicale) en extrême urgence.

1. Effet de masse et engagement temporal interne

Une atteinte encéphalique lésionnelle peut entraîner un effet de masse. La boîte crânienne étant inextensible, un effet de masse est responsable d'un déplacement du cerveau, notamment vers le bas. Ainsi, le lobe temporal interne peut s'engager sous la tente du cervelet et comprimer le pédoncule cérébral homolatéral. Cliniquement, une mydriase homolatérale apparaît (signe de gravité) par atteinte du nerf oculomoteur commun. Si les deux lobes temporaux internes s'engagent sous la tente du cervelet, il existe un risque de compression définitive du mésencéphale et d'une évolution vers la mort encéphalique.

L'effet de masse est visible au scanner (fig. 28.11) avec un déplacement de la ligne médiane, un effacement du ventricule latéral homolatéral.

L'engagement temporal interne est également visible.

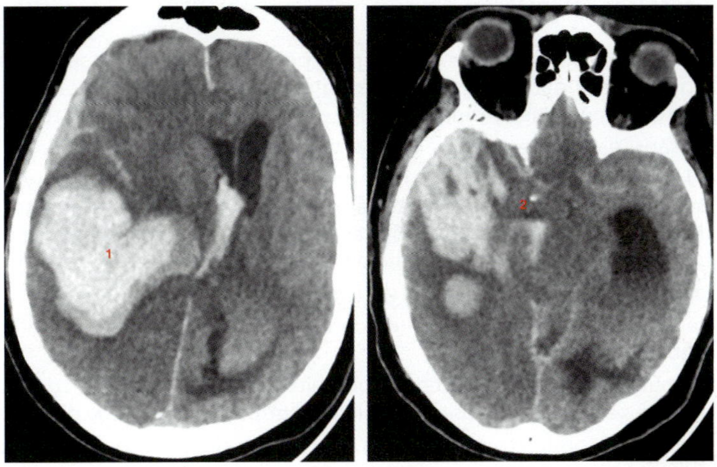

Fig. 28.11. Ⓐ Effet de masse et engagement temporal interne.

1 : volumineux hématome intraparenchymateux droit avec effet de masse (déviation de la ligne médiane). 2 : engagement temporal interne droit (lobe temporal passant sous la tente du cervelet et allant comprimer le mésencéphale).

2. Œdème cérébral

Dans le cadre d'une atteinte cérébrale médicale (anoxie cérébrale par exemple, fig. 28.12) ou chirurgicale (traumatisme crânien grave), un œdème cérébral diffus peut être visible au scanner, témoignant souvent d'une d'hypertension intracrânienne et d'un risque d'évolution vers la mort encéphalique.

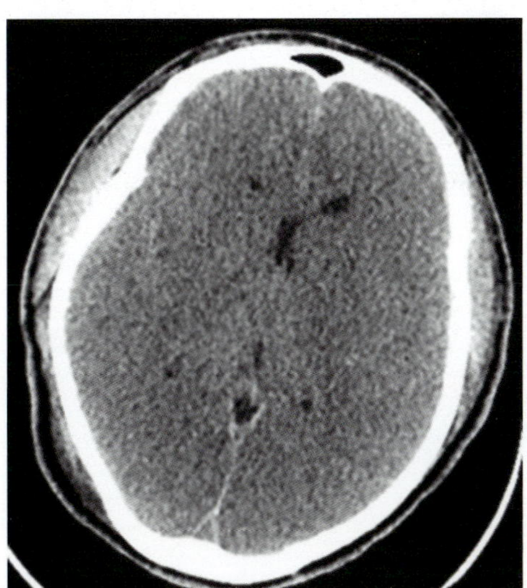

Fig. 28.12. Ⓐ Œdème cérébral diffus post-anoxique après un arrêt cardiaque prolongé.

Noter l'effacement des sillons corticaux, la dédifférenciation substance blanche/substance grise et la réduction de volume des deux ventricules latéraux en raison de l'œdème.

Vignette clinique

Le piège diagnostique...

Un patient de 69 ans consulte aux urgences d'un hôpital périphérique pour la survenue brutale 2 heures auparavant d'un trouble de la parole (dysarthrie) et d'une hémiparésie droite. Il est apyrétique et ne présente pas de syndrome méningé. Enfin, le patient est par ailleurs stable sur tous les plans.

Un scanner cérébral sans injection est réalisé et interprété comme normal.

Une heure plus tard, le patient est retrouvé dans le coma avec un score de Glasgow à 6 (Y1 M4/3 V1). Il n'existe pas d'anomalie pupillaire. Il est alors intubé pour protéger les voies aériennes d'une inhalation. Avant d'être transféré dans un centre expert (hôpital avec un plateau de neurologie et neurochirurgie), une ponction lombaire est réalisée, celle-ci est strictement normale sur les premiers éléments disponibles.

Quels éléments manquent à la prise en charge initiale ?

La survenue brutale d'un déficit neurologique (en dehors du contexte post-traumatique) est un événement vasculaire jusqu'à preuve du contraire.

Il manque d'abord au premier scanner une injection de produit de contraste ! L'examen des troncs artériels supra-aortiques montrait chez ce patient une occlusion complète du tronc basilaire (piège diagnostique fréquent).

Un traitement urgent par thrombectomie est alors à envisager dans un centre expert.

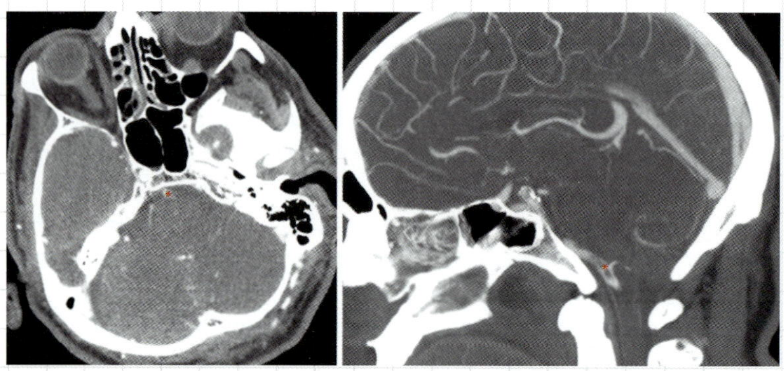

Thrombus visible au sein du tronc basilaire (*) en coupe axiale à gauche et sagittale à droite.

CHAPITRE

29

Agressions cérébrales secondaires d'origine systémique

Fiche COMPRENDRE

Situation de départ

172 Traumatisme crânien

B Les ACSOS sont les agressions cérébrales secondaires d'origine systémique.

Le concept d'ACSOS repose sur le fait qu'au-delà de la lésion initiale (contusion, hématome, lésions axonales diffuses) **un certain nombre de facteurs peuvent favoriser la survenue d'ischémie cérébrale** lors des premiers jours de prise en charge et aggraver le pronostic cérébral.

Ces altérations systémiques peuvent **perturber l'hémodynamique cérébrale avec modification de la pression intracrânienne**. Ils conduisent, par le biais de l'œdème, de la vasoplégie et de l'hypertension intracrânienne (HTIC), à la constitution de véritables cercles vicieux, dont le résultat final est d'**aggraver l'ischémie cérébrale initiale**.

Les facteurs d'agression cérébrale sont nombreux, leur connaissance est essentielle.

Les principales ACSOS sont :

- l'hypotension artérielle ;
- l'hypocapnie ou l'hypercapnie ;
- l'hypoxémie ;
- l'anémie ;
- l'hyperthermie ou l'hypothermie profonde ;
- l'hyperglycémie.

La surveillance rapprochée des paramètres vitaux (pression artérielle, température, glycémie capillaire) et de paramètres biologiques (gaz du sang [pH, $PaCO_2$, PaO_2], natrémie, glycémie) est un des éléments nécessaires à la prise en charge optimale de ces patients « neurologiques ».

Un point particulier concerne la cible de pression artérielle chez les patients présentant une HTIC ou à risque d'HTIC, qui doit être plus élevée afin d'assurer le maintien du débit sanguin cérébral. Les objectifs chiffrés de ces cibles ne sont pas du programme du second cycle.

D'une manière générale, bien que particulièrement décrites dans le cadre de l'agression cérébrale, le maintien d'une homéostasie physiologique visant à maintenir la pression artérielle, les échanges gazeux, la natrémie, la concentration d'hémoglobine, la température et la glycémie à des valeurs adaptées au patient fait partie de l'optimisation de la prise en charge de tout patient de réanimation.

CHAPITRE

30

Convulsions et état de mal épileptique

Situations de départ

- 28 Coma et troubles de conscience
- 50 Malaise/perte de connaissance
- 120 Convulsions

Items, objectifs pédagogiques

ITEM 105 – Épilepsie de l'enfant et de l'adulte

Rang	Rubrique	Intitulé	Descriptif
A	Définition	Définir la crise d'épilepsie et la maladie épileptique	
A	Définition	Connaître la définition d'un état de mal épileptique	
A	Définition	Connaître la classification syndromique des crises d'épilepsie et son intérêt pronostique	Crises généralisées/partielles (focales), idiopathiques/lésionnelles
A	Définition	Définir une épilepsie idiopathique (génétique présumée) et connaître la classification étiologique des épilepsies	Épilepsie génétique, structurelle, infectieuse, dysimmune et métabolique présumées ou avérées
B	Éléments physiopathologiques	Connaître les principaux facteurs de risque de survenue d'une crise	
A	Étiologie	Connaître les principales causes d'épilepsies	Épilepsies lésionnelles et épilepsies non lésionnelles
A	Diagnostic positif	Connaître les signes cliniques d'une crise épileptique tonico-clonique, de myoclonies, d'absences typiques, de quelques crises focales telles que les crises de la région centrale, les crises temporales internes	
A	Diagnostic positif	Connaître les diagnostics différentiels des crises d'épilepsie	Malaises, syncopes, AIT…
A	Diagnostic positif	Identifier des convulsions fébriles et leur pronostic selon les critères de gravité	
A	Prise en charge	Connaître la conduite à tenir en présence d'une crise généralisée tonico-clonique	1re crise dite spontanée, nouvelle crise chez un épileptique connu médicament, posologie
B	Prise en charge	Connaître les grands principes de traitement de l'état de mal convulsif	
A	Prise en charge	Connaître les principaux conseils concernant la vie quotidienne chez un patient épileptique	Conduite automobile, vie quotidienne, avenir professionnel, contraception, grossesse
A	Identifier une urgence	Connaître l'urgence vitale de la prise en charge d'un état de mal épileptique	

Rang	Rubrique	Intitulé	Descriptif
A	Diagnostic positif	Épilepsies de l'enfant : reconnaître le syndrome de West (spasmes infantiles) de l'enfant	Sémiologie des spasmes infantiles et conduite diagnostique EEG (hypsarythmie) et recherche d'une régression psychomotrice, avis hospitalier pour bilan étiologique et prise en charge
A	Diagnostic positif	Épilepsies de l'enfant : reconnaître l'épilepsie-absence de l'enfant	Sémiologie de l'épilepsie-absence et conduite diagnostique EEG et recherche d'un impact scolaire, diagnostic différentiel avec épilepsie temporale

ITEM 342 – Malaise, perte de connaissance, crise convulsive chez l'adulte

Rang	Rubrique	Intitulé	Descriptif
A	Définition	Définir un malaise, une syncope, une lipothymie, des prodromes, une crise d'épilepsie et un état de mal épileptique	
B	Éléments physiopathologiques	Connaître le mécanisme physiopathologique principal d'un malaise	Hypoperfusion cérébrale ou dysfonctionnement de l'activité cérébrale
A	Diagnostic positif	Savoir conduire l'interrogatoire et l'examen clinique d'un patient ayant souffert d'un malaise ou d'une perte de connaissance	Diagnostic rétrospectif de crise généralisée ; interrogatoire de l'entourage
A	Diagnostic positif	Connaître les éléments du diagnostic des syncopes et lipothymies	Circonstances déclenchantes, caractéristiques cliniques
A	Diagnostic positif	Connaître les éléments du diagnostic d'une hypotension orthostatique, une hypoglycémie	
A	Diagnostic positif	Connaître les caractéristiques d'un événement épileptique et non épileptique (pseudo-crise)	
A	Étiologie	Connaître les causes cardiovasculaires et non cardiovasculaires des syncopes/lipothymies	Réflexe, par hypotension, cardiaque
A	Étiologie	Connaître les causes neurologiques des malaises, crises épileptiques	Hypoglycémie, prise de toxiques, une méningite, un arrêt de traitement, une lésion intracérébrale focale
A	Étiologie	Connaître les causes non cardiaques et non neurologiques de malaises	Dont malaise somatomorphe, attaque de panique
A	Identifier une urgence	Connaître la gravité des malaises en fonction de leur cause et la surveillance à entreprendre	
A	Examens complémentaires	Connaître les indications et connaître les anomalies décisives de l'ECG en cas de syncope ou lipothymie	Anomalies ECG ayant valeur diagnostique immédiate
B	Examens complémentaires	Connaître les indications d'un EEG en cas de survenue d'un malaise ou d'une perte de connaissance présumés d'origine épileptique	
B	Examens complémentaires	Connaître les examens de seconde intention dans les syncopes et lipothymies	Monitoring ECG implantable, test d'inclinaison, étude électrophysiologique endocavitaire
A	Identifier une urgence	Identifier les éléments cliniques et paracliniques justifiant d'un avis cardiologique, neurologique ou réanimatoire en urgence	

Rang	Rubrique	Intitulé	Descriptif
A	Prise en charge	Connaître les gestes d'urgence à effectuer en présence d'une crise convulsive généralisée	
A	Prise en charge	Connaître le traitement symptomatique d'un malaise	
B	Prise en charge	Connaître les recommandations et l'organisation du suivi d'un patient vu pour malaise, syncope ou lipothymie de cause rythmique	Prévention du risque de mort subite
B	Prise en charge	Connaître les recommandations et l'organisation du suivi d'un patient vu pour malaise, syncope ou lipothymie réflexe	Bénignité, éducation patient
B	Prise en charge	Connaître les recommandations et l'organisation du suivi d'un patient vu pour malaise, hypotension artérielle orthostatique	Sécurité des médicaments, sujet âgé
A	Prise en charge	Connaître les indications et les modalités de prescription d'un traitement anticonvulsivant	Savoir administrer un traitement antiépileptique de courte durée d'action (benzodiazépines)
A	Prise en charge	Connaître les principes de la prise en charge de la crise d'épilepsie	Connaître le principe des traitements de longue durée d'action à associer au traitement de courte durée d'action

Introduction
I. Qu'est-ce qu'une crise d'épilepsie et un état de mal épileptique ?
II. Quelles sont les complications potentielles d'un état de mal épileptique ?
III. Comment faire le diagnostic étiologique ?
IV. Quels examens complémentaires réaliser ?
V. Quelle est la prise en charge thérapeutique ?

Vignette clinique

Interne de garde au service mobile d'urgence et de réanimation (SMUR), vous intervenez au domicile d'un jeune homme de 25 ans un dimanche matin pour un malaise avec notion de convulsions.

À votre arrivée, vous êtes reçu(e) par la conjointe du jeune homme qui vous explique que Monsieur E. est épileptique depuis son adolescence et qu'il vient de présenter une crise (la même que d'habitude) mais plus longue et que ça fait 10 minutes qu'il est inconscient. Cela l'inquiète.

Il est allongé au sol. Vous le mettez en sécurité en éloignant tous les objets de sa portée et en posant sa tête sur un coussin. Vous cherchez une réponse aux ordres simples : le patient ne répond pas. Vous constatez une respiration bruyante et ample avec des ronflements. Vous demandez à l'infirmier de prendre les paramètres vitaux et une glycémie capillaire ainsi que de poser une voie veineuse périphérique.

La conjointe vous explique qu'il prend de la lamotrigine comme traitement quotidien mais avoue qu'elle constate quelques oublis occasionnels. Elle vous informe également que Monsieur E. est sorti avec des amis la veille jusqu'à 4 heures du matin et qu'il a consommé de l'alcool en grande quantité.

Vous effectuez un examen clinique du patient : les paramètres vitaux objectivent une poussée hypertensive (pression artérielle à 160/90 mmHg), une désaturation avec une SpO_2 à 93 % en air ambiant avant la mise systématique sous oxygène au masque, une fréquence respiratoire à 16 cycles/min, une fréquence cardiaque à 90 bpm et une température à 36,5 °C. La glycémie capillaire est à 18,5 mmol/l. Le score de Glasgow est à 3 ; les pupilles sont intermédiaires, symétriques et réactives. Il n'existe pas d'hypertonie des membres ou de raideur nucale. L'examen cardiovasculaire ne montre pas de signe d'hypoperfusion périphérique. L'examen respiratoire ne met pas en évidence de signe de détresse respiratoire. Vous ne constatez pas de toxi-syndrome ou d'éruption cutanée.

Au décours immédiat de l'examen clinique, le jeune homme présente de nouveau des mouvements anormaux. Vous constatez une première phase tonique avec une contraction soutenue des membres pendant une dizaine de secondes. Il développe une cyanose. Des clonies apparaissent ensuite pendant une trentaine de secondes. La respiration est stertoreuse après résolution de cette crise. Le patient reste inconscient.

Ces éléments typiques vous orientent très fortement vers le diagnostic d'une crise tonico-clonique généralisée (CTCG). Cette crise survient 10 minutes après la première crise sans reprise de conscience dans l'intervalle. Vous diagnostiquez donc un état de mal épileptique tonico-clonique généralisée (EMETCG).

Vous n'êtes pas surpris(e) par la respiration stertoreuse qui est habituelle. L'absence de signe de détresse respiratoire ne motive pas de prise en charge respiratoire particulière en dehors de l'oxygénothérapie au masque que vous avez introduit durant la crise. La poussée hypertensive est également attendue dans ce contexte.

Vous décidez donc d'initier le traitement médical de première intention d'un état de mal épileptique tonico-clonique généralisé. Malheureusement, l'infirmier du SMUR a des difficultés à poser une voie veineuse périphérique du premier coup et vous décidez d'administrer un traitement par voie intramusculaire. Votre choix se porte donc sur le midazolam 10 mg.

Quelques minutes plus tard, alors qu'une voie veineuse a pu être mise en place, vous constatez une nouvelle crise avec une phase tonique d'une dizaine de secondes. Vous administrez alors 1 mg de clonazépam en intraveineux qui permet d'arrêter rapidement la crise. Quelques minutes après cette deuxième injection, il présente de nouveau des manifestations motrices d'allure épileptique. Vous décidez d'initier un traitement de deuxième intention. Votre choix se porte sur le lévétiracétam intraveineux.

La situation semble à présent contrôlée sur le plan des crises, le patient reste inconscient mais ne présente pas de signe de détresse respiratoire. Vous décidez de transporter le patient vers l'hôpital le plus proche du domicile du patient et possédant un service de médecine intensive-réanimation.

Arrivé à l'hôpital, 30 minutes après la dernière crise épileptique, le patient présente les premiers signes de réveil. Il est alors admis en unité de surveillance continue. À l'admission, un bilan biologique incluant un dosage de son traitement au long cours et une alcoolémie est réalisé. Devant la sémiologie clinique identique à ses crises habituelles, l'amélioration neurologique et l'absence d'anomalie focale à l'examen clinique, vous décidez de ne réaliser ni électroencéphalogramme ni imagerie cérébrale.

Finalement, cette vignette clinique vous oriente vers un jeune homme épileptique connu qui présente un état de mal épileptique tonico-clonique généralisé avec comme facteurs déclenchants une dette de sommeil et une intoxication alcoolique aiguë ainsi que, après réception du dosage, la confirmation d'une observance thérapeutique insuffisante. L'évolution est finalement rapidement favorable avec une récupération d'un état de conscience normal quelques heures après son admission. Afin d'éviter la survenue de ce type d'événement, vous expliquez au patient les différents éléments ayant participé à son hospitalisation. Après avis auprès de son neurologue traitant, le traitement habituel est repris associé à un traitement préventif de la récidive par clobazam pendant 5 jours. L'importance d'une bonne observance est de nouveau précisée au patient. Il est finalement orienté en externe vers son neurologue avec le compte rendu d'hospitalisation détaillé, afin de juger de l'opportunité d'adapter son traitement au long cours.

Introduction

A La crise d'épilepsie généralisée est une urgence très fréquente (3 % des patients examinés dans les services d'urgence). En tant que telle, elle ne constitue pas une urgence vitale. En effet, les crises d'épilepsie sont le plus souvent occasionnelles, uniques ou très espacées dans le temps. Elles sont alors symptomatiques d'une affection qu'elles révèlent. Elles peuvent aussi s'intégrer dans le cadre d'une maladie épileptique connue.

L'état de mal épileptique correspond à la persistance de crises d'épilepsie et se manifeste donc par une crise prolongée ou, quand il existe une perte de conscience, par des crises successives sans reprise de conscience intercritique. Il est la forme la plus grave des manifestations épileptiques et met en jeu le pronostic vital (surtout dans sa forme généralisée) et fonctionnel. Dans le cadre de l'état de mal épileptique généralisé tonico-clonique, il existe toujours une urgence symptomatique (« faire cesser la crise » le plus tôt possible pour éviter sa récidive, sa pérennisation et les séquelles neurologiques secondaires potentielles). Il s'agit aussi d'une urgence étiologique, notamment dans le cadre d'un état de mal inaugural sans antécédent de crise d'épilepsie. Un état de mal épileptique peut en effet révéler une pathologie aiguë justifiant une prise en charge spécifique urgente.

Ce chapitre traite essentiellement de la crise d'épilepsie généralisée et de l'état de mal épileptique généralisé tonico-clonique, de loin le plus fréquent et le plus grave. Un focus est également fait sur l'état de mal focal et les états de mal infracliniques. Nous invitons le lecteur à se rapporter au référentiel du Collège de neurologie concernant les connaissances relatives à la maladie épileptique chronique.

Les données notamment thérapeutiques émanent des recommandations formalisées d'experts de la Société de réanimation de langue française et la Société française de médecine d'urgence publiées en 2018. La classification des crises et de l'épilepsie a été révisée par la Ligue internationale contre l'épilepsie (ILAE) et publiée en 2017.

I. Qu'est-ce qu'une crise d'épilepsie et un état de mal épileptique ?

La maladie épileptique est une maladie neurologique chronique définie par la survenue de crises d'épilepsie de manière répétée et spontanée. La maladie épileptique est donc à distinguer de la crise d'épilepsie.

La **crise d'épilepsie** est une **manifestation clinique.** Cette manifestation est liée à l'**hyperactivité paroxystique synchrone de neurones corticaux** et souvent de la **propagation de cette activité.** Cette définition fait intervenir la notion de corrélation électro-clinique.

Le diagnostic positif d'une crise d'épilepsie est clinique. Elle est par définition paroxystique, avec un début brutal. L'interrogatoire des proches ou des témoins est au premier plan pour confirmer le diagnostic et identifier des facteurs favorisants.

Il existe différents types de crises séparées en plusieurs grands cadres :

- crise focale :
  - avec ou sans conscience altérée ;
  - motrice ou non motrice ;
  - unifocale ou multifocale ;
  - pouvant évoluer vers des crises bilatérales tonico-cloniques ;
- crise généralisée :
  - tonico-clonique ;
  - tonique ;
  - myoclonique ;
  - atonique ;
  - absence ;
- crise de point de départ inconnue.

La clinique, parfois aidée par l'électroencéphalogramme, permet de distinguer les différents types de crises épileptiques.

Exemple d'une crise convulsive frontale secondairement généralisée : vidéo 30.1.

Lorsque les crises perdurent ou se répètent de manière rapprochée, on parle d'**état de mal épileptique** (EME). À l'instar des multiples types de crises, il existe de nombreuses formes d'EME :

- état de mal épileptique tonico-clonique généralisé ;
- état de mal larvé (ou état de mal infraclinique ou *subtle status epilepticus*) ;
- autres états de mal épileptique : EME focal, EME focal avec rupture de contact, EME-absence, EME tonique.

Du fait de sa gravité et de sa fréquence, nous détaillons ici la crise d'épilepsie tonico-clonique généralisée et l'état de mal épileptique tonico-clonique généralisée (EMETCG).

A. Crise tonico-clonique généralisée

La crise tonico-clonique généralisée (**CTCG**) est la forme la plus spectaculaire et la plus connue des crises d'épilepsie. Elle est également la plus grave du fait du risque de complications à court terme. Elle peut être généralisée d'emblée ou secondairement (faisant suite à une crise partielle dont le premier symptôme a une valeur localisatrice).

Elle se caractérise par des manifestations motrices d'installation **brutale**. Elle évolue en trois phases :

- la **phase tonique** : elle est marquée par une **perte de connaissance brutale** avec chute, parfois accompagnée d'un cri. Cette phase est caractérisée par une **contraction soutenue (tonique)** d'abord en flexion puis en extension de **l'ensemble des muscles squelettiques**. Une réaction végétative intense avec une poussée hypertensive et tachycardie, une hypersécrétion bronchique et salivaire, parfois une mydriase et une érythrose faciale est observée. Une apnée est présente à cette phase avec l'apparition fréquente d'une cyanose. La durée est d'une **dizaine à une vingtaine de secondes** ;
- la **phase clonique** : caractérisée par des **contractions brèves et segmentaires, synchrones**, alternant la flexion et l'extension. La durée est d'une **trentaine de secondes**. La morsure latérale de langue est également fréquemment décrite ;
- la **phase résolutive** : caractérisée par une **absence de conscience** de quelques minutes (de **5 à 10 minutes**). Cette phase est systématique et traduit l'épuisement neuronal. L'ensemble des muscles se relâche. La respiration est dite stertoreuse (ample et bruyante, on peut observer des ronflements du fait de l'hypotonie des voies aériennes). La relaxation des muscles vésicaux peut donner lieu à une énurésie (miction involontaire) ;
- après quelques minutes, le trouble de conscience évolue du coma vers la **confusion postcritique**. Sa durée est de **plusieurs minutes**, généralement inférieure à 30 minutes.

Attention, pour conclure à une CTCG, l'ensemble de ces éléments doivent être présents de manière stéréotypée et dans l'ordre décrit. La crise clonico-tonique par exemple n'existe pas. De même, un réveil rapide, sans confusion postcritique rend l'hypothèse de CTCG très peu probable. Il est donc particulièrement important de bien maîtriser la sémiologie de la CTCG pour éviter le recours à des traitements antiépileptiques inutiles et parfois délétères.

Lors du réveil, il existe une amnésie des faits et, souvent, des courbatures et des céphalées. Il est possible de constater des stigmates cliniques non pathognomoniques de la CTCG (morsure latérale très marquée de langue, énurésie) et biologiques (élévation de la lactatémie et des enzymes musculaires CPK). La récupération cognitive se fait *ad integrum*, sans séquelle.

B. État de mal épileptique tonico-clonique généralisé (EMETCG)

L'état de mal épileptique tonico-clonique généralisé (**EMETCG**) est la forme la plus grave de la crise d'épilepsie et met en jeu le pronostic vital et fonctionnel. La mortalité reste d'environ 10 à 20 % malgré une prise en charge adéquate. Ce pronostic est cependant également largement lié à celui de l'étiologie de l'EME. Au-delà de 5 minutes d'activité critique, des lésions cérébrales peuvent devenir irréversibles. C'est donc une urgence médicale qui fait l'objet d'une prise en charge codifiée. Il est donc primordial d'identifier et de traiter la cause, voire les causes, en parallèle de la prise en charge de l'EME.

On définit de manière opérationnelle l'EMETCG par la survenue d'une **crise tonico-clonique généralisée** avec comme caractéristiques :

- des **manifestations motrices se prolongeant au-delà de 5 minutes**;

ou :

- **des crises (≥ 2) se répétant à des intervalles brefs sans reprise de conscience intercritique** (non-réponse à des ordres simples), dites crises subintrantes.

Il faut distinguer l'état de mal épileptique du coma postcritique. Le coma postcritique est attendu dans les suites d'une CTCG, d'autant plus si le patient a reçu une injection de benzodiazépines, de par leur effet sédatif. La phase résolutive de la CTCG avec coma dure typiquement moins de 10 minutes, mais la confusion postcritique peut persister plusieurs dizaines de minutes. La répétition de CTCG avec récupération de l'état de conscience entre les crises n'est pas un EMETCG.

Si le coma persiste de manière prolongée après des CTCG, il convient d'évoquer un **EME larvé**. Il s'agit de crises observables sur un électroencéphalogramme mais sans manifestation clinique visible (une forme de « dissociation électromécanique »), reflet d'une souffrance cérébrale sévère. Les désordres neurovégétatifs sont présents. L'EEG permet le diagnostic et doit donc être systématique en cas de coma persistant au décours de CTCG. Le pronostic de l'EME larvé est aussi sévère que celui de l'EMETCG. Il s'agit souvent de patients ayant une prise en charge tardive ou inadaptée.

Encadré 30.1

État de mal épileptique partiel

Toutes les crises d'épilepsie peuvent se compliquer d'un état de mal épileptique. L'état de mal épileptique partiel est le plus souvent dû à une crise d'épilepsie focale : il s'agit de l'état de mal épileptique focal.

Le diagnostic est affirmé par la persistance de manifestations motrices plus de 10 à 15 minutes. L'efficacité de la prise en charge s'évalue toutes les 10 à 15 minutes.

Le risque est l'évolution vers l'état de mal généralisé.

Encadré 30.2

État de mal larvé

B Il s'agit d'un état de mal épileptique sans manifestation motrice ou avec manifestations motrices minimes. Le cerveau subit une activité électrique intense avec dissociation de l'activité mécanique. La présentation est celle d'un coma persistant.

Le diagnostic est difficile et repose sur l'électroencéphalogramme; il existe fréquemment un retard diagnostique. L'EME larvé fait souvent suite à un EMETCG sous-traité ou pris en charge tardivement. Son diagnostic différentiel est une encéphalopathie métabolique.

La prise en charge est similaire à celle de l'EMETCG.

Quiz

Monsieur C., âgé de 51 ans, est admis aux urgences pour des troubles du comportement en lien avec un sevrage en alcool. Au cours de sa surveillance, il présente une crise tonico-clonique généralisée. Dans les suites, le patient ne présente pas de réveil. À 10 minutes du début de la crise, il ne répond pas aux ordres simples.

Propositions :

A. il s'agit d'un état de mal épileptique

B. il ne s'agit pas d'un état de mal épileptique

C. Diagnostic différentiel d'une crise tonico-clonique généralisée ou d'un état de mal épileptique tonico-clonique généralisé

Les manifestations motrices et des troubles de la conscience évoluant de manière paroxystique doivent faire évoquer en premier lieu une crise d'épilepsie. Toutefois, il convient de toujours évoquer la possibilité d'un diagnostic différentiel et, en premier lieu, une **crise non épileptique psychogène**. D'autres diagnostics différentiels peuvent être évoqués mais sont moins habituels ou surviennent dans des contextes particuliers : syncopes répétées convulsivantes, hypoglycémies, myoclonies des encéphalopathies métaboliques ou anoxo-ischémiques, frissons lors de l'hyperthermie.

Crise non épileptique psychogène

La crise non épileptique psychogène peut être évoquée devant tout EMETCG. Il existe en effet un risque d'escalade thérapeutique devant un EME supposé réfractaire. Il existe généralement des atypies cliniques incompatibles avec l'anatomie et la physiologie (par exemple, la crise clonique puis tonique n'existe pas dans cet ordre). Néanmoins, il convient de ne pas retarder la prise en charge adéquate d'un réel EMETCG.
Les caractéristiques habituelles de la crise non épileptique psychogène sont :

- survenue chez l'adolescent et le sujet jeune ;
- notion d'hospitalisations multiples avec EEG postcritique normal (il est rare d'obtenir un enregistrement EEG percritique) ;
- manifestations motrices spectaculaires, prolongées et désordonnées ;
- raideur axiale et de membres avec hyperventilation, sans cyanose ;
- examen des yeux informatif : paupières fermées avec résistance à leurs ouvertures, absence d'errance oculaire, absence de mydriase ;
- réveil postcritique rapide sans confusion ;
- pleurs possibles en phase postcritique ;
- crises non stéréotypées ;
- absence de réponse au traitement antiépileptique (mais risque de troubles de conscience induits) ;
- lactate artériel et CPK normaux au décours de la crise.

Attention néanmoins : chez 30 % des patients épileptiques, d'authentiques crises épileptiques coexistent avec les crises non épileptiques.

II. Quelles sont les complications potentielles d'un état de mal épileptique ?

Les complications d'un EMETCG et d'un EME larvé atteignent plusieurs systèmes et mettent en jeu le pronostic vital. Par ailleurs, l'EME est un cercle vicieux. En l'absence de traitement, la souffrance neuronale s'aggrave et pérennise l'EME. Des séquelles neurologiques jusqu'à l'état végétatif sont l'évolution spontanée, voire parfois le décès.

A. Sur le plan respiratoire

La détresse respiratoire aiguë est habituelle et d'origine multifactorielle. Une apnée survient lors de la phase tonique. La détresse respiratoire aiguë est à distinguer de la respiration stertoreuse de la CTCG sans conséquence sur l'hématose. Cette détresse respiratoire fait suite à l'encombrement bronchique en partie lié à une inhalation de liquide salivaire et/ou gastrique. L'apparition d'un œdème alvéolaire est plus rare et peut être en lien avec une origine cardiogénique ou très exceptionnellement neurogénique.

B. Sur le plan cardiovasculaire

Il existe un état d'hypercatécholaminergie à la phase initiale avec une poussée hypertensive qui laisse parfois place à une phase d'hypotension artérielle. L'hyperadrénergie permet de faire face à la demande métabolique cérébrale accrue. Des troubles du rythme peuvent aussi être observés. Une cardiomyopathie de stress est également possible et se traduit le plus souvent par une sidération myocardique modérée et transitoire.

C. Sur le plan neurologique

L'EME est responsable d'une souffrance neuronale diffuse. Il s'agit d'une agression cérébrale sévère. Les complications immédiates peuvent être un coma prolongé. Des séquelles neurologiques telles que des troubles de l'attention, des troubles cognitifs, une détérioration intellectuelle, ou l'apparition ou l'aggravation d'une épilepsie peuvent être définitives. Elles sont liées à l'EME en soi mais aussi aux conséquences systémiques de cet EME. En effet, l'hypoxie, l'hypotension artérielle, des épisodes d'hypoglycémie, l'acidose métabolique lactique, la fièvre peuvent majorer la souffrance neuronale.

À très court terme, des troubles de conscience sans manifestation motrice évidente faisant suite à l'EMETCG doivent justifier la réalisation d'un EEG, afin d'identifier la cause du coma persistant :

- état de mal épileptique larvé (EME persistant mais sans manifestation motrice);
- souffrance neuronale en lien avec la cause de l'état de mal épileptique;
- altération de l'activité cérébrale due au caractère sédatif des médicaments administrés.

Enfin, les complications neurologiques peuvent être en rapport avec la cause initiale de l'EME.

D. Autres

La rhabdomyolyse est un bon marqueur de CTCG et surtout d'un EMETCG. Elle fait suite à l'activité musculaire intense qui provoque une lyse musculaire diffuse. Les protéines musculaires peuvent, dans les formes les plus sévères, précipiter dans les tubules rénaux et être responsable d'une insuffisance rénale aiguë par nécrose tubulaire aiguë.

L'hyperlactatémie immédiatement après une CTCG témoigne de cette activité musculaire en anaérobiose (en rapport avec l'apnée concomitante lors de la phase tonique).

Les complications liées à la chute ou par les mouvements anormaux sont nombreuses : traumatisme crânien, diverses fractures, luxation des épaules, noyade selon les circonstances, etc.

III. Comment faire le diagnostic étiologique ?

La crise d'épilepsie n'est qu'un symptôme d'une agression cérébrale corticale. **La cause de l'épilepsie est responsable d'une grande partie du pronostic et de la mortalité en cas d'EME.**

Le terrain, l'anamnèse et le contexte orientent le diagnostic étiologique. L'enquête étiologique doit avant tout se focaliser sur la recherche de pathologies pouvant bénéficier d'un traitement d'urgence. L'examen neurologique complet est indispensable. Le début focal d'une crise épileptique, des signes cliniques focaux ou une anomalie pupillaire orientent vers une pathologie cérébrale structurelle. L'examen général cherche des signes en faveur d'une infection, d'une intoxication, d'un traumatisme. L'enquête étiologique est complétée par la réalisation d'un bilan biologique et éventuellement d'un EEG, d'une imagerie cérébrale et/ou d'une ponction lombaire.

L'EME survient dans la moitié des cas chez un patient épileptique connu. Pour l'autre moitié, l'EME est inaugural (*de novo*). Le raisonnement étiologique diffère entre ces deux types de patients.

A. Chez le patient épileptique connu, rechercher un facteur favorisant

Il convient d'évoquer dans l'ordre :

- l'arrêt, la modification ou la mauvaise observance d'un traitement antiépileptique de fond ;
- une anomalie métabolique aiguë (hypoglycémie et hyponatrémie en premier lieu, hypocalcémie, hypomagnésémie) ;
- une infection (en dehors d'une infection neuroméningée) ;
- un sevrage en alcool ou en benzodiazépines ;
- une intoxication avec de l'alcool ou une substance pro-épileptogène ;
- l'introduction d'un médicament favorisant l'épilepsie (tramadol, quinolones).

En absence de facteur favorisant retrouvé, nous considérons l'état de mal épileptique comme une évolution de la maladie épileptique sans facteur de précipitation.

Il convient également de rechercher des facteurs de précipitation de la crise d'épilepsie : privation de sommeil, stress intense, fièvre.

Au moindre doute, il faut aussi chercher parmi les causes d'EME du patient non épileptique.

B. Chez le patient non épileptique connu

Il convient ici d'évoquer une atteinte cérébrale structurelle aiguë, d'autant plus s'il existe des signes focaux cliniques ou à l'EEG. L'imagerie cérébrale est donc indispensable.

Parmi ces causes neurologiques (tableau 30.1), les plus fréquentes sont les accidents vasculaires cérébraux, les traumatismes crâniens, les infections neuroméningées et les tumeurs cérébrales. Aucune cause n'est identifiée dans 5 à 15 % des cas.

IV. Quels examens complémentaires réaliser ?

Les examens complémentaires ont pour objectifs principaux de :

- chercher les potentielles complications liées à l'EME ;
- chercher les facteurs d'agression cérébrale aggravant l'EME ;
- chercher les causes de l'EME.

Un monitorage continu des paramètres vitaux est mis en place.

Tableau 30.1. A Liste non exhaustive des causes de crises épileptiques selon la nature de l'agression.

Vasculaire	– **Accident vasculaire ischémique ou hémorragique** – **Hémorragie sous-arachnoïdienne** – Thrombophlébite cérébrale – Syndrome d'encéphalopathie postérieure réversible (PRES) – Malformation vasculaire (hors anévrysme)
Structurelle	– **Traumatisme crânien, post-traumatique** – **Tumeur cérébrale**
Infectieux	– **Encéphalite herpétique (HSV) et autres encéphalites infectieuses** – **Méningite et méningoencéphalite bactériennes** – Abcès cérébral
Métabolique	– **Hypoglycémie** – **Hyponatrémie** – État hyperosmolaire – Plus rarement : hypocalcémie, hypercalcémie, hypomagnésémie
Médicamenteux et toxique	– **Sevrage de psychotropes** : alcool, benzodiazépine – **Intoxication par un psychotrope** : alcool, médicaments épileptogènes
Dysimmunitaire	– Pathologie auto-immune non paranéoplasique (par exemple, encéphalite associée aux anticorps anti-NMDA-R, neurolupus) – Pathologie auto-immune paranéoplasique
Autres	– Anoxie cérébrale – Éclampsie

A. Bilan biologique

Le bilan biologique de première intention comprend les gaz du sang artériels avec une lactatémie, une numération-formule sanguine, une glycémie, un ionogramme sanguin avec une calcémie ionisée et une magnésémie, un bilan hépatique, des biomarqueurs musculaires (CPK) et un dosage des antiépileptiques (pour les patients traités au long cours) et des potentiels toxiques.

La lactatémie et le dosage des CPK sont une aide au diagnostic positif et au retentissement métabolique d'une CTCG et de l'EMETCG du fait de l'activité musculaire intense. L'hyperlactatémie est parfois élevée (et associée à une acidose métabolique) mais de manière très transitoire.

La natrémie et la calcémie ionisée sont indispensables au diagnostic étiologique et doivent être obtenues dès que possible. Le dosage des hCG est indispensable chez la femme en âge de procréer; parfois la grossesse peut être méconnue (éclampsie).

Le dosage de l'alcoolémie est une aide diagnostique dans le cadre d'un sevrage alcoolique ou d'une intoxication alcoolique aiguë. Chez un patient difficile à interroger, d'autres dosages toxicologiques (sanguins et urinaires) peuvent être demandés.

Le dosage des antiépileptiques d'un patient épileptique connu est essentiel pour différencier une inefficacité thérapeutique (taux d'antiépileptique dans les cibles) d'une mauvaise observance voire une inobservance.

De nombreuses autres analyses peuvent être demandées selon les hypothèses diagnostiques (par exemple, autoanticorps antineuronaux, bilan immunologique, infectieux, toxique, etc.) dans un deuxième temps.

En plus de la biologie doit se discuter l'intérêt de réaliser une imagerie cérébrale, un EEG et/ou une ponction lombaire.

B. Imagerie cérébrale

L'imagerie cérébrale est une IRM ou à défaut un scanner sans et avec injection, et comportant des séquences veineuses. Elle est réalisée chez un patient stabilisé. Elle est indiquée en cas d'EME :

- de manière systématique chez un patient non épileptique connu ;
- au décours d'un traumatisme crânien ;
- en présence de signes focaux ou de signes d'hypertension intracrânienne ;
- de manière large chez un patient épileptique connu, dès qu'il existe un doute sur une pathologie cérébrale aiguë surajoutée ;
- en cas de persistance des troubles de conscience ;
- si une ponction lombaire est envisagée : son apport est indispensable, afin d'évaluer le risque d'engagement cérébral.

C. Électroencéphalogramme

L'EEG est un examen permettant d'enregistrer l'activité électrique cérébrale. Il n'est pas systématique (le diagnostic est le plus souvent clinique). Il est indiqué en urgence dans quelques cas :

- devant un **état de mal épileptique réfractaire** : dès que possible, afin de contrôler l'efficacité du traitement ;
- devant la **persistance de troubles de conscience** plusieurs dizaines de minutes après l'arrêt des crises (suspicion d'un état de mal épileptique larvé). En pratique, on considère un délai de 30 minutes à une heure ;
- lorsqu'il existe un doute avec un diagnostic différentiel, notamment sur une crise non épileptique psychogène.

L'EEG n'est pas nécessaire lors des manifestations motrices ; le diagnostic initial d'EMETCG est clinique. Par ailleurs, cet examen peut être normal à distance des crises.

D. Ponction lombaire

La ponction lombaire est réalisée dans deux situations :

- en cas de fièvre et de suspicion d'une infection neuroméningée (après avoir mis en place en urgence le traitement anti-infectieux et éliminer une contre-indication par l'imagerie cérébrale) ;
- en l'absence de cause retrouvée après le bilan de première intention.

L'étude du liquide cérébrospinal est l'examen diagnostique clé pour le diagnostic d'une méningite ou d'une méningoencéphalite. Néanmoins, un EME peut en soi expliquer une pléïocytose modérée jusqu'à 20 voire 30 éléments par ml et une hyperprotéinorachie modérée, inférieure à 1 g/l.

Raisonnement étiologique

Quel que soit le statut épileptique connu ou non, une pathologie aiguë du SNC doit être évoquée :

- imagerie cérébrale en urgence si suspicion de pathologie neurovasculaire ou de traumatisme crânien (après avoir sécurité le transport par une intubation orotrachéale si nécessaire) ;
- ponction lombaire en urgence si suspicion de méningoencéphalite (après avoir réalisé l'imagerie et débuter le traitement étiologique) ;
- une cause toxique ou métabolique doit être éliminée de manière systématique.

Puis, il faut raisonner selon le statut épileptique ou non :

- chez le patient non épileptique connu, si le bilan étiologique est négatif, il faut réaliser une IRM cérébrale ;
- chez le patient épileptique connu, il faut chercher les facteurs favorisants et doser les antiépileptiques. L'imagerie cérébrale est réalisée au moindre doute mais n'est pas systématique ;
- chez le patient hospitalisé, penser à l'iatrogénie !

L'EEG n'est pas systématique et dépend des situations rencontrées ; il est principalement indiqué pour s'assurer de l'efficacité du traitement.

V. Quelle est la prise en charge thérapeutique ?

Nous détaillons ici en plusieurs points une prise en charge qui doit être réalisée de manière concomitante avec la prise en charge spécifique de la CTCG ou de l'EME, la prise en charge non spécifique de l'EME et la prise en charge étiologique.

A. Prise en charge initiale d'une crise tonico-clonique généralisée

Pendant la crise, il faut mettre en sécurité le patient :

- il faut appeler de l'aide et minimiser le risque de traumatisme (éloigner les objets ; concernant le cas d'un patient sur un lit d'hôpital : diminuer la hauteur du lit) ;
- il ne faut pas interférer avec les manifestations motrices au risque de le blesser ou même se blesser.

Lors de la phase postcritique, on s'assure de la liberté des voies aériennes. Le patient est mis en position latérale de sécurité.

Dans un second temps, la situation est médicalisée avec la prise des paramètres vitaux et une glycémie capillaire, la pose d'une voie veineuse périphérique avec une base de sérum salé isotonique. Le sérum glucosé est réservé au traitement d'une hypoglycémie. Il faut s'assurer de l'absence de détresse respiratoire aiguë et de l'absence de récidive rapprochée d'une crise.

L'administration d'un traitement de première intention n'est pas recommandée si la CTCG est isolée et dure moins de 5 minutes. À l'inverse, la récidive d'une crise doit motiver l'injection d'une benzodiazépine, car le sujet est à risque de développer un EMETCG.

- Si les manifestations motrices persistent et durent plus de 5 minutes.
- Si les manifestations motrices récidivent avant même le retour à un état de conscience.

Il s'agit d'un état de mal épileptique tonico-clonique généralisée (EMETCG) !

Il est recommandé d'administrer un premier traitement.

La reprise d'une conscience est définie par la réponse aux ordres simples. Par exemple, une réponse adaptée à l'ordre « Serrez-moi la main ».

B. Prise en charge spécifique d'un EMETCG

B La prise en charge détaillée ci-dessous est celle de l'EMETCG, à distinguer des autres états de mal épileptiques. Il est nécessaire :

- de poser deux voies veineuses dont une sert exclusivement à l'administration des antiépileptiques ;
- d'initier une oxygénothérapie de manière systématique ;
- de mettre en place une surveillance scopée ;
- de surveiller étroitement l'état respiratoire pour détecter précocement toute détresse respiratoire aiguë.

1. Traitement antiépileptique de première ligne

Le **traitement de première intention** est un traitement de **courte durée d'action** et est représenté par les **benzodiazépines**. En pratique, chez l'adulte, il s'agit d'injecter :

- soit clonazépam 0,015 mg/kg par voie intraveineuse directe (1 mg pour 70 kg) ; (Rivotril)
- soit midazolam 0,15 mg/kg par voie intramusculaire (10 mg pour 70 kg) en l'absence de voie d'abord veineuse rapidement disponible.

Chez l'enfant, les modalités sont différentes et sont abordées dans le référentiel de pédiatrie.

En cas de persistance des convulsions 5 minutes après la première injection, il faut réaliser une deuxième injection par clonazépam 0,015 mg/kg.

Dans le même temps, il est nécessaire de réaliser un prélèvement biologique à visée étiologique et du retentissement tel que cité plus haut.

2. Traitement antiépileptique de deuxième intention

En cas de persistance des convulsions 5 minutes après la deuxième injection d'une benzodiazépine, il faut administrer le traitement antiépileptique de deuxième ligne : il s'agit d'**antiépileptique de longue durée d'action**. Quatre médicaments peuvent être utilisés : valproate de sodium, fosphénytoïne, phénobarbital, lévétiracétam.

Chacun a des avantages et inconvénients et il convient d'analyser le bénéfice/risque selon les antécédents du patient :

- le **valproate de sodium** est probablement le médicament ayant le meilleur profil de tolérance avec une absence d'effets cardiovasculaires et respiratoires. Le risque est la toxicité hépatique et il doit donc être évité chez le patient cirrhotique ou alcoolique. Cette molécule a également des effets tératogènes et il doit être évité chez la femme enceinte et en âge de procréer ;
- la **fosphénytoïne** est responsable de troubles cardiovasculaires. Elle est déconseillée en cas de cardiopathie évoluée. Elle peut démasquer un trouble de conduction non appareillé ou induire une hypotension artérielle ;
- le **phénobarbital** a un effet dépresseur neurologique, hémodynamique et respiratoire (risque de coma médicamenteux) ;
- le **lévétiracétam** a également un bon profil de tolérance mais son efficacité pourrait être inférieure aux autres traitements aux doses classiquement utilisées (niveau de preuve insuffisant).

Le médecin intensiviste-réanimateur doit être sollicité dès la deuxième ligne thérapeutique (hospitalisation en unité de surveillance continue si état de mal résolutif ou réanimation si état de mal réfractaire) et/ou s'il s'agit d'un état de mal *de novo* révélant une pathologie aiguë susceptible de mettre en jeu le pronostic vital (hémorragie intracrânienne, encéphalite…).

Par la suite, l'évolution se fait selon deux possibilités :

- les convulsions s'arrêtent et le patient se réveille. Un traitement antiépileptique de relais doit être débuté en association avec une benzodiazépine à la phase initiale. Le traitement sera réévalué durant une consultation spécialisée par un neurologue ;
- en cas de **persistance des convulsions 30 minutes après l'injection du traitement antiépileptique de deuxième ligne**, il s'agit d'un **EME réfractaire**. Il faut le plus souvent recourir au traitement de troisième ligne qui est un coma thérapeutique pendant au moins 24 heures (propofol, midazolam, thiopental). Cela sous-entend une intubation orotrachéale et une ventilation mécanique invasive dans un service de médecine intensive réanimation. Dans le cas d'une évolution de l'EME de moins de 60 minutes chez un patient épileptique connu sans facteur d'agression cérébrale évidente, il n'est pas impossible d'administrer un autre antiépileptique de seconde ligne avec pour objectif de ne pas recourir à la ventilation mécanique.

Dans tous les cas, après résolution de l'EME, une benzodiazépine *per os* en prévention de la récidive est maintenue quelques jours en association avec un traitement antiépileptique de longue durée d'action.

C. Prise en charge non spécifique d'un EME

Les objectifs principaux sont :

- dépistage et traitement des complications de l'EME ;
- neuroprotection d'une agression cérébrale dès la phase préhospitalière, où il est nécessaire de lutter contre les facteurs d'agression cérébrale (cf. chapitre 29).

Les facteurs d'agression cérébrale sont nombreux, leur connaissance est essentielle. Les examens suivants permettent de les dépister :

- pression artérielle : **hypotension artérielle** et crise aiguë hypertensive ;
- température : **hyperthermie** ;
- gaz du sang : **hypoxémie**, hyperoxie, **hypocapnie**, hypercapnie franche, acidose et alcalose ;
- ionogramme sanguin : **hypoglycémie**, **hyponatrémie**, dyscalcémie.

Lors de la pose de la voie veineuse périphérique, le choix du soluté à administrer est un sérum salé isotonique (NaCl 0,9 %) dans le cadre de la neuroprotection. S'il existe une hypoglycémie, le soluté est un sérum glucosé.
Pour les sujets alcooliques ou dénutris ou pour une femme enceinte, l'administration de vitamine B1 est systématique !

D. Prise en charge étiologique d'un EME

Le traitement de la cause est essentiel !

Si la cause est curable (tableau 30.2), elle doit être traitée **le plus rapidement possible**, afin de contrôler le phénomène épileptique et d'améliorer le pronostic du patient tout en limitant le risque d'escalade thérapeutique des traitements antiépileptiques. **La cause est responsable d'une grande partie de la mortalité d'un patient souffrant d'EME.**

Tableau 30.2. Ⓐ **Prise en charge étiologique d'un EME.**

Pathologie réversible	Traitement rapidement accessible
Hypoglycémie	Glucosé 30 %
Hyponatrémie	Sérum salé hypertonique 4,5 %
Hypomagnésémie	Sulfate de magnésium
Méningite et méningoencéphalite	Antibiothérapie, corticothérapie, aciclovir avant imagerie cérébrale et ponction lombaire
Traumatisme crânien	Neurosédation (intubation orotrachéale), imagerie cérébrale et neurochirurgie
Femme enceinte, dénutrition, alcoolique	Vitaminothérapie B1
Femme enceinte avec éclampsie	Sulfate de magnésium, extraction fœtale
Intoxication aux stabilisants de membrane	Sels molaires de sodium

Points de vigilance

Erreurs à ne pas commettre :

- Négliger la sémiologie et surdiagnostiquer les crises d'épilepsie tonico-cloniques généralisées. Il faut savoir évoquer la possibilité d'une crise non épileptique psychogène pour éviter une intensification thérapeutique inutile et délétère, sans néanmoins prendre du retard sur une prise en charge adaptée d'un état de mal tonico-clonique généralisé.
- Confondre « syncope convulsivante » et crise tonico-clonique généralisée, d'où l'importance de bien connaître la sémiologie. Il n'y a pas de confusion postcritique au décours d'une « syncope convulsivante » et les mouvements se limitent à quelques secousses cloniques.
- Confondre état de mal épileptique et coma postcritique ! Le coma postcritique ne doit pas mener à la surenchère thérapeutique.
- Faire le diagnostic d'épilepsie sur une amélioration des symptômes sous benzodiazépines. De nombreux mouvements anormaux non épileptiques s'améliorent sous ce traitement.
- Intuber le patient précocement (dans les 30 premières minutes) en l'absence de signes de détresse respiratoire aiguë. Le réveil est lent et l'intubation, hors détresse respiratoire aiguë, ne doit pas être proposée avant d'avoir qualifié l'EME de réfractaire.

Tic-tac...

< 5 min
- Diagnostic d'EMETCG
- Administration d'un antiépileptique de courte durée d'action (benzodiazépine)
- Bilan biologique et 2 VVP (NaCl 0,9 %)
- Recherche et correction d'une hypoglycémie

< 10 min
- Si persistance des convulsions : seconde dose de benzodiazépine : clonazépam 0,015 mg/kg IVD
- Recherche et traitement de la cause si objectivée

< 15 min
- Si persistance des convulsions : antiépileptique de seconde ligne (fosphénytoïne, valproate, phénobarbital, lévéciracétam)

< 45 min
- Si persistance des convulsions : coma thérapeutique avec intubation orotrachéale et ventilation mécanique
- EEG dès que possible

Une situation clinique... Deux prises en charge

Romain, interne de garde à l'unité d'accueil des urgences vitales d'un centre hospitalier, reçoit Monsieur E., 20 ans, qui est transporté par l'équipe du SMUR pour un coma.

Le médecin rapporte les différents éléments de la prise en charge : Monsieur E. a été retrouvé par sa mère au sol le soir avec des mouvements anormaux. Sa mère rapporte un comportement étrange durant la journée avec un patient qui a dormi une grande partie de la journée. Il est étudiant en sciences sociales et n'a pas voyagé récemment, il n'a pas d'antécédent médico-chirurgical et ne prend pas de traitement. À leur arrivée, le patient présentait une crise d'épilepsie tonico-clonique généralisée persistante depuis 10 minutes, définissant un état de mal épileptique tonico-clonique généralisé. La glycémie capillaire était normale. Il a reçu une première injection intraveineuse de clonazépam, puis une seconde 5 minutes plus tard devant la persistance de mouvements cloniques. Au décours, les manifestations motrices se sont arrêtées. La respiration était stertoreuse, sans signe de détresse et sans désaturation sous oxygène au masque. Durant le transport, le patient est resté stable sur le plan hémodynamique et respiratoire. Il est resté inconscient (absence de réponse aux ordres simples) et n'a pas présenté de nouvelles manifestations motrices.

Où Edwige ne fait pas ce qu'il faut...

À l'arrivée dans votre déchocage, Edwige recueille les paramètres vitaux : pression artérielle 140/90 mmHg, fréquence cardiaque 120 bpm, saturation en oxygène à 100 % sous masque à haute concentration 9 litres/min, température 39,3 °C, glycémie capillaire 1,3 g/l. Edwige poursuit l'examen clinique chez ce patient encore habillé. Ce dernier présente une absence de réponse à la stimulation verbale et une réponse motrice en retrait, des grognements ainsi qu'une ouverture des yeux à la stimulation douloureuse : le score de Glasgow est à 8 (M4, V2, Y2). Les pupilles sont intermédiaires, réactives et symétriques. Il n'y a pas d'hypertonie des membres. L'examen cardiopulmonaire et abdominal est sans particularité.

De nouveau, le patient présente une crise d'épilepsie tonico-clonique généralisée. Edwige décide d'administrer une nouvelle injection intraveineuse de clonazépam 1 mg. Les manifestations motrices persistent. Elle initie alors une perfusion d'acide valproïque. Les mouvements anormaux cessent après 5 minutes sans amélioration des troubles de conscience.

Edwige prescrit un bilan biologique comprenant gaz du sang artériels avec lactatémie, numération sanguine, urée, créatinine, natrémie, kaliémie, chlorémie, bilan hépatique, CRP et procalcitonine. Devant la présence d'un état de mal épileptique associé à de la fièvre et en l'absence d'anamnèse orientant vers une autre cause, Edwige envisage l'hypothèse d'une méningite infectieuse et décide de réaliser une ponction lombaire pour confirmer son diagnostic et obtenir des données bactériologiques, puis d'administrer une antibiothérapie et une corticothérapie.

Edwige avait vu juste, il s'agit bien d'une méningite bactérienne puisque le liquide revient trouble. Mais la prise en charge inadaptée a mis le patient à risque d'engagement cérébral en réalisant la ponction lombaire avant l'imagerie cérébrale et a retardé l'initiation de l'antibiothérapie et de la corticothérapie.

Où l'on peut faire confiance à Romain

À l'arrivée dans votre déchocage, Romain recueille les paramètres vitaux : pression artérielle 140/90 mmHg, fréquence cardiaque 120 bpm, saturation en oxygène à 100 % sous masque à haute concentration 9 litres/min, température 39,3 °C, glycémie capillaire 1,3 g/l.

Romain réalise un examen clinique précis chez un malade déshabillé. Il objective la présence d'un purpura d'allure vasculaire des deux pieds. Le purpura vasculaire fébrile associé à un état de mal épileptique tonico-clonique généralisé l'oriente fortement et rapidement vers le diagnostic d'une infection neuroméningée de type méningite aiguë. Il demande à l'ensemble de l'équipe de porter un masque chirurgical dans le cadre d'un isolement de type gouttelettes.

Il demande à l'infirmière d'introduire en urgence un traitement par dexaméthasone et une antibiothérapie par céfotaxime à dose méningée, immédiatement après la réalisation d'une paire d'hémocultures.

De nouveau, le patient présente une crise d'épilepsie tonico-clonique généralisée. Devant cet état de mal épileptique tonico-clonique généralisé ayant déjà reçu deux injections de benzodiazépines, Romain demande à l'infirmière l'injection un antiépileptique de deuxième ligne : il choisit l'acide valproïque. Les mouvements anormaux cessent quelques minutes plus tard; le coma persiste. Il informe l'équipe de médecine intensive-réanimation.

Il prescrit un bilan biologique comprenant un gaz du sang artériels avec lactatémie, numération sanguine, urée, créatinine, natrémie, kaliémie, chlorémie, calcémie ionisée, magnésémie, bilan hépatique ainsi qu'un bilan de coagulation. Il ne fait pas doser la CRP et la procalcitonine car l'infection est évidente et ces résultats ne modifieront pas sa prise en charge.

Du fait de la suspicion de méningite purulente et en raison de l'EMETCG, Romain demande en premier lieu une imagerie cérébrale. Il obtient la réalisation immédiate d'un scanner cérébral, afin d'éliminer une contre-indication à la réalisation d'une ponction lombaire. Afin de le surveiller de manière rapprochée, il accompagne alors le patient au scanner avec un scope et de l'oxygène. Le scanner cérébral est normal. Sur le retour du scanner, 20 minutes après l'injection de valproate, le patient présente des premiers signes de réveil. L'état respiratoire et hémodynamique est resté stable.

Devant une imagerie normale et l'absence de trouble de l'hémostase (demandé spécifiquement dans ce contexte de purpura vasculaire), il réalise la ponction lombaire qui confirme le diagnostic qu'il suspectait avec un liquide purulent et des cocci à Gram négatif à l'examen direct.

Réponse au quiz

Il ne s'agit pas d'un état de mal épileptique : il s'agit d'un coma au cours de la phase résolutive de la crise d'épilepsie tonico-clinique généralisée. Le patient devrait se réveiller progressivement en passant par une phase de confusion postcritique.

Compléments en ligne

Des compléments numériques sont associés à ce chapitre. Ils proposent une vidéo, indiquée dans le texte par un picto . Pour voir ces compléments, connectez-vous sur http://www.em-consulte/e-complement/476958 et suivez les instructions.

Vidéo 30.1. Crise convulsive frontale secondairement généralisée.

CHAPITRE

31

Accidents vasculaires cérébraux

Focus MÉDECINE INTENSIVE-RÉANIMATION

Situations de départ

- 28 Coma et troubles de conscience
- 120 Convulsions
- 121 Déficit neurologique sensitif et/ou moteur
- 127 Paralysie faciale
- 130 Troubles de l'équilibre
- 134 Troubles du langage et/ou phonation

Item, objectifs pédagogiques

ITEM 340 – Accidents vasculaires cérébraux

Rang	Rubrique	Intitulé	Descriptif
A	Définition	Connaître la définition et la classification des AVC	Ischémique (constitué et transitoire), hémorragique et veineux
A	Prévalence, épidémiologie	Connaître les facteurs de risque des AVC	Facteurs de risque des AVC ischémiques et hémorragiques, leur importance relative et les risques vasculaires ultérieurs après un AVC (récidive, risque cardiaque)
A	Identifier une urgence	Connaître l'urgence diagnostique et thérapeutique des accidents vasculaires cérébraux	
B	Éléments physiopathologiques	Connaître la physiopathologie de l'ischémie cérébrale	Zone centrale, zone périphérique (zone de pénombre)
A	Diagnostic positif	Connaître les arguments cliniques diagnostiques en faveur des infarctus cérébraux constitués, accident ischémique transitoire, hémorragies intraparenchymateuses	Savoir faire préciser l'anamnèse au patient ou à son entourage et savoir chercher les signes neurologiques de localisation (territoire cérébral antérieur, territoire cérébral moyen, territoire cérébral postérieur, du tronc cérébral et du cervelet)
B	Diagnostic positif	Énumérer les arguments du diagnostic de dissection d'une artère à destinée cérébrale	
B	Diagnostic positif	Énumérer les arguments du diagnostic de thrombophlébite cérébrale	
A	Diagnostic positif	Connaître les signes de gravité d'un AVC	
A	Étiologie	Connaître les principales causes d'AVC ischémiques	
A	Étiologie	Connaître les principales causes d'AVC hémorragiques	

Rang	Rubrique	Intitulé	Descriptif
A	Examens complémentaires	Connaître la stratégie d'explorations complémentaires à la phase aiguë d'un accident vasculaire cérébral	
B	Examens complémentaires	Connaître le bilan étiologique de première ligne d'un AVC ischémique et d'un AVC hémorragique	
B	Contenu multimédia	Exemple d'AVC ischémique en phase aiguë en IRM	
B	Contenu multimédia	Exemple d'AVC hémorragique profond en phase aiguë en TDM	
A	Prise en charge	Connaître les actions à réaliser lors de la phase préhospitalière	Notification préhospitalière de tous les acteurs prenant en charge le patient
A	Prise en charge	Connaître les principes de la prise en charge à la phase aiguë de l'AVC ischémique	Thrombolyse, thrombectomie
B	Prise en charge	Connaître les mesures mises en œuvre dans la prévention primaire et secondaire	Facteurs de risque vasculaire et handicaps moteurs, cognitifs et sensoriels
B	Suivi et/ou pronostic	Connaître le pronostic fonctionnel et vital des AVC	
B	Suivi et/ou pronostic	Connaître les principes de l'évaluation du rapport bénéfice/risque de la prise en charge d'un patient atteint d'AVC	Transmission d'une information éclairée, prise en compte d'éventuelles directives anticipées en cas d'évolution défavorable

Introduction
I. Comment suspecter le diagnostic?
II. Comment faire le diagnostic?
III. Quel est le rôle du réanimateur dans la prise en charge de l'AVC?
IV. Quels sont les principes de base de la prise en charge précoce d'un AVC?

Introduction

A Les accidents vasculaires cérébraux (AVC) nécessitent d'être reconnus et traités rapidement. Que ce soit un infarctus (AVC ischémique) ou une hémorragie (AVC hémorragique), le risque de séquelles neurologiques (morbidité) et de mortalité augmente avec le délai de prise en charge. Les AVC sont la première cause de handicap et la troisième cause de mortalité en France. Il faut rapidement évoquer le diagnostic sur des éléments cliniques (déficit neurologique d'apparition brutale), le confirmer par la réalisation urgente d'une imagerie cérébrale (IRM ou scanner) et engager un traitement adapté le plus rapidement possible. La prise en charge étiologique et thérapeutique se fait idéalement dans des soins intensifs experts : les unités neurovasculaires (UNV). Certaines formes d'AVC peuvent mettre en jeu le pronostic vital en se compliquant précocement de coma ou de détresse respiratoire et impliquer une prise en charge en réanimation. Cette fiche fait la synthèse du diagnostic et de la prise en charge précoce des AVC. Le bilan et la prise en charge étiologique des AVC ischémiques (cardiopathies emboligènes, athérosclérose, dissection) et des AVC hémorragiques (poussée hypertensive, hémorragie par rupture d'une malformation vasculaire, hématome sur lésion tumorale…) ne sont pas détaillés (se référer au référentiel du Collège de neurologie).

Vignette clinique

L'épouse de Monsieur S., 54 ans, a appelé le SAMU ce jour à 16 h 30 car son mari a chuté brutalement sans pouvoir se relever, en raison d'une impossibilité de bouger le bras et la jambe droite. Le régulateur du SAMU envoie une équipe et appelle le neurologue de garde dans l'UNV la plus proche. Le patient arrive alors directement en service de radiologie à 17 h 15.

L'examen clinique est poursuivi dans un box dédié proche de l'IRM. Il n'y a pas d'autre antécédent qu'une hypertension artérielle essentielle sous bithérapie : ramipril 5 mg par jour (inhibiteur de l'enzyme de conversion) et amlodipine 10 mg par jour (inhibiteur calcique). Vous prenez connaissance des paramètres vitaux aux urgences montrant : PA 170/85 mmHg (hypertension artérielle), FC 120 bpm (tachycardie), FR 21 cycles/min, SpO_2 96 % en air ambiant, température 36,6 °C. Le patient est somnolent; le score de Glasgow est à 11 (Y2, V4, M5). L'examen clinique met en évidence un déficit sensitif (hémianesthésie) et moteur total de l'hémicorps droit (hémiplégie droite proportionnelle). Les réflexes ostéotendineux sont présents. L'échelle NIHSS (*National Institute of Health Stroke Score*) est à 21 (AVC grave).

Il est 17 h 30. Vous êtes à moins de 4 h 30 du déficit neurologique. S'il s'agit d'un AVC ischémique, un geste de revascularisation est possible en urgence. Vous appelez donc le neurologue de garde à l'UNV et décidez de réaliser en urgence une IRM cérébrale (absence de contre-indication) non injectée avec quatre séquences clefs : diffusion, T2/FLAIR, T2* et angio-RM par *Time Of Flight* (« temps de vol »). Elle montre un infarctus cérébral sylvien gauche total récent associé à un thrombus de l'artère cérébrale moyenne gauche dans sa partie proximale.

Il est 18 h 00. L'indication d'une revascularisation par thrombolyse IV par t-PA est posée par le neurologue. Le patient est pris en charge immédiatement en neuroradiologie interventionnelle et une thrombectomie mécanique est réalisée par le neuroradiologue interventionnel, avec un bon résultat angiographique. Le patient est ensuite hospitalisé en UNV. À 24 heures du geste de thrombectomie, après une amélioration initiale, le patient se dégrade avec l'apparition progressive de troubles de la vigilance. Le scanner cérébral réalisé en urgence révèle une transformation hémorragique dans le territoire sylvien gauche. Le réanimateur appelé au chevet du patient procède à une intubation orotrachéale devant un coma Glasgow 7 puis admet le patient dans le service de médecine intensive-réanimation.

Définitions

Les accidents vasculaires cérébraux (AVC) regroupent l'ensemble des pathologies touchant les artères et veines du cerveau. Il peut donc s'agir :

- d'accidents thrombotiques : thromboses artérielles (AVC ischémiques ou infarctus cérébraux, qui représentent 80 % des AVC, liés à une macroangiopathie de type athérome ou à un embole généralement d'origine cardiaque) et veineuses (thrombophlébites cérébrales, plus rares);
- d'accidents hémorragiques : hématomes intraparenchymateux (compliquant le plus souvent une hypertension artérielle chronique ou plus rarement la rupture d'une malformation) et hémorragies sous-arachnoïdiennes. Les hémorragies sous-arachnoïdiennes ne sont pas traitées dans cette fiche mais dans le chapitre 32.

L'amélioration du pronostic des AVC dépend de la rapidité de leur prise en charge : il faut faire le diagnostic rapidement et instaurer le traitement adapté en urgence, en impliquant les équipes spécialisées (neurologues, radiologues, neuroradiologues interventionnels, réanimateurs).

I. Comment suspecter le diagnostic?

Cliniquement, il s'agit d'un déficit neurologique focalisé d'apparition brutale, d'emblée maximal. Les déficits rencontrés correspondent à des signes négatifs : défaut de mouvement, de sensibilité, de vision, de langage ou de compréhension, d'équilibre (vertige rotatoire intense, chutes inexpliquées). L'existence de signes positifs doit fortement faire remettre en cause le diagnostic (mouvements anormaux, douleurs et paresthésies, phosphènes). La confusion n'est pas un signe habituel d'AVC ; elle peut rarement être révélatrice d'AVC chez les sujets âgés.

Un déficit focal correspond à une lésion d'une ou plusieurs structures anatomiques. Celui-ci est du côté opposé à la lésion. Lors d'un infarctus cérébral, la lésion se trouve dans le territoire perfusé par le vaisseau atteint.

B Il existe de rares exceptions à cette présentation clinique, déficit brutal d'emblée maximal :

- le déficit peut continuer à s'aggraver, par exemple à cause d'une augmentation de taille d'un hématome intraparenchymateux ou la majoration d'une sténose artérielle pré-occlusive ;
- le déficit neurologique peut régresser (accident ischémique transitoire ou petit accident ischémique constitué qui récupère) ;
- certaines formes d'AVC graves peuvent se présenter comme un coma sans orientation (cf. II.). Le tableau neurologique de déficit focalisé précède en général le coma.

Tout déficit neurologique spontané, focalisé, d'apparition brutale doit faire évoquer un AVC.

A L'examen neurologique permet ensuite de suspecter la topographie de l'AVC en fonction de la localisation ou l'association de certains déficits (pour plus de détails, se référer au référentiel du Collège de neurologie).

B L'échelle NIHSS (*National Institutes of Health Stroke Scale*) permet d'évaluer la sévérité de l'AVC et d'en suivre l'évolution de façon reproductible.

A Cliniquement, il n'est pas possible de faire la différence entre AVC ischémique ou hémorragique : l'imagerie cérébrale urgente est ainsi indispensable. Elle ne doit être retardée par aucun autre examen complémentaire — un bilan biologique et une glycémie capillaire sont tout de même prélevés systématiquement.

II. Comment faire le diagnostic ?

Le diagnostic d'AVC est confirmé par l'**imagerie cérébrale** :

- elle confirme la lésion neurologique et sa localisation ;
- elle permet de faire la différence entre une ischémie et une hémorragie ;
- elle donne une orientation sur le caractère récent ou ancien de la lésion ;
- elle peut orienter le diagnostic étiologique.

Si le patient est pris en charge dans des délais permettant une revascularisation (moins de 4 heures 30 ; parfois plus tard s'il existe une possibilité de thrombectomie pour un AVC ischémique), l'imagerie cérébrale est une urgence absolue. L'IRM cérébrale est alors privilégiée. Son indication est posée par le neurologue responsable de l'UNV dans le cadre de filières de soins bien organisées (régulation par le SAMU, contact des UNV).

L'**IRM cérébrale** est donc l'examen de choix. Elle est plus sensible que le scanner pour faire le diagnostic d'infarctus cérébral et peut aider à déterminer le traitement spécifique.

B Les quatre séquences de l'urgence sont les suivantes (20 minutes d'examen) :

- diffusion (*DWI*) : l'infarctus cérébral apparaît immédiatement en hypersignal systématisé à un territoire artériel. La diminution du coefficient apparent de diffusion (ADC) confirme l'existence d'un œdème cytotoxique et le caractère récent de la lésion ;

- T2/FLAIR (*Fluid Low Attenuation Inversion Recovery*) : l'hypersignal signe un infarctus cérébral constitué (> 6 heures) ;
- T2* (T2 « étoile » ou écho de gradient) : les hématomes intraparenchymateux apparaissent en hyposignal comme les thrombus intravasculaires (artériels ou veineux) ;
- angio-IRM (ou ToF, pour *Time Of Flight*, « temps de vol ») : permet de visualiser les vaisseaux du polygone de Willis et ses branches en hypersignal sans injecter de produit de contraste. Elle permet de visualiser l'interruption du flux sanguin d'un des vaisseaux intracérébraux.

Un hypersignal en diffusion associé à l'absence d'hypersignal FLAIR confirme le caractère précoce de l'ischémie cérébrale et rend le patient éligible (rapport bénéfice/risque) à une revascularisation immédiate.

Ⓐ Le **scanner cérébral sans et avec injection** permet de mettre en évidence un saignement intracérébral avec la même sensibilité que l'IRM ; en cas d'infarctus cérébral, le scanner est le plus souvent normal dans les premières heures et donc moins sensible que l'IRM :

- l'AVC ischémique apparaît tardivement (> 6 heures) sous la forme d'une hypodensité systématisée à un territoire artériel ;
- l'hémorragie intracrânienne apparaît comme une hyperdensité spontanée ;
- l'angiographie des troncs artériels supra-aortiques (TSAo), du polygone de Willis et les séquences veineuses plus tardives permettent de rechercher de l'athérome et des thromboses.

Quiz

L'étiologie difficile

Vous recevez aux urgences Monsieur P., 68 ans, pour une sensation vertigineuse. Ses antécédents sont une HTA chronique et une intoxication tabagique. Quand vous entrez dans son box, vous trouvez un patient comateux (Glasgow 7–8) et tétraparétique. Les réflexes ostéotendineux sont présents. Il présente rapidement une détresse respiratoire liée à un encombrement et une glossoptose. Il est rapidement intubé par le réanimateur de garde. Un scanner cérébral sans injection de produit de contraste n'objective pas d'anomalie.

À ce stade, pouvez-vous éliminer un AVC ? Que devez-vous proposer ?

III. Quel est le rôle du réanimateur dans la prise en charge de l'AVC ?

Le réanimateur n'est le plus souvent pas impliqué dans la prise en charge d'un AVC non compliqué. La plupart des AVC ischémiques et hémorragiques (en dehors de l'hémorragie sous-arachnoïdienne) sont pris en charge en neurologie ou dans des services de médecine conventionnelle.

Cependant, certaines formes spécifiques d'AVC sont responsables d'un coma (AVC ischémique du tronc basilaire, AVC ischémique malin, AVC hémorragique volumineux) et de complications aspécifiques (pneumopathie d'inhalation, convulsions et état de mal épileptique) pouvant aggraver l'état clinique du patient et justifier d'une admission en réanimation.

Il faut noter que l'évaluation de l'état de conscience fondée sur l'évaluation du score de Glasgow se fait sur le côté sain.

A. Formes rapidement mortelles d'AVC (en dehors des hémorragies sous-arachnoïdiennes)

B Elles sont responsables d'un coma par la présence de lésions directes du tronc cérébral ou par effet de masse à l'étage encéphalique ou sous-tentoriel. Le coma peut nécessiter une intubation orotrachéale pour protéger les voies aériennes supérieures dans l'attente d'un traitement étiologique spécifique.

1. Hémorragies intracrâniennes de grande taille

Hémorragies intracrâniennes primitives

- A Hématome intraparenchymateux à l'étage encéphalique exerçant un effet de masse sur le cerveau avec un risque d'engagement temporal et d'évolution vers la mort cérébrale.
- Hématomes sous-tentoriels : hémorragie du tronc cérébral ou hématome cérébelleux pouvant exercer un effet de masse sur le tronc cérébral et le quatrième ventricule au niveau pontique (risque d'hydrocéphalie aiguë).

Transformation hémorragique d'un AVC ischémique

B Tout AVC ischémique peut se compliquer d'une transformation hémorragique (avec les mêmes localisations que celles décrites pour les hémorragies primitives). Le parenchyme cérébral infarci est en effet plus fragile et les traitements antithrombotiques peuvent favoriser cette complication. Le risque est d'ailleurs augmenté en cas de revascularisation (thrombolyse ou thrombectomie). Toute modification de l'état neurologique d'un patient à la phase précoce d'un AVC ischémique justifie un scanner cérébral de contrôle à la recherche d'une transformation hémorragique.

Les hémorragies de grande taille responsables d'un coma peuvent justifier une intervention neurochirurgicale en urgence (drainage de l'hématome, craniectomie). Un avis spécialisé doit alors être demandé sans retard.

2. Infarctus cérébral malin

Il s'agit d'un AVC ischémique sus-tentoriel très étendu, concernant au moins tout le territoire sylvien (AVC ischémique sylvien total) chez des sujets jeunes (faible compliance cérébrale). L'œdème cytotoxique entraîne entre la 24e et la 72e heure une hypertension intracrânienne (HTIC). Une craniectomie prophylactique est à discuter avec les neurochirurgiens au cas par cas (traitement réservé aux sujets jeunes), dans le cadre d'AVC ischémiques carotidiens étendus (thrombose carotidienne ou AVC ischémique sylvien total).

Non considéré comme un AVC ischémique malin, l'infarctus cérébelleux peut aussi être responsable d'un œdème et d'un effet de masse sur le quatrième ventricule (risque d'hydrocéphalie).

3. AVC ischémique par occlusion du tronc basilaire

Il s'agit d'une forme grave et rare d'AVC qui peut être révélée de plusieurs façons :

- un coma brutal et profond, d'allure isolé ou avec des signes d'atteinte du tronc cérébral : atteinte des nerfs crâniens (troubles oculomoteurs), hémiparésie ;
- une paralysie bilatérale qui peut aller jusqu'au *locked-in syndrome*, associant une quadriplégie et une paralysie faciale bilatérale. Ce tableau mime un coma. Le seul mouvement possible est la verticalité des yeux qui permet d'obtenir une communication avec le patient et de mettre en évidence une conscience normale.

La possibilité d'un AVC ischémique basilaire rend essentielle l'opacification des troncs supra-aortiques lors de la réalisation d'un scanner cérébral pour coma. Dans les formes diagnostiquées précocement, la thrombectomie est le seul traitement de sauvetage envisageable.

4. Thrombophlébites cérébrales

Étendues, elles peuvent être responsables de troubles de la vigilance par hypertension intracrânienne. Elles sont aussi responsables de convulsions et d'états de mal épileptiques.

B. Complications aspécifiques des AVC

1. Pneumopathies d'inhalation

A Des troubles de déglutition sont très fréquents en post-AVC. Ils peuvent conduire à un encombrement bronchique et une infection pulmonaire par inhalation. Une détresse respiratoire peut alors justifier d'une prise en charge en réanimation.

B Une forme rare d'AVC ischémique, le syndrome de Wallenberg, est fréquemment associée à des fausses routes itératives qui amènent fréquemment ces malades en réanimation.

2. Convulsions et état de mal épileptique

A Inaugurales, les convulsions sont alors évocatrices d'un hématome intraparenchymateux juxtacortical ou d'une thrombophlébite cérébrale.

Si elles compliquent l'évolution d'un AVC, notamment ischémique, elles doivent d'abord faire renouveler l'imagerie cérébrale (scanner) à la recherche d'une complication et notamment d'une transformation hémorragique.

Leur prise en charge n'est pas spécifique (voir chapitre 30).

IV. Quels sont les principes de base de la prise en charge précoce d'un AVC ?

A. Mesures neuroprotectrices, comme chez tout neurolésé

1. Prise en charge précoce et prévention des agressions cérébrales secondaires d'origine systémique (ACSOS) (cf. chapitre 29)

- B Normalisation de la SpO_2 (objectif 92–95 %) et de la capnie.
- Correction d'une hyperglycémie.
- Natrémie normale haute (140–145 mmol/l).
- Traitement de l'hyperthermie.
- Contrôle de la pression artérielle.

2. Objectifs tensionnels

À la phase initiale de l'AVC, les patients sont le plus souvent hypertendus. Cette hypertension artérielle doit le plus souvent être tolérée car elle permet de préserver la perfusion cérébrale. Trop élevée, la pression artérielle augmente le risque hémorragique.

Un traitement antihypertenseur est engagé si :

- PAS > 220 mmHg et/ou PAD > 120 mmHg au décours d'un AVC ischémique ;
- PAS > 185 mmHg et/ou PAD > 110 mmHg au décours d'un AVC ischémique revascularisé (thrombolyse et/ou thrombectomie) ;
- PAS > 140 mmHg et/ou PAD > 90 mmHg au décours d'un AVC hémorragique.

Les traitements antihypertenseurs le plus souvent utilisés sont les inhibiteurs calciques (nicardipine IVSE) ou les alphabloquants (urapidil IVSE).

B. Traitements spécifiques

1. Revascularisation urgente des AVC ischémiques

Ⓐ Elle justifie la prise en charge urgente de tout AVC récent (dont on ne sait pas s'il s'agit d'une ischémie ou d'une hémorragie avant l'imagerie cérébrale) au sein de filières de soins dédiés, centrées autour des UNV et des plateaux techniques de neuroradiologie interventionnelle.

Lors d'un infarctus cérébral, l'objectif du traitement est de rétablir un débit sanguin suffisant dans le territoire vasculaire concerné, afin de préserver le parenchyme cérébral non infarci. La revascularisation peut se faire de deux manières, parfois associées.

Thrombolyse intraveineuse

Elle est indiquée pour les **infarctus cérébraux** responsables d'un déficit neurologique survenu **depuis moins de 4 heures 30**. Son administration repose sur l'évaluation de la balance bénéfice/risque : plus le délai est élevé, moins il y a de parenchyme cérébral viable et plus le risque de transformation hémorragique est élevé.

Thrombectomie mécanique

Elle doit toujours être **discutée** avec le neuroradiologue interventionnel, si elle est accessible. Ce traitement améliore significativement le pronostic des patients par rapport à la thrombolyse seule. Elle est classiquement indiquée pour les infarctus cérébraux NIHSS > 4 avec une **occlusion artérielle proximale** (cérébrale moyenne proximale, carotidienne ou basilaire) **jusqu'à 6 heures** du début des symptômes. L'indication peut être étendue jusqu'à 24 heures dans certaines situations.

2. Autres traitements

Un traitement **antiagrégant plaquettaire** par acide acétylsalicylique est indiqué en cas d'AVC ischémique. Il est mis en place immédiatement sauf si une revascularisation a lieu, en raison du risque hémorragique. Il est alors débuté après la 24e heure après un scanner cérébral de contrôle pour vérifier l'absence de transformation hémorragique.

Dans le cadre des AVC ischémiques, l'**anticoagulation curative** est **à éviter à la phase précoce en raison du risque hémorragique.** Si elle est indiquée secondairement (cardiopathie emboligène, par exemple), elle doit être débutée à distance du déficit initial. L'anticoagulation préventive est en revanche systématique dès le 1er jour.

L'anticoagulation curative est en revanche le traitement inconditionnel des thrombophlébites cérébrales, même s'il existe parfois une petite transformation hémorragique en regard d'un infarcissement d'origine veineux.

Il n'existe aucun traitement spécifique des hématomes intraparenchymateux en dehors de l'antagonisation d'un traitement anticoagulant s'il s'agit d'un accident iatrogène. Les hématomes responsables d'effet de masse et de troubles de la vigilance doivent cependant être soumis à un avis neurochirurgical. L'anticoagulation préventive pourra être reprise à partir du 2e jour. Dans son attente, une contention veineuse ou une compression intermittente des membres inférieurs peut être mise en place.

Points de vigilance

- Toujours penser à un AVC devant un déficit neurologique brutal.
- Noter l'heure du début des symptômes.
- Réaliser une imagerie cérébrale (au mieux une IRM) le plus rapidement possible devant toute suspicion d'AVC.
- Dans l'AVC ischémique, tolérer une part de l'hypertension artérielle, afin de maintenir un niveau de perfusion cérébrale (respecter jusqu'à 220 mmHg de pression artérielle systolique tant que le diagnostic précis et la stratégie de prise en charge ne sont pas établis).
- Dans l'AVC ischémique, avoir comme objectif une reperfusion précoce (discuter la possibilité d'une thrombolyse ± thrombectomie en fonction du délai).
- Dans l'AVC hémorragique, avoir comme objectif de prévenir le resaignement (contrôler l'HTA et antagoniser un traitement anticoagulant notamment).
- Prévenir les ACSOS.

Tic-tac…

< 5 min	• Avoir suspecté le diagnostic d'accident vasculaire cérébral
< 15 min	• Avoir évalué la gravité • Contacter les acteurs clefs de la prise en charge : régulateur du SAMU, UNV, réanimateur en cas de signes de gravité immédiats
< 60 min	• Avoir réalisé une imagerie cérébrale, avec l'avis du neurologue de garde
Le plus tôt possible	• Mise en place du traitement spécifique de l'AVC

Réponse au quiz

L'installation brutale du déficit neurologique doit faire évoquer un AVC. La normalité du scanner cérébral, au regard du tableau clinique, permet d'éliminer un AVC hémorragique mais en aucun cas un AVC ischémique. L'hypothèse la plus probable devant le vertige initial (possible AVC ischémique du territoire vertébrobasilaire) puis le déficit des quatre membres associé à un trouble de conscience est la thrombose du tronc basilaire. Pour la confirmer, un angioscanner des troncs supra-aortiques peut être demandé ainsi qu'une IRM cérébrale en fonction de leur disponibilité. Si le diagnostic est confirmé, une thrombectomie précoce peut être proposée.

CHAPITRE

32

Hémorragie sous-arachnoïdienne

Situations de départ

- 28 Coma et troubles de conscience
- 118 Céphalée

Item, objectifs pédagogiques

ITEM 341 – Hémorragie méningée

Rang	Rubrique	Intitulé	Descriptif
A	Définition	Définition de l'hémorragie méningée dite sous-arachnoïdienne, spontanée et traumatique	
B	Étiologie	Connaître les principales causes d'hémorragies méningées et les facteurs favorisants	
A	Diagnostic positif	Connaître les présentations cliniques et le diagnostic d'hémorragie méningée	Évoquer le diagnostic devant une céphalée brutale évocatrice chez un patient sans autre argument pour une autre cause de céphalée urgente avec signes d'irritation pyramidale
A	Diagnostic positif	Connaître la stratégie d'exploration complémentaire devant un tableau clinique évocateur d'hémorragie méningée	Indication = scanner cérébral sans injection en urgence. Reconnaître la présence de sang dans les espaces sous-arachnoïdiens sur un scanner PUIS ponction lombaire (Savoir quand et comment réaliser une ponction lombaire. Connaître les caractéristiques du LCS en cas d'hémorragie méningée)
A	Examens complémentaires	Connaître les signes évocateurs d'hémorragie méningée au scanner cérébral sans injection	
A	Examens complémentaires	Connaître les caractéristiques du LCS dans l'hémorragie méningée	
A	Contenu multimédia	Exemples d'HSA sur TDM	1. Hémorragie sous arachnoïdienne 2. Hémorragie cérébroméningée (hématome)
B	Examens complémentaires	Connaître la stratégie d'exploration complémentaire à visée étiologique	Indication = scanner cérébral avec injection Reconnaître un anévrysme artériel (= image d'addition artérielle) ou une autre origine vasculaire
A	Identifier une urgence	Connaître l'urgence d'une hémorragie méningée	Identifier l'urgence diagnostique et la nécessité de référer en urgence à un service spécialisé : neurochirurgie, neuroradiologie interventionnelle
A	Prise en charge	Connaître le traitement symptomatique initial	Savoir prévenir les complications avec un isolement neurosensoriel au lit, antalgie IV, contrôle de la pression artérielle et appel d'un réanimateur
B	Prise en charge	Connaître les principes du traitement étiologique	Connaître les grands principes du traitement étiologique (neurochirurgical et neuro-radio-interventionnel)
B	Suivi et/ou pronostic	Connaître les complications évolutives d'une hémorragie méningée	Hypertension intracrânienne, hydrocéphalie aiguë précoce et retardée, récidive hémorragique, vasospasme cérébral

Médecine intensive – réanimation, urgences et défaillances viscérales aiguës

Introduction
I. Quand évoquer le diagnostic d'hémorragie méningée ?
II. Quels sont les signes de gravité d'une hémorragie méningée ?
III. Quels examens complémentaires diagnostiques demander ?
IV. Quelles sont les étiologies d'hémorragie méningée et quels examens complémentaires étiologiques demander ?
V. Quelle est la prise en charge thérapeutique d'une hémorragie méningée et de ses complications évolutives ?

Introduction

A L'hémorragie méningée correspond à l'irruption brutale de sang dans les espaces sous-arachnoïdiens (on parle aussi d'hémorragie sous-arachnoïdienne, HSA). Il s'agit d'une cause rare d'accident vasculaire cérébral (< 5 % des cas) mais grave (40 % de mortalité) et touchant régulièrement des sujets jeunes sans antécédent. Sa prise en charge diagnostique et thérapeutique est toujours une urgence. Le traitement, justifiant le transfert de tout patient victime d'une hémorragie méningée dans un centre expert (plateau technique), est assuré par des équipes pluridisciplinaires composées de neurochirurgiens, de neuroradiologues interventionnels et de réanimateurs.

I. Quand évoquer le diagnostic d'hémorragie méningée ?

Il faut différencier d'emblée deux circonstances diagnostiques bien différentes :

- l'hémorragie méningée post-traumatique, qui survient dans un contexte de traumatisme crânien. La difficulté diagnostique est relativement faible. Le scanner cérébral réalisé dans le cadre du traumatisme confirme aisément le diagnostic ;
- l'hémorragie méningée spontanée, qui doit être évoquée devant des signes d'appel cliniques spécifiques (cf. *infra*).

Chez des patients conscients, une céphalée *de novo*, d'apparition brutale, d'emblée maximale, en « coup de tonnerre » (le patient peut donner l'heure d'apparition de la douleur) est le signe fonctionnel le plus fréquent. Il s'agit d'une céphalée en casque ou plus postérieure (occipitale ou rachidienne). Un facteur déclenchant, notamment un effort physique, est parfois retrouvé. Elle s'associe à un syndrome méningé : raideur méningée (signes de Kernig et Brudzinski), nausées, vomissements en jet. Elle est parfois syncopale.

En cas d'hémorragie méningée isolée (pas d'association à un hématome intraparenchymateux), il n'y a en général ni signe de focalisation neurologique ni crise d'épilepsie. Une atteinte du nerf oculomoteur commun (IIIe paire crânienne — mydriase, diplopie) peut signer la rupture d'un anévrysme terminocarotidien (valeur localisatrice). Une atteinte du nerf abducens (VIe paire crânienne) peut signer une hypertension intracrânienne (HTIC) sans valeur localisatrice. Des signes plus rares peuvent être observés : fébricule, syndrome de Terson (hémorragie rétinienne ou vitréenne associée).

Toute céphalée d'apparition brutale, d'emblée maximale, doit faire rechercher en urgence une hémorragie méningée.

Le tableau clinique est parfois beaucoup plus grave d'emblée :

- le **coma** peut être inaugural. Il est lié à l'importance du saignement (hémorragie méningée profuse responsable d'une hypertension intracrânienne [HTIC] aiguë) ou secondaire à une complication précoce (hydrocéphalie aiguë) ;
- l'**arrêt cardiaque** peut aussi être inaugural. Il fait souvent suite à des troubles de la conduction intracardiaque (bradycardie extrême, bloc de conduction) liés à la décharge catécholaminergique secondaire au saignement intracrânien (réflexe de Cushing). Le pronostic neurologique est alors effroyable (œdème cérébral majeur). La décharge en catécholamines peut aussi être à l'origine d'un œdème pulmonaire hypertensif ou d'une cardiopathie de stress (« tako-tsubo »).

Quiz 1

Le coma inaugural

Un patient de 40 ans, sans antécédent, est adressé en réanimation *via* le SAMU/SMUR pour un coma. Après s'être plaint d'une céphalée intense, « il s'est allongé sur le sol et a perdu connaissance » selon ses collègues de travail. Le SMUR a procédé à une intubation orotrachéale devant un coma Glasgow 6 sans déficit moteur à la stimulation douloureuse des quatre membres. Il existe à la prise en charge une anisocorie avec une mydriase droite unilatérale aréactive. Une osmothérapie par mannitol a été administrée sans effet sur l'anomalie pupillaire. Devant la stabilité du patient à son arrivée en réanimation, vous procédez rapidement à un scanner cérébral qui met en évidence des importantes hyperdensités spontanées dans les espaces sous-arachnoïdiens (hémorragie méningée). Il n'y a pas d'hématome intraparenchymateux associé.

Cette hémorragie méningée est-elle grave ? Comment pouvez-vous expliquer le coma initial ? Comment pouvez-vous expliquer la mydriase droite ?

II. Quels sont les signes de gravité d'une hémorragie méningée ?

Dans tous les cas, l'hémorragie méningée est une urgence vitale. Même si le patient est conscient (Glasgow 15) et ne présente pas de déficit neurologique (absence d'hématome intraparenchymateux associé), le risque de complication précoce (récidive hémorragique dite « resaignement ») justifie une prise en charge sans délai.

L'arrêt cardiaque signe d'emblée une gravité maximale. Tout arrêt cardiaque inexpliqué doit faire discuter une imagerie cérébrale (scanner) à la recherche d'une hémorragie méningée.

En dehors de cette situation, le pronostic d'une hémorragie méningée dépend :

- du volume du saignement (plus le volume de l'hémorragie est important, plus le tableau est grave et plus le risque de complications précoces et tardives est élevé) ;
- du niveau de conscience (score de Glasgow) ;
- de son association à un hématome intraparenchymateux (signes de focalisation) ;
- de l'existence de complications précoces (HTIC aiguë) ;
- du terrain sur lequel elle survient : âge, antécédents.

III. Quels examens complémentaires diagnostiques demander ?

Les examens complémentaires sont à demander en urgence et répondent à deux exigences :

- confirmer le diagnostic d'hémorragie méningée ;
- préciser son étiologie.

A. Scanner cérébral

Le scanner cérébral est l'examen de première intention.

Sur les coupes sans injection, le diagnostic d'hémorragie méningée est confirmé par la présence d'hyperdensités spontanées (sang) dans les espaces sous-arachnoïdiens. L'association d'une hémorragie méningée à un hématome intraparenchymateux est possible (fig. 32.1).

Les coupes avec injection de produit de contraste (angiographie du polygone de Willis) permettent, en la présence d'une hémorragie sous-arachnoïdienne, de rechercher d'emblée une malformation vasculaire (anévrysme, fig. 32.2, malformation artérioveineuse…) et de guider rapidement la prise en charge étiologique (radiologie interventionnelle ou neurochirurgie).

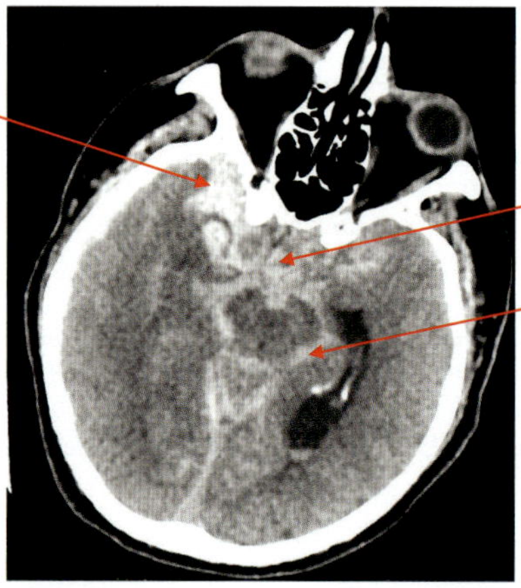

Fig. 32.1. Ⓐ **Scanner cérébral sans injection, coupe axiale.**

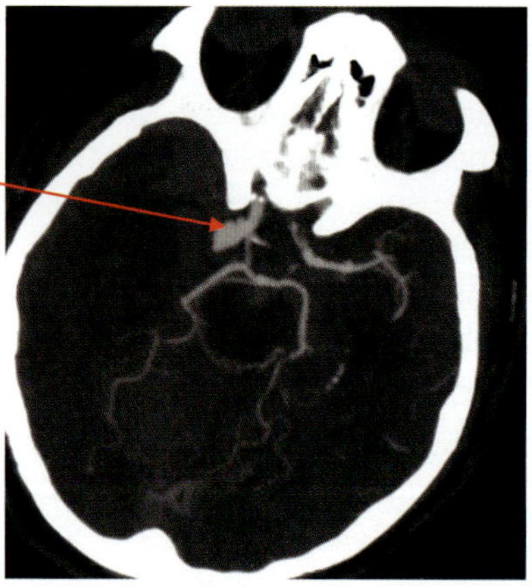

Fig. 32.2. Ⓐ **Angioscanner du polygone de Willis (même patient), coupe axiale.**

B. Autres examens complémentaires

Le scanner cérébral est un examen très spécifique et suffisamment sensible pour le diagnostic d'une hémorragie méningée d'un volume significatif. Un tableau grave d'emblée (arrêt cardiaque, coma) n'est pas compatible avec ce diagnostic si le scanner cérébral est normal. En revanche, les hémorragies méningées de petit volume ne sont parfois pas visibles au scanner.

Tout tableau clinique évocateur du diagnostic (céphalée brutale) sans explication évidente (scanner normal) doit déboucher sur la réalisation d'autres examens complémentaires.

Pour confirmer le diagnostic, en cas de scanner normal, la ponction lombaire est alors l'examen de premier choix

Quel que soit le volume de l'hémorragie, la ponction lombaire retire alors un liquide cérébrospinal uniformément teinté de sang et incoagulable aussi bien en début qu'en fin de prélèvement (trois tubes minimum — mais peu spécifique, les ponctions lombaires traumatiques pouvant aussi être responsables de ces anomalies) et permet la mise en évidence d'un surnageant xanthochromique (centrifugation à demander spécifiquement au laboratoire).

Attention, la ponction lombaire ne doit en aucun cas être réalisée en première intention. Elle est dangereuse s'il existe une HTIC avec un obstacle à l'écoulement du liquide cérébrospinal, car elle peut se compliquer d'un engagement temporal pouvant conduire au décès.

Le scanner doit précéder la ponction lombaire en cas de suspicion d'hémorragie méningée.

L'IRM cérébrale avec angiographie au gadolinium (angio-IRM) du polygone de Willis est une alternative au scanner

B Elle permet de confirmer le diagnostic et de rechercher une étiologie à type de malformation vasculaire. Elle est cependant bien moins disponible que le scanner et beaucoup plus difficile à réaliser chez les patients critiques (respirateur amagnétique, surveillance plus difficile…). Elle représente une alternative de choix chez la femme enceinte pour éviter l'exposition aux rayonnements.

Elle est surtout réalisée dans deux circonstances :

- en cas d'hémorragie méningée à bilan étiologique (angioscanner et artériographie du polygone de Willis) négatif. Elle est alors réalisée sans urgence immédiate (régression du saignement) et recherche une étiologie plus rare (tumeur cérébrale, notamment);
- en cas de suspicion d'ischémie cérébrale retardée (ICR) (cf. *infra*).

L'artériographie (ou angiographie) cérébrale sélective

L'artériographie (fig. 32.3) est recommandée lorsque l'angioscanner cérébral ne permet pas de conclure sur la modalité de prise en charge thérapeutique de l'hémorragie méningée anévrismale (en dehors de l'hémorragie méningée anévrismale périmésencéphalique). Si l'examen ne visualise aucun anévrysme, il peut être renouvelé au 7e jour. Enfin et surtout, l'angiographie permet la réalisation d'un geste thérapeutique endovasculaire (occlusion de l'anévrysme par *microcoils*) lorsque cette modalité de prise en charge est retenue.

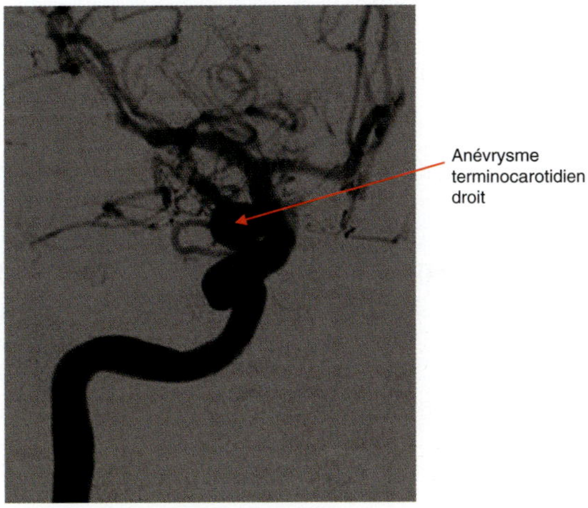

Fig. 32.3. B Artériographie cérébrale (même patient).

Sa réalisation justifie le transfert systématique de tout patient victime d'une hémorragie méningée vers un centre hospitalier muni d'un tel plateau technique (neuroradiologie interventionnelle) (fig. 32.4).

Chaque axe vasculaire est exploré à l'aide d'une angiographie sélective, permettant d'obtenir une image tridimensionnelle. L'anesthésie générale est recommandée en per-procédure.

L'autre indication de l'artériographie est la suspicion de vasospasme. En cas de vasospasme confirmé à l'artériographie, il peut être décidé d'un traitement endovasculaire par injection *in situ* de vasodilatateurs et/ou angioplastie endoluminale.

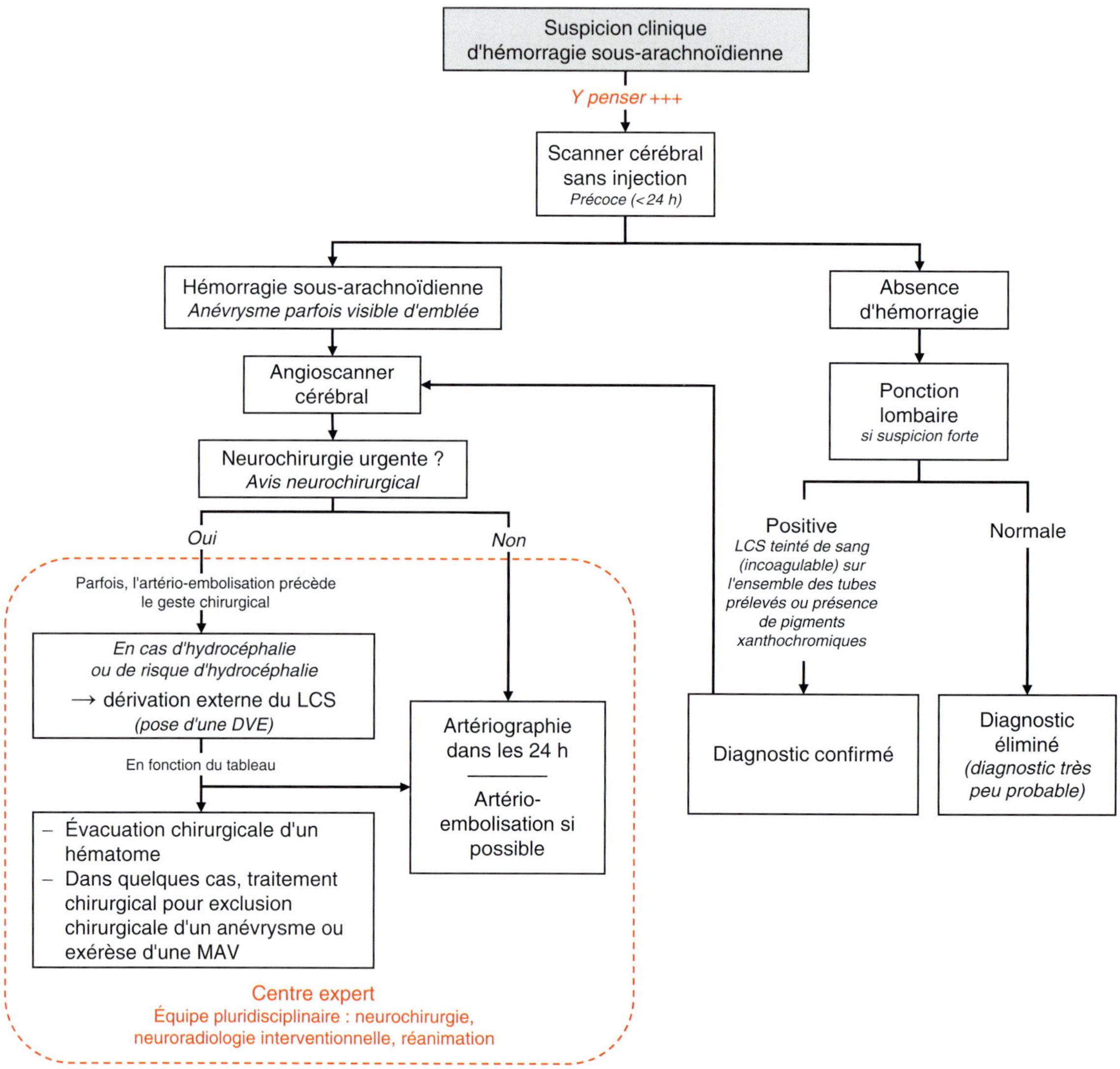

Fig. 32.4. A Hémorragie méningée. Démarche diagnostique et thérapeutique simplifiée.
DVE : dérivation ventriculaire externe ; LCS : liquide cérébrospinal ; MAV : malformation artérioveineuse.

Encadré 32.1

Écho-doppler transcrânien (DTC)

C En soins critiques et en réanimation, le doppler transcrânien fait partie des examens complémentaires recommandés, facilement réalisable au lit du patient dans le cadre de la prise en charge d'une hémorragie méningée.

Le doppler transcrânien permet de mesurer la vélocité (vitesses systolique, diastolique et moyenne) des flux sanguins au niveau du polygone de Willis. En fenêtre transtemporale, l'artère cérébrale moyenne est souvent facile à identifier.

Deux tableaux sémiologiques sont alors recherchés (hors programme du deuxième cycle) :

- un effondrement des vitesses diastoliques et une augmentation de l'index de pulsatilité ($IP = (V_S - V_D)/V_M$) orientent vers une HTIC notamment à la phase initiale de l'hémorragie méningée ;
- une accélération des vélocités moyennes, oriente vers le diagnostic de vasospasme. Le DTC est essentiel pour le dépistage du vasospasme chez les patients chez qui l'évaluation clinique est impossible (coma et/ou sédation).

IV. Quelles sont les étiologies d'hémorragie méningée et quels examens complémentaires étiologiques demander ?

A. Hémorragies méningées post-traumatiques

B Il existe des hémorragies méningées post-traumatiques dont le diagnostic étiologique est aisé. Toutefois, chez un patient pris en charge pour un coma et ayant souffert d'un traumatisme crânien, il peut être difficile de répondre à la question : l'hémorragie méningée est-elle d'origine post-traumatique ou spontanée et à l'origine du tableau ? Les hémorragies méningées post-traumatiques sont souvent moins volumineuses (elles ne touchent volontiers que les sillons corticaux) et souvent associées à d'autres stigmates post-traumatiques : fractures de la voûte crânienne et/ou du massif facial, hématomes intraparenchymateux post-traumatiques, hématomes sous-duraux… Dans le doute, l'angioscanner et parfois l'artériographie doivent compléter le bilan diagnostique (avis spécialisé nécessaire).

B. Hémorragies méningées spontanées

Les hémorragies méningées spontanées justifient un diagnostic étiologique urgent (tableau 32.1).

Plus de 85 % sont liées à la rupture d'une malformation vasculaire cérébrale, en particulier chez les sujets jeunes

Les **anévrysmes artériels** sont alors les plus fréquents, suivis des **malformations artério-veineuses (MAV)**. Les cavernomes et les autres malformations vasculaires sont plus rares.

Les anévrysmes intracrâniens se situent dans les artères le plus souvent au niveau de leurs zones de contrainte (zones de « turbulence rhéologique »). Les anévrysmes de l'artère communicante antérieure, des artères communicantes postérieures, terminocarotidiens (terminaison de l'artère carotide interne dans sa portion supraclinoïdienne) et sylviens sont les plus fréquents.

La rupture d'anévrysme ou de MAV est volontiers déclenchée par une poussée hypertensive.

Le diagnostic positif de ces malformations est souvent fait par l'angioscanner du polygone de Willis mais cet examen manque de sensibilité. Ceci justifie la réalisation systématique d'une artériographie du polygone de Willis pour toute hémorragie méningée spontanée d'étiologie indéterminée après le scanner.

Moins de 15 % sont liées à des causes plus rares

Complications de traitement(s) antithrombotique(s) (antiagrégants plaquettaires, anticoagulants), trouble de l'hémostase d'une autre origine, vascularite cérébrale, anévrysme mycotique des endocardites infectieuses subaiguës, tumeurs cérébrales, intoxications (cocaïne, amphétamines), anévrysme mycotique compliquant une endocardite infectieuse.

Pour compléter le bilan étiologique en cas d'hémorragie méningée spontanée avec artériographie non contributive, une IRM cérébrale doit être réalisée. Certaines hémorragies sous-arachnoïdiennes restent sans explication (hémorragie méningée idiopathique). Elles touchent de manière élective les espaces sous-arachnoïdiens périmésencéphaliques (saignement veineux ?).

Tableau 32.1. B **Étiologie des hémorragies méningées.**

	Diagnostic positif
Post-traumatiques	
Traumatisme crânien	Scanner cérébral Réalisé dans le cadre d'un traumatisme crânien ou d'un traumatisme sévère (*bodyscanner*)
Spontanées	
Rupture d'une malformation vasculaire (85 %) **Anévrysme artériel +++** **Malformation artérioveineuse (MAV)** Cavernome Fistule durale *Malformations essentiellement cérébrales, plus rarement médullaires…*	Angioscanner cérébral Artériographie cérébrale (Parfois angio-IRM)
Lésions artérielles inflammatoires (artérites) Vascularite cérébrale (primitive ou vascularites secondaires) Anévrysme mycotique	Angiographie évocatrice Bilan immunologique et infectieux Recherche d'une endocardite
Lésions artérielles non inflammatoires Syndrome de vasoconstriction cérébrale réversible Moya-moya	Artériographie
Tumeurs intracrâniennes Neurinome, méningiome, gliome, apoplexie hypophysaire…	Scanner puis IRM cérébrale en cas de bilan étiologique négatif
Autres : troubles de l'hémostase, intoxications…	Dosages biologiques Diagnostic d'élimination
Hémorragie méningée idiopathique (périmésencéphalique)	Diagnostic d'élimination

Quiz 2

Les troubles de conscience secondaires

Une patiente de 28 ans est à J+6 de sa prise en charge en soins intensifs pour une hémorragie méningée (Glasgow 14, pas de déficit moteur), par rupture d'un anévrysme de l'artère communicante antérieure. Celui-ci a été sécurisé à J0 par embolisation artérielle.

Depuis la veille, elle présente une fébricule inexpliquée à 38 °C et l'infirmière vous signale que la patiente est difficilement réveillable ce matin. Son score de Glasgow est coté à 10 lors de votre évaluation (Y2, M5, V3). Elle ne semble pas présenter de signe de focalisation.

Quel est le diagnostic le plus probable ?

V. Quelle est la prise en charge thérapeutique d'une hémorragie méningée et de ses complications évolutives ?

(A) Il est important de distinguer la prise en charge des complications précoces et tardives liées à l'hémorragie méningée anévrysmale. En effet, la prise en charge à la phase aiguë a pour objectif principal la prévention de la récidive hémorragique, le traitement de l'HTIC et la prise en charge de l'hydrocéphalie aiguë. En parallèle, la prise en charge secondaire a pour but de rechercher et traiter les complications secondaires survenant à moyen terme après hémorragie méningée.

Une fois le diagnostic posé, la prise en charge consiste en :

- une surveillance en milieu spécialisé : centre expert disposant d'un plateau neurochirurgical et de neuroradiologie interventionnelle ;
- une prise en charge symptomatique, essentiellement de l'hypertension artérielle et de la douleur ainsi que la prévention des agressions cérébrales secondaires d'origine systémique (ACSOS) ;
- la prévention et le traitement des complications spécifiques, notamment précoces, d'autant plus fréquentes que le tableau clinique est grave et que le volume de l'hémorragie est important.

A. Prise en charge symptomatique

1. Prise en charge précoce et prévention des ACSOS (cf. chapitre 29)

- (B) Normalisation de la SpO_2 (objectif : 92–95 %) et de la capnie.
- Correction d'une hyperglycémie.
- Respect de l'osmolarité plasmatique (correction d'une dysnatrémie).
- Traitement de l'hyperthermie.
- Correction de l'anémie.

2. Contrôle de l'hypertension artérielle

(A) Les objectifs tensionnels dépendent du tableau clinique :

- la règle générale est de contrôler le niveau de pression artérielle car une pression artérielle élevée est associée à un risque plus élevé de récidive hémorragique, surtout si l'étiologie de l'hémorragie n'a pas été traitée. La pression artérielle systolique doit alors être maintenue à une valeur inférieure à 160 mmHg jusqu'à exclusion de l'anévrysme. Les variations de pression artérielle ne doivent pas être brutales car il faut garder en mémoire le fait qu'un des principaux déterminants du débit sanguin cérébral est son autorégulation en pression ;
- (B) en cas d'hypertension intracrânienne (HTIC, phase initiale d'une hémorragie méningée grave), on peut au cas par cas discuter d'individualiser l'objectif de pression artérielle systolique et moyenne dans le but de maintenir une pression de perfusion cérébrale efficace. Des niveaux de pression artérielle plus élevés peuvent alors être tolérés. Ce type de stratégie nécessite dans tous les cas une surveillance étroite de la pression de perfusion cérébrale (capteur de pression intracrânienne, doppler transcrânien).

3. Autres

Le contrôle de la douleur et l'isolement sensoriel dans un environnement calme sont essentiels

A Les antalgiques de palier I sont prescrits de manière systématique. Les antalgiques de palier II ou de palier III sont souvent nécessaires. Le maintien du patient au repos, dans l'obscurité, est une mesure adjuvante indispensable.

Prévention du risque thromboembolique

Une anticoagulation préventive n'est initiée qu'après exclusion de l'anévrysme en cas d'hémorragie méningée anévrysmale. On utilise si besoin une prévention mécanique, type bottes de compression intermittente.

B. Prévention et traitement des complications spécifiques

1. Précoces

Récidive hémorragique (« resaignement »)

B Il s'agit de la première complication à redouter. Le « resaignement » survient généralement dans les 24 premières heures après hémorragie méningée anévrysmale. Une hémorragie sous-arachnoïdienne dont la cause n'a pas été traitée est à très haut risque de récidive. Le resaignement est volontiers plus sévère que le premier épisode.

En cas de saignement secondaire à la rupture d'une malformation vasculaire, l'exclusion le plus précocement possible (<24 heures) de celle-ci est essentielle. L'exclusion (« sécurisation ») du sac anévrysmal est le plus souvent réalisée par voie endovasculaire (artério-embolisation avec mise en place de *microcoils* au sein de l'anévrysme qui permettront une thrombose de ce dernier, fig. 32.5).

En cas d'anévrysme non accessible par voie endovasculaire, une neurochirurgie doit être envisagée.

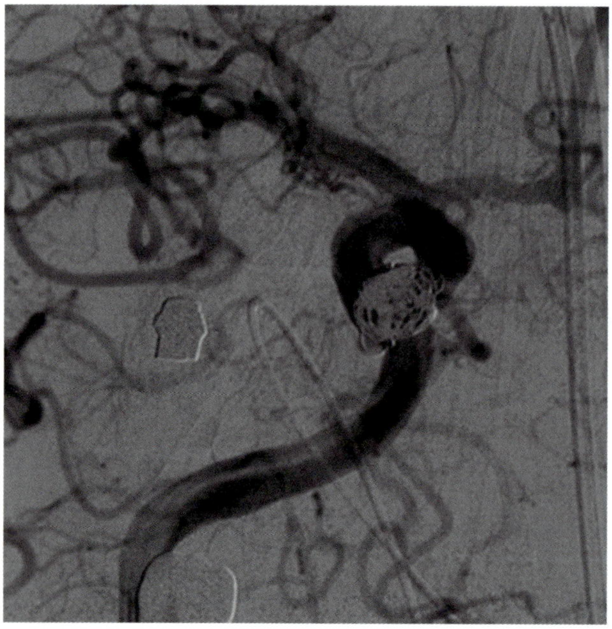

Fig. 32.5. B **Artério-embolisation par multiples *coils* dans un anévrysme terminocarotidien droit (même patient).**

HTIC aiguë

L'HTIC peut être reliée à trois éléments :

- la sévérité (volume) du saignement sous-arachnoïdien. Elle est alors de mauvais pronostic et justifie une prise en charge spécialisée en réanimation (monitorage, thérapeutiques spécifiques) ;
- la présence d'un hématome intraparenchymateux compressif. Une neurochirurgie d'évacuation doit alors être envisagée en urgence. L'exclusion chirurgicale (clip) d'un éventuel anévrysme peut alors être réalisée dans le même temps ;
- une hydrocéphalie aiguë (complication précoce). La mise en place d'une dérivation ventriculaire externe doit alors être réalisée en urgence.

Hydrocéphalie

L'hydrocéphalie est liée à un obstacle à l'évacuation du liquide cérébrospinal (LCS).

L'hydrocéphalie aiguë peut survenir dans les premières heures suivant l'hémorragie méningée. Elle est liée à un « caillotage » au sein des voies d'écoulement du LCS (trous de Magendie, de Luschka, aqueduc de Sylvius…) responsable d'une obstruction aiguë à son écoulement. Elle est alors à l'origine d'une HTIC aiguë. Le scanner cérébral met en évidence une dilatation du système ventriculaire. La mise en place d'une dérivation externe du LCS (dérivation ventriculaire externe, DVE) doit alors être envisagée en urgence. Celle-ci doit être posée avant tout geste d'artério-embolisation.

Autres complications précoces

Hyponatrémie (sécrétion inappropriée d'hormone antidiurétique ou syndrome de perte de sel), épilepsie (en dehors des situations avec crises d'épilepsie inaugurales, un traitement antiépileptique systématique n'est pas recommandé), cardiopathie de stress responsable d'un œdème aigu du poumon ou d'un choc cardiogénique (le « tako-tsubo », anomalie spécifique de contractilité du ventricule gauche, à rechercher systématiquement par une échographie cardiaque) et troubles du rythme et de la conduction (ECG systématique) liés à la décharge catécholergique.

2. Secondaires

Ischémie cérébrale retardée (ICR)

Elle correspond à l'une des complications les plus redoutées après hémorragie méningée anévrysmale. L'ICR survient chez environ 30 % des patients après hémorragie méningée anévrysmale et est à l'origine d'une morbimortalité importante conditionnant le pronostic fonctionnel des patients. Elle survient essentiellement entre J3 et J14 et peut se prolonger jusqu'à la 3e semaine. Le risque est d'autant plus important que l'hémorragie méningée est volumineuse.

Sa prévention repose sur l'administration systématique de nimodipine (inhibiteur calcique) par voie orale ou IVSE, pour une durée totale de 21 jours.

La physiopathologie de l'ICR est mal connue. Longtemps rattachée à la seule survenue de vasospasme d'une artère intracrânienne, il est maintenant bien établi que la physiopathologie de l'ICR est plus complexe et multifactorielle (dysfonction de la microcirculation cérébrale, phénomène de microthromboses, inflammation, dépolarisation corticale propagée…). En effet, il est démontré que l'ICR peut survenir en l'absence de vasospasme et inversement.

Elle associe la survenue d'un **déficit neurologique retardé** (apparition ou dégradation) à la présence d'une **ischémie cérébrale constituée** objectivée à l'imagerie.

> À partir de J3, toute modification de l'état neurologique d'un patient ayant souffert d'une hémorragie méningée doit faire rechercher une ischémie cérébrale retardée.

Dépistage du vasospasme par DTC

C Un vasospasme, lorsqu'il est responsable d'une ischémie d'aval, entraîne une modification de l'état neurologique du patient. L'examen neurologique des patients les plus graves, pris en charge en réanimation, ne peut parfois pas être évalué (patient sédaté). Un outil de dépistage du vasospasme au lit du patient est alors particulièrement utile, une imagerie cérébrale ne pouvant raisonnablement pas être réalisée de manière quotidienne. Le doppler transcrânien répond en partie à cet objectif. Cet examen objective une élévation des vélocités artérielles intracrâniennes moyennes qui doit motiver l'avis auprès d'un neuroradiologue interventionnel pour définir la stratégie thérapeutique : imagerie cérébrale pour confirmer ou non l'ICR (IRM ou angioscanner). Dès le diagnostic d'ICR posé, il est recommandé le maintien d'une hypertension artérielle induite dans le but d'optimiser une pression de perfusion cérébrale adaptée, avec l'aide de drogues vasopressives si besoin.
Rappelons néanmoins que la surveillance la plus fiable de la survenue de l'ICR est **clinique**, lorsque celle-ci est possible.

Le diagnostic repose donc sur l'imagerie cérébrale. Un angioscanner cérébral ou une angio-IRM peuvent être réalisés. Une artériographie permet un éventuel traitement endovasculaire, bien que celui-ci n'ait pas fait la preuve de son efficacité jusqu'alors : injection de vasodilatateurs (nimodipine, milrinone) *in situ* et angioplastie.

Hydrocéphalie chronique

L'hydrocéphalie chronique survient après 2 ou 3 semaines minimum. Elle peut compliquer une hydrocéphalie aiguë ou, plus rarement, être inaugurale. Elle est liée à un feutrage de l'arachnoïde au niveau des aires de résorption du LCS (granulations de Pacchioni). Le tableau clinique associe une triade caractéristique mais souvent difficile à évaluer chez les patients les plus graves : troubles de la marche et de l'équilibre, troubles sphinctériens, troubles cognitifs. Elle justifie alors une dérivation chronique et internalisée du LCS (dérivation ventriculopéritonéale, DVP — le plus souvent).

Autres complications tardives

Épilepsie, anosmie dans le cadre des anévrysmes de l'artère communicante antérieure, troubles cognitifs.

Points de vigilance

- Ne pas écarter le diagnostic d'hémorragie sous-arachnoïdienne sur le simple argument d'un scanner cérébral normal ; la ponction lombaire est parfois nécessaire au diagnostic.
- Penser à prendre un avis neurochirurgical et de neuroradiologie interventionnelle.
- Adresser le patient dans un centre de référence disposant du plateau technique.
- Surveiller le patient en secteur scopé.
- À partir de J3, rechercher de manière systématique la survenue de l'ischémie cérébrale retardée avec une vigilance particulière en cas de modification de l'état neurologique du patient.

Tic-tac…

< 5 min	• Évoquer cliniquement le diagnostic d'HSA : céphalée brutale en « coup de tonnerre »
< 60 min	• Avoir confirmé le diagnostic d'hémorragie méningée : scanner cérébral et PL si scanner normal
< 120 min	• Avoir pris un avis spécialisé : neurochirurgien, neuroradiologue interventionnel, réanimateur
< 24 h	• Le patient est pris en charge dans un centre expert et l'anévrysme est sécurisé

Une situation clinique… Deux prises en charge

Julien est interne aux urgences. Il se rend dans le box de Madame T., 36 ans, atteinte d'un syndrome d'Ehlers-Danlos. La patiente consulte pour une « céphalée » d'intensité brutale qui est apparue juste au moment de servir le dessert. Madame T. fêtait l'anniversaire de sa sœur et déclare avoir bu « un peu d'alcool ». Les constantes vitales sont rassurantes et l'examen neurologique retrouve une patiente somnolente Glasgow 14 (Y3 M6 V5), sans signe de focalisation.

Où on ne peut pas faire confiance à Julien

Julien demande alors un bilan biologique sanguin. Celui-ci est normal en dehors d'une alcoolémie à 0,6 g/l. Devant cette céphalée inhabituelle, un scanner cérébral sans injection de produit de contraste est réalisé. Celui-ci est normal selon l'interprétation du radiologue. La patiente est alors autorisée à rentrer chez elle avec prescription d'un traitement symptomatique antalgique par paracétamol. 48 heures plus tard, la patiente est admise en réanimation dans un tableau de coma brutal. Une hémorragie méningée sur une récidive hémorragique précoce est finalement diagnostiquée.

La céphalée est apparue de manière brutale, la patiente pouvant donner son horaire d'apparition. Si Julien avait correctement interrogé Madame T., il aurait identifié une céphalée en « coup de tonnerre » très caractéristique. Par ailleurs, le syndrome d'Ehlers-Danlos est une maladie du tissu élastique pouvant se compliquer de malformations vasculaires (anévrysmes) cérébrales.

Le scanner aurait dû être injecté pour chercher l'anévrysme de l'artère communicante antérieure à l'origine du tableau. Une ponction lombaire aurait alors dû être réalisée pour confirmer le diagnostic d'hémorragie méningée.

Où on peut faire confiance à Imane

L'interrogatoire confirme l'apparition en « coup de tonnerre » de cette céphalée inhabituelle. La douleur a été d'emblée maximale. Imane se renseigne sur le syndrome d'Ehlers-Danlos et identifie la patiente comme à risque de présenter des malformations vasculaires anévrysmales, notamment au niveau cérébral.

Le scanner cérébral non injecté est normal. Après injection de produit de contraste, il permet d'identifier un anévrysme artériel. Même si aucune hyperdensité spontanée n'est identifiée dans les espaces sous-arachnoïdiens, Imane réalise une ponction lombaire pour confirmer sa forte suspicion diagnostique d'hémorragie méningée. Les trois tubes retrouvent un LCS uniformément rouge. Le laboratoire lui confirme la présence d'un surnageant xanthochromique.

Imane contacte le neurochirurgien qui lui confirme l'absence d'indication chirurgicale. Il lui demande de se mettre en contact avec le neuroradiologue interventionnel. Celui-ci pratique le lendemain à la première heure une artériographie cérébrale et exclut l'anévrysme par voie endovasculaire. Après accord du réanimateur, la patiente est surveillée en unité de surveillance continue pendant quelques jours. Il n'y a pas de récidive hémorragique ni autre complication.

Réponses aux quiz

Quiz 1

L'hémorragie méningée présentée par le patient est grave d'emblée. Il présente un coma Glasgow 6 et l'hémorragie est volumineuse, avec la présence de sang au sein du système ventriculaire.

Le coma initial est certainement lié à une HTIC qui peut être secondaire :

- à la sévérité de l'hémorragie méningée en tant que telle avec HTIC ;
- à la présence d'emblée d'une hydrocéphalie aiguë. Le diagnostic est fait au scanner qui mettra en évidence une dilatation du système ventriculaire (cornes temporales et frontales des ventricules latéraux). Le traitement est neurochirurgical par la mise en place d'une dérivation ventriculaire externe.

La mydriase droite peut être expliquée de deux manières :

- l'HTIC est responsable d'un engagement temporal interne droit sous la tente du cervelet. Celui-ci comprime le nerf oculomoteur commun. C'est le signe d'une extrême gravité qui signe une mise en jeu immédiate du pronostic vital ;
- l'hémorragie méningée peut être secondaire à la rupture d'un anévrysme carotidien droit supraclinoïden. Cet anévrysme est au contact du nerf oculomoteur commun et explique la mydriase avec une valeur localisatrice. L'angioscanner du polygone de Willis confirme finalement la présence d'une telle malformation vasculaire chez ce patient.

Quiz 2

Devant la modification de l'examen neurologique, le diagnostic le plus probable est celui d'une ischémie cérébrale retardée. Vous réalisez un doppler transcrânien à la recherche d'une accélération des vitesses systoliques et moyennes. Vous appelez ensuite le neuroradiologue interventionnel pour confirmer la démarche diagnostique et thérapeutique à adopter (imagerie cérébrale à discuter ± artériographie thérapeutique).

CHAPITRE

33

Paralysies extensives

Polyradiculonévrite aiguë inflammatoire et myasthénie

Situations de départ

- 121 Déficit neurologique sensitif et/ou moteur
- 127 Paralysie faciale
- 143 Diplopie
- 160 Détresse respiratoire aiguë
- 162 Dyspnée

Items, objectifs pédagogiques

ITEM 97 – Polyradiculonévrite aiguë inflammatoire (syndrome de Guillain-Barré)

Rang	Rubrique	Intitulé	Descriptif
A	Définition	Connaître la définition d'une polyradiculonévrite	
B	Définition	Connaître les différentes formes de polyradiculonévrites	Syndrome de Guillain-Barré, neuropathie motrice axonale aiguë
A	Diagnostic positif	Savoir diagnostiquer un syndrome de Guillain-Barré	Savoir évoquer le diagnostic de syndrome de Guillain-Barré devant l'apparition d'une parésie symétrique, étendue et sévère, prédominant initialement en proximal
B	Étiologie	Connaître l'existence d'événements déclenchants des polyradiculonévrites	
A	Diagnostic positif	Reconnaître les trois phases d'évolution d'une polyradiculonévrite	
A	Examens complémentaires	Savoir interpréter une ponction lombaire évocatrice de syndrome de Guillain-Barré	Savoir interpréter un LCS de syndrome de Guillain-Barré (hyperprotéinorrachie marquée pauci- ou acellulaire)
A	Identifier une urgence	Connaître les signes de gravité d'une polyradiculonévrite aiguë et les situations nécessitant une prise en charge en service de réanimation	Connaître les risques respiratoire, thromboembolique et cardiaque, savoir rechercher une paralysie faciale bilatérale, rechercher les troubles de la déglutition et de la phonation
B	Prise en charge	Connaître les principes de prise en charge d'un syndrome de Guillain-Barré	

ITEM 98 – Myasthénie

Rang	Rubrique	Intitulé	Descriptif
B	Éléments physiopathologiques	Connaître les principaux éléments physiopathologiques de la myasthénie	
A	Diagnostic positif	Savoir diagnostiquer une myasthénie	Connaître les symptômes révélateurs les plus fréquents et les plus évocateurs (oculaire, bulbaires, muscles respiratoires) avec fatigabilité ou variabilité dans le temps
B	Diagnostic positif	Connaître et savoir rechercher les pathologies fréquentes associées à la myasthénie	Pathologie thymique, pathologies auto-immunes
B	Diagnostic positif	Connaître l'existence de formes oculaires pures et de formes généralisées de myasthénie	
A	Examens complémentaires	Connaître les éléments paracliniques du diagnostic	Électroneuromyogramme, anticorps anti-récepteurs à l'acétylcholine
A	Identifier une urgence	Reconnaître les situations d'urgence de la myasthénie	Crises myasthéniques, infections, médicaments
A	Identifier une urgence	Connaître les risques et les complications graves de la myasthénie	
A	Prise en charge	Planifier la prise en charge des situations d'urgence	
B	Prise en charge	Connaître les principes du traitement	Traitement symptomatique (anticholinergique), traitement de fond, médicaments prohibés

Introduction
I. Comment faire le diagnostic de paralysie extensive ?
II. Quels sont les critères de gravité immédiate ?
III. Quels examens complémentaires demander en urgence ?
IV. Quelle est la prise en charge thérapeutique ?

Introduction

A Les polyradiculonévrites aiguës inflammatoires et la myasthénie sont deux paralysies extensives pouvant mettre en jeu le pronostic vital. Elles représentent des urgences neurologiques avec le risque de troubles de la déglutition et d'insuffisance respiratoire aiguë pouvant nécessiter le recours à la ventilation mécanique invasive. Le déficit moteur peut être responsable d'un alitement prolongé avec un risque de complications de décubitus (thrombose veineuse profonde et embolie pulmonaire) et de dysautonomie, en particulier dans le syndrome de Guillain-Barré.

Le rôle du médecin intensiviste est essentiel en partenariat avec le neurologue : il doit être capable d'évaluer et de dépister précocement les signes de gravité, afin d'orienter le lieu de la prise en charge avec un degré de surveillance adapté.

Vignette clinique

Polyradiculonévrite aiguë

Madame W., 32 ans, est adressée aux urgences pour des **paresthésies bilatérales des membres inférieurs** d'installation progressive et évoluant depuis plusieurs jours. On ne note pas d'antécédent particulier. Elle rapporte uniquement un épisode viral spontanément résolutif il y a une quinzaine de jours. Elle ne prend pas de traitement.

L'interrogatoire précise les paresthésies, qu'elle décrit comme ascendantes et ayant débuté aux membres inférieurs. Elle vous explique que cela touche désormais aussi les membres supérieurs et qu'elle ressent aussi ces sensations en péribuccal.

Les constantes vitales relevées par l'infirmière sont : PA 139/85 mmHg, FC 112 bpm, température 37,2 °C, FR 20 cycles/min, SpO_2 98 % en air ambiant. Elle n'a pas de trouble de la vigilance.

Votre examen physique retrouve un **syndrome neurogène périphérique** prédominant aux membres inférieurs avec une paraparésie associée à une aréflexie ostéotendineuse patellaire et achilléenne. Vous notez une paralysie faciale droite périphérique mais elle ne présente pas de fausse route aux solides ni aux liquides.

La patiente est eupnéique.

Devant ce tableau clinique évocateur, vous diagnostiquez une polyradiculonévrite aiguë. L'IRM médullaire n'est pas requise pour éliminer une pathologie médullaire aiguë en l'absence d'un syndrome médullaire (niveau lésionnel, syndrome pyramidal et troubles sphinctériens absents). Vous réalisez une **ponction lombaire** et vous demandez un **électroneuromyogramme** (ENMG) pour confirmation et élimination des diagnostics différentiels.

En concertation avec vos confrères neurologues, vous décidez d'hospitaliser Madame W. en unité de surveillance continue devant une phase d'aggravation rapide et non stabilisée.

Les résultats de l'analyse du liquide cérébrospinal sont : cellularité = 0 élément/mm^3, protéinorachie = 0,8 g/l, glycorachie = 2/3 de la glycémie. Vous mettez ainsi en évidence **une dissociation albuminocytologique** (élévation de la protéinorachie, pas d'augmentation de la cellularité).

Après avoir vérifié la fonction rénale et l'absence de contre-indication (allergie et déficit en IgA), vous prescrivez un traitement par **immunoglobulines polyvalentes intraveineuses** (IgIV) à la posologie journalière de 0,4 g/kg pendant 5 jours.

Vous récupérez les résultats de l'ENMG mettant en évidence un allongement des latences distales sur l'ensemble des nerfs examinés avec une atteinte axonale associée et les sérologies prélevées avec une séroconversion CMV (IgM^+, IgG^-). Il s'agit donc bien d'une **polyradiculonévrite aiguë démyélinisante** sur séroconversion CMV.

Vous identifiez les éléments essentiels de la surveillance pluriquotidienne et de la prise en charge préventive :

- **surveillance des paramètres respiratoires : fréquence, saturation de pouls, tirage, encombrement, idéalement mesure de la capacité vitale sinon compte en apnée**;
- **troubles de la déglutition**;
- **prévention de la maladie thromboembolique et des autres complications de décubitus**;
- **dysautonomie**;
- **paralysie faciale, justifiant une fermeture oculaire**.

L'état respiratoire de votre patiente s'est dégradé avec un effondrement de sa capacité vitale nécessitant une intubation trachéale et la ventilation mécanique invasive. Le facteur faisant craindre cette évolution était la rapidité d'aggravation.

Devant une durée prévisible de ventilation longue, elle a été trachéotomisée, afin d'optimiser le sevrage respiratoire. Elle est désormais en centre de rééducation pour récupérer de son déficit. Les séquelles graves peuvent atteindre 10 % à un an chez les patients ayant nécessité une assistance ventilatoire.

Myasthénie

Madame D., 25 ans, est adressée au service d'accueil des urgences pour une **détresse respiratoire aiguë**. Elle est suivie pour une **myasthénie auto-immune** avec présence d'anticorps anti-récepteurs de l'acétylcholine. Le diagnostic a été établi 5 ans auparavant devant un ptosis fluctuant et elle est désormais sous anticholinestérasique (pyridostigmine).

À l'anamnèse de son compagnon, vous apprenez qu'elle se plaint depuis quelques jours de difficultés respiratoires. Elle prend correctement son traitement et vous apprenez qu'elle a été mise sous propranolol depuis peu pour une migraine.

Les constantes vitales relevées par l'infirmière sont : PA 110/65 mmHg, FC 122 bpm, température 36,9 °C, FR 29 cycles/min, SpO_2 95 % en air ambiant. Elle n'a pas de trouble de la vigilance.

Votre examen physique trouve une patiente agitée, n'arrivant pas à faire de phrase. Elle est très anxieuse. L'auscultation pulmonaire trouve un murmure vésiculaire diminué de manière bilatérale, sans argument pour une condensation pulmonaire. Le reste de l'examen est sans particularité. Elle se dit très fatiguée et vous observez un ptosis bilatéral prédominant à droite. Elle dit avoir du mal à déglutir.

Devant ce tableau évocateur d'une **crise myasthénique**, vous décidez d'admettre Madame D. en service de médecine intensive-réanimation. L'urgence est de surveiller la patiente et de recourir à la ventilation artificielle en cas d'aggravation ou de persistance des signes d'insuffisance respiratoire aiguë. Malheureusement, l'évolution clinique est ici rapidement défavorable avec un épuisement respiratoire nécessitant une intubation orotrachéale pour mise en place d'une assistance ventilatoire.

Vous prescrivez en urgence des **immunoglobulines polyvalentes** par voie intraveineuse et vous poursuivez le traitement par anticholinestérasique. Vous arrêtez le traitement par **propranolol** devant l'imputabilité probable de ce médicament dans la crise myasthénique actuelle.

Elle présente au décours de son admission une pneumopathie d'inhalation, favorisée par les troubles de la déglutition initiaux, qui est traitée par antibiothérapie probabiliste.

À distance de cet épisode, la patiente est revue en consultation par son neurologue pour lui réexpliquer l'ensemble des médicaments contre-indiqués avec la remise d'une carte comportant la liste des principaux : bêtabloquants, curare, aminoside, quinine, benzodiazépine. Elle bénéficie d'un scanner cervicothoracique pour rechercher un thymome, afin de discuter, le cas échéant, de la réalisation d'une thymectomie pour mieux contrôler sa myasthénie.

I. Comment faire le diagnostic de paralysie extensive ?

Une paralysie extensive se caractérise par un déficit moteur diffus, le plus souvent progressif, et dont la gravité essentielle est liée à l'atteinte des muscles respiratoires. Les deux formes les plus fréquentes (mais relativement rares néanmoins) sont la polyradiculonévrite aiguë et la myasthénie.

A. Polyradiculonévrite aiguë

1. Définition

Une polyradiculonévrite aiguë (PRNA) est une **neuropathie périphérique touchant les racines et les troncs nerveux**. Le caractère aigu est défini par une phase d'aggravation inférieure à 4 semaines — ce qui la distingue des polyradiculonévrites subaiguës ou chroniques qui ont d'autres étiologies.

Historiquement, le **syndrome de Guillain-Barré** (SGB) correspond à une polyradiculonévrite aiguë **démyélinisante sensitivomotrice**, idiopathique, inflammatoire, de nature post-infectieuse ou post-vaccinale.

Encadré 33.1

Variantes et causes des polyradiculonévrites

B On distingue d'autres variantes du syndrome de Guillain-Barré :

- la neuropathie axonale motrice aiguë (AMAN);
- la neuropathie axonale sensitivomotrice aiguë (AMSAN);
- le syndrome de Miller-Fisher (association avec une ophtalmoplégie exposant au risque de kératite par atteinte des nerfs crâniens);
- l'encéphalite de Bickerstaff (forme sévère avec tableau encéphalitique associé dans 30 % des cas à un coma);
- il existe des formes secondaires à une infection (maladie de Lyme, VIH, paranéoplasiques…) et des polyradiculonévrites chroniques (durée d'évolution supérieure à 12 semaines) qui possèdent leurs spécificités, en particulier diagnostiques et thérapeutiques.

Dans une majorité de cas (deux tiers des cas), un épisode infectieux est retrouvé dans les semaines précédant les premiers signes neurologiques. Un mimétisme moléculaire entre l'agent pathogène et les antigènes nerveux (tels que les gangliosides) est incriminé, en particulier dans les formes axonales. Les agents infectieux pathogènes les plus fréquemment observés en recherche sont le cytomégalovirus, *Mycoplasma pneumoniae*, le virus d'Epstein-Barr et *Campylobacter jejuni*.

2. Présentation clinique

Il n'existe **pas de terrain particulier**. On peut retrouver dans les antécédents récents un **épisode infectieux** digestif ou respiratoire.

La présentation clinique est celle d'un **déficit neurologique** (sensitivo-)moteur d'installation aiguë et rapidement progressif, s'intégrant dans un **syndrome neurogène périphérique**.

L'évolution se fait en trois phases : **extension, plateau** et **récupération** (fig. 33.1).

La **phase d'extension** débute habituellement par des troubles sensitifs à type de paresthésies ou de dysesthésies des extrémités. Des douleurs lombaires et des radiculalgies sont classiques. Il s'y associe un déficit moteur, bilatéral et globalement symétrique, flasque avec une hyporéflexie. Le déficit est caricaturalement d'évolution ascendante, prédomine en proximal et peut être de gravité variable, avec une évolution possible vers une tétraplégie, une atteinte des nerfs crâniens (parfois précoce), des muscles axiaux et respiratoires.

→ **Le diagnostic repose sur la mise en évidence d'une paralysie flasque ascendante avec abolition des réflexes ostéotendineux. Attention aux signes atypiques, faisant douter du diagnostic** :

- **syndrome médullaire :** niveau lésionnel, syndrome pyramidal, troubles sphinctériens;
- **fièvre**;
- début par les membres supérieurs;
- début par les paires crâniennes.

La **phase de plateau** est de durée variable, fonction de la sévérité de l'atteinte. Deux tiers des patients atteints perdent la marche et 20 % développent une insuffisance respiratoire. Les troubles dysautonomiques (bradycardie extrême pouvant aller jusqu'à l'asystolie) sont fréquents chez les patients sous assistance ventilatoire (souvent déclenchés par les aspirations bronchiques) et sont un facteur associé à la mortalité. Les complications thromboemboliques sont fréquentes en l'absence de prophylaxie.

La **phase de récupération** peut être longue, puisque 20 % des patients ne recouvrent pas la marche à 6 mois. Près de 10 % des patients présentent encore des symptômes résiduels à 3 ans de l'épisode.

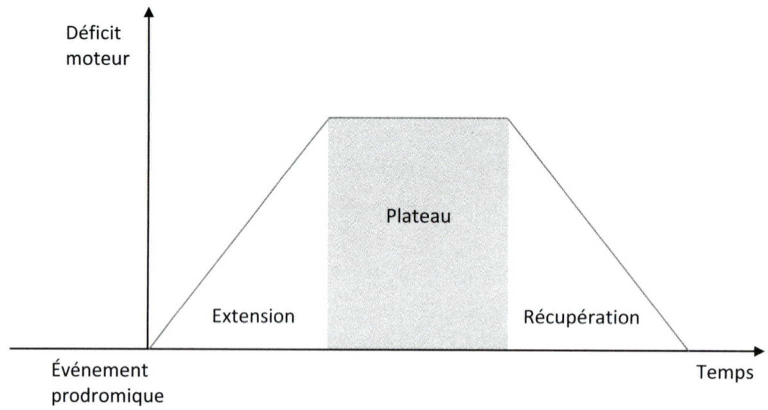

Fig. 33.1. Ⓐ **Les trois phases évolutives caractéristiques d'un syndrome de Guillain-Barré**

Diagnostic différentiel d'une polyradiculonévrite aiguë

B À évoquer dès l'examen clinique si le syndrome neurogène périphérique n'est pas isolé.

- Atteinte centrale :
  - AVC du tronc cérébral : syndrome pyramidal (IRM encéphalique) ;
  - myélopathie aiguë : syndrome pyramidal, atteinte des sphincters (IRM médullaire).
- Atteinte périphérique :
  - neuroborréliose (Lyme) : notion de piqûre de tique (ponction lombaire) ;
  - C poliomyélite antérieure aiguë : déficit moteur pur, asymétrique (ENMG, ponction lombaire) ;
  - diphtérie : atteinte ORL (ENMG) ;
  - intoxication aux métaux lourds : douleurs abdominales, urines porto, troubles psychiatriques (ENMG, ponction lombaire) ;
  - lymphome (ponction lombaire).
- B Atteinte de la jonction neuromusculaire = forme motrice pure :
  - syndrome myasthénique (myasthenia gravis, Lambert-Eaton, botulisme…).
- Atteinte musculaire = forme motrice pure :
  - myopathie inflammatoire (CPK) ;
  - rhabdomyolyse aiguë (CPK) ;
  - C paralysie périodique (kaliémie).

B. Myasthénie

1. Définition

La **myasthénie** est une maladie auto-immune de la **jonction neuromusculaire**, souvent associée à d'autres pathologies auto-immunes. Elle résulte d'une altération du fonctionnement de la jonction neuromusculaire. La conséquence clinique est logiquement un déficit moteur pur.

B Elle correspond à un bloc postsynaptique par le biais d'anticorps se fixant sur les récepteurs à l'acétylcholine, notamment des anticorps anti-récepteurs à l'acétylcholine (anti-rACh), ou anti-MuSK. Le traitement anticholinestérasique permet d'augmenter la biodisponibilité de l'acétylcholine dans la fente synaptique en inhibant la dégradation de l'acétylcholine par l'acétylcholinestérase.

2. Présentation clinique

A Le terrain est celui d'une **femme jeune**, présentant souvent un terrain **dysimmunitaire**. Une pathologie thymique (hyperplasie thymique, thymome) peut être associée et favoriser l'expression clinique de la myasthénie.

L'examen clinique retrouve un déficit neurologique **fluctuant** qui apparaît au cours de l'activité musculaire et en fin de journée : on parle de fatigabilité musculaire. L'ensemble s'intègre dans un **syndrome myasthénique**.

Il prédomine sur certains groupes musculaires (par ordre de fréquence) :

- muscles **oculaires et palpébraux** : diplopie, ptosis;
- muscles d'**innervation bulbaire** : troubles de la déglutition, de la phonation et de la mastication;
- muscles axiaux et des membres : déficit moteur;
- muscles **respiratoires** : dyspnée et détresse respiratoire aiguë dans les formes les plus sévères.

Il s'agit d'une maladie chronique s'exprimant par poussées : les crises myasthéniques. Elles correspondent à une aggravation de déficits moteurs ± associée à une atteinte bulbaire (déglutition, phonation). Elles sont fréquemment déclenchées par un facteur intercurrent : infection (en particulier respiratoire), prise de médicaments contre-indiqués, grossesse, intervention chirurgicale, modification ou inobservance thérapeutique.

B Les principaux médicaments contre-indiqués sont : les bêtabloquants, la quinine et ses dérivés, certains antibiotiques (aminosides, macrolides, quinolones), les curares, mais aussi beaucoup d'autres médicaments.

A En pratique, chez tout patient myasthénique, la prescription d'un médicament doit se faire après vérification des contre-indications.

Diagnostic différentiel d'une myasthénie

B À évoquer dès l'examen clinique si le syndrome myasthénique n'est pas isolé.

- syndrome de Lambert-Eaton (dysautonomie, altération de l'état général, incrément à l'EMG) : syndrome paranéoplasique associé principalement au cancer pulmonaire à petites cellules;
- botulisme (toxi-infection alimentaire, paralysies descendantes);
- sclérose latérale amyotrophique (syndrome pyramidal, atteinte du motoneurone isolée);
- C polymyosite (rhabdomyolyse, signes généraux);
- mitochondropathie (arbre généalogique, dysthyroïdies, atteintes neuropsychiatriques);
- myopathie oculobulbaire.

B Un des diagnostics différentiels de la crise myasthénique chez un patient sous traitement anticholinestérasique est la **crise cholinergique** correspondant à un surdosage en anticholinestérasique : signes nicotiniques (fasciculations et crampes, tachycardie) et signes muscariniques (myosis, bradycardie, augmentation des sécrétions salivaires, digestives, sudation).

II. Quels sont les critères de gravité immédiate?

Dès que le diagnostic de paralysie extensive a été évoqué par l'**examen clinique**, il est immédiatement nécessaire de rechercher les signes de gravité clinique qui vont avoir un impact immédiat et déterminer le **lieu de la prise en charge** et le **traitement**. Devant le moindre signe de gravité, il est nécessaire d'hospitaliser le patient en service de réanimation.

Quelle que soit la forme (polyradiculonévrite, myasthénie), la gravité se juge sur l'atteinte respiratoire par déficit neuromusculaire et/ou sur les troubles de déglutition

pouvant se compliquer d'inhalation. Les comorbidités du patient doivent être prises en compte. **Attention, les signes de tirage peuvent manquer ou être tardifs car les muscles ne sont plus capables de fonctionner suffisamment : la détresse respiratoire des patients atteints de paralysie extensive est « peu visible »; il faut un examen très soigneux et une mesure de la capacité vitale. La cinétique est un paramètre important, une paralysie s'aggravant rapidement est à risque d'évolution vers une atteinte respiratoire sévère. La dysautonomie est un paramètre de gravité également dans les polyradiculonévrites.**

En pratique, l'analyse des critères de gravité nécessite l'examen quotidien voire pluriquotidien à la phase d'installation/poussée :

- **l'examen clinique** :
  - **examen de la force motrice des quatre membres, tonicité axiale, paralysie faciale périphérique**;
  - **troubles de déglutition et de la phonation**;
  - **fréquence respiratoire**;
  - **encombrement**;
  - **dysautonomie : épisodes de bradycardie et d'hypotension (polyradiculonévrite)**;
- **la mesure de la capacité vitale ou, à défaut, le compte en apnée** (non validé mais permet de suivre l'évolution respiratoire d'un même patient).

Indications à débuter l'assistance ventilatoire

- Une détresse respiratoire clinique : mise en jeu des muscles respiratoires accessoires (attention : peuvent manquer !), orthopnée.
- Des troubles de la déglutition, associés à un retentissement respiratoire (insuffisance respiratoire aiguë) secondaire à une incapacité à la toux (risque d'encombrement sévère).
- Une capacité vitale effondrée.
- Une hypoxémie témoignant le plus souvent d'une inhalation.
- Une hypercapnie ou normocapnie avec des signes de détresse respiratoire témoignant d'une atteinte des muscles respiratoires.

C Dans la myasthénie a été développé un score spécifique d'évaluation clinique du déficit moteur : le **score myasthénique** (tableau 33.1, uniquement pour information). Il permet d'explorer les muscles les plus fréquemment atteints et de tester l'atteinte des muscles d'innervation bulbaire (déglutition, phonation, mastication). Il est un élément indispensable du **suivi** de ces patients.

Tableau 33.1. C Score myasthénique.

Membres supérieurs étendus à l'horizontale en antéroposition	
1 point par 10 secondes de tenu	0 à 15 points
Membres inférieurs, malade en décubitus dorsal, cuisses fléchies	
1 point par 5 secondes de tenu	0 à 15 points
Flexion de la tête, le malade en décubitus dorsal	
Contre résistance	10 points
Sans résistance	5 points
Impossible	0 point

(*Suite*)

Tableau 33.1. Suite.

Passage de la position couchée à la position assise	
Sans l'aide des mains	10 points
Impossible	0 point
Oculomotricité extrinsèque	
Normale	10 points
Ptosis isolé	5 points
Diplopie	0 point
Occlusion palpébrale	
Complète	10 points
Diminuée (signe des cils)	7 points
Incomplète avec recouvrement cornéen	5 points
Incomplète sans recouvrement cornéen	0 point
Mastication	
Normale	10 points
Diminuée	5 points
Nulle	0 point
Déglutition	
Normale	10 points
Dysphagie sans fausse route	5 points
Dysphagie avec fausse route	0 point
Phonation	
Voix normale	10 points
Voix nasonnée	5 points
Aphonie	0 point

Quiz 1

Un diagnostic clinique…

Monsieur S., 63 ans, est adressé en urgence pour une paraparésie d'installation rapidement progressive associée à des paresthésies ascendantes.

Antécédents : insuffisance rénale chronique et appendicectomie.

Cliniquement : température 36,9 °C, PA 152/85 mmHg, FC 86 bpm, SpO_2 99 % en air ambiant, FR 20 cycles/min. Patient conscient et coopérant. À l'examen neurologique : aréflexie ostéotendineuse achilléenne bilatérale et diminution des réflexes patellaires. La marche est conservée avec un déficit neurologique global des membres inférieurs coté à 4 (échelle du MRC).

Le patient a bénéficié :

- d'un électroneuromyogramme : normal ;
- d'une ponction lombaire pour analyse du liquide cérébrospinal : normale.

Quel diagnostic est à évoquer devant la présentation clinique ? Les explorations paracliniques réalisées permettent-elles d'exclure le diagnostic ?

III. Quels examens complémentaires demander en urgence ?

Le diagnostic à la phase initiale est posé sur le tableau clinique. Le traitement spécifique et symptomatique est alors immédiatement débuté.

Ⓐ Le diagnostic de confirmation formelle et la recherche de formes secondaires se font dans un deuxième temps, lorsque les examens complémentaires peuvent être réalisés. Ces examens diagnostiques sont en effet rarement disponibles en urgence et souvent normaux à la phase initiale.

Seule l'IRM médullaire peut être discutée en urgence, en faisant appel au neurologue en cas de doute à l'examen clinique ou selon l'histoire de la maladie pour éliminer un diagnostic différentiel nécessitant une prise en charge neurochirurgicale urgente (compression médullaire, queue de cheval).

A. Électroneuromyogramme

L'électroneuromyogramme (ENMG) est l'examen commun aux deux pathologies : il permet le diagnostic et la recherche des diagnostics différentiels.

Attention, l'ENMG peut être normal durant la première semaine pour les polyradiculonévrites aiguës et en dehors des crises pour la myasthénie. Il est donc rarement un examen d'urgence.

B. Ponction lombaire : uniquement dans le cadre de la polyradiculonévrite

L'anomalie à rechercher est une **dissociation albuminocytologique** : hyperprotéinorachie (> 0,4 g/l) sans réaction cellulaire associée (leucocytes < 5 éléments/mm^3).

Attention : la ponction lombaire peut être normale la première semaine d'évolution.

En cas d'hyperleucocytose (> 5 éléments/mm^3), le diagnostic de polyradiculonévrite aiguë doit être remis en question et faire évoquer une atteinte infectieuse (méningoradiculite) ou tumorale (méningite carcinomateuse).

C. Recherche d'anticorps

- Ⓑ **Polyradicolunévrite aiguë** : la recherche d'anticorps anti-ganglioside dans le sang est recommandée.
- Ⓐ **Myasthénie** : la recherche d'anticorps anti-récepteurs à l'acétylcholine et anti-MuSK (myasthénie) est recommandée.

Quiz 2

Un traitement qui peut vous aggraver

Madame D., 33 ans, est adressée en urgence pour des difficultés respiratoires.

Antécédent : myasthénie auto-immune à anticorps anti-récepteurs de l'acétylcholine traitée par anticholinestérasique.

Cliniquement : température 37,9 °C, PA 102/45 mmHg, FC 45 bpm, SpO_2 96 % en air ambiant, FR 30 cycles/min. Patiente consciente et coopérante. Elle présente des difficultés à faire des phrases complètes. À l'examen clinique, vous notez : des crampes diffuses, la présence de fasciculations, une hypersalivation. Le reste de l'examen est sans particularité.

Quel diagnostic est à évoquer devant la présentation clinique ? Quelle est l'explication sur le plan physiopathologique ?

IV. Quelle est la prise en charge thérapeutique ?

B Le traitement d'une paralysie extensive est une urgence :

- **traitement symptomatique** : dépistage et prise en charge de la défaillance respiratoire, troubles de déglutition, complications de décubitus, dysautonomie (dans les polyradiculonévrites)… ;
- **traitement spécifique** : les immunoglobulines polyvalentes ou les échanges plasmatiques.

En plus des épisodes de poussée de la maladie (« crises myasthéniques »), la myasthénie a comme particularité d'être une pathologie chronique qui nécessite :

- d'instaurer ou de réévaluer le traitement de fond (anticholinestérasique, immunosuppresseur) ;
- d'identifier le facteur de décompensation et de le corriger (épisodes infectieux, inobservance du traitement de fond et iatrogénie, vaccinations à maintenir à jour) ;
- de vérifier l'absence de contre-indication avant l'introduction de tout nouveau médicament.

Les trois questions à se poser sont :

Où est-ce que j'hospitalise mon patient ?

En l'absence de signe de gravité, l'hospitalisation peut se faire en neurologie après avoir prévenu l'équipe de réanimation. La prise en charge d'une paralysie extensive doit être réalisée dans un service avec des équipes habituées et formées à leur prise en charge : identification des critères de transfert en réanimation, prévention précoce des complications.

> Devant la présence d'un signe de gravité, le patient doit être hospitalisé en service de surveillance continue ou de réanimation.

Quel traitement spécifique mettre en place ?

Leur objectif est de limiter l'extension du déficit, de favoriser la récupération et de diminuer les séquelles. Il doit être mis en place le plus précocement possible.

À ce jour, deux traitements spécifiques sont disponibles dans la myasthénie et les polyradiculonévrites :

- les **immunoglobulines polyvalentes** (une cure de 2 à 5 jours) ;

ou :

- les **échanges plasmatiques**.

Compte tenu de la facilité d'administration, les immunoglobulines sont le premier choix. Les échanges plasmatiques sont discutés en cas d'échec.

L'efficacité du traitement est progressive sur plusieurs semaines.

Dans la myasthénie, le traitement anticholinestérasique (prostigmine, pyridostigmine) peut permettre de réduire l'intensité des symptômes. Le traitement de la cause ou du facteur déclenchant est également impératif (par exemple, éviction d'un médicament contre-indiqué).

La corticothérapie n'a aucun intérêt dans les polyradiculonévrites aiguës. Il existe un effet paradoxal initial de la corticothérapie dans la myasthénie : la maladie peut s'aggraver lors de l'introduction de la corticothérapie ; la prescription de corticoïdes dans la myasthénie nécessite donc un avis d'expert.

Quelles mesures préventives, symptomatiques et de surveillance mettre en place ?

Insuffisance respiratoire et troubles de la déglutition

En cas d'atteinte respiratoire ou de la déglutition sévère, la prise en charge repose sur une intubation trachéale avec ventilation mécanique. Le recours à la trachéotomie est alors fréquent pour la phase de sevrage du fait de l'évolution lente.

Évaluation et prise en charge par un kinésithérapeute ou un orthophoniste pour les atteintes modérées de la déglutition.

Les pneumopathies d'inhalation ou acquises sous ventilation mécanique sont un risque fréquent.

Complications de décubitus

Une anticoagulation préventive systématique par HBPM est absolument requise.

Les rétractions tendineuses doivent être prévenues par une kinésithérapie motrice et des positionnements adaptés.

Dysautonomie (polyradiculonévrites)

Un monitoring cardiotensionnel continu est impératif dans les formes sévères.

L'équipe doit être prévenue du risque de bradycardie et d'hypotension lors des mobilisations et des aspirations trachéales. Un traitement par atropine doit être disponible rapidement.

Douleurs neuropathiques (polyradiculonévrite)

Les douleurs neuropathiques sont fréquentes à la phase de récupération et peuvent être traitées par antidépresseur tricyclique ou antiépileptique.

Kératite

En cas de paralysie faciale, une occlusion palpébrale doit être réalisée pour éviter le risque de kératite.

Points de vigilance

- Le diagnostic des syndromes de polyradiculonévrites aiguës et celui de la crise myasthénique sont avant tout cliniques. Attention à rechercher les atypies (syndrome médullaire) qui imposeraient la réalisation d'une IRM médullaire.
- Il faut systématiquement évaluer cliniquement un patient présentant une paralysie extensive, afin de rechercher les signes de gravité.
- Il faut hospitaliser en service de réanimation tout patient présentant un signe de gravité car la surveillance doit être rapprochée, pluriquotidienne.
- Il faut systématiquement rechercher la cause d'une crise myasthénique, en particulier les infections, l'inobservance thérapeutique et l'iatrogénie (traitements contre-indiqués).
- Devant tout patient présentant une paralysie extensive, il faut systématiquement prévenir, rechercher et prendre en charge :
  - une atteinte respiratoire ;
  - des troubles de la déglutition et de la toux ;
  - des complications thromboemboliques ;
  - une dysautonomie ;
  - une kératite par inocclusion palpébrale secondaire à une paralysie faciale.

Tic-tac…

< 15 min	• Devant un déficit moteur diffus, avoir recherché les signes de gravités imposant une hospitalisation en réanimation : atteinte respiratoire, trouble de la déglutition et dysautonomie
< 60 min	• Avoir réalisé un examen neurologique soigneux pour affirmer le diagnostic de polyradiculonévrite aiguë et de myasthénie • Recherche des éléments en faveur d'un diagnostic différentiel requérant une prise en charge urgente (syndrome médullaire)
< 2 h	• Avoir hospitalisé le patient dans un service adapté à la gravité et débuter les traitements symptomatiques (support ventilatoire) nécessaires
< 4 h	• Avoir débuté un traitement spécifique par immunoglobulines polyvalentes ou échange plasmatique

Une situation clinique… Deux prises en charge

Madame B., 32 ans, est hospitalisée dans le service de neurologie pour une polyradiculonévrite aiguë de forme démyélinisante. Elle en est à son second jour de traitement par immunoglobulines polyvalentes.

L'interne de garde d'étage appelle l'interne de garde en réanimation, car la patiente se plaint d'avoir moins de force dans les bras et des paresthésies plus importantes. Les paramètres vitaux sont normaux, en particulier la saturation pulsée en oxygène.

Où Sofia ne fait pas ce qu'il faut…

Sofia répond à l'interne d'étage de ne pas s'inquiéter car il est commun de voir le déficit continuer à s'étendre dans un premier temps, la cure d'immunoglobuline n'est pas terminée et il existe un retard connu à leur efficacité. Elle propose de le rappeler en cas de désaturation ou d'autres anomalies cliniques objectives. En attendant, Elle lui propose de réaliser un gaz du sang artériels pour analyser la capnie.

Sofia n'a pas eu la bonne attitude. Elle ne se déplace pas examiner Madame B. Elle n'identifie pas qu'une polyradiculonévrite aiguë en phase d'aggravation est à risque de dégradation respiratoire rapide avec mise en jeu du pronostic vital. Sofia propose une conduite à tenir dangereuse : l'atteinte de l'hématose est tardive. Les gaz du sang peuvent en effet montrer une hypercapnie, mais tardive et elle traduit l'absence de dépistage précoce des signes de gravité; de même pour la saturation pulsée en oxygène. L'évaluation clinique et la mesure de la capacité vitale (à défaut le compte en apnée) sont requises.

Où l'on peut faire confiance à Vincent

Vincent se déplace voir Madame B. L'examen physique objective :

- sur le plan neurologique : un syndrome neurogène présent aux quatre membres, une paralysie faciale périphérique droite. La patiente est incapable de soulever ses coudes. Le port de tête devient difficile;

- sur le plan pulmonaire : tachypnée à 29 cycles/min, léger tirage intercostal, pas d'encombrement, le compte en apnée va jusque 20 (30 le matin). À l'auscultation, Vincent entend un foyer de condensation parenchymateux de base droite.

Après avoir discuté avec le neurologue et expliqué la situation à Madame B., Vincent décide de transférer Madame B. dans le service de réanimation pour surveillance rapprochée devant un risque d'assistance ventilatoire important.

Il demande une radiographie thoracique mettant en évidence un foyer de pneumonie en base droite, évocateur d'inhalation. Il débute une antibiothérapie probabiliste.

Réponses aux quiz

Quiz 1

Le diagnostic à évoquer est celui d'une polyradiculonévrite aiguë. L'examen clinique permet de retrouver un syndrome neurogène périphérique. Il convient impérativement de compléter cet examen neurologique en recherchant notamment un syndrome médullaire (ici vu la localisation aux membres inférieurs exclusive : anesthésie en selle et troubles sphinctériens pouvant rentrer dans le cadre d'un syndrome de la queue de cheval).

Les examens complémentaires peuvent être normaux malgré une atteinte clinique patente. La ponction lombaire peut être répétée à distance, afin de retrouver la classique dissociation albuminocytologique (cellularité normale < 5 éléments/mm^3 et hyperprotéinorachie modérée > 0,6 g/l). L'électroneuromyogramme permet de mettre en évidence une atteinte démyélinisante ou axonale selon la forme.

Une IRM médullaire doit être réalisée en cas d'anomalie clinique pour éliminer une compression de la queue de cheval.

Quiz 2

Le diagnostic à évoquer est celui d'une crise cholinergique. Il semblerait pertinent de pousser l'interrogatoire pour connaître les posologies de ses traitements, les modifications récentes du traitement et la prise effective par la patiente. Il s'agit du diagnostic différentiel d'une crise myasthénique chez un patient myasthénique déjà traité par anticholinestérasique.

L'inhibition de l'acétylcholinestérase entraîne une augmentation de la biodisponibilité de l'acétylcholine. L'acétylcholine est le neurotransmetteur du système nerveux parasympathique. Il agit par le biais des récepteurs nicotiniques (fasciculations et crampes) et muscariniques (augmentation des sécrétions salivaires, digestives…). La bradycardie s'explique par l'effet chronotrope négatif sur le nœud sinusal par le biais des récepteurs muscariniques. À l'extrême, il peut survenir des pauses sinusales, un bloc atrioventriculaire de troisième degré. La drogue de choix est alors l'atropine (1 mg en intraveineux direct).

VI

Défaillances et urgences métaboliques et rénales

CHAPITRE

34

Insuffisance rénale aiguë de l'adulte

Situations de départ

- 22 Diminution de la diurèse
- 97 Rétention aiguë d'urines
- 264 Adaptation des traitements sur un terrain particulier (insuffisant rénal, insuffisant hépatique, grossesse, personne âgée...)

Items, objectifs pédagogiques

ITEM 348 – Insuffisance rénale aiguë (IRA). Anurie

Rang	Rubrique	Intitulé	Descriptif
A	Diagnostic positif	Diagnostiquer une IRA et sa sévérité (oligurie, anurie) chez l'adulte et l'enfant	Savoir analyser une élévation de la créatininémie en fonction du contexte clinique, de la notion de créatininémie antérieure et grader la sévérité en tenant compte de la créatininémie et de la diurèse, savoir diagnostiquer une IRA d'une IRC, reconnaître une IRA sur IRC
B	Éléments physiopathologiques	Connaître les principaux types et mécanismes d'IRA	Connaître les mécanismes d'IRA obstructive, d'IRA fonctionnelle et d'IRA parenchymateuse. Connaître le rôle de l'hémodynamique glomérulaire dans les mécanismes de l'IRA
B	Prévalence, épidémiologie	Connaître la prévalence de l'IRA	Connaître la répartition des différents types d'IRA, sa prévalence hospitalière
A	Examens complémentaires	Savoir prescrire et interpréter les résultats des examens complémentaires utiles au diagnostic d'IRA	Savoir prescrire une échographie rénale et pelvienne à la recherche d'un obstacle sur les voies excrétrices, prescrire un ionogramme sanguin et urinaire pour différencier une IRA fonctionnelle d'une IRA par nécrose tubulaire aiguë, savoir interpréter une protéinurie et un sédiment urinaire dans un contexte d'IRA
B	Identifier une urgence	Connaître les situations nécessitant un avis spécialisé dans l'IRA	Savoir demander un avis néphrologique devant une IRA non expliquée et/ou associée à un syndrome glomérulaire ou tubulo-interstitiel aigu
A	Étiologie	Connaître les principales étiologies d'IRA par obstacle	Lithiases, cancer vésical, rétention aiguë d'urines par obstacle sous-vésical (adénome et cancer de la prostate)
A	Étiologie	Connaître les principales étiologies d'IRA fonctionnelle	Circonstances de déshydratation extracellulaire et d'hypovolémies efficaces, facteurs favorisants des médicaments modifiant l'hémodynamique glomérulaire
B	Étiologie	Connaître les causes d'IRA par nécrose tubulaire aiguë	Connaître les principales circonstances favorisantes : états de choc : sepsis, cardiogénique ; rhabdomyolyse, hémolyse, toxiques, médicaments néphrotoxiques
B	Étiologie	Connaître les principales étiologies d'IRA glomérulaires incluant les vascularites	Connaître les étiologies de glomérulonéphrites rapidement progressives nécessitant un avis et un traitement spécialisé urgent

Médecine intensive – réanimation, urgences et défaillances viscérales aiguës

Rang	Rubrique	Intitulé	Descriptif
B	Étiologie	Connaître les causes d'IRA liée à une atteinte tubulo-interstitielle aiguë	Connaître les causes liées à un mécanisme toxique direct (notamment médicament et néphropathie à cylindres myélomateux…) ou immunoallergique, infectieux
B	Étiologie	Connaître les principales causes d'IRA vasculaires	Syndrome de microangiopathie thrombotique, HTA maligne, maladie des emboles de cristaux de cholestérol et les causes de SHU chez l'enfant
A	Étiologie	Connaître les principaux médicaments ou produits responsables d'IRA	Aminosides, cisplatine, anticalcineurines, PCI… et connaître les principes de prévention de leur toxicité
A	Étiologie	Connaître les principales causes d'IRA chez l'enfant (SHU, déshydratation, choc, etc.) et les mesures hygiéno-diététiques de prévention des SHU	
A	Identifier une urgence	Connaître les signes cliniques et biologiques imposant une prise en charge urgente en milieu spécialisé d'une IRA	Œdème aigu pulmonaire de surcharge hémodynamique, acidose hyperkaliémique (ECG)
A	Prise en charge	Savoir adapter la prescription des médicaments et des examens complémentaires à la sévérité de l'insuffisance rénale	Principes généraux, médicaments à élimination rénale, néphrotoxicité
A	Prise en charge	Connaître le traitement d'une IRA obstructive et la prise en charge d'un syndrome de levée d'obstacle	Savoir les indications et les méthodes de dérivation des urines ainsi que leurs complications, savoir compenser une hyperdiurèse de levée d'obstacle
A	Prise en charge	Connaître la prise en charge d'une IRA fonctionnelle liée à une déshydratation extracellulaire	Savoir utiliser les solutés de remplissage (cristalloïde)
B	Prise en charge	Connaître la prise en charge d'une IRA fonctionnelle liée à une insuffisance cardiaque	Connaître les principes de la prise en charge d'un syndrome cardiorénal (optimisation de l'utilisation des diurétiques)
B	Prise en charge	Connaître les principes généraux de la dialyse	Savoir que l'épuration extrarénale permet d'apporter un traitement symptomatique pour passer le cap de l'IRA
B	Prise en charge	Connaître les indications de la dialyse en urgence	Savoir que la dialyse est requise en cas d'IRA organique, anurique ou non associée à des signes de défaillance viscérale (OAP) et métaboliques (acidose hyperkaliémique)
A	Suivi et/ou pronostic	Savoir qu'un épisode d'insuffisance rénale aiguë parenchymateuse expose à une insuffisance rénale chronique à long terme et nécessite un suivi	
B	Suivi et/ou pronostic	Connaître les différentes évolutions possibles d'une NTA	

ITEM 258 – Élévation de la créatininémie

Rang	Rubrique	Intitulé	Descriptif
A	Diagnostic positif	Connaître l'interprétation d'un dosage de créatininémie	
A	Diagnostic positif	Connaître les formules d'estimation du débit de filtration glomérulaire	Savoir utiliser les formules CKD-EPI chez l'adulte et connaître la formule de Schwartz chez l'enfant
B	Diagnostic positif	Connaître les formules d'estimation d'une clairance rénale de la créatinine	Cockcroft-Gault et CKD-EPI chez l'adulte
B	Prise en charge	Citer les circonstances au cours desquelles il convient de doser la créatinine	

Rang	Rubrique	Intitulé	Descriptif
A	Diagnostic positif	Connaître les arguments en faveur d'une insuffisance rénale chronique	Devant une élévation de la créatinine, citer les arguments en faveur d'une insuffisance rénale chronique
A	Diagnostic positif	Connaître les arguments en faveur d'une insuffisance rénale aiguë	Devant une élévation de la créatinine, citer les arguments en faveur d'une insuffisance rénale aiguë
A	Étiologie	Connaître les arguments en faveur de la nature obstructive d'une élévation de la créatininémie	Connaître les éléments cliniques (interrogatoire et examen physique) en faveur de la nature obstructive d'une élévation de la créatininémie
B	Examens complémentaires	Connaître les examens complémentaires à réaliser devant une élévation de la créatininémie présumée d'origine obstructive	Connaître les éléments paracliniques en faveur de la nature obstructive d'une élévation de la créatininémie
A	Étiologie	Connaître les examens complémentaires à réaliser devant une élévation de la créatinine de nature fonctionnelle	Connaître les éléments cliniques (interrogatoire et examen physique) en faveur de la nature fonctionnelle d'une élévation de la créatininémie
B	Examens complémentaires	Connaître les examens complémentaires à réaliser devant une élévation de la créatininémie présumée d'origine fonctionnelle	Connaître les éléments paracliniques en faveur de la nature fonctionnelle d'une élévation de la créatininémie
A	Étiologie	Connaître les examens complémentaires à réaliser devant une élévation de la créatinine de nature parenchymateuse	Connaître les éléments cliniques (interrogatoire et examen physique) en faveur de la nature parenchymateuse d'une élévation de la créatininémie
B	Examens complémentaires	Connaître les examens complémentaires à réaliser devant une élévation de la créatininémie présumée d'origine parenchymateuse	Connaître les éléments paracliniques en faveur de la nature parenchymateuse d'une élévation de la créatininémie

Introduction
I. Comment faire le diagnostic d'insuffisance rénale aiguë ?
II. Quels sont les critères de gravité immédiate ?
III. Comment raisonner devant une insuffisance rénale aiguë ?
IV. Quels sont les principes généraux de prise en charge des insuffisances rénales aiguës ?

Introduction

A L'insuffisance rénale aiguë correspond à une diminution aiguë du débit de filtration glomérulaire. Elle est très fréquemment rencontrée en médecine d'urgence et en soins critiques. Elle est le plus souvent la conséquence des perturbations générales de l'organisme en situation aiguë d'agression (hypovolémie, choc, infections sévères, médicaments néphrotoxiques…). De manière moins fréquente, un obstacle sur les voies urinaires ou une maladie spécifiquement rénale sont en cause.

Le **diagnostic positif** d'insuffisance rénale aiguë repose sur la présence d'une **oligurie** et/ou d'une **élévation aiguë de la créatininémie**.

Le **diagnostic étiologique** est guidé par quelques examens complémentaires systématiques (échographie rénale, ionogramme urinaire, bandelette urinaire) complété si besoin d'examens spécifiques selon l'orientation **mais surtout par l'analyse soigneuse de l'anamnèse du patient**.

Le traitement est, comme toujours en situation critique, symptomatique et étiologique. Sur le plan symptomatique, la diminution de l'élimination des déchets de l'organisme peut générer des complications graves : hyperkaliémie, acidose métabolique, OAP de surcharge. En cas de signes de gravité ou d'inefficacité du traitement médical, il faudra discuter l'initiation en urgence d'une épuration extrarénale (l'hémodialyse le plus souvent).

Vignette clinique

Madame G., 78 ans, est adressée aux urgences par son médecin traitant pour **diarrhées** évoluant depuis plusieurs jours.

Les paramètres vitaux relevés par l'infirmière d'accueil d'orientation (IAO) des urgences sont : pression artérielle 92/47 mmHg, fréquence cardiaque 106 bpm, température 36,8 °C, fréquence respiratoire 25 cycles/min, SpO_2 98 % en air ambiant. Elle est parfaitement consciente (Glasgow 15).

Alerté par l'IAO de la pression artérielle basse, de la tachycardie et de la polypnée, vous allez immédiatement examiner la patiente car vous suspectez un état de choc. Vous vous posez en premier la question d'une déshydratation sur diarrhée ou d'une pathologie digestive chirurgicale (péritonite, ischémie mésentérique…).

Dans ses antécédents, on note une fibrillation atriale et une hypertension artérielle essentielle. Son traitement habituel, qu'elle a bien poursuivi malgré les nausées, comporte : coumadine 2 mg le soir, ramipril 5 mg le matin et amlodipine 10 mg le soir. À l'interrogatoire, elle vous rapporte des épisodes de diarrhées liquidiennes profuses, sans saignement extériorisé depuis plusieurs jours, associées à une altération de l'état général (asthénie, anorexie) progressive. Elle vous raconte avoir été traitée récemment par antibiothérapie pour une bronchite. Vous lui posez la question de la modification récente de son traitement et notamment de la prise éventuelle d'anti-inflammatoire en vente libre, ce qui n'est pas le cas.

Vous notez des signes de gravité évoquant une défaillance d'organe dans le cadre d'un état de choc : temps de recoloration cutané légèrement augmenté à 4 secondes et marbrures localisées aux genoux. Votre suspicion de déshydratation extracellulaire devant les diarrhées est confirmée par votre examen : veines jugulaires plates en décubitus dorsal. L'auscultation pulmonaire est claire; l'abdomen est souple, légèrement distendu et sensible dans son ensemble, mais il n'y a pas de défense ni de contracture, ce qui vous rassure sur la probable absence d'une pathologie chirurgicale. Il n'y a pas de douleurs à la percussion lombaire. Le reste de l'examen est sans particularité. Il n'y a plus de diarrhée et elle n'a jamais eu de vomissement.

L'urgence est toutefois la prise en charge symptomatique : vous vous accordez immédiatement et soigneusement avec l'infirmière sur la gravité de la situation et la planification des actions à réaliser et leur délai. Dans l'ordre :

- installation immédiate de la patiente en salle appropriée (déchocage, salle d'urgence vitale…);
- mise en place immédiate d'une voie veineuse périphérique;
- bilan à prélever à la pose de la perfusion et à envoyer en urgence pour évaluation de la gravité de l'état de choc et première orientation étiologique : ionogramme sanguin, numération-formule sanguine, INR (patiente sous coumadine), gaz du sang artériels avec dosage du lactate, bilan hépatique, hémocultures (systématiques devant des signes de choc !) et une coproculture avec recherche de toxine de *Clostridium difficile*;
- remplissage vasculaire dès la perfusion posée : perfusion de 500 ml de NaCl 0,9 % en débit libre puis 1 000 ml de NaCl 0,9 % sur 4 heures;
- vous suspendez également tous les médicaments (antihypertenseurs et AVK — avant de récupérer le dosage de l'INR).

Vous planifiez également avec l'infirmière la nécessité de surveiller attentivement l'évolution des paramètres vitaux toutes les 15 minutes pendant la première heure :

- remontée de la pression artérielle avec diminution de la fréquence cardiaque;
- disparition des marbrures et normalisation du temps de recoloration cutanée;
- reprise de la diurèse : vous évaluez le besoin d'une pose d'une sonde urinaire pour la surveillance horaire;
- diminution de la fréquence respiratoire;
- surveillance des signes de détresse respiratoire : vous ne voulez pas induire un OAP par un remplissage excessif !

Le bilan biologique sanguin montre : **créatinine = 430 µmol/l**, urée = 20 mmol/l, sodium = 145 mmol/l, potassium = 5,8 mmol/l, bicarbonates = 16 mmol/l, chlorures = 97 mmol/l, protides = 75 g/l, hémoglobine = 17 g/dl, hématocrite = 47 %, plaquettes = 328 G/l, globules blancs = 8,5 G/l; INR = 2,34; gazométrie artérielle réalisée devant les signes de chocs : pH = 7,33, PaO_2 = 85 mmHg en air ambiant, $PaCO_2$ = 30 mmHg, HCO_3^- = 16 mmol/l, lactate = 2,7 mmol/l.

Vous réalisez en urgence un **ECG** devant l'hyperkaliémie, qui sera finalement normal.

Après une heure de vos soins, l'état hémodynamique de la patiente s'est amélioré très rapidement avec le remplissage vasculaire. Vu l'amélioration clinique rapide, l'absence de signes de gravité clinique digestifs, l'absence de surdosage en AVK et d'anémie (hypothèse du choc hémorragique) et l'insuffisance rénale aiguë sévère, le médecin senior et vous-même décidez de ne pas réaliser de scanner abdominal injecté à la recherche d'une atteinte digestive chirurgicale, puisqu'il comporte plus de risque que d'avantage.

Toutefois, la diurèse reste très faible (10 ml la première heure). Votre attention se porte sur l'analyse de cette insuffisance rénale. Vous suspectez, au vu de l'histoire clinique, une insuffisance rénale aiguë fonctionnelle liée à la déshydratation aggravée par la prise des antihypertenseurs, notamment de l'inhibiteur de l'enzyme de conversion. Vous craignez néanmoins une évolution vers une forme organique de nécrose tubulaire aiguë en l'absence de reprise de diurèse malgré remplissage.

Le sénior de garde vous demande de prévenir le réanimateur ou le néphrologue.

Un cheminement diagnostique rigoureux s'impose :

- Un appel au médecin traitant révèle **qu'un bilan sanguin il y a un mois montrait une créatininémie à 75 µmol/l. L'insuffisance rénale est donc bien aiguë.** En absence de bilan biologique antérieur, vous auriez tout de même considéré cette insuffisance rénale comme aiguë.
- De façon systématique, vous faites réaliser une **échographie rénovésicale** à la recherche d'un obstacle sur les voies excrétrices (l'obstacle pouvant être situé au niveau des uretères : une vessie vide ne l'élimine pas). Le radiologue ne met pas en évidence de dilatation des cavités pyélocalicielles, vous concluez donc à l'absence d'obstacle.
- Le **ionogramme urinaire réalisé sur échantillon** montre une natriurèse basse (Na = 5 mmol/l), une kaliurèse plus élevée (K = 38 mmol/l), soit un rapport natriurèse sur kaliurèse inférieur à 1; une concentration d'urée plus de dix fois plus importante que dans le sang (urée = 230 mmol/l), ce qui est en faveur de votre hypothèse d'insuffisance rénale fonctionnelle.
- Vous réalisez également une **bandelette urinaire**, qui ne montre ni sang, ni protéines, ce qui est un argument fort contre une urgence glomérulaire.
- L'anamnèse et l'examen clinique ne montrent pas d'éléments en faveur d'une atteinte extrarénale qui aurait pu faire évoquer une maladie de système.

Finalement, la patiente reprend une diurèse avec la poursuite du remplissage par NaCl 0,9 % et les bilans de contrôle ne montreront aucune atypie et une correction complète de l'insuffisance rénale en quelques jours, preuve du caractère fonctionnel de l'insuffisance rénale aiguë.

Concernant le bilan étiologique des diarrhées, la recherche de toxine à *Clostridium difficile* positive confirmera votre diagnostic de colite à *Clostridium* compliquant l'antibiothérapie prescrite en ambulatoire. Un traitement par métronidazole permettra une guérison de l'atteinte digestive.

I. Comment faire le diagnostic d'insuffisance rénale aiguë ?

L'insuffisance rénale aiguë est le plus souvent diagnostiquée à la lecture du bilan biologique sanguin d'un patient pris en charge pour une pathologie aiguë, sur une **élévation aiguë de la créatinine plasmatique (créatininémie)**. Le signe clinique associé parfois, mais inconstamment, à l'insuffisance rénale aiguë est l'**oligurie** (diurèse < 0,5 ml/kg/h), voire l'**anurie** (diurèse < 100 ml/24 heures).

Interprétation de la créatinine

Attention : **les formules de calcul de la clairance de la créatinine** (Cockroft et Gault, MDRD...) **ne sont pas valables lorsque la créatininémie n'est pas stable** : elles ne peuvent donc pas être utilisées dans l'IRA (sauf lors d'une phase de plateau éventuelle).
Du fait du volume de distribution de la créatinine, même un arrêt complet brutal de la filtration glomérulaire va entraîner une élévation progressive de la créatinine, d'où la nécessité de **porter attention aux petites élévations de créatinine**. En effet, une élévation de la créatinine plasmatique de plus de 26 µmol/l ou de plus de 50 % par rapport à la créatinine de base définit le premier stade d'insuffisance rénale aiguë.

Devant une élévation de la créatinine plasmatique, la première question diagnostique est la suivante : **s'agit-il d'une insuffisance rénale aiguë ou d'une insuffisance rénale chronique ? Il est donc essentiel de pouvoir disposer d'un dosage antérieur de la créatininémie (dans les 3 mois).**

Le contexte est un élément d'orientation précieux en l'absence de créatinine préalable disponible. Une créatinine élevée chez un patient en état de choc ou lors d'une diarrhée importante ou après introduction récente de diurétiques, par exemple, révèle très certainement une insuffisance rénale aiguë (sans préjuger de l'existence éventuelle d'une part chronique).

Insuffisance rénale chronique terminale

Il existe un syndrome d'insuffisance rénale chronique terminale associant :

- anémie normocytaire arégénérative par carence en EPO (produite par le rein);
- hypocalcémie par défaut d'hydroxylation de la vitamine D;
- reins de petite taille (atrophie rénale) à l'imagerie.

Mais ce syndrome est rare, très tardif dans l'évolution d'une insuffisance rénale chronique. De plus, l'anémie et l'hypocalcémie s'observent fréquemment dans les situations aiguës conduisant à l'insuffisance rénale aiguë (rhabdomyolyse, état de choc hémorragique par exemple). De même, la diminution de la taille des reins est très tardive dans les atteintes chroniques et peut parfois être prise à défaut (diabète, polykystose rénale, néphropathie du VIH, amylose).

II. Quels sont les critères de gravité immédiate ?

La **gravité** d'une insuffisance rénale aiguë réside dans son retentissement et ses complications, non pas sur le chiffre de créatininémie isolé. L'examen clinique et la biologie (ionogramme sanguin, GDS artériels) permettent leur diagnostic :

- l'**hyperkaliémie** (cf. chapitre 38);
- l'**acidose métabolique** (cf. chapitre 36);

- la **surcharge hydrosodée**, avec le risque de survenue d'un OAP de surcharge qui ne répond pas aux diurétiques. (cf. chapitre 37);
- l'apparition de ces complications est l'apanage des formes graves d'insuffisance rénale aiguë, le plus souvent **anurique**. En cas d'oligurie ou d'anurie, **il faut donc surveiller la diurèse en continu par la pose d'une sonde vésicale à demeure**.

Ces complications doivent conduire en urgence à un avis néphrologique ou du réanimateur.

Le deuxième élément de gravité est lié à l'étiologie et au risque d'évolution vers l'insuffisance rénale terminale en absence de traitement urgent spécifique dans certaines pathologies. Pour ne pas les rater, **toute insuffisance rénale aiguë organique (cf.** ***infra*** **la classification des insuffisances rénales aiguës) de cause non évidente (absence d'état de choc, de prise de néphrotoxique, contexte évocateur d'une maladie systémique) doit bénéficier d'un avis néphrologique en urgence !**

Indications d'épuration extrarénale en urgence dans l'insuffisance rénale aiguë

B Les indications d'initiation de l'hémodialyse en urgence sont la présence des éléments suivants chez un patient dont l'insuffisance rénale n'est pas rapidement réversible (obstacle, insuffisance rénale fonctionnelle) :

- **hyperkaliémie menaçante (> 6,5 mmol/l)** ne répondant pas au traitement médical;
- **acidose métabolique sévère (pH < 7,15)**;
- **OAP de surcharge hydrosodée** ne répondant pas aux diurétiques à dose adaptée ou chez un patient dialysé chronique.

En l'absence d'indication urgente, les indications usuelles en réanimation sont :

- **urée élevée** (à titre indicatif : > 40 mmol/l) **persistante**;
- **anurie ou oligurie persistant plus de 3 jours**.

Quiz 1

L'étiologie facile... : l'obstacle sur les voies urinaires

Monsieur S., 69 ans, est adressé en urgence pour une douleur hypogastrique.

Antécédents : HTA essentielle, diabète de type 2.

Cliniquement : température 38,9 °C, PA 152/85 mmHg, FC 110 bpm, SpO_2 99 % en air ambiant, FR 20 cycles/min. Anurie. Patient agité. Pas de trouble de conscience. Il se plaint de ne pas arriver à uriner depuis 24 heures malgré une envie épouvantable. À l'inspection, voussure sus-pubienne. Palpation abdominale difficile, douleur sus-pubienne intense.

Bilan biologique sanguin en urgence :

- sodium = 142 mmol/l, potassium = 6,8 mmol/l, créatininémie = 450 µmol/l, urée = 26 mmol/l, calcémie = 2,3 mmol/l, phosphorémie = 1,6 mmol/l; NFS, plaquettes, bilan d'hémostase normaux;
- GDS artériels non réalisés;
- ECG normal.

Quel diagnostic est à privilégier? Quel geste est à réaliser en urgence? Existe-t-il une indication d'épuration extrarénale en urgence?

III. Comment raisonner devant une insuffisance rénale aiguë ?

Devant une insuffisance rénale aiguë, l'interrogatoire (contexte, antécédents), l'analyse du dossier clinique et l'examen clinique permettront d'orienter rapidement le diagnostic : **80 % de la démarche étiologique repose sur les éléments anamnestiques et cliniques !**

Il conviendra de procéder de manière systématique et simultanée.

Rechercher des éléments en faveur d'un obstacle sur les voies urinaires est systématique !

Il ne s'agit pas de la cause la plus fréquente (5 à 10 % des cas), mais elle est facilement réversible. Le mécanisme est un obstacle qui peut être complet (obstacle urétral ou urétéral bilatéral ou sur rein unique) ou incomplet (obstacle urétéral) laissant un certain degré de diurèse sur au moins l'un des deux reins. Les premiers éléments d'orientation sont cliniques et anamnestiques :

- antécédent de néoplasie pelvienne ;
- dysurie ;
- anurie brutale ;
- douleur hypogastrique ou lombaire ;
- hématurie macroscopique ;
- voussure et/ou palpation douloureuse de l'hypogastre.

Attention : l'obstacle peut être incomplet, la persistance d'une diurèse n'élimine pas un obstacle !

Une échographie rénale et des voies urinaires (fig. 34.1) **ou un scanner abdominopelvien sans injection devra systématiquement être réalisée devant toute insuffisance rénale aiguë.**

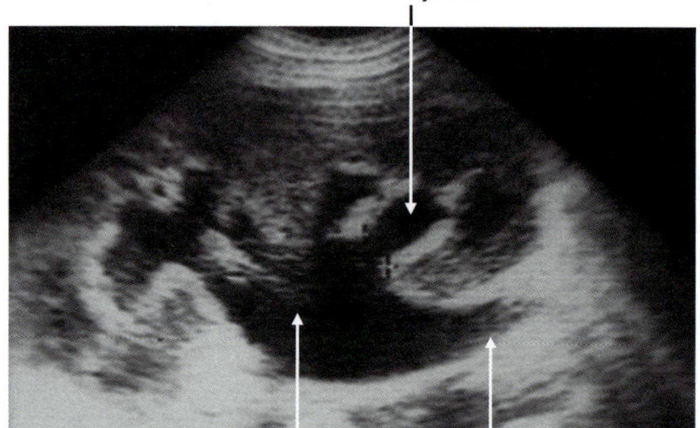

Fig. 34.1. Visualisation d'une dilatation des cavités pyélocalicielles à l'échographie. Le début de l'uretère dilaté est visible.

En cas d'obstacle, une dérivation des urines en urgence s'impose (pose d'une sonde urinaire ou sonde double J, plus rarement néphrostomie percutanée unilatérale) selon la localisation de l'obstacle. La cause de l'obstacle sera ensuite recherchée (tableau 34.1).

Tableau 34.1. A B Causes des IRA obstructives.

Causes fréquentes à connaître	Plus rarement
– Lithiases (urique, calcique, médicamenteuse) – Hypertrophie prostatique et/ou prostatite – Tumeurs malignes compressives : cancers génitaux féminins, cancer de la vessie, cancer de la prostate, tumeurs urétérales, cancer du côlon, adénopathies rétropéritonéales	– B Complication de la chirurgie urologique, gynécologique, aortique (plaie, ligature urétérale, lésions des méats urétéraux, sténose utérérale) – Caillots de sang – Fibroses rétropéritonéales : idiopathiques, médicamenteuses, post-radiothérapie, postinfectieuses (Crohn, sigmoïdite, rectocolite), anévrysme aortique, angéites aiguës, malignes – Obstruction de sonde urinaire, JJ, urétérale, de néphrostomie déjà en place

Traitement de l'IRA obstructive

Le traitement repose sur la dérivation rapide des urines. Selon les capacités techniques locales et la nature de l'obstacle, différentes techniques pourront être réalisées. Pour les obstacles sous-vésicaux, la dérivation sera réalisée par sondage urinaire ou cathéter sus-pubien. Pour les obstacles urétéraux, la dérivation peut faire appel à la pose de sonde(s) JJ, sonde(s) urétérale(s) ou à la pose de néphrostomie(s) percutanée(s). La complication de la dérivation des urines (en dehors des complications techniques) est le **syndrome de levée d'obstacle** : il se manifeste par une polyurie pouvant entraîner une déshydratation, une hypovolémie et des troubles hydroélectrolytiques graves. En cas de polyurie post-dérivation, il est utile de surveiller le patient en soins intensifs pour compenser les pertes hydrosodées et surveiller l'absence de troubles hydroélectrolytiques par des bilans biologiques réguliers (ionogrammes sanguin et urinaire).

Insuffisance rénale aiguë obstructive

- Une anurie brutale chez un patient sondé doit faire rechercher une obstruction de sonde !
- L'échographie peut parfois être prise en défaut au tout début des obstructions et dans les fibroses rétropéritonéales.
- La dilatation des cavités pyélocalicielles signe un obstacle même si celui-ci n'est pas visualisé en échographie.
- En cas d'obstacle (uni- ou bilatéral), il faut redouter la présence d'une infection en amont (pyélonéphrite obstructive) et donc porter attention aux signes infectieux (même si BU/ECBU sont négatifs). La dérivation des urines est alors une extrême urgence ! En l'absence de dérivation, l'évolution vers le choc septique réfractaire est rapide.
- En cas d'obstacle sous-vésical, la vidange rapide de la vessie peut entraîner une hématurie *a vacuo*, difficile à traiter. Il convient de vider la vessie de 500 cc/30 minutes (clampages intermittents de la sonde).
- L'anurie ou l'oligo/anurie n'est pas toujours présente au cours des IRA obstructives. La diurèse peut être conservée dans les obstacles incomplets : diurèse par « regorgement ».

Rechercher les arguments pour une insuffisance rénale aiguë fonctionnelle

Il s'agit d'une forme très fréquente d'insuffisance rénale aiguë (> 40 % des cas) et fréquemment nosocomiale/iatrogène (diurétiques, apports insuffisants…). Un patient déshydraté ou en état de choc présente la plupart du temps une insuffisance rénale aiguë associée, directement en lien avec une diminution du débit/pression du sang dans les glomérules rénaux. Elle s'améliore rapidement avec le rétablissement d'une volémie efficace, ce qui *in fine* confirme le diagnostic.

Il convient donc de rechercher soigneusement les arguments anamnestiques et cliniques pour ce type d'insuffisance rénale :

- situation à risque d'hypovolémie : diarrhées, vomissements, diminution des apports, prise de diurétique ;
- situation à risque d'état de choc : sepsis, insuffisance cardiaque, hémorragie… ;
- évaluation clinique de la volémie (cf. encadré 6.2 au chapitre 6). Attention : l'évaluation clinique de la volémie est très difficile et même les praticiens expérimentés se trompent. **Les éléments anamnestiques cités plus haut sont prépondérants dans la réflexion diagnostique !**
- prise de médicaments compromettant la capacité du rein à réguler la pression intraglomérulaire : les anti-inflammatoires non stéroïdiens, tous les antihypertenseurs et tout particulièrement les inhibiteurs de l'enzyme de conversion et des inhibiteurs des récepteurs de l'angiotensine II.

Le **ionogramme urinaire** peut être une aide. Il permet théoriquement de différencier insuffisance rénale fonctionnelle et organique. **L'évaluation des indices urinaires se fait sur**

échantillon d'urine (5 ml suffisent !). Les paramètres en faveur d'une origine fonctionnelle sont :

- Na_u < 20 mmol/l → action rénale de l'aldostérone ;
- $Na_u < K_u$ (ou Na_u/K_u < 1) → action rénale de l'aldostérone ;
- $Urée_u/Urée_{sang}$ > 10 → action de l'ADH (concentration des urines) ;
- $Créatinine_u/Créatinine_{plasma}$ > 30 → action de l'ADH (concentration des urines).

Attention : le plus souvent les résultats de la créatinine urinaire sont exprimés en mmol/l et la créatinine plasmatique en µmol/l. Il faut donc dans ce cas multiplier par 1 000 la créatinine urinaire (pour l'exprimer en µmol/l) avant de calculer le rapport.

Attention : **les indices urinaires deviennent inopérants en cas de pertes d'origine rénale** : notamment diurétique, diurèse osmotique (diabète décompensé), syndrome de levée d'obstacle, vomissements récents (induction d'une perte de sel rénale liée à la bicarbonaturie), insuffisance surrénale (carence en aldostérone). **Ces situations étant très fréquentes, les démarches initiales anamnestique et clinique ont un rôle majeur !**

Encadré 34.1

Mécanismes de l'insuffisance rénale fonctionnelle

B Le lecteur est renvoyé au chapitre 37 pour comprendre les éléments essentiels de la régulation de la volémie et du débit cardiaque, en particulier les notions d'hypovolémie vraie et efficace, les systèmes de régulation locaux et neurohormonaux.

Le rein a la capacité de maintenir une pression de perfusion constante permettant la filtration glomérulaire même en cas de variation de pression artérielle systémique. Cette autorégulation concerne les artérioles afférentes et efférentes glomérulaires. Elle est liée aux phénomènes locaux de vasoconstriction/vasodilatation et neurohormonaux : système rénine-angiotensine-aldostérone, système sympathique, ADH. En cas de baisse de débit cardiaque ou de pression artérielle systémique, l'artériole afférente se dilate et l'artériole efférente se contracte, permettant le maintien d'une pression constante dans le glomérule : le DFG est maintenu. En cas de baisse de débit du cardiaque ou de pression artérielle systémique trop profonde et/ou lors de phénomène empêchant les mécanismes d'adaptation (fig. 34.2), une insuffisance rénale fonctionnelle apparaît.

Mécanisme de l'insuffisance rénale fonctionnelle d'origine iatrogène (AINS, IEC, ARAII) :

- le maintien d'un équilibre entre la vasoconstriction de l'artériole afférente et de l'artériole efférente permet de maintenir le débit et la pression constante dans le capillaire glomérulaire. Ce débit et cette pression déterminent la filtration glomérulaire ;
- les AINS inhibent la synthèse des prostaglandines vasodilatatrices de l'artériole afférente. Les IEC/ARAII lèvent la vasoconstriction de l'artériole afférente liée à l'angiotensine II. La prescription concomitante d'AINS et d'IEC ou ARAII entraîne donc une vasoconstriction afférente et une vasodilatation efférente. Le débit et la pression dans le capillaire glomérulaire chutent. Le DFG s'effondre, surtout en cas d'hypovolémie associée.

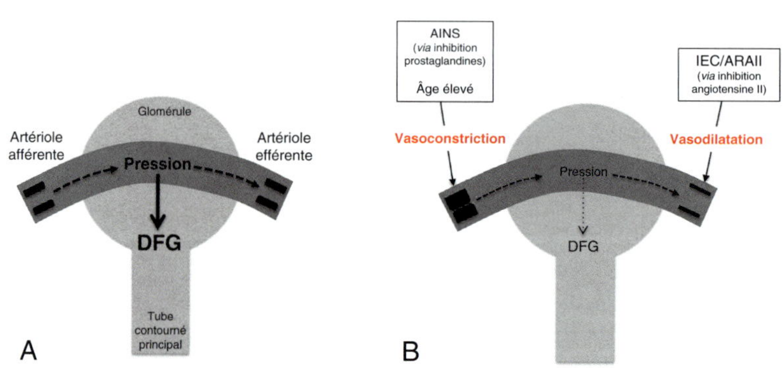

Fig. 34.2. B **Mécanisme de l'insuffisance rénale fonctionnelle.**

Le traitement d'une insuffisance rénale aiguë fonctionnelle repose sur la correction des anomalies hémodynamiques et l'arrêt des médicaments potentiellement impliqués :

- la correction de l'hypovolémie fait appel aux cristalloïdes, comme le sérum salé isotonique en perfusion intraveineuse. Dans les formes les plus modérées, une augmentation des apports sodés *per os* peut suffire, notamment chez les insuffisants rénaux chroniques (selon les goûts des patients : bouillon salé pour les séniors);
- arrêt des diurétiques, AINS, antihypertenseurs... ;
- arrêt du régime sans sel;
- traitement des états de choc et des insuffisances cardiaques en bas débit.

L'augmentation de la diurèse est le premier signe d'évolution favorable. Elle apparaît dans les quelques heures des interventions thérapeutiques si celles-ci sont efficaces.

Le syndrome cardiorénal et sa prise en charge

B Le syndrome cardiorénal correspond à une association d'une insuffisance rénale et d'une insuffisance cardiaque. Il en existe plusieurs types (types 1 à 4), selon l'organe initial pathologique (cœur ou rein).
Le plus fréquent est le syndrome cardiorénal de type 1 : la décompensation cardiaque est associée à une insuffisance rénale aiguë, dont le profil sur le ionogramme urinaire est fonctionnel.
Lors d'une décompensation cardiaque, le système rénine-angiotensine-aldostérone est activé de façon majeure, à l'origine d'une vasoconstriction de l'artériole afférente et d'une rétention hydrosodée. En résulte donc une diminution du débit sanguin rénal, une congestion veineuse importante, provoquant l'insuffisance rénale aiguë. De plus, il existe une stimulation de la sécrétion d'hormone antidiurétique, à l'origine d'une rétention hydrique.
Son traitement est donc fondé sur l'administration de diurétiques et l'optimisation du débit cardiaque. Attention : en cas d'insuffisance rénale aiguë sévère (élévation forte de la créatinine) et/ou de dysfonction systolique ventriculaire gauche importante (FEVG basse), de fortes doses de furosémide peuvent être nécessaire à l'obtention d'une réponse clinique (parfois jusqu'à 1 g/24 heures en IVSE). Il est néanmoins nécessaire d'être vigilant à l'ototoxicité du furosémide en bolus à haute dose, et donc privilégier la perfusion continue pour des posologies supérieures ou égales à 250 mg par jour. En absence de réponse, l'association de plusieurs diurétiques (agissant sur différents segments du néphron) est à envisager (diurétique de l'anse, thiazidique et diurétique épargneur de potassium). Si le syndrome cardiorénal est réfractaire au traitement diurétique optimal, la dialyse peut être à envisager.

1. Stratégie diagnostique d'une insuffisance rénale aiguë d'origine organique

B Une atteinte parenchymateuse rénale doit être recherchée systématiquement, même en cas de déshydratation ou d'obstacle.

En soins critiques (urgence ou réanimation), il faut rechercher en premier les agressions rénales d'origine systémique, regroupées sous le terme générique histologique de « nécrose tubulaire aiguë » :

- état de choc;
- sepsis (même sans choc);
- médicaments néphrotoxiques « fréquents » : produits de contraste iodés, antibiotiques (aminoside, vancomycine), antiviraux (acyclovir, foscarnet);
- coagulation intravasculaire disséminée;
- rhabdomyolyse;
- hémolyse;
- pancréatite aiguë grave.

Ces situations sont très fréquentes chez les patients hospitalisés.

Prise en charge diagnostique et thérapeutique d'une insuffisance rénale aiguë par nécrose tubulaire

B Lorsque le contexte et la cinétique de l'atteinte rénale sont compatibles avec le diagnostic, il n'est pas requis d'examen complémentaire de confirmation. L'atteinte histologique classique est une nécrose tubulaire, mais la biopsie rénale n'est pas nécessaire au diagnostic et est exceptionnellement réalisée (uniquement en cas de doute diagnostique). Le seul traitement est de corriger tous les facteurs d'agression et d'optimiser l'état hémodynamique… La durée d'évolution des atteintes rénales par agression systémique est très variable en fonction de la persistance des facteurs d'agression. **L'absence d'amélioration rénale après 3 à 4 semaines sans facteurs intercurrents d'agression doit faire reconsidérer le diagnostic** (cf. *infra*).

Il était autrefois considéré que les IRA de ce type guérissaient sans séquelles. Il apparaît maintenant qu'une proportion non négligeable de patients, surtout ceux ayant une insuffisance rénale chronique préalable, ne guérit pas ou incomplètement. De plus, il apparaît également que ceux qui guérissent (normalisation de la créatininémie) ont un surrisque d'apparition d'une insuffisance rénale chronique dans les années qui suivent.

Dans un nombre assez peu fréquent de cas, l'insuffisance rénale aiguë ne s'inscrit dans aucune des trois situations précédentes (obstructif, fonctionnel, agression rénale d'origine systémique). Il faut alors rechercher une atteinte rénale spécifique, fréquemment dans le cadre d'une maladie de système ou dysimmunitaire.

→ **Une évaluation urgente par un néphrologue est requise.**

Les éléments de sémiologie rénale (pression artérielle, protéinurie, leucocyturie, hématurie) permettent une première approche diagnostique :

- atteinte glomérulaire : HTA, œdèmes, protéinurie (albuminurie) abondante (jusqu'au syndrome néphrotique) et hématurie importante ; c'est l'albuminurie qui caractérise le syndrome glomérulaire ;
- atteinte tubulo-interstitielle : leucocyturie ;
- atteinte vasculaire : hypertension artérielle au premier plan.

Parallèlement, une analyse anamnestique et clinique extrarénale doit être conduite pour **rechercher une maladie « systémique »** :

- médicament récemment introduit ;
- cancer, hémopathie (myélome, lymphome…), amylose, anomalie des lignées sanguines (éosinophilie…) ;
- atteinte articulaire (arthrite), cutanée (purpura, nodules), ORL (rhinite, sinusite), pulmonaire (hémorragie intra-alvéolaire), neurologique (mono- ou multinévrite) associées, évocatrices de connectivite ou de vascularite ;
- terrain vasculaire, geste endovasculaire récent (en faveur d'embolies de cholestérol) ;
- infection virale chronique (VHB, VHC, VIH), infection bactérienne profonde (endocardite, sepsis sur matériel étranger).

La combinaison de l'hypothèse sur le compartiment atteint et l'analyse du contexte général permet de centrer les propositions diagnostiques. **La procédure diagnostique doit être rapide** : le risque d'insuffisance rénale chronique est important, alors qu'il peut être souvent évité avec un traitement adéquat rapidement instauré. Les examens sont en premier lieu non invasifs. En cas d'incertitude, la ponction-biopsie rénale (PBR) doit être discutée dans les quelques jours suivant le diagnostic d'IRA, en urgence (avis néphrologique) en cas d'atteinte glomérulaire aigüe.

Encadré 34.2

Analyse des atteintes glomérulaires aiguës

B Les atteintes glomérulaires aiguës avec IRA définissent le syndrome de glomérulonéphrite rapidement progressive (GNRP). Ce syndrome associe biologiquement : IRA, protéinurie > 1 g par jour, hématurie; l'HTA est parfois présente. L'atteinte histologique est une prolifération extracapillaire des cellules épithéliales pariétales. Ces cellules remplissent la chambre urinaire selon une forme de croissant, d'où le nom parfois cité de glomérulonéphrite à croissant.

Les causes de ce syndrome sont les vascularites des petits vaisseaux suivantes :

- **vascularites à anticorps anti-cytoplasme des polynucléaires neutrophiles** (ou **ANCA** d'après l'acronyme anglais). Tous les âges peuvent être touchés avec un pic autour de 60 ans. Il existe trois entités :
  - polyangéite granulomateuse à éosinophiles (anciennement dénommée maladie de Churg et Strauss) : atteinte pulmonaire principale avec asthme et hyperéosinophilie. Cette atteinte ne donne pas fréquemment d'atteinte rénale;
  - **granulomatose avec polyangéite** (anciennement dénommée maladie de Wegener) : atteinte ORL (destruction de la paroi nasale, sinusite), rénale (GNRP) et pulmonaire (hémorragie intra-alvéolaire); les ANCA sont de spécificités anti-protéinase 3 (anti-PR3);
  - **polyangéite microscopique** : atteinte rénale, pulmonaire et neurologique (multinévrites); les ANCA sont de spécificités anti-myéloperoxydase (anti-MPO);
  - le traitement repose sur l'association d'immunosuppresseur : corticoïde + cyclophosphamide ± échanges plasmatiques;
- **maladie de Goodpasture** par anticorps anti-membrane basale glomérulaire (anti-MBG). Touche les hommes et femmes de 20 à 60 ans : GNRP + hémorragie intra-alvéolaire. La présence dans le sang de cet anticorps permet le diagnostic. Le traitement est le même que pour les vascularites à ANCA.

Autres vascularites primitives :

- purpura rhumatoïde;
- cryoglobulinémie.

Vascularites secondaires à complexes immuns :

- **lupus érythémateux aigu disséminé** (atteinte rénale de classe III/IV);
- **endocardite infectieuse subaiguë**;
- foyers infectieux profonds.

Diagnostic différentiel

L'association GNRP + hémorragie intra-alvéolaire définit le **syndrome pneumorénal**; ce syndrome est évocateur de vascularite à ANCA ou de maladie de Goodpasture.

Encadré 34.3

Analyse des atteintes tubulo-interstitielle aiguës (nécroses tubulaires exclues)

B L'existence d'une leucocyturie oriente vers une néphropathie tubulo-interstitielle aiguë (NTIA) à l'origine de l'IRA; néanmoins, la leucocyturie est inconstante. Une protéinurie tubulaire de faible débit peut être présente (< 1 g par jour et non constituée en majorité par de l'albumine). Le contexte est encore ici d'une aide précieuse.

Les causes principales sont :

- **pyélonéphrite infectieuse bilatérale** (néphrite interstitielle bactérienne) ou sur rein fonctionnel unique;
- **NTIA immunoallergique** : le mécanisme est ici une réaction allergique à un médicament ou à une substance non médicamenteuse et non pas une atteinte toxique directe. La liste des médicaments possiblement impliqués est extrêmement longue; on peut pour l'exemple citer les bêtalactamines, les sulfamides. **L'atteinte rénale peut s'associer à des manifestations extrarénales : rash cutané, asthme, fièvre, hyperéosinophilie, adénopathies, jusqu'à l'atteinte de plusieurs organes profonds (foie, poumon...), réalisant un DRESS syndrome (*Drug-induced Rash with Eosinophilia and Systemic Syndrome*)**. L'éviction du ou des médicaments incriminés est impérative. La corticothérapie est indiquée en cas de DRESS;
- **tubulopathie myélomateuse**, par précipitation de chaînes légères dans le myélome multiple;
- nombreuses autres causes : sarcoïdose, syndrome de Sjögren, lupus, les toxiques (notamment les plantes)...

Insuffisance rénale aiguë et myélome

Le myélome peut être découvert par le biais d'une IRA. Il faut y penser systématiquement chez un patient âgé de plus de 50 ans (demander une électrophorèse des protéines sériques avec immunofixation). Deux mécanismes peuvent aboutir à une IRA : déshydratation extracellulaire secondaire à une hypercalcémie, tubulopathie myélomateuse favorisée par l'injection de produit de contraste.

Encadré 34.4

Analyse des néphropathies vasculaires aiguës

B Toutes les néphropathies vasculaires aiguës ont comme point commun l'apparition ou la majoration d'une **HTA** qui s'associe fréquemment à une protéinurie et à une hématurie. Cette HTA peut, lorsqu'elle est très sévère, rentrer dans la définition de l'HTA maligne. On regroupe sous le terme de néphropathies vasculaires aiguës deux types d'atteintes :

- occlusion des gros vaisseaux (rarement en cause) :
  - ischémie rénale par obstruction d'un tronc des artères rénales, bilatérale (exceptionnelle) ou sur rein fonctionnel unique ;
  - thrombose des veines rénales : complication rare des syndromes néphrotiques sévères ; elle associe douleurs lombaires + HTA + protéinurie + hématurie macroscopique ;
- **atteinte des artérioles et capillaires intrarénaux** :
  - **microangiopathie thrombotique** (MAT) : la MAT est une atteinte sévère des artérioles, qui peut toucher potentiellement tous les organes. On distingue le **syndrome hémolytique et urémique** (SHU) d'expression principalement rénale et le **purpura thrombotique thrombocytopénique** (PTT) d'expression essentiellement neurologique. Le diagnostic est permis par la mise en évidence d'une anémie hémolytique mécanique : anémie régénérative, haptoglobine effondrée, augmentation de la bilirubine libre et des LDH, présence de schizocytes (hématies fragmentées, non constante et dépendant de l'expertise du biologiste), test de Coombs direct négatif, thrombopénie ;
  - **maladie des emboles de cholestérol** : le traumatisme d'une plaque d'athérome (chirurgie, cathétérisme artériel) peut entraîner l'embolisation de cristaux de cholestérol dans la microcirculation. Ces cristaux embolisent les artérioles et provoquent une réaction inflammatoire systémique et locale : insuffisance rénale, ischémie digestive, lésions cutanées (syndrome des orteils pourpres). Une hyperéosinophilie est fréquente ;
  - **néphroangiosclérose maligne** : conséquence d'une HTA maligne, de cause primitive ou secondaire. Le traitement initial est l'hydratation et le contrôle tensionnel.

Quiz 2

L'étiologie à ne pas rater !
Madame D., 62 ans, consulte pour une asthénie.
Antécédents : HTA essentielle, hypothyroïdie.
Histoire clinique : asthénie et amaigrissement depuis 15 jours, toux sèche, arthralgies diffuses.
Cliniquement : température 37,8 °C, SpO_2 99 % en air ambiant, FR 16 cycles/min, FC 76 bpm, PA 135/58 mmHg. Consciente. Examen physique normal.
Examens complémentaires en urgence :

- bilan biologique sanguin : sodium = 138 mmol/l, potassium = 4 mmol/l, urée = 26 mmol/l, créatinine = 150 µmol/l (pas de créatininémie antérieure) ;
- GDS veineux : pH = 7,36, $PaCO_2$ = 31 mmHg, HCO_3^- = 20 mmol/l ;
- échographie rénale et des voies excrétrices : normale (pas de dilatation des cavités pyélocalicielles, reins de taille normale) ;
- ionogramme urinaire : sodium = 32 mmol/l, potassium = 14 mmol/l, urée = 140 mmol/l, créatinine = 4 mmol/l.
- la BU est positive pour les protéines et le sang.

Quel est le mécanisme de l'IRA ? La patiente peut-elle être prise en charge en ambulatoire ?

IV. Quels sont les principes généraux de prise en charge des insuffisances rénales aiguës ?

Ⓐ Le traitement étiologique des IRA a été précisé dans les sections correspondantes. Il existe de plus des éléments de prise en charge symptomatique communs.

A. Prévention et traitement des complications hydroélectrolytiques et métaboliques

Les apports en eau, Na, Cl, K, calcium, magnésium… se prescrivent en fonction de l'état clinique et du ionogamme. Une hyperkaliémie peu sévère ($K^+ < 5,5$ mmol/l, pas de signe ECG, diurèse conservée) peut être traitée par régime sans potassium et une résine échangeuse d'ion (Kayexalate®) et l'arrêt des traitements hyperkaliémiants.

B. Éviter l'aggravation de l'IRA

Il est impératif de corriger tous les facteurs pouvant aggraver l'IRA : correction d'une déshydratation extracellulaire ; éviter les médicaments néphrotoxiques (iode, aminosides, AINS…) ; levée d'un obstacle sur les voies urinaires, etc.

C. Indications, objectifs et techniques de l'épuration extrarénale (EER) en urgence

Ⓑ Cf. II de ce chapitre pour les indications de l'EER en urgence.

L'objectif de l'épuration extra-rénale est le rétablissement de l'équilibre ionique et volémique avec à la fois l'élimination du sodium, du potassium, du phosphore, de l'urée, de la créatinine, des médicaments dialysables et de l'eau, et l'administration de bicarbonate et de calcium.

Il existe plusieurs types d'épuration extrarénale : l'hémodialyse, l'hémofiltration et la dialyse péritonéale. La dialyse péritonéale n'est pas utilisée en situation aiguë. L'hémodialyse et l'hémofiltration fonctionnent selon deux principes : la diffusion (différence de pression osmotique) et la convection (différence de pression hydrostatique). Ces deux techniques peuvent être intermittentes (chez un patient dialysé chronique pour une insuffisance rénale chronique terminale, classiquement une séance de 4 heures trois fois par semaine) ou continue 24 heures/24 chez un patient de réanimation. La mise en place d'une hémodialyse ou d'une hémofiltration nécessite l'insertion d'un cathéter de dialyse veineux central de gros calibre (fémoral ou jugulaire interne), un générateur (machine) de dialyse, ainsi qu'un circuit (circulation extracorporelle) pour lequel une anticoagulation est nécessaire.

D. Place des diurétiques dans l'IRA

Ⓐ **Les diurétiques ne sont pas un traitement de l'insuffisance rénale.** Les diurétiques permettent parfois d'augmenter le volume de la diurèse, mais n'influent pas sur l'évolution de l'IRA ni sur la nécessité de dialyse. L'utilisation des diurétiques dans l'insuffisance rénale aiguë se limite au traitement d'une surcharge hydrosodée : il faut alors utiliser les diurétiques de l'anse (furosémide), à dose d'autant plus élevée qu'il existe une baisse importante du DFG.

Encadré 34.5

Médicaments et insuffisance rénale

L'existence d'une altération de la fonction rénale rend complexe la prescription médicamenteuse, avec deux objectifs :

- éviter la prescription de médicaments néphrotoxiques qui aggraveraient l'atteinte rénale. Empêcher totalement la prescription des néphrotoxiques est parfois impossible si le médicament est par ailleurs d'importance vitale. Ainsi, pour l'injection de produit de contraste iodé, il convient en règle générale de proscrire tout examen injecté en cas d'atteinte rénale aiguë; toutefois, si l'examen radiologique comporte un enjeu vital — recherche d'une ischémie mésentérique, par exemple, ou coronarographie thérapeutique —, l'examen sera réalisé quelle que soit l'atteinte rénale, mais après optimisation de la perfusion rénale par remplissage vasculaire et/ou inotropes;
- adapter la posologie des médicaments à élimination rénale. En cas d'insuffisance rénale, il convient de regarder dans le *Vidal* les conditions d'adaptation à la fonction rénale de tous les médicaments du patient, afin d'éviter les accidents de surdosage (par exemple, metformine, inhibiteur calcique, antibiotiques...). Il est également possible de doser la plupart des médicaments. En revanche, en cas d'infection sévère, les premières doses d'antibiotique seront inchangées à la phase initiale quelle que soit la fonction rénale; en cas de doute, il sera toujours possible de réaliser un dosage d'antibiotique, notamment en cas de durée de traitement antibiotique long et/ou d'insuffisance rénale sévère.

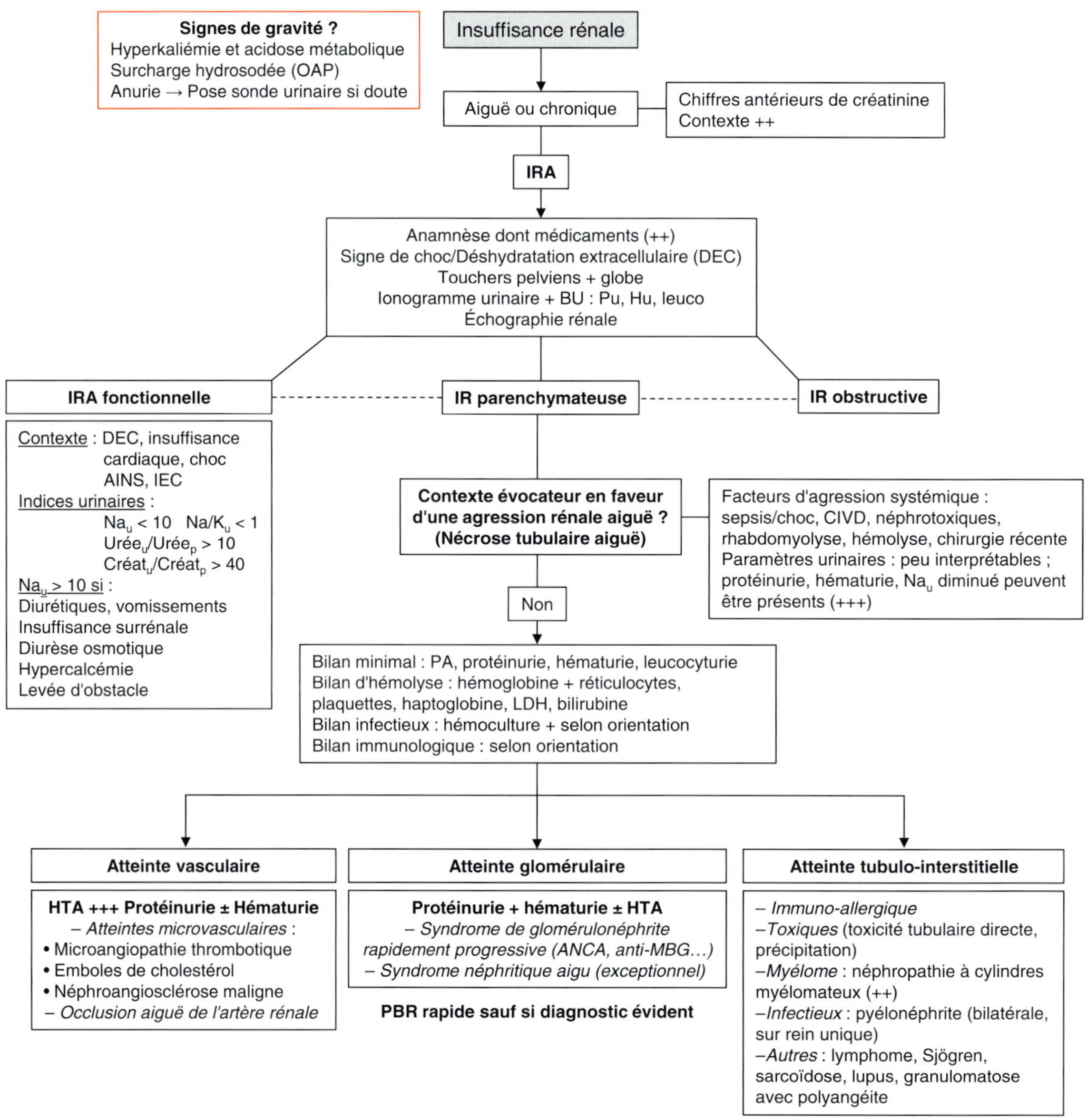

Fig. 34.3. Ⓐ **Insuffisance rénale aiguë : raisonnement étiologique simplifié.**

Points de vigilance

- Par défaut, il faut considérer une insuffisance rénale comme aiguë.
- Il faut évaluer la diurèse et porter attention systématiquement aux complications : hyperkaliémie, acidose, œdème aigu pulmonaire.
- L'analyse diagnostique passe principalement par une analyse soigneuse de l'anamnèse et du dossier du patient.
- Il faut systématiquement éliminer un obstacle sur les voies urinaires.
- L'analyse de la volémie du patient est très difficile : l'anamnèse et la réponse rénale au remplissage sont des éléments majeurs.
- Hors situation évidente d'agression rénale aiguë d'origine systémique, le bilan initial diagnostic d'une insuffisance rénale aiguë comporte BU/ECBU, ionogramme urinaire et protéinurie, NFS.
- Au moindre doute, il faut demander un avis spécialisé.
- Devant toute insuffisance rénale, il faut éviter d'administrer des médicaments ou des produits néphrotoxiques : AINS, certains antibiotiques (glycopeptides, aminosides), produits de contraste iodés…
- Il faut adapter la posologie ou arrêter les médicaments à élimination rénale au degré d'insuffisance rénale.
- Il ne faut pas sous-estimer la gravité d'une insuffisance rénale aiguë. Les symptômes sont souvent peu bruyants, mais la mortalité et/ou le risque de séquelles rénales sont importants.

Tic-tac…

T0	• Poser le diagnostic d'insuffisance rénale aiguë (créatininémie, diurèse)
< 5 min	• Avoir recherché les complications graves : hyperkaliémie menaçante, acidose métabolique sévère ou compliquée, œdème pulmonaire anurique
< 15 min	• Avoir débuté un traitement symptomatique des complications graves
< 30 min	• Avoir demandé les examens à visée étiologique
< 45 min	• Avoir compris le mécanisme de l'IRA : contexte, échographie rénovésicale, examen urinaire (BU, ECBU), signes extrarénaux
< 60 min	• Avoir débuté le traitement étiologique • Appeler le néphrologue en cas d'étiologie non évidente

Une situation clinique... Deux prises en charge

Madame L., 82 ans, est adressée aux urgences par sa maison de retraite pour une asthénie dans un contexte de diarrhées. Elle est suivie pour une HTA essentielle traitée par hydrochlorothiazide et ramipril, un diabète de type 2 traité par metformine et pour des troubles cognitifs.

À l'arrivée aux urgences, les paramètres vitaux sont normaux.

Robert objective un syndrome confusionnel (désorientation temporo-spatiale, état fluctuant). Le reste de son examen physique est sans particularité.

Le bilan biologique sanguin qu'il a déjà à sa disposition est le suivant : sodium = 132 mmol/l, potassium = 5,4 mmol/l, bicarbonates = 16 mmol/l, calcium = 2,2 mmol/l, urée = 22 mmol/l, créatinine = 290 µmol/l ; l'hémogramme, le bilan de coagulation, la lipasémie et le bilan hépatique sont normaux.

Où Robert ne fait pas ce qu'il faut…

Robert demande à l'infirmière de bien faire boire la patiente pour « compenser les diarrhées ». Il pense devant les nombreuses comorbidités chroniques du patient que l'insuffisance rénale est peut-être chronique. Devant les diarrhées inexpliquées, il prescrit pour le lendemain un scanner abdominopelvien avec injection de produit de contraste en plus d'une coproculture. Il adresse la patiente dans un service de médecine conventionnelle en poursuivant les traitements habituels de la patiente.

Robert n'a pas eu la bonne attitude. D'abord, il ne considère pas les signes de gravité : l'hyperkaliémie doit systématiquement faire rechercher des complications cardiaques à l'aide d'un ECG. Il ne cherche pas à connaître la créatininémie antérieure, qui orienterait vers le caractère aigu ou chronique de l'insuffisance rénale. Un obstacle n'a pas été recherché.

Robert n'a pas considéré que les diarrhées et la prescription de diurétiques pouvaient être à l'origine d'une insuffisance rénale fonctionnelle et qu'une évaluation soigneuse de la volémie était nécessaire. La prescription d'une réhydratation orale chez un patient désorienté n'a aucune chance d'être efficace et l'apport d'eau seul est ici dangereux compte tenu de l'hyponatrémie et inefficace pour corriger la volémie (apports de NaCl requis).

Il paraît déraisonnable d'exposer sans plus de réflexion la patiente à injection de produit de contraste iodé dans un contexte d'insuffisance rénale aiguë.

La poursuite de la metformine en cas d'insuffisance rénale peut conduire à son accumulation dont la conséquence peut être une défaillance multiviscérale avec acidose lactique sévère. Il s'agit d'une erreur grave.

Où l'on peut faire confiance à Robert

Robert demande à l'infirmière de poser une VVP et de quantifier la diurèse. L'ECG est normal. Robert a observé que la dernière créatinine dosée il y a un mois était à 89 µmol/l et conclut à une insuffisance rénale aiguë. Malgré l'absence de signe évocateur d'une obstruction rénale, il demande une échographie des reins et des voies urinaires en urgence (normale). Devant les diarrhées, la prise de diurétiques, malgré la pression artérielle normale, il comprend qu'une réhydratation du secteur extracellulaire est urgente. Il prescrit après évaluation clinique soigneuse une hyperhydratation par voie IV par NaCl 0,9 % sans potassium devant l'hyperkaliémie, en surveillant les signes de surcharge qui pourraient apparaître. Il suspend immédiatement les traitements antihypertenseurs et remplace la metformine par un protocole d'insulinothérapie par voie sous-cutanée. Robert commence maintenant son enquête sur l'origine des diarrhées et du syndrome confusionnel. Il surveillera la reprise de diurèse de la patiente et la diminution progressive de la créatininémie.

Réponses aux quiz

Quiz 1

Chez ce patient de 69 ans, le diagnostic clinique de globe vésical ne fait aucun doute.

Concernant l'insuffisance rénale aiguë, il s'agit donc certainement d'une IRA obstructive — la rétention d'urines liée à un obstacle sous-vésical (pathologie prostatique) est la cause la plus fréquente chez l'homme.

Le geste à réaliser en urgence consiste en la pose d'une sonde vésicale à demeure pour dériver les urines.

Attention aux deux complications classiques :

- l'hématurie *a vacuo* : clamper à 500 cc puis déclamper 500 cc par 500 cc ;
- le syndrome de levée d'obstacle : prévoir une compensation de la diurèse par soluté salé isotonique en cas de diurèse abondante persistante.

Malgré l'absence d'urines et l'hyperkaliémie, il n'existe pas d'indication d'épuration extrarénale en urgence. Il s'agit d'une IRA obstructive pour laquelle la dérivation des urines devrait à lui seul corriger l'insuffisance rénale. Un ECG aura tout de même été réalisé au préalable et un traitement d'attente de l'hyperkaliémie aura pu être administré (insuline/glucose IV, aérosol de β_2-mimétiques).

Quiz 2

Concernant l'insuffisance rénale, il faut la considérer par défaut comme aiguë chez cette patiente sans antécédents et se présentant avec des signes « aigus ».

Concernant l'insuffisance rénale aiguë :

- il ne s'agit pas d'une IRA fonctionnelle (pas de contexte de déshydratation, pas de signes de choc) ;
- il ne s'agit probablement pas d'une IRA obstructive (imagerie normale) ;
- il n'existe aucun élément en faveur d'une agression rénale systémique ;
- il s'agit donc d'une insuffisance rénale aiguë organique « spécifique ».

La présence de protéines et de sang à la bandelette urinaire dans un contexte d'insuffisance rénale aiguë est en faveur d'un syndrome glomérulaire aigu : le diagnostic de syndrome de glomérulonéphrite rapidement progressive est envisagé. (NB : la bandelette urinaire dépiste les protéinuries à majorité d'albumine = protéinuries glomérulaires.)

L'existence d'arthralgies et d'un amaigrissement fait évoquer une maladie de système.

Après un avis néphrologique, la patiente est hospitalisée en néphrologie.

Le bilan urinaire complémentaire montre une protéinurie glomérulaire (composée essentiellement d'albumine). Un bilan immunologique en urgence ainsi qu'une ponction-biopsie rénale sont réalisés.

Il s'agira finalement d'une vascularite à ANCA, urgence diagnostique et thérapeutique.

Laisser la patiente sortir de l'hôpital aurait été une grave erreur. Certes, la sévérité de l'atteinte rénale sur la créatinine est faible et le risque métabolique n'est pas un problème. En revanche, le retard diagnostique et thérapeutique fait porter un risque majeur d'évolution rapide vers une insuffisance rénale terminale.

CHAPITRE

35

Gaz du sang et troubles de l'équilibre acidobasique

Situations de départ

- 160 Détresse respiratoire aiguë
- 162 Dyspnée
- 192 Analyse d'un résultat de gaz du sang
- 197 Analyse des bicarbonates

Item, objectifs pédagogiques

ITEM 267 – *Troubles de l'équilibre acidobasique et désordres hydroélectrolytiques*

Troubles de l'équilibre acidobasique :

Rang	Rubrique	Intitulé	Descriptif
A	Diagnostic positif	Connaître les indications de la gazométrie	Connaître les situations où il est nécessaire de réaliser des GDS artériels (choc, insuffisance respiratoire aiguë), et veineux (suspicion d'acidocétose)
B	Éléments physiopathologiques	Connaître les mécanismes de régulation de l'équilibre acide-base	
A	Définition	Savoir définir un trouble acidobasique, son caractère métabolique ou ventilatoire	Connaître les situations nécessitant une gazométrie artérielle (choc, souffrance tissulaire, insuffisance respiratoire aiguë et chronique, diabète décompensé, intoxications responsables d'acidose métabolique)
A	Reconnaître l'urgence	Connaître les anomalies cliniques graves à rechercher	Reconnaître une hypoxémie, une hypercapnie, une acidose et savoir la caractériser, une hyperlactatémie
A	Démarche diagnostique	Savoir faire le diagnostic d'une acidose métabolique liée à une insuffisance rénale, diarrhée, acidose lactique, acidocétose	Savoir prendre en compte le contexte clinique et connaître la valeur d'orientation diagnostique du trou anionique plasmatique
B	Démarche diagnostique	Savoir rechercher les causes toxiques et les acidoses tubulaires	Savoir identifier le caractère non adapté de la réponse rénale (notion de trou anionique urinaire)
A	Étiologie	Connaître les principales causes d'acidose respiratoire	
B	Prise en charge	Savoir corriger une acidose métabolique chronique	Savoir prescrire une alcalinisation dans le contexte d'une maladie rénale chronique
B	Prise en charge	Connaître la prise en charge des troubles acidobasiques aigus sévères	Connaître les principaux traitements symptomatiques et savoir orienter le patient dans le service adapté

Introduction
I. **Quels patients doivent bénéficier de gaz du sang artériels ou veineux ?**
II. **Aspects techniques et pratiques de la réalisation de gaz du sang**
III. **Orientation diagnostique entre une acidose, une alcalose, métabolique ou respiratoire, le phénomène de compensation**
IV. **Principales causes des anomalies acidobasiques**

Introduction

A Les anomalies métaboliques et respiratoires sont fréquemment observées en médecine intensive. Reconnaître ces anomalies et leurs étiologies est indispensable pour tout médecin susceptible de prendre en charge un patient grave.

En effet, devant la présence de signes de gravité clinique, l'interprétation des gaz du sang permet d'orienter l'étiologie, apporter des arguments supplémentaires concernant la gravité du patient, ainsi qu'orienter la prise en charge thérapeutique immédiate.

Dans ce chapitre vont être abordées les indications à la réalisation des gaz du sang, ainsi que les aspects pratiques et les modalités d'interprétation.

Vignette clinique

Un patient de 50 ans se présente aux urgences d'un centre hospitalier de proximité pour un tableau de détresse respiratoire aiguë. Il a comme principal antécédent une bronchopneumopathie chronique obstructive peu suivie.

Il est fébrile depuis 48 heures et, depuis ce matin, présente des difficultés respiratoires.

L'*examen clinique* montre : FR 28 cycles/min, PA 134/64 mmHg, FC 97 bpm, SpO_2 83 % en air ambiant. L'examen physique met en évidence des signes de détresse respiratoire à type de tirage sus-claviculaire, balancement thoraco-abdominal, tachypnée à 35 cycles/min. L'auscultation objective un murmure vésiculaire bilatéral et symétrique, avec des sibilants en expiration. L'état hémodynamique est stable, il n'y a pas de signe de choc (absence de marbrure) ni d'éléments en faveur d'une insuffisance cardiaque gauche ou droite. L'abdomen est dépressible et non douloureux.

Devant les signes de gravité immédiate mettant en jeu le pronostic vital à court terme (hypoxémie, signes de lutte respiratoire), la prise en charge initiale consiste immédiatement en :

- l'orientation du patient en salle de déchocage;
- une surveillance scopée : mesure continue du scope ECG, de la saturation de pouls en oxygène, de la fréquence respiratoire, mesure automatisée de la pression artérielle toutes les 20 minutes;
- une oxygénothérapie au masque à 4 à 6 litres/min;
- des aérosols de bronchodilatateurs;
- mise en place d'une perfusion de soluté glucosé 5 % 500 ml par jour.

Une gazométrie artérielle est effectuée sous oxygène (il serait dangereux d'attendre la réalisation de la gazométrie avant de mettre en place cette thérapeutique urgente) dont voici les résultats : pH = 7, 29 $PaCO_2$ = 58 mmHg, PaO_2 = 87 mmHg, HCO_3^- = 28 mmHg, lactatémie = 2, 3 mmol/l.

Le diagnostic d'acidose respiratoire (ou hypercapnique) est posé :

- acidose car pH <7,38;
- respiratoire car **$PaCO_2$ >44 mmHg**;
- compensée par une augmentation du taux de bicarbonates.

La prise en charge consiste en la mise sous assistance ventilatoire par VNI (**ventilation non invasive**), une prise en charge étiologique par antibiothérapie, traitement à visée bronchodilatatrice et hospitalisation en médecine intensive.

Il existe également une hypoxémie : la PaO_2 attendue sous oxygénothérapie est bien plus élevée que 87 mmHg.

I. Quels patients doivent bénéficier de gaz du sang artériels ou veineux ?

La réalisation de gaz du sang doit s'envisager dès l'admission d'un patient présentant des **signes de gravité clinique sur un ou des organes à enjeu vital : poumons, hémodynamique/cœur, rein, cerveau**.

Deux situations cliniques sont les plus fréquentes.

Première situation : présence d'une insuffisance respiratoire

Les gaz du sang doivent être effectués en artériel, le plus souvent en radial, afin d'évaluer l'hématose, de rechercher une hypoxémie, une hypo- ou hypercapnie et écarter des troubles métaboliques associés.

Exemples :

- insuffisance respiratoire aiguë (recherche d'hypoxémie);
- signes en faveur d'une hypoventilation alvéolaire (recherche d'hypercapnie);
- signes en faveur d'une hyperventilation alvéolaire (recherche d'une hypocapnie);
- évaluation d'une insuffisance respiratoire chronique.

Deuxième situation : recherche d'anomalies métaboliques

Les gaz du sang sont le plus souvent réalisés en artériel également.

Exemples :

- tout état de choc (recherche d'hyperlactatémie, d'acidose métabolique);
- toute défaillance d'organe;
- évaluation de la sévérité d'un sepsis (recherche d'hyperlactatémie, d'acidose métabolique).

Dans certaines situations, des gaz du sang veineux peuvent être réalisés en première intention, notamment en l'absence de signe d'alerte respiratoire en particulier quand la SpO_2 est normale en air ambiant (ou pour le contrôle évolutif après un premier prélèvement artériel), notamment :

- acidocétose diabétique;
- diarrhée importante (recherche d'acidose métabolique);
- oligurie/anurie (recherche d'acidose métabolique).

Bien que n'étant pas un gaz du sang, la lactatémie est un paramètre biologique essentiel qui permet d'évaluer le retentissement tissulaire des états de choc. Elle doit être dosée systématiquement dans le sang artériel d'un patient en détresse vitale — l'examen doit être réalisé en urgence, soit sur une machine délocalisée (aux urgences ou en réanimation) soit transporté immédiatement au laboratoire de biochimie.

II. Aspects techniques et pratiques de la réalisation des gaz du sang

A. Où ponctionner ?

Le site de ponction privilégié est **l'artère radiale**. La ponction de l'artère radiale peut être effectuée par un(e) infirmier(e).

La ponction de l'artère fémorale peut être envisagée en cas d'impossibilité de l'accès radial. Il s'agit d'un geste médical.

B. Que faire avant de ponctionner ? La manœuvre d'Allen

La manœuvre d'Allen est indispensable pour toute ponction artérielle radiale. Elle a pour but de s'assurer de la bonne perméabilité de l'artère ulnaire. En effet, la ponction ou pose d'un cathéter radial peut entraîner une thrombose de cette dernière. Il faut s'assurer de la perméabilité du réseau vasculaire de suppléance de l'arcade palmaire (*via* l'artère ulnaire).

Les modalités pratiques sont les suivantes (fig. 35.1), chez un patient coopérant :

- compression de l'artère radiale et ulnaire de manière synchrone ;
- demander au patient d'ouvrir et fermer la main de manière répétée ;
- une fois la décoloration obtenue, relâcher la pression de l'artère ulnaire et vérifier la bonne recoloration de la face palmaire (dans les 10 secondes).

En cas de négativité de la manœuvre de manière bilatérale, envisager le bénéfice/risque d'une ponction fémorale.

Une alternative possible est d'effectuer les mêmes compressions et décompressions avec surveillance de la courbe de saturation sur le scope. La disparition d'une courbe de SpO_2 sur le scope montre une bonne occlusion des deux artères. Une fois la compression de l'artère ulnaire relâchée, la courbe de SpO_2 réapparaît.

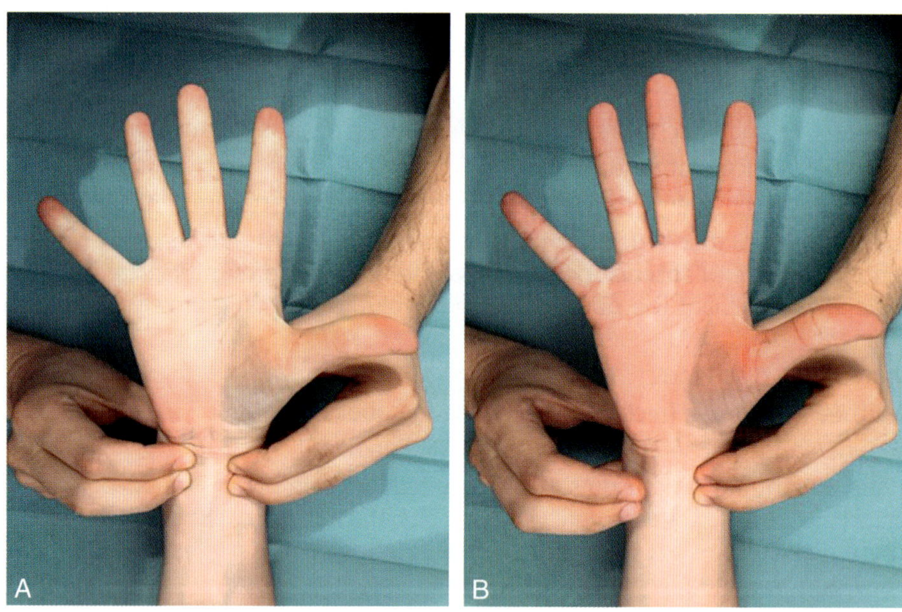

Fig. 35.1. Manœuvre d'Allen.

A. Compression de l'artère ulnaire et de l'artère radiale, amenant à une hypoperfusion de la face palmaire. B. Compression de l'artère radiale uniquement, montrant une reperfusion de la main, en faveur d'une bonne perméabilité de l'artère ulnaire.

C. Comment s'effectue la ponction, avec quels matériels, dans quelles conditions d'asepsie ?

La ponction s'effectue dans des conditions d'asepsie standards. Une anesthésie locale peut être envisagée par crème anesthésique (1 heure avant, si l'état clinique permet d'attendre ce délai).

Les matériels nécessaires sont :

- gants non stériles ;
- compresses stériles et désinfectant (type chlorhexidine alcoolique) ;
- seringue héparinée spécifique pour prélèvement des gaz du sang ;
- aiguille de 23 gauges (bleue) ;
- sparadrap.

L'artère est localisée par le pouls radial, avec des gants non stériles. Une désinfection est effectuée de manière large. Une ponction avec une aiguille stérile adaptée est effectuée avec un angle de 45° par rapport au plan cutané, l'index de l'opérateur repérant toujours l'artère. Une progression lente de l'aiguille permet de repérer l'issue de sang dans la seringue. Une fois le sang recueilli dans la seringue héparinée, une compression de plusieurs minutes est requise pour éviter la constitution d'un hématome. Un pansement très légèrement compressif avec une compresse et du sparadrap est appliqué. Une surveillance d'un hématome ou d'un écoulement de sang doit être réalisée dans l'heure qui suit le prélèvement.

Toute bulle d'air doit être purgée de la seringue après le prélèvement.

À noter que la présence de lésions cutanées en regard de l'artère contre-indique la ponction, de même que la présence de troubles de coagulation représente une contre-indication relative (bénéfice/risque à évaluer, particulièrement défavorable pour un prélèvement fémoral dont la compression est plus difficile).

La vidéo 35.1 montre la réalisation des gaz du sang. Une autre vidéo est disponible sur le site du *New England Journal of Medicine*[8].

D. Comment gère-t-on le prélèvement ?

Pour que les conditions préanalytiques soient respectées, les gaz du sang doivent être analysés dans les 30 minutes après leur prélèvement. En général, les échantillons doivent être analysés le plus rapidement possible pour limiter les effets de la poursuite du métabolisme, la diffusion de l'oxygène à travers la seringue en plastique et la perte de potassium des globules rouges. La température de stockage recommandée est la température ambiante.

La présence d'une bulle d'air dans la seringue va modifier la PaO_2 mesurée ; en effet, l'oxygène de la bulle va diffuser dans le sang. Toute bulle doit donc être purgée de la seringue immédiatement après le prélèvement !

Le prélèvement peut être analysé sur des automates délocalisés dans les services d'urgence ou de réanimation ou sur un automate du laboratoire de biologie de l'hôpital.

8 https://www.nejm.org/doi/full/10.1056/NEJMvcm0803851

Encadré 35.1

Pose d'un cathéter artériel radial

B La pose d'un cathéter artériel (le plus souvent radial, fig. 35.2) peut permettre, chez les patients hospitalisés en médecine intensive-réanimation, d'effectuer des prélèvements itératifs et de surveiller la pression artérielle invasive en continu. La pose d'un cathéter artériel s'effectue en conditions d'asepsie chirurgicale avec un kit spécifique selon la technique dite de Seldinger.

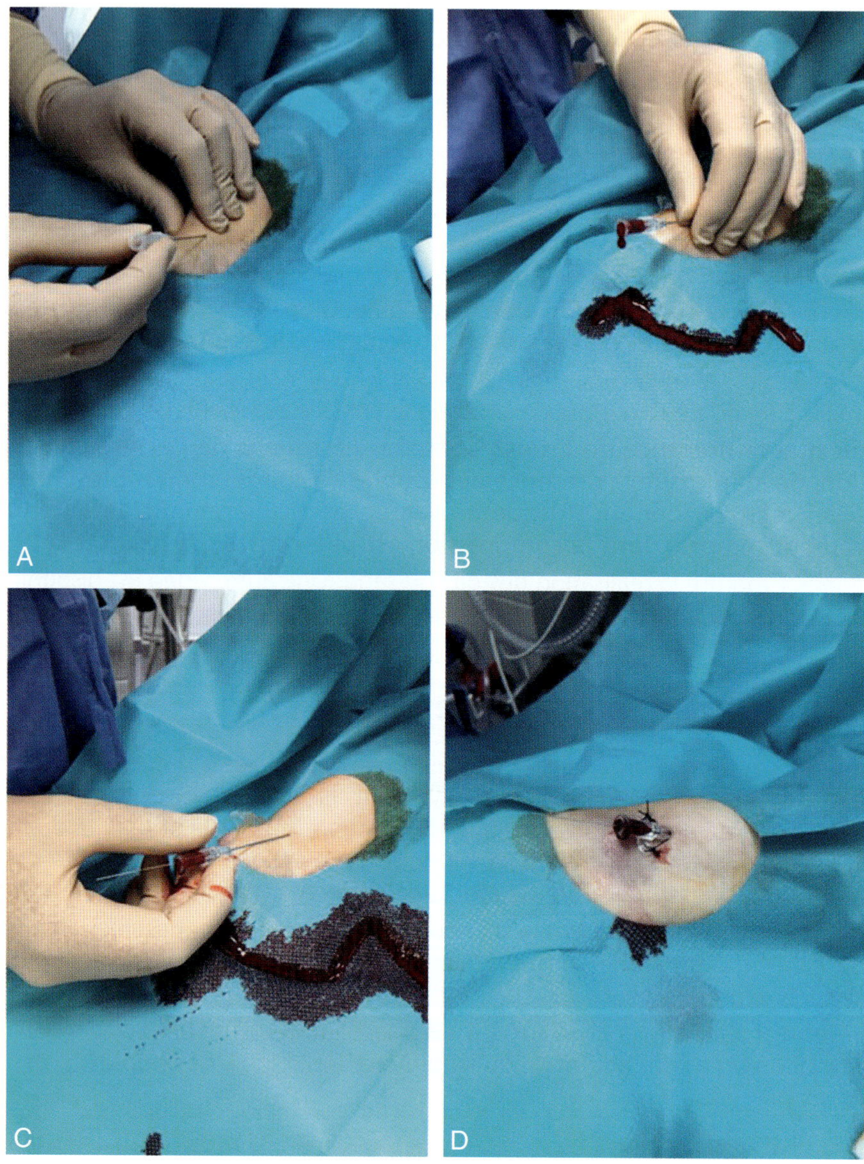

Fig. 35.2. B Pose d'un cathéter artériel radial.

A. Ponction de l'artère radiale localisée par le pouls, en conditions stériles. B. Extériorisation du sang provenant de l'artère radiale par l'aiguille. C. Mise en place d'un guide métallique qui servira à la pose du cathéter artériel radial. D. Cathéter en place. S'ensuit le retrait du guide métallique.

E. Automates et paramètres mesurés

Les automates sont composés d'un système d'injection ou d'aspiration du sang, et d'électrodes permettant les mesures spécifiques de chaque paramètre. Les résultats sont disponibles en une minute et sortent en impression pour la plupart des modèles et sont envoyés sur le système informatique du dossier patient.

Ils comportent l'analyse standard (pH, $PaCO_2$, PaO_2, calcul, HCO_3^-, carboxyhémoglobine, méthémoglobine) et, pour la plupart maintenant, l'analyse du lactate, sodium, potassium, chlore, calcium, créatinine, hématocrite, hémoglobine. Un co-oxymètre (mesure de la saturation en O_2) est intégré aux automates.

III. Orientation diagnostique entre une acidose, une alcalose, métabolique ou respiratoire, le phénomène de compensation

Le pH sanguin est une variable régulée qui dépend de la concentration en H^+ selon la formule : $pH = -\log_{10} [H^+]$.

Les variations de la concentration en H^+, et donc du pH, vont dépendre des systèmes tampons de l'organisme, principalement les bicarbonates (HCO_3^-) (aussi appelés « réserve alcaline ») et le CO_2.

Plusieurs modèles physiopathologiques sont utilisés pour décrire les anomalies acidobasiques. L'équation d'Henderson-Hasselbalch est la plus utilisée. Elle permet de calculer le pH sanguin à partir de la concentration en HCO_3^- (en mmol/l) et de la $PaCO_2$ (exprimée en mmHg) :

$$pH = 6{,}1 + \log_{10} \frac{HCO_3^-}{0{,}03 \times PaCO_2}.$$

On peut simplifier cette équation en écrivant que **le pH dépend du rapport $HCO_3^-/PaCO_2$**

Ainsi, selon ce modèle, une baisse des HCO_3^- (bicarbonate, paramètre régulé par le rein) va entraîner une acidose métabolique, qui tend à être compensée par une baisse de la $PaCO_2$ (paramètre régulé par la ventilation). Une augmentation de l'HCO_3^- va induire une alcalose métabolique et une compensation par augmentation de la $PaCO_2$.

Nous allons aborder dans ce chapitre les anomalies simples des déséquilibres acidobasiques. Les anomalies respiratoires et métaboliques spécifiques seront abordées dans les chapitres correspondants.

Avant d'aborder les étapes dans l'interprétation d'un déséquilibre acidobasique, il est indispensable de connaître les **normes biologiques des gaz du sang artériels** et également veineux (tableau 35.1).

Tableau 35.1. Ⓐ **Normes biologiques des gaz du sang artériels.**

pH	7,38–7,42 < 7,38 → acidose > 7,42 → alcalose Veineux : 7,32–7,38
HCO_3^-	22–26 mmol/l Veineux : 23–27 mmol/l
PaO_2 artérielle	80–100 mmHg en air ambiant (FiO_2 = 0,21)
$PaCO_2$	36–44 mmHg Veineux : 42–50 mmHg
Lactatémie*	< 2 mmol/l

* La concentration de lactate ne fait pas partie *stricto sensu* des gaz du sang, mais est fréquemment rendue en même temps compte tenu de sa détermination par les automates de mesure des gaz du sang.

Raisonnement à adopter devant un trouble acidobasique

La première variable à analyser est le pH

Il permet de classifier l'anomalie, entre une acidose ou une alcalose.

La deuxième étape consiste à repérer l'origine de l'alcalose ou de l'acidose

En étudiant la $PaCO_2$ et le bicarbonate (tableau 35.2 : mécanisme primitif).

Tableau 35.2. Ⓐ **Présentation biologique des principaux troubles acidobasiques.**
Flèche noire : mécanisme primitif. Flèche bleue : mécanisme de compensation attendu.

	pH	HCO_3^-	$PaCO_2$
Acidose métabolique	pH < 7,38	↓	↓
Acidose respiratoire	pH < 7,38	↑	↑
Alcalose métabolique	pH > 7,42	↑	↑
Alcalose respiratoire	pH > 7,42	↓	↓

La troisième étape consiste à analyser la présence ou l'absence d'un phénomène de compensation, et éventuellement son intensité

B Nous avons vu que l'organisme possède deux principaux systèmes de régulation (bicarbonate et $PaCO_2$). La baisse du pH (causée par la baisse du taux de bicarbonates) va entraîner une compensation respiratoire avec augmentation de la ventilation minute (tachypnée/polypnée clinique), afin d'entraîner une baisse de la capnie ($PaCO_2$). Cette compensation respiratoire a pour but de limiter le niveau d'acidose. Les systèmes tampons sont normalement présents dans tous les désordres acidobasiques :

- une acidose métabolique (baisse du pH causée par une baisse des HCO_3^-) va être compensée par une hyperventilation (entraînant une baisse de la $PaCO_2$) ;
- une alcalose métabolique (augmentation du pH causée par une augmentation des HCO_3^-) va être compensée par une hypoventilation (entraînant une augmentation de la $PaCO_2$) ;
- une alcalose respiratoire (augmentation du pH causée par une baisse de la $PaCO_2$) va entraîner une baisse des HCO_3^- excrétés par le rein ;
- une acidose respiratoire (baisse du pH causée par une augmentation de la $PaCO_2$) va entraîner une augmentation des HCO_3^- réabsorbés par le rein.

Il est important de noter que la compensation d'origine respiratoire est plus rapide (quelques minutes) que la compensation rénale (plusieurs heures).

Ⓐ Au cours des acidoses métaboliques, la baisse des HCO_3^- peut correspondre à deux phénomènes :

- le plus souvent, la baisse est liée à son utilisation en tant que tampon (tamponnement d'une ou plusieurs substances acides en excès) selon la formule suivante :

  $H^+ + HCO_3^- \leftrightarrow H_2CO_3 \leftrightarrow CO_2 + H_2O$

Le CO_2 est ensuite éliminé par voie respiratoire ;

- exceptionnellement, il s'agit d'une perte de bicarbonates par voie digestive au cours des diarrhées.

Attention : lors d'une situation aiguë, le phénomène de compensation ne remet pas le pH à 7,40 ! La compensation en aiguë « limite » l'amplitude du désordre, elle ne le compense pas totalement. En cas de situation chronique (plusieurs jours), un retour à un pH de 7,40 est observé.

Ainsi, sauf en situation chronique, un pH normal avec des valeurs de $PaCO_2$ et bicarbonates anormaux indique des anomalies respiratoires et métaboliques associées.

L'absence ou l'insuffisance d'une compensation par rapport à ce qui est normalement attendu indique que le désordre est « mixte », métabolique et respiratoire : reins et poumons participent au même désordre acidobasique.

Comment évalue-t-on l'intensité de la compensation respiratoire d'une acidose métabolique ?

La compensation physiologique attendue (« adaptée ») au cours d'une acidose métabolique peut être estimée selon la règle suivante : **une baisse de 1 mmol/l de bicarbonates entraîne une chute de 1 mmHg de la $PaCO_2$ environ.**

IV. Principales causes des anomalies acidobasiques

Une fois le désordre acidobasique établi, intervient la **recherche étiologique** (cf. chapitre 20 et chapitre 36). Le tableau 35.3 est une synthèse de ces chapitres.

Tableau 35.3. Ⓐ Étiologie des anomalies acidobasiques.

Acidose respiratoire	Acidose métabolique
– Anomalies de la commande ventilatoire centrale : • En premier lieu les médicaments dépresseurs respiratoires (psychotropes, morphiniques) • Atteintes vasculaires, infectieuses, traumatiques cérébrales – Dysfonctions neuromusculaires et anomalies thoracopulmonaires • Syndrome de Guillain-Barré, myasthénie, sclérose latérale amyotrophique, myopathies, paralysies phréniques… • Syndromes restrictifs pulmonaires, pathologie de la cage thoracique, obésité • BPCO • Épuisement respiratoire	– Acidocétose – Acidose lactique – Insuffisance rénale – Diarrhée – Acidoses tubulaires

(Suite)

Tableau 35.3. Suite.

Alcalose respiratoire	Alcalose métabolique
– Insuffisance respiratoire aiguë hypoxémique entraînant une hyperventilation réactionnelle – Encéphalopathie hépatique – Hyperventilation psychogène (douleur, anxiété) – Intoxications aux salicylés	– Vomissements et aspiration digestive – Diurétiques : furosémide, thiazidique – Hyperaldostéronisme secondaire (à une déshydratation) et primaire

Quiz

À vous de trouver le désordre (acidose ou alcalose), l'origine (respiratoire ou métabolique), et d'évaluer la compensation (présente ou absente, donc mécanisme mixte).
Pour aller plus loin : voir si la compensation a l'intensité attendue (pour les acidoses respiratoires et alcaloses métaboliques uniquement).

Quiz 1

Un homme de 72 ans est adressé en réanimation pour un sepsis urinaire grave. La gazométrie d'entrée est la suivante :
pH 7,27, $PaCO_2$ 26 mmHg, HCO_3^- 12 mmol/l, PaO_2 112 mmHg, lactatémie 3,8 mmol/l.

Quiz 2

Une femme de 89 ans se présente aux urgences pour un état de choc septique d'origine urinaire. La gazométrie artérielle est la suivante :
pH 7,16, $PaCO_2$ 34 mmHg, HCO_3^- 12 mmol/l, PaO_2 89 mmHg, lactatémie à 4 mmol/l.

Quiz 3

Un jeune homme hospitalisé en psychiatrie est transféré aux urgences pour vomissements itératifs. La gazométrie est la suivante :
pH 7,59, $PaCO_2$ 40 mmHg, HCO_3^- 38 mmol/l, PaO_2 98 mmHg, lactatémie 1 mmol/l.

Quiz 4

Un homme de 60 ans est hospitalisé en pneumologie pour une exacerbation de BPCO. Voici la gazométrie d'entrée :
pH 7,35, $PaCO_2$ 49 mmHg, HCO_3^- 27 mmol/l, PaO_2 83 mmHg.
Il bénéficie d'une antibiothérapie par amoxicilline-acide clavulanique au cours de son hospitalisation. Cette dernière se complique de diarrhées abondantes. Sa gazométrie après plusieurs jours met en évidence :
pH 7,26, $PaCO_2$ 45 mmHg, HCO_3^- 20 mmol/l, PaO_2 87 mmHg, lactatémie 1,3 mmol/l.

Quiz 5

Un patient se présente avec un tableau de déshydratation extracellulaire. Il prend de la metformine au domicile. La biologie retrouve une insuffisance rénale modérée. La gazométrie est la suivante :
pH 7,25, $PaCO_2$ 23 mmHg, HCO_3^- 10 mmol/l, PaO_2 80 mmHg, lactatémie à 6 mmol/l.

Quiz 6

Un patient arrive avec un tableau de choc septique sur péritonite dans votre unité de médecine intensive. Cinq gaz du sang sont retrouvés dans sa chambre. Un seul correspond au malade… Lequel est le plus probable ?
[Attention dans la vie réelle, une seule solution est juste → en cas de doute sur l'attribution du bon examen (patient ou date/heure incertaine) : poubelle et refaire l'examen !]

A. pH 7,46, $PaCO_2$ 28 mmHg, HCO_3^- 20 mmol/l, PaO_2 89 mmHg, lactatémie 1,2 mmol/l
B. pH 7,27, $PaCO_2$ 26 mmHg, HCO_3^- 12 mmol/l, PaO_2 120 mmHg, lactatémie 4 mmol/l
C. pH 7,06, $PaCO_2$ 35 mmHg, HCO_3^- 10 mmol/l, PaO_2 63 mmHg, lactatémie 4 mmol/l
D. pH 7,29, $PaCO_2$ 58 mmHg, HCO_3^- 28 mmol/l, PaO_2 73 mmHg, lactatémie 2,3 mmol/l
E. pH 7,59, $PaCO_2$ 38 mmHg, HCO_3^- 36 mmol/l, PaO_2 90 mmHg, lactatémie 1,2 mmol/l

Quiz 7

Un patient arrive avec un tableau de choc septique d'origine pulmonaire dans votre unité de médecine intensive. Il présente un tirage et un balancement thoraco-abdominal. Cinq gaz du sang sont retrouvés dans sa chambre. Un seul correspond au malade… Lequel est le plus probable ?

A. pH 7,46, $PaCO_2$ 28 mmHg, HCO_3^- 20 mmol/l, PaO_2 89 mmHg, lactatémie 1,2 mmol/l
B. pH 7,27, $PaCO_2$ 26 mmHg, HCO_3^- 12 mmol/l, PaO_2 120 mmHg, lactatémie 4 mmol/l
C. pH 7,06, $PaCO_2$ 35 mmHg, HCO_3^- 10 mmol/l, PaO_2 63 mmHg, lactatémie 4 mmol/l
D. pH 7,29, $PaCO_2$ 58 mmHg, HCO_3^- 28 mmol/l, PaO_2 73 mmHg, lactatémie 2,3 mmol/l
E. pH 7,59, $PaCO_2$ 38 mmHg, HCO_3^- 36 mmol/l, PaO_2 90 mmHg, lactatémie 1,2 mmol/l

Quiz 8

Un patient arrive pour vomissements incoercibles dans votre unité de médecine intensive. Cinq gaz du sang sont retrouvés dans sa chambre. Un seul correspond au malade… Lequel est le plus probable ?

A. pH 7,46, $PaCO_2$ 28 mmHg, HCO_3^- 20 mmol/l, PaO_2 89 mmHg, lactatémie 1,2 mmol/l
B. pH 7,27, $PaCO_2$ 26 mmHg, HCO_3^- 12 mmol/l, PaO_2 120 mmHg, lactatémie 4 mmol/l
C. pH 7,06, $PaCO_2$ 35 mmHg, HCO_3^- 10 mmol/l, PaO_2 63 mmHg, lactatémie 4 mmol/l
D. pH 7,29, $PaCO_2$ 58 mmHg, HCO_3^- 28 mmol/l, PaO_2 73 mmHg, lactatémie 2,3 mmol/l
E. pH 7,59, $PaCO_2$ 38 mmHg, HCO_3^- 36 mmol/l, PaO_2 90 mmHg, lactatémie 1,2 mmol/l

Quiz 9

Un patient arrive pour décompensation de BPCO dans votre service de médecine intensive. Cinq gaz du sang sont retrouvés dans sa chambre. Un seul correspond au malade… Lequel est le plus probable ?

A. pH 7,46, $PaCO_2$ 28 mmHg, HCO_3^- 20 mmol/l, PaO_2 89 mmHg, lactatémie 1,2 mmol/l
B. pH 7,27, $PaCO_2$ 26 mmHg, HCO_3^- 12 mmol/l, PaO_2 120 mmHg, lactatémie 4 mmol/l
C. pH 7,06, $PaCO_2$ 35 mmHg, HCO_3^- 10 mmol/l, PaO_2 63 mmHg, lactatémie 4 mmol/l
D. pH 7,29, $PaCO_2$ 58 mmHg, HCO_3^- 28 mmol/l, PaO_2 73 mmHg, lactatémie 2,3 mmol/l
E. pH 7,59, $PaCO_2$ 38 mmHg, HCO_3^- 36 mmol/l, PaO_2 90 mmHg, lactatémie 1,2 mmol/l

Quiz 10

Un patient arrive pour une insuffisance rénale aiguë sans anomalie hémodynamique dans votre service de médecine intensive. Il ne prend aucun médicament. Cinq gaz du sang sont retrouvés dans sa chambre. Un seul correspond au malade… Lequel est le plus probable ?

A. pH 7,36, $PaCO_2$ 35 mmHg, HCO_3^- 20 mmol/l, PaO_2 95 mmHg, lactatémie 1,2 mmol/l
B. pH 7,27, $PaCO_2$ 26 mmHg, HCO_3^- 12 mmol/l, PaO_2 120 mmHg, lactatémie 4 mmol/l
C. pH 7,06, $PaCO_2$ 35 mmHg, HCO_3^- 10 mmol/l, PaO_2 63 mmHg, lactatémie 4 mmol/l
D. pH 7,29, $PaCO_2$ 58 mmHg, HCO_3^- 28 mmol/l, PaO_2 73 mmHg, lactatémie 2,3 mmol/l
E. pH 7,59, $PaCO_2$ 38 mmHg, HCO_3^- 36 mmol/l, PaO_2 90 mmHg, lactatémie 1,2 mmol/l

Réponses aux quiz

Quiz 1

Le patient présente une acidose car pH < 7,38, métabolique car HCO_3^- < 22 mmol/l.
Il existe une compensation respiratoire car la $PaCO_2$ est abaissée (hyperventilation compensatrice).
La compensation est estimée par « 1 point de baisse des HCO_3^- est compensé par une baisse d'environ 1 point de $PaCO_2$ ». Elle est ici adaptée : ΔHCO_3^- par rapport à la norme = – 12 mmol/l, ΔPCO_2 = – 14 mmHg. Il s'agit donc d'une acidose métabolique « pure » compensée de manière attendue.

Quiz 2

L'acidose est définie par le pH < 7,38 métabolique car HCO_3^- < 22 mmol/l.
Il existe une compensation car la $PaCO_2$ est diminuée, mais cette compensation est totalement insuffisante par rapport à ce qui est attendu pour ce niveau de baisse des bicarbonates : la capnie devrait être aux alentours de 26 mmHg. Cet échec de compensation respiratoire signe probablement un épuisement respiratoire associé.

Quiz 3

L'alcalose est définie par pH > 7,42. Métabolique car HCO_3^- > 26 mmol/l.

Quiz 4

Le patient présente initialement une acidose respiratoire (pH diminué, $PaCO_2$ élevée) compensée par une augmentation du taux de bicarbonates.
Ensuite, le pH est diminué, la $PaCO_2$ est augmentée, indiquant une acidose respiratoire. Les bicarbonates sont diminués, indiquant une acidose métabolique : l'acidose est ici mixte ! Les diarrhées ont entraîné une perte digestive de HCO_3^-. Le mécanisme métabolique s'est associé au mécanisme respiratoire.

Quiz 5

L'acidose (pH diminué) est ici métabolique (HCO_3^- diminué) avec une compensation respiratoire ($PaCO_2$ diminuée), adaptée ($\Delta PaCO_2$ proche de ΔHCO_3^-).
L'intoxication à la metformine est une complication grave qui survient le plus souvent au cours d'une insuffisance rénale aiguë. Cette dernière amène à une accumulation de metformine, entraînant secondairement une acidose métabolique par excès de lactate. La prise en charge repose sur une épuration extrarénale en urgence, afin de corriger les troubles acidobasiques et épurer le médicament causal.

Quiz 6
Réponse : B.
Un choc septique se présente le plus souvent sous la forme d'un tableau d'acidose métabolique hyperlactatémique. Deux réponses sont donc possibles : B ou C. Ici, le patient se présente avec un tableau digestif prédominant. La compensation respiratoire n'a (*a priori*) pas de raison d'être défaillante (bien qu'un épuisement respiratoire soit possible secondairement). Donc la réponse B est la plus probable.

Quiz 7
Réponse : C.
Un choc septique se présente le plus souvent sur un tableau d'acidose métabolique hyperlactatémique. Deux réponses sont donc possibles : B ou C. Ici, le patient se présente sur un tableau respiratoire. La compensation respiratoire peut donc être défaillante par épuisement respiratoire, ce d'autant que le patient présente des signes cliniques d'épuisement respiratoire. La réponse C est la plus probable.

Quiz 8
Réponse : E.
Des vomissements importants se compliquent d'alcalose métabolique, le liquide gastrique étant riche en H^+. La réponse E est donc celle attendue.

Quiz 9
Réponse : D.
Une décompensation de BPCO se présente sous la forme d'une acidose hypercapnique. La réponse D est la plus compatible.

Quiz 10
Réponse : A.
Il existe une petite baisse des bicarbonates en lien avec l'insuffisance rénale aiguë avec une compensation respiratoire adaptée.

Compléments en ligne

Des compléments numériques sont associés à ce chapitre. Ils proposent une vidéo, indiquée dans le texte par un pictogramme . Pour voir ces compléments, connectez-vous sur http://www.em-consulte/e-complement/476958 et suivez les instructions.

Vidéo 35.1. Gaz du sang.

CHAPITRE

36

Étiologie des anomalies gazométriques d'origine métabolique

Situations de départ

- 192 Analyse d'un résultat de gaz du sang
- 197 Analyse des bicarbonates

Item, objectifs pédagogiques

ITEM 267 – Troubles de l'équilibre acidobasique et désordres hydroélectrolytiques

Troubles de l'équilibre acidobasique :

Rang	Rubrique	Intitulé	Descriptif
A	Diagnostic positif	Connaître les indications de la gazométrie	Connaître les situations où il est nécessaire de réaliser des GDS artériels (choc, insuffisance respiratoire aiguë), et veineux (suspicion d'acidocétose)
B	Éléments physiopathologiques	Connaître les mécanismes de régulation de l'équilibre acide-base	
A	Définition	Savoir définir un trouble acidobasique, son caractère métabolique ou ventilatoire	Connaître les situations nécessitant une gazométrie artérielle (choc, souffrance tissulaire, insuffisance respiratoire aiguë et chronique, diabète décompensé, intoxications responsables d'acidose métaboliques)
A	Reconnaître l'urgence	Connaître les anomalies cliniques graves à rechercher	Reconnaître une hypoxémie, une hypercapnie, une acidose et savoir la caractériser, une hyperlactatémie
A	Démarche diagnostique	Savoir faire le diagnostic d'une acidose métabolique liée à une insuffisance rénale, diarrhée, acidose lactique, acidocétose	Savoir prendre en compte le contexte clinique et connaître la valeur d'orientation diagnostique du trou anionique plasmatique
B	Démarche diagnostique	Savoir rechercher les causes toxiques et les acidoses tubulaires	Savoir identifier le caractère non adapté de la réponse rénale (notion de trou anionique urinaire)
A	Étiologie	Connaître les principales causes d'acidose respiratoire	
B	Prise en charge	Savoir corriger une acidose métabolique chronique	Savoir prescrire une alcalinisation dans le contexte d'une maladie rénale chronique
B	Prise en charge	Connaître la prise en charge des troubles acidobasiques aigus sévères	Connaître les principaux traitements symptomatiques et savoir orienter le patient dans le service adapté

Médecine intensive – réanimation, urgences et défaillances viscérales aiguës

Introduction
Acidose métabolique
I. Comment faire le diagnostic étiologique de l'acidose métabolique ?
II. Quels sont les critères de gravité d'une acidose métabolique, impliquant l'avis du réanimateur ?
III. Quelles thérapeutiques mettre en œuvre selon l'étiologie mise en évidence ?
Alcalose métabolique
I. Comment faire le diagnostic étiologique de l'alcalose métabolique ?
II. Quelles thérapeutiques mettre en œuvre selon l'étiologie mise en évidence ?

Introduction

Ⓐ La maîtrise du diagnostic étiologique d'un désordre acidobasique d'origine métabolique est capitale dans la gestion d'un patient de médecine intensive.

L'interprétation du désordre métabolique permet le plus souvent d'obtenir le diagnostic étiologique et de débuter une prise en charge médicale adéquate.

Comme vu dans le chapitre 36, le diagnostic d'un désordre acidobasique repose sur les variations suivantes (tableau 36.1).

Tableau 36.1. Ⓐ Présentation biologique des principaux troubles acidobasiques.
Flèche noire : mécanisme primitif. Flèche bleue : mécanisme de compensation attendu.

	pH	HCO_3^-	$PaCO_2$
Acidose métabolique	pH < 7,38	↓	↓
Acidose respiratoire	pH < 7,38	↑	↑
Alcalose métabolique	pH > 7,42	↑	↑
Alcalose respiratoire	pH > 7,42	↓	↓

Acidose métabolique

Vignette clinique

Madame C., 58 ans, est amenée aux urgences pour une altération de l'état général associée à une fièvre et des signes fonctionnels urinaires.

Elle a comme principaux antécédents une hypertension artérielle essentielle traitée par inhibiteurs de l'enzyme de conversion, une dyslipidémie traitée par régime alimentaire et statines, ainsi que des épisodes de coliques néphrétiques sans bilan étiologique effectué.

On note une intoxication tabagique à 20 paquets-années.

L'histoire de la maladie remonte à 48 heures, où sont apparus des signes fonctionnels urinaires à type de brûlures et pollakiurie, associés à une douleur lombaire droite.

Depuis 24 heures, elle présente une fièvre à 39,5 °C, ainsi qu'une franche altération de l'état général.

À son arrivée aux urgences, son examen clinique est le suivant :

Paramètres vitaux : PAS 85 mmHg, PAD 38 mmHg, PAM 54 mmHg, FC 125 bpm (tachycardie), FR 30 cycles/min, SpO_2 99 % en air ambiant; vigilance normale (Glasgow 15); température 39,3 °C.

Examen physique systématisé : on note des marbrures au niveau des genoux, les extrémités sont froides et le temps de recoloration cutanée est à 4 secondes. La patiente est anurique depuis 12 heures. Il n'y a pas de globe vésical à la palpation abdominale, il existe une douleur à l'ébranlement lombaire droit. Le reste de l'abdomen est souple. L'examen cardiopulmonaire et neurologique est sans particularité par ailleurs en dehors d'une tachypnée.

La bandelette urinaire montre leucocytes « +++ », nitrites « ++ », sang « + ».

Le diagnostic d'état de choc est posé.

La prise en charge immédiate de la patiente consiste en la pose de deux voies veineuses périphériques, la mise en place d'une surveillance scopée, la pose d'une sonde vésicale et un remplissage vasculaire par cristalloïdes.

Devant la persistance de l'hypotension artérielle, de la noradrénaline est initiée.

Une *gazométrie artérielle* est effectuée : pH = 7,27, HCO_3^- = 12 mmol/l, $PaCO_2$ = 26 mmHg, PaO_2 = 114 mmHg, lactatémie = 4,2 mmol/l.

L'*échographie rénale* ne met pas en évidence d'obstruction des voies urinaires.

Un ECG (tachycardie sinusale) est aussi réalisé ainsi qu'un bilan biologique et des prélèvements microbiologiques (NFS, plaquettes, bilan de coagulation, ionogramme sanguin, créatininémie, hémocultures, ECBU).

Le diagnostic étiologique de choc septique à point de départ urinaire est retenu, compliqué d'une acidose métabolique compensée, hyperlactatémique.

La réflexion est la suivante :

- état de **choc** devant PAS < 90 mmHg, signes d'hypoperfusion périphérique. Les signes d'hypoperfusion retrouvés ici sont : les marbrures, les extrémités froides, l'allongement du temps de recoloration cutanée, l'anurie;
- **septique** devant l'association d'un état de choc avec nécessité d'amines et hyperlactatémie, le tout dans un contexte de syndrome de réponse inflammatoire systémique;
- l'**acidose** se manifeste par le pH < 7,38, métabolique car HCO_3^- à 22 mmol/l, compensation adéquate (PCO_2 attendue = 26 mmHg, pour rappel ΔPCO_2 attendue = ΔHCO_3^- dans les acidoses métaboliques aiguës), d'origine lactique (hyperlactatémie > 2 mmol/l).

La prise en charge finale de la patiente consistera en :

- un transfert en **unité de médecine intensive** devant la présence de **signes de gravité**, en lien avec la gravité de la cause de l'acidose;
- la pose d'une voie veineuse centrale devant la nécessité d'amines et afin d'optimiser l'hémodynamique de la patiente; poursuite de la noradrénaline et expansion volémique;
- une **antibiothérapie probabiliste** après prélèvements microbiologiques est rapidement prescrite (traitement **étiologique**).

L'évolution sera favorable en quelques jours, permettant le retour à domicile de la patiente.

I. Comment faire le diagnostic étiologique de l'acidose métabolique ?

Quatre grandes causes d'acidose métabolique (tableau 36.2) doivent être recherchées en priorité

- **Cétose** : tout d'abord, il faut savoir rechercher une cétose; la principale cause sera l'acidocétose diabétique, mais il existe également la cétose de jeûne et l'acidocétose de l'alcoolique. L'acidose correspond à l'accumulation d'un anion indosé (acide), qui est le β-hydroxybutyrate.
- **Acidose lactique**, par accumulation de **lactate** : toute cause d'hypoxie cellulaire peut entraîner une production d'acide lactique, c'est par exemple le cas des états de choc.

Tableau 36.2. Ⓐ Ⓑ **Causes principales d'acidose métabolique.**

	Mécanisme	Causes fréquentes	Causes rares
Cétose	β-hydroxybutyrate	Diabète	Alcoolisme, jeûne
Acidose lactique	Lactate	Choc	Insuffisance hépatique, intoxication aux biguanides
Insuffisance rénale	Défaut d'élimination de la charge acide liée au métabolisme	Toute insuffisance rénale sévère	
Diarrhées	Perte de HCO_3^- d'origine digestive	Toute cause de diarrhée	Fistules digestives

L'intoxication aux biguanides (metformine) est une cause grave à savoir rechercher, de même que l'insuffisance hépatocellulaire.

- **Insuffisance rénale** : l'insuffisance rénale avancée est l'une des causes les plus fréquentes d'acidose métabolique. L'acidose survient au cours des insuffisances rénales sévères, aiguës ou chroniques par échec de l'élimination de la charge acide quotidienne issue du métabolisme.
- **Diarrhées** : le mécanisme principal est une perte d'origine digestive de bicarbonates, qu'il faut savoir rechercher à l'interrogatoire et l'examen physique.

Ainsi, en pratique, devant une acidose métabolique, la démarche initiale est très simple pour rechercher les quatre causes principales. Il faut systématiquement (ces causes étant souvent associées !) :

- doser le **lactate** (le plus souvent réalisé sur les gaz du sang ayant révélé l'acidose, sinon possibilité de prélever les gaz du sang veineux) ;
- regarder la **fonction rénale** : seule les altérations significatives de la fonction rénale, qu'elles soient aiguës ou chroniques, altèrent la régulation acidobasique ;
- rechercher une **cétose** : doser la glycémie et les corps cétoniques (cétonémie, cétonurie) ;
- interroger le patient quant à l'existence de **diarrhées**.

Acidose métabolique = Quatre questions en premier abord

- **Lactate** (artériel ou veineux) ?
- **Créatininémie** ?
- **Glycémie** (capillaire ou veineuse) **et cétonémie et/ou cétonurie** (sur bandelette urinaire) ?
- **Diarrhée** ?

L'autre façon d'aborder une acidose métabolique passe par le calcul du trou anionique plasmatique (fig. 36.1)

Selon le principe de l'électroneutralité dans le plasma, la somme des concentrations des anions est égale à la somme des concentrations des cations.

En considérant les concentrations des cations Na^+ et K^+ et des anions HCO_3^- et Cl^-, il existe une différence (car certains anions comme les phosphates, l'albumine, l'hémoglobine… sont indosés) appelée trou anionique plasmatique (TAP).

Celui-ci se calcule selon la formule suivante :

$TAP = Na^+ - (Cl^- + HCO_3^-) = 12 \pm 4$

[ou 16 ± 4 si l'ion potassium est intégré au calcul : $(Na^+ + K^+ - (Cl^- + HCO_3^-)$.]

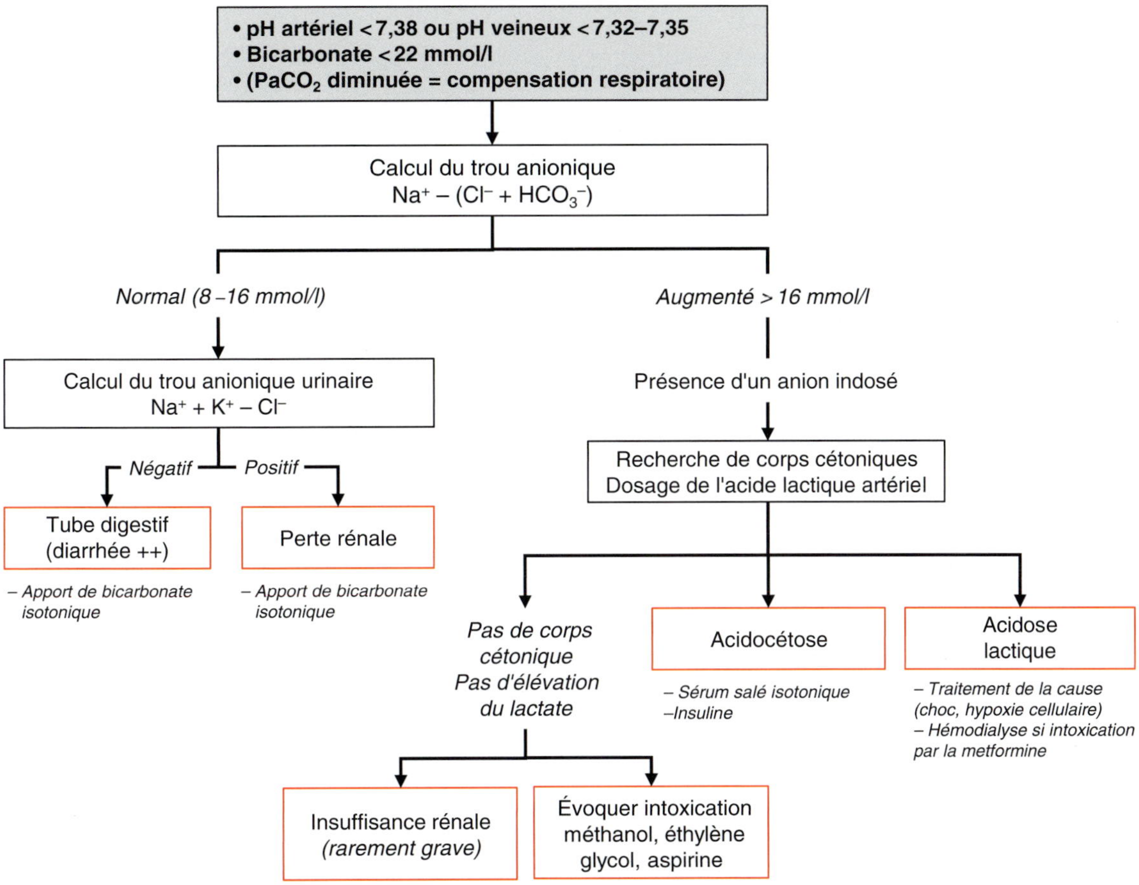

Fig. 36.1. Ⓐ **Algorithme diagnostique devant une acidose métabolique.**

En cas d'hypoalbuminémie, il doit être corrigé par la formule :

TAPc = TAP + 0,25 × (40 – Albuminémie).

L'**augmentation du trou anionique plasmatique** correspond à la présence d'un autre anion « indosé », qui correspond à un acide en excès. Une augmentation du TAP révèle donc ces acides :

- accumulation de β-hydroxybutyrate au cours des acidocétoses ;
- accumulation de lactate au cours des états de choc ou d'insuffisance hépatique ou d'intoxication aux biguanides ;
- accumulation de phosphate et sulfate au cours d'insuffisance rénale ;
- accumulation d'alcools toxiques au cours des intoxications.

L'augmentation de ce TAP révèle donc un de ces produits et oriente vers le diagnostic étiologique.

À l'inverse, un **TAP normal** indique une **baisse « isolée » des bicarbonates** : diarrhées et acidoses tubulaires. On parle dans ces cas d'**acidose hyperchlorémique** car la baisse des HCO_3^- est compensée par une élévation du chlore.

B Le calcul du **trou anionique urinaire** (TAU) permet d'apprécier la réponse rénale à l'acidose (*difficile d'interprétation en réanimation*). La présence d'un TAU négatif signifie que le rein sécrète l'excès d'acides (ions H^+) *via* la sécrétion de NH_4^+ (non dosés). Cet élément oriente vers une perte d'origine digestive (diarrhées). Si le TAU est positif, l'origine de la perte de HCO_3^- est rénale, le plus souvent au cours d'acidoses tubulaires. La valeur diagnostique réelle de ce TAU est soumise à caution.

Autres causes

Les autres causes sont moins fréquentes et seront envisagées après élimination des quatre causes prioritaires :

- acidoses tubulaires rénales : défaut tubulaire indépendant de l'insuffisance rénale de régulation de la réabsorption de bicarbonates et/ou excrétion des H^+ ;
- intoxication avec un produit acide ;
- remplissage massif au sérum salé isotonique (> 3 litres par jour).

Encadré 36.1

Acidoses tubulaires

B Trois types d'acidoses tubulaires peuvent être abordés. Les acidoses distales (type I), proximales (type II) et, enfin, distale associée à une hyperkaliémie (type IV).

L'acidose tubulaire proximale (type II) est due à un défaut de réabsorption des bicarbonates par le tubule proximal. Elle se voit surtout dans le cadre du syndrome de Fanconi (glycosurie, phosphaturie, amino-acidurie), qui peut survenir dans le myélome multiple notamment.

L'acidose tubulaire rénale distale correspond à l'incapacité du rein à excréter la charge acide. Elle peut s'associer à une hyperkaliémie (type IV) ou à une hypokaliémie (type I).

L'acidose distale de type I est liée à une anomalie de sécrétion d'acides H^+ du canal collecteur ou à une anomalie de rétrodiffusion des H^+. Ces anomalies entraînent un pH urinaire élevé (pH_u > 5,5). Les causes les plus fréquentes sont le syndrome de Gougerot-Sjögren, certaines anomalies héréditaires, ou la toxicité en lien avec l'amphotéricine B.

Enfin, l'acidose distale de type IV est la plus fréquente. Les uropathies obstructives, l'hyporéninisme/hypoaldostéronisme chez les patients diabétiques et les toxicités médicamenteuses (ciclosporine, tacrolimus, amiloride, spironolactone, AINS) sont les étiologies les plus fréquentes de ce type d'acidose.

Le traitement est essentiellement étiologique et la correction de l'hyperkaliémie permet une correction, au moins partielle, de l'acidose.

II. Quels sont les critères de gravité d'une acidose métabolique, impliquant l'avis du réanimateur ?

- La **cause** (acidose lactique, causes toxiques) : c'est le facteur principal.
- L'**hyperkaliémie** associée.
- **L'échec de compensation respiratoire** : acidose mixte.
- **pH < 7,25 ou bicarbonate < 15 mmol/l.**

A Les effets aigus de l'acidose elle-même sur l'organisme sont incertains (par exemple, les marathoniens terminent fréquemment leur course avec un pH < 7 ; les patients atteints d'acidocétose diabétique ont des pH parfois < 7 également, et la mortalité des patients correctement traités — sans bicarbonates ! — est quasi nulle). C'est bien la pathologie qui a causé l'acidose et les anomalies associées qui en font la gravité.

Quiz 1

L'étiologie difficile : patient polypathologique
Monsieur P., 74 ans, est adressé en urgence pour un état de choc sur pneumopathie.
Antécédents : HTA, tabagisme non sevré, BPCO stade IV.
Clinique, signes de gravité : SpO_2 88 % en air ambiant, FR 28 cycles/min, tirage sus-claviculaire, FC 110 bpm, PA 76/42 mmHg ; température 39,2 °C ; marbrures ; TRC > 3 secondes ; signes de détresse respiratoire aiguë ; syndrome confusionnel sans focalisation.
Examens complémentaires en urgence : GDS (air ambiant) : pH = 7,10, $PaCO_2$ = 45 mmHg, HCO_3^- = 14 mmol/l, PaO_2 = 66 mmHg, lactatémie = 3,5 mmol/l.
Radiographie : opacité base droite.
Quel est votre diagnostic concernant ce trouble acidobasique ?

III. Quelles thérapeutiques mettre en œuvre selon l'étiologie mise en évidence ?

B La prise en charge des acidoses métaboliques repose principalement sur la prise en charge de l'**étiologie** sous-jacente.

Notamment, pas d'apport de bicarbonate dans les acidocétoses : le traitement est celui de la cause.

Les indications d'apport de bicarbonate en perfusion IV ou *per os* dans les acidoses sont notamment :

- acidose de l'insuffisance rénale chronique ;
- diarrhée avec pertes digestives de bicarbonates ;
- acidose tubulaire ;
- hyperkaliémie menaçante associée (les bicarbonates sont parmi les possibilités thérapeutiques de la prise en charge de l'hyperkaliémie menaçante, cf. chapitre 38).

Une acidose métabolique pH < 7,15 associée à une insuffisance rénale aiguë sévère est une indication d'épuration extrarénale (cf. chapitre 34). De même, l'acidose lactique sévère de l'intoxication à la metformine est une indication à l'épuration extrarénale pour élimination du toxique.

Quiz 2

En période de canicule, vous recevez une patiente de 70 ans, diabétique de type 2 traitée par metformine, hypertendue traitée par IEC.
La patiente est altérée, présente des signes de déshydratation extracellulaire.
Quelle(s) anomalie(s) biologique(s) recherchez-vous chez cette patiente ?
Le laboratoire vous rappelle, il existe une hyperlactatémie à 6 mmol/l.
Quel est le diagnostic le plus probable ?

Points de vigilance

- Il ne faut pas passer à côté d'un trouble acidobasique mixte nécessitant une prise en charge métabolique mais également respiratoire (exemple du choc septique à point de départ pulmonaire avec épuisement respiratoire).
- Il faut savoir évoquer la possibilité d'une intoxication (metformine, intoxication volontaire à l'éthylène glycol, etc.).
- Attention à penser à une acidose métabolique (et donc réaliser les gaz du sang !) devant une dyspnée de Kussmaul.

Quiz 3

Une patiente se présente aux urgences pour intoxication volontaire au paracétamol (90 g).
Elle présente des signes d'encéphalopathie hépatique. Sa gazométrie retrouve une hyperlactatémie à 10 mmol/l.
Cette hyperlactatémie est-elle attendue dans le contexte ?

Une situation clinique... Deux prises en charge

Cécilia, jeune adolescente de 16 ans, se présente au déchoquage médical un samedi soir pour une altération de l'état général, avec tachypnée et syndrome confusionnel.

Les paramètres vitaux sont les suivants : FC 120 bpm, PA 86/43 mmHg, SaO_2 99 %, FR 28 cycles/min. La glycémie capillaire est à 42 mmol/l. La bandelette urinaire marque « +++ » de cétones.

La gazométrie artérielle montre : pH = 7,03, $PaCO_2$ = 9,8 mmHg, PaO_2 = 132 mmHg sans apport d'oxygène, bicarbonates = 2,4 mmol/l ; urée = 10,3 mmol/l, créatinine = 213 µmol/l, Na = 132 mmol/l ; Cl = 94 mmol/l ; K = 5,2 mmol/l ; acide lactique = 2,2 mmol/l.

Karim est seul à prendre en charge cette patiente, son sénior est occupé à réanimer un patient dans les étages.

Où Karim ne fait pas ce qu'il faut...

Karim demande à l'infirmière de préparer 1 000 ml de bicarbonates à 1,4 %. Il prescrit en débit libre l'apport de bicarbonates, ainsi que 2 cuillères-mesures d'une résine échangeuse d'ions, afin de traiter l'hyperkaliémie.

Après cette prescription, Karim oriente la patiente en service d'endocrinologie, sans oublier bien entendu de prescrire 10 UI d'insuline rapide 3 fois par jour, associé à la prescription de metformine, afin de traiter cette découverte de diabète.

Une biologie de contrôle est demandée pour le lundi.

Karim ne se rend pas compte de la gravité de la patiente. Outre son état clinique, la gazométrie doit surtout faire orienter la patiente dans un service de réanimation.

Le diagnostic étiologique sous-jacent est erroné, la prescription de metformine risque de tuer la patiente. De plus, il ne semble pas comprendre le risque d'hypokaliémie malgré un taux de potassium satisfaisant (en effet, la kaliémie va chuter très vite avec l'insuline).

Où l'on peut faire confiance à Karim

Karim fait rapidement le diagnostic d'acidocétose diabétique. En effet, il interprète rapidement la gazométrie, en expliquant à son externe qu'il s'agit d'une acidose métabolique avec une compensation adéquate en lien avec une production de cétones.

Son examen clinique permet de mettre en évidence des signes de déshydratation extracellulaire.

Il prescrit auprès de l'infirmière une voie veineuse périphérique, un remplissage vasculaire abondant par solutés cristalloïdes en débit libre, une insulinothérapie au décours IVSE à 0,1 UI/kg/heure ainsi qu'une supplémentation potassique IV 1 g/litre.

Il transfère rapidement la patiente en réanimation, où une surveillance clinique scopée, avec surveillance rapprochée de la glycémie et de la cétonurie, ainsi qu'un contrôle biologique rapproché (pH, HCO_3^-, $PaCO_2$, lactatémie, kaliémie, phosphorémie, etc.) seront réalisés.

Dans ce cadre étiologique, l'hyperglycémie entraîne une polyurie osmotique responsable d'une déshydratation extracellulaire majeure, qui doit être prise en charge immédiatement. Un remplissage vasculaire par cristalloïdes permet d'obtenir un contrôle hémodynamique satisfaisant. Il sera suivi d'une hyperhydratation intraveineuse.

La prise en charge étiologique est rapidement mise en œuvre, avec insulinothérapie IVSE, sous contrôle de la glycémie, associée à une supplémentation potassique (la correction de l'acidose démasque la carence en potassium) et une correction de l'hypophosphorémie. La perfusion de bicarbonate n'est pas

▶

indiquée dans cette situation car elle aggrave la cétogenèse et donc la cause de l'acidose. C'est l'apport d'insuline, associée ensuite à du glucose IV une fois la glycémie maîtrisée, qui permettra d'arrêter la cétogenèse et l'acidose.

Encadré 36.2

Physiopathologie de l'acidocétose diabétique

Le **déficit en insuline** empêche la pénétration du glucose dans les cellules du tissu adipeux, du foie et les muscles. Il en résulte une hyperglycémie. Celle-ci est aggravée par l'augmentation de la **néoglucogenèse** et de la **glycogénolyse**. Le déficit énergétique tente d'être compensé par une **lipolyse** intense avec libération d'acides gras libres et synthèse de **corps cétoniques**.

L'augmentation des corps cétoniques, *acides forts*, va être responsable d'une **acidose métabolique**. L'acidose et la carence en insuline entraînent un transfert du potassium des cellules vers l'espace extracellulaire. Les corps cétoniques vont être éliminés par le rein associés au potassium et au sodium.

L'hyperglycémie et la glycosurie entraînent une **diurèse osmotique** avec fuite urinaire d'eau, de sodium et de potassium. La déplétion est rapidement majeure. Toutefois, la carence en eau est compensée par la soif et les apports d'eau en conséquence pris par le patient. Il n'existe donc pas d'hyperosmolarité plasmatique, les pertes hydriques urinaires étant compensées : c'est le syndrome polyuropolydipsique du syndrome cardinal diabétique (avec amaigrissement et polyphagie). Le potassium venant des cellules est rapidement éliminé dans les urines : la kaliémie est normale ou basse.

On observe donc :

- une **hyperglycémie** et une **glycosurie**;
- une **acidose métabolique** avec corps cétoniques (cétonémie, cétonurie), parfois très profonde (pH < 7 !), malgré la compensation respiratoire (hypocapnie par hyperventilation alvéolaire);
- un **déficit hydrosodé** : déshydratation extracellulaire, choc hypovolémique;
- un **déficit potassique** global : mais la kaliémie est normale ou basse. Ce déficit est multifactoriel, *via* la diurèse osmotique et l'élimination des corps cétoniques.

La natrémie est souvent basse, mais la natrémie corrigée en tenant compte de la glycémie est normale : il n'y a pas d'hyperosmolarité et de déficit d'eau pure.

Il existe également un déficit en phosphore important.

À un deuxième stade, l'hypovolémie marquée entraîne l'apparition d'une insuffisance rénale aiguë fonctionnelle. La kaliémie peut se normaliser si elle était basse, puis monter à des valeurs élevées avec signes ECG de gravité. En effet, les entrées du secteur cellulaire vers le secteur extracellulaire continuent, alors que les sorties rénales se sont arrêtées du fait de l'insuffisance rénale.

La prise en charge médicale doit compenser ces différents points :

- en premier lieu, il est nécessaire de prescrire un **remplissage vasculaire** abondant;
- en même temps est prescrite une **insulinothérapie intraveineuse**, qui va entraîner une réentrée du glucose dans les cellules mais également un **transfert intracellulaire du potassium**. En raison d'un déficit potassique global, cette réentrée du potassium en intracellulaire provoque une **hypokaliémie** pouvant être mortelle;
- un apport potassique est donc rapidement institué — en cas d'hyperkaliémie initiale, on attend la diminution spontanée en quelques heures vers des valeurs limites hautes avant de commencer l'apport potassique.

L'objectif de l'insulinothérapie est l'**arrêt de la production de corps cétoniques**. Elle doit être poursuivie même après normalisation de la glycémie. Un apport de sucre est même nécessaire pour maintenir l'apport insulinique et éviter l'hypoglycémie.

Un apport de phosphore IV est nécessaire.

Acidose respiratoire : cf. chapitre 20 et chapitre 35.

Alcalose métabolique

Vignette clinique

Monsieur M. est suivi en psychiatrie pour des troubles du comportement alimentaire. Depuis plusieurs semaines, il présente des vomissements itératifs dont le bilan organique n'a pu mettre en évidence d'étiologie.

Il arrive aux urgences d'un centre hospitalier. Est mis en évidence le bilan biologique suivant : pH = 7,52; $PaCO_2$ = 55 mmHg; HCO_3^- = 45 mmol/l; kaliémie = 2,8 mmol/l.

Il s'agit d'une alcalose métabolique compensée, associée à une hypokaliémie.

La prise en charge nécessite une correction volémique par apport de NaCl ainsi qu'une supplémentation potassique. Un avis psychiatrique est également pris pour adapter le traitement et limiter les vomissements.

I. Comment faire le diagnostic étiologique de l'alcalose métabolique ?

Le diagnostic étiologique repose sur l'évaluation de l'état d'hydratation extracellulaire (fig. 36.2).

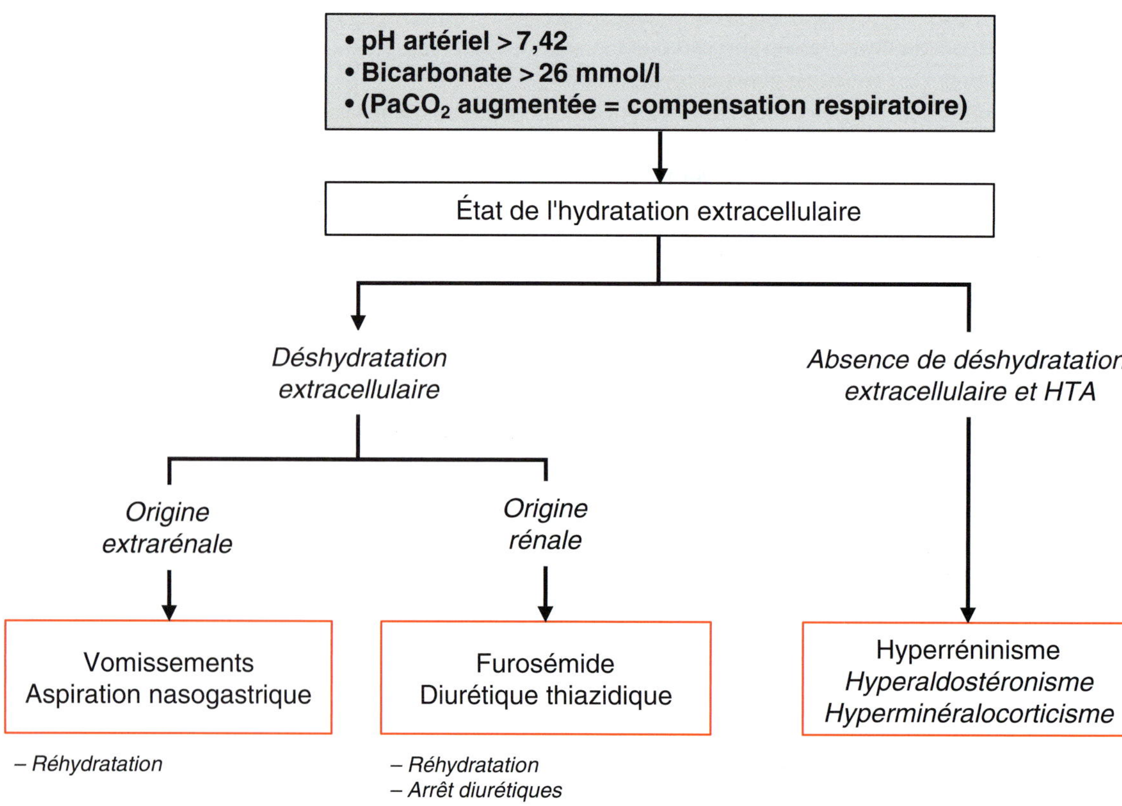

Fig. 36.2. Ⓐ Algorithme diagnostique devant une acidose métabolique.

En effet, ce trouble métabolique est souvent associé à une déshydratation extracellulaire, plus rarement à l'inverse à une HTA : c'est un argument alors fort pour une HTA d'origine secondaire.

La très grande majorité des alcaloses sont associées à un hyperaldostéronisme soit primitif (avec alors HTA) soit secondaire à une déshydratation extracellulaire — on parle alors d'alcalose de contraction.

Dans la très grande majorité des cas, il existe une hypokaliémie associée. Plusieurs mécanismes concourent en effet à l'hypokaliémie : transfert intracellulaire, perte rénale liée à l'hyperaldostéronisme.

Des apports excessifs d'alcalins peuvent entraîner une alcalose métabolique secondaire.

Particularités de l'alcalose liée aux vomissements

B Les vomissements entraînent une perte de chlore d'origine haute, ainsi que d'acides H^+.

Le renouvellement de cette charge acide passe par la création d'H^+ à partir des molécules $H_2CO_3 \rightarrow H^+ + HCO_3^-$, entraînant une augmentation du taux de bicarbonates sanguin.

Cette alcalose est généralement associée à une hypokaliémie, le plus souvent secondaire à une perte urinaire de K^+ en lien avec la bicarbonaturie et au transfert intracellulaire lié à l'alcalose.

II. Quelles thérapeutiques mettre en œuvre selon l'étiologie mise en évidence ?

B La prise en charge thérapeutique dépend du cadre étiologique.

En cas de déshydratation extracellulaire, une correction de l'hypovolémie par sérum salé à 0,9 % est indispensable, associée à la prise en charge étiologique (des vomissements, par exemple).

Une correction de l'hypokaliémie et de l'hypomagnésémie est également d'importance majeure.

Enfin, l'arrêt des diurétiques éventuels doit être envisagé également.

En cas d'hyperaldostéronisme, suppression de la cause (surrénalectomie ou traitement d'un syndrome de Cushing) ou traitement symptomatique par spironolactone (bloque le récepteur aux minéralocorticoïdes) ou amiloride (bloque le canal sodium épithélial dans le tube collecteur cortical).

Il est important de noter qu'un pH > 7,60 engage le pronostic vital en raison du risque d'arrêt respiratoire du fait de la compensation (hypoventilation alvéolaire).

Une situation clinique… Deux prises en charge

Un patient se présente aux urgences pour une altération de l'état général.

Le bilan biologique retrouve une alcalose métabolique : pH = 7,56.

Il s'agit d'un patient avec comme principaux antécédents un ulcère gastrique traité par inhibiteurs de pompe à protons, une cardiopathie hypertensive traitée par bêtabloquants et la prise de diurétiques de l'anse depuis une semaine pour un syndrome œdémateux.

L'examen clinique est assez pauvre. La pression artérielle est à 96/54 mmHg, FC à 96 bpm. Il n'existe plus de signe de surcharge hydrosodée, mais un pli cutané.

Où Aissatou ne fait pas ce qu'il faut…

Aissatou se rend rapidement compte que la prise de diurétiques est probablement responsable de ce tableau biologique. Elle arrête le furosémide et prescrit un anti-aldostérone qui, lui, n'entraînera pas d'alcalose, pense-t-elle…

La prescription d'un anti-aldostérone peut se concevoir dans le cadre d'un excès de minéralocorticoïdes. Cependant, l'examen clinique est évocateur d'une déshydratation extracellulaire, qui ne correspond pas au tableau attendu dans ce contexte.

Où l'on peut faire confiance à Aissatou

Aissatou arrête le diurétique, prescrit une réhydratation par soluté de NaCl 0,9 % IV. Elle demande à l'infirmière de compléter le bilan à la recherche d'une hypomagnésémie, d'une hypokaliémie et d'une insuffisance rénale aiguë.

Aissatou adapte sa réflexion à l'examen clinique et arrête le diurétique. Elle prescrit une hydratation par NaCl, permettant de corriger la déshydratation induite par la prise de diurétiques. La recherche d'une hypomagnésémie est pertinente, d'autant que le patient prend des inhibiteurs de pompe à protons, pouvant entraîner une carence. L'hypokaliémie est à risque, par transfert intracellulaire mais aussi par perte d'origine rénale. Enfin, la recherche d'une insuffisance rénale aiguë fonctionnelle est indispensable dans ce contexte d'alcalose métabolique associée à la prise de diurétiques.

Réponses aux quiz

Quiz 1

Il s'agit d'un patient âgé, polypathologique, qui se présente pour un tableau d'état de choc, *a priori* septique, sur une probable pneumopathie. L'état respiratoire de base est précaire avec une BPCO stade IV dans les antécédents. L'état clinique est inquiétant, avec des signes de choc, de détresse respiratoire ainsi qu'une défaillance neurologique.

La gazométrie met en évidence une acidose métabolique et respiratoire, dans le cadre d'un trouble mixte : métabolique, secondaire à l'état de choc avec hyperlactatémie ; respiratoire, secondaire à la pneumopathie et la défaillance neurologique associée.

Ce patient doit bien entendu bénéficier de la prise en charge du choc mais également de la mise sous assistance respiratoire (intubation et ventilation mécanique) afin d'éliminer le CO_2 et corriger au mieux le désordre acidobasique.

La prise en charge consistera en la correction de l'hypercapnie, le traitement étiologique infectieux et la prise en charge hémodynamique du choc septique.

Quiz 2

Il est indispensable d'une part de rechercher une insuffisance rénale aiguë, devant la clinique et la prise d'IEC, d'autre part de réaliser une gazométrie avec recherche d'hyperlactatémie devant la prise de metformine (recherche d'une acidose métabolique lactique). Le dosage de la metforminémie pourra compléter le bilan.

La présence d'une hyperlactatémie dans ce contexte signe probablement une intoxication à la metformine dans un contexte d'insuffisance rénale aiguë sur déshydratation extracellulaire et prise de néphrotoxiques.
La prise en charge repose sur l'épuration extrarénale du toxique.

Quiz 3

Oui ! Il s'agit d'un signe d'insuffisance hépatocellulaire aiguë, parfois omis dans l'enquête étiologique d'une hyperlactatémie.

CHAPITRE

37

Désordres hydroélectrolytiques, anomalies du bilan de l'eau : dysnatrémies

Situations de départ

- 192 Analyse d'un résultat de gaz du sang
- 197 Analyse des bicarbonates

Item, objectifs pédagogiques

ITEM 267 – Troubles de l'équilibre acidobasique et désordres hydroélectrolytiques

Hyponatrémie :

Rang	Rubrique	Intitulé	Descriptif
A	Définition	Connaître les indications de prescription et les seuils de définitions de la sévérité d'une hyponatrémie	
B	Éléments physiopathologiques	Comprendre les mécanismes de l'hyponatrémie	Notion d'hypo-osmolalité et d'hyperhydratation cellulaire
A	Reconnaître l'urgence	Connaître les symptômes de gravité de l'hyponatrémie	Connaître les signes dits modérément sévères et sévères
A	Étiologie	Connaître les principales étiologies des hyponatrémies	Savoir raisonner en s'appuyant sur l'osmolalité urinaire et l'évaluation du volume extracellulaire, savoir identifier les hyponatrémies liées à des apports hypotoniques, savoir les principaux critères diagnostiques du SIADH et en connaître les principales causes, les hyponatrémies associées à un stimulus hypovolémique de l'ADH induites par les diurétiques, associées à l'insuffisance cardiaque et à la cirrhose (arbre diagnostique)
A	Prise en charge	Connaître les principes du traitement des hyponatrémies en fonction de la sévérité des symptômes	Évaluer le degré d'urgence en fonction des symptômes cliniques, connaître les principes de la restriction hydrique et des règles de correction (rythme et stratégie d'apports éventuels en osmoles)
A	Prise en charge	Connaître le principal risque de la correction rapide des hyponatrémies	Connaître le risque de myélinolyse centropontine (MCP)

Hypernatrémie :

Rang	Rubrique	Intitulé	Descriptif
A	Définition	Savoir diagnostiquer une hypernatrémie	Notion d'hyperosmolalité et de déshydratation cellulaire
B	Éléments physiopathologiques	Comprendre les mécanismes de l'hypernatrémie	
A	Reconnaître l'urgence	Connaître les symptômes de gravité de l'hypernatrémie	
A	Étiologie	Connaître les principales étiologies des hypernatrémies	Connaître les principales causes de déshydratation intracellulaire (et de diabète insipide), notamment chez le sujet âgé (arbre diagnostique d'une hypernatrémie)
A	Prise en charge	Connaître les principes du traitement des hypernatrémies	Connaître les stratégies de réhydratation en fonction de l'état du volume extracellulaire

Introduction
Hyponatrémie et hyperhydratation intracellulaire
I. Comment faire le diagnostic ?
II. Comment reconnaître une forme grave et anticiper l'évolution vers une complication ?
III. Quel est le raisonnement physiopathologique et étiologique ?
IV. Quels sont les principes de la prise en charge ?
Hypernatrémie et déshydratation intracellulaire
I. Comment faire le diagnostic ?
II. Comment reconnaître une forme grave et anticiper l'évolution vers une complication ?
III. Quel est le raisonnement physiopathologique et étiologique ?
IV. Quels sont les principes de la prise en charge ?

Introduction

A La natrémie est le reflet du volume d'eau (H_2O) intracellulaire. L'hyponatrémie traduit un bilan hydrique positif et une augmentation du volume intracellulaire par excès d'eau. À l'inverse, l'hypernatrémie traduit un bilan hydrique négatif et un défaut d'eau dans les cellules.

L'hyponatrémie est très fréquente à l'hôpital, souvent multifactorielle et en partie iatrogène, résultant d'un excès d'apport d'eau insuffisamment éliminée par le rein. Les deux risques de l'hyponatrémie sont l'œdème cérébral lorsque l'hyponatrémie se constitue rapidement et la myélinolyse centropontine en cas de correction trop rapide d'une hyponatrémie. Le traitement de l'hyponatrémie consiste toujours en une restriction de tous les apports en eau et le traitement de la ou des causes. L'apport ou non de sel (ou même sa soustraction) est dicté par l'état du volume extracellulaire (VEC) (cf. *infra*).

L'hypernatrémie est plus rare, aussi multifactorielle et parfois iatrogène, résultant de pertes hydriques non compensées du fait d'un déficit d'accès à l'eau. Le risque est lié aux complications neurologiques, à la déshydratation globale et à la perte d'autonomie qu'elle peut révéler. Le traitement consiste en une augmentation des apports hydrique et le traitement de la ou des causes. La déshydratation cellulaire est rarement isolée et s'intègre souvent dans un contexte de déshydratation globale. Un apport de sel sera fréquemment nécessaire également pour restaurer le volume extracellulaire.

Attention : la natrémie est une concentration et n'est en aucun cas le reflet du stock sodé et donc du volume extracellulaire.

Ce chapitre commence par une approche physiologique détaillée, que nous vous invitons à lire et à comprendre. Toutes les clés pour comprendre les dysnatrémies sont là !

Physiologie du bilan de l'eau

1. Pourquoi la natrémie reflète le volume intracellulaire (et pourquoi il faut prendre en compte aussi la glycémie) ?

B La natrémie est une grandeur physiologique qui permet d'évaluer le volume intracellulaire, c'est la seule information qui peut en être tirée.

Deux notions sont à comprendre :

La natrémie est un indicateur de l'osmolarité de l'organisme

L'osmolarité extracellulaire peut se mesurer au laboratoire (osmomètre). Alternativement, on peut théoriquement estimer sa valeur en additionnant toutes les osmoles du plasma :

$Osm_{extracellulaire} = [Na^+] + [K^+] + [Cl^-] + [HCO_3^-] + Glucose + Urée + [Ca^{2+}] + [Phosphore] + Alcool + Lactate + \ldots$

L'osmolarité normale est de 285 ± 5 mOsm/l.

En pratique, les deux seules osmoles capable de varier de manière importante et rapide et ayant donc un impact osmolaire transmembranaire sont le sodium (et les anions qui lui correspondent du fait de l'électroneutralité) et le glucose — raison pour laquelle on les appelle osmoles efficaces. En l'absence d'hyperglycémie, le sodium est le principal soluté extracellulaire ne passant pas librement la membrane cellulaire : la variation de sa concentration induit donc un mouvement d'eau entre la cellule et le secteur extracellulaire. On peut donc réduire, pour appréhender les variations significatives d'osmolarité, la formule du calcul de l'osmolarité ci-dessus à :

$Osm_{extracellulaire} \approx 2 \times [Na^+] + Glycémie.$

($[Na^+]$ est multipliée par deux pour tenir compte des anions.)

La membrane cellulaire étant perméable à l'eau (dans la plupart des cellules), l'osmolarité intracellulaire est toujours égale à l'osmolarité extracellulaire.

On a donc :

$\mathbf{Osm_{extracellulaire} = Osm_{intracellulaire} \approx 2 \times [Na^+] + Glycémie}$ (Équation 1).

> **Pour aller plus loin**
>
> B L'urée peut varier de manière importante et rapide, mais des transporteurs assurent un équilibre des concentrations intracellulaire et extracellulaire. L'urée n'entraîne donc pas de mouvement d'eau : ce n'est pas une osmole active. On ne tient donc pas compte de l'urée ici.
>
> L'osmolarité peut être mesurée au laboratoire dans le sang et dans les urines par un osmomètre. En dehors de situations d'explorations physiologiques spécialisées, cette analyse est peu utilisée.
>
> Les hyperprotidémies et hyperlipidémies majeures (myélome, dyslipidémies congénitales…) modifient le contenu en eau par litre de plasma, car une partie du volume est occupée par ces composants. La quantité de Na par litre de plasma (osmolarité) apparaît abaissée, alors qu'elle est normale par rapport au litre d'eau (osmolalité). Ces situations sont exceptionnelles. Elles sont facilement mises en évidence à l'inspection du sang, qui est opalescent. Dans ces deux situations, la natrémie est rarement inférieure à 130 mmol/l et si des signes neurologiques sont présents, ils ne sont pas la conséquence de l'hyponatrémie mais de l'hyperviscosité plasmatique.

L'osmolarité est définie par le rapport entre la quantité d'osmoles et la quantité d'eau

Donc :

$$Osm_{intracellulaire} = \frac{\text{Quantité d'osmoles intracellulaire}}{\text{Volume intracellulaire}} = Osm_{extracellulaire} = \frac{\text{Quantité d'osmoles extracellulaire}}{\text{Volume extracellulaire}}.$$

Or, à très court terme (variation très rapide du volume cellulaire), la quantité d'osmoles en intracellulaire ne bouge pas, c'est une constante !

D'où : $Osm_{extracellulaire} = Osm_{intracellulaire} = \frac{\text{Constante}}{\text{Volume intracellulaire}}$.

Soit, en reprenant l'équation 1 : $2 \times [Na^+] + \text{Glycémie} \approx \frac{\text{Constante}}{\text{Volume intracellulaire}}$

Donc :

Si 2 × [Na⁺] + Glycémie a diminué (< 280) → Le volume intracellulaire a augmenté.

Si 2 × [Na⁺] + Glycémie a augmenté (> 290) → Le volume intracellulaire a diminué.

Aucune information ne peut être déduite à partir de la [Na⁺] sur le volume extracellulaire et sur la quantité de sodium dans l'organisme (les deux termes de l'équation peuvent varier très largement !).

Si la formule 2 × [Na] + Glycémie et le chiffre de 285 vous rebutent, on peut utiliser alternativement la formule de la natrémie corrigée selon la glycémie :

$[Na^+]_{corrigée} = [Na^+]_{mesurée} + \text{Glycémie (mmol/l)}/3$,

la normale étant alors de 140 ± 5 mmol/l. En pratique quotidienne, regarder [Na⁺] est suffisant pour estimer le volume intracellulaire, tant que la glycémie est normale ou peu élevée.

Si la glycémie est normale, j'évalue le volume intracellulaire avec [Na⁺].
Si la glycémie est nettement élevée, j'évalue le volume intracellulaire avec la formule de la [Na⁺] corrigée pour la glycémie : $[Na^+]_{corrigée} = [Na^+]_{mesurée} + \text{Glycémie (mmol/l)}/3$.
[Na⁺] > 145 mmol/l → Volume intracellulaire diminué = déficit d'eau libre.
[Na⁺] < 135 mmol/l → Volume intracellulaire augmenté = excès d'eau libre.

2. Pourquoi la variation du volume intracellulaire est dangereuse ?

L'hyponatrémie (en prenant une glycémie normale) indique une augmentation du volume d'eau intracellulaire, donc les cellules ont gonflé. Dans une boîte crânienne inextensible, la conséquence est une augmentation exponentielle de la pression intracérébrale. Une baisse rapide et profonde de la natrémie, c'est-à-dire une augmentation rapide du volume intracellulaire est donc à risque d'hypertension intracrânienne, qui peut aller de la confusion au coma, jusqu'au décès !

L'hypernatrémie (quelle que soit la glycémie) indique une diminution du volume d'eau intracellulaire. Cette déshydratation cellulaire entraîne principalement des troubles neurologiques allant de l'agitation, la confusion au coma. Elle peut aussi favoriser la survenue d'hématomes sous-duraux (ou de myélinolyse centropontine, le plus souvent décrites dans la correction rapide d'une hyponatrémie).

3. Dans quelles situations le corps laisse-t-il l'eau intracellulaire augmenter ?

Toute hyponatrémie hypo-osmotique est due à un échec d'élimination d'eau par le rein à l'origine d'un bilan hydrique positif. Il est fondamental de comprendre que la constitution d'une hyponatrémie indique que le malade a **retenu** de l'eau que le rein n'élimine pas.

On peut citer trois mécanismes principaux.

Les capacités maximales d'élimination de l'eau sont dépassées par les apports

Le rein ne peut pas éliminer de l'eau pure, il excrète « en premier » les osmoles issues de l'alimentation (NaCl, KCl, urée issue du métabolisme protidique…) et « ensuite » ajuste l'osmolarité urinaire — c'est-à-dire la quantité d'eau qui dilue ces osmoles. Le maximum de dilution physiologique des urines est de 60 mOsm/l et le maximum de concentration est de 1 200 mOsm/l. Pour une alimentation « normale » aboutissant à l'excrétion de 900 mOsm par jour, cela implique que la quantité maximale d'eau excrétée est de 15 litres par jour (900/60). Au-delà, l'eau en excès est gardée par l'organisme et augmente le volume intracellulaire. Il s'agit des situations de potomanie massive ou d'erreur majeure de perfusion, assez exceptionnelle de manière isolée.

En revanche plusieurs facteurs peuvent se combiner :

- apport d'osmoles faibles (anorexie, perte de l'appétit…), par exemple 600 mOsm par jour ;
- rein d'une personne âgée qui a une capacité de dilution limitée, par exemple dilution minimale 150 mOsm/l ;
- dans cette situation, la capacité maximale d'excrétion d'eau est de 600/150 = 3 litres. Si la personne prend 3,5 litres d'apport hydrique, un bilan positif se constitue. C'est le cas de l'anorexie ou du sujet âgé chez qui on stimule la boisson et pas celle de la prise d'osmoles (sodium et protéines notamment), ou encore le syndrome « *tea and toast* » (boissons abondantes et apport osmolaire faible).

À l'inverse, lors des concours de buveurs de bière, les concurrents mangent de la choucroute en abondance, ce qui augmente les osmoles à excréter et donc la capacité d'élimination d'eau : c'est parti pour 30 litres de bière sans hyponatrémie !

Les capacités du rein à excréter de l'eau sont altérées : insuffisance rénale et prise de thiazidique

L'insuffisance rénale aiguë ou chronique altère la capacité d'excrétion d'eau. Ce phénomène apparaît pour une diminution marquée de la fonction rénale.

Les diurétiques thiazidiques altèrent directement la capacité du rein à diluer les urines, donc à excréter l'eau.

Le rein n'élimine pas l'eau du fait de l'action de l'hormone antidiurétique (ADH, ou AVP pour arginine-vasopressine)

La sécrétion de l'ADH est soumise à deux stimulus : élévation de l'osmolalité et la baisse de la volémie. En conditions physiologiques, la baisse de l'osmolalité plasmatique inhibe la sécrétion d'ADH par l'hypothalamo-posthypohyse et les urines sont diluées au maximum. À l'inverse, l'action de l'ADH sur les reins entraîne une réabsorption de l'eau libre des canaux collecteurs rénaux vers la médullaire rénale, et donc une concentration des urines. Ainsi, en cas d'hyponatrémie avec une fonction rénale normale, les urines devraient normalement être diluées au maximum suite à l'inhibition de la sécrétion d'ADH. Or, dans la majorité des cas d'hyponatrémie (les deux situations précédentes n'étant pas les plus fréquentes), ce n'est pas le cas : les urines sont relativement concentrées sous l'action de l'ADH qui est sécrétée malgré la baisse de la natrémie. Le rein « retient » donc l'eau.

Deux mécanismes peuvent expliquer la sécrétion d'ADH malgré une hyponatrémie (fig. 37.1) :

- l'ADH peut être stimulée de façon physiologique par un stimulus hémodynamique prenant le pas sur celui de l'osmolalité plasmatique. C'est le cas de l'hypovolémie vraie (baisse du volume sanguin : déshydratation extracellulaire) et de l'hypovolémie relative, appelée aussi hypovolémie efficace (baisse de la pression de perfusion : insuffisance cardiaque, cirrhose). Il s'agit dans ce cas de la compétition entre deux régulations **physiologiques**, la régulation hémodynamique prenant le pas sur la régulation osmotique. Ce n'est donc *pas* une sécrétion inappropriée d'ADH ;
- dans certaines pathologies (cf. *infra*), l'ADH est élevée hors tout stimulus physiologique (hypo-osmolarité plasmatique et volume extracellulaire normal) → il y a sécrétion inappropriée d'ADH (SIADH) car ne répondant à *aucun* stimulus physiologique.

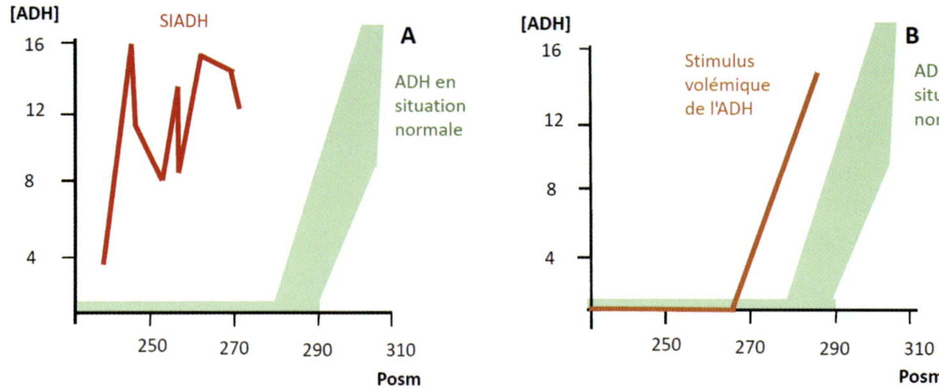

Fig. 37.1. B En ordonnée : concentration d'ADH; en abscisse : osmolarité plasmatique. Vert : normes de la sécrétion d'ADH dans la population (en situation euvolémique). A. Rouge, SIADH : sécrétion anarchique d'ADH décorrélée de l'osmolarité. B. Orange, stimulus volémique de l'ADH : décalage de la courbe vers la gauche; cela veut dire que l'ADH continue d'être sécrétée *malgré* l'hypo-osmolalité.

En pratique courante, il faut retenir que l'hyponatrémie est un excès d'apport d'eau par rapport aux capacités rénales d'excrétion d'eau, que ces dernières soient physiologiques ou altérées. Il faut donc évaluer les entrées d'eau devant toute hyponatrémie (*per os*, sonde gastrique, IV, SC). C'est une cible importante pour la prise en charge.

4. Dans quelles situations le corps laisse-t-il l'eau intracellulaire diminuer ?

Une hypernatrémie traduit toujours une élévation de l'osmolarité plasmatique et donc une déshydratation intracellulaire, conséquence d'un bilan hydrique négatif. L'hypernatrémie est toujours liée à un échec d'apport d'eau face à une perte rénale ou extrarénale d'eau.

Quelles sont les causes de pertes extrarénales d'eau ?

- Cutanées : fièvre, sudation et coup de chaleur, brûlure étendue.
- Digestives : lors de diarrhées et/ou de vomissements.

Dans tous ces cas, il y a évidemment une perte associée de NaCl induisant une diminution du volume extracellulaire. Ces pertes hydrosodées stimulent la soif. Si le malade n'a pas accès à l'eau, la natrémie s'élève car toutes ces pertes (même abondantes) sont hypotoniques par comparaison au plasma (concentration en NaCl inférieure).

Quelles sont les causes de pertes rénales d'eau ?

- Élimination d'une substance osmotiquement active entraînant une grande quantité d'eau dans les urines, on parle de **polyurie osmotique**. Le plus souvent il s'agit du **glucose**, lorsqu'un **diabète sucré** de type 1 ou de type 2 est décompensé. À noter que, ici aussi, les pertes sodées sont importantes, induisant une diminution du volume extracellulaire, mais comme dans le cas précédent avec une perte hypotonique.
- Perte de l'action de l'ADH sur le rein : **le rein n'est plus capable de réabsorber l'eau et de concentrer les urines**, on parle de **polyurie hypotonique** ou de **diabète insipide**. Il existe deux types de diabète insipide :
  – l'ADH **n'est plus produite** et secrétée par l'axe **hypothalamo-hypophysaire** : on parle de **diabète insipide central**. L'origine est une lésion neurologique qui peut avoir de nombreuses causes : traumatisme cérébral, ischémie, infection, tumeur, mort encéphalique, etc. ;

- l'ADH est secrétée mais **le rein ne répond plus à l'ADH**, on parle de **diabète insipide néphrogénique**. Parmi les causes acquises, les plus fréquentes sont **médicamenteuses** (traitement diurétique, lithium, aminosides), liée à un syndrome de **levée d'obstacle** après une rétention aiguë d'urine (phénomène de courte durée). Elles sont parfois métaboliques (hypercalcémie ou hypokaliémie) ou dues à une néphropathie interstitielle.

Face à une perte en eau, la réaction physiologique normale, outre la rétention rénale d'eau sous l'effet de l'ADH, est une stimulation de la soif. C'est un stimulus très fort qui permet l'apport d'eau pour compenser le déficit. Si ce stimulus est efficace, une perte en eau est immédiatement compensée et l'hypernatrémie n'apparaît pas : la manifestation est une polyurie compensée par une polydipsie. L'hypernatrémie n'apparaît qu'en cas de trouble de la soif (sujet âgé, grabataire, nourrisson, sédation en réanimation, coma ou démence, etc.) ou d'impossibilité d'y répondre (pas d'accès à l'eau).

L'hypernatrémie et l'hyperosmolarité plasmatique sont donc plus rarement observées que l'hyponatrémie et sont des troubles graves car indiquant bien plus qu'un trouble hydroélectrolytique.

Attention, les hypernatrémies sévères sont quasi toujours associées à une déshydratation extracellulaire et souvent à d'autres troubles ioniques : K, phosphates, Mg.

L'**alcool** inhibe l'action de l'ADH sur les reins et donne donc un diabète insipide néphrogénique — c'est ce qui explique la soif en pleine nuit après une alcoolisation : l'inhibition de l'action de l'ADH entraîne une diurèse supérieure aux apports et donc une déshydratation intracellulaire avec hyperosmolarité, et donc la soif !

Vignette clinique

Vous recevez aux urgences Madame K., 75 ans, adressée par le centre de rééducation où elle séjournait dans les suites opératoires d'une prothèse totale de hanche droite, **pour une hyponatrémie** sur un bilan réalisé le jour même dans un contexte d'asthénie avec nausée.

Les manifestations cliniques de l'hyponatrémie sont aspécifiques : c'est le plus souvent sur un bilan réalisé de manière systématique qu'une hyponatrémie est découverte.

Elle a pour antécédents une HTA essentielle, une dyslipidémie, une arthrose de hanche et une presbyacousie débutante. Elle est actuellement traitée par hydrochlorothiazide 50 mg par jour (diurétique thiazidique), bisoprolol 2,5 mg par jour (bêtabloquant) et atorvastatine 20 mg par jour (statine).

Vous prenez connaissance du bilan biologique : Na = 115 mmol/l, K = 2,8 mmol/l, urée = 8 mmol/l, créatinine = 80 µmol/l, protides = 76 g/l, HCO_3^- = 20 mmol/l. La NFS et le bilan hépatique sont sans particularité. Les antériorités du laboratoire montrent qu'à l'admission en SSR un mois auparavant la natrémie était à 135 mmol/l, la kaliémie à 3,2 mmol/l, protides à 55 g/l, urée 3 mmol/l, créatinine 50 µmol/l.

Vous faites donc le diagnostic d'**hyponatrémie profonde modérément symptomatique (nausées), d'hypokaliémie modérée, d'insuffisance rénale aiguë** (élévation de la créatinine de 30 µmol/l en un mois) et de **possible déshydratation extracellulaire** (augmentation marquée des protides traduisant une possible hémoconcentration et suspicion d'insuffisance rénale aiguë fonctionnelle).

Vous prenez connaissance des paramètres vitaux aux urgences, montrant : PA 135/70 mmHg, FC 70 bpm **(fréquence cardiaque relativement haute pour une patiente sous bêtabloquant)**, SpO_2 99 % en air ambiant, température 37,5 °C.

Avant d'interroger la patiente vous avez demandé à l'IDE de réaliser une glycémie capillaire. Elle est mesurée à 7 mmol/l. Cette valeur étant proche de la normale, **vous faites le diagnostic d'une hyponatrémie hypo-osmolaire : il y a bien une hyperhydratation intracellulaire, c'est-à-dire un excès d'eau libre que le rein est incapable d'éliminer.**

La patiente, qui est **consciente et orientée**, vous apprend qu'elle a eu **une gastro-entérite** 15 jours auparavant et des vomissements et diarrhées abondants pendant 4 jours. Depuis, elle a bien pris ses traitements et a **bu beaucoup d'eau** comme on lui a conseillé. Elle n'a cependant **pas beaucoup mangé** depuis sa gastro-entérite. Son traitement habituel a été soigneusement poursuivi. L'examen clinique est sans particularité en dehors de veines jugulaires plates en décubitus dorsal (ce qui est cohérent avec votre suspicion d'hypovolémie), l'état général est conservé. Il n'y a pas d'œdèmes périphériques, l'auscultation cardiopulmonaire est normale, l'abdomen est souple et indolore.

Le **mécanisme** de l'hyponatrémie est donc probablement multiple :

- **augmentation des apports en eau et faibles apports en osmoles**;
- **défaut d'excrétion rénale de l'eau libre** :
  - **altération de la capacité rénale à excréter de l'eau sous l'effet des thiazidiques**, l'insuffisance rénale est trop modérée pour avoir joué un rôle;
  - **action de l'ADH sur le rein entraînant une réabsorption d'eau, la sécrétion d'ADH étant liée à un stimulus volémique** (hypovolémie vraie liée aux diarrhées et à la prise de thiazidique).

La prise en charge que vous communiquez à l'infirmière consiste donc en l'**arrêt des diurétiques thiazidiques**, à la mise en place d'une **restriction hydrique de 500 ml d'eau par jour**, à la mise en place d'une voie veineuse périphérique pour une **réhydratation du secteur extracellulaire par soluté salé 0,9 % 1 500 ml par 24 heures** afin de corriger l'hypovolémie. Vous **hospitalisez** la patiente, afin de mettre en place une **surveillance biologique**, et visez **une correction progressive de la natrémie inférieure à 8 mmol/l/24 heures**, afin de prévenir le risque de myélinolyse centropontine.

Un apport IV et *per os* de potassium est associé pour corriger l'hypokaliémie.

Vous expliquez ensuite le détail et les raisons de votre prise en charge à Madame K., notamment l'importance de respecter la restriction hydrique et ne pas boire d'eau en dehors de ce que les soignants lui apportent.

Hyponatrémie et hyperhydratation intracellulaire

I. Comment faire le diagnostic?

Les éléments ci-dessous découlent directement de la compréhension physiologique du trouble décrite plus haut.

Si la glycémie est normale ou peu augmentée, l'état du volume intracellulaire se lit directement à partir de la natrémie.

Si la glycémie est nettement élevée, deux possibilités de calcul s'offrent à vous pour évaluer le volume intracellulaire à partir de la natrémie :

- Posm = 2 × $[Na^+]$ + Glycémie. N = 285 mmol/l.
- $[Na^+]_{corrigée} = [Na^+]_{mesurée}$ + Glucose (mmol/l)/3. N = 140 ± 5 mmol/l.

Au total, **plus de 95 % des hyponatrémies sont bien hypo-osmotiques, les 5 % restants sont quasi exclusivement les décompensations du diabète**.

II. Comment reconnaître une forme grave et anticiper l'évolution vers une complication?

Il faut savoir reconnaître deux tableaux cliniques graves associés à l'hyponatrémie, à deux temps différents de la prise en charge.

À la phase initiale

Il faut reconnaître le retentissement neurologique par œdème cellulaire cérébral, responsable dans le cas d'une hyponatrémie de sévérité modérée de nausées, de céphalées ou de confusion. Une hyponatrémie sévère peut être à l'origine de convulsions, de troubles de la vigilance allant jusqu'au coma et de façon exceptionnelle à l'arrêt

de la circulation cérébrale et/ou l'engagement cérébral et au décès. Il y a d'autant plus de risque que l'hyponatrémie est **aiguë et profonde.** Une hyponatrémie est rarement symptomatique au-dessus de 125 mmol/l. Dans les formes très chroniques, des natrémies entre 100 et 110 mmol/l sont parfois peu voire asymptomatiques; cela s'explique par le fait que le volume cellulaire s'est adapté car il a disposé d'un temps suffisant.

Une fois les traitements mis en place

Il faut éviter absolument la correction trop rapide d'une hyponatrémie, c'est-à-dire de plus de 8 mmol/l par jour. Le risque est celui d'une myélinolyse centropontine. Cette complication, très rare mais absolument dramatique, survient d'autant plus que l'hyponatrémie est **chronique et donc asymptomatique** et est favorisée par une dénutrition importante ou un éthylisme chronique et par l'hypokaliémie. Elle survient dans les jours ou semaines suivant la correction trop rapide de la natrémie et se manifeste classiquement par une tétraparésie spastique associée à une diplégie faciale avec paralysie oculomotrice qui ne laisse persister que la verticalité. Il n'y a typiquement pas de trouble de vigilance (c'est ce qu'on appelle un *locked-in syndrome*).

En pratique, il faut retenir **deux risques vitaux de l'hyponatrémie sévère :**
- l'œdème cérébral initial en cas d'hyponatrémie profonde et/ou aiguë;
- la myélinolyse centropontine en cas de correction trop rapide.

Ainsi, des hyponatrémies asymptomatiques et sans danger tant qu'elles ne s'aggravent pas peuvent tourner à la catastrophe si le traitement est inadapté ! Cela justifie qu'une hyponatrémie profonde doit être surveillée en USC même s'il n'y a pas de trouble de la conscience.

III. Quel est le raisonnement physiopathologique et étiologique ?

Les éléments ci-dessous découlent directement de la compréhension physiologique du trouble.

Après avoir fait le diagnostic d'une hyponatrémie hypo-osmolaire et avoir évalué le retentissement neurologique, il faut établir le mécanisme de l'hyponatrémie en procédant par étapes.

Les hyponatrémies sont fréquentes à l'hôpital : il s'agit d'une pathologie souvent iatrogène et multifactorielle.

Première étape : j'évalue les apports en eau

La première étape est l'évaluation des **apports *per os***.

À l'hôpital, il faut quantifier les **apports intraveineux** que reçoit le patient et leur nature hypo-osmolaire (ou hypotonique). Les plus hypotoniques sont les perfusions de sérum glucosé, G5 %, qui équivalent à l'administration d'eau libre. Il ne faut pas oublier les **apports par sonde gastrique**.

La **potomanie majeure (> 10 litres par jour)** est rare et survient le plus souvent dans un contexte psychiatrique.

Deuxième étape : je cherche une insuffisance rénale aiguë ou chronique et la prise de thiazidique modifiant la capacité rénale d'excrétion d'eau

Sur les prescriptions des patients hypertendus, les diurétiques thiazidiques sont fréquemment associés à un IEC ou un ARA II : ramipril + hydrochlorothiazide, énalapril + hydrochlorothiazide, périndopril + indapamide, valsartan + hydrochlorothiazide, etc. Il faut les rechercher systématiquement.

Troisième étape : je cherche une stimulation hémodynamique de l'ADH qui inhibe l'excrétion d'eau par le rein

Hypovolémie vraie

Une **hypovolémie vraie**, associée à une **déshydratation extracellulaire**, est mise en évidence à **l'interrogatoire** par la recherche de pertes digestives (vomissements, diarrhées), cutanées (sueurs abondantes), la **prise de diurétiques**, les **polyuries osmotiques des diabètes décompensés**.

Chez l'adulte, les signes cliniques de déshydratation (pli cutané…) ne sont ni sensibles ni spécifiques et ne se voient que dans des situations cliniques extrêmes et évidentes (plis cutanés en cas de choléra…) (cf. encadré 6.2 au chapitre 6).

→ *Le cas typique est celui du cas clinique présenté en introduction : déshydratation extracellulaire sur diarrhées et/ou sur diurétique, associée à des apports hydriques maintenus.*

Hypovolémie efficace

Une **hypovolémie relative, ou hypovolémie efficace (baisse de la pression dans le système artériel** associée à une **hyperhydratation extracellulaire)**, est mise en évidence **par l'examen clinique** du fait de la présence d'**œdèmes généralisés** souvent importants.

Il faut chercher ensuite des arguments pour une insuffisance cardiaque, une cirrhose ou un syndrome néphrotique notamment par les **antécédents**. Biologiquement, on peut observer une insuffisance rénale aiguë fonctionnelle comme dans l'hypovolémie vraie.

→ *Le cas typique est la présence d'une hyponatrémie au cours d'une insuffisance cardiaque ou d'une cirrhose évoluée. La sécrétion d'ADH, et donc l'hyponatrémie, est un marqueur de la gravité de ces pathologies.*

Il faut retenir que si une hypovolémie vraie ou relative est la seule cause d'une hyponatrémie importante, alors elle s'accompagnera d'une modification évidente (en augmentation ou diminution) du secteur extracellulaire.
À l'inverse, une modification modeste du volume extracellulaire (< 10 %) n'est pas distinguable cliniquement d'un volume extracellulaire normal mais ne s'accompagnera pas d'une d'hyponatrémie profonde.

Quatrième étape : j'envisage une production excessive d'ADH par une pathologie spécifique, le SIADH

Une **sécrétion inappropriée d'ADH** (SIADH) est un diagnostic d'élimination, mis en évidence devant :

- l'absence d'autres causes d'hyponatrémie (insuffisance rénale et thiazidique, stimulus hypovolémique de l'ADH) ;
- une pathologie pourvoyeuse de SIADH :
  - les médicaments : les psychotropes, neuroleptiques et ISRS notamment, et la carbamazépine (antiépileptique) sont les plus pourvoyeurs de SIADH, mais de nombreux médicaments peuvent être en cause ;
  - une origine paranéoplasique, notamment dans le cadre d'un carcinome bronchique ;
  - une insuffisance surrénalienne ou thyroïdienne : hormones qui, en temps normal, inhibent la production d'ADH ;
  - toute pathologie neurologique sévère : un AVC, un traumatisme crânien, un syndrome de Gillain-Barré, etc. ;
  - toute pathologie pulmonaire sévère : une tuberculose, un syndrome de détresse respiratoire aigu, etc.

Encadré 37.1

Utilisation du ionogramme urinaire

L'utilisation du ionogramme urinaire peut être d'une grande aide pour raisonner face à une hyponatrémie.

On peut évaluer la concentration des urines et donc la quantité d'eau éliminée par le rein grâce au calcul de l'osmolarité urinaire par la formule suivante[9] :

Uosm (mOsm/l) = 2 × [Na^+ + K^+] + Urée + Glycosurie si présente.

La valeur de l'osmolarité urinaire dépend de la production d'ADH. Elle peut atteindre un minimum de 60 mOsm/l en l'absence d'ADH et monter jusqu'à 1 200 mOsm/l en stimulation maximale. En pratique, en cas d'hyponatrémie hypo-osmolaire, toute osmolarité urinaire supérieure à 150 mOsm/l signifie que le rein n'est pas à sa capacité attendue de dilution des urines. Cela permet d'écarter les causes par excès d'apport d'eau (potomanie) et il faut donc chercher la prise de thiazidique, un stimulus volémique de la sécrétion d'ADH ou un SIADH.

Le ionogramme urinaire renseigne sur l'existence ou non d'un stimulus volémique. En cas d'hypovolémie vraie ou efficace, on observe généralement une activation du système rénine-angiotensine-aldostérone et une conservation du sodium. La natriurèse est donc basse (Na_u <20 mmol/l). La prise de diurétiques, induisant une natriurèse en partie indépendante de la volémie, gêne l'interprétation du ionogramme urinaire.

L'utilisation du ionogramme urinaire connaît cependant plusieurs limites :

- tout traitement diurétique fausse son interprétation ;
- certaines situations d'hypovolémie vraie peuvent s'accompagner d'élévation de la natriurèse, comme les pertes sodées d'origine rénale (insuffisance surrénalienne) et les vomissements (perte rénale de sodium accompagnant l'élimination des bicarbonates).

Attention : il faut savoir évoquer une **insuffisance surrénalienne portant sur les minéralocorticoïdes** en cas d'hyponatrémie avec déshydratation extracellulaire manifeste, hyperkaliémie et natriurèse élevée (Na_u >30 mmol/l).

Attention : une natriurèse basse peut s'observer aussi bien en cas d'hypovolémie vraie que d'hypovolémie efficace. Dans cette dernière situation, il ne faut donc surtout pas interpréter une natriurèse basse comme une hypovolémie vraie nécessitant un apport de NaCl. On imagine les conséquences d'une mauvaise compréhension qui conduirait à apporter du sel à un insuffisant cardiaque en décompensation…

[9] Contrairement au calcul de l'osmolalité plasmatique, l'urée est prise en compte pour le calcul de l'osmolalité urinaire car sa concentration très élevée est responsable d'un effet osmotique.

En pratique, à retenir pour comprendre l'hyponatrémie

La natrémie s'analyse toujours avec la glycémie : si la glycémie est normale ou peu élevée, la natrémie reflète l'osmolarité. Si la glycémie est élevée, utiliser la formule :

$[Na^+]_{corrigée} = [Na^+]_{mesurée}$ + Glycémie (mmol/l)/3.

L'hyponatrémie hypo-osmotique (plus de 95 % des cas) indique une hyperhydratation intracellulaire : les cellules gonflent. Il s'agit d'eau libre (sans osmole) en excès. Il s'agit d'un échec du rein à éliminer les entrées d'eau dans l'organisme :

- il faut analyser les entrées d'eau :
  - exceptionnellement les apports d'eau isolée dépassent les capacités maximales du rein ;
- il faut comprendre l'échec du rein à éliminer les entrées d'eau :
  - insuffisance rénale ?
  - prise de thiazidique ?
  - le rein est sous l'influence de l'ADH : stimulus hémodynamique de l'ADH : volémie anormale, contexte ? SIADH : volémie normale, contexte ?

Cinq questions à se poser, dans l'ordre, devant une hyponatrémie

- Glycémie.
- Apports d'eau.
- Insuffisance rénale ou thiazidique.
- Stimulus hémodynamique de l'ADH.
- SIADH.

IV. Quels sont les principes de la prise en charge ?

Il faut se rappeler que le danger de l'hyponatrémie est autant celle de la profondeur atteinte que celui d'une correction trop rapide. Le premier enjeu du traitement est de ne pas être délétère !

- Pour toute **hyponatrémie avec atteinte neurologique, il faut appeler le réanimateur** pour une prise en charge spécifique rapide qui n'est pas du niveau second cycle. Le principe est une remontée rapide de 3 ou 4 mmol/l en quelques heures, sans dépasser les 8 mmol par jour. **En cas d'hyponatrémie asymptomatique mais profonde (< 120 mmol/l), un avis spécialisé est également indiqué.**
- **La vitesse de correction ne doit pas dépasser 8 mmol par jour** (pour cette raison, l'utilisation de soluté salé hypertonique n'est pas du programme du second cycle).
- **Il faut arrêter les facteurs hyponatrémiants** : arrêt d'une perfusion hypotonique, arrêt des diurétiques thiazidiques, etc.
- **Il faut prescrire une restriction hydrique. Il faut en expliquer au patient** les modalités et raisons. Elle comprend tous les liquides *per os* (café, soupe, etc.), ce qui impose de ne boire que ce que les soignants donnent. La restriction hydrique peut entraîner une soif intense chez certains patients : il faut évaluer cette souffrance et savoir moduler la restriction.
- **Il faut traiter la cause** :
  - correction du secteur extracellulaire en cas d'hypovolémie vraie par apport de NaCl *per os* ou soluté NaCl 0,9 % ;
  - arrêt d'un traitement pourvoyeur de SIADH.
- L'élément clé de la prise en charge est la prescription d'une **surveillance biologique adaptée** pour contrôler la vitesse de correction de la natrémie. Il faut s'alarmer dès les premières 6 ou 12 heures si la correction est trop rapide. Par exemple, une augmentation de 4 mmol/l à 6 heures ou de 6 mmol/l à 12 heures impose un ralentissement de la correction. Une prise en charge spécialisée peut être nécessaire en USC notamment.

Hypernatrémie et déshydratation intracellulaire

I. Comment faire le diagnostic ?

Comme pour l'hyponatrémie, les éléments ci-dessous découlent directement de la compréhension physiologique du trouble.

Le diagnostic est biologique, devant une **$[Na^+] > 145$ mmol/l** qui est toujours le reflet d'une déshydratation intracellulaire. Il faut en parallèle doser la **glycémie**, notamment chez un patient diabétique. On utilise en cas d'hyperglycémie la formule de **natrémie corrigée**.

Les signes associés sont peu spécifiques. Il peut s'agir d'une **polyurie** lors de pertes rénales (réalisant un syndrome polyuropolydipsique lorsque le patient a accès à l'eau), d'une **perte de poids** en fonction des pertes hydroélectrolytiques.

La sécheresse des muqueuses (langue, joues) n'est pas spécifique de l'hypernatrémie surtout chez un sujet âgé. La soif est souvent absente ou peu marquée ; ce trouble participe largement à l'installation de l'hypernatrémie. Elle est en revanche intense chez un patient sans altération des fonctions supérieures mais qui n'a pas accès à l'eau.

La déshydratation intracellulaire est très fréquemment associée à une déshydratation extracellulaire (déshydratation globale) et c'est souvent cette dernière qui menace la vie à brève échéance.

II. Comment reconnaître une forme grave et anticiper l'évolution vers une complication ?

Bien que l'hypernatrémie entraîne des complications neurologiques, c'est avant tout les complications de la **déshydratation extracellulaire et de l'hypovolémie** associées qu'il faut rechercher.

La déshydratation intracellulaire peut être à l'origine de troubles neurologiques comme une agitation, une confusion, des convulsions ou un coma. Chez les sujets les plus fragiles (nourrissons, sujets âgés, alcooliques), l'hypernatrémie peut rarement se compliquer d'hématomes sous-duraux.

Enfin, l'hypernatrémie ne s'observe qu'en cas de trouble de la soif (problème neurologique) et ou d'accès à l'eau : ces phénomènes sont en eux-mêmes des événements graves.

III. Quel est le raisonnement physiopathologique et étiologique ?

Les éléments ci-dessous découlent directement de la compréhension physiologique du trouble.

Il faut se souvenir du concept :

- **l'hypernatrémie (hyperosmolarité plasmatique) traduit toujours une déshydratation intracellulaire liée à un bilan hydrique négatif, c'est-à-dire un déficit en eau ;**
- **en lien avec des pertes excessives (rénales ou non rénales) ;**
- **et une carence d'apport d'eau : le patient n'a pas ou peu soif et/ou n'a pas accès à l'eau.**

Première étape : j'évalue la raison de l'insuffisance des apports en eau

- Trouble neurologique ne permettant pas de ressentir la soif.
- Trouble moteur ne permettant pas d'accéder à l'eau.
- Environnement ne permettant pas l'accès à l'eau.

Deuxième étape : je cherche les pertes en eau

- Pertes cutanées, digestives : anamnèse et examen clinique.
- Pertes rénales (existence d'une polyurie) :
  - polyurie hypertonique sucrée liée à un diabète sucré décompensé : bandelette urinaire et glycémie capillaire ;

- polyurie hypotonique secondaire à un diabète insipide néphrogénique ou central (le diabète insipide central correspond à un déficit de la sécrétion d'ADH par la post-hypophyse ; le diabète insipide néphrogénique correspond à une baisse de la sensibilité rénale à l'ADH — leurs causes sont à retrouver dans « Physiologie du bilan de l'eau/pertes rénales d'eau ») ;
- traitement par diurétique de l'anse (furosémide).

Quiz

Vous voyez Madame D., 77 ans, aux urgences, le 16 juillet, en provenance d'un établissement pour personnes âgées dépendantes, pour une hypernatrémie à 160 mmol/l. Il est à noter qu'une vague de chaleur est en cours dans la région.
Madame D. est traitée pour une hypertension artérielle. Elle présente une démence modérée et ne se déplace usuellement que difficilement en raison de douleurs aux genoux. Elle est dépendante d'une aide pour se lever. Elle s'alimente et réalise sa toilette seule. Son traitement habituel comprend un IEC et du paracétamol.
Le personnel de son établissement d'accueil la trouvant très désorientée et ralentie a demandé au médecin de l'institution de passer la voir. Il a prescrit un bilan sanguin. Devant l'altération de la natrémie, il vous l'adresse.
Lors de votre examen clinique, Madame D. est eupnéique en air ambiant, la SpO_2 est de 96 %, la pression artérielle est de 110/60 mmHg, la fréquence cardiaque est à 95 bpm. Elle est confuse, sans signe de localisation neurologique. La température est à 37,8 °C. L'auscultation cardiopulmonaire est sans particularité. Elle est asymptomatique sur le plan digestif. Les veines jugulaires restent plates en décubitus dorsal. Son poids est estimé à 70 kg.
Le ionogramme réalisé ce jour montre : Na^+ = 160 mmol/l, K^+ = 3,5 mmol/l, Cl^- = 120 mmol/l, urée = 8,5 mmol/l, créatinine = 95 µmol/l (créatinine de base à 60 µmol/l), protides = 65 g/l, glycémie = 6 mmol/l. Le reste est sans particularité. Vous attendez un ionogramme urinaire, mais vous observez déjà des urines rares et très concentrées.
Quel(s) mécanisme(s) est (sont) à privilégier pour expliquer cette hypernatrémie ? Quelle est votre analyse de la gravité ? Quelle sera votre prescription initiale de perfusion ?

IV. Quels sont les principes de la prise en charge ?

Il faut traiter en priorité les complications d'une déshydratation extracellulaire par remplissage vasculaire ou réhydratation progressive, selon la sévérité de l'atteinte, avec un soluté salé (par exemple, NaCl 0,9 %).

La correction de la déshydratation intracellulaire passe par l'apport IV de soluté hypotonique (glucosé 5 % ou 2,5 %). Elle doit se faire aussi *per os* si c'est possible, ou par voie entérale en cas de sonde nasogastrique ou gastrostomie.

> À titre indicatif, le déficit en eau pure peut être estimé par la formule :
> $V = (Na - 140)/140 \times \text{Poids (kg)} \times 0,6$
> Il faut y additionner les pertes pour obtenir une évaluation de la quantité d'eau à apporter pour corriger la natrémie. Attention, il s'agit d'une formule très théorique à utiliser à titre indicatif !
> Ainsi, un patient de 70 kg, dont la natrémie est de 155 mmol/l, a un déficit d'environ 4,6 litres. En comptant les besoins pour couvrir les pertes quotidiennes qui se poursuivent, un apport d'eau (ou glucosé 5 %) de 6 à 8 litres sur deux jours est probablement nécessaire pour ramener la natrémie à 140 mmol/l.

Il faut traiter la cause de l'hypernatrémie, afin de limiter les pertes en eau (traitement symptomatique d'une diarrhée, d'une fièvre, etc.). Les cas de diabète insipide central peuvent se traiter par l'apport d'un analogue de l'AVP, le DDAVP en intraveineux ou en pulvérisation nasale.

Une situation clinique... Deux prises en charge

Vous prenez en charge aux urgences Monsieur L., 28 ans, pour ralentissement idéo-moteur révélant une hyponatrémie à 118 mmol/l.

Son traitement actuel comprend de la fluoxétine et de l'alprazolam.

Les grandeurs vitales recueillies par l'infirmière sont : PA 120/60 mmHg, FC 65 bpm, SpO_2 96 % en air ambiant, FR 17 cycles/min, température 36,8 °C.

La biologie réalisée en ville montre : Na^+ = 118 mmol/l, K^+ = 4,2, Cl^- = 85 mmol/l, HCO_3^- = 23 mmol/l, protides = 70 g/l, urée = 3 mmol/l, créatinine = 65 μmol/l.

Où Alexia ne fait pas ce qu'il faut...

Alexia attribue le ralentissement à un problème psychiatrique en cours de traitement. Elle prescrit une restriction hydrique de 700 ml par jour et un ionogramme sanguin le surlendemain.

Alexia a oublié de vérifier la glycémie. Elle n'a pas attribué le ralentissement idéo-moteur à l'hyponatrémie alors que cela indique une forme grave demandant une prise en charge urgente. Elle n'a pas su construire de réflexion quant au diagnostic de l'hyponatrémie. La prescription d'une restriction hydrique sans expliquer au patient, à l'entourage et à l'infirmier les enjeux a peu de chance d'être observée. Ici, le patient va probablement poursuivre ses apports abondants et s'aggraver, et il n'est pas dans le secteur approprié.

Où l'on peut faire confiance à Alexia

Alexia examine le patient; elle le trouve conscient, orienté mais ralenti. L'examen neurologique ne met pas en évidence de signe de localisation. Ses proches ne rapportent pas de perte de connaissance ou de crise d'épilepsie. Alexia l'examine soigneusement à la recherche de signes indiquant une anomalie du volume extracellulaire, qu'elle ne trouve pas. Le reste de l'examen clinique est sans particularité.

Alexia cherche par étapes les facteurs en cause dans cette hyponatrémie :

- Alexia analyse la biologie, constate qu'il n'y a pas de glycémie sanguine et demande une glycémie capillaire à l'IDE en charge du patient. Elle est à 6 mmol/l. L'hyponatrémie indique bien une hypo-osmolarité (absence d'hyperprotidémie majeure et aspect normal du sérum);
- Alexia interroge la famille sur la prise d'eau et les traitements. La compagne indique que le patient boit beaucoup d'eau par habitude et qu'il a du mal à s'en passer; que le traitement psychotrope a été introduit il y a un mois seulement et que le ralentissement est apparu il y a 5 jours;
- Alexia observe qu'il n'y a pas d'insuffisance rénale.

Il s'agit donc probablement d'une hyponatrémie sévère symptomatique secondaire à l'association d'une prise abondante de boisson et d'un probable SIADH suite à l'introduction récente de psychotrope. La volémie est estimée normale et n'appelle pas de correction.

Alexia appelle le réanimateur qui admet le patient en réanimation. Le traitement est établi sur le plan suivant :

- objectif de natrémie à 126 mmol/l à H24 (+ 8 mmol/l);
- arrêt de la fluoxétine;
- restriction hydrique en expliquant soigneusement au patient et aux proches les risques actuels de la prise d'eau. Il est demandé aux infirmiers d'être particulièrement attentif;
- ionogramme sanguin toutes les 3 à 4 heures pour surveiller la remontée de la natrémie.

Alexia a su évaluer la gravité et réaliser une approche diagnostique correcte.

Réponse au quiz

Cette patiente présente un tableau d'hypernatrémie avec un retentissement neurologique. Il existe, comme le plus souvent dans cette situation, une déshydratation extracellulaire associée (veines jugulaires plates, élévation aiguë de la créatinine évoquant une insuffisance rénale fonctionnelle). Il s'agit donc d'un tableau classique de déshydratation globale. En contexte de vague caniculaire responsable de pertes cutanées abondantes, ces tableaux sont fréquents chez les personnes âgées présentant des troubles des fonctions supérieures associés à des troubles de la soif et dont la mobilité réduite ne permet pas des apports d'eau autonome. En institution ou à l'hôpital, ces situations révèlent un défaut de soin ! Les mesures préventives doivent empêcher la survenue d'un tel trouble.
Ce tableau clinique est porteur d'un risque de mortalité élevée : à court terme, la déshydratation globale s'associe à une surmortalité importante ; à moyen terme, ce tableau révèle la fragilité et la dépendance de la patiente.
Le traitement repose sur :

- une correction rapide de la déshydratation extracellulaire : soluté NaCl 0,9 % 1 000 ml en 2 heures ;
- puis une correction sur les 24 heures de la déshydratation intracellulaire par un apport hypotonique abondant, tout en poursuivant néanmoins les apports de NaCl : soluté glucosé 4 litres par jour ;
- une surveillance étroite de la tolérance clinique de ces apports : signe de surcharge pulmonaire (toutes les 6 heures) ;
- une surveillance de l'efficacité clinique : reprise de la diurèse, amélioration neurologique ;
- une surveillance de l'efficacité biologique (ionogramme à H12 et H24) : baisse de la natrémie et de la créatininémie.

Dès que l'état neurologique le permettra, les apports abondants *per os* en eau et en sel seront repris.

CHAPITRE

38

Désordres hydroélectrolytiques : dyskaliémie

Situations de départ

- 61 Syndrome polyuropolydipsique
- 201 Dyskaliémie
- 202 Dysnatrémie

Item, objectifs pédagogiques

ITEM 267 – Troubles de l'équilibre acidobasique et désordres hydroélectrolytiques

Dyskaliémies :

Rang	Rubrique	Intitulé	Descriptif
B	Éléments physiopathologiques	Connaître les principes de la régulation de la kaliémie	
A	Définition	Connaître les indications de prescription d'une kaliémie et définition de l'hyperkaliémie	
B	Diagnostic positif	Symptomatologie clinique de l'hyperkaliémie	
A	Examens complémentaires	Connaître les anomalies ECG associées à l'hyperkaliémie	
A	Étiologie	Connaître les principales étiologies des hyperkaliémies	Insuffisance rénale, acidose métabolique, médicaments (apports en sels de K, inhibiteurs du système rénine-angiotensine-aldostérone, épargneurs potassiques, triméthoprime, AINS, héparine…)
A	Prise en charge	Connaître le principe du traitement d'urgence de l'hyperkaliémie sévère	Devant une hyperkaliémie présentant des signes de gravité (modifications ECG, niveau d'hyperkaliémie), savoir administrer des sels de Ca et un schéma insuline-glucose, savoir prendre un avis spécialisé pour l'indication d'une EER
B	Prise en charge	Connaître les autres possibilités de traitement d'urgence de l'hyperkaliémie sévère	Savoir utiliser les β-mimétiques et les principes de l'utilisation du bicarbonate de sodium
A	Prise en charge	Connaître le traitement de l'hyperkaliémie chronique modérée	Diététique, résines échangeuses, éviction des médicaments à risque
A	Définition	Connaître les indications de prescription d'une kaliémie et définition de l'hypokaliémie	
A	Diagnostic positif	Connaître les symptômes cliniques de l'hypokaliémie	Reconnaître les signes musculaires de l'hypokaliémie

Rang	Rubrique	Intitulé	Descriptif
A	Examens complémentaires	Connaître les anomalies ECG associées à l'hypokaliémie	
A	Étiologie	Connaître les principales étiologies des hypokaliémies	Connaître les principales causes d'hypokaliémie avec pertes extrarénales (diarrhées) et rénales selon la présence ou non d'une HTA (arbre diagnostique)
A	Prise en charge	Connaître le principe du traitement d'urgence de l'hypokaliémie sévère	Savoir supplémenter un patient hypokaliémique

Introduction
Hyperkaliémie
I. Quelles sont les manifestations de l'hyperkaliémie et comment évaluer la gravité ?
II. Quels sont les mécanismes et causes de l'hyperkaliémie et comment raisonner ?
III. Comment prendre en charge une hyperkaliémie ?
Hypokaliémie
I. Quelles sont les manifestations de l'hypokaliémie et comment évaluer la gravité ?
II. Quels sont les mécanismes et causes de l'hypokaliémie et comment raisonner ?
III. Comment prendre en charge une hypokaliémie ?

Introduction

A La **kaliémie** représente la concentration plasmatique de potassium. Sa valeur est finement régulée et ses normes sont comprises dans l'intervalle **3,5 mmol/l à 5,0 mmol/l**.

La dyskaliémie est un trouble hydroélectrolytique fréquent qui peut mettre en jeu le pronostic vital. La gravité de l'anomalie est appréciée immédiatement par un ECG (examen à réaliser systématiquement en urgence). Parmi les causes de dyskaliémie, il faut considérer trois éléments : l'apport, le transfert et l'élimination du potassium. Les causes médicamenteuses sont des causes très fréquentes de dyskaliémie. Le traitement de la dyskaliémie peut être une urgence absolue et sa vitesse de correction dépend de la gravité.

La kaliémie fait partie du ionogramme sanguin. Sa mesure est donc réalisée dans toutes les situations où cet examen est réalisé. Dans le contexte de l'urgence, toute défaillance d'organe (poumon, cœur, cerveau…) peut retentir sur la fonction rénale et donc l'élimination du potassium, et impose la réalisation d'un ionogramme. Une insuffisance rénale impose la surveillance de la kaliémie. De manière plus spécifique, devant tout trouble du rythme ou de la conduction cardiaque, la mesure de la kaliémie est impérative et urgente.

Encadré 38.1

Physiologie

B Le cation potassium est le cation le plus abondant du corps et se situe principalement dans le secteur intracellulaire et au niveau des territoires musculaires. Le potassium est nécessaire à de nombreuses fonctions cellulaires.

Le potassium est le principal déterminant du potentiel membranaire de repos et donc de l'excitabilité des cellules nerveuses et musculaires. Le gradient de concentration potassique transcellulaire est en faveur d'une sortie de potassium vers le secteur extracellulaire. La pompe Na^+/K^+-ATPase régule ce gradient de concentration en permettant l'entrée de deux ions potassium contre la sortie de trois ions sodium. Ces mouvements ioniques maintiennent un potentiel membranaire de repos électronégatif.

Ainsi, l'hyperkaliémie diminue l'excitabilité membranaire (favorisant les troubles de conduction), tandis que l'hypokaliémie augmente l'excitabilité membranaire (favorisant les troubles du rythme).

Encadré 38.1 Suite.

L'homéostasie du potassium est rendue possible à l'aide de deux systèmes :

- premièrement par un système de transfert transmembranaire contrôlant la répartition du potassium entre les différents compartiments de l'organisme (bilan interne);
- deuxièmement par l'absorption digestive et l'excrétion rénale, sous régulation hormonale, visant à maintenir constant le capital potassique de l'organisme; une faible quantité de potassium est excrété dans les selles (bilan externe).

L'absorption intestinale de potassium n'est quasi pas régulée et le potassium ingéré est donc complètement absorbé.

Le système de transfert membranaire permet une régulation rapide de la kaliémie *via* la pompe Na^+/K^+-ATPase. Cette régulation s'effectue principalement sous l'action des catécholamines, de l'insuline et de l'état acidobasique :

- l'insuline, l'alcalose, la stimulation β^+ font rentrer le potassium dans les cellules et diminuent la kaliémie;
- la carence insulinique et l'acidose font sortir le potassium des cellules et augmentent la kaliémie.

Le rein est l'organe de régulation principal du bilan potassique et de la kaliémie. Il permet de réabsorber la quasi-totalité du potassium filtré par les glomérules et se retrouvant dans l'urine primitive; 90 % du potassium filtré est réabsorbé au niveau du tubule proximal, tandis que le canal collecteur permet d'ajuster finement l'excrétion rénale. En cas d'insuffisance rénale sévère, la quantité d'urine primitive formée est diminuée, ce qui compromet l'élimination rénale du potassium. Le système rénine-angiotensine-aldostérone est le principal système hormonal régulant l'excrétion de potassium par le rein. L'aldostérone augmente la réabsorption de sodium par le canal ENaC (canal sodium) dans le canal collecteur. La réabsorption de sodium s'associe à une sécrétion de potassium (un cation est réabsorbé; un cation est sécrété pour respecter l'électroneutralité). L'activation du système rénine-angiotensine-aldostérone est donc responsable d'une réabsorption de sodium et d'une excrétion de potassium : la natriurèse diminue, la kaliurèse augmente. De nombreux facteurs peuvent modifier ce système et être responsable d'une dyskaliémie, notamment son inhibition par les IEC ou les ARA II.

Ainsi, la kaliémie est une valeur finement régulée.

Hyperkaliémie

Vignette clinique

Interne de garde aux urgences, vous êtes amené(e) à examiner Monsieur K., 64 ans, qui est admis pour une dyspnée par son médecin traitant. L'infirmière d'accueil des urgences vous appelle immédiatement devant les paramètres vitaux altérés : température 38,7 °C, PA 100/50 mmHg, FC 50 bpm, SpO_2 88 %, FR 28 cycles/min, Glasgow 14 (patient somnolent).

Vous détectez une utilisation des muscles respiratoires accessoires. Vous avez donc identifié une insuffisance respiratoire aiguë et une situation hémodynamique anormale. Vous pensez au diagnostic de sepsis devant la température élevée, mais la bradycardie vous étonne.

Vous demandez à l'infirmière d'installer immédiatement le patient en salle de déchocage, d'installer un scope multiparamétrique (SpO_2, ECG, fréquence respiratoire, pression artérielle automatisée), de débuter de l'oxygène au masque haute concentration 10 litres/min et de perfuser le patient. Vous hésitez à débuter un remplissage vasculaire devant la pression artérielle un peu basse mais, prudent, vous préférez ausculter le patient à la recherche de signes d'OAP avant de débuter ce traitement. Vous demandez donc la mise en place de soluté glucosé 5 % 500 ml par jour en attendant.

La lettre du médecin vous apprend que le patient présente comme antécédents une hypertension artérielle ancienne, une cardiopathie hypertensive et une insuffisance rénale chronique de stade 3 (créatinine de base 200 µmol/l) sur une néphropathie vasculaire. Son traitement à domicile comprend du ramipril (IEC), de l'aspirine (antiagrégant plaquettaire) et de l'atorvastatine (hypocholestérolémiant). Depuis plusieurs jours, Monsieur K. est fatigué et nauséeux, présente des douleurs lombaires, a des frissons et des courbatures. Il dit uriner moins que d'habitude et avoir des brûlures urinaires ainsi que des urines malodorantes.

Votre examen confirme que le patient est orienté mais ralenti. Il ne présente pas de signe de localisation neurologique. Il existe de discrètes marbrures des genoux. L'auscultation pulmonaire est claire. L'abdomen est souple et indolore, toutefois douloureux à l'ébranlement de la fosse lombaire droite. Il n'y a pas de globe urinaire évident.

Vous complétez alors vos premières mesures initiales par un remplissage vasculaire : soluté salé 0,9 % 500 ml en débit libre.

Votre sens clinique vous suggère un sepsis sur pyélonéphrite aiguë droite. Mais vous êtes toujours inquiet de la bradycardie inhabituelle dans cette situation.

Devant la détresse respiratoire et hémodynamique, et la suspicion de sepsis à point de départ urinaire, vous demandez immédiatement un bilan :

- gaz du sang artériels avec lactate;
- ionogramme sanguin;
- NFS;
- bilan hépatique;
- TP, TCA;
- deux hémocultures;
- radiographie de thorax.

Un ECBU est demandé, mais le patient est anurique donc non réalisable.

Vous demandez à l'infirmière l'injection d'une antibiothérapie par céfotaxime (C3G) dès le bilan prélevé. Vous n'aviez, à l'interrogatoire, retrouvé ni prise d'antibiotique récente ni de voyage dans l'année.

Les gaz du sang artériels reviennent en 4 minutes — le service d'urgence possède un automate délocalisé qui, de plus, mesure le ionogramme sanguin — : **pH = 7,20, $PaCO_2$ = 22 mmHg, PaO_2 = 58 mmHg** (GDS réalisé peu après la mise sous O_2), la **bicarbonatémie est à 10 mmol/l**, la **kaliémie à 7,29 mmol/l** et la lactatémie à 5 mmol/l. Il s'agit donc d'une acidose métabolique avec une compensation ventilatoire adaptée. Il existe également une insuffisance respiratoire aiguë hypoxémique et une **hyperkaliémie menaçante (>6,5 mmol/l)**.

Vous réalisez donc immédiatement un **ECG**, afin d'évaluer le retentissement électrocardiographique de cette hyperkaliémie. Il met en évidence une bradycardie à 50 bpm avec une absence d'onde P, des QRS larges à 160 ms, des ondes T amples, pointues et symétriques. Ces trois éléments peuvent être rapportés à l'hyperkaliémie.

Il s'agit donc d'une **hyperkaliémie menaçante avec risque cardiaque immédiat.** Le risque est une évolution brutale vers une **bradycardie extrême** (arrêt de l'échappement jonctionnel) ou une dysfonction musculaire ventriculaire majeure avec **arrêt cardiaque**. L'urgence immédiate est :

- **d'antagoniser les effets cardiaques de l'hyperkaliémie**;
- **de faire baisser la kaliémie par transfert intracellulaire du potassium**;
- **d'organiser une épuration extrarénale urgente**.

Vous instaurez **immédiatement** un traitement par **gluconate de calcium IV** (2 ampoules en 5 minutes), afin d'antagoniser les effets membranaires de l'hyperkaliémie. Vous associez en même temps une **perfusion intraveineuse d'insuline-glucose**.

Vous appelez le **médecin réanimateur** avec qui vous discutez du **potentiel besoin urgent d'épuration extrarénale**.

Une échographie aux urgences montre une vessie vide.

Le reste du bilan demandé en urgence vitale est enfin disponible :

- la numération-formule sanguine montre une hyperleucocytose; la créatininémie est à 500 µmol/l, la natrémie à 135 mmol/l, la chlorémie à 92 mmol/l, la calcémie à 2,3 mmol/l. Vous ne disposez pas des indices urinaires étant donné l'anurie. La comparaison avec le chiffre antérieur de créatinine vous permet d'affirmer le diagnostic d'insuffisance rénale aiguë sur insuffisance rénale chronique;
- la radiographie de thorax est normale.

L'insuffisance rénale aiguë et la suspicion de pyélonéphrite aiguë sont deux raisons impératives de rechercher un obstacle sur les voies urinaires. L'échographie réalisée au lit du patient ne retrouve pas de dilatation des cavités pyélocalicielles ni de globe vésical. Les reins mesurent 11 cm de chaque côté.

Le patient reste anurique malgré le remplissage. La fréquence cardiaque s'est sensiblement accélérée à 75 bpm avec, sur l'ECG, un rythme sinusal et des QRS fins. Les ondes T restent amples et pointues et, sur le bilan de contrôle en fin de perfusion d'insuline-glucose, une hyperkaliémie persiste (6,3 mmol/l).

Il est décidé de mettre en place une **épuration extrarénale** à l'aide d'un cathéter de dialyse en position fémorale. Le patient est transféré en réanimation. Les hémocultures poussent à *E. coli* sensible à l'amoxicilline et aux céphalosporines.

En conclusion, il s'agit d'une **hyperkaliémie menaçante** dans un contexte d'**insuffisance rénale aiguë sur chronique** favorisée d'une part par un **sepsis sur pyélonéphrite aiguë** droite à *E. coli* et, d'autre part, par la prise de **traitement inhibant le système rénine-angiotensine-aldostérone**.

L'hyperkaliémie est donc due à deux facteurs majeurs :

- insuffisance rénale aiguë (pyélonéphrite aiguë + sepsis) chez un patient ayant une insuffisance rénale chronique;
- poursuite d'un inhibiteur de l'enzyme de conversion (ramipril).

Devant la présence d'une anurie, une hyperkaliémie sévère avec signes électrocardiographiques impose l'épuration extrarénale. En effet, aucune élimination de potassium par voie urinaire n'est possible et l'hyperkaliémie ne peut que s'aggraver. Le traitement médical (calcium, insuline-glucose, bicarbonate, salbutamol) n'a pour but que de gagner du temps pour mettre en place l'épuration extrarénale.

L'hyperkaliémie est définie par une **kaliémie supérieure à 5,0 mmol/l** et peut mettre en jeu le pronostic vital d'autant plus qu'elle apparaît brutalement. **L'hyperkaliémie est dite menaçante lorsque la kaliémie est supérieure à 6,5 mmol/l ou lorsqu'il existe des signes électrocardiographiques.**

En secteur de médecine intensive-réanimation, l'hyperkaliémie est un marqueur de la gravité globale du patient. En effet, l'hyperkaliémie est rencontrée de manière fréquente dans les états de choc et autres états critiques comme l'insuffisance rénale aiguë.

Il convient d'éliminer une fausse hyperkaliémie, notamment lorsqu'il existe une discordance entre la valeur mesurée élevée et le contexte ou l'absence de signes électrocardiographiques :

- prélèvement hémolysé (garrot trop serré ou laissé trop longtemps) : situation fréquente;
- hyperleucocytose (plus de 100 G/mm^3) ou thrombocytose majeure (plus de 1 000 G/mm^3) : situations rares.

I. Quelles sont les manifestations de l'hyperkaliémie et comment évaluer la gravité ?

Les signes de gravité doivent être recherchés pour toute kaliémie >6 mmol/l.

B Signes neuromusculaires :

- paresthésie des extrémités et péribuccale;
- faiblesse musculaire, paralysie débutant aux membres inférieurs et d'évolution ascendante.

A Signes cardiaques : modifications électrocardiographiques diffuses et d'apparition progressive (peuvent être repérées sur le scope, avant même l'ECG !) :

- ondes T pointues et symétriques témoignant d'une augmentation de la vitesse de repolarisation;
- bloc sino-auriculaire : diminution de l'amplitude puis disparition de l'onde P;
- bloc atrioventriculaire : allongement du PR, parfois dissociation atrioventriculaire;
- bloc intraventriculaire : élargissement des QRS (signe de gravité).

L'hyperkaliémie peut provoquer la mort de deux manières possibles :

- dissociation électromécanique à complexes larges : QRS larges et absence d'activité mécanique (arrêt cardiaque);
- bradycardie extrême par bloc sino-auriculaire (disparition des ondes P) ou bloc atrioventriculaire de type 3, avec échappement ventriculaire ou jonctionnel lent ou inexistant.

Il faut rechercher les **trois signes de gravité ECG** précédant de peu l'inefficacité cardiaque :

- FC < 50 bpm ;
- rythme jonctionnel ;
- QRS > 100 ms.

La tachycardie ventriculaire et la fibrillation ventriculaire peuvent survenir en association avec d'autres pathologies, en premier lieu l'ischémie myocardique ; toutefois ces mécanismes ne sont pas au premier plan.

La présence de grandes ondes T pointues de manière isolée n'est pas un signe de gravité électrocardiographique.

Il n'existe pas de relation proportionnelle entre le degré d'hyperkaliémie et les signes électriques. L'ECG est le meilleur marqueur pour évaluer le retentissement de l'hyperkaliémie et son risque vital immédiat (fig. 38.1).

La gravité de l'hyperkaliémie dépend donc de plusieurs paramètres :

- la vitesse d'installation (difficile à évaluer) ;
- le retentissement électrocardiographique : fréquence cardiaque, rythme, largeur des QRS ;
- le taux de kaliémie : supérieure à 6,5 mmol/l ;
- le risque d'aggravation de la kaliémie : attention à l'oligo/anurie.

L'évaluation de la diurèse est un paramètre extrêmement important. En effet, en l'absence de diurèse, aucune élimination potassique n'est possible ; ainsi, le risque d'aggravation de l'hyperkaliémie est présent.

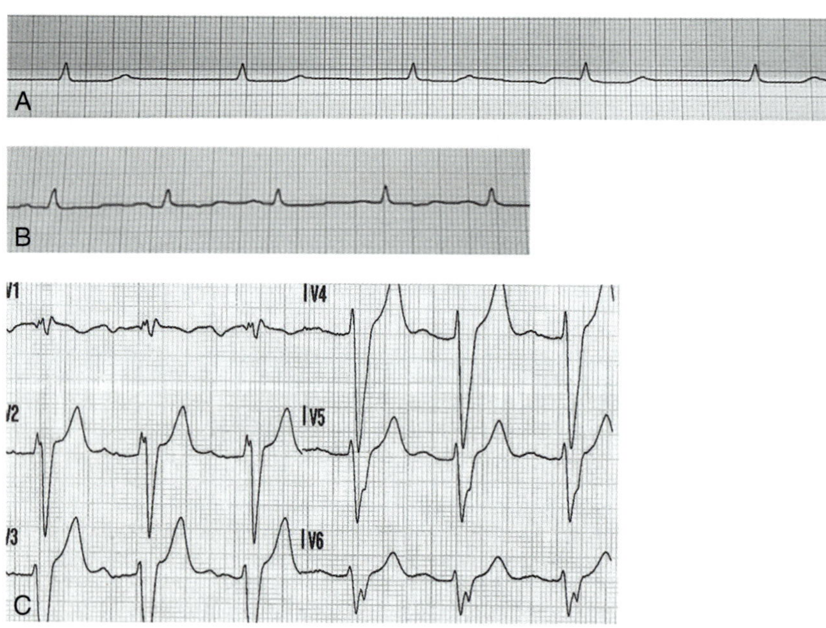

Fig. 38.1. Ⓐ **ECG.**

A. Bradycardie à 40 bpm par bloc sino-auriculaire chez un patient de 50 ans ayant une intoxication à la metformine avec une hyperkaliémie à 8,2 mmol/l et une acidose métabolique (pH < 6,70 et bicarbonatémie indosable).
B. Régression du bloc sino-auriculaire après le traitement d'urgence de l'hyperkaliémie : nous pouvons de nouveau visualiser des ondes P qui restent toutefois de faible amplitude, la fréquence cardiaque est augmentée.
C. QRS élargis et T ample (noter également l'allongement du PR).

II. Quels sont les mécanismes et causes de l'hyperkaliémie et comment raisonner ?

Il existe trois mécanismes principaux (tableau 38.1), souvent intriqués :

- l'excès d'apport en potassium ;
- le transfert du secteur intracellulaire vers le secteur extracellulaire : en lien avec un effet membranaire ou une lyse cellulaire ;
- le défaut d'élimination : en lien avec une diminution de la filtration glomérulaire, une augmentation de la sécrétion tubulaire ou une anomalie hormonale.

Tableau 38.1. A C **Liste non exhaustive des causes d'hyperkaliémie selon le mécanisme et la fréquence de la pathologie.**

Mécanisme	Causes fréquentes	Causes plus rares (pour information)
Excès d'apport	Apports excessifs en chlorure de potassium (*per os*, IV, sonde gastrique) Cause exceptionnelle si pas d'insuffisance rénale associée	
Lyse cellulaire	Rhabdomyolyse	Syndrome de lyse tumorale, hémolyse massive, hémorragie digestive sévère, *crush syndrome*, ischémie-reperfusion postopératoire, brûlures étendues, exercice physique intense
Transfert membranaire	Acidose métabolique, carence insulinique	Hypothermie, digitaliques, bêtabloquants, agonistes α-adrénergiques, succinylcholine, paralysie périodique familiale
Défaut d'excrétion	Insuffisance rénale aiguë et chronique	
Hypoaldostéronisme	Insuffisance de l'axe rénine-aldostérone : insuffisance surrénalienne aiguë, AINS, IEC, ARA II, héparine	Ciclosporine, tacrolimus, syndrome hyporéninisme-hypoaldostéronisme de la néphropathie diabétique
Anomalie de la sécrétion tubulaire rénale	Diurétiques épargneurs de potassium, AINS, triméthoprime	Pseudohypoaldostéronisme, acidose tubulaire distale

Les trois principales causes d'hyperkaliémie sont l'acidose métabolique, l'insuffisance rénale aiguë, la iatrogénie (par exemple, IEC). Toutefois les causes sont souvent intriquées entre elles et l'hyperkaliémie est souvent multifactorielle.

L'**hyperkaliémie menaçante** associe quasi toujours :

- une **insuffisance rénale** ;

et :

- une ou plusieurs **causes surajoutées, fréquemment iatrogènes** (IEC ou ARA II ou AINS principalement).

En premier lieu, l'anamnèse et le contexte permettent d'identifier le plus souvent la ou les causes de l'hyperkaliémie.

Dans un deuxième temps, une analyse des indices urinaires à l'aide de la kaliurèse (tableau 38.2) permet une orientation plus fine. Toutefois, elle peut être prise à défaut notamment par l'administration de diurétiques.

Tableau 38.2. Ⓐ **Analyse de la kaliurèse.**

Kaliurèse	
> 30 mmol/l Excrétion rénale adaptée	– Excès d'apports (iatrogénie ?) – Lyse cellulaire (rhabdomyolyse ?) – Transfert membranaire (acidose métabolique ?)
< 30 mmol/l Inadaptée, défaut d'excrétion rénale	– Insuffisance rénale aiguë – Acidose tubulaire distale – Insuffisance de l'axe rénine-aldostérone (IEC, ARA II, AINS, insuffisance surrénalienne aiguë)

B L'hyperkaliémie associée à une hyponatrémie ainsi que d'autres stigmates d'insuffisance surrénalienne (par exemple, hypotension artérielle, hypoglycémie) doit faire réaliser un dosage du cortisol sérique. Néanmoins, ce diagnostic est rare.

III. Comment prendre en charge une hyperkaliémie ?

Ⓐ On distingue deux types de traitements : étiologique et symptomatique.

A. Traitement étiologique

Le traitement étiologique est le seul traitement permettant la résolution du trouble hydroélectrolytique; la démarche étiologique est essentielle, afin de comprendre le trouble métabolique pour le contrôler :

- **arrêt des apports potassiques**, par exemple arrêt d'une supplémentation par chlorure de potassium dans une perfusion de sérum salé isotonique;
- **arrêt d'un médicament hyperkaliémiant**, par exemple arrêt d'un IEC ou d'un ARA II lors d'une insuffisance rénale aiguë, arrêt des AINS;
- **traitement d'une insuffisance rénale aiguë**, par exemple levée d'un obstacle si insuffisance rénale obstructive, réhydratation si insuffisance rénale fonctionnelle sur déshydratation extracellulaire.

B. Traitement symptomatique

La prise en charge symptomatique de l'hyperkaliémie dépend des situations cliniques et des pratiques locales. Il est donc difficile de protocoliser un traitement. Toutefois, **deux situations très différentes doivent être connues** :

- l'**hyperkaliémie non sévère, sans oligurie et sans signe ECG** : le traitement est centré avant tout sur la prévention de l'aggravation de l'anomalie et l'optimisation de la fonction rénale. Des résines échangeuses peuvent être utilisées. Les résines échangeuses d'ions par voie orale (par exemple, polystyrène sulfonate de sodium, Kayexalate®) permettent l'échange de potassium contre un autre ion au niveau de la muqueuse digestive. En raison d'un délai et d'une durée d'action longue, les résines ne s'envisagent que lors des situations non menaçantes à court terme. Elles sont particulièrement utilisées pour le contrôle chronique de l'hyperkaliémie en cas d'insuffisance rénale chronique ;

- l'**hyperkaliémie menaçante (signes ECG et/ou > 6,5 mmol/l et** *a fortiori* **si oligo/anurie)** : elle nécessite un traitement médical d'**urgence** et de discuter rapidement d'une épuration extrarénale selon la réponse au traitement et le risque d'aggravation. Le traitement médical d'urgence comprend :
  - le **traitement « membranaire »** en cas de signes électrocardiographiques menaçants : le bicarbonate de sodium molaire ou les sels de calcium corrigent de manière quasi immédiate les effets cardiaques de l'hyperkaliémie (diminution en quelques secondes de la largeur des QRS, par exemple) ;
  - la **baisse de la kaliémie** par un traitement permettant un **transfert intracellulaire** : insuline (+ glucose pour éviter l'hypoglycémie), salbutamol, bicarbonate de sodium. Ces traitements permettent l'entrée de potassium dans les cellules. Le délai d'action est rapide (quelques minutes). Toutefois l'efficacité reste limitée dans le temps. Il est possible de les associer ou de les utiliser seul, et de les répéter si besoin.

En pratique

- **En cas de signes électrocardiographiques menaçants et/ou d'hyperkaliémie > 6,5 mmol/l**, il faut administrer le traitement médical d'urgence :
  - instaurer un traitement par insuline-glucose : insuline rapide 10 UI dans 500 ml de soluté glucosé à 10 % à passer en débit libre ;
  - si signes ECG de gravité : injecter immédiatement en IV sur 5 minutes deux ampoules de gluconate de calcium (20 ml à 10 % soit 2 g) ou une ampoule de chlorure de calcium (10 ml à 10 % soit 1 g) ; l'injection peut être répétée dans les 5 minutes ;
  - appeler le médecin référent local (réanimateur, néphrologue) pour envisager l'épuration extrarénale si l'hyperkaliémie persiste et d'autant plus s'il existe une oligo/anurie.
- B **En cas de signes ECG sévères (QRS élargis, bradycardie symptomatique) : l'injection de 100 ml de bicarbonate de sodium molaire en débit libre peut être associée au calcium** (nécessite deux voies différentes ou un rinçage soigneux de la voie entre les deux traitements) pour antagoniser les effets cardiaques de l'hyperkaliémie. L'injection peut être répétée. Attention : l'apport massif de bicarbonate de sodium fait monter le pH et peut entraîner une hypoventilation alvéolaire si une alcalose apparaît. De plus, ce traitement augmente la volémie et porte un risque d'œdème pulmonaire. Il ne s'applique donc qu'en cas de danger vital immédiat. Le bicarbonate de sodium isotonique ou semimolaire peut également se discuter dans les situations d'hyperkaliémie associées aux acidoses.
- **Une nébulisation de salbutamol (aérosol de 20 mg/20 ml de salbutamol, quatre fois la posologie de l'asthme) peut être associée à l'insuline-glucose pour faire baisser la kaliémie.** Cette option est particulièrement intéressante quand le diagnostic est fait sur l'ECG avant même la pose d'une perfusion.

Hypokaliémie

Vignette clinique

Interne de garde au service d'accueil des urgences vitales d'un centre hospitalier universitaire, vous recevez Monsieur K., 51 ans, pour une hypotension artérielle.

Il a pour antécédent une cardiopathie ischémique avec FEVG préservée, une hypertension artérielle, un cancer colorectal diagnostiqué il y a 3 mois ayant nécessité une chirurgie digestive de résection en deux temps avec iléostomie de décharge. On note dans ses traitements à domicile : bisoprolol 5 mg 2 fois par jour, acide acétylsalicylique 75 mg par jour, furosémide 40 mg 2 fois par jour, ésoméprazole 20 mg par jour.

À l'examen d'entrée, les paramètres vitaux sont : PA 70/50 mmHg, FC 75 bpm, SpO_2 93 % en air ambiant, FR 26 cycles/min, apyrétique. Les extrémités sont froides, il existe des marbrures au niveau des genoux, les veines jugulaires sont plates en décubitus dorsal. Monsieur K. est conscient, orienté dans le temps et l'espace, mais présente un léger ralentissement psychomoteur. L'auscultation est sans particularité. L'abdomen est souple et n'est pas douloureux. Toutefois, la poche de stomie est pleine d'un liquide foncé; vous ne constatez pas de sang. Le patient vous rapporte la nécessité de vider la poche de manière bien plus fréquente que d'habitude avec des selles plus liquides et ceci depuis plusieurs jours. Le reste de l'examen est sans particularité.

L'examen clinique de Monsieur K. met en évidence une déshydratation extracellulaire que vous suspectez en lien avec des pertes digestives sur une iléostomie. De plus, cette déshydratation s'accompagne manifestement de signes de gravité : il existe des signes d'hypoperfusion périphérique ainsi qu'une hypotension artérielle. La fréquence cardiaque n'est pas augmentée mais vous notez que le patient bénéficie d'un traitement par bêtabloquant : le patient ne peut donc pas augmenter suffisamment sa fréquence cardiaque pour s'adapter à la situation de stress hypovolémique !

Devant ces signes d'hypoperfusion périphérique, vous réalisez les gaz du sang artériels qui montrent : pH = 7,32, PaO_2 = 95 mmHg, $PaCO_2$ = 30 mmHg, bicarbonatémie = 15 mmol/l, lactatémie = 3,3 mmol/l, kaliémie = 2,1 mmol/l.

Vous effectuez également un ECG car il est indispensable devant toute dyskaliémie mais également dans un contexte d'état de choc. Il met en évidence un rythme sinusal et régulier, des QRS fins, une diminution d'amplitude des ondes T, la présence d'ondes U avec un allongement du QT à 490 ms.

Le patient présente donc un choc hypovolémique sur une déshydratation extracellulaire ainsi qu'une hypokaliémie sévère avec des signes ECG.

Concernant le diagnostic étiologique :

- la déshydratation extracellulaire et l'hypokaliémie sont en lien avec des pertes digestives (hyperdébit d'iléostomie), avec une participation du furosémide sur la déshydratation extracellulaire;
- l'hypotension artérielle est aggravée par la prise de bêtabloquants;
- l'hypokaliémie est également favorisée par la prise de furosémide qui est responsable d'une perte rénale de potassium;
- par ailleurs, on peut noter qu'il existe une acidose métabolique compensée par la ventilation, en lien avec une perte de bicarbonate par le tube digestif, un état de choc et une possible insuffisance rénale dans ce contexte. L'acidose induit un transfert de l'intracellulaire vers l'extracellulaire de potassium mais manifestement ici bien insuffisant pour corriger la kaliémie.

Le traitement en urgence consiste à stabiliser le système cardiocirculatoire du patient ainsi qu'à instaurer une supplémentation en potassium pour éviter les risques cardiaques immédiats. Pour ce faire, vous débutez un remplissage vasculaire par 1 000 ml de NaCl 0,9 % en débit libre permettant de restaurer rapidement une pression artérielle moyenne > 65 mmHg. Concernant la supplémentation en potassium :

- il s'agit d'une situation aiguë avec une hypokaliémie sévère et des signes électrocardiographiques;
- la supplémentation se réalise par voie intraveineuse et de manière rapide (quelques heures). La supplémentation *per os* est inadaptée dans cette situation critique, d'autant plus qu'il existe des troubles du transit;

> - la dose de chlorure de potassium est de 3 g en 3 heures à la seringue électrique avec un contrôle ECG et de la kaliémie à la fin de perfusion pour décider de la dose à poursuivre;
> - la première administration peut se faire sur une voie veineuse périphérique. En cas de nécessité de poursuite du potassium à forte dose ou en cas d'intolérance (douleurs sur le trajet de la perfusion), la pose d'une voie veineuse centrale doit être discutée. Le potassium est en effet veinotoxique.
>
> Par la suite, le patient est hospitalisé, afin de mettre en place des traitements ralentisseurs du transit iléal et de réaliser un bilan étiologique de cet hyperdébit d'iléostomie.

Ⓐ L'hypokaliémie est définie par une **kaliémie inférieure à 3,5 mmol/l**.

I. Quelles sont les manifestations de l'hypokaliémie et comment évaluer la gravité?

Les manifestations de l'hypokaliémie sont en lien avec une hyperpolarisation des membranes des cellules neuromusculaires. Il existe également de rares troubles métaboliques associées en cas de déplétion chronique et sévère.

- Signes neuromusculaires :
  - la faiblesse musculaire témoigne de l'atteinte des muscles striés; elle comporte des crampes et des myalgies et peut réaliser une paralysie d'évolution ascendante des membres inférieurs jusqu'au diaphragme;
  - constipation et iléus sont le reflet de l'atteinte des muscles lisses.
- Signes cardiaques :
  - signes électrocardiographiques (fig. 38.2) diffus et d'apparition progressive, en lien avec un retard de repolarisation ventriculaire et une prolongation de la période réfractaire;
  - diminution de l'amplitude des ondes T voire inversion des ondes T, sous-décalage du segment ST;
  - augmentation de l'amplitude des ondes U, allongement de l'intervalle QT (à mesurer jusqu'à la fin de l'onde U);
  - trouble du rythme supraventriculaire et ventriculaire (extrasystoles, torsade de pointe, tachycardie et fibrillation ventriculaire).

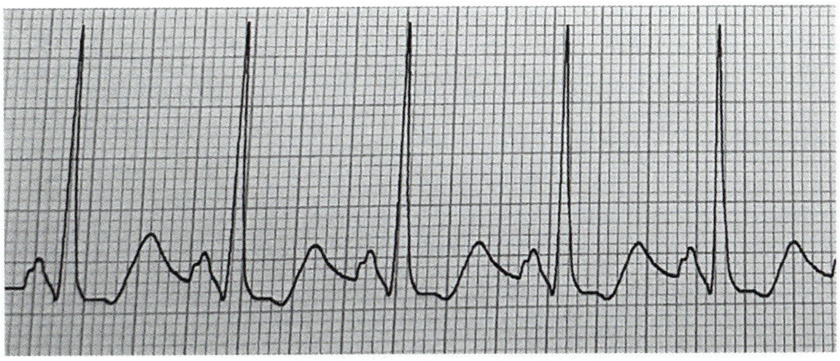

Fig. 38.2. Ⓐ ECG d'un patient de 25 ans ayant une hypokaliémie à 1,9 mmol/l sur des pertes digestives.
Tachycardie sinusale associée à la présence d'un sous-décalage du segment ST et une onde T négative. La déflexion positive suivant le segment ST est une onde U franchement visible. L'intervalle QT est mesuré à 480 ms et est corrigée à 535 ms.

> Les deux éléments à retenir absolument sont l'allongement de l'espace QT et le risque de torsade de pointe.

Connaissances

La présence d'une cardiopathie ischémique, celle d'antiarythmique, d'une hypercalcémie favorisent la survenue de troubles du rythme.

La présence d'une hypomagnésémie et celle d'une bradycardie favorisent la survenue d'une torsade de pointe.

II. Quels sont les mécanismes et causes de l'hypokaliémie et comment raisonner ?

Les principales causes sont indiquées dans le tableau 38.3.

Tableau 38.3. A C Liste non exhaustive des causes d'hypokaliémie selon le mécanisme et la fréquence de la pathologie.

	Causes fréquentes	Causes plus rares (pour information)
Carence d'apport		– Anorexie mentale – Apport inférieur à 3 g par jour (si isolé, ne donne pas d'hypokaliémie)
Transfert intracellulaire	– Alcalose métabolique ou respiratoire – Excès d'insuline : insulinothérapie – Stimulation β-adrénergique : salbutamol, adrénaline	– Excès d'insuline : insulinome – Stimulation β-adrénergique : phéochromocytome – Autres : stimulation de l'hématopoïèse (par exemple, correction d'une anémie par vitamine B9/B12 et EPO, évolution rapide d'une leucémie, correction d'une neutropénie par GM-CSF), paralysie périodique familiale
Excès de pertes	– Perte digestive : • Toute diarrhée aiguë ou chronique • Fistule digestive • Hyperdébit d'iléostomie – Perte rénale et digestive : • Vomissements abondants et prolongés • Aspiration gastrique – Perte rénale : • Diurétiques thiazidiques et de l'anse de Henlé (hydrochlorothiazide, furosémide, bumétanide) • Hypomagnésémie • Polyuries par syndrome de levée d'obstacle et osmotiques (acidocétose diabétique, états hyperosmolaires) • Hyperminéralocorticisme : - hyperaldostéronisme primaire (adénome/hyperplasie surrénalienne) ; - hyperaldostéronisme secondaire (HTA maligne, sténose de l'artère rénale) - pseudohyperaldostéronisme (consommation de corticoïdes, syndrome de Cushing, consommation de réglisse contenant de l'acide glycyrrhétinique)	– Tubulopathie toxique : amphotéricine B, aminosides, cisplatine – Autres : acidose tubulaire proximale de type 2, syndrome de Bartter, syndrome de Gitelman, néphropathie interstitielle chronique – Perte cutanée

En pratique

- Les trois principales causes d'hypokaliémie sont :
  - la perte digestive par **diarrhées** ;
  - la perte rénale par **diurétiques** ;
  - l'**alcalose**.
- **Attention** : hypokaliémie + HTA → Rechercher une HTA secondaire par hyperminéralocorticisme !

À propos des pertes digestives

L'hypokaliémie par la perte digestive basse est expliquée par le fait que le liquide intestinal contient jusqu'à 80 mmol/l de potassium.

Toutefois, le liquide gastrique contient une plus faible concentration de potassium (environ 10 mmol/l). La perte du liquide gastrique, riche en chlore, induit une réponse rénale responsable d'une alcalose hypochlorémique et d'une perte rénale de potassium par des mécanismes tubulaires complexes.

Par ailleurs, le magnésium est un électrolyte essentiel de l'homéostasie du potassium. Sa carence est fréquente en cas de diarrhée et est responsable d'une fuite urinaire de potassium surajoutée, rendant difficile la correction de l'hypokaliémie tant que l'hypomagnésémie n'est pas corrigée.

Démarche étiologique (fig. 38.3)

De la même manière que la démarche étiologique de l'hyperkaliémie, l'**anamnèse** et le **contexte** permettent d'identifier le plus souvent la ou les causes de l'hypokaliémie : il existe une perte **digestive** (par exemple, des **diarrhées**) ou **rénale** (par exemple, la prise de **diurétiques de l'anse**), des **facteurs de transfert intracellulaire** (par exemple, **alcalose** et **insuline**). Les causes sont fréquemment intriquées.

Une cause évidente peut en cacher d'autres et il est possible de s'orienter selon la kaliurèse et la pression artérielle.

La présence d'une **kaliurèse élevée** supérieure à 40 mmol/l sur un échantillon ou 40 mmol par jour sur un recueil journalier témoigne d'une fuite potassique rénale. Il faut noter également qu'une perte rénale avec kaliurèse augmentée peut masquer une perte extrarénale surajoutée.

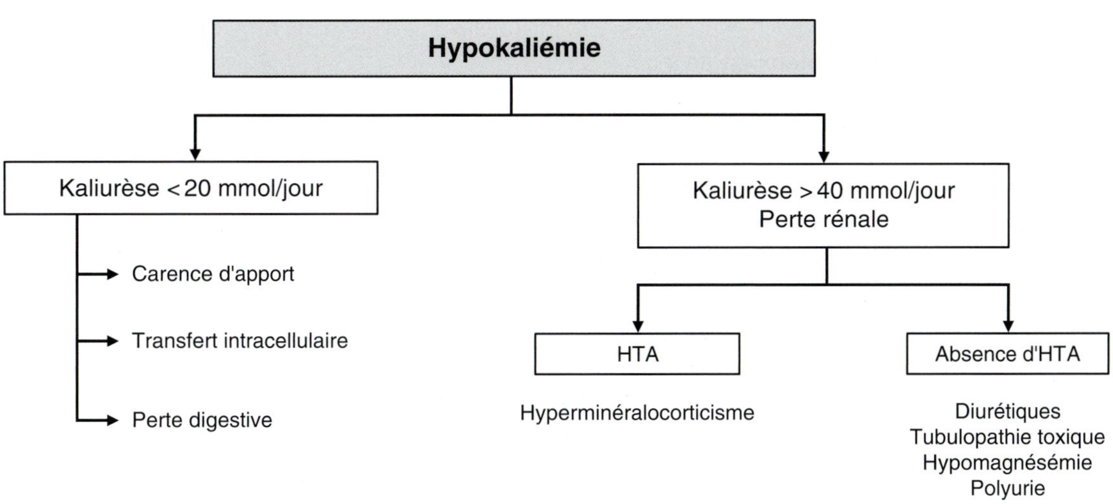

Fig. 38.3. Ⓐ **Démarche diagnostique devant une hypokaliémie.**

III. Comment prendre en charge une hypokaliémie ?

Le traitement est étiologique (tableau 38.4), par exemple :

- l'arrêt des médicaments hypokaliémiants si cela est possible ;
- le traitement d'une diarrhée ou d'une polyurie ;
- la correction d'une hypomagnésémie.

La correction de l'hypokaliémie se réalise à l'aide de sels de potassium, soit par voie orale, soit par voie intraveineuse.

Tableau 38.4. Ⓐ Supplémentation en potassium.

Hypokaliémie modérée (> 2,5 mmol/l) *Et* : Absence de signes ECG *Et* : Apport *per os* possible	Supplémentation orale
Hypokaliémie sévère (< 2,5 mmol/l) *Ou* : Présence de signes ECG	Supplémentation intraveineuse « rapide » (1 g/heure maximum, pas plus vite !) à la seringue électrique Et supplémentation orale
Apport *per os* impossible (malabsorption, à jeun, etc.) sans sévérité	Supplémentation intraveineuse sur 24 heures

Encadré 38.2

Comment prescrire du potassium ?

Supplémentation orale

- Lorsque la situation est stable, qu'il n'existe pas de signes ECG ou de malabsorption.
- Aliments riches en potassium (fruits secs, légumes, viandes, chocolat).
- Sels de potassium, par exemple :
  - chlorure de potassium (Diffu-K®, 600 mg par gélules) 600–1 200 mg 3 fois par jour ;
  - chlorure de potassium (Kaléorid LP® 1 000, 1 000 mg par gélule) 1 000 mg 3 fois par jour ;
  - la supplémentation orale peut atteindre 12 g par jour dans certains cas.

La posologie n'est pas à connaître dans le cadre de l'ECN.

Supplémentation intraveineuse

Quelques notions et règles essentielles pour comprendre la supplémentation par voie intraveineuse :

- Le chlorure de potassium parentéral se présente typiquement sous forme d'ampoules de 10 ml à 20 ml concentrée à 10 % (1 g à 2 g par ampoule respectivement). Il s'agit d'un soluté hyperosmolaire.
- **Le débit maximal intraveineux est de 1 g/h.**
- **Il est proscrit de réaliser des bolus intraveineux car ils peuvent induire un arrêt cardiaque irréversible.**
- **Il peut être dilué dans une poche de perfusion** (soluté glucosé 5 % ou soluté de chlorure de sodium 0,9 %) : **il ne faut alors pas dépasser une concentration de 4 g/l**. En effet, le débit de ces poches est réglé par des dispositifs mécaniques peu sécurisés. En cas de mauvaise manipulation, la poche prévue pour passer sur 24 heures peut être administrée sur une heure : il ne faut pas prendre le risque d'une administration massive de potassium IV !
- En cas de torsades de pointes associées à une hypokaliémie, une injection de sulfate de magnésium (stabilisateur de membrane des cardiocytes) est préconisée pour diminuer les récidives de troubles du rythme. S'il existe une bradycardie associée, elle sera traitée par une accélération du rythme cardiaque par de l'isoprénaline.
- **Lorsque le potassium doit être administré sans apport liquidien, il peut être administré à la seringue électrique dans un petit volume de liquide** (par exemple, KCl 3 g dans une seringue de 50 ml), toujours sans dépasser

Encadré 38.2 Suite.

1 g/heure. À cette concentration, il est veinotoxique et la perfusion est parfois douloureuse pour le patient. Il faut donc parfois envisager l'abord par une voie veineuse centrale selon la tolérance et la durée prévue de l'apport à forte dose.

Deux exemples extrêmes, à titre indicatif, les pratiques pouvant varier d'une équipe à l'autre :

- apport de base chez un patient à jeun (par exemple, en période péri-opératoire) ou en soins critiques (par exemple, en réanimation) sans anomalie potassique, sans insuffisance rénale :
  - situation stable, besoin d'un apport de base entre 3 et 4 g par jour ;
  - chlorure de potassium dans une poche de soluté ;
  - KCl 4 g dans une perfusion d'un litre de glucosé 5 % sur 24 heures ;
  - contrôle de la kaliémie tous les 2 à 3 jours ;
- kaliémie à 2 mmol/l avec signes ECG :
  - situation avec risque vital immédiat : apport IV à la seringue électrique, objectif d'un apport de 3 g en 3 heures puis contrôle ;
  - début de l'apport de potassium sur voie veineuse périphérique 0,5 à 1 g/heure possible en fonction de la tolérance (douleur, perte de la voie veineuse) ;
  - si la voie veineuse ne permet pas d'atteindre l'objectif : pose d'une voie centrale permettant un débit de 1 g/heure ;
  - contrôle de la kaliémie à l'issue de l'administration des 3 g ;
  - contrôle ECG lorsqu'il existait un allongement initial du QT.

Une supplémentation intraveineuse en magnésium peut être intéressante car sa carence est fréquente en réanimation, jusqu'à 40 % des cas.

Points de vigilance

Devant toute dyskaliémie, il est important d'apprécier le retentissement cardiaque par la réalisation d'un ECG systématique. La présence de signes ECG impose une prise en charge rapide de la dyskaliémie.

Il est important de rechercher l'ensemble des facteurs favorisant la dyskaliémie : les facteurs médicamenteux très fréquents, afin de les suspendre ; les facteurs non médicamenteux, afin de les corriger.

- Devant une hyperkaliémie ;
  - l'onde T pointue et symétrique n'est pas un signe menaçant. L'élargissement des QRS, le bloc sino-auriculaire ou auriculoventriculaire doit mener à un traitement par sels de calcium en urgence. Le risque vital est représenté par la dissociation électromécanique à QRS larges ou la bradycardie extrême ;
  - il est également important d'apprécier la fonction rénale et les possibilités d'excrétion de l'excès de potassium. En effet, en présence d'une anurie, l'épuration extrarénale est le traitement de choix.
- Devant une hypokaliémie ;
  - l'allongement du QT fait craindre la torsade de pointe ; le risque vital est représenté par la tachycardie ventriculaire et la fibrillation ventriculaire ;
  - la supplémentation orale ou intraveineuse dépend de l'urgence de la correction, en prenant en compte la veinotoxicité du produit. Dans tous les cas, il est interdit de réaliser des bolus intraveineux de potassium et même de dépasser 1 g/heure de supplémentation intraveineuse.

Tic-tac…

< 5 min	• Avoir identifié la dyskaliémie menaçante à l'ECG
< 15 min	• Avoir mis en place un monitorage des paramètres vitaux • Avoir débuté un traitement symptomatique urgent • Avoir prévenu le réanimateur
< 30 min	• Avoir orienté le patient dans la bonne structure

Une situation clinique... Deux prises en charge

Une femme de 44 ans se présente au service d'accueil des urgences pour des vomissements et une altération de l'état général. Dans ses antécédents, on note une obésité et une hypertension artérielle sous bithérapie ramipril-hydrochlorothiazide 5/12,5 mg par jour.

À l'examen d'entrée, les paramètres vitaux sont : PA 120/70 mmHg, FC 120 bpm, SpO_2 98 % en air ambiant, FR 20 cycles/min, température 38,1 °C. La patiente est consciente et orientée. L'auscultation cardiopulmonaire est sans particularité ; il n'y a pas de signe d'insuffisance cardiaque ou d'hypoperfusion périphérique. L'abdomen est sensible de manière diffuse avec une défense en fosse iliaque droite.

Le bilan biologique comporte une numération de formule sanguine révélant une hyperleucocytose à 13 G/l sans autre anomalie. La CRP est à 40 mg/l. Le ionogramme sanguin trouve une natrémie à 130 mmol/l, une kaliémie à 2,3 mmol/l, une chlorémie à 77 mmol/l ; la créatinine est à 200 μmol/l, l'urée à 30 mmol/l. Le bilan hépatique et la lipasémie sont dans les normes. Le dosage de β-hCG est négatif.

Où on ne peut pas faire confiance à Piotr…

Piotr évoque une appendicite et demande une échographie au lit du patient qui montre une augmentation du diamètre et de la paroi appendiculaire associée à une infiltration péri-appendiculaire compatible avec l'hypothèse diagnostique.

Piotr décide d'hospitaliser la patiente en chirurgie digestive après avoir pris l'accord du médecin responsable et prescrit une solution de glucosé 5 % 1 000 ml sur 24 heures avec 4 g de KCl, une mise à jeun pour une éventuelle chirurgie programmée, une antibiothérapie adaptée à la situation, des antalgiques (paracétamol et tramadol) et des antinauséeux.

Piotr poursuit le traitement qu'elle prend à domicile.

L'examen clinique est incomplet : Piotr n'a pas recherché des complications comme une occlusion intestinale. La tachycardie et l'anamnèse (vomissements + diurétiques) témoignent d'une déshydratation intense pour laquelle Piotr n'a pas mis en place de réhydratation. Piotr a décidé de supplémenter le potassium par voie intraveineuse mais de manière trop lente pour la situation présentée par la patiente. Surtout, Piotr n'a pas réalisé d'ECG face à l'hypokaliémie. La gravité n'a pas été évaluée !

La poursuite du traitement à domicile (hydrochlorothiazide) va aggraver l'hypokaliémie et la déshydratation extracellulaire. La poursuite de l'IEC augmente le risque d'hypotension et d'insuffisance rénale aiguë fonctionnelle dans ce contexte de déshydratation. Il s'agit d'une erreur de ne pas le suspendre.

Où on peut faire confiance à Piotr

L'interrogatoire révèle l'absence de selles et de gaz depuis plusieurs jours et l'auscultation abdominale ne trouve pas de bruits hydroaériques. Dans ce contexte, Piotr privilégie le scanner à l'échographie. Le scanner met en évidence des dilatations iléales sans argument pour un obstacle mécanique et une absence de dilatation des cavités pyélocalicielles. Ceci confirme le diagnostic d'appendicite compliqué d'un iléus.

Il réalise aussi un ECG de manière systématique devant cette dyskaliémie et objective un allongement du QTc à 500 ms. Il confirme sa suspicion d'hypokaliémie grave.

Des gaz du sang artériels sont réalisés : alcalose métabolique avec un pH = 7,55, bicarbonatémie = 40 mmol/l, $PaCO_2$ = 47 mmHg adaptée à l'alcalose, PaO_2 = 70 mmHg.

Il s'agit donc d'une appendicite compliquée d'un iléus responsable de vomissements et d'une hypokaliémie sévère avec des signes électrocardiographiques de gravité et une alcalose métabolique hypochlorémique ainsi qu'une déshydratation extracellulaire avec insuffisance rénale aiguë.

L'hypokaliémie est multifactorielle :

- transfert cellulaire par alcalose métabolique ;
- perte digestive directe ;
- perte rénale indirecte par mécanisme tubulaire en lien avec l'alcalose métabolique ;
- perte rénale par diurétiques thiazidiques.

L'alcalose est en lien avec la perte d'acide chlorhydrique de l'estomac et la déshydratation extracellulaire.

Piotr met donc en place les mesures suivantes :

- mise en place d'une ou deux voies périphériques de bon calibre ;
- mise à jeun avec pose d'une sonde nasogastrique ;
- arrêt du thiazidique/IEC ;
- réhydratation par voie intraveineuse par NaCl 0,9 %, débit initial de 1 000 ml en une heure ;
- supplémentation potassique par voie intraveineuse à la seringue électrique de manière rapide (3 g en 6 heures sur voie périphérique) avec contrôle ECG et kaliémie après perfusion ;
- orientation de la patiente dans un service de soins intensifs pour la supplémentation intraveineuse en potassium.

CHAPITRE

39

Hypercalcémie aiguë sévère

Situation de départ

200 Dyscalcémie

Item, objectifs pédagogiques

ITEM 268 – Hypercalcémies

Rang	Rubrique	Intitulé	Descriptif
A	Définitions	Connaître les normes de calcémie totale et de la calcémie ionisée	Connaître les seuils de calcémie et savoir qu'une hypoalbuminémie impacte le dosage de la calcémie totale
A	Diagnostic positif	Savoir identifier une hypercalcémie	Connaître les principaux signes cliniques associés à une hypercalcémie : déshydratation, altération de l'état général, troubles digestifs, syndrome confusionnel, fractures pathologiques
B	Éléments physiopathologiques	Connaître les principaux mécanismes des hypercalcémies	Connaître le rôle de la parathormone et de la vitamine D, connaître les mécanismes de régulation de la calcémie aux niveaux osseux, digestif et rénal
B	Examens complémentaires	Connaître les principales anomalies ECG associées à l'hypercalcémie	Savoir identifier un raccourcissement du QTc
A	Examens complémentaires	Connaître les examens complémentaires de première intention à réaliser en fonction du contexte devant une hypercalcémie	Savoir demander une calcémie ionisée, créatininémie, ionogramme sanguin, phosphatémie, électrophorèse des protides, parathormone, ECG
B	Examens complémentaires	Connaître les principaux examens complémentaires utiles au diagnostic étiologique des hypercalcémies en fonction du bilan initial	Savoir quand et comment rechercher une hyperparathyroïdie primaire (PTH, échographie cervicale, scintigraphie au MIBI), un myélome (EPS/immunofixation, myélogramme, imagerie osseuse), une néoplasie associée à des métastases osseuses (scintigraphie osseuse), une intoxication à la vitamine D (25(OH)-vit. D), une endocrinopathie (TSH, cortisol), une sarcoïdose (1-25$(OH)_2$-vit. D)…
A	Étiologie	Connaître les principales étiologies des hypercalcémies (arbre diagnostique)	Connaître les principales causes d'hypercalcémie en fonction du résultat de la PTH : hyperparathyroïdie primaire, myélome, métastases osseuses, intoxication vitamine D

Rang	Rubrique	Intitulé	Descriptif
A	Prise en charge	Connaître les principes du traitement des hypercalcémies sévères	Savoir évaluer le degré d'urgence et mettre en place les premières mesures en fonction de l'étiologie (hydratation, bisphosphonates, corticoïdes, épuration extrarénale) et orienter vers un service spécialisé en fonction de la cause

Introduction
I. Comment faire le diagnostic d'une hypercalcémie ?
II. Comment faire le diagnostic de gravité ?
III. Quels traitements administrer en cas d'hypercalcémie sévère ?
IV. Quelle démarche étiologique ?

Introduction

A L'hypercalcémie se définit par une augmentation de la fraction ionisée du calcium qui correspond à la fraction libre (physiologiquement active) du calcium. La calcémie mesurée sur l'ionogramme (calcémie totale) est la somme de la fraction liée aux protéines et de la forme ionisée. Au moindre doute, il faut donc demander le dosage de la concentration de calcium ionisé, ce qui est beaucoup plus fiable que de tenter de corriger la calcémie mesurée en fonction de l'albuminémie, qui est la principale protéine liant le calcium circulant.

Les manifestations de l'hypercalcémie sont très variables. Seules les formes symptomatiques requièrent un traitement d'urgence (réhydratation intraveineuse par sérum salé isotonique et bisphosphonates) et une surveillance continue en médecine intensive ou en réanimation. La gravité réside essentiellement dans la pathologie sous-jacente : il s'agit d'une urgence diagnostique.

Deux causes dominent les hypercalcémies : l'hyperparathyroïdie primitive et les hypercalcémies des cancers (mécanismes de lyse osseuse et/ou de sécrétion de PTH-*related peptide*, PTHrp).

Vignette clinique

Monsieur M., 67 ans, est amené aux urgences par sa femme qui le trouve confus depuis quelques jours. Il a pour principaux antécédents une hypertension artérielle et une gammapathie monoclonale de signification indéterminée (MGUS), asymptomatique, avec un suivi annuel par son médecin traitant. Il est traité par hydrochlorothiazide et bisoprolol.

L'anamnèse retrouve l'existence de nausées depuis une semaine associée à des douleurs abdominales diffuses.

Son épouse vous présente également les résultats d'un bilan biologique réalisé une semaine auparavant en ville : Na^+ = 138 mmol/l, K^+ = 4 mmol/l, Ca = 2,70 mmol/l, Hb = 10 g/dl, plaquettes = 250 G/l, GB = 7 G/l, protides = 85 g/l, albumine = 30 g/l, triglycérides = 3 g/l.

À son arrivée aux urgences, son examen clinique est le suivant :

Paramètres vitaux, signes de gravité : PAS 150 mmHg, PAD 95 mmHg (hypertension artérielle), FC 125 bpm (tachycardie), FR 15 cycles/min, SpO_2 97 % en air ambiant, pas de signe de détresse respiratoire, vigilance altérée (Glasgow 13, Y3 V4 M6), température 37 °C.

On retient le syndrome confusionnel non fébrile avec hypertension artérielle associée.

Examen physique : cernes creusés, veines jugulaires plates en décubitus dorsal. L'abdomen est sensible de manière diffuse, sans défense, pas d'hépatosplénomégalie, pas de contact lombaire, pas de globe urinaire cliniquement ni de fécalome au toucher rectal, pas de signe neurologique focal, pas de syndrome pyramidal ou extrapyramidal, pupilles intermédiaires réactives symétriques, pas d'autre anomalie que la confusion.

On identifie ici des signes de déshydratation extracellulaire au premier plan associés à une anomalie de l'examen abdominal. L'absence d'hypotension artérielle ne doit pas vous détourner de l'attention portée à la recherche d'une déshydratation !

Vous évoquez le diagnostic d'hypercalcémie avec une calcémie à 2,95 mmol/l sur le bilan réalisé en ville. Vous faites donc perfuser le patient et débutez une réhydratation par sérum salé isotonique (1 litre de NaCl 0,9 %) et vous suspendez le traitement diurétique du patient (hydrochlorothiazide, qui a une action « hypercalcémiante »).

Les *examens complémentaires* réalisés immédiatement sont :

- un ECG : tachycardie supraventriculaire régulière à 120 bpm, QT corrigé raccourci à 300 ms ;
- un bilan sanguin comportant un ionogramme, une calcémie totale et une mesure du calcium ionisé, une créatininémie et une urée plasmatique : Na^+ = 138 mmol/l, K^+ = 4,7 mmol/l, Ca = 3,15 mmol/l, protides = 90 g/l, Ca ionisé = 1,80 mmol/l, créatininémie = 195 µmol/l, urée = 13 mmol/l. On identifie une insuffisance rénale vraisemblablement aiguë, une hyperkaliémie minime, une hypercalcémie sévère ;
- un complément de bilan à visée étiologique : phosphore et PTH (parathormone), dont on obtiendra le résultat plus tard ;
- le scanner cérébral non injecté peut être évoqué, à la recherche d'une hémorragie cérébrale, mais, devant l'hypercalcémie élevée expliquant la confusion, il n'est pas obligatoire.

Le diagnostic retenu est donc une hypercalcémie aiguë sévère symptomatique sur une probable cause néoplasique (probable évolution de la gammapathie monoclonale en myélome multiple responsable d'une lyse osseuse provoquant l'hypercalcémie) responsable d'une confusion, d'une déshydratation extracellulaire et d'une insuffisance rénale aiguë et de troubles ECG minimes (QTc raccourci).

La prise en charge finale du patient consiste en :

- un transfert en unité de surveillance continue devant la déshydratation sévère et les troubles neurologiques ;
- une réhydratation intraveineuse par sérum salé isotonique (1 litre de NaCl 0,9 % la première heure, puis 2–4 litres les premières 24 heures) ;
- une injection précoce de bisphosphonates IV ;
- un monitorage ECG et un dosage biologique régulier de la concentration sanguine en calcium ionisé.

I. Comment faire le diagnostic d'une hypercalcémie ?

L'hypercalcémie est un diagnostic biologique :

- **Concentration sanguine en calcium ionisé > 1,30 mmol/l.**

La concentration de calcium ionisé est disponible très rapidement car effectué par la plupart des automates des gaz du sang. Un prélèvement de sang veineux est parfaitement adapté pour cette mesure. Les normes habituelles du calcium ionisé dans le plasma sont habituellement comprises entre 1,15 et 1,30 mmol/l.

- À défaut : **Calcémie totale corrigée > 2,55 mmol/l.**

Elle corrige la calcémie totale en fonction de l'albuminémie selon la formule :

$[Ca^{2+}]_{corrigée} = [Ca^{2+}]_{mesurée} + 0,025 \times (40 - \text{Albuminémie})$.

Ainsi, une hyperalbuminémie peut feindre une fausse hypercalcémie (situation rare), tandis qu'une hypoalbuminémie peut masquer une hypercalcémie (situation fréquente). Les variations de l'albuminémie au cours de la correction de la déshydratation extracellulaire expliquent l'intérêt d'un dosage de la calcémie ionisée pour le suivi plutôt que celui de la calcémie totale.

En pratique, l'hypercalcémie est le plus souvent détectée sur un ionogramme sanguin prescrit de manière systématique. Néanmoins, une hypercalcémie aiguë doit être recherchée de manière attentive s'il existe des manifestations cliniques évocatrices :

- des troubles neurologiques : troubles de la vigilance, du syndrome confusionnel au coma ;
- des troubles digestifs : anorexie, nausées, vomissements, douleurs abdominales voire tableau pseudochirurgical (syndrome occlusif, contracture) ;
- une déshydratation inexpliquée (perte rénale de sodium et d'eau) : syndrome polyuro-polydipsique (diabète insipide néphrogénique), déshydratation extracellulaire, insuffisance rénale aiguë fonctionnelle ;
- des troubles cardiovasculaires aigus : hypertension artérielle, hypotension en cas de déshydratation majeure, anomalies électrocardiographiques (raccourcissement du QTc).

Le tableau clinique est très aspécifique (et souvent déroutant par sa « présentation digestive ») et le dosage de la calcémie n'est pas systématique sur les bilans biologiques réalisés en ville, aux urgences ou dans les services hospitaliers... Un retard diagnostique est donc souvent fréquent. Pensez à doser systématiquement la calcémie en cas de troubles de la vigilance, d'altération de l'état général ou de troubles digestifs inexpliqués !

Encadré 39.1

Physiopathologie

B La déshydratation extracellulaire est liée à une perte de sodium rénale (natriurèse élevée). En effet, l'activation du récepteur sensible au calcium (CaSR) sur le rein inhibe la réabsorption tubulaire du sodium. L'insuffisance rénale aiguë fonctionnelle qui résulte de la déshydratation extracellulaire limite les sorties rénales de calcium et amplifie donc l'hypercalcémie. Il existe également un diabète insipide néphrogénique.

II. Comment faire le diagnostic de gravité ?

Une hypercalcémie symptomatique (cf. signes cliniques décrits plus haut) doit être considérée comme sévère et traitée en urgence.

Un ECG doit être réalisé pour rechercher les signes de retentissement cardiaque.

B Ces signes sont cependant rarement observés : sous-décalage du segment ST, raccourcissement du QTc et ébauche de cupule QT, allongement de l'espace PR, parfois un bloc auriculoventriculaire.

A Au niveau biologique, l'insuffisance rénale aiguë est fréquente, le plus souvent d'origine fonctionnelle.

Une hypercalcémie aiguë est donc sévère et doit être prise en charge par un réanimateur :

- si elle est symptomatique : le plus souvent association confusion, douleurs abdominales, déshydratation extracellulaire avec insuffisance rénale aiguë fonctionnelle ;

et/ou :

- si elle est très élevée et menaçante (calcémie > 3 mmol/l) même sans symptôme.

Seules ces formes requièrent un traitement symptomatique d'urgence. Pour les hypercalcémies asymptomatiques inférieures à 3 mmol/l, le traitement étiologique suffit en règle générale.

Quiz

Le piège diagnostique…
Monsieur K., 72 ans, est adressé en urgence pour constipation et douleurs dorsolombaires.
Antécédents : HTA essentielle, carcinome urothélial de vessie infiltrant traité par résection endoscopique puis BCG thérapie (en rémission).
Cliniquement : PA 160/80 mmHg, FC 110 bpm, patient somnolent (Glasgow 14), pas de signe de focalisation neurologique, pas d'autre signe de gravité, température 37,5 °C, glycémie capillaire normale ; l'abdomen est sensible et météorisé.
ECG : tachycardie sinusale isolée, bilan biologique : Na^+ = 143 mmol/l, K^+ = 3,8 mmol/l, urée = 10 mmol/l, créatininémie = 125 µmol/l, glycémie = 6 mmol/l ; hémogramme et bilan de coagulation normaux.
Un *scanner abdominopelvien injecté* est réalisé : pas d'anomalie notable, pas de syndrome occlusif.
Quelle a été l'erreur ? Que va-t-il se passer le lendemain ?

III. Quels traitements administrer en cas d'hypercalcémie sévère ?

L'urgence immédiate est de corriger les complications de l'hypercalcémie mettant en péril le patient, notamment les complications hydroélectrolytiques et rénales liées à la déshydratation extracellulaire. Les complications cardiaques, bien que parfois sévères, sont exceptionnelles.

Le traitement comporte quatre parties simultanées.

Arrêt des traitements à risque d'aggraver la situation

- Traitements « hypercalcémiants » : calcium, vitamine D et dérivés, diurétiques thiazidiques, lithium.
- Traitements aggravant la déshydratation ou ses conséquences : diurétiques, tout traitement néphrotoxique.
- Il faut également arrêter les digitaliques (digoxine) qui potentialisent la toxicité cardiaque de l'hypercalcémie.

Le premier traitement symptomatique à prescrire est, en urgence, une réhydratation par voie intraveineuse par sérum salé isotonique (NaCl 0,9 %)

Afin de restaurer le secteur extracellulaire (dilution du calcium, restauration de la fonction rénale et donc d'une calciurèse).

Par exemple, une prescription de 1 litre en 1 heure puis 2 à 4 litres/24 heures le premier jour peut être faite, à réadapter à l'état clinique du patient.

La réhydratation s'accompagne d'une surveillance systématique en unité de surveillance continue ou en réanimation durant les 24 à 48 premières heures du diagnostic d'hypercalcémie sévère :

- surveillance clinique de la tolérance à la réhydratation « salée » : risque d'œdème aigu pulmonaire en cas de cardiopathie sous-jacente ;
- efficacité clinique de la réhydratation : correction des signes cliniques de déshydratation extracellulaire, amélioration de la fonction rénale biologique ;
- ionogramme sanguin au moins quotidien pour évaluation de la fonction rénale, des autres troubles hydroélectrolytiques notamment la kaliémie, et de la calcémie ionisée ;
- ECG quotidien.

Des traitements « hypocalcémiants » sont rapidement mis en place

Les **bisphosphonates par voie intraveineuse** (par exemple, pamidronate 60 à 90 mg sur 4 heures) représentent le traitement de choix de l'hypercalcémie. Ils inhibent la résorption osseuse (activité antiostéoclastique) et font baisser la calcémie à partir de la 48e heure (efficacité retardée) avec un maximum d'efficacité à 1 semaine de l'initiation du traitement. Les posologies sont à adapter à la fonction rénale. Les effets secondaires fréquents sont la fièvre et le syndrome pseudogrippal. Il existe également un risque d'ostéonécrose mandibulaire imposant théoriquement un bilan buccodentaire avant toute perfusion, mais qui n'est pas réalisable dans le contexte de l'urgence.

Pour certaines étiologies (notamment myélome ou hypercalcémie dans le cadre d'une maladie granulomateuse telle que la sarcoïdose), les **corticoïdes** (0,5 à 1 mg/kg par jour, par exemple) peuvent aussi être utilisés, *per os* ou par voie intraveineuse pour une efficacité plus rapide. Ils diminuent l'absorption digestive de calcium.

Le bilan et les traitements étiologiques doivent être rapidement mis en place

Un avis spécialisé (néphrologue, oncologue, hématologue, rhumatologue selon orientation étiologique) est nécessaire.

De manière plus exceptionnelle

B Une épuration extrarénale d'urgence peut être mise en place chez un patient présentant une hypercalcémie sévère mettant immédiatement en jeu le pronostic vital (troubles du rythme cardiaque) ou associée à une insuffisance rénale aiguë organique oligo/anurique.

Le dénosumab (anticorps monoclonal bloqueur de RANKL, stimulateur des ostéoclastes) peut également être utilisé pour le traitement des hypercalcémies néoplasiques en cas d'échec ou de contre-indication aux bisphosphonates.

La calcitonine n'est aujourd'hui plus utilisée.

Les diurétiques de l'anse, bien qu'« hypocalcémiants », ne doivent pas être utilisés. Ils sont peu efficaces et rendent difficiles la gestion de l'hydratation extracellulaire et peuvent même aggraver l'hypercalcémie car la déshydratation extracellulaire favorise la réabsorption de calcium.

IV. Quelle démarche étiologique ?

Dans certains cas, la cause de l'hypercalcémie aiguë est déjà connue au moment du diagnostic (cancer évolutif, par exemple). Mais il s'agit parfois d'un mode d'entrée dans une maladie. Dans ce cas, le raisonnement étiologique est systématique et simple en première intention (fig. 39.1) :

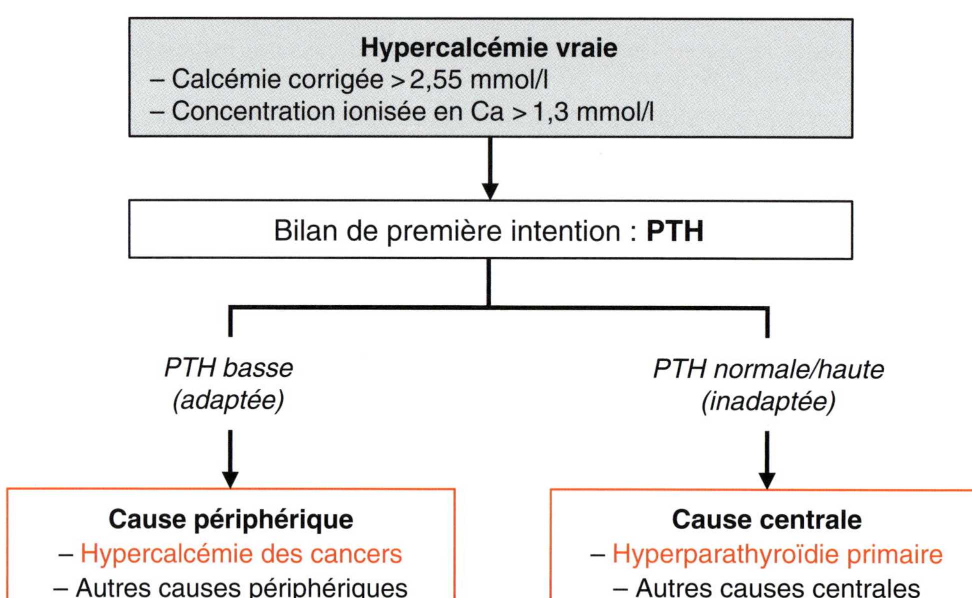

Fig. 39.1. **A** **Raisonnement simplifié devant une hypercalcémie.**

- un examen clinique attentif doit rechercher des signes d'orientation vers une pathologie maligne : anorexie et perte de poids sur plusieurs mois, douleurs osseuses, masse ou symptomatologie tumorale (sein, rein, prostate, poumon), adénopathies… ;
- l'examen complémentaire biologique à demander en première intention est le dosage de la parathormone (PTH) plasmatique.

Les deux principales causes d'hypercalcémies sont les cancers et l'hyperparathyroïdie primaire.

A. Cancers

Ils peuvent provoquer une hypercalcémie par deux mécanismes :

- par lyse osseuse (myélome multiple, métastases ostéolytiques) ;
- par production paranéoplasique d'une substance mimant l'action physiologique de la PTH, le PTHrp (PTH-*related peptide*).

Dans les deux cas, la PTH plasmatique est effondrée (réponse appropriée des parathyroïdes à l'hypercalcémie). Les cancers solides le plus fréquemment associés aux hypercalcémies sévères sont : le cancer bronchique, le cancer du sein, le cancer du rein et le cancer de prostate. Les myélomes se compliquent fréquemment d'hypercalcémie ainsi que certaines autres hémopathies lymphoïdes.

B. Hyperparathyroïdie primaire

Elle est liée à l'augmentation primitive de la sécrétion de PTH par une ou plusieurs parathyroïdes. La PTH plasmatique sera donc élevée ou normale (inadaptée à l'hypercalcémie) dans le sang. Le traitement est chirurgical et curatif. Dans la grande majorité des cas, il s'agit d'un adénome parathyroïdien unique et de nature bénigne qui sécrète de façon autonome de la PTH. Plus rarement, les adénomes sont multiples et, exceptionnellement, il peut s'agir d'un carcinome.

À noter que les causes néoplasiques entraînent volontiers des tableaux cliniques plus bruyants que l'hyperparathyroïdie primitive. L'hyperparathyroïdie primitive cause exceptionnellement une hypercalcémie supérieure à 3,3 mmol/l. Les patients admis en surveillance continue ou en réanimation pour la prise en charge d'une hypercalcémie le sont donc surtout dans le cadre de pathologies néoplasiques.

Encadré 39.2

Physiopathologie et étiologies plus rares des hypercalcémies

B La calcémie est étroitement régulée par la parathormone (PTH) et la vitamine D. La PTH est sécrétée par les glandes parathyroïdes et augmente la calcémie par plusieurs mécanismes : en favorisant la résorption osseuse, en augmentant la réabsorption du calcium (et l'excrétion de phosphore) au niveau rénal (tube contourné distal) et en convertissant, au niveau rénal, la 25(OH)-vitamine D en 1,25$(OH)_2$-vitamine D (calcitriol). La vitamine D agit en augmentant l'absorption digestive de calcium et la sensibilité rénale à la PTH.

L'hypercalcémie peut être liée à trois mécanismes.

Augmentation de l'absorption calcique au niveau digestif (rare)

- Par un excès d'apport exogène en vitamine D ou en 1,25$(OH)_2$-vitamine D (calcitriol).
- Par une production endogène de calcitriol liée à une pathologie granulomateuse (lymphome, sarcoïdose…) : les granulomes sont capables d'hydroxyler la 25(OH)-vitamine D en sa forme active de manière non régulée.

Dans ces deux cas, la PTH plasmatique est basse (adaptée à l'hypercalcémie).

Résorption osseuse accrue (cas le plus fréquent)

- Par excès de sécrétion de PTH (hyperparathyroïdie primaire) ou de PTHrp (hypercalcémie paranéoplasique).

▶

Encadré 39.2 Suite.

- Plus rarement par excès de thyroxine : hypercalcémie des hyperthyroïdies.
- Par augmentation de l'action de la 1,25$(OH)_2$-vitamine D.
- Par lyse osseuse maligne (métastases osseuses ou hémopathies).
- Dans le cadre d'une immobilisation prolongée (résorption osseuse augmentée et formation osseuse effondrée par diminution des contraintes osseuses lors de l'immobilisation).

Dans l'hyperparathyroïdie primaire, la PTH plasmatique est normale voire le plus souvent élevée et permet le diagnostic positif aisément.

Diminution de l'excrétion rénale du calcium

- Celle-ci est systématiquement associée à l'insuffisance rénale aiguë fonctionnelle secondaire à la déshydratation entraînée par l'hypercalcémie elle-même.
- Elle peut aussi être induite par certains médicaments à systématiquement rechercher : diurétiques thiazidiques (hydrochlorothiazide) et lithium.
- Action rénale de la PTH et du PTHrp.

Hypercalcémie à PTH élevée ou normale :
- hyperparathyroïdie primitive.

Hypercalcémie à PTH abaissée :
- hypercalcémie des cancers et hémopathies : métastases ostéolytiques et/ou action de PTHrp ;
- action de la 1,25$(OH)_2$-vitamine D (granulomatose ou intoxication), vitamine D (intoxication), lithium (prise chronique) ;
- hyperthyroïdie ;
- hypercalcémie d'immobilisation.

Le bilan de deuxième intention en cas d'hypercalcémie non évidente (PTH basse et pas de néoplasie ou hémopathie évidente) comprend donc :
- un bilan orienté sur la clinique à la recherche d'un cancer en cas de signe clinique évocateur ; le dosage du PTHrp peut se discuter ;
- pour la recherche d'un myélome multiple (immunoglobuline monoclonale), une électrophorèse des protéines sériques avec immunofixation doit impérativement compléter le bilan, associé à un dosage des chaînes légères plasmatiques ou à une électrophorèse des protéines urinaires avec immunofixation (protéinurie de Bence-Jones) ;
- dosage de 25(OH)-vitamine D et 1,25$(OH)_2$-vitamine D : recherche d'une prise médicamenteuse et d'une granulomatose ;
- dosage de la TSH.

Une exploration physiologique en milieu très spécialisé peut être requise pour le diagnostic de causes rares non évoquées dans le cadre du second cycle des études médicales.

Points de vigilance

- Il faut toujours doser la concentration en calcium ionisé ou, à défaut, calculer la calcémie totale corrigée à l'albuminémie.
- Il faut doser une calcémie devant tout tableau neurologique et/ou digestif inexpliqué.
- Il ne faut jamais oublier de corriger la déshydratation extracellulaire par voie intraveineuse.
- Il faut corriger toute hypokaliémie associée.
- Il ne faut pas traiter une hypercalcémie par furosémide.
- Le bilan étiologique doit rechercher un cancer ou une hyperparathyroïdie primaire.

Tic-tac…

< 5 min	• Avoir reconnu l'hypercalcémie et demandé un calcium ionisé pour confirmation
< 15 min	• Avoir recherché et reconnu les signes de mauvaise tolérance et débuté la réhydratation IV
< 30 min	• Avoir pris avis pour orientation vers un service adapté (USI, réanimation)

Une situation clinique… Deux prises en charge

Madame K., 61 ans, consulte aux urgences pour des douleurs abdominales diffuses et une asthénie.

Où Clémence ne fait pas bien…

À l'interrogatoire, elle indique la prise d'AINS pour des douleurs rachidiennes mécaniques depuis quelques mois. Les douleurs abdominales sont présentes depuis 1 semaine, diffuses, épigastriques, soulagées par l'antéflexion. Elles sont associées à des vomissements et une constipation. Les douleurs lombaires sont d'horaire mécanique.

L'examen physique ne relève rien de particulier. L'abdomen est douloureux dans son ensemble sans défense ni contracture.

Clémence évoque alors un ulcère gastrique devant la douleur typique et la prise chronique d'AINS.

Devant la persistance des douleurs abdominales malgré un traitement d'épreuve par inhibiteurs de la pompe à protons, elle demande tout de même, par « précaution », un scanner abdominopelvien injecté.

Elle ne porte pas vraiment attention au résultat du bilan biologique prélevé avant la réalisation du scanner : Na^+ = 140 mmol/l, K^+ = 4,1 mmol/l, Ca = 2,80 mmol/l, créatininémie = 110 µmol/l, urée = 17 mmol/l; hémogramme et bilan de coagulation normaux; lipasémie = 75 mmol/l; ASAT 35 UI/l, ALAT 23 UI/l, γGT 85 UI/l, PAL 60 UI/l; bilirubinémie totale = 17 µmol/l.

Le scanner ne trouve pas de pathologie intra-abdominale. En revanche, la situation clinique continue de se dégrader avec l'apparition d'une confusion. L'insuffisance rénale aiguë se majore considérablement au décours du scanner injecté et de l'absence de correction de la déshydratation extracellulaire.

L'interne n'a pas eu la bonne attitude. Son interrogatoire et son examen trop rapides ne lui permettent pas d'identifier des éléments précieux (cf. infra). Il n'identifie pas l'hypercalcémie et ne fait pas le diagnostic d'hypercalcémie aiguë sévère. L'ECG n'est pas réalisé.

L'injection de produit de contraste iodé, chez une patiente déshydratée, précipite l'aggravation de l'insuffisance rénale aiguë potentiellement vers une nécrose tubulaire aiguë.

▶

Où on peut faire confiance à Clémence…

En plus des informations précédentes, Clémence relève l'anorexie et la perte de poids de la patiente sur les deux derniers mois. Son examen détaillé relève : PA 150/80 mmHg, FC 105 bpm, FR 17 cycles/min, SpO_2 98 % en air ambiant, pas de signe de détresse respiratoire, vigilance normale (Glasgow 15), température 37 °C, des veines jugulaires vides en décubitus dorsal. Elle diagnostique donc une déshydratation extracellulaire.

Devant les douleurs abdominales, Clémence évoque un abdomen chirurgical et envisage un scanner abdominal injecté mais, devant l'absence de signe de gravité, demande un bilan sanguin en urgence au préalable : Na^+ = 140 mmol/l, K^+ = 4,1 mmol/l, Ca = 2,80 mmol/l, créatininémie = 110 µmol/l, urée = 17 mmol/l; hémogramme et bilan de coagulation normaux; lipasémie = 75 mmol/l; ASAT 35 UI/l, ALAT 23 UI/l, γGT 85 UI/l, PAL 60 UI/l; bilirubinémie totale = 17 µmol/l.

Clémence relève immédiatement l'hypercalcémie et l'insuffisance rénale. Elle demande des gaz du sang veineux pour un dosage du calcium ionisé qui montre une concentration de 1,60 mmol/l. L'ECG ne trouve qu'une tachycardie sinusale isolée.

L'association hypercalcémie + douleurs abdominales + déshydratation et insuffisance rénale probablement aiguë fait poser le diagnostic d'hypercalcémie aiguë sévère. Clémence décide en accord avec le chirurgien de suspendre le scanner et d'initier le traitement adapté :

- 1 litre de sérum salé isotonique sur 1 heure puis 1 litre sur 4 heures;
- appel du réanimateur pour un avis urgent.

Sur le plan étiologique, les douleurs rachidiennes font évoquer une pathologie néoplasique. Clémence demande au prochain bilan un dosage de PTH, une phosphorémie, une électrophorèse des protéines plasmatiques.

La patiente est transférée en USC pour la suite de sa prise en charge. Le dosage de PTH plasmatique objective un taux effondré. Le bilan complémentaire révèle un cancer du sein primitif, métastatique au niveau osseux.

Réponse au quiz

L'erreur a été d'oublier de doser une calcémie totale, une mesure de la concentration du calcium ionisé, éventuellement une albuminémie (pour corriger la calcémie).

En effet, l'hypercalcémie est très souvent responsable de troubles digestifs, polymorphes, pouvant mimer une urgence chirurgicale (syndrome occlusif, douleurs abdominales). Tout trouble digestif doit faire doser une calcémie. Il en va de même pour toute anomalie de l'examen neurologique (somnolence, confusion, coma).

Retenez que les anomalies hydroélectrolytiques aiguës (hyponatrémie, hypercalcémie surtout) sont souvent responsables de tableaux neurodigestifs !

Ici, le tableau digestif égare le diagnostic d'hypercalcémie. Il motive même la réalisation d'un scanner injecté. Le produit de contraste peut précipiter l'aggravation de l'insuffisance rénale aiguë… Le diagnostic final est finalement celui d'une hypercalcémie aiguë secondaire à une lyse osseuse métastatique du carcinome urothélial.

CHAPITRE

40

Acidocétose diabétique et état hyperosmolaire

+ p. 467

Focus MÉDECINE INTENSIVE-RÉANIMATION

Situations de départ

- 208 Hyperglycémie
- 209 Hypoglycémie

Items, objectifs pédagogiques

ITEM 247 – Diabète sucré de types 1 et 2 de l'enfant et de l'adulte. Complications

Rang	Rubrique	Intitulé
A	Définition	Connaître la définition du diabète chez l'enfant et l'adulte
A	Définition	Connaître la classification et les principales caractéristiques des différents diabètes sucrés
A	Définition	Connaître les circonstances et les différents critères diagnostiques (avec les particularités chez l'enfant)
A	Définition	Connaître les populations cibles et les modalités du dépistage du DT2
B	Définition	Connaître la définition du diabète prégestationnel (*vs* diabète gestationnel)
A	Suivi et/ou pronostic	Connaître les facteurs de risque de survenue des atteintes microangiopathiques
A	Suivi et/ou pronostic	Connaître les facteurs de risque de survenue des atteintes macroangiopathiques
B	Éléments physiopathologiques	Connaître la physiopathologie du DT1 (y compris chez l'enfant)
B	Éléments physiopathologiques	Connaître les grands mécanismes physiopathologiques (insulinorésistance et anomalies d'insulinosécrétion) du DT2
B	Éléments physiopathologiques	Connaître les facteurs de risque de survenue de plaies de pied chez les patients atteints de diabète et la gradation du pied diabétique
B	Diagnostic positif	Connaître les différentes atteintes observées dans la rétinopathie diabétique
B	Diagnostic positif	Connaître les différents stades de la néphropathie diabétique
B	Diagnostic positif	Connaître les différents stades de la neuropathie diabétique, leurs modes de présentation et leurs critères diagnostiques
B	Diagnostic positif	Connaître les moyens d'évaluation et de diagnostic des complications macrovasculaires
A	Diagnostic positif	Connaître les moyens d'évaluation du risque cardiovasculaire (scores de risque)
A	Identifier une urgence	Savoir reconnaître une hypoglycémie, un coma hyperosmolaire ou une acidocétose diabétique
A	Identifier une urgence	Savoir identifier une complication métabolique aiguë

Médecine intensive – réanimation, urgences et défaillances viscérales aiguës

Rang	Rubrique	Intitulé
A	Identifier une urgence	Identifier et traiter les situations d'urgence chez l'enfant diabétique
A	Examens complémentaires	Connaître les examens d'urgence devant une suspicion de déséquilibre hyperglycémique
A	Prise en charge	Connaître les principes généraux et les objectifs thérapeutiques du DT1
A	Prise en charge	Connaître les principes et les moyens de l'autosurveillance dans le DT1
B	Prise en charge	Connaître les principes hygiéno-diététiques et l'accompagnement thérapeutique pour le DT1
A	Prise en charge	Connaître les principes généraux de prise en charge multifactorielle du DT2 et de l'approche centrée sur le patient
A	Prise en charge	Connaître les principales classes des traitements antidiabétiques oraux
A	Prise en charge	Savoir prévenir et prendre en charge l'hypoglycémie
B	Prise en charge	Connaître les principes du traitement néphroprotecteur chez le diabétique
B	Prise en charge	Connaître les principes du traitement de la rétinopathie diabétique
B	Prise en charge	Connaître les principes de prise en charge du pied du diabétique
B	Prise en charge	Connaître les principes de prévention et de traitement de la cétoacidose
B	Prise en charge	Connaître les principes de prévention et de traitement du coma hyperosmolaire
B	Suivi et/ou pronostic	Connaître les principes du suivi transdisciplinaire du diabétique (MG, diabétologue, néphrologue, pédiatre, gériatre)

ITEM 267 – Troubles de l'équilibre acidobasique et désordres hydroélectrolytiques

Introduction
I. Comment faire le diagnostic de décompensation hyperglycémique d'un diabète ?
II. Quels examens complémentaires demander en urgence ?
III. Quels traitements administrer en urgence ?

Introduction

A L'acidocétose diabétique et l'état hyperglycémique hyperosmolaire (ou « coma » — car celui-ci est bien plus fréquent qu'au cours de l'acidocétose — hyperosmolaire) sont les deux principales complications hyperglycémiques aiguës du diabète. Elles sont liées à une carence en insuline. Un stress physiologique fréquemment observé et la carence intracellulaire de glucose induisent l'augmentation de la sécrétion d'hormones de contre-régulation ayant un effet hyperglycémiant (cortisol et catécholamines, glucagon, hormone de croissance). La carence en insuline induit une hyperglycémie responsable d'une diurèse osmotique avec perte hydroélectrolytique importante (sodium et potassium, notamment). La déshydratation extracellulaire secondaire induit une insuffisance rénale fonctionnelle participant à l'hyperglycémie par réduction de l'excrétion rénale du glucose. L'osmolarité plasmatique, et donc le volume intracellulaire, dépend des apports d'eau libre.

On distingue deux tableaux cliniques : l'acidocétose diabétique et l'état hyperglycémique hyperosmolaire.

Au cours de **l'acidocétose diabétique**, la carence en insuline est très profonde, voire absolue. Cette carence et l'augmentation des hormones de contre-régulation favorisent la lipolyse. Cette voie métabolique aboutit à la production de quantité importante de corps cétoniques. S'observe alors une acidose métabolique à trou anionique augmenté. L'insuffisance rénale fonctionnelle participe à l'aggravation du tableau en limitant l'élimination rénale de ces corps cétoniques. La kaliémie est fréquemment élevée au moment du diagnostic en raison de l'acidose mais la kalicytie (concentration de potassium intracellulaire) est toujours diminuée du fait des pertes rénales (et parfois digestives). L'acidocétose diabétique survient majoritairement chez les patients atteints d'un diabète de type 1. Néanmoins, dans environ 20 % des cas, elle survient chez les patients atteints d'un diabète de type 2 ou d'un diabète secondaire, en général à la faveur d'un facteur déclenchant.

L'état hyperglycémique hyperosmolaire est dû à une carence relative en insuline avec insulinorésistance majeure. Le maintien d'une sécrétion d'insuline explique le blocage persistant de la lipolyse et donc l'absence de production de corps cétoniques. Cette complication est donc l'apanage des patients atteints d'un diabète de type 2 ou d'un diabète secondaire. Le tableau clinique est généralement subaigu, s'installant sur plus d'une semaine le plus souvent. Cette carence relative touche essentiellement les sujets âgés ayant une diminution du ressenti de la soif et des difficultés d'accès à l'eau (personne dépendante). La carence d'apport oral d'eau explique, dans un contexte de diurèse osmotique majeure, l'évolution vers un état hyperglycémique hyperosmolaire, phénomène rare lors des acidocétoses diabétiques.

Pour ces deux complications hyperglycémiques du diabète, un facteur déclenchant doit toujours être cherché (arrêt d'une insulinothérapie et infection notamment).

Vignette clinique

Madame P., 19 ans, consulte aux urgences pour une altération de l'état général. Elle n'a aucun antécédent et ne prend aucun traitement.

Depuis une semaine, elle se plaint d'une grande asthénie. Elle décrit également une soif persistante depuis plusieurs jours, associée à une polyurie importante. Depuis deux jours, elle se plaint de nausées et de quelques épisodes de vomissements.

La température est à 37 °C. La patiente présente une hypotension artérielle à 85/44 mmHg, une tachycardie à 115 bpm. La fréquence respiratoire est augmentée à 21 cycles/min avec une respiration très ample. La mesure non invasive de la saturation en oxygène est à 100 % en air ambiant. Elle présente de discrètes marbrures des genoux ainsi que des extrémités froides. Vous constatez une douleur abdominale sans défense ni contracture. En parlant avec la patiente, vous constatez une haleine particulière, vous faisant évoquer l'odeur d'un produit dissolvant de vernis à ongles.

La glycémie capillaire est notée « Hi » sur le lecteur — ce qui signifie « *high* » et dépasse donc la limite supérieure du lecteur, souvent entre 30 et 35 mmol/l. Un électrocardiogramme est sensiblement normal en dehors d'une tachycardie sinusale.

Le bilan biologique initial confirme l'hyperglycémie à 32 mmol/l et révèle une hyponatrémie à 129 mmol/l, ainsi qu'une kaliémie à 5 mmol/l. La chlorémie est à 96 mmol/l, le taux de bicarbonates à 8 mmol/l et les protides sanguins à 83 g/l. Il existe également une insuffisance rénale à 115 μmol/l de créatininémie et 11 mmol/l d'urémie. Les β-HCG sont négatifs.

Sur ce terrain et devant ce tableau associant un syndrome cardinal avec polypnée ample et acidose métabolique dans un contexte d'hyperglycémie, vous suspectez fortement une acidocétose diabétique, inaugurale d'un probable diabète de type 1.

Vous réalisez immédiatement un remplissage vasculaire de 500 ml de NaCl à 0,9 % en débit libre. Les signes d'hypoperfusion périphérique s'amendent et la patiente se sent déjà un peu mieux. Vous demandez parallèlement la recherche de corps cétoniques sur bandelette (cétonémie) qui est positive à 6 mmol/l.

Les gaz du sang veineux confirment l'acidose métabolique avec un pH à 7,15, une $PvCO_2$ à 20 mmHg et la bicarbonatémie à 7 mmol/l. Vous poursuivez le remplissage vasculaire par 1 litre de NaCl 0,9 % avec 1 g de potassium sur une heure en intraveineux.

Il s'agit donc bien d'une acidocétose diabétique.

La bandelette urinaire sur des urines émises spontanément (au décours du remplissage vasculaire) apporte un élément supplémentaire (qui n'était pas indispensable au diagnostic en urgence) en révélant 4 croix de glycosurie et 4 croix de cétonurie.

Tout en poursuivant la restauration du volume extracellulaire, vous initiez une insulinothérapie à 5 UI/heure au pousse-seringue électrique.

Vous appelez le réanimateur pour discuter de la pertinence d'une hospitalisation en unité de surveillance continue.

Encadré 40.1

Physiopathologie

B L'hyperglycémie induit une hyperosmolarité plasmatique à l'origine d'une diffusion d'eau et d'osmoles du secteur intracellulaire vers le secteur extracellulaire. S'ajoute lorsque la concentration de glucose filtré au niveau glomérulaire dépasse les capacités de réabsorption tubulaire, une glycosurie et une perte urinaire d'eau et d'électrolytes du fait de la polyurie osmotique, aboutissant à une déshydratation extracellulaire et à une perte d'électrolytes (sodium, potassium, phosphore, magnésium). Une déshydratation intracellulaire s'installe si la perte hydrique n'est pas compensée par les boissons (apport oral d'eau libre).

De fait, typiquement chez le sujet jeune avec une sensation de soif conservée et un accès à l'eau, l'augmentation des apports hydriques (en général pauvres en sel) limite la déshydratation intracellulaire. Cela réalise un tableau biologique de déshydratation extracellulaire avec hydratation intracellulaire proche de la normale.

À l'inverse, chez le sujet âgé, même en situation de carence insulinique modérée, la déshydratation est aggravée par une difficulté d'accès à l'eau et/ou une diminution de la sensation de soif pouvant aboutir à un état hyperosmolaire sévère. Dans ce cas se développe une déshydratation globale.

S'ajoutent à l'hyperglycémie, en cas de carence profonde voire absolue en insuline, une lipolyse et une protéolyse responsables au final de la production de corps cétoniques (acétone, acide acétoacétique et acide β-hydroxybutyrique). L'acide acétoacétique et l'acide β-hydroxybutyrique sont des acides forts. Leur accumulation plasmatique, après épuisement des capacités d'élimination urinaire, induit une acidose métabolique à trou anionique augmenté. L'acétone, qui n'est pas un acide, est responsable de l'haleine caractéristique des patients présentant une acidocétose.

I. Comment faire le diagnostic de décompensation hyperglycémique d'un diabète ?

A. Définition

L'acidocétose diabétique (tableau 40.1) est une acidose métabolique à trou anionique augmenté en raison de la présence d'acides cétoniques. Elle est définie par la présence de trois critères :

- **acidose métabolique** avec pH veineux < 7,30 et/ou bicarbonates < 15 mmol/l ;
- **cétonémie** ≥ 3 mmol/l ou **cétonurie** à « ++ » ou plus sur la bandelette urinaire ;
- **hyperglycémie** > 11 mmol/l ou **diabète connu**.

Il convient donc de demander ces dosages dès le diagnostic évoqué. Il n'y a pas lieu de réaliser des gaz du sang artériels pour le bilan d'une acidocétose diabétique en l'absence de nécessité absolue d'évaluer la lactatémie artérielle. En effet, pH et CO_2 total veineux et artériels ont des valeurs très proches dans un tel contexte. Pour mémoire, le prélèvement artériel est un geste douloureux qu'il convient de ne pas réaliser de manière systématique.

L'état hyperglycémique hyperosmolaire (tableau 40.1) est une situation combinant une hyperosmolarité plasmatique dans un contexte d'hyperglycémie sévère et de déshydratation globale. Il est défini par les critères suivants :

- **hyperosmolarité plasmatique** > 320 mmol/l ;
- **hyperglycémie marquée**, généralement > 33 mmol/l ;
- **absence d'acidose importante** (pH veineux > 7,30) ;
- **absence de cétonémie et de cétonurie franche** (cétonémie < 2 mmol/l et/ou cétonurie < « ++ » à la bandelette urinaire).

L'osmolarité plasmatique efficace (ou tonicité plasmatique) comprend l'ensemble des molécules non diffusibles qui expliquent les mouvements d'eau de part et d'autre des membranes cellulaires. Elle se calcule simplement par la formule suivante :

2 × [Na⁺] + Glycémie (mmol/l).

Tableau 40.1. Ⓐ **Différences entre état hyperosmolaire et acidocétose diabétique.**

	État hyperglycémique hyperosmolaire	**Acidocétose**
Glycémie	> 33 mmol/l	> 11 mmol/l (ou diabète connu)
pH sanguin	> 7,30	< 7,30
Osmolarité plasmatique	> 320 mOsm/kg	Variable, en règle générale normale
Trou anionique plasmatique	En général normal	Augmenté
Cétonémie (acide hydroxybutyrique)	< 2 mmol/l	> 3 mmol/l
Cétonurie (acide acétoacétique)	0, traces, + (soit < 2 mmol/l)	++, +++ (soit > à 3 mmol/l)
Tableau clinique typique	Diabète de type 2, sujet âgé, déshydratation globale majeure et troubles neurologiques au premier plan Facteur décompensant infectieux fréquent	Diabète de type 1, sujet jeune, acidose métabolique au premier plan, déshydratation extracellulaire isolée Fréquemment inaugurale ou arrêt de l'insuline
Selon la durée d'évolution de la polyurie osmotique et sa compensation par des apports hydriques exogènes (conditionnant la déshydratation et l'hyperosmolarité) et le degré de carence insulinique (conditionnant la cétogenèse), divers tableaux cliniques intermédiaires entre les formes typiques isolées de l'état hyperglycémique hyperosmolaire et de l'acidocétose peuvent s'observer		

L'urée, passant librement les membranes cellulaires et variant lentement de manière spontanée, n'induit pas de mouvement d'eau. Elle ne s'intègre pas dans le calcul de l'osmolarité plasmatique efficace.

Cette formule n'est évidemment valable qu'en l'absence d'une autre osmole dans le sang : mannitol, substance toxique, etc.

B. Signes cliniques

Le tableau clinique est généralement évocateur. On observe les symptômes suivants.

1. Syndrome cardinal

Plus fréquent dans le diabète de type 1, il comporte :

- amaigrissement ;
- polyuropolydipsie ;
- hyperphagie.

2. Déshydratation extracellulaire

La diurèse osmotique est responsable d'une perte d'eau et d'électrolytes très importante (sodium, potassium, mais aussi magnésium et phosphore). L'intensité du déficit hydrique et sodé est variable et dépend de la durée d'évolution du déséquilibre glycémique et des capacités de compensation du patient (accès à l'eau). On cherche donc :

- des signes généraux comme la soif, l'asthénie, une perte de poids ;
- des signes d'hypovolémie (déshydratation de la part intravasculaire du compartiment extracellulaire) : tachycardie, hypotension artérielle, veines jugulaires plates, signes de choc (marbrures, extrémités froides).

La déshydratation intracellulaire et interstitielle n'est quasi pas évaluable cliniquement. Les signes cliniques typiquement décrits ne sont ni sensibles ni spécifiques. Seul le calcul de l'osmolarité efficace permet d'évaluer efficacement l'hydratation intracellulaire.

3. Signes respiratoires

L'acidose est généralement responsable d'une hyperpnée compensatrice (dyspnée de Kussmaul). Il s'agit bien plus d'une augmentation du volume courant que de la fréquence respiratoire (tachypnée souvent très modeste). Il convient donc de ne pas se limiter à regarder la fréquence respiratoire mais d'observer l'amplitude des mouvements respiratoires souvent très augmentée.

4. Signes neurologiques

Les signes neurologiques sont surtout présents en cas d'état hyperglycémique hyperosmolaire, en rapport avec la déshydratation intracellulaire.

Les troubles de la conscience vont de la simple obnubilation jusqu'au coma. On peut observer des atteintes neurologiques focales : convulsions, déficit moteur ou sensitif. Il convient de chercher des complications vasculaires de la déshydratation profonde et de l'hyperosmolarité marquée, notamment chez les patients présentant un diabète de type 2 ancien (risque d'accident vasculaire cérébral ischémique, hématome sous-dural, pancréatite, ischémie mésentérique…).

À l'inverse, le tableau de coma acidocétosique historique ne se voit quasi plus.

5. Signes digestifs

Des douleurs abdominales et des vomissements, pouvant aggraver la déshydratation, sont fréquents. Des diarrhées peuvent aussi être présentes.

Dans les cas d'acidocétose, une odeur cétonique de l'haleine est présente. Cette odeur est celle de l'acétone, produit dissolvant utilisé pour le nettoyage ou pour enlever le vernis à ongles. L'odeur est typique et constante mais cette sémiologie olfactive nécessite un peu d'entraînement pour être ensuite détectée aisément. C'est plus une particularité anecdotique qu'un élément essentiel au diagnostic.

6. Signes en rapport avec un facteur déclenchant

Il faut systématiquement chercher une infection (fièvre, signes fonctionnels respiratoires ou urinaires) ou tout autre stress susceptible d'induire une majoration de l'insulinorésistance, une carence insulinique et/ou un excès d'hormones de contre-régulation (traumatisme, accident neurologique, douleur thoracique…).

Enfin, chez le diabétique traité par insuline, il faut explorer une potentielle inobservance thérapeutique ou une mauvaise utilisation du traitement.

II. Quels examens complémentaires demander en urgence ?

Les examens complémentaires ont trois objectifs : confirmer le diagnostic, chercher des facteurs de retentissement et de gravité, identifier un facteur déclenchant.

On demande pour le diagnostic :

- glycémie capillaire ou veineuse ;

- ionogramme sanguin avec glycémie pour le calcul de l'osmolarité plasmatique efficace et du trou anionique (tableau 40.2). À noter que la kaliémie peut être augmentée, normale ou basse sur l'ionogramme; il existe néanmoins toujours un déficit global en potassium secondaire à la diurèse osmotique;
- cétonémie ou cétonurie sur bandelette urinaire (à noter que l'identification d'une cétonurie ou d'une glycosurie n'est pas indispensable au diagnostic et qu'il faut éviter de poser une sonde urinaire chez un patient diabétique, sauf nécessité absolue, le risque infectieux étant significatif);
- gaz du sang veineux, afin de confirmer l'acidose métabolique (en cas d'acidocétose) et évaluer la réponse respiratoire ($PvCO_2$).

Pour évaluer le retentissement :

- électrocardiogramme : recherche de signes électriques de dyskaliémie (l'ECG est le moyen le plus rapide pour diagnostiquer une hyperkaliémie sévère);
- créatininémie et urémie (et ionogramme urinaire si miction spontanée) pour objectiver une insuffisance rénale aiguë généralement fonctionnelle et rapidement réversible après restauration du secteur extracellulaire;
- dosage du lactate en cas d'état de choc (un lactate veineux normal permet d'éliminer une hyperlactatémie artérielle).

En fonction de l'orientation clinique, on demande, pour chercher un facteur déclenchant :

- bilan inflammatoire et infectieux : numération-formule sanguine, hémocultures, examen cytobactériologique des urines (pour mémoire, il convient d'éviter le sondage urinaire en l'absence de globe urinaire; la reprise de la diurèse intervient souvent rapidement après le premier remplissage vasculaire), radiographie thoracique;
- β-hCG chez une patiente en âge de procréer.

A. Évaluation biologique des désordres hyperglycémiques

Elle est résumée dans le tableau 40.2.

Tableau 40.2. A Évaluation biologique des désordres hyperglycémiques.

Osmolarité plasmatique efficace [mOsm/l] 2 × Natrémie [mmol/l] + Glycémie [mmol/l] **Normale** : 295–310 mOsm/l	L'augmentation de l'osmolarité plasmatique efficace signe l'état de déshydratation cellulaire. *Le suivi du calcul de l'osmolarité plasmatique efficace permet de vérifier sa normalisation progressive, au cours de la prise en charge de l'état hyperglycémique hyperosmolaire. En effet, à la prise en charge, la baisse de l'osmolarité plasmatique efficace s'explique par la baisse de la glycémie, tandis que la natrémie mesurée s'élève au cours des premières heures. Si on effectue une « correction » de la valeur de la natrémie (cf. ci-dessous), on note qu'elle baisse au cours du traitement.*
Natrémie corrigée [mmol/l] Natrémie mesurée [mmol/l] + (Glycémie [mmol/l])/3 **Normale** : 135–145 mmol/l	Formule de Katz Le terme « natrémie corrigée » peut être source de confusion; en effet, la natrémie mesurée est la « vraie » natrémie effective; néanmoins, en cas d'hyperglycémie, malgré un état clinique de déshydratation intracellulaire profonde, on peut observer une natrémie normale ou abaissée du fait du transfert d'eau hors de la cellule; la « correction » de la natrémie permet d'apprécier de façon plus « compréhensible » l'importance de la déshydratation. *Cependant, pour éviter tout risque de confusion, le plus simple est de suivre l'évolution de l'osmolarité plasmatique efficace.*
Trou anionique [mmol/l] Natrémie [mmol/l] – (Chlorémie [mmol/l] + Bicarbonatémie [mmol/l]) **Normale** : 8–16 mmol/l	Un trou anionique augmenté signe l'accumulation plasmatique d'acides organiques (acides cétoniques, acide lactique, ammoniac, toxiques acides). *NB : On n'intègre plus le K^+ dans le calcul du fait de sa contribution numériquement faible et des erreurs de mesure*

III. Quels traitements administrer en urgence ?

Le traitement d'une décompensation hyperglycémique d'un diabète comporte toujours plusieurs axes : la **correction de l'hypovolémie**, la **rééquilibration hydroélectrolytique**, l'**insulinothérapie** pour corriger la carence en insuline (et la production de corps cétoniques au cours de l'acidocétose diabétique), et le traitement d'un éventuel **facteur déclenchant**.

Premier temps : mise en condition

Mettre en place un scope, un tensiomètre et une oxymétrie de pouls, et s'assurer d'un accès veineux de bonne qualité. La surveillance à la phase aiguë du patient en général profondément déshydraté et hypovolémique doit se faire en unité de surveillance continue. Les fortes doses d'insuline intraveineuse imposent de plus une surveillance clinique et biologique rapprochée qui ne peut pas s'envisager en service conventionnel.

Deuxième temps : correction d'une hypovolémie

Dans tous les cas, il faut réaliser un remplissage vasculaire par cristalloïdes (NaCl 0,9 %, 1 000 ml sur une heure en intraveineux). En cas d'instabilité hémodynamique, un remplissage préalable en débit libre par 500 ml de NaCl 0,9 % semble raisonnable et nécessaire. Par ailleurs, même en cas d'état hyperglycémique hyperosmolaire, le NaCl 0,9 % est hypotonique par rapport à l'osmolarité efficace du plasma et participe à la baisse de cette dernière.

Troisième temps : correction/prévention d'une hypokaliémie, poursuite de la réhydratation et correction des autres troubles électrolytiques

Un des éléments clés est de corriger/prévenir une potentielle hypokaliémie — l'insulinothérapie à fortes doses va faire baisser la kaliémie ! Après le premier remplissage vasculaire, l'hydratation est poursuivie par des solutés cristalloïdes. Dans l'état hyperglycémique hyperosmolaire, les solutés peuvent ensuite être hypotoniques.

Il convient d'administrer dans ces solutés intraveineux du potassium. Il faut éviter d'initier une insulinothérapie sans apport de potassium en parallèle. Seule une hyperkaliémie doit faire retarder (pour quelques heures seulement) cette supplémentation potassique.

Du magnésium et du phosphore, toujours diminués par la diurèse osmotique, peuvent être aussi apportés par voie veineuse.

Quatrième temps : mise en place d'une insulinothérapie intraveineuse à fortes doses

> **Il est interdit d'initier une insulinothérapie sans avoir une idée de la kaliémie. Et en cas d'hypokaliémie, il convient de la corriger avant l'initiation de l'insuline.**

L'électrocardiogramme est d'ailleurs un moyen efficace pour détecter une dyskaliémie avant réception des résultats des gaz du sang veineux et du ionogramme. On attend donc d'avoir une idée précise de la première kaliémie et d'avoir débuté le remplissage vasculaire avant de commencer l'insulinothérapie.

En effet, l'administration d'insuline entraîne un transfert intracellulaire de potassium, mais aussi de glucose et d'eau majorant potentiellement l'hypovolémie.

L'insuline intraveineuse est débutée à 0,10 UI/kg/heure en continu. Aucun bolus initial d'insuline n'est nécessaire ou recommandé. Dans l'acidocétose, l'objectif de l'insulinothérapie est d'inhiber la lipolyse et la production de corps cétoniques à l'origine de l'acidose, il faut donc la poursuivre à ce débit tant que persiste la cétose et ne pas le modifier lorsque la glycémie commence à baisser.

La diminution de la glycémie en dessous de 12 à 14 mmol/l doit conduire, avant sa normalisation, à augmenter les apports glucidiques intraveineux (glucosé à 10 % voire 30 %) pour éviter toute hypoglycémie, tout en maintenant les apports d'insuline tant que la cétose persiste.

Dans l'état hyperosmolaire, la carence en insuline est moindre et l'insuline vise à normaliser la glycémie pour interrompre la diurèse osmotique ; le débit d'insuline peut donc être plus faible et rapidement diminué et adapté à la glycémie, l'essentiel du traitement reposant sur la réhydratation.

En cas de traitement au long cours par une insuline lente, il est recommandé de poursuivre ce traitement dès l'admission.

Après résolution de l'acidocétose diabétique (pH et cétonémie normalisés) ou de l'état hyperglycémique hyperosmolaire, un relais par insuline sous-cutanée est nécessaire. Il convient de maintenir l'insuline intraveineuse 30 à 60 minutes après la première injection d'insuline rapide sous-cutanée afin de maintenir une insulinémie suffisante.

En parallèle de cette prise en charge : diagnostic et prise en charge d'un facteur déclenchant

Dans tous les cas il convient de débuter le traitement de tout facteur déclenchant, parfois en urgence (antibiothérapie d'un sepsis, par exemple).

Points de vigilance

- L'acidocétose diabétique survient dans le cadre du diabète de type 1 mais aussi, quoique moins fréquemment, au cours du diabète de type 2 ou des diabètes secondaires.
- L'hypovolémie est constante dans les décompensations hyperglycémiques de diabète.
- Le remplissage vasculaire par NaCl 0,9 % est le premier traitement à débuter en urgence.
- Une hypokaliémie contre-indique la mise en route d'une insulinothérapie et doit être corrigée rapidement.
- En dehors d'une hyperkaliémie, il faut toujours apporter du potassium en parallèle de l'insulinothérapie au cours de la prise en charge d'une décompensation hyperglycémique de diabète.
- Au cours de l'acidocétose diabétique, l'insulinothérapie doit être poursuivie tant que persiste la cétose, tout en augmentant les apports glucosés dès diminution de la glycémie en dessous de 12 à 14 mmol/l.
- Il faut systématiquement chercher un facteur déclenchant, en particulier une infection.

Tic-tac...

< 5 min
- Avoir évalué les signes de gravité clinique (hypotension, troubles de conscience)

< 15 min
- Avoir mis en place un monitorage des paramètres vitaux

< 30 min
- Avoir demandé un gaz du sang veineux et une cétonémie/cétonurie
- Avoir prévenu le réanimateur
- Avoir évalué le besoin de remplissage extra-et intracellulaire (natrémie corrigée)

< 60 min
- Avoir débuté le remplissage vasculaire et le reste de la réhydratation, l'insuline intraveineuse
- Avoir évalué le besoin de potassium

< 2 h
- Avoir orienté le patient vers un service de soins intensifs-réanimation

Une situation clinique... Deux prises en charge

Un patient diabétique de 52 ans est admis aux urgences en raison d'une altération de l'état général évoluant depuis 2 jours. Ses antécédents sont un diabète de type 2 traité par insuline et une cardiopathie ischémique traitée médicalement. Il vit à domicile avec son épouse et est parfaitement autonome. Son épouse rapporte un alcoolisme modéré.

D'après l'épouse, un changement de comportement est apparu depuis 3 jours. Son mari se plaint constamment de soif et a beaucoup bu. Elle a noté quelques propos confus. Ce matin, le patient a vomi. Il s'est aussi plaint de douleurs abdominales. Il n'a pas pris ses traitements habituels dont elle ne connaît pas le nom.

Les paramètres vitaux à son admission aux urgences sont une fréquence cardiaque à 124 bpm, une pression artérielle systolique/diastolique/moyenne à 95/50/62 mmHg, une fréquence respiratoire à 27 cycles/min, une saturation pulsée en oxygène en air ambiant à 94 % et une température à 35,4 °C. Le score de Glasgow est à 14 (E4 V4 M6). La glycémie capillaire est « Hi ».

Le patient ne présente pas de déficit moteur, il mobilise les quatre membres. L'auscultation thoracique trouve des bruits du cœur réguliers et des ronchus diffus. L'abdomen est souple mais Nicolas, l'interne des urgences, note une douleur du flanc et de la fosse lombaire droite. Le patient n'est pas marbré.

Où Nicolas pourrait faire mieux...

Devant la confusion, Nicolas demande un scanner cérébral ainsi qu'un bilan biologique comportant un ionogramme sanguin et une glycémie pour confirmer la probable hyperglycémie. L'ionogramme montre une natrémie à 149 mmol/l, une kaliémie à 4,5 mmol/l, une chlorémie à 110 mmol/l, une glycémie à 45 mmol/l.

Nicolas début donc une insulinothérapie intraveineuse au pousse-seringue électrique à 10 UI/h, met en place une hydratation par 2000 ml de glucosé 2,5 % et transporte le patient au scanner.

Durant cet examen, l'hypotension artérielle s'aggrave à 80/40/55 mmHg; le patient devient marbré. En revenant du scanner cérébral qui est normal, Nicolas initie alors un remplissage vasculaire par 1000 ml de NaCl 0,9 %.

Devant la dégradation du patient, Nicolas évoque un sepsis, potentiellement à point de départ urinaire. Il débute donc une antibiothérapie par céfotaxime, appelle le réanimateur et complète le bilan par une numération-formule sanguine, une analyse des gaz du sang artériels et un contrôle de la natrémie. Il fait poser une sonde urinaire pour réalisation d'une bandelette urinaire.

Le bilan biologique objective une hyperleucocytose à 22 G/l. Les gaz du sang artériels réalisés en air ambiant montrent : pH = 7,38, $PaCO_2$ = 38 mmHg, PaO_2 = 75 mmHg, bicarbonate = 22 mmol/l, lactate artériel = 2,1 mmol/l. L'ionogramme de contrôle montre une natrémie à 153 mmol/l, une kaliémie à 2,7 mmol/l, une chlorémie à 115 mmol/l, la glycémie a diminué à 25 mmol/l.

La bandelette urinaire donne le résultat suivant : Nitrites ++, Leucocytes +++, Protéines ++, Cétones +, Glucose ++++, Sang +++.

Après avis auprès du réanimateur, le patient est transféré en unité de surveillance continue. Du fait de l'hypokaliémie, l'insulinothérapie est temporairement arrêtée et du potassium est ajouté dans la perfusion. L'évolution est finalement favorable après correction de l'hypokaliémie, reprise de l'insulinothérapie à plus faible débit, réhydratation avec perfusion d'un total de 8000 ml sur les 24 premières heures comportant du sodium, du glucose, du potassium et du magnésium. Une adaptation de l'antibiothérapie au spectre de sensibilité de l'*Escherichia coli* identifiée à la culture des urines.

Plusieurs axes d'amélioration peuvent être proposés à Nicolas : il n'a pas évoqué l'hyperosmolarité comme source possible de la confusion du patient; le scanner cérébral, discutable en urgence chez un patient ne présentant pas de déficit neurologique systématisé à un territoire vasculaire, a retardé la prise en charge adéquate du patient. Chez ce patient diabétique, Nicolas aurait dû évoquer d'emblée un état hyperosmolaire et/ou une acidocétose diabétique. Devant cette décompensation hyperglycémique de diabète, il convenait de réaliser rapidement, et surtout avant l'initiation de l'insulinothérapie, un premier remplissage vasculaire. Cela aurait permis d'éviter possiblement l'aggravation de l'état hémodynamique car l'apport d'insuline sans apport hydrosodé intraveineux majore l'hypovolémie (par transfert de glucose et donc d'eau vers la cellule). L'hypotension aurait de plus dû faire rechercher soigneusement des signes de choc et motiver d'autant plus ce remplissage vasculaire. La réhydratation prescrite par Nicolas ne comportait pas de potassium; il s'est peut-être laissé abuser par la normalité de la kaliémie initiale. L'initiation de l'insulinothérapie sans supplémentation potassique a fait courir le risque d'une hypokaliémie grave chez un patient présentant une cardiopathie à risque de troubles du rythme. En prévoyant une réhydratation de 2000 ml par jour, Nicolas a fortement sous-estimé la déshydratation globale de ce malade.

Où l'on peut faire confiance à Nicolas

Sur l'antécédent de diabète et le dextro « Hi », Nicolas évoque d'emblée une déshydratation extracellulaire dans un contexte d'acidocétose diabétique et/ou d'état hyperglycémique hyperosmolaire. Les troubles neurologiques et l'absence d'haleine cétonique l'orientent plus vers la seconde hypothèse.

Comme il suspecte une infection urinaire comme facteur déclenchant et en l'absence de globe urinaire à l'examen clinique, il demande à l'infirmier en charge du patient de bien conserver les urines si le patient urine spontanément, afin de réaliser au plus vite une bandelette urinaire et un examen cytobactériologique des urines. Dans l'intervalle, il demande un ionogramme sanguin, une glycémie, une recherche de cétonémie, une numération-formule sanguine, une analyse des gaz du sang veineux ainsi que le prélèvement d'hémocultures. Il demande un dosage de créatininémie et d'urémie, afin d'évaluer le retentissement rénal. Il débute immédiatement un remplissage vasculaire par 1000 ml de NaCl 0,9 % et réexamine attentivement le patient à la recherche de signes d'hypoperfusion tissulaire. Il réinterroge l'épouse quant à la présence de signes fonctionnels urinaires chez le patient. L'épouse se souvient alors du fait que le patient s'est plaint de brûlures mictionnelles. L'examen clinique n'objective pas de marbrures, mais il met en évidence des extrémités froides et un temps de recoloration capillaire allongé.

La bandelette urinaire que l'infirmier a pu rapidement faire sur des urines spontanément émises par le patient montre : Nitrites ++, Leucocytes +++, Protéines ++, Cétones +, Glucose ++++, Sang +.

Nicolas s'oriente vers le diagnostic d'état hyperglycémique hyperosmolaire chez un patient diabétique de type 2 compliquant une infection urinaire masculine. Après réalisation de l'ECBU, il débute une antibiothérapie par céfotaxime et prévient l'intensiviste-réanimateur.

Le bilan biologique montre une natrémie à 149 mmol/l, une kaliémie à 4,5 mmol/l, une chlorémie à 110 mmol/l, une glycémie à 45 mmol/l, une hyperleucocytose à 22 G/l, une créatininémie à 115 mmol/l. Les gaz du sang, réalisés en artériel du fait de la suspicion de sepsis, en air ambiant, montrent : pH = 7,38, $PaCO_2$ = 38 mmHg, PaO_2 = 75 mmHg, bicarbonate = 22 mmol/l, lactate artériel = 2,1 mmol/l.

Nicolas retient le diagnostic d'état hyperglycémique hyperosmolaire avec une osmolarité plasmatique efficace à 343 mOsm/l qui explique possiblement la confusion du patient, le sepsis urinaire pouvant aussi participer à cette confusion. Suite au premier remplissage vasculaire, l'état hémodynamique s'est corrigé. Devant cette kaliémie dans les valeurs normales, il poursuit la réhydratation avec un soluté sodé hypotonique (sérum glucosé avec ajout de NaCl 4 g/l, par exemple) avec apport de potassium et débute une insulinothérapie intraveineuse à 5 UI/h. Le patient est alors transféré en unité de surveillance continue où l'évolution est favorable. Quarante-huit heures plus tard, l'antibiothérapie est adaptée après réception de l'antibiogramme de l'*Escherichia coli* objectivée dans la culture des urines.

CHAPITRE

41

Insuffisance surrénalienne aiguë

Situations de départ

- 21 Asthénie
- 43 Découverte d'une hypotension artérielle
- 199 Créatinine augmentée
- 201 Dyskaliémie
- 202 Dysnatrémie

Item, objectifs pédagogiques

ITEM 245 – Insuffisance surrénale chez l'adulte et l'enfant

Rang	Rubrique	Intitulé	Descriptif
A	Définition	Insuffisance surrénale chez l'enfant et chez l'adulte : définitions	
A	Diagnostic positif	Connaître les caractéristiques sémiologiques : deux types d'insuffisance surrénale lente : périphérique et centrale	
A	Diagnostic positif	Signes cliniques et biologiques de l'insuffisance surrénale primaire	
A	Diagnostic positif	Signes cliniques et biologiques de l'insuffisance corticotrope	
A	Examens complémentaires	Savoir doser la cortisolémie à 8 h	Connaître les indications du dosage de la cortisolémie à 8 h
B	Examens complémentaires	Savoir prescrire et interpréter le dosage de l'ACTH à 8 h	
A	Examens complémentaires	Connaître les principes du test au Synacthène	
B	Examens complémentaires	Savoir interpréter les résultats du test au Synacthène	
B	Étiologie	Connaître les principales causes d'insuffisance surrénalienne de l'adulte (auto-immune, tuberculose, iatrogènes, métastases)	
A	Étiologie	Connaître les deux principales causes d'insuffisance corticotrope : corticothérapie et tumeur de la région hypothalamo-hypophysaire	
B	Étiologie	Connaître les autres causes d'insuffisance corticotrope	
B	Prise en charge	Connaître les caractéristiques pharmacologiques et bioéquivalences des principaux corticoïdes	
A	Prise en charge	Connaître les principes généraux de la prise en charge de l'insuffisance surrénale aiguë	Mise en œuvre du traitement pharmacologique
B	Prise en charge	Bases essentielles de l'éducation thérapeutique de l'insuffisant surrénalien chronique	
B	Prise en charge	Savoir que la surveillance du traitement de l'insuffisance surrénalienne est essentiellement clinique	

Rang	Rubrique	Intitulé	Descriptif
A	Identifier une urgence	Savoir que l'insuffisance surrénale aiguë est une urgence vitale	
A	Diagnostic positif	Connaître les principaux signes cliniques et biologiques	
B	Diagnostic positif	Savoir confirmer le diagnostic	
B	Étiologie	Connaître les causes de décompensation de l'insuffisance surrénale traitée	
B	Diagnostic positif	Savoir que l'insuffisance surrénale aiguë peut être révélatrice de la maladie	
B	Prise en charge	Connaître les principes de la prévention de l'insuffisance surrénale aiguë	Éducation thérapeutique, ne pas arrêter son traitement
B	Prise en charge	Connaître les principes d'adaptation pharmacologique de l'insuffisance surrénale aiguë en cas de stress	Majoration de la dose d'hémisuccinate d'hydrocortisone
B	Éléments physiopathologiques	Comprendre la physiopathologie de l'insuffisance surrénale chez l'enfant	
A	Diagnostic positif	Connaître les tableaux cliniques de l'insuffisance surrénale primitive chez l'enfant	
B	Examens complémentaires	Connaître les spécificités du diagnostic biologique d'insuffisance surrénale chez l'enfant	
B	Étiologie	Insuffisance surrénale du nouveau-né et du nourrisson (déficit en 21-hydroxylase)	

Introduction
I. Quel est le tableau clinique d'une insuffisance surrénalienne aiguë ?
II. Quels sont les facteurs déclenchants d'une insuffisance surrénalienne aiguë ?
III. Quels sont les signes de gravité d'une insuffisance surrénalienne aiguë ?
IV. Quels examens réaliser pour confirmer et prendre en charge une insuffisance surrénalienne aiguë ?
V. Comment traiter une insuffisance surrénalienne aiguë ?
VI. Quelles sont les différentes causes d'insuffisance surrénalienne aiguë ?

Dans ce chapitre nous aborderons la problématique de l'insuffisance surrénalienne aiguë, une pathologie dont le tableau clinique souvent trompeur et incomplet ne rend pas aisé le diagnostic. La gravité de cette pathologie, ainsi que les désordres hydroélectrolytiques et métaboliques qu'elle entraîne justifient d'une prise en charge en médecine intensive-réanimation dès lors que le diagnostic est évoqué.

Du fait de leurs spécificités respectives, la forme chronique et l'insuffisance surrénalienne aiguë de l'enfant ne seront pas abordées ici.

Vignette clinique

Une patiente de 46 ans, avec comme principal antécédent une atteinte auto-immune des surrénales, par ailleurs hypertendue et diabétique de type 1, se présente aux urgences pour asthénie d'apparition rapidement progressive.

Les paramètres vitaux recueillis par l'infirmier d'accueil sont les suivants : pression artérielle 91/66 mmHg, fréquence cardiaque 128 bpm, température 38,9 °C, fréquence respiratoire 19 cycles/min. La glycémie capillaire est à 3,3 mmol/l.

La patiente est rapidement installée vers un box avec surveillance scopée.

Lorsque vous l'interrogez, celle-ci se plaint d'une douleur abdominale intense, cotée sur une échelle numérique de douleur à 5/10 et vous relate avoir eu depuis 24 heures des diarrhées non glairosanglantes et deux épisodes de vomissements. Elle vous dit également avoir une « bronchite » depuis trois jours avec de légères céphalées. Elle vous dit également prendre consciencieusement ses traitements antihypertenseurs, son insuline ainsi que son traitement par hydrocortisone et fludrocortisone, « sans jamais les oublier ni modifier les posologies ».

À l'examen physique, l'hypotension est persistante. La patiente pèse 5 kg de moins que son poids d'il y a trois jours et présente un franc pli cutané avec quelques marbrures aux genoux. Vous notez une toux sèche, non productive ; l'auscultation pulmonaire ne trouve pas de foyer. L'abdomen est extrêmement sensible dans son ensemble, cependant sans défense ni contracture. L'examen neurologique ne trouve aucune anomalie, en particulier la nuque est souple.

Vous interrogez la patiente sur l'augmentation de son traitement substitutif par hydrocortisone dans le contexte de bronchite ; la réponse est négative.

Devant vous la patiente présente un épisode de vomissement.

Devant l'antécédent d'insuffisance surrénale chronique et la non-adaptation du traitement substitutif en potentiel contexte infectieux, vous pensez à une insuffisance surrénalienne aiguë.

Vous demandez à prélever un bilan biologique avec un hémogramme, un ionogramme sanguin avec bicarbonates, un bilan hépatique, une lipase. Devant la fièvre, vous faites également prélever deux paires d'hémocultures. Vous demandez également un dosage de cortisol plasmatique et demandez un ionogramme urinaire sur échantillon.

Vous contrôlez la pression artérielle, qui reste basse à 89/59 mmHg. Vous décidez d'instaurer une expansion volémique par cristalloïde de 1 000 ml en débit libre, puis de poursuivre une hydratation intraveineuse par 3 litres de glucosé à 10 % avec adjonction de 9 g de NaCl par litre, permettant de pallier la récidive de l'hypoglycémie d'une part, la déshydratation d'autre part. Sans attendre les résultats biologiques, vous introduisez un traitement par hémisuccinate d'hydrocortisone en bolus, relayé par une perfusion continue par pousse-seringue électrique sur 24 heures.

L'ECG que vous réalisez est normal.

Vous appelez le réanimateur pour transférer votre patiente en service de médecine intensive-réanimation.

Avant le transfert, le bilan biologique montre une hyponatrémie à 131 mmol/l, une hyperkaliémie à 5,2 mmol/l, une bicarbonatémie à 19 mmol/l. La créatinine est à 121 µmol/l. Enfin, la natriurèse est augmentée à 68 mmol/l avec une kaliurèse basse à 5 mmol/l.

Introduction

A L'insuffisance surrénalienne aiguë correspond à un état potentiellement réversible, caractérisé par la perte des effets homéostatiques en lien avec un déficit de production par les glandes surrénales des hormones corticosurrénaliennes : cortisol (glucocorticoïde) et aldostérone (minéralocorticoïde).

Le défaut de synthèse est :

- d'**origine périphérique**, par atteinte primitive des surrénales ; le déficit hormonal est alors plutôt global ;
- ou **central** du fait d'une atteinte au niveau de l'axe hypothalamo-hypophysaire ; le déficit glucocorticoïde prédomine dans cette situation car la synthèse d'aldostérone reste contrôlée par l'angiotensine II.

La forme typique avec présence de tous les signes détaillés par la suite signe l'absence complète de sécrétion surrénalienne. Cependant, le diagnostic est fréquemment trompeur car **la présence du tableau complet est rare**.

Il est important de penser au diagnostic facilement devant tout signe évocateur.

En l'absence de prise en charge immédiate, le risque est l'évolution vers un **choc réfractaire** menant au **décès**.

Encadré 41.1

Physiopathologie

B Les surrénales sont deux glandes situées au pôle supérieur de chaque rein, caractérisées par une intense vascularisation artérielle.

La zone corticale est constituée de trois couches :

- glomérulée, responsable de la production des hormones minéralocorticoïdes ;
- fasciculée, responsable de la production des hormones glucocorticoïdes ;
- réticulée, responsable de la production des androgènes.

La zone médullaire, au centre de la glande, est notamment impliquée dans la sécrétion des catécholamines.

Synthétisé notamment à partir de cholestérol, le **cortisol** est une hormone régulée par l'**ACTH**, produite par l'hypophyse, sur laquelle le cortisol exerce un rétrocontrôle négatif.

Les propriétés physiologiques du cortisol sont nombreuses, avec notamment :

- une stimulation du catabolisme protidique et de la lipogenèse ;
- une stimulation de néoglucogenèse ;
- une inhibition de l'hormone antidiurétique ;
- une augmentation du tonus vasculaire ;
- une action anti-inflammatoire et antipyrétique ;
- une action minéralocorticoïde à haute concentration.

I. Quel est le tableau clinique d'une insuffisance surrénalienne aiguë ?

Le diagnostic d'une insuffisance surrénalienne aiguë est aisé lorsque le patient a un antécédent connu d'insuffisance surrénalienne. Il est plus subtil lorsqu'il s'agit d'une manifestation inaugurale.

La pierre angulaire du tableau clinique est la **déshydratation extracellulaire** qui est toujours présente, associée à une **hypovolémie** pouvant aller de la présence d'une **hypotension orthostatique** et d'une **différentielle de pression artérielle pincée** à un vrai tableau de choc hypovolémique.

Très souvent, le tableau clinique est dominé par les **manifestations digestives**. Les douleurs abdominales, fréquentes, sont souvent associées à des nausées, des vomissements et/ou des diarrhées. L'examen physique peut même trouver un abdomen dit « **pseudochirurgical** ».

L'**asthénie** est également toujours présente. Elle est physique, psychique, sexuelle et est souvent associée à une anorexie.

Il existe souvent une fatigabilité musculaire se manifestant notamment par des **crampes musculaires**, favorisées par les troubles hydroélectrolytiques.

Des **symptômes neuropsychiques** sont régulièrement observés et peuvent aller des céphalées à une prostration, une confusion ou une agitation, en passant par des crises convulsives voire un coma ; ces manifestations sont régulièrement aggravées par l'**hypoglycémie** accompagnant l'insuffisance surrénalienne.

Une **hyperthermie** survenant en dehors de tout contexte infectieux est observée dans plus de la moitié des cas.

Dans les cas où l'insuffisance surrénale aiguë survient sur un tableau d'insuffisance surrénale chronique préexistante avec une élévation prolongée des taux sériques d'adrénocorticotrophine (ACTH), on peut noter des signes spécifiques d'insuffisance surrénale chronique, tels qu'une mélanodermie (pigmentation prédominant sur les zones exposées à la lumière, les plis ou les zones de frottement) ou des taches ardoisées de la muqueuse jugale.

II. Quels sont les facteurs déclenchants d'une insuffisance surrénalienne aiguë ?

L'examen clinique avec interrogatoire du patient et/ou des proches et examen physique poussé doit être répété à la recherche d'un **facteur déclenchant**.

En générant un état inflammatoire systémique, les **infections** virales et bactériennes constituent une part importante des facteurs déclenchants responsables d'une insuffisance surrénalienne aiguë.

Parmi les infections, les tableaux de gastroentérite aiguë sont souvent décrits comme éléments déclencheurs dans les situations d'insuffisance surrénalienne aiguë. Qui plus est, la diarrhée et les vomissements viennent aggraver l'hypovolémie. Il faut cependant faire attention car faire la part des choses entre gastroentérite aiguë et signes digestifs de l'insuffisance surrénalienne aiguë n'est pas toujours évident.

Les situations de **blessures graves** ou de **chirurgie majeure** nécessitant des besoins majeurs en cortisol démasquent souvent une insuffisance surrénalienne aiguë.

Des **événements mineurs** tels que l'exercice physique ou des modifications émotionnelles sont parfois les seuls éléments favorisants retrouvés.

La **mauvaise observance au traitement substitutif** chez un patient suivi pour insuffisance surrénale chronique peut également contribuer à l'apparition d'une insuffisance surrénale aiguë, notamment l'absence d'augmentation des doses d'hémisuccinate d'hydrocortisone en période de stress (infection et chirurgie, notamment).

Il est cependant important de noter que le facteur déclenchant n'est pas toujours retrouvé.

III. Quels sont les signes de gravité d'une insuffisance surrénalienne aiguë ?

La déshydratation extracellulaire potentiellement sévère peut aller jusqu'à un tableau de **choc hypovolémique**. Une tachycardie est souvent présente. À l'examen physique, on notera les signes habituels d'**hypoperfusion périphérique** : marbrures cutanées, extrémités froides, oligurie.

Les troubles hydroélectrolytiques avec notamment l'hyperkaliémie, peuvent avoir des conséquences notamment **cardiaques** qui nécessitent une prise en charge en urgence.

L'action sur le tonus vasomoteur du cortisol peut également donner lieu à un tableau pouvant mimer un **choc septique**, avec une défaillance hémodynamique et des résistances vasculaires effondrées.

Les **troubles digestifs** peuvent être particulièrement importants avec vomissements incoercibles ou diarrhée profuse et constituent dans ces situations un critère de gravité, dans la mesure où ces pertes digestives viennent aggraver la déshydratation extracellulaire.

La conjonction des troubles digestifs avec des **douleurs abdominales intenses** associées à un **abdomen chirurgical** peut contribuer à une errance diagnostique.

Les **troubles neurologiques graves** (troubles de conscience pouvant aller jusqu'au coma, crises convulsives), potentiellement aggravés par une hypoglycémie ou les troubles hydroélectrolytiques (hyponatrémie) nécessitent une prise en charge spécifique et une surveillance rapprochée.

Enfin, la non-réponse au traitement hormonal substitutif constitue un signe de gravité, dans la mesure où cela implique la recherche d'une autre cause au tableau (cf. *infra*).

IV. Quels examens réaliser pour confirmer et prendre en charge une insuffisance surrénalienne aiguë ?

Les examens complémentaires (tableau 41.1) ne doivent pas retarder la prise en charge thérapeutique.

Tableau 41.1. Ⓐ **Examens biologiques à réaliser devant une suspicion d'insuffisance surrénalienne aiguë.**

– Hémogramme
– Ionogramme sanguin, urée, créatinine, bicarbonate, glycémie
– Ionogramme urinaire
– Cortisolémie
– ACTH
– Cortisolémie à H + 1 d'une injection de Synacthène® (si doute diagnostique)

Le **ionogramme plasmatique** avec **mesure de la fonction rénale** est essentiel. Outre l'insuffisance rénale aiguë (d'origine fonctionnelle) quasi constante, on trouve une **hyponatrémie** associée à une **hyperkaliémie**, signes d'**une carence en aldostérone**. S'y associe souvent une **acidose métabolique**.

Une hypoglycémie est très fréquente.

Le ionogramme urinaire retrouve une **natriurèse élevée (> 20 mmol/l)** et une **kaliurèse basse (< 20 mmol/l), toutes deux inadaptées à l'hypovolémie et à l'hyperkaliémie, signant la carence en aldostérone**.

Une natriurèse élevée et une kaliurèse basse associées à un tableau clinique de déshydratation avec hypovolémie doivent faire évoquer une insuffisance surrénalienne aiguë. En effet, les autres situations de déshydratation d'origine rénale (diurétiques, diurèse osmotique, levée d'obstacle…) augmentent la natriurèse *et* la kaliurèse.

L'**hémogramme** révèle des signes d'hémoconcentration, en lien avec la déshydratation extracellulaire.

En cas de suspicion d'insuffisance surrénalienne aiguë, les dosages hormonaux sont importants, même s'**ils ne doivent absolument pas retarder la prise en charge**.

Une **cortisolémie effondrée** (à titre indicatif : < 3 µg/dl ou < 83 nmol/l) affirme le diagnostic.

Un dosage de l'**ACTH** peut aussi aider dans la démarche étiologique, afin d'identifier le mécanisme périphérique (ACTH élevée) ou central (ACTH normale ou basse) de l'insuffisance surrénale.

La réponse à une **injection de Synacthène®** (polypeptide qui mime l'action de l'ACTH) constitue le test de référence. Il est réalisé dans les formes frustes ou à distance.

Un **ECG** permet d'évaluer les conséquences des troubles hydroélectrolytiques et de rechercher un facteur déclenchant d'origine cardiaque.

Savoir prescrire et interpréter le dosage de l'ACTH à 8 h

B Le dosage de l'ACTH doit être concomitant à celui du cortisol. Son interprétation doit tenir compte de l'existence des fluctuations nycthémérales :

- zénith entre 6 h et 9 h (à 8 h : ACTH = 10–50 pg/ml);
- nadir entre 18 h et 24 h (ACTH < 10 pg/ml).

En cas de déficit corticotrope, on observe un abaissement parallèle de l'ACTH et du cortisol. En cas de déficit surrénalien primitif, le cortisol est abaissé mais l'ACTH élevée.

Savoir interpréter les résultats du test au Synacthène®

- B Chez le sujet normal : augmentation du cortisol plasmatique > 540 nmol/l [20 µg/dl].
- En cas de déficit corticotrope, réponse normale ou < 540 nmol/l [20 µg/dl].
- En cas de déficit surrénalien primitif : absence de réponse.

V. Comment traiter une insuffisance surrénalienne aiguë ?

L'insuffisance surrénalienne aiguë engageant le pronostic vital à court terme, une **prise en charge dans un service de médecine intensive-réanimation** est nécessaire avec une surveillance rapprochée des paramètres vitaux : pression artérielle, fréquences cardiaque et respiratoire, température corporelle, diurèse, score de Glasgow.

Le traitement de l'insuffisance surrénalienne aiguë est à débuter dès la suspicion diagnostique : correction des troubles hydroélectrolytiques et hormonothérapie, qui doit être introduite même en cas de doute. Il vaut mieux traiter par excès au vu de la gravité de la pathologie et son tableau souvent trompeur.

La déshydratation extracellulaire doit être corrigée par l'administration intraveineuse de grandes quantités (jusqu'à 4 à 6 litres par jour) de **soluté salé isotonique**. **La supplémentation potassique est à proscrire**. Il n'y a pas non plus lieu, en l'absence de complications cardiaques, de prescrire un traitement hypokaliémiant. En effet, la substitution hormonale permet la correction de ce trouble.

S'il existe un état de choc hypovolémique, l'apport initial de soluté salé isotonique doit se faire rapidement (1 litre en débit libre, par exemple). L'introduction d'**amines vasopressives** peut être nécessaire.

La quantité totale de perfusion varie en fonction de la profondeur de la déshydratation et de l'intensité des pertes d'origine digestive. L'examen clinique est à répéter régulièrement et la réalisation **toutes les 4 heures** d'un **ionogramme sanguin** pour adaptation des apports hydroélectrolytiques est indispensable.

La présence fréquente d'une hypoglycémie justifie un relais par des perfusions de glucosé avec adjonction de chlorure de sodium (soluté glucosé 10 % + NaCl 4 à 9 g/l).

L'hormonothérapie substitutive par **hémisuccinate d'hydrocortisone** est une **urgence** et doit être administré avant le résultat des prélèvements biologiques hormonaux. Il consiste en un bolus initial suivi d'un traitement continu en IVSE (à titre indicatif : dose initiale de 100 à 200 mg en bolus IV ou IM puis 200 mg en perfusion continue sur 24 heures, ou 100 mg toutes les 6 à 8 heures, tant que persistent les troubles digestifs). L'hémisuccinate d'hydrocortisone aux doses utilisées dans l'insuffisance surrénale aiguë a une activité minéralocorticoïde (tableau 41.2) : un traitement adjuvant par fludrocortisone n'est ainsi pas nécessaire.

Des vomissements incoercibles peuvent justifier la mise en place d'une sonde nasogastrique, en aspiration.

Une hypotension persistante voire un état de choc persistant malgré l'administration du traitement substitutif doit absolument faire **rechercher une autre pathologie surajoutée**, comme par exemple un sepsis.

Après la phase aiguë, les doses d'hormonothérapie substitutive seront progressivement diminuées, pour être relayées par un traitement *per os* généralement aux alentours du troisième jour.

Conduite thérapeutique d'urgence au domicile

- B Administration de 100 mg d'hydrocortisone à injecter en IM ou IV en cas de vomissements ou de malaise, ou en cas d'autre signe de décompensation surrénalienne (éduquer l'entourage +++).
- Transport médicalisé en milieu hospitalier.

Tableau 41.2. B **Caractéristiques pharmacologiques et bioéquivalences des principaux corticoïdes.**

Nature	Spécialité	Effet anti-inflammatoire	Effet minéralocorticoïde	Demi-vie
Cortisol*	Hydrocortisone	1	1	8–12 h
Prednisone	Cortancyl®	4	0,8	18–36 h
Prednisolone	Solupred®	4	0,8	18–36 h
Méthylprednisolone	Médrol®, Solumédrol®	5	0,5	18–36 h
Triamcinolone	Kénacort®	5	0	36–54 h
Bétaméthasone	Betnesol®	25–30	0	36–54 h
Dexaméthasone	Dectancyl®	25–30	0	36–54 h

*Hormone naturelle, de référence.

VI. Quelles sont les différentes causes d'insuffisance surrénalienne aiguë ?

A L'**insuffisance surrénale chronique décompensée** à l'occasion d'un événement intercurrent ou spontanément est de loin la cause principale d'insuffisance surrénale aiguë.

A. Atteinte périphérique

B L'atteinte auto-immune de la surrénale et la tuberculose bilatérale des surrénales constituent les deux causes les plus fréquentes d'insuffisance surrénale chronique d'**origine périphérique** (première cause en France et première cause dans le monde, respectivement). Ces deux pathologies sont caractérisées par un **début progressif**.

L'**origine auto-immune** est plus fréquente chez la femme et est souvent associée à d'autres manifestations auto-immunes, s'intégrant potentiellement dans le cadre de polyendocrinopathies auto-immunes. Au scanner, les surrénales apparaissent alors atrophiques et les anticorps anti-21-hydroxylase sont souvent positifs.

La **tuberculose bilatérale des surrénales** est la seconde cause la plus fréquente. Il s'agit d'une localisation extrapulmonaire du bacille de Koch, souvent chez des patients immunodéprimés. Le scanner montre des surrénales parfois augmentées de volume, souvent calcifiées.

Certaines atteintes périphériques sont caractérisées par une insuffisance surrénale aiguë d'apparition **brutale**, sans atteinte chronique au préalable.

Les **hémorragies** brutales au niveau surrénalien sont une cause d'insuffisance surrénale aiguë. Elles sont plus fréquentes dans des contextes de déficit acquis ou congénital en facteurs de coagulation. Les **nécroses** peuvent également provoquer le même type de tableau. Elles sont consécutives le plus souvent à des troubles de coagulation.

Certaines situations spécifiques peuvent être impliquées dans les hémorragies et les nécroses des surrénales, parmi elles le purpura fulminans méningococcique (syndrome de Waterhouse-Friderichsen), la coagulation intravasculaire disséminée ou le syndrome des antiphospholipides.

B. Atteinte centrale

A Les **causes d'origine centrale** peuvent également être impliquées dans l'apparition d'une insuffisance surrénale aiguë.

L'**arrêt brutal ou progressif d'une corticothérapie au long cours** est une cause fréquente d'insuffisance surrénale aiguë.

Les **tumeurs** hypophysaires ou hypothalamiques peuvent s'inscrire dans un tableau d'apparition progressive.

B Des **causes centrales brutales** d'insuffisance surrénale existent également : ces situations sont dominées par des épisodes de saignement ou de nécrose au niveau de l'hypophyse ou de l'hypothalamus.

A Les causes, y compris plus rares, sont résumées dans le tableau 41.3.

Tableau 41.3. A B **Étiologie de l'insuffisance surrénale aiguë.**

Origine périphérique	
Début progressif	*Fréquent* : origine auto-immune, tuberculose bilatérale des surrénales *Peu fréquent* : tumeurs secondaires ou primitives, origine médicamenteuse *Rare* : atteintes opportunistes dans un contexte de syndrome d'immunodéficience acquise (cytomégalovirus, mycobactéries, mycoses, Kaposi), amylose, histoplasmose, blastomycose, coccidiomycose, cryptococcose, adrénoleucodystrophie, adrénomyéloneuropathie
Début brutal	*Peu fréquent* : hémorragie, troubles de la coagulation primitifs ou acquis *Rare* : nécrose des surrénales (méningococcémie, CIVD), syndrome des antiphospholipides
Origine centrale	
Début progressif	*Fréquent* : diminution d'une corticothérapie au long cours *Peu fréquent* : tumeurs hypophysaires (adénome, tumeurs secondaires), tumeurs hypothalamiques, craniopharyngiome *Rare* : amylose, sarcoïdose, histiocytose X, actinomycoses et nocardioses, hypophysite lymphocytaire auto-immune
Début brutal	*Fréquent* : arrêt brutal d'une corticothérapie au long cours *Peu fréquent* : complication postopératoire d'une chirurgie hypophysaire ou de la base du crâne *Rare* : nécrose hypophysaire du *post-partum* (syndrome de Sheehan), nécrose ou saignement d'un adénome hypophysaire, traumatisme crânien avec lésion hypophysaire

Encadré 41.2

Bases essentielles de l'éducation thérapeutique de l'insuffisant surrénalien chronique

- B Régime normosodé.
- Traitement à vie (ou jusqu'à la preuve de la récupération de l'axe hypophyso-surrénalien en cas d'insuffisance corticotrope post-corticothérapie).
- Facteurs intercurrents susceptibles d'entraîner une décompensation aiguë (justifiant de doubler transitoirement les posologies de l'hormonothérapie).
- Liste des médicaments susceptibles d'interférer avec le traitement substitutif.
- Carte d'insuffisant surrénal.
- Connaître les signes d'insuffisance surrénale.
- Apprendre à adapter la dose d'hydrocortisone *per os* (notion de dose de stress) :
  - doubler la dose d'hydrocortisone en cas de fièvre ou de pathologie intercurrente ;
  - augmenter la dose en cas de grossesse.
- Possession de plusieurs ampoules d'hydrocortisone injectable à conserver au frigo à 4 °C.

Tic-tac…

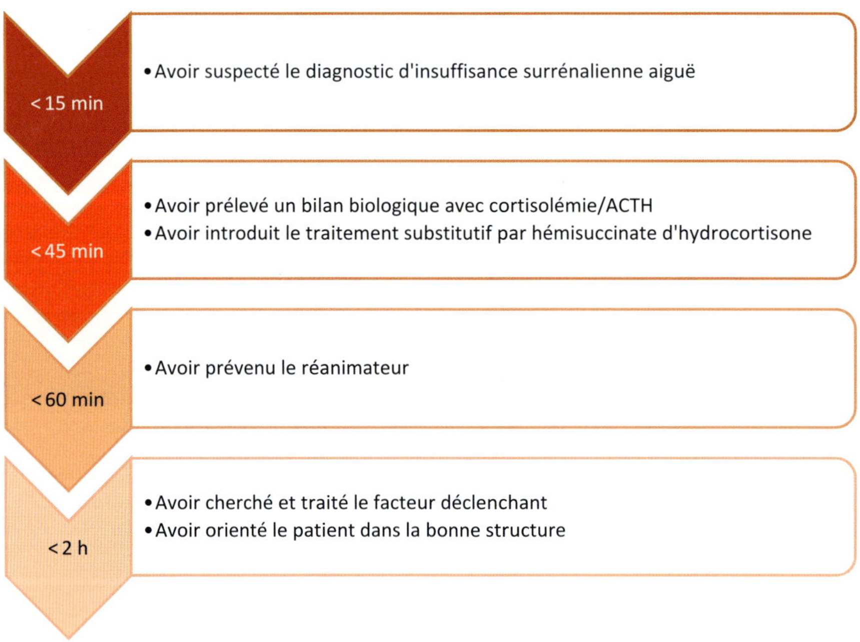

Une situation clinique... Deux prises en charge

Nicolas est l'interne de garde en réanimation. Il est appelé dans les étages pour un patient de 51 ans, chez qui a été diagnostiquée il y a 2 semaines une tumeur de l'hypophyse, découverte dans un contexte d'hémianopsie bitemporale. Le patient présente depuis 3 jours des diarrhées avec vomissements incoercibles, pour lesquels un traitement symptomatique avec pose de sonde nasogastrique a été mis en place. Nicolas est appelé aujourd'hui car les symptômes ne s'amendent pas et que la pression artérielle prise au tour de minuit est mesurée à 86/51 mmHg.

Où Inès pourrait faire mieux…

Arrivée dans le service, Inès mesure de nouveau les paramètres vitaux : la pression artérielle est stable, le patient est tachycarde à 120 bpm, apyrétique, et présente à l'examen physique une désorientation temporo-spatiale avec céphalées, associée à des douleurs abdominales.

Inès évoque cependant en premier lieu une probable déshydratation dans le contexte de pertes digestives et introduit une hydratation par sérum salé isotonique de 2000 ml par 24 heures, en omettant l'antécédent de tumeur de l'hypophyse.

Elle demande à prélever un bilan biologique (hémogramme, ionogramme sanguin et urinaire, bilan hépatique) et introduit un traitement antalgique pour les douleurs abdominales.

Les résultats après une heure montrent une hyponatrémie avec hyperkaliémie et une hypoglycémie à 0,42 g/l. Cette dernière aurait dû être évoquée devant les symptômes neurologiques du patient et aurait dû faire réaliser une glycémie capillaire.

Dans le contexte de tumeur hypophysaire et à l'aide de la clinique et des résultats biologiques Inès évoque, avec retard, une insuffisance surrénalienne aiguë et prescrit alors un traitement substitutif par hémisuccinate d'hydrocortisone avant de transférer le patient en médecine intensive et réanimation pour la suite de la prise en charge.

Où on peut faire confiance à Inès

À l'arrivée dans la chambre, Inès identifie des marbrures des genoux et que le poids noté sur la pancarte dans la chambre indique une perte de 5 kg par rapport au poids à l'entrée. La mesure des paramètres vitaux montre la persistance d'une hypotension artérielle, avec une tachycardie à 120 bpm. Le patient est apyrétique. À l'examen physique, le patient présente une désorientation temporo-spatiale, des céphalées et des douleurs abdominales.

Inès demande à l'infirmier de mesurer une glycémie capillaire, attitude qui doit être réflexe devant des symptômes neurologiques; celle-ci revient à 0,42 g/l. Inès demande de réaliser une intraveineuse directe de 2 ampoules de glucosé à 30 % pour corriger cette hypoglycémie.

Les symptômes neurologiques ne s'améliorent que peu. Inès mesure de nouveau une pression artérielle qui reste basse (afin d'éliminer une erreur de mesure, même si l'examen physique avec l'hypoperfusion périphérique confirme plutôt l'hypotension artérielle). Elle réalise un ECG qui est normal en dehors de la tachycardie sinusale.

En réfléchissant sur l'ensemble du dossier et en prenant en compte l'antécédent du patient, Inès évoque le diagnostic d'insuffisance surrénalienne aiguë. Elle réalise une expansion volémique de 1000 ml en débit libre de sérum salé isotonique (NaCl 0,9 %), avant de mettre en place une hydratation intraveineuse importante de 4 litres par jour de glucosé 5 % (pour éviter les hypoglycémies) avec adjonction de 9 g de NaCl par litre (pour l'hydratation du patient). Elle introduit immédiatement une hormonothérapie par hémisuccinate d'hydrocortisone avec un bolus suivi d'une perfusion continue intraveineuse.

Inès demande à prélever un bilan biologique comprenant un ionogramme sanguin, un hémogramme, une cortisolémie et des hémocultures.

Après appel du sénior de garde, le patient est admis en médecine intensive-réanimation.

Alors que les résultats révèlent une hyponatrémie, une hyperkaliémie ainsi qu'une natriurèse effondrée, la pression artérielle se stabilise et les symptômes digestifs et neurologiques s'amendent progressivement, confirmant le diagnostic.

VII

Défaillances et urgences infectieuses

CHAPITRE

42

Antibiothérapie d'urgence

Focus MÉDECINE INTENSIVE-RÉANIMATION

Situations de départ

- 44 Hyperthermie/fièvre
- 187 Bactérie multirésistante à l'antibiogramme
- 190 Hémoculture positive
- 255 Prescrire un anti-infectieux

Item, objectifs pédagogiques

ITEM 177 – Prescription et surveillance des anti-infectieux chez l'adulte

Rang	Rubrique	Intitulé	Descriptif
A	Définition	Connaître la définition d'un antibiotique	
A	Définition	Connaître la définition du spectre antibactérien	
A	Définition	Connaître les différentes classes d'antibiotiques	
A	Éléments physiopathologiques	Connaître les principes du mode d'action d'un antibiotique	Citer les principaux modes d'action des antibiotiques
B	Définition	Connaître (indications, contre-indications, spectre, effets secondaires, interactions) les principales molécules appartenant aux pénicillines	Pénicilline V, G, forme retard, amoxicilline, amoxicilline-acide clavulanique, oxacilline, cloxacilline
B	Définition	Connaître (indications, contre-indications, spectre, effets secondaires, interactions) les principales molécules appartenant aux céphalosporines de deuxième génération	Céfuroxime
B	Définition	Connaître (indications, contre-indications, spectre, effets secondaires, interactions) les principales molécules appartenant aux céphalosporines de troisième génération orales	Cefpodoxime, céfixime
B	Définition	Connaître (indications, contre-indications, spectre, effets secondaires, interactions) les principales molécules appartenant aux céphalosporines de troisième génération injectables	Ceftriaxone, céfotaxime
B	Définition	Connaître (indications, contre-indications, spectre, effets secondaires, interactions) les principales molécules appartenant aux aminosides	Gentamicine, amikacine

Médecine intensive – réanimation, urgences et défaillances viscérales aiguës

Rang	Rubrique	Intitulé	Descriptif
B	Définition	Connaître (indications, contre-indications, spectre, effets secondaires, interactions) les principales molécules appartenant aux fluoroquinolones systémiques	Ofloxacine, ciprofloxacine, lévofloxacine, moxifloxacine
B	Définition	Connaître (indications, contre-indications, spectre, effets secondaires, interactions) la principale molécule associant sulfaméthoxazole et triméthoprime	Cotrimoxazole
B	Définition	Connaître (indications, contre-indications, spectre, effets secondaires, interactions) les principales molécules appartenant aux macrolides	Érythromycine, spiramycine, clarithromycine, azithromycine
B	Définition	Connaître (indications, contre-indications, spectre, effets secondaires, interactions) les principales molécules appartenant aux lincosamides	Clindamycine
B	Définition	Connaître (indications, contre-indications, spectre, effets secondaires, interactions) les principales molécules appartenant aux imidazolés	Métronidazole
B	Définition	Connaître (indications, contre-indications, spectre, effets secondaires, interactions) les principales molécules appartenant aux glycopeptides	Vancomycine
A	Définition	Citer les virus pour lesquels il existe un traitement antiviral	
B	Définition	Connaître les restrictions d'utilisation des principales molécules appartenant aux carbapénèmes	Méropénème, imipénème, ertapénème
B	Définition	Citer les médicaments actifs sur les virus du groupe HSV et VVZ	Aciclovir, valaciclovir
B	Définition	Connaître les grands principes du traitement antirétroviral (ARV)	
A	Définition	Les conséquences de la résistance bactérienne aux antibiotiques	Savoir que l'antibiorésistance représente d'environ 160 000 nouveaux cas par an en France et 12 000 décès et qu'elle est responsable d'un surcoût. Elle aurait été responsable de 700 000 décès dans le monde en 2014
A	Définition	Définition et principaux antibiotiques à risque générateur de résistance élevé	
B	Définition	Citer les médicaments actifs sur les virus grippaux	Oseltamivir, zanamivir
B	Éléments physiopathologiques	Connaître les principes du mode d'évaluation de l'activité antibactérienne	Définition des niveaux sensibilité et CMI
B	Éléments physiopathologiques	Connaître les principaux mécanismes à l'origine de la résistance	Émergence de la résistance ; sélection de la résistance ; connaître les exemples des mécanismes de résistance
A	Prise en charge	Comprendre le bon usage des antibiotiques chez l'adulte	Comprendre la nécessité d'initier et de ne pas initier une antibiothérapie ; comprendre les risques individuels et collectifs d'une antibiothérapie inutile

Rang	Rubrique	Intitulé	Descriptif
A	Prise en charge	Connaître (indications, contre-indications, spectre, effets secondaires, interactions) les principaux antifongiques utilisés pour la prise en charge des infections fongiques superficielles	
B	Prise en charge	Citer les principales molécules antiparasitaires et leurs indications	
A	Prévalence, épidémiologie	Bactéries les plus fréquentes au cours des infections de l'enfant	
A	Prise en charge	Prescription d'une antibiothérapie chez le nourrisson et l'enfant	
B	Prise en charge	Prescription d'une antibiothérapie chez le nouveau-né	
A	Prise en charge	Comprendre le bon usage des antibiotiques chez l'enfant	Comprendre la nécessité d'initier et de ne pas initier une antibiothérapie ; comprendre les risques individuels et collectifs d'une antibiothérapie inutile
B	Suivi et/ou pronostic	Surveillance de l'enfant sous antibiothérapie	
A	Prise en charge	Citer les principaux antifongiques utilisés pour la prise en charge des infections fongiques superficielles et leurs indications	

Introduction
I. Notion d'infections communautaire, nosocomiale et liée aux soins
II. Principaux antibiotiques utilisés en urgence
III. Situations justifiant d'une antibiothérapie d'urgence et grands schémas thérapeutiques
Annexe – Glossaire des principales notions

Introduction

A La règle globale en infectiologie conventionnelle non sévère est dans la mesure du possible de prescrire les antibiotiques sur documentation. Cependant, certains états infectieux nécessitent, en raison de leur gravité et de leur retentissement, mais aussi du fait du terrain fragilisé sur lequel ils surviennent, la mise en route d'une antibiothérapie probabiliste en urgence après prélèvements microbiologiques. Elle sera adaptée secondairement sur la documentation microbiologique obtenue, en règle générale en désescaladant l'antibiothérapie probabiliste initiale. En effet, la rapidité de prise en charge diagnostique et surtout thérapeutique de ces situations conditionne de manière indéniable la mortalité mais aussi la morbidité de ces patients. C'est pourquoi, il est indispensable de savoir reconnaître ces situations le plus tôt possible et de savoir mettre en route une antibiothérapie probabiliste d'urgence adaptée à chaque pathologie et au terrain sur lequel elle survient. En outre, il est également important de connaître les principaux antibiotiques utilisés en pratique courante et de savoir les manier et les adapter au mieux en fonction de leurs effets sur l'organisme et de l'effet de l'organisme sur ces médicaments, afin d'éviter toute iatrogénie mais aussi toute perte de chance par sous-dosage responsable d'un échec thérapeutique et, par conséquent, d'une élévation de mortalité évitable. À l'inverse, l'impact écologique (sélection de résistance) et économique de ces prescriptions souvent à large spectre est considérable. D'où la nécessité de désescalader dans la mesure du possible et de rationaliser l'usage de ces antibiotiques.

Vignette clinique

Monsieur H., 62 ans, est adressé aux urgences pour vomissements et céphalées évoluant depuis quelques heures. Dans ses antécédents, on note une hypertension artérielle, une hypertrophie bénigne de prostate et une appendicectomie à l'âge de 24 ans. Il pèse 60 kg et mesure 1,71 m. Il ne déclare pas d'allergie connue.

Son traitement habituel comprend uniquement de l'amlodipine 10 mg le soir.

L'interrogatoire retrouve des céphalées intenses et diffuses, majorées par l'exposition à la lumière, et des vomissements.

Les paramètres vitaux relevés par l'infirmière sont : PA 105/56 mmHg, FC 116 bpm, température 38,4 °C, FR 24 cycles/min, SpO_2 96 % en air ambiant.

Votre examen physique retrouve : un Glasgow à 14/15 (Y3 V5 M6), une raideur méningée ainsi qu'une photophobie. Le signe de Kernig est présent. Les pupilles sont isocores, symétriques et réactives. Il n'y a pas de lésion purpurique. Le reste de l'examen est sans particularité.

Vous décidez de réaliser une ponction lombaire après avoir expliqué le geste au patient et avoir demandé à l'infirmière de vous aider pour l'installation du patient, ainsi qu'une glycémie capillaire concomitante. Le liquide cérébrospinal prélevé est trouble; vous envoyez le prélèvement en cytologie, bactériologie et biochimie.

Vous demandez à l'infirmière de prélever en urgence une paire d'hémocultures et de débuter tout de suite une antibiothérapie probabiliste par 3 g de céfotaxime (50 mg/kg) ainsi que 10 mg de dexaméthasone en intraveineux lent.

Le bilan biologique prélevé retrouve : un syndrome inflammatoire biologique (leucocytes 12,8 G/l, CRP 43 mg/l), ionogramme sanguin sans particularité, il n'y a pas d'insuffisance rénale. Le bilan d'hémostase est normal (plaquettes 240 G/l, TP 98 %, ratio TCA 1, fibrinogène 2,8 g/l). Le bilan hépatique est normal.

Concernant la ponction lombaire, elle met en évidence : 2 100 éléments dont 98 % de PNN, une protéinorachie à 3 g/l, une glycorachie à 0,1 mmol/l (glycémie capillaire à 7,5 mmol/l). L'examen direct (en moins de 2 heures) met en évidence des diplocoques à Gram positif.

Vous décidez d'hospitaliser Monsieur H. en service de médecine intensive-réanimation après l'avoir informé du diagnostic, ce devant la présence d'un critère de gravité, à savoir l'instabilité hémodynamique. La culture du liquide cérébrospinal (qui prendra plusieurs jours en bactériologie) retrouvera un *Streptococcus pneumoniae*. Celle de l'hémoculture reviendra stérile. Vous arrêtez l'amlodipine du fait de l'hypotension et du risque d'évolution vers un état de choc septique. La dexaméthasone sera poursuivie à raison de 10 mg 4 fois par jour pendant 4 jours, et le céfotaxime à raison de 18 g par jour (300 mg/kg par jour) initialement puis le traitement antibiotique sera adapté à la CMI mesurée à l'amoxicilline et au céfotaxime. Une durée totale de 10 jours est recommandée.

La poursuite du traitement institué aux urgences permettra la guérison du patient.

I. Notion d'infections communautaire, nosocomiale et liée aux soins

Les infections **communautaires** sont les infections que les patients contractent « en ville », sans notion de soins au préalable. Elles sont le plus souvent dues à des micro-organismes classiques, généralement sensibles aux antibiotiques usuels dits de « première ligne ».

Une infection est dite **associée aux soins** si elle survient au cours ou au décours d'une prise en charge réalisée en ville, en établissement de santé ou médico-social (prise en charge diagnostique, thérapeutique, préventive ou éducative), si elle n'était ni présente ni en incubation au début de la prise en charge. Lorsque la situation précise à l'admission n'est pas connue, un délai d'au moins 48 heures après le début de la prise en charge est communément accepté pour distinguer une infection liée aux soins d'une infection communautaire. Pour les infections du site opératoire, on considère un délai de 30 jours suivant l'intervention.

L'infection est dite **nosocomiale** si elle survient après un séjour d'au moins 48 heures dans un établissement de santé. C'est une notion capitale à prendre en compte. En effet, la survenue d'une infection liée aux soins, d'autant qu'elle survient à l'hôpital et tardivement, implique la présence de bactéries potentiellement résistantes aux antibiotiques. Cette résistance est liée à la pression de sélection exercée par l'usage des antibiotiques. Il faut comprendre que cette pression s'exerce sur l'ensemble de la flore des patients traités (on parle de microbiote), notamment sur le microbiote digestif. Deux situations sont possibles : soit le patient est porteur (colonisé) par des bactéries naturellement résistantes aux antibiotiques utilisés, soit les bactéries par lesquelles il est colonisé vont acquérir de façon spontanée lors de leur réplication des mutations leur conférant des mécanismes de résistance. Ces bactéries résistantes à l'antibiotique prescrit vont donc avoir un avantage par rapport à la pression de sélection exercée sur le microbiote. Autrement dit, l'antibiothérapie va faire évoluer le microbiote des patients. Les bactéries ainsi sélectionnées (on parle d'écologie bactérienne) et les profils d'antibiorésistance particuliers vont devoir être pris en compte dans le choix de l'antibiothérapie probabiliste.

En effet, la gravité des situations cliniques (choc septique, purpura fulminans, méningite, pneumonie acquise sous ventilation mécanique) peut justifier l'administration d'antibiotiques en urgence, avant l'obtention des résultats de la documentation microbiologique (antibiothérapie probabiliste). Le traitement probabiliste va devoir prendre en compte tous les micro-organismes potentiellement responsables de l'infection, ainsi que leur profil de résistance potentiel. On parle de « **pari microbiologique** », et il s'agit ici de ne pas se tromper dans ce pari. Par contre, il faut tout faire pour avoir dans la mesure du possible effectué les prélèvements microbiologiques avant la prescription de l'antibiothérapie. Cela permettra d'adapter secondairement l'antibiothérapie aux micro-organismes mis en évidence, l'idéal étant de restreindre le spectre d'action de l'antibiotique prescrit au strict nécessaire. On parle alors de **désescalade**. Cette dernière a pour objectif de restreindre la pression de sélection décrite ci-dessus, afin de limiter l'impact écologique de nos antibiothérapies. La désescalade permet aussi assez souvent de limiter les coûts et, parfois, les effets secondaires. L'autre élément à considérer dans le bon usage de ces antibiotiques est la durée, qui doit être la plus courte possible, de manière adaptée à l'infection mise en évidence. Il est ainsi souhaitable quand on prescrit une antibiothérapie d'avoir au plus vite une idée de la date d'arrêt.

Quiz 1

Madame B., 25 ans, est admise aux urgences pour un tableau de douleur lombaire gauche fébrile avec asthénie intense. Elle ne présente pas d'antécédent particulier en dehors d'une appendicectomie dans l'enfance et prend comme seul traitement une pilule œstroprogestative. L'examen révèle une douleur à l'ébranlement de la fosse lombaire gauche et le relevé des paramètres vitaux retrouve : température 38,8 °C, PA 95/40 mmHg (PAM 58 mmHg), FC 116 bpm, SpO_2 95 % en air ambiant, FR 22 cycles/min, douleur évaluée par ENS à 7/10, score de Glasgow à 15.

On relève une miction spontanée à l'admission de 150 ml, avec des urines concentrées.

Vous suspectez une pyélonéphrite aiguë gauche compliquée (Quick SOFA $\geq$ 2, état de choc).

Le bilan que vous avez demandé dès l'admission de la patiente retrouve des β-hCG négatifs, un syndrome inflammatoire biologique, une insuffisance rénale aiguë KDIGO 1, une acidose lactique compensée. Les prélèvements bactériologiques sont effectués également (ECBU sur urines du second jet, deux paires d'hémocultures).

Par ailleurs, vous avez mis en place deux voies veineuses périphériques, afin de débuter un remplissage vasculaire par cristalloïdes et d'administrer une antibiothérapie probabiliste en urgence. Vous avez également administré des antalgiques et antipyrétiques adaptés, et contacté le réanimateur de garde.

Quelle antibiothérapie avez-vous choisie et pourquoi ? Quel examen avez-vous demandé sans délai en plus du bilan biologique, bactériologique et du dosage sanguin des β-hCG ?

II. Principaux antibiotiques utilisés en urgence

B Cinq grandes familles sont incontournables dans les prescriptions d'antibiothérapie en urgence. Nous allons les détailler. On se référera aux ouvrages spécialisés pour les autres classes non abordées ici.

Nous aborderons quelques notions de mode d'action et de spectre antibactérien. Quelques notions générales de pharmacodynamie-pharmacocinétique sont aussi évoquées (pour comprendre — hors programme).

Pour les décrire, on distingue les antibiotiques bactéricides et les antibiotiques bactériostatiques. Les antibiotiques bactéricides vont diminuer l'inoculum bactérien en « tuant » les bactéries. Les antibiotiques bactériostatiques inhibent la croissance bactérienne sans diminuer l'inoculum initial ; on considère donc classiquement que la résolution de l'infection va alors nécessiter un bon relais de l'immunité de l'hôte. La capacité d'un antibiotique à inhiber la croissance d'une bactérie s'évalue par sa concentration minimale inhibitrice (CMI, exprimée en mg/l). C'est le seul paramètre utilisable en pratique clinique. On le détermine donc aussi pour les antibiotiques bactéricides, en se fixant alors des objectifs de concentration de plusieurs fois cette CMI, en fonction des classes utilisées. On préfère utiliser dans la mesure du possible des classes bactéricides pour les infections les plus sévères. On y distingue les antibiotiques dont la bactéricidie est temps-dépendante de ceux dont la bactéricidie est concentration dépendante. Il est nécessaire d'obtenir pour les antibiotiques temps-dépendants une concentration sérique constamment supérieure à la CMI. On cible par exemple 100 % du temps passé au-dessus de 4 fois la CMI pour les bêtalactamines. À titre d'illustration, pour les antibiotiques concentration-dépendants, la cible à atteindre est une concentration maximale supérieure à 10 ou 12 fois la CMI, suivi d'une décroissance des concentrations en dessous des seuils toxiques, avant d'envisager une éventuelle réinjection. On parle du rapport C_{max}/CMI.

C On comprend ainsi que les modalités d'administration vont être différentes :

- en continu après dose de charge ou en discontinu long pour les antibiotiques temps-dépendants (les molécules à demi-vie longue pourront être administrées en une ou deux fois) ;
- en injection unitaire de forte posologie sur un intervalle de temps court pour les antibiotiques concentration-dépendants.

L'optimisation de ces paramètres est dite optimisation des paramètres PK/PD. Les figures 42.1 et 42.2 illustrent ces paramètres pour une injection continue d'antibiotiques temps-dépendants (exemple des bêtalactamines) et une injection discontinue d'antibiotiques concentration-dépendants (exemples des aminosides), respectivement. Cette optimisation PK/PD doit prendre aussi en compte le fait que, dans l'idéal, la concentration d'antibiotiques ne doit pas être inférieure à une concentration dite de prévention d'apparition de mutants résistants. Il existe en effet une fenêtre de concentration, supérieure à la CMI, pour laquelle la pression de sélection est telle que la population sauvage sensible va diminuer pour laisser place à des mutants résistants sélectionnés par une antibiothérapie suboptimale. Ce concept reste cependant difficile à utiliser en pratique clinique. Une administration continue des antibiotiques bactéricides temps-dépendant après dose de charge permet de maintenir les concentrations sériques au-dessus de la concentration prévenant l'apparition de mutant résistant.

A. Bêtalactamines

B C'est la classe d'antibiotiques la plus utilisée en pratique courante. Elle comprend quatre sous-familles : pénicillines, céphalosporines, carbapénèmes et monobactames, pouvant éventuellement être associées à des inhibiteurs de β-lactamases (acide clavulanique, tazobactam, avibactam, vaborbactam, relébactam, etc.). Tous ces antibiotiques ont une bactéricidie temps-dépendante.

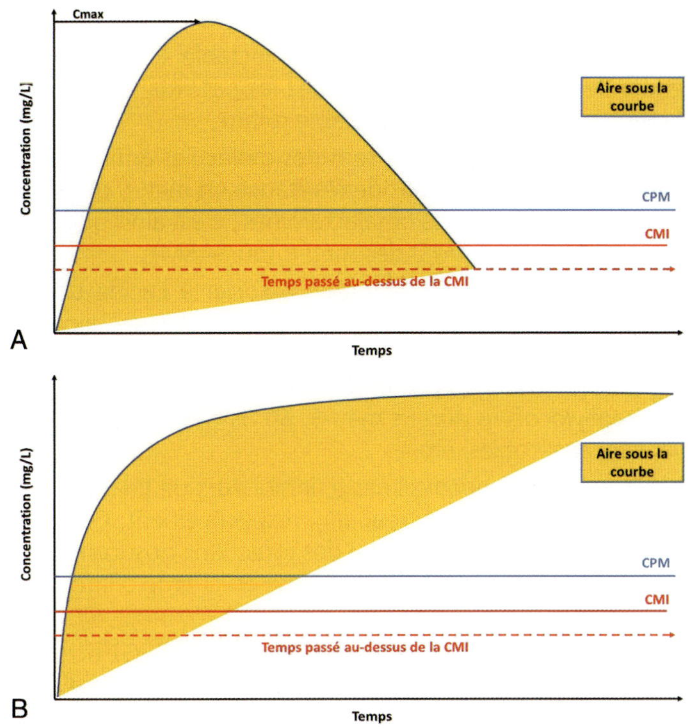

Fig. 42.1. C **Concentration d'antibiotique en fonction du temps. Exemple de figure que l'on obtiendrait pour un antibiotique bactéricide temps-dépendant.**

La figure A est en administration discontinue et on voit qu'au-delà d'un certain temps les concentrations diminuent en dessous de la CMI, alors qu'en administration continue après dose de charge sur la figure B 100 % du temps est passé au-dessus de la CMI.

CMI : concentration minimale inhibitrice ; CPM : concentration prévenant l'apparition de mutants résistants.

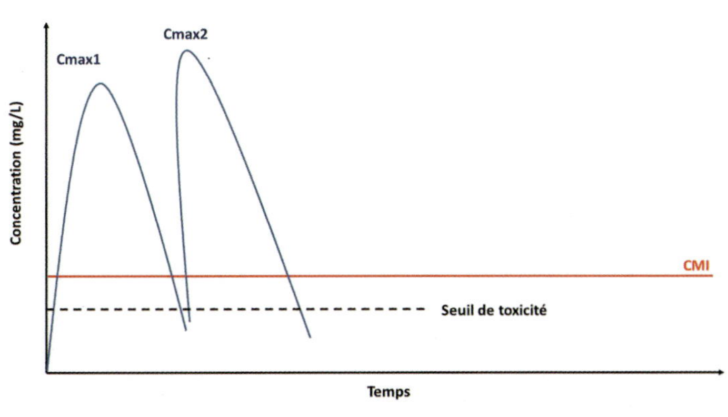

Fig. 42.2. C **Concentration d'antibiotique en fonction du temps. Exemple de figure que l'on obtiendrait pour un antibiotique bactéricide concentration-dépendant.**

L'illustration correspond à deux injections itératives, la deuxième étant effectuée lorsque les concentrations en lien avec la première injection deviennent inférieures au seuil de toxicité (creux effectué pour les aminosides), le deuxième pic pouvant alors être un peu supérieur au premier si on injecte la même dose unitaire.

Les pénicillines se divisent en :

- péni V en oral (oracilline) et péni G en forme injectable. Elles n'ont plus beaucoup d'indications en dehors des antibioprophylaxies chez les patients splénectomisés et du traitement curatif de la syphilis pour la forme injectable retard ;
- péni M : oxacilline et cloxacilline. Ce sont des molécules antistaphylococciques de choix, à partir desquelles on classe les profils de résistance en méti-S et méti-R. Les staphylocoques méti-R sont résistants à toutes les bêtalactamines ; c'est ainsi que l'on distingue les *Staphylococcus aureus* méti-S (ou SAMS) des méti-R (ou SARM) ;
- péni A : c'est l'amoxicilline, que l'on peut associer à l'acide clavulanique. L'amoxicilline est active sur le pneumocoque et *Streptococcus pyogenes*. L'ajout de l'acide clavulanique élargit le spectre à une grande majorité des bactéries impliquées dans les infections communautaires, notamment si les portes d'entrée de l'infection sont cutanée, pulmonaire ou abdominale (*Staphylococcus aureus* méti-S, 60 % des souches d'*Escherichia coli*, *Haemophilus influenzae*, anaérobies, etc.) ;
- carboxypénicillines et uréidopénicillines ± inhibiteurs de β-lactamases : ticarcilline + acide clavulanique et pipéracilline + tazobactam, respectivement. Ces molécules ont un spectre très large et sont utilisées dans le cadre des infections nosocomiales. La témocilline dérive des carboxypénicillines et est réservée à la prise en charge d'infections liées à des bactéries résistantes ;
- céphalosporines : de première, deuxième, troisième (C3G) et quatrième (C4G) générations. Dans le contexte de l'antibiothérapie d'urgence, ce sont plutôt les C3G qui nous intéressent : ceftriaxone et céfotaxime. Ce sont des antibiotiques à spectre large, faciles d'utilisation, couvrant la majorité des bactéries impliquées dans les infections communautaires. Elles sont d'ailleurs utilisables en préhospitalier dans les rares cas où c'est nécessaire (purpura fulminans) et sont à ce titre de vraies molécules de l'urgence ;
- carbapénèmes : c'est la classe de bêtalactamines ayant le spectre le plus large, permettant de couvrir des bactéries résistantes aux autres bêtalactamines (sécrétrices de β-lactamases à spectre étendu). Le spectre comprend aussi les anaérobies. Elles sont de ce fait à préserver, afin de limiter l'émergence de bactéries résistantes aux carbapénèmes : elles sont réservées à un usage spécialisé en milieu hospitalier ;
- monobactames : elles ont l'avantage de leur spectre étroit limité à certains bacilles à Gram négatif. Ceci permet une utilisation dans des infections documentées en nosocomial, en limitant l'impact écologique.

La contre-indication majeure à l'utilisation des bêtalactamines est l'allergie grave (choc anaphylactique, œdème de Quincke, dyspnée laryngée, etc.). Lorsque seules des manifestations mineures et retardées (éruption cutanée) ont été observées à l'occasion d'un traitement antérieur par une pénicilline, les céphalosporines sont habituellement utilisables, le risque d'allergie croisée étant de l'ordre de 15 %. La notion d'allergie nécessite un interrogatoire précis et consciencieux des patients. La pratique clinique montre en effet que beaucoup de ces « allergies » sont en fait des intolérances digestives ou des réactions cutanées dans l'enfance. Ces dernières sont en réalité assez souvent des éruptions cutanées secondaires à la prescription de péni A dans des viroses, particulièrement la mononucléose infectieuse, et ne sont en aucun cas une contre-indication à la prescription de cette classe d'antibiotiques. Les monobactames ne présentent pas d'allergie croisée avec les pénicillines et les céphalosporines et restent utilisables en cas d'allergie grave à l'une de ces sous-familles, au prix d'une limitation du spectre qui devra faire associer une molécule active sur les bactéries à Gram positif si besoin.

En dehors de ces problèmes, les bêtalactamines sont habituellement facilement utilisables et répondent à bien des situations d'antibiothérapie probabiliste d'urgence. L'insuffisance rénale ralentit l'élimination de beaucoup d'entre elles, pouvant conduire à des surdosages au bout de quelques jours d'utilisation. En cas de surdosage, les pénicillines peuvent être responsables d'encéphalopathie, voire de convulsions, particulièrement lors de traitements de méningites, du fait de doses utilisées très importantes et d'une diffusion accentuée par l'inflammation méningée. Elles peuvent être responsables de toxicité rénale par néphrite interstitielle. Le dosage plasmatique de la plupart de ces molécules est facilement accessible et permet à la fois de limiter ces effets secondaires et d'optimiser les paramètres PK/PD expliqués ci-dessus, particulièrement pour les malades de soins intensifs.

Le tableau 42.1 représente de manière schématique le spectre des principales bêtalactamines vis-à-vis des principales bactéries d'intérêt clinique. Ces données sont valables pour une première approche, mais un peu caricaturales et beaucoup plus complexes pour certaines situations, notamment pour ce qui concerne les β-lactamases à spectre étendu. On retiendra qu'il convient d'utiliser autant que possible les molécules au spectre le plus étroit, afin de limiter leur impact écologique et préserver au maximum les molécules aux spectres les plus larges. Insistons de nouveau sur le fait que la situation doit être réévaluée régulièrement et que le spectre de toute antibiothérapie probabiliste débutée avant documentation doit être décrémenté autant que possible dès obtention de l'antibiogramme.

B. Aminosides

Ces antibiotiques ont une bactéricidie concentration-dépendante rapide. De ce fait, ils sont souvent utilisés dans les sepsis et le choc septique, dans l'idée de diminuer rapidement l'inoculum bactérien, sans que le bénéfice clinique n'ait vraiment été démontré. Ils sont donc en général prescrits en association, le plus souvent à une bêtalactamine, un glycopeptide ou une fluoroquinolone, en début de traitement pour une durée limitée en dehors de quelques indications.

Cependant, ils sont oto- et néphrotoxiques, particulièrement lorsqu'une insuffisance rénale diminue leur élimination. Leur administration doit donc être prudente. La dose initiale doit être adaptée au volume de distribution des malades, c'est-à-dire plus élevée pour les malades les plus sévères. Cette dose initiale ne doit pas être diminuée chez le patient insuffisant rénal, l'adaptation se faisant pour les injections ultérieures. En cas d'insuffisance rénale, chaque réinjection doit être précédée d'un dosage de la concentration résiduelle plasmatique de l'aminoside afin d'éviter le risque de surdosage. Cependant, il faut tout de même bien peser le rapport bénéfice/risque attendu et savoir pondérer la prescription des aminosides en fonction des autres facteurs de néphrotoxicité éventuels (injection de produit de contraste iodé, état de choc, etc.).

C. Fluoroquinolones

Ce sont des molécules « fragiles » dans le sens où la sélection de mutants résistants est rapide, avec un impact fort sur le microbiote intestinal. Cela amène à rationaliser leur utilisation, d'autant qu'elles sont à préserver pour le traitement de certaines infections où leur utilité est majeure (ostéoarticulaires sur matériel, tuberculose résistante, etc.).

Elles sont de première (norfloxacine), deuxième (ofloxacine, ciprofloxacine) et nouvelle (lévofloxacine, moxifloxacine) générations. Leur biodisponibilité est excellente, permettant une administration orale intéressante pour les relais d'antibiothérapie. La diffusion tissulaire est aussi très bonne, notamment dans le poumon, la peau, les os et l'appareil génito-urinaire. Elles exercent un effet bactéricide à la fois concentration- et temps-dépendant. Leur spectre est assez large (entérobactéries, SAMS, pneumocoque, bactéries intracellulaires « atypiques »). Par contre, leur toxicité principale est musculotendineuse (myopathies, tendinopathies pouvant parfois être invalidantes). Il faut aussi surveiller le risque d'allongement du QT et de troubles du rythme associés.

En médecine intensive-réanimation, elles peuvent être utilisées dans les infections respiratoires et urinaires, communautaires et nosocomiales, et dans les situations où la diffusion dans les tissus infectés difficiles d'accès est souhaitable.

Tableau 42.1. Ⓐ **Tableau schématique des spectres des principaux antibiotiques utilisables en urgence.**

Classe d'antibiotiques	Spectres									
	Pneumocoque	***S. pyogenes***	**SASM**	**SARM**	***E. coli* sauvage**	***Klebsiella* sauvage**	***Enterobacter, Serratia, Proteus***	***Pseudomonas* sauvage**	**Entérobactéries BLSE***	**Anaérobies**
Bêtalactamines										
Pénicilline A[1]	+	+	–	–	60–70 % S.	–	–	–	–	–
Pénicilline A + inhibiteur de β-lactamase[2]	+	+	+	–	+	–	–	–	–	+
C2G[3]	+	+	±	–	±	+	–	–	–	±
C3G[4]	+	+	+	–	+	+	–	Ceftazidime	±	±
C4G[5]	+	+	+	–	+	+	±	+	±	±
C5G[6]	+	+	+	–	+	+	+	+	±	+
Uréidopénicilline + inhibiteur de β-lactamase[7]	+	+	+	–	+	+	+	+	+	+
Carbapénèmes[8]	+	+	+	–	+	+	+	+	+	+
Monobactames[9]	–	–	–	–	+	+	+	±	+	±
Aminosides	-[a]	-[a]	+	+	+	+		+	+	+
Glycopeptides	+	+	+	+	–	–		–	–	±[c]
Macrolides	±	+	±	–	–	–		–	–	±
Fluoroquinolones[b]	±	±	+	–	+	±	±	±	–	±

BLSE : β-lactamase à spectre étendu. S = sensibilité. SASM : *Staphylococcus aureus* sensible à la méticilline. SARM : *Staphylococcus aureus* résistant à la méticilline.
Exemples d'antibiotiques pour chaque classe : 1 : amoxicilline ; 2 : amoxicilline + acide clavulanique ; 3 : céfoxitine, 4 : céfotaxime ; ceftriaxone ; 5 : céfépime ; 6 : ceftolozane + tazobactam ; ceftazidime + avibactam ; 6 : pipéracilline + tazobactam ; 7 : imipénème, méropénème ; 8 : azactam.
* Données caricaturales, présentées à titre informatif en première approche, mais devant être modulées en fonction de la classe de BLSE.
[a] : L'association aux bêtalactamines restaure la sensibilité aux aminosides.
[b] : Les fluoroquinolones sont une classe complexe. Les ± renvoient au fait que toutes les molécules de cette classe ne sont pas concernées par la sensibilité. Classe thérapeutique à préserver le plus possible et dont l'usage doit être restreint.
[c] : Gram positif seulement. Résistance des anaérobies à Gram négatif.

D. Macrolides

Ils sont habituellement bactériostatiques. Leur intérêt en situation critique est leur action sur les bactéries intracellulaires, ce qui en fait une classe utilisable dans les pneumonies communautaires graves. Leur toxicité est essentiellement cardiaque, avec élargissement du QT.

On utilise plutôt l'azithromycine ou la rovamycine dans les infections respiratoires, avec une biodisponibilité permettant un relais oral éventuel.

E. Glycopeptides

Les deux molécules de cette classe pouvant être intéressantes dans le contexte de l'antibiothérapie d'urgence sont la vancomycine et la téicoplanine, dans une moindre mesure. Elles ne sont utilisables que par voie intraveineuse, ou sous-cutanée pour la téicoplanine. Elles exercent une bactéricidie lente. Leur spectre est large sur les bactéries à Gram positif, notamment les SARM. C'est leur positionnement principal. Elles sont inefficaces sur les bactéries à Gram négatif. La diffusion tissulaire est très bonne.

Leurs effets indésirables principaux sont la néphrotoxicité et l'ototoxicité. L'allergie est aussi possible, parfois grave (« *red man* » *syndrome*).

Quiz 2

Vous êtes médecin généraliste et êtes appelé à domicile parce que la fille de Madame B., âgée de 17 ans, présente depuis 2 heures des céphalées intenses, inhabituelles, avec un épisode de vomissement et une fièvre à 39,9 °C. À votre arrivée, elle est prostrée, gênée par la lumière.
Quel élément crucial recherchez-vous immédiatement à l'examen clinique ?

Mademoiselle B. présente deux lésions purpuriques d'environ 5 mm chacune.
Que faites-vous immédiatement ?

Quiz 3

Vous examinez aux urgences Monsieur X., 42 ans, qui se plaint de douleurs abdominales depuis 2 jours. Il n'a pas d'antécédents particuliers, pas d'allergie connue. La douleur est localisée en fosse iliaque droite et est associée à des vomissements. Il présente une défense localisée à l'examen, de même qu'une fièvre à 39,1 °C. Il présente une tachycardie à 112 bpm, la pression artérielle est de 92/42 mmHg (PAM 58 mmHg). Le bilan prélevé rapporte un syndrome inflammatoire biologique avec une hyperleucocytose (11,4 G/l) et une CRP augmentée (76 mg/dl). Le reste du bilan est sans particularité. Vous aviez également demandé de prélever un ECBU et deux paires d'hémocultures périphériques.
Vous faites le diagnostic d'appendicite aiguë.
Quelle est votre prise en charge ?

III. Situations justifiant d'une antibiothérapie d'urgence et grands schémas thérapeutiques

Ⓐ Rappelons qu'en situation d'urgence l'antibiothérapie est très souvent probabiliste, sans documentation. Il faut donc toujours effectuer des prélèvements microbiologiques juste avant la première injection d'antibiotiques pour permettre une désescalade après obtention de la documentation. L'antibiothérapie initiale probabiliste « à large spectre » peut nécessiter des bithérapies initiales (exemple des pneumonies aiguës communautaires graves). La désescalade pour un spectre plus étroit passera alors par une monothérapie.

B Les tableaux suivants récapitulent les principaux schémas thérapeutiques proposés pour les infections graves les plus fréquentes. Les posologies données le sont à titre indicatif. Elles sont à connaître pour le purpura fulminans. Les schémas proposés doivent être adaptés au contexte clinique, aux contre-indications éventuelles et à la documentation clinique secondaire.

Tableau 42.2. B Purpura fulminans.

Définition	C'est un purpura vasculaire d'extension rapide (quelques minutes à quelques heures) en taille et en nombre, avec au moins un élément nécrotique ou ecchymotique de diamètre supérieur à 3 mm. Il est souvent associé à un sepsis ou un choc septique
Délai d'instauration de l'antibiothérapie	Il faut administrer l'antibiothérapie de manière immédiate dès la suspicion diagnostique (c'est la seule indication formelle de l'antibiothérapie préhospitalière)
Germes	Il est le plus souvent secondaire à une méningococcémie (*Neisseria meningitidis*) mais peut aussi survenir au cours d'une infection à pneumocoque (*Streptococcus pneumoniae*), l'éventuelle atteinte méningée n'est qu'au second plan. La ponction lombaire est d'ailleurs contre-indiquée du fait des troubles de l'hémostase
Antibiothérapie initiale	– Ceftriaxone par voie intraveineuse si possible, sinon par voie intramusculaire, 2 g chez l'adulte – *Ou* : Céfotaxime par voie intraveineuse, 1 g chez l'adulte
Remarque	Après avoir reçu de manière immédiate cette antibiothérapie, le malade doit être transféré en extrême urgence à l'hôpital, en privilégiant les établissements dotés d'un service de réanimation adapté à l'âge du malade, le médecin ayant au préalable alerté les urgences de l'hôpital de l'arrivée d'un cas suspect de purpura fulminans, afin que son accueil puisse être anticipé

Tableau 42.3. B Syndrome méningé aigu fébrile (ITEM 151).

Délai d'instauration de l'antibiothérapie	Le plus tôt possible. Au plus tard dans les 3 heures, idéalement dans l'heure qui suit l'arrivée à l'hôpital
Germes	*Streptococcus pneumoniae, Neisseria meningitidis, Listeria monocytogenes*
Antibiothérapie	– Céfotaxime 300 mg/kg/24 h par voie intraveineuse – *Ou* : Ceftriaxone 100 mg/kg/24 h par voie intraveineuse – *Et*, si suspicion de listériose : Amoxicilline 200 mg/kg/24 h en perfusion IV continu pendant 21 jours (6 semaines si rhombencéphalite ou abcès cérébral) + Gentamicine 5 mg/kg/24 h en une perfusion IV pendant les 5 à 7 premiers jours
Remarque	La ponction lombaire est l'élément clé du diagnostic. Toute situation conduisant à la retarder impose la mise en place d'une antibiothérapie probabiliste en raison du lien étroit entre le pronostic et la précocité de mise en route du traitement. L'antibiothérapie est donc débutée avant la ponction lombaire dans trois situations : – En cas de purpura fulminans contre-indiquant la ponction lombaire – En cas de contre-indication à la ponction lombaire autre que le purpura fulminans – Ou en cas d'admission hospitalière non possible dans les 90 minutes

Tableau 42.4. B **Sepsis et choc septique (ITEM 158).**

Définition	Défini par un sepsis (dysfonction d'organe secondaire à une réponse inappropriée de l'hôte envers une infection, correspondant à un score SOFA ≥ 2 ou une élévation d'au moins 2 points si une dysfonction d'organe est présente avant l'infection) nécessitant la mise en route de vasopresseurs pour obtenir une PAM d'au moins 65 mmHg ainsi que la constatation d'une hyperlactatémie > 2 mmol/l malgré la correction d'une hypovolémie
Délai d'instauration de l'antibiothérapie	Le plus tôt possible dans l'heure qui suit la survenue du choc septique, après les hémocultures (une paire d'hémocultures lors du bilan biologique initial et une seconde immédiatement avant l'administration de la première dose d'antibiotique)
Pneumonie aiguë communautaire grave (ITEM 154)	
Germes	Le pneumocoque, *Legionella pneumophila*. Moins fréquemment, *Staphylococcus aureus*, entérobactéries et *Haemophilus influenzae* et *Mycoplasma pneumoniae*, *Chlamydia pneumoniae*. Et les anaérobies à prendre en compte en cas de pneumopathie d'inhalation. *P. aeruginosa* est à considérer chez le patient BPCO stade IV qui a reçu des cures multiples d'antibiotiques dans les 6 mois précédents, en cas d'antécédent d'exacerbation de BPCO due à *Pseudomonas aeruginosa* ou en cas de bronchectasie, mucoviscidose
Antibiothérapie	Les deux agents pathogènes à prendre obligatoirement en compte en raison de la mortalité importante qui leur est associée sont *Streptococcus pneumoniae* et *Legionella pneumophila* – Céfotaxime 1 à 2 g × 3/24 h IV ou Ceftriaxone 1 à 2 g/24 h IV – *Et* : antibiothérapie active sur les germes intracellulaires : macrolide IV ou fluoroquinolone antipneumococcique de type Lévofloxacine 500 mg × 2/24 h IVL – En cas de facteur de risque de *Pseudomonas aeruginosa* : Pipéracilline-tazobactam 4 g × 3 ou 4/24 h IV *ou* Céfépime 1 à 2 g × 3/24 h IV *ou* carbapénème *et* aminoside *et* antibiothérapie active sur les germes intracellulaires
Infection urinaire grave communautaire ? (quick-SOFA ≥ 2 ou geste urologique urgent) (ITEM 161)	
Germes	*Escherichia coli*, *Proteus*, *Klebsiella*, entérocoques
Antibiothérapie	– Céfotaxime ou Ceftriaxone *et* Amikacine – En cas d'allergie : Aztréonam *et* Amikacine
Infection intra-abdominale grave	
Germes	*Escherichia coli*, entérobactéries, *Bacteroides fragilis*, entérocoques
Antibiothérapie	– Pipéracilline-tazobactam *et* Gentamicine – *Et* : traitement antifongique de type échinocandine si au moins 3 critères parmi les suivants : défaillance hémodynamique, sexe féminin, chirurgie sus-mésocolique, antibiothérapie en cours depuis plus de 48 h

Tableau 42.5. B **Neutropénie fébrile (ITEM 191).**

Justificatif	La neutropénie est définie par un nombre absolu de polynucléaires neutrophiles (PNN) inférieurs à 1 500/mm³ soit 1,5 G/l. Elle expose principalement à un risque infectieux, d'autant plus important qu'elle est profonde (PNN < 500/mm³) et/ou prolongée (durée de plus de 7 jours)
Définition	Le diagnostic est rendu difficile par la relative pauvreté des symptômes cliniques pouvant conduire à des tableaux sévères en cas de retard diagnostique. C'est, par conséquent, un terrain à risque même en l'absence de critère de gravité patent
Délai d'introduction de l'antibiothérapie	L'antibiothérapie doit être administrée dans les 30 minutes en cas de signe de gravité. Le cas échéant, dans l'heure, après les prélèvements sur cathéter
Germe	Les BGN, staphylocoques, streptocoques, *Aspergillus* (poumon, cerveau) et *Candida* (cathéter)

(*Suite*)

Tableau 42.5. Suite.

Antibiothérapie	– Bêtalactamine avec activité anti-*Pseudomonas* (Pipéracilline-tazobactam *ou* Ceftazidime *ou* Céfépime) – *Et* : Aminoside en cas de choc septique – *Et* : Glycopeptide (Vancomycine) si : suspicion d'infection sur la voie d'abord vasculaire, ou porte d'entrée cutanée ou cellulite suspectée, ou choc septique/sepsis sévère, ou antibiothérapie avec spectre insuffisant sur les germes à Gram positif, ou mucite de grade III ou IV, ou colonisation à *Staphylococcus aureus* résistant à la méticilline (SARM). (En cas de choc septique et sans autre foyer infectieux suspecté, il faut penser à retirer le cathéter immédiatement)

Tableau 42.6. B Patients splénectomisés ou aspléniques (ITEM 191).

Justificatif	Ces patients bénéficient d'une prévention par antibioprophylaxie et vaccination. Cependant la prévention de l'infection ne protège pas à 100 % le patient hypo- ou asplénique, même avec une bonne observance. C'est pourquoi, en cas de fièvre supérieure à 38,5 °C, il faut instaurer une antibiothérapie curative rapidement
Délai d'introduction de l'antibiothérapie	Urgente, dans l'heure, après les prélèvements (hémocultures)
Germes	*Streptococcus pneumoniae, Neisseria meningitidis, Haemophilus influenzae*
Antibiothérapie	– Céfotaxime ou Ceftriaxone – En cas d'étiologie urinaire ou digestive suspectée : Gentamicine *ou* Ciprofloxacine *ou* Vancomycine en cas de résistance suspectée

Une situation clinique... Deux prises en charge

Un homme de 56 ans, commercial, présente depuis moins d'une semaine environ une toux sèche non productive apparue progressivement, une asthénie accompagnée d'une fièvre et de douleurs abdominales modérées. Ses principaux antécédents sont un tabagisme actif et un diabète de type 2. En consultant son médecin traitant deux jours après le début des symptômes, celui-ci lui a prescrit une antibiothérapie par amoxicilline-acide clavulanique *per os* en raison d'un foyer de crépitants en base pulmonaire droite. Sous antibiothérapie depuis 3 jours, devant l'aggravation de la symptomatologie, le patient contacte le SAMU. À l'arrivée du SMUR, le patient présente des signes de détresse respiratoire aiguë avec SpO_2 à 88 % en air ambiant, fréquence respiratoire à 35 cycles/min, FC à 81 bpm et PA à 160/80 mmHg. L'examen clinique objective une douleur thoracique prédominant à droite et des crépitants pulmonaires bilatéraux. Le patient est transféré au service d'accueil des urgences de l'hôpital sous masque à haute concentration d'oxygène.

Où Charlotte ne fait pas ce qu'il faut...

Devant ce tableau d'insuffisance respiratoire aiguë hypoxémiante, Charlotte l'interne des urgences, décide de mettre en place un contrôle tensionnel par dérivés nitrés (dinitrate d'isosorbide) IV et un traitement diurétique par furosémide IV devant ce qu'elle pense être une décompensation cardiaque sur pneumopathie. Le traitement antibiotique n'étant en place que depuis 3 jours, elle se dit que l'antibiotique n'a pas encore vraiment eu le temps d'agir et poursuit tout de même l'amoxicilline-acide clavulanique mais par voie intraveineuse pour plus d'efficacité.

L'évolution clinique va être rapidement défavorable et le patient va évoluer vers un syndrome de détresse respiratoire aiguë sévère nécessitant son admission en service de médecine intensive-réanimation pour mise sous ventilation mécanique.

Où l'on peut faire confiance à Charlotte

Devant ce tableau de pneumopathie aiguë communautaire grave bilatérale d'apparition progressive, avec symptômes extrapulmonaires à type de douleurs abdominales, de pouls dissocié (absence de tachycardie majeure malgré un tableau clinique grave) et d'évolution défavorable sous bêtalactamines, Charlotte envisage une légionellose et modifie l'antibiothérapie pour céfotaxime (C3G) et lévofloxacine (fluoroquinolone) par voie intraveineuse et appelle le réanimateur pour un avis devant les signes respiratoires. Celui-ci effectuera une échographie pour éliminer une part d'œdème pulmonaire hydrostatique. L'antigénurie légionelle reviendra d'ailleurs positive, confirmant le diagnostic clinique de Charlotte, et une association macrolide-fluoroquinolone pourra être discutée.

Annexe – Glossaire des principales notions

Antibiogramme Évaluation au laboratoire *in vitro* de la sensibilité d'une bactérie aux différents antibiotiques.

Antibiotique Molécule exerçant un effet bactériostatique ou bactéricide sur les bactéries, utilisée en médecine pour le traitement curatif ou préventif des infections bactériennes.

Antibiothérapie documentée Antibiothérapie prescrite après identification de la ou des bactérie(s) responsable(s) de l'infection et détermination de l'antibiogramme.

Antibiothérapie probabiliste Antibiothérapie prescrite avant identification de la ou des bactérie(s) responsable(s) de l'infection, en général du fait de la gravité de l'infection. Les prélèvements microbiologiques doivent avoir été effectués dans la mesure du possible avant cette antibiothérapie de manière à l'adapter secondairement.

Bactériostase Capacité d'un antibiotique à inhiber la croissance bactérienne.

Bactéricidie Capacité d'un antibiotique à entraîner la mortalité des bactéries.

Concentration minimale inhibitrice (CMI) Concentration d'antibiotique capable d'inhiber la croissance bactérienne, dans des conditions *in vitro* standardisées (température, taille d'inoculum, etc.). La CMI explore donc la bactériostase exercée par un antibiotique.

Désescalade Adaptation d'une antibiothérapie après documentation, en utilisant une classe thérapeutique au spectre le plus étroit possible de manière à limiter l'impact écologique.

Effet post-antibiotique Effet sur la croissance bactérienne après disparition du contact antibiotique-bactérie. Un effet post-antibiotique prolongé permet un espacement des administrations d'antibiotique. A surtout été documenté pour les aminosides.

Inoculum Échantillon de micro-organismes dans un milieu. La taille de l'inoculum fait donc référence à la quantité de bactéries responsables de l'infection (« charge bactérienne ») ou mise en culture *in vitro* (souvent standardisée).

Résistance acquise Mécanisme de résistance acquis par une bactérie, par mutation spontanée d'un gène chromosomique ou par acquisition d'un gène porté par un plasmide. La mutation est sélectionnée car elle confère un avantage à la bactérie qui l'exprime en présence de l'antibiotique concerné, aboutissant ainsi à une croissance de cette population résistante, qui va remplacer la population sensible.

Résistance naturelle Résistance naturellement exprimée par une bactérie, en règle générale du fait de gènes chromosomiques.

Spectre Ensemble des bactéries généralement sensibles à un antibiotique.

Réponses aux quiz

Quiz 1

Madame B. présente une pyélonéphrite aiguë gauche compliquée d'un état de choc, sans facteur de risque d'EBLSE. En l'absence d'allergie, elle doit recevoir sans délai une double antibiothérapie initiale intraveineuse associant céfotaxime ou ceftriaxone avec un aminoside type amikacine.

En effet, ce sont des molécules bactéricides avec de fortes concentrations rénales et systémiques obtenues rapidement après administration.

L'examen à demander en urgence devant ce tableau de pyélonéphrite aiguë compliquée d'un état de choc est une uro-TDM pour rechercher un obstacle sur les voies urinaires avec une dilatation des cavités pyélocalicielles en amont. Elle permet de rechercher en outre une complication locale telle qu'un abcès ou un phlegmon péri-rénal. Elle permet par ailleurs d'objectiver une image de néphrite.

Il convient de s'assurer de l'absence de contre-indication avant sa réalisation : absence d'allergie au produit de contraste iodé, absence d'insuffisance rénale sévère. Si une contre-indication est retrouvée, on devra réaliser une échographie.

La TDM met en évidence une lithiase urétérale gauche.

Vous appelez votre collègue urologue, afin d'organiser le cathétérisme urétéral rétrograde pour dériver les urines en urgences.

Quiz 2

Devant ce tableau de méningite, outre la recherche des signes classiques de méningite, vous devez commencer par rechercher un purpura nécrotique ou ecchymotique d'au moins 3 mm de diamètre.

Elle présente un purpura fulminans dans le cadre d'une méningococcémie : vous devez lui administrer immédiatement une antibiothérapie systémique par ceftriaxone 2 g en intraveineux ou à défaut en intramusculaire. Vous appelez le SAMU pour la transférer en urgence à l'hôpital le plus proche bénéficiant d'un service de réanimation. On retiendra qu'un patient peut présenter un purpura fulminans alors même qu'il n'y a pas de méningite.

Quiz 3

L'urgence est à la mise en route de l'antibiothérapie probabiliste. Devant cette péritonite communautaire avec seulement un critère de gravité, vous demandez à l'infirmière de lui administrer de la ceftriaxone 2 g IVL et du métronidazole 500 mg IVL sans délai. Il reçoit également un remplissage vasculaire par 500 ml de sérum salé isotonique. Vous lui expliquez qu'il doit rester à jeun et vous contactez le chirurgien viscéral de garde.

Après avoir eu sa consultation d'anesthésie, Monsieur X. est pris en charge au bloc opératoire.

CHAPITRE
43

Hygiène et infections nosocomiales

Focus MÉDECINE INTENSIVE-RÉANIMATION

Situations de départ

- 44 Hyperthermie/fièvre
- 187 Bactérie multirésistante à l'antibiogramme

Item, objectifs pédagogiques

ITEM 4 – La sécurité du patient. La gestion des risques. Les événements indésirables associés aux soins (EIAS)

Rang	Rubrique	Intitulé	Descriptif
A	Définition	Définir la qualité	
A	Définition	Définir la sécurité	
A	Définition	Définir : savoir définir les événements indésirables associés aux soins et leur niveau de gravité. Notion d'évitabilité. Notion d'événement porteur de risque, notion d'aléa thérapeutique	
B	Prévalence, épidémiologie	Définir l'impact économique des IAS	
B	Définition	Connaître les mécanismes de transmissibilité des BMR	
B	Définition	Connaître les mécanismes de résistances transférables dans les IAS	
B	Définition	Connaître les structures en charge des IAS en France	Connaître l'organisation de la lutte contre les IAS en France
A	Définition	Connaître la définition de l'antisepsie	Connaître les principaux antiseptiques
A	Prise en charge	Connaître les modalités d'antisepsie de la peau saine, de la peau lésée et des muqueuses	Savoir adapter le choix de la solution antiseptique à la situation clinique
A	Définition	Connaître la définition et les règles de l'asepsie	
A	Définition	Connaître la définition et les règles de la détersion	
A	Définition	Connaître la définition et les règles de la désinfection	
B	Définition	Connaître la définition et les règles de la décontamination, de la stérilisation	
A	Prise en charge	Connaître les règles de l'utilisation des antiseptiques	
B	Prévalence, épidémiologie	Citer les trois grandes causes de risque lié aux soins	Actes invasifs, infections nosocomiales et erreurs médicamenteuses

Rang	Rubrique	Intitulé	Descriptif
A	Prise en charge	Connaître les modalités de l'hygiène des mains et d'utilisation des solutions hydroalcooliques	
A	Définition	Connaître les définitions des infections associées aux soins (IAS)	Connaître la définition d'une IAS, d'une infection nosocomiale, décliner les différents types d'IAS (ISO…)
B	Prise en charge	Principe d'évaluation	Connaître les cinq agences nationales impliquées dans la surveillance et l'alerte sanitaire : ANSM, ASN, ANSP, ANSES, ABM
B	Prise en charge	Connaître le principe de précaution	
B	Prise en charge	Connaître le principe d'indépendance	Connaître la notion de conflit d'intérêts
B	Prise en charge	Connaître le principe de transparence	Indicateurs IPAQSS, déclaration des EIG à l'ARS
B	Définition	Connaître les principes de la prévention *a priori*	Gestion des risques *a priori* : méthodes fondées sur l'analyse de processus, méthodes fondées sur la conformité à des normes
B	Définition	Connaître les principes de la prévention *a posteriori*	Connaître les principales méthodes de prévention des EIAS
B	Prise en charge	Connaître le cycle d'amélioration continue. Roue de Deming	Connaître les situations dans lesquelles il est recommandé de faire un myélogramme
B	Prise en charge	Connaître les principes de la culture de la sécurité	Connaître le principe de la gestion des risques, de sa coordination et de la culture de la sécurité aux niveaux individuel et collectif ; définir les CREX ; vigilances sanitaires ; rôles des ARS, de l'ANSM
B	Prise en charge	Identifier les fonctions ministère des Affaires sociales et de la Santé	Connaître les fonctions de la DGS, celles de la DGOS et de l'IGAS
B	Définition	Haute Autorité de Santé, dispositif de déclaration des événements porteurs de risque	
B	Définition	Haute Autorité de Santé, missions dans la qualité et sécurité des soins	
B	Éléments physiopathologiques	Connaître les trois principaux micro-organismes impliqués des IAS	Citer la fréquence BMR pour chacun des trois principaux micro-organismes
B	Prévalence, épidémiologie	Connaître la prévalence des IAS et la part prévalente des principales IAS	
B	Éléments physiopathologiques	Connaître la répartition des principaux micro-organismes responsables des IAS par sites anatomiques	
B	Définition	Connaître les critères diagnostiques d'une infection urinaire nosocomiale	Définition, moyens diagnostiques
B	Diagnostic positif	Connaître les critères diagnostiques d'une pneumopathie nosocomiale	Définition, moyens diagnostiques
B	Diagnostic positif	Connaître les critères diagnostiques d'une infection du site opératoire (ISO)	Définition, moyens diagnostiques

Rang	Rubrique	Intitulé	Descriptif
B	Éléments physiopathologiques	Connaître les facteurs de risque d'une ISO	
B	Définition	Connaître les critères diagnostiques d'une infection liée au cathéter	Définition, moyens diagnostiques
B	Prise en charge	Connaître les règles de prévention des infections urinaires nosocomiales	Mesures de prévention des IAS ; principaux facteurs de risque
B	Prise en charge	Connaître les règles de prévention des pneumopathies nosocomiales	Mesures de prévention des IAS ; principaux facteurs de risque
B	Prise en charge	Connaître les règles de prévention des infections du site opératoire	Mesures de prévention des IAS ; principaux facteurs de risque
B	Prise en charge	Connaître les règles de prévention des infections liées au cathéter	Mesures de prévention des IAS ; principaux facteurs de risque ; facteur de risque de candidose
B	Définition	Définir une BMR (bactérie multirésistante), une BHR (bactérie hautement résistante)	
A	Définition	Connaître le principe de signalement des IAS	Le signalement des EIAS : les dispositifs de signalement des EIAS
A	Définition	Connaître la définition et les principes des précautions standards	
A	Définition	Connaître la définition et les principes des précautions complémentaires	
A	Prise en charge	Connaître les moyens de la mise en œuvre des précautions standards et autres	Étapes de la technique d'hygiène des mains par friction hydroalcoolique et durée recommandée, « air », « gouttelettes », « contact », isolement protecteur
A	Prise en charge	Connaître les mesures associées aux précautions d'hygiène	Protocolisation d'hygiène, bon usage des antibiotiques, mesures à l'échelle de l'établissement
A	Définition	Principes d'une démarche qualité : assurance de la qualité, amélioration continue de la qualité	
B	Définition	Évaluation : certification des établissements de santé : principes et procédure.	
B	Définition	Évaluation : les indicateurs de qualité et sécurité des soins (IQSS) principes et principaux programmes nationaux	
A	Définition	Évaluation des pratiques professionnelles : principes et typologie des méthodes	
A	Définition	Évaluation des pratiques : les groupes d'échange de pratiques (groupes de pairs)	
A	Définition	Amélioration des pratiques : le développement professionnel continu	

ITEM 157 – Septicémie/Bactériémie/Fongémie de l'adulte et de l'enfant

ITEM 177 – Prescription et surveillance des anti-infectieux chez l'adulte et l'enfant

Introduction
I. Comment diagnostiquer une infection nosocomiale?
II. Comment prendre en charge une infection nosocomiale?
III. Comment prévenir les infections nosocomiales?

Introduction

A Les patients pris en charge dans les services de réanimation sont très exposés au risque d'infection associée aux soins, du fait de la densité des soins et gestes invasifs réalisés chez des patients fragilisés. Si le taux d'infection est considéré comme un marqueur potentiel de qualité des soins, la fraction d'infections évitables est variable suivant les infections et les caractéristiques de la population. La surveillance en incidence, indispensable pour les infections associées aux dispositifs invasifs et les taux de bactéries multirésistantes (BMR), couplée aux audits de pratiques, permet de suivre l'évolution des taux au sein d'une même unité et l'efficacité des protocoles de prévention, regroupant les mesures essentielles. Ces dernières années, les services de réanimation ont dû faire face à l'émergence de nouvelles bactéries multirésistantes, les bactéries hautement résistantes (BHR), résultant de la pression de sélection exercée par les antibiotiques. Dans ce contexte, la prise en charge précoce et la prévention des infections associées aux soins sont un enjeu majeur chez les patients de réanimation.

Vignette clinique

Vous prenez en charge Madame S., 65 ans, sans antécédent, hospitalisée dans le **service de réanimation depuis 10 jours** pour un syndrome de détresse respiratoire aiguë (SDRA) sévère sur grippe surinfectée à *Haemophilus influenzae* compliqué d'un choc septique. Elle a été intubée et a reçu 7 jours d'antibiothérapie par ceftriaxone. Le tableau respiratoire s'est nettement amélioré; elle est actuellement en cours de réveil en vue de l'extuber prochainement, et les catécholamines sont sevrées.

Ce matin, l'état de Madame S. se dégrade : elle est **hypotendue** à 92/41 mmHg (PAM 58 mmHg) malgré 1 litre de remplissage par du soluté salé isotonique, tachycarde à 120 bpm et fébrile à 39,1 °C. L'examen clinique retrouve des crépitants dans le champ pulmonaire droit, des marbrures des deux genoux et un abdomen souple.

Le bilan biologique de ce matin retrouve : **leucocytes 25 G/l**, hémoglobine 13,2 g/dl, plaquettes 275 G/l, créatinine = 110 µmol/l, urée = 10 mmol/l, bicarbonates = 17 mmol/l, sodium = 136 mmol/l, potassium = 4,0 mmol/l, chlorures = 101 mmol/l, lactates = 4,9 mmol/l, CRP = 221 mg/l et PCT = 5,3 µg/l.

Vous suspectez un **état de choc septique** : vous poursuivez le remplissage et mettez en route un traitement par noradrénaline pour un objectif de PAM à 65 mmHg. La radiographie de thorax montre des images persistantes. Vous réalisez un bilan bactériologique en urgence comprenant un ECBU sur sonde urinaire, une aspiration bronchique et des hémocultures prélevées sur le cathéter artériel et veineux et en périphérique. Vous débutez une antibiothérapie probabiliste par pipéracilline + tazobactam associée à une dose d'amikacine de 30 mg/kg.

Quelques heures plus tard, l'interne du laboratoire de bactériologie vous appelle pour vous signaler que les **hémocultures** poussent sur les deux cathéters et en périphérique à **bacille à Gram négatif**. L'ECBU est négatif. Vous décidez devant ce tableau de changer les cathéters dans l'hypothèse d'une infection de cathéter.

Les résultats bactériologiques définitifs vous parviennent 48 heures plus tard : la culture de l'aspiration bronchique est positive à *Escherichia coli* à 10^7 UFC/ml et les hémocultures sont positives à *Escherichia coli* avec bêtalactamase à spectre élargi (BLSE), dont l'antibiogramme est le suivant : amoxicilline (R), ticarcilline (R), pipéracilline (R), ceftriaxone (R), céfotaxime (R), pipéracilline + tazobactam (S), imipénème (S), lévofloxacine (S), amikacine (S). Il s'agit donc d'une **pneumopathie acquise sous ventilation mécanique** (PAVM) compliquée de septicémie, due à une infection par une bactérie multirésistante. Des mesures d'isolement «contact» sont mises en place par l'équipe soignante.

Devant l'évolution favorable avec sevrage des catécholamines, apyrexie et amélioration du syndrome inflammatoire biologique, vous poursuivez l'antibiothérapie par pipéracilline + tazobactam pour une durée totale de 7 jours. La patiente sera extubée à J14 de l'hospitalisation et sera transférée en pneumologie pour la suite de la prise en charge.

I. Comment diagnostiquer une infection nosocomiale ?

A. Définitions et caractéristiques épidémiologiques

On distingue :

- les **infections associées aux soins** (IAS) comprenant les infections nosocomiales ainsi que les infections liées aux soins en dehors de l'hôpital (EHPAD, soins à domicile…);
- les **infections nosocomiales** à proprement parler, regroupant toutes les infections survenant **au moins 48 heures après l'admission à l'hôpital**. Cette définition exclut les pathologies en incubation et présentes à l'admission. Ce délai est porté à 30 jours en cas d'intervention chirurgicale et à 1 an en cas de mise en place d'un matériel étranger (par exemple, prothèse orthopédique). Une infection associée à un geste invasif peut être considérée comme nosocomiale quel que soit son délai d'apparition, même très bref, après le geste (par exemple, bactériémie survenant dans les suites immédiates d'un cathétérisme).

Caractéristiques évolutives des infections nosocomiales

Le **réservoir principal** des germes impliqués dans les infections nosocomiales est constitué par les **malades eux-mêmes**, qui s'infectent avec les micro-organismes constitutifs de leur propre flore, ou microbiote. Cette population microbienne peut être celle d'une flore résidente normale ou une flore modifiée, transitoire, acquise lors de l'hospitalisation. Cette flore « endogène » est riche et variée, composant le microbiote intestinal majoritairement mais aussi cutanéomuqueux. L'infection se produit à l'occasion d'une réduction des défenses normales de l'organisme et de la rupture des barrières cutanéomuqueuses. Cette dernière peut être instrumentale (voie veineuse, sonde d'intubation, sonde urinaire, chirurgie, etc.) ou secondaire à une altération non instrumentale des épithéliums (chimiothérapie, état de choc, etc.).

L'**environnement hospitalier** peut être en cause pour des populations à risque exposées à des germes particuliers : aspergillose chez les sujets neutropéniques (particulièrement lors de travaux) ou légionellose chez les sujets fragilisés exposés à une eau contaminée. Il peut également contribuer à la pérennisation d'épidémies bactériennes (notamment staphylocoques, entérocoques, *Clostridium*, *Klebsiella*, *Acinetobacter*) du fait de la contamination de l'environnement par les malades ou le personnel. L'entretien régulier des locaux de soins, adapté au type de micro-organismes et au degré de risque correspondant aux malades qui y sont hospitalisés, est une mesure de prévention indispensable.

Le **personnel** est rarement en cause en tant que réservoir stable ; des épidémies (par exemple, à streptocoque A, staphylocoque doré ou *Acinetobacter*) peuvent cependant survenir par contamination des malades à partir d'un porteur sain chez le personnel. En revanche, le personnel est le **vecteur transitoire** le plus important de la transmission des bactéries par **manuportage**. La **transmission croisée manuportée** est efficacement évitée par une hygiène soigneuse des mains, en particulier par l'utilisation au lit du malade de solutions hydroalcooliques (SHA) avant tout contact avec le malade ou son environnement proche.

Environ deux tiers des infections nosocomiales évoluent sur un mode **endémique**, c'est-à-dire que les cas (« sporadiques ») ne sont pas reliés entre eux par un réservoir, un germe ou un mode de transmission communs.

Les **infections nosocomiales épidémiques** correspondent à l'inverse aux cas reliés entre eux par une même étiologie microbienne, un même réservoir ou un même mode de transmission.

Les services de réanimation sont particulièrement exposés à ce risque du fait de la promiscuité des malades, de la densité en soins et en personnels, et de la multiplicité des réservoirs possibles (environnement ou matériels). Les **épidémies de micro-organismes** sont les plus faciles à reconnaître, par l'espèce impliquée et souvent ses caractères de résistance aux antibiotiques (par exemple, entérocoque résistant aux glycopeptides ; staphylocoque de sensibilité diminuée aux glycopeptides ; entérobactéries productrices de bêtalactamases à spectre élargi ou EBLSE ; entérobactéries résistantes aux carbapénèmes). Cependant, des **épidémies d'infection** par des germes différents peuvent être reliées par un même mode de transmission (essentiellement le manuportage), une contamination indirecte à partir d'un réservoir plurimicrobien ou un défaut de procédure de décontamination d'un matériel entrant en contact avec le malade. Leur fréquence est probablement sous-estimée, de même que celle des épidémies à germe banal sans marqueur de résistance aux antibiotiques.

En pratique, une épidémie est définie par une augmentation significative du nombre de cas d'infection regroupés dans le temps ou l'espace, ce qui suppose de **connaître le taux endémique** et donc de disposer d'un **système de surveillance** permettant la mesure régulière de l'incidence des infections nosocomiales.

L'importance de l'identification des épidémies tient au fait qu'elles sont *a priori* évitables et nécessitent la mise en œuvre immédiate de mesures de contrôle, en même temps que l'investigation épidémiologique et microbiologique, afin de déterminer le réservoir éventuel et les modes de transmission de l'infection.

Prévalence et facteurs de risque

Environ un malade sur 5 contracte une infection durant son séjour en réanimation, contre un patient sur 20 dans les secteurs médicochirurgicaux conventionnels. Ces infections entraînent une consommation accrue de ressources, une prolongation du séjour hospitalier, et sont associées à une morbidité et une mortalité non négligeables pour certaines d'entre elles.

Deux facteurs principaux font varier la fréquence des infections nosocomiales parmi les malades de réanimation : le type d'activité (médicale, chirurgicale, traumatologique ou mixte), les pathologies traitées et la densité d'actes invasifs réalisés dans cette population. Les taux peuvent ainsi varier de moins de 10 % dans les unités de soins intensifs cardiologiques jusqu'à plus de 50 % des patients dans certains secteurs de réanimation chirurgicale ou traumatologique.

Cinq grandes catégories d'infections se partagent les trois quarts de l'ensemble des infections nosocomiales observées en réanimation. Par ordre de fréquence décroissante, il s'agit :

- des infections respiratoires ;
- des bactériémies, dont celles survenant à la suite d'une infection de dispositif intravasculaire ;
- des infections de site opératoire ;
- des infections urinaires ;
- des infections des tissus mous.

Cette distribution en réanimation diffère de celle décrite dans la population hospitalière générale. Dans les services médicaux conventionnels (non réanimatoires), ce sont les **infections urinaires** qui sont les plus fréquentes, alors qu'en milieu chirurgical ce sont les infections de site opératoire.

Les quatre grandes catégories d'infections qui nous concernent ici sont toutes généralement associées à un **geste invasif**. Les taux d'infection doivent donc être rapportés à la densité d'utilisation des dispositifs invasifs ou, mieux, au degré d'exposition de la population au geste considéré (ou « densité d'incidence spécifique »), sous forme du nombre d'infections rapporté au nombre de journées d'exposition à un dispositif invasif (par exemple, *n* par jour d'intubation/ventilation ou *n* par jour de cathétérisme veineux central).

La plupart des infections en réanimation sont causées par des **bactéries pyogènes**.

Typiquement, les germes « hospitaliers » diffèrent des germes responsables d'infections dites « communautaires » par les espèces rencontrées et leurs profils de résistance aux antibiotiques. Tous sites et épisodes confondus, les micro-organismes le plus fréquemment rencontrés sont :

P. aeruginosa (15,0 %), *S. aureus* (11,2 %), *S. epidermidis* (8,4 %), *E. coli* (8,3 %) et *Enterobacter cloacae* (6,8 %).

La part des infections virales parmi l'ensemble des infections nosocomiales est mal connue, en dehors de contextes épidémiques (par exemple, épidémie du virus respiratoire syncytial [VRS] en réanimation pédiatrique). Les infections nosocomiales virales peuvent être liées à :

- la **transmission aérienne ou manuportée** de virus hautement transmissibles (*Severe Acute Respiratory Syndrome Coronavirus* ou SARS-CoV, virus grippal, VRS chez les enfants) ;
- la **réactivation** d'une infection latente chez des patients immunodéprimés (virus du groupe Herpès virus : cytomégalovirus, *herpes simplex*, virus d'Epstein-Barr) ;
- la transmission par **contamination de matériels**, par du sang ou des sécrétions biologiques contaminées (transmission possible du virus des hépatites B et C secondaire à l'utilisation de lancettes de prélèvement sanguin), ou utilisation d'un matériel d'endoscopie mal désinfecté.

B. Infections nosocomiales par site

1. Infections respiratoires et ORL

B Celles-ci comportent les **bronchites** et **pneumopathies**, les **sinusites** et **otites**.

Les pneumopathies sont les plus redoutées et posent des difficultés d'identification, le diagnostic étant souvent porté par excès. Leurs conséquences sont cependant sérieuses et on leur attribue une surmortalité relative de l'ordre de 10 à 20 %, surtout lorsque le traitement adapté est retardé. Le risque de surmortalité apparaît moindre chez les malades chirurgicaux et traumatisés. Elles entraînent également une prolongation de la durée de séjour en réanimation de 7 à 12 jours.

Incidence

Au cours de la ventilation mécanique, l'incidence des pneumopathies atteint environ 15 cas pour 1 000 jours de ventilation, ce qui en fait la **première cause d'infection en réanimation**. Les appareils de ventilation eux-mêmes sont peu responsables de cette incidence élevée, sauf en cas de contamination accidentelle de matériels annexes ou des circuits. Les procédés modernes de stérilisation et l'utilisation de plus en plus fréquente de matériels à patient unique ou usage unique ont permis de réduire ce risque.

Physiopathologie et facteurs de risque

Les pneumopathies sont en fait des **bronchopneumopathies** très majoritairement secondaires à l'**inhalation dans les voies aériennes de sécrétions oropharyngées contaminées**.

Rarement, l'infection procède par contiguïté à partir d'un foyer sus- ou sous-diaphragmatique, ou par embolisation septique à partir d'un foyer bactériémique extrapulmonaire.

Le facteur de risque principal de ces infections est l'instrumentation des voies aériennes, surtout l'**intubation endotrachéale prolongée** et la ventilation mécanique. On parle ainsi de pneumonie acquise sous ventilation mécanique (PAVM). Cette instrumentation, au-delà d'être responsable de micro-inhalations répétées, est à l'origine d'une altération de la clairance mucociliaire. La position alitée des patients, l'agression les ayant amenés en réanimation, la dénutrition éventuelle vont s'ajouter à l'intubation/ventilation comme facteurs de risque de perte de fonction diaphragmatique et de condensations pulmonaires bibasales favorisant ces infections. Cela est particulièrement vrai en postopératoire de chirurgie abdominale et thoracique.

Les méthodes de prévention reposent donc sur des modes de ventilation partiels — c'est-à-dire des modes dans lesquels le patient garde une part d'activité diaphragmatique spontanée —, sur la mobilisation précoce des patients et les techniques d'assistance respiratoire non invasives, lorsqu'elles sont possibles.

D'autres sources de contamination, telles que les nébulisations, les aérosols à partir de matériels ou de produits contaminés, peuvent parfois être incriminées mais de manière beaucoup plus anecdotique.

Diagnostic des infections respiratoires basses

Le diagnostic positif des pneumopathies liées aux soins est difficile, du fait de l'absence de spécificité des signes cliniques et radiologiques, particulièrement dans le contexte de la ventilation mécanique. S'il n'existe aucun *gold standard* permettant de faire le diagnostic, on utilise en revanche des critères associant :

- une image radiologique évocatrice de l'apparition d'un foyer de pneumonie ;
- et au moins deux signes parmi : toux/dyspnée, sécrétions purulentes, majoration des besoins en oxygène ou nécessité d'un recours à la ventilation mécanique ;
- une réponse inflammatoire systémique : fièvre > 38,3 °C en l'absence d'autre cause, et leucocytes < 4000/mm^3 ou > 12000/mm^3.

Le diagnostic microbiologique est délicat, du fait d'une très fréquente colonisation des voies aériennes supérieures par des bactéries de la flore oropharyngée, cependant potentiellement pathogènes. Il faut donc faire la part des choses entre colonisation et infection. On peut utiliser pour cela des cultures quantitatives sur des prélèvements respiratoires, idéalement lavage broncho-alvéolaire (LBA) ou prélèvement distal protégé. Une alternative est l'examen bactériologique quantitatif des sécrétions bronchiques. Les seuils varient en fonction des prélèvements (plus faibles pour les prélèvements les plus distaux). Les prélèvements respiratoires sans culture quantitative ne sont pas interprétables.

Les hémocultures positives dans un contexte d'infection compatible avec une infection respiratoire peuvent bien sûr orienter l'enquête microbiologique.

2. Bactériémies primaires et infections liées aux cathéters

Épidémiologie et incidence

Les bactériémies « **primaires** » correspondent aux bactériémies sans foyer d'origine clairement identifié. Chez un malade porteur d'un cathéter, une règle souvent utilisée est de relier la bactériémie à celui-ci, en l'absence d'autre foyer patent, considérant ainsi soit qu'il en est la cause, soit qu'il pérennise l'infection du fait d'une colonisation du cathéter entretenant en quelque sorte la bactériémie. Ces bactériémies sont alors regroupées avec les infections liées aux cathéters (ILC). Cependant, on estime qu'un tiers de ces bactériémies sont authentiquement « primitives », sans aucun foyer identifié (y compris un cathéter). Elles doivent être différenciées des « pseudo-bactériémies » liées à une contamination lors du prélèvement (parfois par des antiseptiques contaminés) ou des manipulations de celui-ci. Globalement, elles sont associées à une bien moindre mortalité et morbidité que les bactériémies « **secondaires** », dont le foyer infectieux a été identifié. Les infections de cathéters veineux centraux peuvent se traduire par un syndrome septique isolé et sont rarement associées à des signes locaux francs.

Ces ILC représentent 5 à 10 % de l'ensemble des infections en réanimation. Le taux spécifique moyen de bactériémies en France est actuellement bas (< 1 pour 1000 jours de cathétérisme) et peut être encore réduit avec une prévention efficace. Les mesures de prévention portent sur les mesures d'asepsie lors de la pose, mais aussi lors de la réfection des pansements. Ce taux est influencé par la gravité des malades et le nombre de cathéters, ainsi que par le site d'insertion : le risque est moindre pour la voie sous-clavière comparativement à la voie jugulaire ou fémorale.

Diagnostic d'infection de cathéter vasculaire

Les voies vasculaires doivent être inspectées quotidiennement en réanimation — grâce à l'utilisation de pansements transparents — et la nécessité de leur maintien discutée tous les jours. Des signes locaux francs d'infection (œdème ou érythème important, voire purulence au site d'insertion) nécessitent l'ablation du cathéter.

L'analyse bactériologique du cathéter après son ablation est nécessaire. La culture doit être quantitative pour confirmer l'infection et l'origine d'une bactériémie éventuelle au même germe, associée ou non à des signes locaux d'infection. Le seuil de positivité significatif est $\geq 10^3$ CFU pour la méthode de culture quantitative et ≥ 15 CFU pour la méthode semi-quantitative.

En cas de bactériémie, il peut être nécessaire d'affirmer ou de réfuter le lien avec le cathéter. Afin d'éviter l'ablation du cathéter suspecté, on peut recourir aux approches suivantes :

- culture isolée d'un prélèvement par écouvillonnage cutané du site d'insertion. La valeur prédictive positive d'infection de cathéter est mauvaise, mais la valeur prédictive négative est excellente. La négativité de la culture de l'écouvillon permet donc de laisser le cathéter en place dans ce contexte ;
- hémocultures différentielles. Il s'agit ici de comparer le délai de positivité des hémocultures prélevées de manière concomitante sur le cathéter central dont on suspecte l'infection et sur site périphérique. Si les hémocultures prélevées sur le cathéter central sont positives plus de 2 heures avant les hémocultures prélevées sur les sites périphériques, on peut incriminer le cathéter dans la survenue de l'infection et il faut alors procéder à son ablation. Cette approche est particulièrement intéressante pour des dispositifs implantés pour des durées prolongées (chambre implantable, cathéters tunnélisés…), dont l'ablation et la pose peuvent être complexes et donc nécessiter des arguments robustes avant d'être réalisées.

3. Infection de site opératoire

Définition

Les infections de site opératoire (ISO) sont classées en **infections superficielles et infections profondes** de la plaie opératoire. Les infections superficielles sont caractérisées par la présence de pus (ou de nombreux polynucléaires altérés), avec ou sans isolement d'un germe, au niveau de l'incision chirurgicale ou entre l'aponévrose et la peau. Les infections profondes sont caractérisées par la présence des mêmes signes dans la région sous-aponévrotique ou au site même de l'intervention. La plupart des ISO sont dues à des cocci à Gram positif, notamment *Staphylococcus* sp. Le polymicrobisme est cependant fréquent, associant aux précédents des entérobactéries et streptocoques ou anaérobies.

Facteurs de risque

Les facteurs de risque des ISO peuvent être divisés en trois catégories, qui conditionnent les mesures préventives à prendre :

- les **facteurs locaux** favorisant la survenue des ISO sont l'existence d'une nécrose tissulaire ou de sérosités, la présence d'un corps étranger ou d'un implant, un inoculum bactérien important et une mauvaise vascularisation. La classification d'Altemeier en quatre classes (chirurgie propre, propre-contaminée, contaminée, sale) précise le niveau de risque en fonction du type d'intervention et de son degré de souillure potentielle ;
- les pathologies altérant le système immunitaire, un état de choc, une hospitalisation préopératoire et un traitement antibiotique prolongé représentent les **facteurs de risque généraux** ;
- enfin, parmi les **facteurs liés à l'opération**, on distingue la durée de l'intervention, l'expérience de l'opérateur et le contexte d'urgence.

Les procédures de nettoyage et de désinfection des blocs opératoires après chaque intervention ne justifient pas d'établir une séquence opératoire qui sanctionne les patients porteurs de bactéries multirésistantes en repoussant leurs interventions en fin de programme. L'incidence moyenne des infections de site opératoire en cas de chirurgie de classe « propre » varie entre 1 et 5 %.

4. Infection digestive

En termes de fréquence, les infections nosocomiales gastro-intestinales sont beaucoup plus rares que celles citées précédemment, mais leur pouvoir de dissémination épidémique, dans les services de soins intensifs en particulier, impose de les identifier rapidement.

Clostridium difficile est responsable de 20 à 25 % de l'ensemble des diarrhées et des colites survenant au cours ou au décours d'une antibiothérapie, et de 95 % des colites pseudomembraneuses post-antibiotiques. Tous les antibiotiques ont pu être associés à la survenue de colites à *C. difficile* et les inhibiteurs de la pompe à protons (IPP) semblent aussi représenter un facteur de risque.

5. Infection urinaire

Définition et fréquence

Les infections urinaires (IU) représentent environ un quart de l'ensemble des infections nosocomiales en réanimation. L'IU est définie par la présence d'une **leucocyturie** et de **bactéries** en grand nombre (> 10^5 CFU/ml) associées à des **signes cliniques**; chez le malade sondé, on admet qu'un taux plus faible (10^4 voire 10^3 CFU/ml) est significatif d'infection du fait du drainage permanent des urines. Les principales bactéries isolées sont par ordre de fréquence : *Escherichia coli*, *Enterococcus* sp., puis *P. aeruginosa*, *Enterobacter* sp., *Serratia* sp. Il n'est pas rare de trouver des levures (*Candida*) dans les urines des malades hospitalisés et sondés, mais leur signification clinique reste peu claire. La surmortalité attribuable aux IU est discutée en réanimation; elle pourrait être de l'ordre de 1 à 3 % des cas.

On insistera ici sur la nécessité de la présence de signes cliniques pour affirmer l'infection urinaire. En effet, l'isolement d'une bactérie sur sonde urinaire sans signe clinique associé est à corréler à une simple colonisation sans infection, ce qui est un cas de figure très fréquent. Cela s'applique aussi au candiduries.

Physiopathologie et facteurs de risque

La colonisation de l'appareil urinaire s'effectue par voie ascendante, le plus souvent sur une sonde urinaire, grâce aux capacités d'adhérence des bactéries. Trois portes d'entrée sont décrites :

- la région **péri-méatale**, généralement colonisée avant le sondage;
- la jonction entre la sonde urinaire et le sac collecteur, par **ouverture répétée** du circuit de drainage vésical non clos, ce qui ne devrait pas survenir;
- le **reflux** des urines à partir du collecteur.

Les facteurs de risque d'acquisition d'une IU sont classés en deux catégories : **intrinsèques** et **extrinsèques**. Les facteurs intrinsèques, liés au malade, sont le sexe féminin (risque multiplié par 2), l'âge (la plupart des IU nosocomiales surviennent après 50 ans), le diabète, une antibiothérapie préalable (jouant un rôle dans la sélection de bactéries multirésistantes), l'existence d'une pathologie sous-jacente imposant la réalisation de sondages vésicaux itératifs (traumatisme de la moelle spinale, atonie vésicale, lésions urétrales) ou d'une diarrhée nosocomiale. Le sondage urinaire représente le principal facteur de risque extrinsèque d'IU, soit par une mauvaise technique de pose de la sonde (faute d'asepsie au moment du geste), soit par l'utilisation d'un système de drainage « non clos » et les risques liés aux manipulations du circuit (risque d'infection multiplié par 2 par rapport au système clos). La durée du sondage est le facteur essentiel d'infection, la probabilité d'IU augmentant parallèlement à la durée du sondage. En effet, environ 50 % des patients sondés plus de 7 jours présentent une colonisation vésicale. Par ailleurs, le caractère invasif des instrumentations (cystoscopie) ou de la chirurgie urologique favorise la survenue d'IU nosocomiales.

Quiz 1

Monsieur R., 52 ans, a été admis il y a 8 jours pour arrêt cardiorespiratoire sur syndrome coronarien aigu. Il va mieux, a été extubé, n'a plus d'amines et est sortant pour le service de cardiologie ce matin.
Paramètres vitaux : PA 156/85 mmHg, FC 72 bpm, température 37,1 °C.
Le bilan biologique du matin retrouve : leucocytes 4,2 G/l, hémoglobine 10,1 g/dl, plaquettes 163 G/l, créatinine 121 µmol/l, urée 7 mmol/l, CRP 21 ng/l.
L'interne de bactériologie vous appelle car l'ECBU réalisé la veille devant des urines troubles retrouve une leucocyturie 10^4/ml et un *Enterococcus faecalis* 10^3/ml.
Faut-il administrer une antibiothérapie à ce patient ?

II. Comment prendre en charge une infection nosocomiale ?

Ⓐ La prise en charge de ces infections repose sur deux grands principes :

- l'**ablation du matériel infecté** ou son changement s'il est indispensable ; on changera alors dans l'idéal de site d'insertion pour les dispositifs intravasculaires ;
- le **traitement anti-infectieux**, majoritairement antibiotique.

Pour ce dernier, la connaissance de l'**épidémiologie bactérienne** et de l'**écologie bactérienne** locale du service de réanimation est indispensable. En effet, elle permet de mettre en place une antibiothérapie probabiliste plus efficace, d'une part en réduisant le risque de prescrire un antibiotique inadapté pour traiter une bactérie résistante, d'autre part en diminuant la pression de sélection exercée par des antibiotiques à large spectre, dont le risque est de favoriser l'émergence de bactéries résistantes.

Ⓑ Les bactéries ayant acquis des résistances à plusieurs familles d'antibiotiques sont appelées **bactéries multirésistantes** ou BMR. Ces dernières années, des nouvelles souches de **bactéries hautement résistantes**, ou BHR, sont apparues du fait de l'utilisation croissante d'antibiothérapie large spectre. On parle également de BHRe pour bactéries hautement résistantes émergentes.

On gardera en tête que ces BMR/BHR ont un impact à l'échelon individuel, puisque les profils de résistance peuvent aboutir à de vraies impasses thérapeutiques, mais aussi à l'échelon collectif. En effet, les mécanismes de résistance des EBLSE et des EPC sont codés par des gènes dont le support est transférable d'une bactérie à une autre, de même genre mais aussi de genres différents (plasmides, transposons). Le risque épidémiologique est la diffusion de ces bactéries à d'autres patients par transmission croisée, notamment par manuportage. Une fois installées dans la flore des patients, ces bactéries vont pouvoir échanger leur matériel génétique, aboutissant ainsi à une diffusion des mécanismes de résistance. Tout ceci se passe dans la flore digestive des patients, qui est la flore soumise à la pression de sélection exercée par les antibiotiques. L'isolement d'une BMR/BHR doit donc aboutir à des mesures strictes de prévention de la transmission croisée.

On classe parmi les BMR les bactéries suivantes :

- EBLSE : entérobactérie productrice de bêtalactamase à spectre étendu. Ces bêtalactamases confèrent des résistances croisées à de nombreuses bêtalactamines, mais l'efficacité des inhibiteurs de bêtalactamine peut être conservée. Il sera nécessaire cependant de recourir à des molécules à large spectre, dont l'impact écologique est important ;
- SARM : *Staphylococcus aureus* résistant à la méticilline. Cette résistance à la méticilline confère une résistance à toutes les bêtalactamines, et est souvent épidémiologiquement associée à une résistance aux fluoroquinolones et à la rifampicine ;
- GISA : *Staphylococcus aureus* intermédiaire/résistant aux glycopeptides (par exemple, vancomycine) ;
- ABRI : *Acinetobacter baumannii* intermédiaire/résistant à l'imipénème ;
- PARC : *Pseudomonas aeruginosa* intermédiaire/résistant à la ceftazidime ;

- EPC : entérobactérie productrice de carbapénémase ;
- ERG : *Enterococcus faecalis* ou *E. faecium* intermédiaire/résistant aux glycopeptides (par exemple, vancomycine).

Les EPC et les ERG appartiennent à la catégorie des bactéries hautement résistantes.

Les facteurs de risque d'être colonisé à BMR sont :

- hospitalisation à l'étranger dans l'année (Europe de l'Est, Asie, Afrique) ;
- hospitalisation à répétition, notamment dans des services à risque (forte densité de soins, réanimation) ;
- antécédents multiples d'antibiothérapie ;
- contact avec patient BMR ;
- antécédent de BMR.

En réanimation, 10 % des patients sont porteurs de BMR (c'est-à-dire colonisé ou infectés) ; 8 fois sur 10, il s'agit d'EBLSE.

Dans tous les cas, le traitement des infections liées aux soins doit respecter les règles suivantes, afin d'éviter la sélection de germes résistants par pression de sélection :

- différer l'introduction des antibiotiques en l'absence d'urgence absolue (sepsis avec signes de gravité), afin d'attendre l'antibiogramme ;
- en cas d'urgence absolue, démarrer l'antibiothérapie probabiliste après la réalisation des prélèvements bactériologiques ;
- adapter l'antibiothérapie aux micro-organismes isolés et à leur antibiogramme ;
- réduire le spectre de l'antibiothérapie dès la réception de l'antibiogramme.

Quiz 2

Madame F., 32 ans, originaire de Chine, est arrivée en France il y a 3 mois. Elle a comme principal antécédent un diabète non insulinodépendant qui est très mal équilibré. Elle se présente aux urgences pour douleurs abdominales avec polypnée. Le bilan clinicobiologique oriente vers une acidocétose diabétique avec un pH à 7,01. La patiente est admise en réanimation pour la mise en place d'une insulinothérapie IVSE.
Quelles précautions faut-il mettre en place ?

III. Comment prévenir les infections nosocomiales ?

A. Mesures préventives

A Un grand nombre d'infections liées aux soins pourraient être évitées par des mesures préventives simples mais qui doivent être discutées et rappelées quotidiennement dans un service de soins et notamment de réanimation. La surveillance des indicateurs est un point majeur.

Nous allons détailler ces mesures de prévention par grandes catégories de pathologie mais, globalement, il est possible de les regrouper en grands principes :

- **hygiène des mains** (+++) ;
- **limiter l'usage des antibiotiques** : spectre le plus étroit possible et durée la plus courte possible ;
- **limiter au maximum la durée d'insertion des dispositifs invasifs.**

1. Prévention des pneumopathies nosocomiales

B La prévention de ces infections, notamment celles acquises sous ventilation mécanique, est affaire de tous, avec l'aide des spécialistes de la question.

On retiendra cependant que le principe général est de réduire au plus vite la période de ventilation mécanique, en limitant la sédation dès que possible, en recourant à des modes ventilatoires dits « partiels » dans lesquels le patient « déclenche » l'aide du ventilateur et donc garde une activité diaphragmatique spontanée, et en mobilisant les patients (stratégie de réhabilitation précoce).

Les stratégies de bon usage des antibiotiques sont tout aussi fondamentales : durées les plus courtes possibles, spectres le plus étroits possibles.

2. Prévention des infections liées aux cathéters

La fréquence des ILC a pu être nettement réduite par un ensemble de mesures regroupées dans des protocoles de soins, notamment :

- une **asepsie rigoureuse**, « chirurgicale », lors de l'insertion des cathéters intravasculaires (blouse et gants stériles, larges champs couvrant le champ opératoire);
- précédée d'une **désinfection** soigneuse et large de la zone d'insertion par un antiseptique à base de chlorhexidine à 2 % en solution;
- le respect des **précautions d'asepsie** lors de toutes les manipulations ultérieures, limitées au minimum indispensable;
- l'**ablation rapide** des cathéters dès qu'ils ne sont plus indispensables, en particulier de ceux insérés dans les sites les plus à risque (jugulaire et fémoral);
- l'utilisation de **pansements** transparents. Ces pansements doivent être changés toutes les fois qu'ils sont souillés ou décollés. En l'absence de souillure ou de décollement, le pansement peut être refait tous les 7 jours;
- la **durée de maintien** en place des cathéters est discutée suivant les sites et leur type.

Limitée à 72 heures pour les voies périphériques, la durée n'est pas limitée pour les cathéters veineux centraux; leur changement systématique à intervalle prédéfini n'est pas recommandé. Le changement des tubulures et raccords peut être effectué à 72 heures seulement, sauf lorsque du sang ou des solutions lipidiques ont été administrés.

3. Prévention des infections de site opératoire

Les mesures préventives consistent essentiellement à effectuer une **préparation cutanée** optimale du patient (douche préopératoire et désinfection cutanée large au bloc avec un antiseptique alcoolique) avant l'intervention, à administrer une **antibioprophylaxie péri-opératoire** appropriée selon les recommandations et au moment opportun, et à s'assurer de la qualité des soins postopératoires (**asepsie** lors de la manipulation des drains et des pansements, utilisation de systèmes d'aspiration clos). Les modalités d'administration de l'antibioprophylaxie sont précises. L'antibiotique est choisi en fonction de sa demi-vie longue, de l'adéquation de son spectre antibactérien aux pathogènes prévisibles et de ses effets indésirables minimes. La prophylaxie doit être débutée au plus tôt 1 heure avant l'incision et sa durée limitée à 24 heures après l'opération. Dans la majorité des cas, la durée d'efficacité maximale requise de l'antibiotique correspond à la durée de l'intervention et une dose suffit; maintenir une antibioprophylaxie plus de 24 heures sans justification augmente le risque d'infection par des bactéries résistantes, le coût et les effets indésirables.

4. Prévention des infections urinaires

Une large part des IU nosocomiales peut être évitée en :

- **réduisant au maximum les durées de sondages urinaires** en s'interrogeant quotidiennement sur l'indication du sondage en fonction de l'évolution du malade;
- respectant une **asepsie rigoureuse** lors de la pose des sondes urinaires, notamment en désinfectant correctement la région péri-méatique du malade avant le geste;

- utilisant systématiquement des **systèmes de drainage clos**;
- disposant de **valves antireflux** au niveau des sacs collecteurs d'urines.

B. Règles générales de prescription de l'antibiothérapie

Ⓐ La mesure clé de la prévention des infections nosocomiales et de l'apparition de bactéries multirésistantes est l'utilisation raisonnée des antibiotiques. On pourra se référer au chapitre sur la prescription des antibiotiques en urgence (cf. chapitre 42). Les règles de bon usage des antibiotiques comprennent :

- **report de l'introduction** des antibiotiques en l'absence d'urgence absolue (sepsis avec signes de gravité), afin d'attendre l'antibiogramme;
- en cas d'urgence absolue, début de l'antibiothérapie probabiliste en tenant compte de l'écologie du service et de l'**épidémiologie bactérienne**;
- réalisation des **prélèvements bactériologiques** avant le début de l'antibiothérapie;
- **adaptation** secondaire de l'antibiothérapie aux germes mis en évidence dans les prélèvements bactériologiques;
- **réduction du spectre** de l'antibiothérapie dès la réception de l'antibiogramme;
- **réduction de la durée** de prescription de l'antibiothérapie selon les recommandations actuelles adaptée à chaque site et pathogène;
- **réévaluation** régulière à 48–72 heures.

C. Mesures d'hygiène générale

Les mesures d'hygiène jouent un rôle central dans la **lutte contre les infections nosocomiales** mais aussi dans la **transmission croisée** de résistances d'une bactérie à une autre, en visant en premier lieu à éviter le **manuportage**. Des protocoles d'hygiène sont mis en place dans tous les services et particulièrement en réanimation. On y distingue les **précautions standards** et les **précautions complémentaires**.

Les précautions standards sont détaillées dans le tableau 43.1. Le point central de ces recommandations est l'hygiène des mains qui doit être répétée entre chaque patient et entre chaque soin à l'aide notamment d'une **friction hydroalcoolique**.

Tableau 43.1. Ⓐ **Précautions standards.**

Hygiène des mains À l'eau et au savon ou à la solution hydroalcoolique	– Entre deux patients, deux activités, après le retrait des gants – Si les mains n'ont pas été souillées : solution hydroalcoolique – Si les mains ont été souillées : lavage à l'eau et au savon
Port de gants	– Si risque de contact avec du sang, ou tout autre produit d'origine humaine, les muqueuses ou la peau lésée du patient, notamment à l'occasion de soins à risque de piqûre (pose et dépose de voie veineuse, prélèvements sanguins, hémoculture…) – Lors de la manipulation de matériel et linge souillés, de tubes de prélèvements biologiques – Lors des soins, lorsque les mains du soignant comportent des lésions. – Le port des gants ne dispense pas de l'hygiène des mains (+++)
Port de surblouse, lunettes, masques	– Si les soins ou manipulations exposent à un risque de projection ou d'aérosolisation, de sang, ou tout autre produit d'origine humaine (manipulation de matériel et linge souillés, aspiration…) – Si soin mouillant : tablier plastique. Sinon, tablier/surblouse en tissu

(*Suite*)

Tableau 43.1. **Suite.**

Gestion du matériel souillé	– Vérifier que le matériel a subi une procédure d'entretien (stérilisation ou désinfection) appropriée avant d'être réutilisé – Le matériel à usage unique est à privilégier
Gestion des surfaces souillées	– Nettoyer puis désinfecter avec un désinfectant approprié (par exemple, eau de Javel à 12 °Cl fraîchement diluée au 1/10) les surfaces souillées par des projections ou aérosolisation de sang, ou tout autre produit d'origine humaine
Transport de prélèvements biologiques, linge et matériels souillés	– Le linge et les instruments souillés par du sang, les prélèvements biologiques ou tout autre produit d'origine humaine doivent être évacués du service dans un emballage étanche, fermé
Contact avec du sang ou liquide biologique	– Après piqûre, blessure : lavage et antisepsie au niveau de la plaie – Après projection sur muqueuse (conjonctive) : rinçage abondant
Hygiène respiratoire	– Port du masque pour le personnel en cas d'infection respiratoire lors des contacts avec les patients – Port du masque pour le patient lors de soins rapprochés (changes, toilettes…) en cas de toux supposée d'origine infectieuse si patient non intubé

Les précautions complémentaires viennent s'ajouter aux précautions standards en fonction du germe (germe contagieux, BMR, BHR) et de la pathologie sous-jacente du patient.

On distingue trois types de précautions complémentaires :

- précaution « **gouttelettes** » : utilisation d'un masque chirurgical ;
- précaution « **air** » : utilisation d'un masque FFP2 (masque « canard »), en fonction du micro-organisme considéré (FFP3 si agent pathogène hautement contagieux et pathogène) ;
- précaution « **contact** » : port de gant et de surblouse.

L'isolement des patients BMR passe également par un **isolement géographique** avec mise en chambre individuelle et, selon les stratégies et les ressources locales, le regroupement des patients BMR ou l'affectation d'un personnel dédié.

Une politique d'isolement « contact » des BHR en cas d'hospitalisation récente à l'étranger avec dépistage systématique est maintenant recommandée.

D. Dépistage

Le **dépistage des BMR** permet d'identifier les patients colonisés qui constituent des réservoirs à partir desquels les BMR peuvent disséminer. Cette identification permet l'isolement par des précautions « contact » des patients porteurs de BMR, afin de **prévenir les épidémies** et la **transmission croisée**. Des dépistages **systématiques** peuvent être organisés dans les services de réanimation, en fonction du contexte épidémiologique et des ressources de l'établissement. Les BMR comme le SARM ou les EBLSE sont dépistées le plus souvent et, en fonction du contexte et selon les facteurs de risque du patient, le dépistage des BHR peut être ajouté.

Les BMR colonisant les muqueuses, le prélèvement de dépistage est réalisé au niveau des **muqueuses nasales** (recherche de *Staphylococcus aureus* résistant à la méticilline) et de la **muqueuse rectale** (recherche d'EBLSE et d'entérocoques résistant à la vancomycine).

Le dépistage se fait à l'entrée dans le service puis éventuellement à intervalle régulier.

E. Prise en charge du patient porteur de BHR

Les patients porteurs de BHR à risque d'être colonisés, notamment en cas d'hospitalisation récente à l'étranger, doivent être identifiés le plus rapidement possible. La prise en charge spécifique comprend :

- le dépistage des contacts ;
- chambre seule ;
- signalisation dans le dossier et dans la chambre ;
- isolement avec précautions « contact » : port de gants non stériles, de tabliers, hygiène des mains ;
- soins regroupés et matériel dédié, voire personnel dédié.

Points de vigilance

- Réévaluer et adapter l'antibiothérapie probabiliste en fonction des résultats bactériologiques.
- Prendre en compte les antibiothérapies préalablement reçues par le patient et l'écologie bactérienne du service au moment de prescrire une antibiothérapie probabiliste.
- Retirer le matériel étranger (cathéter, sonde urinaire) quand il n'est plus indispensable.
- Ne pas traiter une colonisation sans infection.
- Respecter les règles d'isolement et d'hygiène.

Tic-tac…

T – 24 h	• Dépistage des BMR et isolement avec précautions « contact »
T0	• Prescrire une antibiothérapie probabiliste adaptée aux antibiothérapies précédentes, au site infecté et à l'écologie du service
T + 48 h	• Réévaluer et éventuellement réduire le spectre selon les résultats bactériologiques
T + 7 j	• Discuter la durée de l'antibiothérapie en la réduisant au maximum selon les recommandations

Une situation clinique… Deux prises en charge

Monsieur Z., 62 ans, est hospitalisé en réanimation depuis 2 semaines pour état de mal épileptique sur AVC hémorragique. Il est intubé/ventilé avec une FiO_2 à 30 %. Il a un cathéter veineux central fémoral gauche posé à l'entrée. Il a également une sonde urinaire.

À 3 h du matin, l'infirmière appelle Sophie car le patient présente de la fièvre à 38,2 °C et parce qu'elle a dû augmenter la FiO_2 à 40 % car il avait une saturation à 94 %. La pression artérielle est stable à 125/65 mmHg, il est tachycarde à 100 bpm, la saturation est à 98 % à présent. Il n'a pas de marbrure.

Où Sophie ne fait pas ce qu'il faut…

Sophie, qui pense à une PAVM, prescrit une antibiothérapie probabiliste en urgence par lévofloxacine. Elle dit également à l'infirmière qu'il faudra faire des hémocultures sur le cathéter mais que cela peut attendre le prochain tour vers 5 h et que les hémocultures périphériques ne sont pas nécessaires.

Deux jours plus tard, Sophie est de retour après son repos de garde. Monsieur Z. ne va pas bien du tout : il est fébrile, marbré, hypotendu à 80/40 mmHg et présente un syndrome inflammatoire biologique. Il est en défaillance multiviscérale dans le contexte de choc septique avec une acidose lactique majeure : pH = 7,12, lactates = 12 mmol/l. On démarre une hémodialyse, un traitement par amines. Les hémocultures de la nuit poussent à cocci à Gram positif en chaînettes. L'infirmière signale alors à Sophie que du pus s'écoule par le point de ponction du cathéter fémoral. Elle propose alors de changer le cathéter « sur guide ». Malheureusement, Monsieur Z. présentera un arrêt cardiorespiratoire dont il décédera.

Sophie a fait plusieurs erreurs dans la prise en charge d'une infection nosocomiale.

L'antibiothérapie n'est pas bien prescrite puisqu'elle est prescrite en urgence en l'absence de critères de gravité. Le choix de l'antibiotique est discutable compte tenu de l'épidémiologie des pneumonies liées aux soins.

Le diagnostic est mal fait : mauvaise exploration des diagnostics différentiels (hémocultures uniquement sur le cathéter) et les hémocultures sont faites après l'antibiothérapie.

Le contrôle de la source du choc septique est retardé et mal fait. On ne peut pas changer sur guide un cathéter infecté avec un écoulement purulent chez un patient en choc septique.

Où l'on peut faire confiance à Sophie

Sophie examine le patient : il n'est effectivement pas marbré, ne présente pas d'instabilité hémodynamique. La diurèse est conservée. Devant cet état rassurant, elle prescrit des hémocultures en périphérie et sur cathéter veineux central en urgence, ainsi qu'une radiographie de thorax. Sophie demande à l'infirmière de lui montrer le point de ponction du cathéter : il est rouge et inflammatoire. Elle décide d'enlever ce cathéter et de le poser en fémoral droit avec l'aide de l'infirmière. Elle envoie la partie distale du cathéter en culture en bactériologie.

Le lendemain, elle reçoit les résultats des hémocultures : les hémocultures périphériques poussent en 17 heures à cocci à Gram positif en chaînettes et les hémocultures sur cathéter poussent en 13 heures à cocci à Gram positif en chaînettes. Monsieur Z étant fébrile avec un syndrome inflammatoire biologique, Sophie prescrit une antibiothérapie par vancomycine IVSE. Après réception de l'antibiogramme qui montre un *Staphylococcus aureus* sensible à la méticilline, elle arrête la vancomycine et prescrit de l'oxacilline.

Réponses aux quiz

Quiz 1

Ce patient ne doit pas recevoir d'antibiotiques pour cette colonisation sur sonde urinaire à *Enterococcus faecalis*. En effet, il est asymptomatique (apyrétique, pas de syndrome inflammatoire biologique) et le seuil de bactériurie est à peine atteint, même en considérant que ce sont des urines sur sonde. Enfin, la leucocyturie ne doit pas être prise en compte dans les ECBU sur sonde, car elle est toujours positive. Le traitement de cette colonisation est donc l'ablation de la sonde urinaire.

Quiz 2

Cette patiente originaire de Chine avec un diabète décompensé a potentiellement pu être colonisée par une BHRe lors d'un séjour hospitalier récent. Il faut donc considérer la patiente comme colonisée à BHRe jusqu'à preuve du contraire : dépistage rectal et nasal à discuter à l'entrée en réanimation, installation dans une chambre seule avec mise en place de précautions « contact » et signalisation, personnel dédié, petit matériel dédié, soins regroupés et bionettoyage après le départ de la patiente.

CHAPITRE

44

Fièvre chez l'immunodéprimé

Situations de départ

- 44. Hyperthermie/fièvre
- 291. Suivi du patient immunodéprimé

Item, objectifs pédagogiques

ITEM 191 – Fièvre chez un patient immunodéprimé

Rang	Rubrique	Intitulé	Descriptif
A	Définition	Connaître la définition de la neutropénie fébrile	Fièvre et neutropénie < 500
B	Prévalence, épidémiologie	Connaître les facteurs de risque des principales infections fongiques	Candidémie : neutropénie prolongée, allogreffe, réanimation, brèche digestive… Cryptococcose : VIH
A	Diagnostic positif	Connaître les caractéristiques de l'examen clinique en cas de neutropénie fébrile	
B	Éléments physiopathologiques	Connaître les principaux agents pathogènes responsables d'infections en fonction du type de déficit immunitaire	
A	Éléments physiopathologiques	Citer les trois principales portes d'entrée de fièvre du neutropénique	Tube digestif, peau (cathéter), poumon
A	Identifier une urgence	Reconnaître le caractère urgent de la prise en charge thérapeutique d'une neutropénie fébrile et d'un patient immunodéprimé fébrile	
B	Étiologie	Citer les principaux agents infectieux responsables d'infection en fonction des situations d'immunodépression	Neutropénie, asplénie, déficit de l'immunité cellulaire
B	Examens complémentaires	Connaître les examens complémentaires à effectuer chez le neutropénique fébrile en fonction de l'orientation clinique	
B	Prise en charge	Connaître les principes du traitement antibiotique de la neutropénie fébrile, en fonction de sa profondeur	
B	Prise en charge	Connaître les grands principes de la prévention du risque infectieux chez l'asplénique et le traitement d'urgence de l'asplénique fébrile	Antibioprophylaxie, vaccins, éducation thérapeutique
B	Prise en charge	Connaître les indications et contre-indications vaccinales chez l'immunodéprimé	

Médecine intensive – réanimation, urgences et défaillances viscérales aiguës

Introduction
I. Quand évoquer le diagnostic d'infection de l'immunodéprimé, quelles causes et quels micro-organismes rechercher?
II. Quels signes de gravité faut-il immédiatement rechercher?
III. Quels examens complémentaires demander?
IV. Quels traitements d'urgence administrer sans délai?
V. Prévention

Introduction

Ⓐ Toute infection chez un patient immunodéprimé est potentiellement grave. L'infection doit être recherchée de manière systématique et rigoureuse devant chaque épisode fébrile ou devant tout symptôme inexpliqué. Quand l'infection est favorisée spécifiquement par le déficit immunitaire, on parle d'infection opportuniste.

Il existe trois grandes catégories d'immunosuppression :

- le déficit de l'immunité innée (neutropénie essentiellement);
- le déficit de l'immunité cellulaire (lymphocytes T) consécutif à une infection par le VIH, à un traitement immunosuppresseur (utilisé en cas de greffe, notamment) ou à une corticothérapie prolongée;
- le déficit humoral (lymphocytes B, anticorps), rencontré chez les patients aspléniques vrais ou fonctionnels, ou dans des contextes d'hypo/agammaglobulinémie ou de déficits en complément.

Bien souvent les signes cliniques sont amoindris : il est essentiel de mettre en place une stratégie diagnostique systématisée puis de mettre en place une stratégie thérapeutique en urgence.

Vignette clinique

Monsieur X., 55 ans, se présente aux urgences pour altération de l'état général fébrile depuis 24 heures. Il présente comme principal antécédent un cancer du côlon traité par chimiothérapie. Sa dernière cure de chimiothérapie, protocole FOLFOX, remonte à 10 jours.

À son arrivée aux urgences :

Paramètres vitaux : score de Glasgow à 15, PA 90/60 mmHg, FC 130 bpm, FR 20 cycles/min, température 39 °C.

Examen physique :

- cardiovasculaire : absence de signe d'hypoperfusion périphérique, absence de signe d'insuffisance cardiaque, mollets souples et indolores;
- pulmonaire : murmure vésiculaire bilatéral et symétrique, sans bruit surajouté;
- abdominal : souple, indolore, dépressible;
- urologique : absence de signe fonctionnel urinaire, absence de douleur à l'ébranlement des fosses lombaires, absence de lésion au niveau des muqueuses;
- cutané : absence de lésions, PAC non inflammatoire.

Nous sommes donc devant une altération de l'état général **fébrile, à J10 d'une chimiothérapie**, sans point d'appel clinique, avec instabilité hémodynamique.

Les examens complémentaires de première intention comprennent une **numération sanguine à la recherche d'une neutropénie et un bilan exhaustif à la recherche de défaillances d'organes associées,** ainsi que la réalisation de **prélèvements bactériologiques multiples**. Le patient est placé en isolement protecteur en cas de neutropénie. Le patient bénéficie par ailleurs aux urgences de l'administration d'un litre de sérum salé isotonique sur 30 minutes, permettant de faire remonter la pression artérielle à 134/70 mmHg, avec une fréquence cardiaque à 102 bpm.

Biologie :

- numération sanguine : **GB 1000/mm3 dont 480 PNN**, hémoglobine 9,5 g/dl, plaquettes 200 000/ mm^3 ;
- gazométrie artérielle en air ambiant : pH = 7,30, PaO_2 = 80 mmHg, $PaCO_2$ = 28 mmHg, bicarbonatémie = 14 mmol/l, lactatémie = 3,5 mmol/l ;
- le reste du bilan biologique est en attente ;
- prélèvements bactériologiques :
  - ECBU : prélèvement réalisé, examen pour l'instant non analysé ;
  - hémocultures : deux paires prélevées simultanément par ponction périphérique et sur PAC.

Examens complémentaires : radiographie de thorax : normale.

Le tableau est donc celui d'une neutropénie fébrile sans point d'appel clinique, avec des critères macro- et microcirculatoires d'hypoperfusion. Le médecin réanimateur de garde est donc contacté pour discuter de l'orientation du patient en soins intensifs-réanimation. L'avis de l'oncologue référent est utile pour préciser le pronostic de la maladie sous-jacente et le projet thérapeutique. Il est essentiel de prescrire une **antibiothérapie probabiliste en urgence après réalisation des prélèvements microbiologiques,** et de maintenir ou mettre en place l'**isolement protecteur**.

La réévaluation du patient et sa réorientation éventuelle seront rediscutées de manière collégiale à 48–72 heures.

I. Quand évoquer le diagnostic d'infection de l'immunodéprimé, quelles causes et quels micro-organismes rechercher ?

Il existe trois grands types d'immunosuppression. Nous allons les détailler par ordre de fréquence.

A. Déficit de l'immunité innée

Il s'agit d'un déficit le plus souvent quantitatif de la phagocytose (neutropénie, monocytopénie) et à un moindre degré de la présentation d'antigènes (monocytopénie). La principale entité à connaître est la **neutropénie fébrile**. On distingue la stratification suivante :

- neutropénie : PNN $< 1\,000/mm^3$;
- neutropénie sévère : PNN $< 500/mm^3$;
- neutropénie profonde (risque infectieux majeur) : PNN $< 100/mm^3$.

Il est essentiel de chercher **une cause** à la baisse des polynucléaires neutrophiles, qui peut s'accompagner d'une monocytopénie, contribuant ainsi aux altérations de phagocytose :

- **chimiothérapie** ou **radiothérapie** pour des **cancers solides**. La neutropénie dure généralement moins de 7 jours ;
- **chimiothérapie cytotoxique** ou **radiothérapie** pour des **hémopathies**. La neutropénie dure généralement plus de 7 jours et est responsable de la majorité des admissions en secteur de soins intensifs-réanimation dans ce contexte ;
- **cause médicamenteuse** : on parle d'agranulocytose médicamenteuse ;
- certaines hémopathies malignes peuvent être responsables d'une **neutropénie spontanée** par infiltration maligne médullaire ou bien d'une altération fonctionnelle des PNN malgré un compte préservé (neutropénie fonctionnelle, non évaluable en pratique de routine).

Trois portes d'entrées sont à rechercher systématiquement, toutes favorisées par la baisse de l'immunité liée à la neutropénie :

- **porte d'entrée digestive** au sens large : translocation bactérienne par altération de l'épithélium digestif par les chimiothérapies, à l'origine d'infection par des bacilles à Gram négatif de type entérobactéries, des cocci à Gram positif de type entérocoque et des bactéries anaérobies strictes. Le tube digestif est aussi une porte d'entrée majeure pour les infections invasives à *Candida*. On peut intégrer dans cette catégorie les atteintes de la cavité buccale. La mucite est en effet une des complications des chimiothérapies, à l'origine d'infection par cocci à Gram positif de type streptocoques et par des bactéries de la sphère oropharyngée de manière générale (groupe HACEK);
- **porte d'entrée cutanée** : les PAC, les voies centrales (parfois posées au long cours et tunnélisées, c'est-à-dire avec un long trajet sous-cutané avant la ponction vasculaire), la pose multiple de VVP, à l'origine d'infection par cocci à Gram positif type staphylocoques. À la frontière avec la porte d'entrée digestive, il faut penser aux atteintes des tissus mous au niveau périnéogénital;
- **porte d'entrée pulmonaire**, avec une présentation clinicoradiologique parfois pauvre, limitée à une dyspnée et une hypoxie.

Encadré 44.1

Micro-organismes responsables

B Attention : dans 60 % des cas, il n'existe ni documentation microbiologique ni foyer retrouvé.

Les hémocultures représentent la principale source de documentation microbiologique, positives dans 20 à 30 % des cas. Dans les infections documentées, on retrouve deux tiers de cocci à Gram positif et un tiers de bacilles à Gram négatif. Parmi les bacilles à Gram négatif, il est important de prendre en compte le *Pseudomonas aeruginosa*, très fréquent chez l'immunodéprimé. Il est aussi important de vérifier l'absence d'infection sur cathéter (Port-A-Cath®, PICC line…), dispositifs très fréquemment retrouvés chez ces patients.

À noter qu'il faut considérer le risque d'infection fongique invasive (aspergilloses et candidoses) lorsque la neutropénie se prolonge au-delà de 15 jours. Ces infections sont cependant souvent efficacement prévenues par des traitements prophylactiques intégrés dans les protocoles de prise en charge, notamment en hématologie.

B. Déficit cellulaire

Le déficit cellulaire est secondaire à un défaut de fonctionnement des lymphocytes T.

Il s'agit d'un déficit le plus souvent secondaire d'une part à la lymphopénie liée à l'infection par le VIH (lymphocytes T4) et, d'autre part, aux traitements antirejet dans le cadre des greffes d'organe ou de moelle, ainsi qu'aux corticothérapies prolongées.

Il expose aux infections communautaires mais également aux infections opportunistes notamment aux bactéries intracellulaires, aux parasites et aux champignons.

1. Déficit cellulaire et VIH

Cette thématique sort du cadre de cette question. Il convient de se reporter à l'item correspondant (ITEM 169). On rappellera pour mémoire que le type de micro-organisme à rechercher dépend de l'intensité de la lymphopénie CD4.

Rappel

Infections à rechercher selon le nombre de CD4 :

- $> 200/mm^3$: infections communautaires et tuberculose;
- $< 200/mm^3$: pneumocystose, toxoplasmose, candidose œsophagienne;
- $< 100/mm^3$: cryptococcose;
- $< 50/mm^3$: infections à CMV, mycobactéries atypiques.

En pratique, les patients séropositifs pour le VIH arrivent souvent en soins intensifs-réanimation du fait d'une défaillance qui va révéler une pathologie opportuniste, elle-même inaugurale du VIH au stade sida : par exemple, une détresse respiratoire faisant suite à une dyspnée fébrile d'aggravation progressive dans un contexte d'altération de l'état général pourra amener au diagnostic de pneumocystose inaugurale, ou un trouble de conscience avec signe de focalisation à celui de toxoplasmose cérébrale. On se rapportera aux chapitres traitant les défaillances d'organe concernées.

2. Déficit cellulaire et greffés d'organes ou de tissus

Le risque infectieux dépend de plusieurs facteurs :

- type de greffe : organes solides *versus* cellules souches hématopoïétiques ;
- le temps par rapport à la greffe : < 1 mois, entre 1 et 6 mois, > 6 mois ;
- le type de traitements immunosuppresseurs ;
- le statut du greffon.

Compte tenu de la complexité et les enjeux liés au greffon, il est indispensable de contacter rapidement le médecin transplanteur référent, qui pourra aussi guider la gestion des médicaments immunosuppresseurs.

C. Déficit humoral

Il correspond à un déficit quantitatif de production (déficit lymphocytaire B, hypogammaglobuliémie) ou qualitatif d'action des anticorps (asplénie, déficit en complément), et peut donc concerner tant l'immunité innée que l'immunité adaptative.

Le déficit lymphocytaire B est surtout actuellement induit par les biothérapies (anticorps monoclonal anti-CD20, rituximab). Les hypogammaglobulinémies sont acquises dans le cadre des hémopathies lymphoprolifératives et du myélome ou constitutionnelles (déficit immunitaire commun variable, par exemple).

Les asplénies sont fonctionnelles (par exemple, dans la drépanocytose) ou anatomiques (splénectomie chirurgicale). Les déficits en complément sont très rares et sont majoritairement constitutionnels.

Encadré 44.2

Micro-organismes impliqués en fonction du type de déficit humoral

- B La rate participe à l'immunité anti-infectieuse et surtout antibactérienne. Elle est le site de la phagocytose des bactéries opsonisées et surtout des bactéries résistantes à l'opsonisation grâce à leur capsule. **Les asplénies exposent donc au risque d'infections à germes encapsulés** (*Streptococcus pneumoniae*, *Haemophilus influenzae*, *Neisseria meningitidis* et *Salmonella*).
- **Les hypogammaglobulinémies (déficits en anticorps) exposent surtout aux risques de pneumonies à germes encapsulés**, notamment à pneumocoque. Les patients sont aussi susceptibles de présenter des infections graves à VZV.
- Le complément a un rôle dans l'immunité antibactérienne *via* l'opsonisation de certaines bactéries et la lyse bactérienne directe, notamment du méningocoque par le complexe d'attaque membranaire (C5b9). **Les déficits du complément exposent donc à un risque d'infection invasive à méningocoque**.

Quiz 1

Monsieur B., drépanocytaire SS, consulte pour fièvre et céphalées.

Considérez-vous ce patient comme un patient « standard » ? Quels sont les éléments fondamentaux de votre prise en charge ?

II. Quels signes de gravité faut-il immédiatement rechercher ?

L'immunodépression est un signe de gravité en elle-même car, quel qu'en soit le mécanisme, elle expose le patient à des infections plus graves. Il ne faut donc pas hésiter à orienter ces patients vers une structure de soins intensifs-réanimation le temps de l'évaluation initiale et de la surveillance si ces dernières ne peuvent pas être effectuées dans de bonnes conditions, y compris en l'absence de signe évident de gravité. Le moindre signe de gravité doit faire systématiquement orienter les patients vers ces structures.

L'avis d'un spécialiste (médecin spécialiste ou équipe référente) est donc essentiel et une prise en charge en milieu hospitalier est la règle.

Les signes de gravité à rechercher n'ont rien de spécifique et on pourra se référer aux chapitres dédiés.

Quelques notions spécifiques sont à connaître.

À l'interrogatoire, il est essentiel de dater le début de la fièvre, le délai d'apparition par rapport à la dernière chimiothérapie par exemple, les traitements en cours, les antibiothérapies reçues antérieurement. Il est également intéressant de rechercher dans le dossier **la notion de colonisation à bactéries multirésistantes ou hautement résistantes, afin de pouvoir adapter l'antibiothérapie probabiliste.**

L'examen clinique est souvent pris à défaut, la symptomatologie étant souvent moins marquée que chez le patient immunocompétent, du fait de l'altération de la réponse inflammatoire. Il en est de même de la sémiologie radiologique, souvent fruste sur les radiographies thoraciques.

C'est ainsi par exemple classiquement qu'un patient neutropénique peut présenter une authentique pneumonie sans foyer de crépitants à l'auscultation et sans syndrome alvéolaire radiologique. Les signes cliniques et radiologiques peuvent apparaître ou s'aggraver lors de la sortie de neutropénie.

Il est cependant primordial de réaliser un examen cardiorespiratoire complet et abdomino-périnéal consciencieux.

Il est nécessaire également de rechercher systématiquement trois portes d'entrée clés :

- digestive : présence de diarrhées, douleurs abdominales. On inclura un examen de la bouche (gingovostomatite) et de la région périnéogénitale (anorectite, abcès) ;
- cutanée : attention aux abords vasculaires. On évaluera notamment les éventuels PAC, point de ponction des voies veineuses profondes et trajets sous-cutanés des cathéters veineux profonds tunnélisés ;
- pulmonaire : toute dyspnée ou hypoxie doit alerter, y compris en l'absence de foyer à l'auscultation.

Les autres foyers sont classiques et il faudra les rechercher si les trois précédents ne sont pas incriminés. On pensera notamment à la sphère urinaire et aux sinusites, assez fréquentes dans ce contexte.

III. Quels examens complémentaires demander ?

Le bilan biologique est systématique en urgence.

Il doit comporter :

- une **numération-formule sanguine**, qui permettra de quantifier l'importance de la neutropénie ou de la monocytopénie. Dans un contexte infectieux aigu, la lymphopénie a peu de valeur pour évaluer le statut immunitaire ;

- un **bilan biologique exhaustif, afin d'évaluer les éventuelles défaillances d'organe** : fonction rénale, bilan hépatique, coagulation, gaz du sang si point d'appel respiratoire, lactatémie (++) artérielle ou veineuse ;
- un **bilan microbiologique de première intention** : le minimum est la réalisation de deux séries d'hémocultures aéro/anaérobies à 30 minutes d'intervalle. Les points d'appel cliniques pourront faire l'objet de prélèvements spécifiques (ECBU, hémocultures prélevées sur PAC ou voie centrale, ECBC, etc.).

En cas de suspicion d'infection de cathéter on pourra effectuer des hémocultures différentielles (prélèvements périphériques et sur cathéters concomitants) et analyser les temps de pousse. La positivation des prélèvements sur cathéter 2 heures avant les prélèvements effectués en périphérie permettra d'incriminer l'abord vasculaire et de conforter une décision d'ablation, parfois difficile à prendre chez des patients dont l'abord est complexe et précieux. Il faut tout faire pour effectuer ces prélèvements avant l'antibiothérapie, qui devra être rapidement introduite s'il y a des signes de gravité. Cela nécessite une bonne coordination dans la prise en charge de ces patients, notamment en cas d'admission à l'hôpital depuis le domicile. Le cas particulier de la défaillance respiratoire dans un contexte d'infection respiratoire potentielle doit faire discuter la réalisation d'un lavage broncho-alvéolaire avec prélèvements microbiologiques larges, dans un environnement permettant le recours à l'assistance respiratoire si nécessaire.

Concernant les examens complémentaires non biologiques, la **radiographie de thorax** est systématique. Les autres examens complémentaires seront demandés en fonction de l'orientation clinique : une échographie abdominale, une échographie rénale, une échographie cardiaque, un scanner thoraco-abdomino-pelvien. Le scanner thoracique doit être fait au moindre point d'appel respiratoire devant le manque de sensibilité de la radiographie de thorax dans ce contexte.

Il faut bien garder en tête que ces examens vont parfois donner des résultats différents de ceux que l'on obtient chez le sujet immunocompétent : absence d'hyperleucocytose, biomarqueurs d'inflammation peu élevés, absence de leucocyturie sur l'ECBU, absence de pléiocytose sur la ponction lombaire, radiographie de thorax normale, etc.

Scanner thoracique

B Le scanner thoracique, plus sensible, va pouvoir démasquer des signes de pneumonie qui n'auraient pas été détectés à la radiographie de thorax.

Pour les pneumonies bactériennes, la sémiologie n'a rien de particulier à part sa paucité.

En fonction du contexte, on pourra aussi objectiver des signes évocateurs de pneumocystose (syndrome interstitiel bilatéral, avec images de « verre dépoli ») ou d'aspergillose invasive (image en « grelot » avec croissant gazeux, aspergillome dans une cavité, mais aussi opacités arrondies non spécifiques, nécrose parenchymateuse, syndrome bronchique non spécifique).

Quiz 2

Monsieur X., 44 ans, est pris en charge en réanimation pour une détresse respiratoire aiguë depuis 48 heures. Dans ses antécédents : il est transplanté rénal depuis 3 mois, son induction post-greffe a comporté du sérum antilymphocytaire et désormais il est sous mycophénolate-mofétil, tacrolimus et corticoïdes. Il prend également une prophylaxie anti-CMV par valganciclovir compte tenu d'un greffon CMV^+ et un receveur CMV^-. Il ne prend pas sa prophylaxie par triméthoprime-sulfaméthoxazole.

Vous disposez des éléments suivant :

- constantes : PA 130/80 mmHg, FR 30 cycles/min, SpO_2 92 % sous oxygénothérapie à haut débit, température 39 °C ;
- cliniquement : polypnéique, tirage sus-claviculaire ;
- GDS : pH = 7,50, PCO_2 = 25 mmHg, PaO_2 = 55 mmHg, HCO_3^- = 20 mmol/l ;
- radiographie de thorax : syndrome alvéolo-interstitiel bilatéral ;

- ECBC : examen direct en bactériologie négatif, antigénuries légionnelle et pneumocoque négatives; sérologies *Chlamydia pneumoniae* et *Mycoplasma pneumoniae* négatives;
- antibiothérapie probabiliste par céfotaxime + spiramycine débutée depuis 48 heures.

Compte tenu du contexte, quelle pathologie devez vous évoquer? Comment faire le diagnostic? Quelles thérapeutiques devez-vous mettre en place?

IV. Quels traitements d'urgence administrer sans délai?

Les traitements d'urgence concernent les infections bactériennes de l'immunodéprimé.

La prise en charge initiale doit comprendre :

- hospitalisation le plus souvent; il faut envisager facilement le transfert en secteur de soins intensifs-réanimation;
- un isolement protecteur chez les patients neutropéniques;
- une antibiothérapie probabiliste large spectre en urgence après prélèvement microbiologique;
- ne pas oublier de traiter un foyer profond et/ou de retirer le matériel infecté, en fonction des points d'appel : ablation de PAC, drainage d'une pyélonéphrite obstructive, etc.

Prise en charge en ambulatoire

Un patient présentant une neutropénie fébrile peut être pris en charge en ambulatoire, à condition de réunir tous les critères suivants :

- âge < 65 ans;
- neutropénie attendue brève, inférieure à 8 jours;
- PNN > 100/mm³;
- absence de signe de gravité;
- absence de foyer documenté, notamment pulmonaire ou cutané;
- absence de comorbidité associée;
- absence d'antibiothérapie récente;
- présence d'un accompagnement à domicile;
- contact avec un médecin spécialiste référent possible à tout moment;
- bonne compréhension.

Encadré 44.3

Cas particuliers

Antibiothérapie de la neutropénie fébrile

B Dans le cadre de la neutropénie fébrile < 7 jours, le traitement de première intention consiste en :

- amoxicilline-acide clavulanique ou céphalosporine de troisième génération;
- ± ciprofloxacine ou amikacine.

Dans le cadre d'une neutropénie fébrile > 7 jours, le traitement de première intention consiste en :

- une hospitalisation systématique;
- un isolement protecteur;
- une antibiothérapie large spectre active sur *Pseudomonas aeruginosa* : pipéracilline-tazobactam, céfépime, ceftazidime, imipénème;
- ± amikacine, à discuter en fonction de la gravité et de la fonction rénale;
- ± molécules anti-SARM si point d'appel cutané, à choisir en prenant en compte la fonction rénale et les autres foyers associés.

Dans ce contexte, si la fièvre persiste plus de 3 jours, il est nécessaire de prendre en compte le risque fongique, nécessitant d'une part le prélèvement des biomarqueurs fongiques (bêta-*D*-glucane, antigénémie aspergillaire

Encadré 44.3 Suite.

au minimum) et l'ajout d'un traitement antifongique empirique ou préemptif si présence de signes cliniques, radiologiques ou biologiques orientant plus spécifiquement vers une infection fongique invasive.

Il est important de tenir compte des antécédents bactériologiques du patient, notamment rechercher la notion de colonisation ou d'infection par bactérie multirésistante (BMR) et bactérie hautement résistante (BHR), afin de moduler l'antibiothérapie probabiliste, ainsi que des antibiothérapies antérieures. L'écologie des services où sont pris en charge les patients peut aussi impacter le choix de l'antibiothérapie.

Antibiothérapie de la splénectomie

L'antibiothérapie est urgente et doit couvrir les germes encapsulés. Elle doit être débutée après réalisation des prélèvements microbiologiques. En cas de fièvre inexpliquée, on optera pour une antibiothérapie probabiliste comportant une céphalosporine de troisième génération en parentéral.

V. Prévention

B Elle est affaire de spécialistes, mais avoir quelques notions générales permet de considérer certains micro-organismes en cas de faille dans cette prophylaxie.

Chez les patients aplasiques après chimiothérapie ou greffe en hématologie, les schémas prophylactiques comportent des antifongiques pour le risque aspergillaire et des antiviraux pour le risque de réactivation des herpès virus, particulièrement le CMV. Ces protocoles varient en fonction du type d'hémopathie, du type de chimiothérapie et de greffe éventuelle.

Chez les patients sous immunosuppresseurs au long cours après une greffe d'organe solide, les protocoles comportent une prévention de la pneumocystose et de la réactivation de l'*herpes simplex*.

Chez les patients sous corticoïdes au long cours et chez les patients séropositifs pour le VIH et présentant moins de 200 lymphocytes CD4, la prophylaxie comporte une prévention de la pneumocystose et de la toxoplasmose (triméthoprime-sulfamétoxazole en première intention).

Enfin, chez les aspléniques, c'est le risque bactérien qui est couvert par une antibioprophylaxie, dont la durée et les modalités dépendent de l'âge et des signes d'hyposplénisme.

Tous ces patients doivent être à jour de leur calendrier vaccinal[10]. La vaccination saisonnière contre la grippe est hautement souhaitable, y compris pour l'entourage de ces patients. On ajoutera pour les splénectomisés une vaccination antipneumococcique, antiméningococcique et anti-*Haemophilus influenzae*. Les vaccins vivants atténués sont contre-indiqués.

Les patients souffrant de déficits en immunoglobulines peuvent bénéficier de substitutions régulières d'immunoglobulines polyvalentes.

Tic-tac…

< 1 h	• Neutropénie fébrile : rechercher des signes de gravité • Bilan biologique
< 2 h	• Récupérer la NFS • Mettre en place un isolement protecteur • Prescrire une antibiothérapie probabiliste après prélèvements microbiologiques
48–72 h	• Réévaluation clinique, recherche de documentation microbiologique pour adaptation de l'antibiothérapie

10 https://solidarites-sante.gouv.fr/prevention-en-sante/preserver-sa-sante/vaccination/calendrier-vaccinal

Une situation clinique... Deux prises en charge

Interne de garde dans les étages, Louise est appelée en hospitalisation d'hématologie pour Madame Z., 70 ans, en raison d'un pic fébrile à 39 °C à deux reprises à 4 heures d'intervalle.

Elle est prise en charge pour une induction d'allogreffe de cellules souches hématopoïétiques dans un contexte de leucémie aiguë myéloïde. Elle n'a aucun autre antécédent.

Constantes : pression artérielle 130/80 mmHg, SpO_2 94 % sous O_2 2 litres/min, FR 18 cycles/min, température 39 °C.

Où Louise ne fait pas bien…

Louise se rend au chevet de Madame Z. L'examen cardiorespiratoire et abdominal est sans particularité. Madame Z. se plaint d'avoir froid, elle ne la découvre pas plus.

Elle prescrit une radiographie de thorax, une NFS.

La radiographie de thorax est sans particularité, la formule retrouve une neutropénie profonde avec 50 PNN/mm^3.

Louise prescrit un isolement protecteur et une antibiothérapie probabiliste par amoxicilline-acide clavulanique.

Où l'on peut faire confiance à Louise

Louise se rend au chevet de Madame Z., l'examen cardiorespiratoire et abdominal est sans particularité. Elle ne s'en satisfait pas. Elle retrouve notamment un orifice de PAC rouge et inflammatoire. Elle prescrit alors une NFS, une paire d'hémocultures différentielles sur veine périphérique et sur le PAC en complément d'un bilan microbiologique complet. Elle perfuse la patiente sur voie périphérique et condamne l'utilisation du PAC. Elle prescrit un isolement protecteur et une antibiothérapie probabiliste par pipéracilline-tazobactam et vancomycine.

Elle retournera voir la patiente 2 heures plus tard, afin de s'assurer de la bonne tolérance hémodynamique, après avoir appelé son sénior pour confirmer sa prise en charge et discuter de l'organisation de l'ablation du PAC.

Réponses aux quiz

Quiz 1

Monsieur B. n'est pas à prendre comme un patient standard : du fait de sa drépanocytose, il est considéré comme asplénique. Il convient alors de rechercher de manière systématique une infection à germes encapsulés. La prise en charge consistera en :

- un interrogatoire : histoire de la maladie, vérification du statut vaccinal concernant le pneumocoque, l'*Haemophilus influenzae* et le méningoccoque et la prise d'une antibioprophylaxie par pénicilline V ;
- un examen clinique : recherche de choc septique, examen cutané à la recherche d'un purpura fulminans ;
- un traitement : introduire en urgence une antibiothérapie ciblant les germes encapsulés par amoxicilline-acide clavulanique en préhospitalier ou une céphalosporine de troisième génération en intrahospitalier ;
- à distance de l'infection : compléter le calendrier vaccinal si besoin, ± mettre en place une antibioprophylaxie.

Quiz 2

Devant une radiographie de thorax retrouvant un discret infiltrat alvéolo-interstitiel bilatéral, un contexte de greffe rénale récente, la mauvaise compliance à la chimioprophylaxie par triméthoprime-sulfaméthoxazole (Bactrim®), l'absence d'antibioprophylaxie, la négativité de la recherche de bactéries intracellulaires atypiques, la dissociation radioclinique, vous devez évoquer la pneumocystose.

Pour la mettre en évidence, vous devez envoyer en mycologie un crachat profond ou un lavage broncho-alvéolaire pour un examen direct à la recherche de kystes à la coloration argentique et en immunofluorescence, ± PCR pneumocystose. Pour rappel, le *Pneumocystis jiroveci* n'est pas cultivable. Le direct est très souvent négatif dans le cadre de pneumocystose chez un patient non VIH en raison d'une moindre charge fongique.

La prise en charge consistera en la mise en place d'un traitement curatif par triméthoprime-sulfaméthoxazole *per os* ou IV pendant 3 semaines. L'intérêt d'une corticothérapie adjuvante n'est pas établi dans la pneumocystose du patient non VIH.
À distance de l'infection, il faudra également mettre en place une prophylaxie secondaire par triméthoprime-sulfaméthoxazole en relais du traitement curatif.

CHAPITRE

45

Infections cutanéomuqueuses sévères

Situations de départ

- 44 Hyperthermie/fièvre
- 54 Œdème localisé ou diffus
- 71 Douleur d'un membre (supérieur ou inférieur)
- 77 Myalgies
- 82 Bulles, éruption bulleuse
- 85 Érythème
- 87 Grosse jambe rouge aiguë
- 89 Purpura, ecchymose, hématome

Item, objectifs pédagogiques

ITEM 155 – Infections cutanéomuqueuses et des phanères, bactériennes et mycosiques de l'adulte et de l'enfant

Rang	Rubrique	Intitulé
A	Définition	Savoir définir une mycose superficielle
A	Diagnostic positif	Connaître les signes d'une infection candidosique et des mycoses (candidoses incluses) orale, génitale, unguéale, d'un pli
A	Éléments physiopathologiques	Connaître les facteurs favorisants des infections cutanéomuqueuses à *Candida* et mycoses
A	Contenu multimédia	Photographies d'un exemple typique de ces mycoses
B	Examens complémentaires	Connaître les indications du prélèvement mycologique de la peau et des phanères
B	Prise en charge	Connaître les principes du traitement des mycoses (candidoses incluses)
A	Définition	Connaître la définition d'un panaris
A	Définition	Connaître la définition d'un abcès
B	Prise en charge	Connaître les principes du traitement d'un abcès
B	Prise en charge	Connaître les principes du traitement d'un panaris
A	Définition	Définir une dermohypodermite bactérienne non nécrosante et nécrosante
B	Prévalence, épidémiologie	Connaître l'épidémiologie et les facteurs de risque des dermohypodermites bactériennes non nécrosantes et nécrosantes chez l'adulte et l'enfant

Rang	Rubrique	Intitulé
A	Diagnostic positif	Connaître les orientations diagnostiques d'une grosse jambe rouge aiguë
A	Diagnostic positif	Connaître les signes sémiologiques évocateurs de dermohypodermite bactérienne chez l'adulte et chez l'enfant
A	Diagnostic positif	Connaître les localisations les plus fréquentes de dermohypodermite bactérienne non nécrosante et nécrosante
A	Identifier une urgence	Connaître les signes de gravité d'une dermohypodermite
A	Contenu multimédia	Dermohypodermite bactérienne non nécrosante : contenu multimédia (érysipèle adulte, dermohypodermite non nécrosante enfant)
A	Examens complémentaires	Dermohypodermite bactérienne non nécrosante : examens à réaliser (et à ne pas réaliser)
A	Prise en charge	Connaître le principe du traitement d'une dermohypodermite bactérienne et la notion d'urgence médicochirurgicale dans les formes nécrosantes. Dermohypodermite bactérienne non nécrosante : traitement (antibiothérapie recommandée et si allergie pénicilline), mesures complémentaires (adulte et enfant)
A	Prise en charge	Savoir qu'il faut rechercher une porte d'entrée devant une dermohypodermite
A	Éléments physiopathologiques	Connaître la définition et la physiopathologie de l'anthrax et du furoncle
A	Diagnostic positif	Connaître les signes cliniques du furoncle
A	Contenu multimédia	Photographie de furoncle
B	Suivi et/ou pronostic	Connaître les principes du traitement du furoncle
B	Suivi et/ou pronostic	Connaître les complications du furoncle
B	Suivi et/ou pronostic	Furonculose (facteurs favorisants, examens à réaliser)
A	Définition	Impétigo : définition (physiopathologie, épidémiologie, impétigination)
A	Diagnostic positif	Impétigo : diagnostic (impétigo croûteux, impétigo bulleux, impétiginisation)
A	Contenu multimédia	Impétigo : contenu multimédia (impétigo croûteux, impétigo bulleux, impétiginisation)
B	Prise en charge	Connaître les principes du traitement (adulte et enfant) : antibiothérapie et mesures complémentaires
B	Suivi et/ou pronostic	Diagnostiquer les complications d'un impétigo
A	Définition	Connaître la définition et la physiopathologie de la folliculite
A	Diagnostic positif	Connaître les signes cliniques de la folliculite
B	Prise en charge	Connaître les principes du traitement de la folliculite
A	Contenu multimédia	Photographie de folliculite
B	Suivi et / ou pronostic	Connaître les complications possibles des folliculites
B	Éléments physiopathologiques	Connaître les mécanismes physiopathologiques des cellulites faciales
A	Diagnostic positif	Connaître les signes cliniques d'une cellulite faciale collectée et séreuse
B	Étiologie	Connaître les différentes portes d'entrée d'une cellulite de la face

Rang	Rubrique	Intitulé
B	Examens complémentaires	Connaître les examens de première intention
A	identifier une urgence	Connaître les signes de gravité d'une cellulite faciale et les complications graves
B	Prise en charge	Connaître les principes thérapeutiques des cellulites faciales

Introduction
I. Définitions et épidémiologie
II. Quand évoquer le diagnostic d'infection cutanéomuqueuse grave ?
III. Quels examens complémentaires demander en urgence ?
IV. Quels traitements d'urgence mettre en place sans délai ?

Introduction

A Il existe de nombreuses pathologies d'origine infectieuse résultant de l'ensemencement et de la multiplication de bactéries dans les parties molles à la suite d'une effraction de la barrière cutanée ou muqueuse. La plupart sont des infections bénignes d'évolution favorable sous traitement. Toutefois, certaines peuvent mettre en jeu le pronostic vital ou fonctionnel en raison d'une évolution locale extensive et nécrosante ou d'un retentissement sur le plan général avec l'apparition d'un état de choc et de défaillances d'organes.

La précocité du diagnostic et la rapidité de la prise en charge des infections cutanéomuqueuses graves conditionnent le pronostic de ces infections. **Les formes nécrosantes relèvent d'un traitement médicochirurgical en urgence** associant une antibiothérapie et des mesures de réanimation à une chirurgie de mise à plat, débridement, drainage, qui doit être réalisée sans délai.

La classification des infections cutanéomuqueuses (hors infections collectées ou localisées de type panaris, phlegmons et abcès) n'a pas toujours été claire en raison de l'existence de multiples entités en fonction de la profondeur de l'atteinte (du derme au muscle), de l'aspect lésionnel (nécrosant ou non), de la localisation (cervicofaciale, des membres, du périnée…) et de l'extension, ainsi que des germes responsables. Une classification plus claire, anatomopathologique, a été mise en place et s'appuie sur la profondeur de l'atteinte lésionnelle : derme, hypoderme, fascia musculaire puis muscle. Nous différencions ainsi d'une part les dermohypodermites (atteinte du derme et de l'hypoderme), nécrosantes ou non, les fasciites (atteinte du fascia musculaire) et les myosites ou myonécroses bactériennes (atteinte musculaire). Le terme de « cellulite » a été abandonné car jugé trop flou et peu discriminant.

Vignette clinique

Madame F., âgée de 67 ans, est amenée par les pompiers au service d'accueil des urgences de votre hôpital pour l'apparition d'une altération de l'état général, d'une douleur du membre inférieur droit et d'une fièvre, survenues brutalement depuis 36 heures.

À l'interrogatoire, sa fille vous apprend que Madame F. est traitée depuis de nombreuses années pour un diabète de type 2 mal équilibré, une insuffisance veineuse compliquée d'ulcères aux membres inférieurs et d'une cirrhose d'origine métabolique.

À la prise en charge aux urgences :

- les *paramètres vitaux* sont les suivants : pression artérielle 87/44 mmHg, PAM 56 mmHg, FC 111 bpm, SpO_2 95 % en air ambiant, FR à 23 cycles/min, glycémie capillaire 2,3 g/l, température 35,3 °C ;
- l'*examen clinique* retrouve une patiente apathique ralentie. On note des marbrures aux genoux et un allongement du temps de recoloration cutanée. Le membre inférieur droit est très œdématié, avec un placard inflammatoire mal délimité et des taches cyaniques séparées par des intervalles de peau saine. À la palpation, on retrouve une crépitation neigeuse et la patiente rapporte une hypoesthésie sensitive mal systématisée.

Vous évoquez un diagnostic de **dermohypodermite bactérienne nécrosante** du membre inférieur droit devant le sepsis et l'aspect caractéristique du membre inférieur. La présence d'une porte d'entrée évidente (ulcères veineux) et celle de facteurs de risque reconnus sont des arguments supplémentaires.

La prise en charge est une **urgence médicochirurgicale** et vous contactez rapidement le chirurgien et le réanimateur.

Dans le même temps, vous demandez à l'infirmière une surveillance rapprochée scopée pour la patiente, la mise en place de deux voies veineuses et la réalisation d'un bilan biologique et d'hémocultures en urgence. Vous lui demandez également de délimiter les lésions cutanées, qui peuvent être rapidement évolutives. En prévision d'une chirurgie, la patiente est mise à jeun et un bilan prétransfusionnel est demandé.

Devant l'hypotension artérielle, vous débutez un remplissage vasculaire avec 500 ml de soluté cristalloïde (jusqu'à 20 ml/kg) et suspendez tous les médicaments habituels. Dès les prélèvements microbiologiques effectués (hémocultures ++, ± ponction de bulle intègre), vous prescrivez une antibiothérapie probabiliste à large spectre intraveineuse tenant compte du caractère communautaire de l'infection et de la localisation. Votre choix se porte sur une bêtalactamine à large spectre avec un inhibiteur des bêtalactamases (pipéracilline-tazobactam), ainsi qu'un aminoside compte tenu du retentissement hémodynamique et de l'absence d'évolution malgré le remplissage vasculaire.

Le chirurgien confirme rapidement votre diagnostic. Devant la présentation clinique et la localisation au niveau d'un membre, aucun examen radiologique supplémentaire ne sera réalisé pour ne pas retarder la chirurgie.

Le bilan biologique réalisé retrouve :

- anémie microcytaire régénérative ;
- hyperleucocytose prédominant sur les polynucléaires neutrophiles à 18 000/mm^3 ;
- syndrome inflammatoire biologique avec CRP à 325 mg/l ;
- insuffisance rénale : créatinine à 144 µmol/l et urée sanguine à 14 mmol/l ;
- gazométrie artérielle : acidose métabolique avec hyperlactatémie à 4,3 mmol/l.

Le bilan confirme l'existence de défaillances d'organes associées avec une insuffisance rénale et une acidose lactique. L'hémodynamique de la patiente ne s'est pas améliorée après expansion volémique et vous avez dû introduire de la noradrénaline à 2 mg/heure pour obtenir une PAM à 65 mmHg. Le tableau est donc celui d'un choc septique.

La prise en charge a ensuite consisté en :

- un transfert au bloc opératoire dans l'heure pour mise à plat, débridement et excision des tissus nécrosés. Le chirurgien réalisera des prélèvements locaux profonds qui seront envoyés rapidement au laboratoire. Un abord veineux adapté et un monitorage de la tension en continu seront mis en place. La patiente sera sondée pour surveillance de la diurèse devant l'existence d'une insuffisance rénale ;
- en postopératoire, Madame F. sera transférée en réanimation ;
- l'antibiothérapie intraveineuse sera poursuivie pour une durée totale de 7 à 15 jours et réévaluée à 48 à 72 heures avec les résultats des prélèvements microbiologiques.

L'évolution de Madame F. sera longue mais favorable. Elle bénéficiera de pansements sous anesthésie la première semaine puis pourra sortir de réanimation après la mise en place d'une thérapie par pression négative. Les prélèvements microbiologiques retrouveront un bacille à Gram négatif et la porte d'entrée incriminée sera un ulcère veineux mal pris en charge.

I. Définitions et épidémiologie

Les définitions et la classification des infections extensives de la peau et des parties molles (hors panaris, phlegmons, abcès) sont anatomopathologiques. Elles dépendent des structures atteintes (de la peau : derme et hypoderme, aux structures plus profondes : fascias, aponévroses et muscles), de l'aspect lésionnel (nécrosant ou non). C'est en pratique l'exploration chirurgicale qui permet de catégoriser l'extension des lésions et leur caractère nécrosant ou non.

Différentes localisations (cervicofaciale, des membres, du périnée) et micro-organismes sont impliqués. Dans le but de clarifier ces pathologies, le terme de **dermohypodermite** a été retenu et l'on distingue :

- les **dermohypodermites bactériennes non nécrosantes**, essentiellement représentées par l'**érysipèle**. Leur extension est limitée à la peau (derme et hypoderme);
- les **dermohypodermites bactériennes nécrosantes** qui peuvent être qualifiées de **fasciite nécrosante** en cas d'atteinte s'étendant jusqu'aux fascias constatée lors de l'exploration chirurgicale. Dans ces formes, l'atteinte musculaire peut survenir tardivement. Les formes nécrosantes ou supposées telles nécessiteront toujours une exploration et une prise en charge chirurgicale;
- les **myonécroses** ou **myosites infectieuses** sont une atteinte primitive du muscle. Leur extension se fait bien souvent vers les couches superficielles, ce qui permet de faire le diagnostic. La myosite clostridiale due à *Clostridium perfringens*, bactérie anaérobie tellurique, est la « gangrène gazeuse » historique, plaie des champs de bataille avant l'arrivée des antibiotiques.

La **dermohypodermite bactérienne non nécrosante**, ou **érysipèle**, est une pathologie de l'adulte de plus de 50 ans. Son incidence est en augmentation en France avec 10 à 100 nouveaux cas par an pour 100 000 habitants. Quatre-vingt-dix pour cent de ces infections siègent aux membres inférieurs et la forme clinique la plus banale est une grosse jambe rouge aiguë fébrile et douloureuse. Les principales bactéries responsables sont des bactéries commensales de la peau, majoritairement des streptocoques avec en tête le streptocoque du groupe A, ou *Streptococcus pyogenes*. Plus rarement, on peut retrouver *Staphylococcus aureus* (staphylocoque doré). L'inoculum bactérien est faible dans l'érysipèle, ce qui explique la rentabilité médiocre des examens microbiologiques. On retiendra que cette infection n'est pas nécrosante par définition, et donc ne nécessite pas de sanction chirurgicale, mais peut, quoique rarement, être grave par son retentissement général (cf. chapitre 11).

Concernant les **dermohypodermites bactériennes nécrosantes** (fasciites incluses), leur incidence est bien plus faible, de l'ordre de 4 à 8 cas par an pour 100 000 habitants, mais leur retentissement nécessite une hospitalisation en réanimation dans plus d'un cas sur deux. Elles sont dans 70 à 80 % des cas polymicrobiennes, résultant de l'association et de la synergie d'une flore anaérobie et de bactéries aérobies. Dans 20 à 30 % des cas, ces infections sont monomicrobiennes. Le streptocoque du groupe A et le staphylocoque doré sont alors les bactéries le plus fréquemment isolées. Les souches responsables sont parfois productrices de toxines, pouvant ainsi donner un tableau de choc toxinique.

Les **myonécroses** tendent à disparaître. Les *Clostridium* sont le genre bactérien le plus souvent isolé. La production de gaz qui les caractérise est à l'origine de la « gangrène gazeuse ».

La figure 45.1 reprend la classification de ces infections en fonction de la profondeur de l'atteinte.

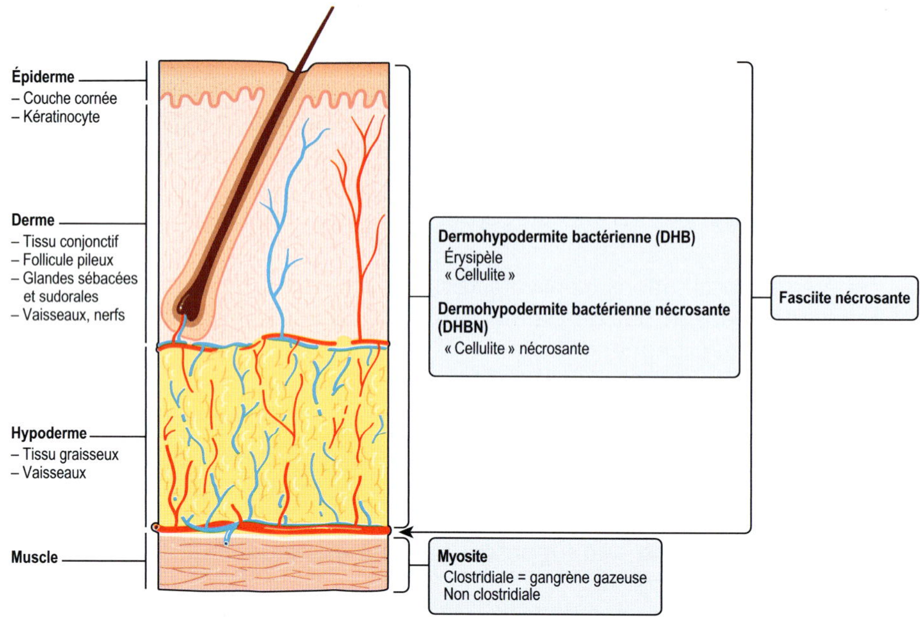

Fig. 45.1. Ⓐ **Classification des infections des parties molles en fonction de la profondeur de l'atteinte.**

Quiz 1

Le cas le plus fréquent...

Monsieur G. se présente aux urgences pour une fièvre en plateau à 39 °C et une douleur du membre inférieur.
Antécédents : HTA essentielle, diabète de type 2, BPCO post-tabagique.
Cliniquement : fièvre à 39,5 °C, PA 126/67 mmHg, FC 108 bpm, SpO_2 95 % en air ambiant, FR 17 cycles/min, EVA 6/10. Le patient est conscient, cohérent et orienté. À l'inspection, vous découvrez un placard inflammatoire circonscrit sur la face antérieure du pied et de la jambe droite. La couleur est uniformément rouge avec une délimitation nette par un léger bourrelet. Le reste de la jambe est sans particularité. À la palpation, l'ensemble du placard est douloureux et chaud et votre examen retrouve une adénopathie au niveau du pli inguinal droit.
Quel diagnostic est à privilégier ? De quels examens complémentaires avez-vous besoin pour confirmer votre diagnostic et orienter votre prise en charge ? Quel germe est suspecté et quelle antibiothérapie initiez-vous ?

II. Quand évoquer le diagnostic d'infection cutanéomuqueuse grave ?

Le diagnostic des infections bactériennes cutanées graves est essentiellement **clinique**.

Dans l'**érysipèle**, le début est brutal (quelques heures) avec l'apparition d'une fièvre élevée (39 à 40 °C), de frissons puis d'un **placard inflammatoire bien circonscrit et œdémateux**, douloureux à la palpation, s'étendant progressivement. Il peut exister un bourrelet périphérique, particulièrement pour les localisations faciales (fig. 45.2), où on observe aussi volontiers des croûtes et des pustules. On parle de staphylococcie maligne de la face quand la bactérie impliquée est *Staphylococcus aureus*, ce qui est fréquent pour cette localisation.

Des décollements bulleux superficiels séreux d'origine mécanique sont possibles, sans nécrose extensive. Il s'y associe des adénopathies inflammatoires de drainage mais la traînée de lymphangite est inconstante.

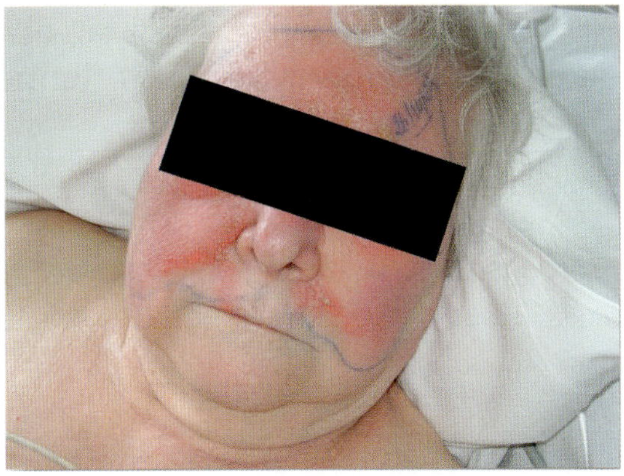

Fig. 45.2. Ⓐ Staphylococcie maligne de la face. On voit bien le bourrelet périphérique.

Les **dermohypodermites bactériennes nécrosantes** sont caractérisées par une durée d'incubation variable, de 8 heures à plusieurs jours, avec un début parfois brutal et :

- l'apparition fréquente de signes généraux de sepsis : fièvre élevée ou hypothermie, frissons, malaise, asthénie, altération de l'état général, troubles de conscience, tachypnée, tachycardie, hypotension ;
- accompagnés de signes locaux, qui peuvent composer initialement un tableau proche de l'érysipèle :
  - placard inflammatoire œdémateux ;
  - douleur **intense** ;
- évoluant progressivement en quelques heures vers (fig. 45.3) :
  - œdème inflammatoire ferme ;
  - **modification de couleur en raison de la nécrose** (coloration brunâtre ou taches cyaniques sans démarcation nette avec la peau saine) ;
  - intervalles de peau saine séparant les taches cyaniques ;
  - apparition de bulles séro-hématiques ou hémorragiques ;
  - **hypoesthésie** localisée allant jusqu'à l'anesthésie, avec douleur subjective : on parle du phénomène d'anesthésie douloureuse ;
  - **crépitation neigeuse** à la palpation liée à la présence de gaz dans les tissus.

L'évolution se fait rapidement vers une extension des lésions et une aggravation du retentissement général avec apparition de défaillances d'organes.

Tous les signes cliniques rapportés ici sont cependant inconstants.

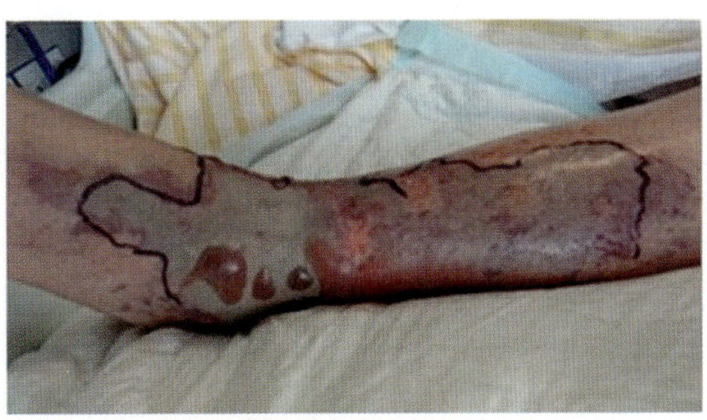

Fig. 45.3. Ⓐ Présentation clinique devant faire suspecter une infection nécrosante et discuter d'une prise en charge chirurgicale.

Encadré 45.1

Facteurs de risque de dermohypodermites bactériennes

B La survenue d'infections cutanées graves est souvent associée à la présence de facteurs favorisants retrouvés dans une grande majorité des cas :

- âge > 50 ans ;
- obésité ;
- diabète ;
- pathologie vasculaire (artériopathie ou insuffisance veineuse) ;
- intoxication alcoolique chronique ;
- immunodépression (corticothérapie, cirrhose, cancer…) ;
- présence de lésions cutanées (ulcère, mal perforant, intertrigo, points d'injections, morsure, piqûre et varicelle — 30 à 50 % des cas pédiatriques) ;
- consommation d'anti-inflammatoires non stéroïdiens.

Cependant, une évolution vers une forme grave est tout à fait possible en l'absence de ces critères.

Encadré 45.2

Cas particulier de la dermohypodermite cervicofaciale, physiopathologie

B La dermohypodermite cervicofaciale (encore communément appelée « cellulite de la face ») constitue la principale urgence en chirurgie maxillofaciale.

Le tissu celluleux est circonscrit par des muscles et des cloisons musculo-aponévrotiques qui s'insèrent sur le maxillaire et la mandibule. Ces espaces sont en continuité avec la région submandibulaire puis la région cervicale, elle-même en continuité avec le médiastin. C'est en suivant ces espaces anatomiques que les infections peuvent se propager.

Les principales étiologies sont dentaires (80 %), avec en premier lieu l'apparition d'une cellulite séreuse. Cliniquement, on constate l'existence d'une tuméfaction douloureuse avec une peau tendue chaude et érythémateuse en regard. L'évolution se fait vers une cellulite diffuse ou gangréneuse, une majoration de la douleur qui devient lancinante à prédominance nocturne et qui entrave l'alimentation, la déglutition et l'élocution. Le retentissement général apparaît également avec une fièvre (39 °C) à laquelle s'associent volontiers une asthénie, voire une apathie et des malaises. Un trismus peut apparaître, il est d'autant plus important que la dent causale est postérieure. Il doit être recherché car il conditionne la prise en charge anesthésique et la protection des voies aériennes à l'induction de l'anesthésie au bloc. La dysphagie et la dyspnée sont des signes de gravité imposant une prise en charge en extrême urgence.

Ces dermohypodermites évoluent vers des formes gangréneuses avec destruction tissulaire nécrotique, apparition d'une crépitation neigeuse en regard du foyer, extension vers les espaces tissulaires cervicomédiastinaux et parfois fistulisation à la peau.

La dermohypodermite cervicofaciale peut plus rarement compliquer une pathologie amygdalienne (phlegmon). L'espace latéropharyngé est alors le premier atteint. Il impose un examen ORL qui retrouve un trismus associé à une haleine fétide et un bombement en « verre de montre » du pilier antérieur et de l'hémivoile du palais avec refoulement de l'amygdale homolatéral. Les principales complications à rechercher sont une extension vers le médiastin postérieur et une détresse respiratoire parfois brutale liée à l'obstruction des voies aériennes par l'atteinte des espaces pharyngés latéraux et postérieurs. L'espace pharyngé postérieur est une zone de diffusion de l'infection, ce qui explique l'extension médiastinale. Le syndrome de Lemierre est une complication rare mais gravissime de cette pathologie et associe classiquement une pharyngite, une atteinte amygdalienne, une thrombose septique de la veine jugulaire interne et des abcès pulmonaires secondaires à la dissémination veineuse des germes vers le cœur droit.

De manière générale, les infections nécrosantes diffusent selon les plans de clivage anatomique, en pratique dans les espaces cellulograisseux et le long des fascias. On parle de dissection gazeuse de ces espaces, les bactéries responsables de ces infections ayant tout l'équipement enzymatique permettant cette diffusion après digestion/destruction des espaces cellulograisseux. Cela explique les diffusions cervicales parfois très étendues.

Encadré 45.3

Spécificités des dermohypodermites bactériennes périnéales

B Les dermohypodermites bactériennes périnéales surviennent majoritairement en postopératoire de chirurgie anale, urologique ou gynécologique. L'atteinte génitoscrotale porte le nom de gangrène de Fournier. La survenue de cette affection en dehors du contexte opératoire nécessite de rechercher une porte d'entrée péri-anale (fissure, abcès, kyste pilonidal, plaie), digestive (cancer, sigmoïdite…), urologique (prostatite, cancer de prostate) ou gynécologique (infectieuse ou cancéreuse). Leur reconnaissance est souvent plus tardive car les symptômes peuvent rester frustes les premiers jours, à type de douleur isolée ou de pesanteur, avant l'apparition des lésions qui peuvent s'étendre vers le tronc, les organes génitaux externes, la racine des cuisses et les membres. On se méfiera aussi des lésions suspendues des racines de cuisse, pouvant être en rapport avec une porte d'entrée génito-urinaire ou digestive. Les extensions et les nécroses sont parfois très étendues et délabrantes, le périnée et le petit bassin étant très riches en espaces cellulograisseux.

Encadré 45.4

Spécificités des myonécroses

B Les myonécroses surviennent après un traumatisme (plaie mal désinfectée ou souillée, notamment après ensemencement tellurique, présence d'un corps étranger) ou en postopératoire (chirurgie de membre chez un patient vasculaire ou diabétique). Certaines pyomyosites apparaissent sur un muscle lésé (traumatisme ou blessure) sans porte d'entrée évidente ni effraction en regard.

Le diagnostic des dermohypodermites nécrosantes ou non est clinique.
Dans l'érysipèle, aucun examen complémentaire n'est indispensable.
Une forme nécrosante de dermohypodermite doit être évoquée sans délai devant tout sepsis à point de départ cutané présentant :

- une ou plusieurs défaillances d'organes;
- une évolution défavorable rapide (sur quelques heures) au niveau local et général;
- des signes locaux de nécrose : taches cyaniques, aspect atone, hypoesthésie, bulles hémorragiques.

III. Quels examens complémentaires demander en urgence ?

Aucun examen complémentaire n'est indispensable en cas de forme typique d'érysipèle non compliquée. Lorsqu'un bilan est réalisé, il met en évidence une hyperleucocytose marquée (> 12 000/mm^3) avec polynucléose neutrophile. Le syndrome inflammatoire biologique est franc avec une protéine C-réactive (CRP) élevée, souvent > 150 mg/l. L'absence de syndrome inflammatoire doit faire reconsidérer le diagnostic. Dans les formes typiques, aucun examen bactériologique n'est nécessaire, les hémocultures étant positives dans moins de 10 % des cas et les prélèvements locaux non contributifs.

La suspicion d'une dermohypodermite nécrosante impose la réalisation d'examens complémentaires en urgence.

Ils ont deux objectifs :

- les premiers ont pour but d'apprécier le retentissement de l'infection et sa gravité sur le plan général;
- B ensuite, il convient de réaliser des examens dans le but de confirmer le diagnostic, de rechercher la porte d'entrée de l'infection, d'évaluer son extension et de préciser le diagnostic microbiologique, afin d'adapter l'antibiothérapie.

A Le bilan biologique initial comporte :

- numération-formule sanguine;

- coagulation (taux de prothrombine, temps de céphaline activée);
- ionogramme sanguin, urémie, créatininémie, glycémie;
- protéine C-réactive (éventuellement procalcitonine);
- bilan hépatique complet (ASAT, ALAT, γGT, PAL, bilirubinémie totale et conjuguée);
- gazométrie et lactatémie;
- créatinine phosphokinase.

Le tableau classique associe :

- anémie;
- syndrome inflammatoire avec hyperleucocytose et élévation de CRP > 150 mg/l;
- hyperglycémie;
- insuffisance rénale aiguë;
- **élévation des CPK** qui, si elle existe, traduit l'atteinte musculaire et l'existence d'une myonécrose.

Le diagnostic est avant tout clinique et la prise en charge ne doit pas être retardée dans l'attente des résultats biologiques.

A. Examens microbiologiques

Des **hémocultures** sont réalisées en urgence avant toute antibiothérapie. Elles sont positives dans 30 % des cas et jusqu'à 50 % si le germe imputable est un streptocoque. Elles sont fondamentales pour ajuster l'antibiothérapie et plus rentables que dans la dermohypodermite simple où une bactériémie est rarement associée.

Des prélèvements locaux peuvent être utiles pour mettre en évidence la bactérie responsable. La mise en culture de liquide de ponction de bulles intègres, la microponction-lavage sous-cutanée et la biopsie de tissu nécrotique peuvent donc être proposées. La réalisation d'écouvillons cutanés n'est pas indiquée car peu spécifique et sujette au risque de contamination par des bactéries non responsables du tableau clinique. Les prélèvements doivent être acheminés rapidement au laboratoire et techniqués immédiatement pour maximiser les chances de mettre en évidence des germes anaérobies difficiles à mettre en évidence en laboratoire. L'examen direct des prélèvements peut permettre d'orienter sur l'étiologie (bacilles à Gram positif pour le *Clostridium* et cocci à Gram positif pour le streptocoque).

B. Examens radiologiques

Les examens radiologiques ne doivent pas retarder la prise en charge thérapeutique.

B La radiographie et le scanner peuvent permettre la détection de gaz dans les tissus mous, avec une meilleure sensibilité pour le scanner. L'IRM est plus spécifique et permet une analyse plus fine de l'extension des lésions au niveau des parties molles, notamment des fascias. Toutefois, son utilisation est peu pertinente dans le contexte d'urgence et son interprétation est parfois délicate.

On insistera sur le fait que par définition ces infections ne sont pas collectées. L'absence de collection n'est donc pas un argument pour récuser le diagnostic d'infection nécrosante et n'est pas un argument pour récuser l'indication opératoire. Il convient de ne pas confondre infection collectée et infection nécrosante.

Les **dermohypodermites bactériennes périnéales et abdominales** nécessitent la réalisation d'un scanner préopératoire (fig. 45.4) pour préciser le geste chirurgical. Il permet de déterminer l'extension des lésions en profondeur (aux fascias, aux loges ischiopubiennes et ischiorectales, en périvésical et parfois en intrapéritonéal) et de rechercher une porte d'entrée d'origine gynécologique, urologique ou digestive (perforation, appendicite, processus tumoral, prostatite ou abcès de prostate), pouvant parfois relever d'une chirurgie dans le même temps.

Les **dermohypodermites bactériennes cervicofaciales** nécessitent la réalisation d'un scanner cervicothoracique préopératoire en urgence (fig. 45.5). Celui-ci a pour but de rechercher une porte d'entrée en l'absence de cause ORL évidente et de préciser l'étendue des lésions. Du fait d'une continuité entre les fascias cervicaux et thoraciques, l'infection peut se compliquer d'une atteinte pleuropulmonaire, péricardique ou médiastinale qui peut justifier une prise en charge chirurgicale.

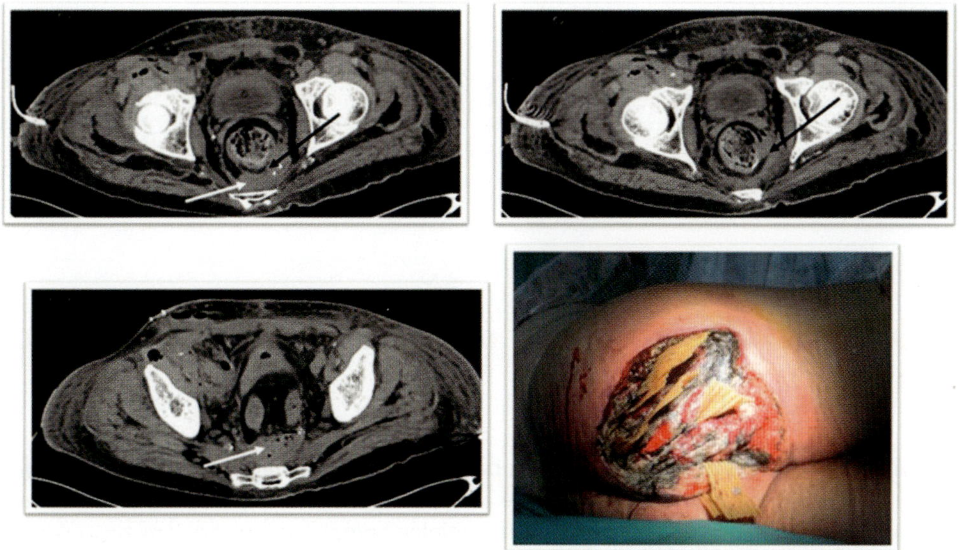

Fig. 45.4. B Exemple de scanner pelvien objectivant une perforation rectale (flèche noire) ayant ensemencé l'espace pré-sacré (flèche blanche) et le petit bassin. La prise en charge chirurgicale objective l'ensemencement de la région glutéale et la nécrose musculaire associée.

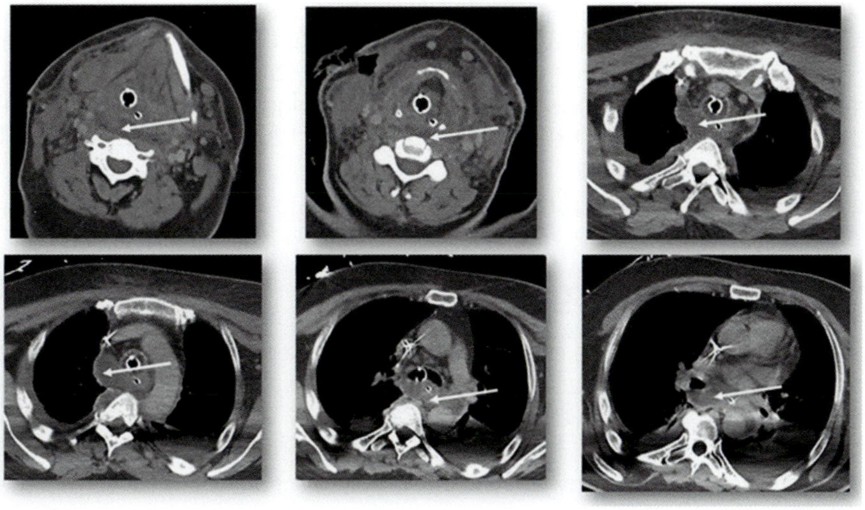

Fig. 45.5. B Exemple de scanner cervicothoracique objectivant une cellulite cervicale avec infiltration rétropharyngée ayant diffusé dans le médiastin postérieur jusqu'au plan de l'oreillette gauche (flèche blanche).

Les **dermohypodermites bactériennes touchant les membres** ne nécessitent pas nécessairement d'examen radiologique spécifique ; la chirurgie est adaptée aux constatations peropératoires.

Quiz 2

La complication grave d'une pathologie répandue…

Monsieur F., 34 ans, est adressé aux urgences un week-end par SOS médecin pour une douleur dentaire d'évolution défavorable avec apparition d'une anorexie et d'une fièvre.

Antécédents : appendicectomie dans l'enfance.

Cliniquement : fièvre à 39 °C, PA 147/88 mmHg, FC 115 bpm, SpO_2 98 %, FR 16 cycles/min. À l'interrogatoire, Monsieur F. décrit une douleur dentaire intense apparue il y a 4 jours pour laquelle il s'est auto-médiqué par anti-inflammatoires. Depuis 48 heures, le patient constate une majoration de la douleur qui le réveille la nuit et gêne la déglutition. À l'examen clinique, vous constatez une tuméfaction douloureuse inflammatoire en regard des molaires inférieures droites avec une extension de l'érythème au niveau cervical. L'examen endobuccal est rendu difficile par une ouverture de bouche très limitée. L'haleine est fétide. La palpation met en évidence une crépitation neigeuse en regard de la mandibule. Le reste de l'examen clinique est sans particularité.

Quels sont les signes cliniques de gravité présents et ceux à rechercher dans ce tableau ? Quel examen complémentaire radiologique est fondamental pour guider la suite de la prise en charge ? Dans quel but ? La famille vous demande comment éviter ce type de pathologie, que lui répondez-vous ?

IV. Quels traitements d'urgence mettre en place sans délai ?

La prise en charge des dermohypodermites bactériennes nécrosantes est une **urgence médicochirurgicale** même en l'absence de critères de gravité à la phase précoce. L'antibiothérapie doit être administrée en urgence après réalisation de prélèvements microbiologiques.

Après la chirurgie d'urgence initiale, il faudra discuter une orientation vers une équipe médicochirurgicale entraînée et un plateau technique adapté.

A. Mesures générales

Un avis auprès d'un réanimateur doit être pris systématiquement. Les mesures générales de réanimation comprennent la prise en charge des défaillances d'organe en lien avec l'infection, l'optimisation préopératoire et la surveillance clinicobiologique rapprochée postopératoire. On insistera ici sur l'importance des déperditions hydriques du fait d'une altération de la barrière cutanée, nécessitant une expansion volémique parfois importante, justifiant un monitorage et une évaluation spécialisés.

Il convient de s'assurer du statut vaccinal du patient vis-à-vis du tétanos.

B. Traitement chirurgical

L'intervention chirurgicale est une urgence et sa précocité conditionne le pronostic. La chirurgie permet dans un premier temps de confirmer le diagnostic, de préciser la nature de l'atteinte et d'explorer la profondeur et l'étendue des lésions, souvent sous-estimées. Des prélèvements bactériologiques profonds sont également à réaliser.

Dans un second temps, une mise à plat complète est réalisée avec excision des tissus nécrosés, débridement, évacuations des collections purulentes ou hématiques, et lavage abondant. Le site opératoire sera laissé ouvert ; des lames pourront parfois être glissées le long des plans de clivage. La règle habituelle est de réaliser une excision étendue jusqu'en zone saine de tous les tissus nécrotiques. Cette chirurgie peut être très délabrante.

Une évaluation postopératoire quotidienne sera dans tous les cas nécessaire. En effet, des reprises chirurgicales sont souvent indispensables pour compléter l'excision des tissus nécrotiques en fonction de l'évolution et pour la réfection quotidienne des pansements.

La chirurgie peut aller jusqu'à l'amputation d'un membre. Une chirurgie reconstructrice ou de couverture à distance pourra être discutée une fois l'infection éradiquée et la cicatrisation favorable.

Au cours d'une dermohypodermite bactérienne périnéale, la réalisation d'une colostomie de dérivation peut être évoquée pour faciliter la cicatrisation et éviter la contamination des pansements par les selles. Elle peut être remplacée en fonction de la localisation des lésions et du contexte par un collecteur fécal.

C. Traitement antibiotique

Compte tenu du caractère mono- ou plurimicrobien des dermohypodermites et du pronostic de cette pathologie, l'antibiothérapie devra être probabiliste, bactéricide, intraveineuse, à large spectre et débutée en urgence après réalisation de prélèvements microbiologiques.

Le choix des molécules antibiotiques prend en compte la localisation des lésions, le caractère communautaire ou nosocomial et les facteurs de risques d'infection à germe résistant (*Staphylococcus aureus* résistant à la méticilline ou bactéries multirésistantes acquises). Dans l'attente d'une documentation microbiologique, l'antibiothérapie doit prendre en compte les étiologies monomicrobiennes (staphylocoque, streptocoque et *Clostridium*) et plurimicrobiennes (flore aéro/anaérobie).

Les bêtalactamines sont les molécules de premier choix dans le traitement des dermohypodermites bactériennes.

Classiquement, on propose pour les membres et la région cervicofaciale amoxicilline + acide clavulanique. L'ajout de l'acide clavulanique, inhibiteur de β-lactamases, permet de couvrir les anaérobies et *Staphylococcus aureus* sensible à la méticilline. *Streptococcus pyogenes* est une bactérie multisensible ne posant pas de problème de résistance.

Pour la localisation génitopérinéale, on élargit le spectre à la flore digestive en utilisant préférentiellement l'association pipéracilline-tazobactam, qui permet de couvrir les souches d'*E. coli* résistantes à l'association amoxicilline-acide clavulanique dans 20 à 40 % des cas en communautaire, l'ensemble des entérobactéries et des bactéries à Gram positif potentiellement impliquées, y compris les micro-organismes anaérobies.

En cas de manifestation toxinique, il est possible d'ajouter de la clindamycine, cet antibiotique limitant la synthèse d'exotoxines bactériennes.

L'association aztréonam-linézolide est une alternative en cas d'allergie aux bêtalactamines. L'aztréonam est une bêtalactamine n'exposant pas au risque d'allergie croisée avec les céphalosporines et les pénicillines, couvrant les bacilles à Gram négatif, le linézolide permettant de couvrir les bactéries à Gram positif.

Un portage connu à *Staphylococcus aureus* résistant à la méticilline (SARM) ou des facteurs de risque identifiés imposent l'adjonction d'une molécule efficace (glycopeptide, lipopeptide ou oxazolidinone).

La présence d'un choc septique peut justifier l'ajout d'un aminoside.

L'antibiothérapie sera réévaluée avec les résultats des prélèvements microbiologiques à 48 heures, et décrémentée le cas échéant. Elle sera poursuivie pour une durée d'environ 10 à 14 jours et réévaluée en fonction de l'évolution locale et générale, et des biomarqueurs éventuellement.

On se référera au chapitre 42 pour avoir plus de détails sur les stratégies d'utilisation des antibiotiques.

D. Traitements adjuvants

C L'oxygénothérapie hyperbare (OHB) et les immunoglobulines polyvalentes (Ig) intraveineuses sont parfois proposées par certaines équipes, mais non consensuelles et donc en dehors des connaissances du second cycle.

Points de vigilance

- L'examen clinique en cas de dermohypodermite bactérienne doit s'attacher à rechercher des arguments en faveur d'une forme nécrosante et des signes de gravité.
- Une dermohypodermite bactérienne nécrosante est une urgence médicochirurgicale. Aucun examen ne doit retarder la prise en charge. La précocité et la rapidité de la prise en charge conditionnent le pronostic vital et fonctionnel.
- Même en l'absence de défaillance d'organe aiguë évidente, la présence d'un seul signe clinique ou biologique de dermohypodermite nécrosante doit faire solliciter l'avis du réanimateur et du chirurgien.
- L'antibiothérapie probabiliste initiale devra être à large spectre, intraveineuse et débutée en urgence après réalisation d'hémocultures et sans attendre la chirurgie. Les molécules initiales doivent être adaptées à la localisation.
- Une dermohypodermite nécrosante impose la recherche exhaustive et la prise en charge de la porte d'entrée par l'examen clinique et parfois des examens radiologiques.

Tic-tac...

T0	• Évoquer une dermohypodermite devant une infection à point de départ cutané
T + 5 min	• Avoir identifié/traité une défaillance vitale (neurologique, hémodynamique, respiratoire) • Avoir recherché des arguments pour une forme nécrosante
< 30 min	• Avoir prélevé le bilan biologique, les hémocultures et listé les signes de gravité potentiels • Avoir pris avis auprès du chirurgien
< 60 min	• Avoir débuté l'antibiothérapie et organisé la prise en charge chirurgicale • Avoir pris avis auprès du réanimateur

Une situation clinique... Deux prises en charge

Madame D., 62 ans, est adressée aux urgences par son médecin traitant pour une altération de l'état général dans un contexte de fièvre et de syndrome inflammatoire biologique sur un bilan réalisé en ville. Elle est suivie pour une HTA essentielle mal équilibrée traitée par bisoprolol et furosémide, une obésité et un diabète de type 2 traité par mesures hygiéno-diététiques et pour une insuffisance veineuse.

À l'arrivée aux urgences, il est constaté une tachycardie à 98 bpm, une fièvre à 39,1 °C et une pression artérielle à 90/58 mmHg ; les autres constantes vitales sont sans particularité.

Morgan constate à l'examen clinique un placard inflammatoire œdématié et ferme du membre inférieur droit et de discrètes taches cyaniques attribuée à de la dermite ocre. Le reste de son examen physique est sans particularité et il n'existe pas d'arguments pour une décompensation cardiaque.

Le bilan biologique sanguin de ville à disposition est le suivant : sodium = 136 mmol/l, potassium = 4,4 mmol/l, bicarbonates = 16 mmol/l, urée = 22 mmol/l, créatinine = 133 μmol/l. L'hémogramme retrouve une hyperleucocytose à 18 000 GB/mm^3. La CRP est à 249 mg/l.

Où Morgan ne fait pas ce qu'il faut...

Morgan demande à l'infirmière de poser une VVP. Devant la bonne tolérance apparente de l'infection, il conclut à un érysipèle. La dégradation de la fonction rénale est attribuée à une part fonctionnelle. En l'absence d'urgence métabolique, il débute une antibiothérapie par amoxicilline, prescrit un antipyrétique et poursuit le traitement habituel. Il adresse ensuite la patiente dans un service de médecine conventionnelle pour la suite de la prise en charge et une surveillance biologique et clinique de l'infection.

Morgan n'a pas eu la bonne attitude.

D'abord, il ne considère pas les arguments cliniques de mauvaise tolérance de l'infection (tachycardie et profil tensionnel anormal) et n'évoque pas le diagnostic de dermohypodermite bactérienne nécrosante. Les taches cyaniques doivent conduire à un avis chirurgical et de réanimation pour ne pas méconnaître une infection évolutive engageant le pronostic vital à court terme. Il ne réalise pas non plus de bilan complémentaire pour apprécier le retentissement général comme une gazométrie artérielle pour rechercher une acidose métabolique lactique et n'effectue pas de prélèvements à visée microbiologique avant de débuter l'antibiothérapie.

Concernant la dermohypodermite, il ne cherche pas à apprécier l'évolution clinique malgré la constatation de signes de gravités locaux. Sur le plan thérapeutique, l'arrêt de tous les traitements hypotenseurs est ici nécessaire ainsi qu'une optimisation glycémique. L'avis du réanimateur est nécessaire au vu du retentissement de l'infection sur la fonction rénale. Il faut discuter, en l'absence de chirurgie en urgence, une surveillance rapprochée dans une unité de soins continus.

Où l'on peut faire confiance à Morgan...

Morgan demande à l'infirmière de poser une VVP à la patiente et de prélever des hémocultures. Il suspend immédiatement les traitements antihypertenseurs et prescrit un remplissage vasculaire.

Il demande immédiatement un avis chirurgical devant la suspicion de dermohypodermite bactérienne nécrosante. Il anticipe une prise en charge chirurgicale en laissant sa patiente à jeun. Dans le même temps, il réalise des CPK qui sont dans les normes. Il réalise un bilan de coagulation et des groupes Rhésus et RAI en vue d'une chirurgie et une gazométrie artérielle qui retrouve une acidose métabolique : pH = 7,29, PaO_2 = 85 mmHg (air ambiant), $PaCO_2$ = 28 mmHg, HCO_3^- = 17 mmol/l, lactate = 3,9 mmol/l. L'hyperlactatémie conforte Martin dans son intention de prévenir le réanimateur.

Devant une évolution locale évidente rapide (apparitions de bulles séro-hématiques et majoration en taille des taches cyaniques), Morgan pose le diagnostic de dermohypodermite bactérienne nécrosante et introduit rapidement une antibiothérapie large spectre intraveineuse par pipéracilline-tazobactam. Il ponctionne une bulle sans retarder la mise en œuvre du traitement pour l'envoyer au laboratoire sans retard.

Il transfère Madame D. au bloc opératoire en urgence où elle bénéficie d'une mise à plat, d'une excision de tissus nécrotiques et d'un drainage des zones touchées. L'antibiothérapie sera incrémentée sur l'apparition d'un choc septique avec adjonction d'un aminoside. La patiente est ensuite transférée dans un service de réanimation pour la prise en charge des défaillances d'organes et une surveillance locale.

Réponses aux quiz

Quiz 1

Chez ce patient, le diagnostic de dermohypodermite bactérienne non nécrosante de type érysipèle semble évident et il n'existe pas d'argument pouvant faire évoquer une forme nécrosante. Les principaux diagnostics différentiels à éliminer (dermite de stase, phlébite et forme nécrosante de dermohypodermite) relèvent d'un examen clinique minutieux et attentif.

Les signes négatifs (absence de retentissement général, absence de signes de nécrose) et la porte d'entrée potentielle sont primordiaux à rechercher.

Aucun examen n'est indispensable. En l'absence de doute diagnostique, l'érysipèle ne nécessite pas d'examen complémentaire. La numération sanguine et une CRP témoigneraient d'un syndrome inflammatoire. Les hémocultures sont rarement rentables (< 10 %). Dans tous les cas, ils ne modifieraient pas la prise en charge.

Toutefois, attention aux formes frustes ou de présentation particulière.

La présentation d'une dermohypodermite bactérienne n'est pas toujours caricaturale. Un érysipèle (un sepsis en général) peut engendrer un retentissement général important sur des individus fragiles pouvant engager le pronostic vital. À la phase très précoce, une dermohypodermite nécrosante peut en imposer pour un érysipèle.

En cas de doute diagnostique ou de comorbidités importantes, une demande d'avis chirurgical est importante. L'hospitalisation est alors la règle pour apprécier l'efficacité du traitement et réévaluer l'évolution locale (intérêt d'une délimitation des lésions au feutre).

La bactérie responsable dans la grande majorité des cas est le *Streptococcus pyogenes* (plus rarement un streptocoque β-hémolytique B, C ou G). Leur sensibilité aux bêtalactamines est proche de 100 %. L'amoxicilline est donc l'antibiotique de première intention. En cas de suspicion de SAMS (plus rarement impliqué), on pourra proposer l'ajout d'acide clavulanique. En cas d'allergie, l'utilisation de la pristinamycine ou de la clindamycine semble licite surtout en cas de forme non grave.

Il conviendra de rechercher et de traiter la porte d'entrée et d'associer une prise en charge de la douleur (repos, surélévation du membre et antalgiques).

Quiz 2

Monsieur F. présente un tableau de dermohypodermite bactérienne nécrosante ou « cellulite » cervicofaciale dont la porte d'entrée semble être une pathologie dentaire. En dehors du retentissement général et des défaillances liées au sepsis, il est primordial d'écarter en urgence les complications qui peuvent mettre en jeu le pronostic vital à très court terme. Il faut rechercher en priorité une dyspnée qui témoignerait de la réduction du calibre de la filière respiratoire et une dysphagie. Celle-ci peut se manifester par des signes de lutte respiratoire, des signes d'hypoxie (cyanose), une posture assise, penché en avant et des sueurs profuses. La fréquence respiratoire peut varier de la bradypnée à la polypnée superficielle. La présence d'un seul de ces signes doit faire envisager une intubation orotrachéale en urgence en présence d'un ORL et d'opérateurs confirmés compte tenu des difficultés prévisibles (trismus à l'examen clinique).

L'avis chirurgical est une urgence et, même si le diagnostic ne fait pas de doute, il conviendra de réaliser en urgence avant la chirurgie un scanner cervicothoracique qui permettra d'apprécier l'étendue des lésions pour guider le chirurgien, mais surtout d'éliminer une médiastinite par diffusion de l'infection le long des espaces anatomiques. Cette complication nécessite une prise en charge chirurgicale spécifique et peut ne pas être décelable à l'examen clinique.

Il faudra préciser à la famille que cette infection peut se développer en présence de facteurs de risque connus que sont l'existence d'un foyer infectieux mal ou non traité, ici associé à une prise d'anti-inflammatoire en automédication. Les portes d'entrée potentielles d'infections (dentaires ou rhino-sinusiennes) doivent être prises en charge.

CHAPITRE 46

Infections neuroméningées

Méningites, encéphalites infectieuses, abcès cérébraux

Situations de départ

- 28 Coma et troubles de conscience
- 44 Hyperthermie, fièvre
- 118 Céphalée
- 119 Confusion mentale/désorientation
- 120 Convulsions
- 121 Déficit neurologique sensitif et/ou moteur
- 183 Analyse du liquide cérébrospinal (LCS)

Item, objectifs pédagogiques

ITEM 151 – *Méningite et méningoencéphalites*

Rang	Rubrique	Intitulé	Descriptif
A	Définition	Méningites et méningoencéphalites infectieuses chez l'adulte et en pédiatrie, abcès cérébral	
A	Diagnostic positif	Savoir suspecter cliniquement un syndrome méningé fébrile et connaître les particularités sémiologiques en fonction du terrain (enfant, personne âgée)	
A	Diagnostic positif	Savoir identifier les éléments d'un syndrome encéphalitique et savoir évoquer une méningoencéphalite herpétique	Savoir suspecter cliniquement une méningoencéphalite
B	Diagnostic positif	Connaître les caractéristiques cliniques détaillées des différentes étiologies infectieuses des méningites purulentes chez l'enfant et l'adulte	
B	Diagnostic positif	Savoir suspecter cliniquement un abcès cérébral	
B	Éléments physiopathologiques	Connaître les éléments de physiopathologie des méningites, des méningoencéphalites et des abcès cérébraux	
A	Étiologie	Connaître les principales étiologies et l'épidémiologie bactériennes et virales des méningites en fonction de l'analyse cytochimique du LCS et de l'âge du patient	
A	Étiologie	Connaître les principales étiologies et l'épidémiologie infectieuses des méningoencéphalites	
B	Étiologie	Savoir citer les principales étiologies infectieuses des abcès cérébraux	
A	Examens complémentaires	Indication d'une ponction lombaire	Complications, contre-indications
A	Examens complémentaires	Indication et objectifs des examens d'imagerie devant une suspicion de méningite, d'une encéphalite ou d'un abcès	
A	Identifier une urgence	Connaître les signes cliniques de gravité d'une méningite	

Rang	Rubrique	Intitulé	Descriptif
A A	Identifier une urgence	Savoir identifier un purpura fulminans	
A	Prise en charge	Connaître la prise en charge thérapeutique d'un purpura fulminans	
A	Prise en charge	Connaître la prise en charge immédiate en cas de suspicion de méningite	
A	Prise en charge	Connaître les indications et les modalités de l'antibiothérapie probabiliste devant une méningite présumée bactérienne	
B	Prise en charge	Connaître la prise en charge thérapeutique des méningites infectieuses non purulentes	
B	Prise en charge	Connaître la conduite à tenir immédiate en cas de suspicion de méningoencéphalite herpétique	Connaître la conduite à tenir immédiate en cas de méningoencéphalite, indication de l'aciclovir
A	Suivi et/ou pronostic	Connaître les mesures générales à prendre pour la personne atteinte et son entourage en cas d'infection invasive à méningocoque	Notification et déclaration obligatoire, précautions complémentaires « gouttelettes »
A	Définition	Méningites et méningoencéphalites infectieuses chez le nouveau-né et le nourrisson	

Introduction
I. Quand évoquer le diagnostic d'infection neuroméningée ?
II. Quels sont les critères de gravité d'une infection neuroméningée ?
III. Quels examens complémentaires demander en urgence ?
IV. Quels traitements d'urgence administrer sans délai ?
V. Quelles sont les principales étiologies ?

Introduction

A Les infections du système nerveux central, en particulier les méningites et les encéphalites infectieuses, requièrent fréquemment, du fait du risque d'évolution défavorable, une hospitalisation en médecine intensive-réanimation.

Une **méningite** est une inflammation des espaces sous-arachnoïdiens, le plus souvent d'origine **infectieuse** bien que cette inflammation puisse être liée à une maladie dysimmunitaire ou néoplasique. Une **encéphalite** est une inflammation du **parenchyme cérébral**, le plus souvent d'origine **infectieuse** ou **auto-immune**. Les manifestations cliniques sont très variables et dépendent des zones cérébrales affectées. Les encéphalites infectieuses sont le plus souvent des méningoencéphalites. L'analyse du LCS obtenu par ponction lombaire ne permet pas de faire la différence entre méningite et méningoencéphalite ; elle confirme l'inflammation méningée et permet le diagnostic microbiologique.

Le pronostic vital et fonctionnel au cours d'une méningite ou d'une méningoencéphalite infectieuse est parfois sombre, avec un risque important de décès ou de séquelles neurologiques, justifiant ainsi de bien connaître leur **présentation clinique, les principales orientations étiologiques** et leurs spécificités pour choisir le **traitement adapté précocement**.

Il convient d'emblée de préciser que le purpura fulminans est une infection bactérienne disséminée. Ce n'est pas une méningite purulente, bien qu'il en partage les espèces bactériennes en cause. Une fiche dédiée au purpura fulminans est présente dans ce référentiel (cf. chapitre 47).

Vignette clinique

Un patient de **25 ans, sans antécédent**, est amené au service d'accueil des urgences pour la prise en charge d'une fièvre avec sensation de malaise. Les symptômes ont commencé la veille avec l'apparition de maux de tête avec sensation de fièvre ainsi que quelques douleurs musculaires et articulaires. Il a dit être dérangé par la lumière et a présenté deux épisodes de vomissements ce matin.

Devant une dégradation de son état, son amie l'amène aux urgences. L'infirmière d'accueil et d'orientation a noté les *paramètres vitaux* suivants : PA 125/45 mmHg, FC 120 bpm, FR 24 cycles/min, SpO_2 98 % en air ambiant et température 39,2 °C.

Examen physique systématisé : l'examen neurologique met en évidence un patient somnolent et désorienté dans le temps et l'espace. Le score de Glasgow est à 13 (Y3 V4 M6). Les pupilles sont intermédiaires, réactives et symétriques, avec une photophobie franche et une phonophobie. La nuque est raide. Il n'y a ni signe de focalisation neurologique ni syndrome pyramidal. Son amie ne rapporte pas de perte de connaissance ou de mouvement anormal. Le reste de l'examen physique est sans particularité. Il n'existe pas de lésion cutanée évocatrice de purpura. Les examens cardiopulmonaire et abdominal sont normaux.

Vous suspectez une **méningite purulente devant le tableau de syndrome méningé fébrile**.

Vous prescrivez immédiatement un **isolement «gouttelettes»**. Du fait de l'absence de contre-indication, vous réalisez **immédiatement la ponction lombaire** qui révèle un LCS trouble. Tandis que vous préparez quelques tubes de LCS pour les analyses (biochimie, microbiologie, cytologie, anatomopathologie), vous demandez à l'IDE de **perfuser** le patient, de réaliser des **hémocultures** puis de lui administrer immédiatement une **corticothérapie systémique intraveineuse par dexaméthasone 10 mg 4 fois par jour**. Vous initiez dans la foulée, sans attendre les résultats de l'examen direct, **une antibiothérapie probabiliste** par **céfotaxime à dose neuroméningée initiale** (300 mg/kg par jour en 4 injections ou en continu après dose de charge). Le patient est alors transféré en unité de surveillance continue pour la suite de la prise en charge.

La prise en charge finale du patient consiste en :

- la mise en évidence d'une méningite purulente à méningocoque;
- une adaptation de l'antibiothérapie précoce après récupération des concentrations minimales inhibitrices;
- une surveillance rapprochée en unité de surveillance continue ou en réanimation en cas d'aggravation;
- un isolement type «gouttelettes» du personnel et des proches pendant les premières 24 heures d'antibiothérapie;
- une déclaration obligatoire à l'agence régionale de santé en urgence;
- une antibioprophylaxie des sujets contacts;
- une vaccination de l'entourage.

I. Quand évoquer le diagnostic d'infection neuroméningée?

Il est très important de noter que les signes cliniques observés en cas de méningite ou d'encéphalite **ne sont pas mutuellement exclusifs** et que les **infections neuroméningées ayant à la fois des signes de méningite et d'encéphalite sont très fréquentes**.

D'une manière générale, toute fièvre doit faire chercher un syndrome méningé.

A. Méningite

Le diagnostic de méningite doit être **rapidement évoqué** devant toute **céphalée fébrile** ou devant l'association d'un **syndrome méningé** et d'une **fièvre**.

Le syndrome méningé consiste en :

- **céphalées inhabituelles** d'installation **brutale ou rapidement progressive**;
- **photophobie et phonophobie** : majoration des céphalées à la lumière ou au bruit;
- **vomissements en jets** pouvant soulager les douleurs;
- **raideur de nuque** : résistance invincible et douloureuse à la flexion antérieure de la tête. En plus de la raideur de nuque, l'irritation méningée peut être révélée de manière classique par les signes de Kernig et de Brudzinski. Le signe de Kernig est une flexion des genoux déclenchée par la flexion des cuisses sur le bassin; le signe de Brudzinski est une flexion des membres inférieurs déclenchés par la flexion de la nuque.

La position classique d'un patient présentant un syndrome méningé est allongée en décubitus latéral les genoux pliés (position dite en « chien de fusil »), dos à la fenêtre, lumière éteinte.

La quasi-totalité des patients présentant une méningite infectieuse présente au moins deux des signes suivants : raideur de nuque, fièvre, altération de la conscience, céphalées.

B. Encéphalite

Les symptômes d'encéphalite sont **très peu spécifiques** et peuvent être trouvés lors d'une méningite aiguë sévère. Ainsi, il convient d'évoquer une **encéphalite infectieuse devant tout syndrome neurologique central fébrile**. On observe le plus fréquemment :

- des troubles de la vigilance (de l'obnubilation au coma);
- des troubles du comportement;
- des crises épileptiques *de novo*, partielles ou généralisées;
- des signes neurologiques focaux.

Encadré 46.1

Abcès cérébral

B Cause rare d'infection neuroméningée, l'abcès cérébral est une collection de pus au sein du parenchyme cérébral. Il est à distinguer de l'empyème sous-dural ou extradural. Les abcès cérébraux compliquent le plus souvent les infections de la sphère ORL (devenu très rare), certaines bactériémies (notamment dans un contexte d'endocardite ou d'infection à point de départ dentaire ou pulmonaire) et les traumatismes. Le tableau clinique est dominé par l'association variable de :

- signes d'hypertension intracrânienne (céphalées, vomissements, flou visuel);
- convulsions;
- signes neurologiques focaux.

Il est intéressant de noter que la fièvre manque dans quasi un tiers des cas. Le diagnostic est essentiellement radiologique (TDM cérébrale avec injection, montrant une lésion à centre hypodense, prenant le contraste en « cocarde » ; dans une moindre mesure, IRM cérébrale avec injection). Les deux grands diagnostics différentiels sont la métastase cérébrale et le lymphome intracérébral. La prise en charge est individuellement définie et repose sur une antibiothérapie prolongée, un drainage chirurgical ou radiologique et parfois une corticothérapie en cas d'œdème cérébral symptomatique ou pour certaines étiologies microbiologiques.

Les abcès fongiques et parasitaires sont des entités encore plus rares, se rencontrant notamment dans des contextes d'immunodépression (VIH au stade sida avec la toxoplasmose, notamment).

Quiz 1

Un patient de 60 ans est adressé au SAU pour la survenue de céphalées intenses, diffuses et majorées à la lumière, installées sur 48 heures. Il a des propos incohérents et n'ouvre pas les yeux spontanément. Il est traité depuis plusieurs mois par corticoïdes pour une polyarthrite rhumatoïde. Ses paramètres vitaux sont les suivants : pression artérielle 118/61 mmHg, fréquence cardiaque 115 bpm, température 39,7 °C, fréquence respiratoire 21 cycles/min. Son examen clinique trouve une raideur de nuque marquée, une photophobie avec des cris à l'ouverture forcée des yeux ainsi que des mouvements des membres supérieurs à la douleur. Aucun signe de localisation neurologique n'est présent.
Quelle est votre attitude dans les 10 prochaines minutes ?

II. Quels sont les critères de gravité d'une infection neuroméningée ?

Il faut chercher les **défaillances d'organes** qui répondent à un traitement immédiat :

- **défaillance hémodynamique** (choc septique associé possible) ;
- **détresse respiratoire** (essentiellement par inhalation dans le cadre du coma).

Plus spécifiquement, on cherche ensuite des **signes de gravité neurologiques** :

- trouble de **vigilance** jusqu'au **coma** (profondeur évaluée par le **score de Glasgow**) ;
- signes d'**engagement cérébral** :
  - **asymétrie pupillaire avec mydriase unilatérale** (engagement temporal) ;
  - **torticolis irréductible avec raideur** (engagement amygdalien cérébelleux) ;
  - **ventilation apneustique ou apnéique** (souffrance protubérantielle basse et bulbaire). La dyspnée à quatre temps de Cheynes-Stokes signe quant à elle une souffrance diencéphalique ou mésencéphalique haute ;
- présence d'un **déficit neurologique brutal** :
  - surtout hémiplégie et déficit des paires crâniennes ;
  - pouvant révéler un **accident vasculaire cérébral**, par vascularite, thrombophlébite ou abcès. Ces complications sont cependant rares ;
- mouvements anormaux avec **crises tonico-cloniques**.

Diagnostic différentiel

Un diagnostic différentiel devant un état de choc avec altération sévère de l'état général et la présence de lésions cutanées purpuriques est le **purpura fulminans**. L'examen de l'ensemble des téguments chez un patient entièrement dénudé est indispensable dans ce contexte (cf. chapitre 47). Le purpura fulminans n'est pas une méningite. C'est une infection invasive disséminée dont les deux principales bactéries potentiellement responsables sont identiques à celles retrouvées dans les méningites bactériennes les plus fréquentes : méningocoque le plus souvent, pneumocoque moins fréquemment. Le purpura fulminans peut tout à fait exister sans méningite ! La ponction lombaire n'est d'ailleurs pas indiquée ; elle est même le plus souvent contre-indiquée en raison de l'instabilité hémodynamique et des troubles d'hémostase. Elle n'est d'ailleurs pas nécessaire car le diagnostic se fait avec les hémocultures et parfois la biopsie cutanée.

III. Quels examens complémentaires demander en urgence ?

L'objectif général des examens complémentaires est d'identifier le pathogène responsable *sans retarder* la mise en route des antibiotiques, pierre angulaire du traitement.

Il y a pour cela deux possibilités :

- une **analyse du liquide cérébrospinal (LCS) par ponction lombaire** (une vidéo de ponction lombaire est disponible sur le site du *New England Journal of Medicine*[11]) ;
- les **hémocultures**, réalisées de façon systématique.

Devant une suspicion d'infection neuroméningée, la ponction lombaire est toujours indiquée en urgence. Les contre-indications sont rares. Il est exceptionnel de devoir demander une imagerie cérébrale avant de la réaliser. Tout délai à la réalisation de la ponction lombaire doit faire initier une antibiothérapie immédiatement (associée à une corticothérapie systémique en cas de suspicion d'une méningite purulente sur l'histoire clinique brutale notamment).

Seules trois circonstances peuvent être source d'hésitations à la réalisation de la ponction lombaire d'emblée :

- une instabilité hémodynamique ou respiratoire nécessitant une prise en charge spécifique ;
- un risque d'engagement cérébral par soustraction du LCS chez un patient présentant une hypertension intracrânienne. Cette situation est finalement en pratique exceptionnelle. Elle doit être suspectée en présence de :
  - signes de focalisation neurologique ;
  - crises d'épilepsie, focales, récentes ou persistantes ;
  - signes d'engagement cérébral : troubles de conscience *et* anomalies pupillaires, dysautonomie, crises toniques postérieures, aréactivité, mouvements de décortication ou décérébration — les troubles de conscience isolés ont été par le passé considérés comme une contre-indication à la ponction lombaire et comme imposant un scanner avant ponction lombaire ; c'est une notion discutée aujourd'hui ;
- un risque hémorragique (risque d'hématome épidural compressif), contre-indiquant ainsi le geste en cas :
  - d'anomalie de la coagulation ou de l'hémostase connue (thrombopénie < 50 G/l) ;
  - de saignement spontané évocateur de CIVD ;
  - de prise d'un traitement anticoagulant à dose curative.

Pour mémoire

La prise d'un antiagrégant plaquettaire ne contre-indique pas la réalisation d'une ponction lombaire.

[11] https://www.nejm.org/doi/full/10.1056/NEJMvcm054952

Encadré 46.2

Note technique

La ponction lombaire peut être réalisée patient en position assise au bord du lit ou en décubitus latéral au lit. Dans les deux cas, il faut lui faire arrondir le dos. Cela peut nécessiter l'aide d'un soignant placé en regard du patient et le maintenant, en tenant jambes et cuisses s'il est en position allongée. Pour le patient assis, on peut aussi s'aider d'une table, type adaptable, placée devant lui, ajustée à la bonne hauteur, sur laquelle le malade va poser les coudes pour arrondir le dos, ou tenir un oreiller.

La Haute Autorité de Santé recommande d'utiliser une aiguille à ponction lombaire atraumatique (« à extrémité non tranchante »). L'utilisation d'un introducteur est indispensable. Il s'agit d'un geste s'effectuant sous asepsie de type chirurgicale et avec un masque, une charlotte et des gants stériles. Le point de ponction est en dessous d'une ligne horizontale rejoignant les deux crêtes iliaques, entre deux apophyses épineuses. Une fois la résistance méningée passée, le mandrin est retiré de l'aiguille et un aide positionne les tubes collecteurs sous l'aiguille sans la toucher pour mettre 10 à 20 gouttes par tube. C'est l'opérateur qui compte les gouttes pour occlure l'aiguille et permettre au soignant de fermer le bouchon du tube prélevé pour en mettre un autre. On prélève au moins cinq tubes pour analyse biochimique, cytologique et bactériologique, virologique, anatomopathologique, et au moins un tube mis en réserve à 4 °C pour investigations complémentaires potentielles. Les tubes doivent être numérotés et, dans l'idéal, c'est le cinquième qui part en cytologie, afin de limiter la contamination initiale du prélèvement (premières gouttes de LCS prélevé) par du sang gênant cette analyse en cas de ponction traumatique.

(https://www.has-sante.fr/upload/docs/application/pdf/2019-07/fm_ponction_lombaire.pdf.)

L'analyse du liquide cérébrospinal prend en compte plusieurs éléments macroscopiques, cytologiques et biochimiques :

- **pression d'ouverture du liquide** : donnée possiblement obtenue lorsque la ponction lombaire est mesurée en position allongée, mais difficilement réalisable dans ce contexte. Une hypertension du liquide peut néanmoins être évoquée lorsque les premières gouttes sortent rapidement de l'aiguille ;
- **aspect du liquide** : le LCS est normalement « eau de roche », c'est-à-dire qu'il est parfaitement translucide. Un aspect trouble, même discrètement trouble, fait évoquer une méningite bactérienne purulente jusqu'à preuve du contraire ;
- **détermination du nombre d'éléments leucocytaires :** pathologique si > 5 éléments/ml. L'analyse cytologique, effectuée en bactériologie, permet de déterminer le type de cellules (la formule) en cas d'hypercellularité : prédominance de polynucléaires neutrophiles ou de lymphocytes, ou absence de prédominance en cas de formule équilibrée (on parle alors de formule panachée). Cette formule a une valeur d'orientation diagnostique microbiologique (cf. *infra*), mais cela n'a souvent de sens qu'en cas de cellularité élevée. Les méningites purulentes ont souvent des cellularités dépassant les 1 000 éléments/mm^3. L'analyse cytologique peut aussi permettre de mettre en évidence des hématies. Sur un liquide très hémorragique, en dehors de la ponction traumatique (pour laquelle le LCS s'éclaircit au cours du prélèvement), le diagnostic de méningite peut être redressé vers celui d'hémorragie sous-arachnoïdienne ;
- **examen direct avec coloration de Gram** : en cas de cellularité augmentée, un examen direct avec coloration de Gram permet de chercher une bactérie pathogène (diplocoques à Gram négatif pour le méningocoque, diplocoques à Gram positif pour le pneumocoque, bacilles à Gram positif pour *Listeria monocytogenes*) ;
- **protéinorachie** (valeur normale 0,10 à 0,45 g/l) : **hyperprotéinorachie** parfois très marquée dans les méningites bactériennes notamment purulentes à pneumocoque ou méningocoque ;
- **glycorachie** : elle s'interprète en fonction de la glycémie capillaire ou sanguine, qui doit donc être déterminée en même temps que la ponction lombaire. Un rapport glycorachie/glycémie < 0,40 définit **une hypoglycorachie, évocatrice d'une étiologie bactérienne**

(les pathogènes « consomment » le glucose de l'hôte). L'hypoglycorachie est particulièrement marquée dans les méningites purulentes ;

- **concentration d'acide lactique dans le LCS** : elle s'élève dans les méningites bactériennes, particulièrement dans les méningites purulentes. Elle est surtout intéressante par sa valeur prédictive négative, permettant d'écarter l'étiologie bactérienne avec une bonne fiabilité en cas de taux inférieur à 3,2 mmol/l.

Ces éléments peuvent permettre d'orienter le diagnostic vers des grands groupes étiologiques que sont les méningites purulentes ou à liquide clair. Cependant, ces considérations n'interviennent pas dans la prise en charge toute initiale des infections neuroméningées.

Antibiothérapie avant réalisation de la ponction lombaire ?

Une antibiothérapie doit être initiée avant la ponction lombaire si celle-ci n'est pas faisable immédiatement pour quelque raison que ce soit. Un délai entre l'admission à l'hôpital et la première dose d'antibiotique supérieur à une heure est associé à une surmortalité dans les méningites purulentes. Pour mémoire, il convient d'initier, en cas de suspicion de méningite purulente, une corticothérapie au mieux précédant le début de l'antibiothérapie.

Pour mémoire, le purpura fulminans n'est pas une méningite et est une indication immédiate, même en préhospitalier, à une antibiothérapie par céphalosporine de troisième génération de type céfotaxime ou ceftriaxone.

TDM cérébrale avant réalisation de la ponction lombaire ?

La ponction lombaire n'est pas contre-indiquée en cas de confusion, ni même de trouble de vigilance isolé. Dans la grande majorité des cas, aucune imagerie n'est nécessaire avant la ponction lombaire. L'imagerie cérébrale précoce ne doit être réalisée qu'à la recherche d'un risque d'engagement cérébral évoqué par la présence des signes précisés ci-dessus.

Dans tous les cas, s'il est décidé de réaliser une imagerie cérébrale avant la ponction lombaire alors qu'une méningite infectieuse est suspectée, il est indispensable d'initier l'antibiothérapie **avant** le départ en radiologie.

Quiz 2

Une patiente de 70 ans est amenée au SAU par son mari pour l'apparition de troubles de la vigilance dans un contexte fébrile. Elle présente selon son mari une fièvre à 39,5 °C sans porte d'entrée clinique évidente. Il a noté aussi un comportement étrange de sa femme ces 3 ou 4 derniers jours sans arriver à être plus précis. Son médecin généraliste a prescrit une antibiothérapie par amoxicilline-clavulanate du fait d'une toux modérée depuis 72 heures, mais l'état neurologique s'est dégradé. Le bilan réalisé en ville est sans particularité (NFS-plaquettes, ECBU, radiographie de thorax). La réactivité de moins en moins importante de la patiente a motivé la consultation au SAU. Ses paramètres vitaux sont les suivants : pression artérielle 130/80 mmHg, fréquence cardiaque 89 bpm, température 38,7 °C. Son examen clinique trouve une patiente somnolente mais réveillable avec une franche désorientation temporelle et spatiale. Elle présente des clonies de l'hémiface gauche et un déficit moteur du membre supérieur gauche minime, sans atteinte des paires crâniennes. Vous notez une raideur de nuque peu marquée.

Quel diagnostic évoquez-vous ? Quelle est la prise en charge immédiate dans ce contexte ?

IV. Quels traitements d'urgence administrer sans délai ?

L'urgence absolue en cas de suspicion d'infection neuroméningée est l'administration d'un traitement antibiotique. En effet, le pronostic vital et fonctionnel est directement lié au délai d'administration des anti-infectieux. En aucun cas le risque de négativation des prélèvements à visée étiologique ne peut justifier de retarder la mise en route du traitement. Par ailleurs, on administre une corticothérapie systémique le plus tôt possible (au mieux avant les antibiotiques), afin de diminuer le risque de complications neurologiques (et pour certains micro-organismes la mortalité).

De façon probabiliste et en l'absence d'éléments d'orientation clinique ou paraclinique immédiatement disponible, on administre :

- systématiquement une céphalosporine de troisième génération de type céfotaxime ou ceftriaxone qui cible en premier lieu pneumocoque et méningocoque ;
- de l'amoxicilline pour couvrir *Listeria monocytogenes* — soit en fonction du terrain (plus de 50 ans ou facteurs de risque), soit systématique, au choix du clinicien ;
- une corticothérapie (dexaméthasone) en cas de suspicion de méningite purulente.

En cas de confirmation d'une infection listérienne, la gentamicine est associée à l'amoxicilline.

Par ailleurs, on peut discuter en cas d'atteinte encéphalitique l'ajout d'aciclovir intraveineux, afin de prendre en compte l'hypothèse d'une méningoencéphalite herpétique.

Ce traitement anti-infectieux probabiliste est secondairement adapté en fonction de la documentation initiale, fondée sur la recherche microbiologique : examen direct, test immunochromatographique (antigène pneumocoque), PCR et culture.

Les mesures associées sont les suivantes :

- protection « gouttelettes » (risque de transmission du méningocoque) pendant les premières heures de la prise en charge et poursuivie en cas d'infection à méningocoque confirmée ;
- prévention des agressions cérébrales d'origine secondaire :
  - surveillance de la glycémie et traitement pour maintenir une glycémie normale ;
  - SpO_2 et oxygénothérapie si besoin (lutte contre l'hypoxémie) ;
- contact avec le réanimateur pour discuter d'une surveillance en unité de surveillance continue ou en réanimation ;
- prise en charge réanimatoire en cas de défaillances viscérales ;
- déclaration à l'ARS si méningocoque ;
- prophylaxie des sujets contacts et vaccination de l'entourage selon la souche et le contexte épidémiologique si méningocoque ;
- dépistage VIH après obtention de l'accord.

Posologies chez le sujet à fonction rénale normale

C Après dose de charge de 50 mg/kg sur une heure, poursuivre en intraveineux (cf. chapitre 42) :

- céfotaxime : 300 mg/kg par jour en probabiliste (posologie pour pneumocoque et *Haemophilus influenzae*), 200 mg/kg par jour pour méningocoque. L'identification du pathogène peut donc permettre de diminuer la posologie initiale ;
- ceftriaxone : 100 mg/kg par jour en probabiliste (posologie pour pneumocoque et *Haemophilus influenzae*), 75 mg/kg par jour pour méningocoque. L'identification du pathogène peut donc permettre de diminuer la posologie initiale. En deux administrations journalières (molécule de demi-vie longue) ;
- amoxicilline : 200 mg/kg par jour en 4 injections ou en perfusion continue ;
- gentamicine : 5 mg/kg par jour en une perfusion quotidienne (si listériose confirmée) ;
- dexaméthasone : 10 mg 4 fois par jour pendant 4 jours en intraveineux ;
- aciclovir : 10 mg/kg sur une heure toutes les 8 heures.

V. Quelles sont les principales étiologies ?

De façon générale, il est très difficile de prédire de façon fiable la nature du pathogène responsable sur la seule présentation clinique. Ainsi, l'orientation étiologique initiale est principalement faite à partir de l'aspect macroscopique du LCS, avec une sensibilité et une spécificité imparfaites. On distingue cependant les méningites purulentes et les méningites à liquide clair à partir des éléments suivants (tableau 46.1).

S'il s'agit d'une méningite purulente (prédominance de PNN)

En cas de méningite purulente, ce sont les étiologies bactériennes qui sont quasi exclusivement retrouvées :

- *Streptococcus pneumoniae* (cocci à Gram positif) : 55 % ;
- *Neisseria meningitidis* (cocci à Gram négatif) : 24 % ;
- *Haemophilus influenzae* type b (bacille à Gram négatif) : rare depuis la généralisation de vaccination ;
- *Listeria monocytogenes* (bacille Gram positif) : 4 %.

Des causes virales, à la phase initiale, peuvent être aussi en cause (entérovirus notamment).

Tableau 46.1. A Examen du LCS.

	LCS normal	Méningite purulente	Méningite à liquide clair
Aspect	« Eau de roche »	Trouble le plus souvent	« Eau de roche »
Cytologie	< 5 leucocytes/mm³ (absence de méningite)	Souvent > 100/mm³ voire > 1 000/mm³ avec prédominance de PNN (> 50 %)	En règle 20 à 100 leucocytes/mm³, lymphocytes > 50 %
Protéinorachie	< 0,4 g/l	> 1 g/l, parfois très élevée	En général augmentée mais souvent < 1 g/l pour virus, > 1 g/l si bactéries
Glycorachie	> 40–50 % de la glycémie	< 40 % de la glycémie et souvent très basse (indosable) Très spécifique des méningites purulentes bactériennes	– Normoglycorachie pour les causes virales – Hypoglycorachie quasi constante pour les causes bactériennes (*Listeria*, tuberculose)
Examen direct	Négatif	– Fréquemment positif dans les méningites bactériennes (de l'ordre de 70 %) – Faux négatif possible : en cas de charge bactérienne faible, notamment méningite bactérienne décapitée par prise d'antibiotiques – Négatif dans les infections virales (entérovirus) au stade précoce	– Négatif si virales – Peut être positif pour causes bactériennes
Culture bactérienne		– Pneumocoque : cocci à Gram positif en diplocoque – Méningocoque : cocci à Gram négatif en diplocoque	– *Listeria monocytogenes* : bacille à Gram positif
Biologie moléculaire et antigènes		Antigène pneumococcique (le même kit que pour l'antigénurie, rapide et pratique) PCR spécifique pneumocoque, méningocoque	PCR HSV (si méningoencéphalite à liquide clair) PCR BK
		PCR multiplex bactériovirologique à discuter en fonction du contexte (immunodépression notamment, antibiothérapie préalable, délai de réalisation des examens bactériologiques conventionnels), variable selon les centres hospitaliers	

S'il s'agit d'une méningite à prédominance lymphocytaire

En cas de méningite à liquide clair, plusieurs types de pathogènes peuvent être responsables :

- des **virus** :
  - causes les plus fréquentes avant 65 ans et le plus souvent bénignes ;
  - entérovirus très fréquents (parfois cas groupés) ;
  - l'encéphalite herpétique est rare mais sévère en termes de pronostic (encadré 46.4) ;
  - penser au VIH et à faire une sérologie de dépistage ;
- des **bactéries**, beaucoup plus rares :
  - *Listeria monocytogenes* ;
  - tuberculose (*Mycobacterium tuberculosis*) ;
- les méningites fongiques et parasitaires sont exceptionnelles hors immunodépression profonde et/ou séjour en zone endémique.

Encadré 46.3

Listériose et tuberculose neuroméningée

Listeriose

- B Germe : *Listeria monocytogenes*.
- Cause rare mais grave.
- Peut donner des méningites purulentes ou à liquide clair panachées et des tableaux de méningoencéphalites.
- L'atteinte de la base du crâne rapportée classiquement (rhombencéphalite) est en fait peu fréquente.
- Terrain : sujets âgés (à évoquer à partir de 50 ans), comorbides (alcool +++, diabète, cirrhose, immunodépression) — pour mémoire : la femme enceinte n'est pas un terrain typique de listériose neuroméningée.
- Traitement par l'association amoxicilline et gentamicine.

Tuberculose

- Germe : *Mycobacterium tuberculosis*.
- Grande variabilité dans la présentation clinique mais déficits focaux fréquents ; rhombencéphalite classique.
- Ponction lombaire : méningite lymphocytaire avec hyperprotéinorachie et franche hypoglycorachie.
- IRM cérébrale : arachnoïdite de la base du crâne (méningite basilaire), ischémie cérébrale possible, hydrocéphalie, tuberculomes.
- Traitement antituberculeux prolongé et corticothérapie.
- Pronostic neurologique sévère.

Encadré 46.4

Méningoencéphalite herpétique

B Il s'agit d'une **urgence diagnostique et thérapeutique** en raison du risque de décès ou de séquelles fonctionnelles majeures liées au délai d'introduction du traitement antiviral.

En rapport avec une infection à *herpes simplex virus* (HSV-1 dans la majorité des cas) le plus souvent lors d'une réactivation.

Le tableau est celui d'une encéphalite aiguë nécrosante et parfois hémorragique, bilatérale et asymétrique, prédominant dans les régions temporales internes.

Le tableau clinique classique comprend des troubles de conscience et du comportement avec parfois crises épileptiques (30 %) partielles avec ou sans perte de contact avec parfois hallucinations olfactives.

Deux pics d'incidence existent : sujets jeunes (autour des 20 ans) et sujets âgés après 65 ans. Il n'y a pas de facteur favorisant spécifique.

La **ponction lombaire** montre un liquide clair en rapport avec une méningite lymphocytaire, une hyperprotéinorachie modérée (< 1 g/l), normoglycorachique ; on peut mettre en évidence une hémorragie méningée de modérée à marquée (10 à 1 000 GR/mm^3).

Encadré 46.4 Suite.

Il faut réaliser une **PCR HSV dans le LCS** (qui peut être négative à la phase très précoce).

L'**IRM avec et sans injection** montre des hypersignaux en diffusion en T2 et FLAIR des lobes temporaux, bilatéraux et asymétriques. L'œdème périlésionnel peut être important. Il peut exister une atteinte du tronc cérébral. Les lésions sont rehaussées en T1 après injection de produit de contraste.

L'**EEG** peut montrer des signes spécifiques de localisation temporale (complexes périodiques, ondes lentes diffuses).

Le traitement par **aciclovir intraveineux** est urgent sans attendre la PCR en cas de suspicion (mieux vaut l'arrêter secondairement que de ne pas l'avoir débuté à tort).

Ce traitement ne négative pas immédiatement la PCR. La ponction lombaire garde donc son intérêt même après introduction de l'aciclovir.

Les séquelles sont fréquentes même avec un traitement adapté (troubles de la mémoire, épilepsie), notamment en cas de retard de traitement.

Le traitement probabiliste initial doit être reconsidéré après obtention des résultats de la ponction lombaire. Les résultats de cytologie, biochimie et examen direct peuvent permettre de rattraper d'éventuelles étiologies qui n'auraient pas été couvertes initialement (formule panachée et listériose, par exemple). C'est la culture et/ou la biologie moléculaire qui permettent d'arrêter les molécules inutiles et d'adapter la durée du traitement. L'antibiogramme permet le choix définitif de la molécule et la durée de traitement.

Tableau 46.2. Ⓐ **Récapitulatif des principaux micro-organismes responsables des méningites et des méningoencéphalites et du traitement correspondant.**

Germes	Aspects cliniques	LCS	Antibiotique	Durée
Streptococcus pneumoniae	– Début brutal – Tout âge (plus fréquent chez le sujet âgé) – Terrain : • alcoolisme • rupture de barrière hématoméningée • immunodépression sans vaccination	– Liquide trouble – Prédominance de PNN – Hypoglycorachie – Hyperprotéinorachie – Lactorachie élevée	– Céfotaxime/ ceftriaxone[1] en première intention – Relais amoxicilline possible[2]	10 à 14 jours
Neisseria meningitidis	– Début brutal – Tout âge (plus fréquent chez le sujet jeune) – Cas groupés – Hypocomplémentémie	– Liquide trouble – Prédominance de PNN – Hypoglycorachie – Hyperprotéinorachie – Lactorachie élevée	– Céfotaxime/ ceftriaxone en première intention[1] – Relais amoxicilline possible[2]	4 à 7 jours
Listeria monocytogenes	– Début progressif – Âge plutôt > 50 ans (et chez les nouveau-nés) – Immunodépression, alcool, diabète – Rhombencéphalite	– Liquide trouble – Formule variable : • le plus souvent panaché • prédominance lymphocytaire possible • prédominance de PNN possible – Hypoglycorachie modérée – Hyperprotéinorachie modérée – Lactorachie modérément élevée	– Amoxicilline – + Gentamicine les 7 premiers jours	21 jours

▶ **Tableau 46.2.** **Suite.**

Germes	Aspects cliniques	LCS	Antibiotique	Durée
Herpes simplex	– Début progressif – Encéphalite fébrile : • crises convulsives • troubles du comportement • hallucinations • troubles mnésiques	– Liquide clair – Prédominance lymphocytaire – Normoglycorachique – Hyperprotéinorrachie modérée et inconstante – Lactorachie normale	– Aciclovir	15 à 21 jours
Entérovirus	– Cas groupés – Signes digestifs	– Liquide clair – Prédominance lymphocytaire (rarement purulent) – Normoglycorachique – Normoprotéinorachique ou modérément élevée – Lactorachie normale	Pas de traitement	-

PNN : polynucléaires neutrophiles.

1 Dans les infections à méningocoque, on préfère la ceftriaxone au céfotaxime, du fait d'une meilleure efficacité sur le portage pharyngé.

2 Le choix d'une C3G ou de l'amoxicilline ainsi que les posologies dépendent du niveau de CMI à ces antibiotiques.

Points de vigilance

Erreurs à ne pas commettre :

- Retarder le traitement anti-infectieux en cas de suspicion d'infection neuroméningée.
- Réaliser une TDM avant la ponction lombaire devant un trouble de la vigilance isolé.
- Attendre le résultat de la ponction lombaire et/ou de l'imagerie avant d'introduire le traitement.
- Considérer que la prise d'antiagrégants plaquettaires est une contre-indication à la ponction lombaire.

Tic-tac…

< 1 min
- Évoquer le diagnostic devant toute céphalée fébrile

< 10 min
- Avoir examiné le patient entièrement déshabillé
- Avoir recherché les complications générales et spécifiques

< 15 min
- Avoir décidé de réaliser ou non la PL
- Avoir prélevé des hémocultures
- Avoir décidé d'administrer les anti-infectieux et la dexaméthasone

60–90 min
- Avoir récupéré le résultat de la PL si faite

Une situation clinique… Deux prises en charge

Un patient de 45 ans, sans antécédent notable, est accompagné par sa compagne au service d'accueil des urgences de votre hôpital. Il consulte pour l'apparition très rapide de céphalées inhabituelles, qui sont accompagnées de vomissements importants. Sa femme rapporte qu'il reste prostré dans son lit dans le noir depuis plusieurs heures sans parler. Elle le décrit comme ralenti et « mou », ce qui est inhabituel chez ce patient. Il a présenté il y a quelques jours un épisode de rhinorrhée qui s'est spontanément amendé et son fils de 2 ans présente un tableau de gastroentérite traité en ambulatoire.

À son arrivée aux urgences, son examen clinique est le suivant :

Paramètres vitaux : PA 120/70 mmHg, FC 109 bpm, FR 22 cycles/min, SpO_2 99 % en air ambiant, sans autre signe de détresse respiratoire, Glasgow 12 (M5 V4 Y3), température 39,7 °C.

Examen physique systématisé : extrémités froides, pupilles isocores et symétriques avec réflexes pupillaires direct et indirect présents et évitement marqué de la lumière, raideur méningée à l'antéflexion de la tête, pas de déficit moteur ou sensitif, pas de syndrome pyramidal, pas de déficit des paires crâniennes, bruits du cœur réguliers sans souffle, pas de foyer auscultatoire pulmonaire, abdomen souple et dépressible, aires ganglionnaires libres.

Où Jeanne ne fait pas bien…

Devant cet examen clinique, l'interne Jeanne suspecte une méningite aiguë devant l'association de céphalées fébriles avec la raideur méningée. Inquiet de l'état neurologique du patient qui présente des troubles de la vigilance, elle décide de demander une TDM cérébrale à la recherche d'une contre-indication à la réalisation d'une ponction lombaire. Elle demande alors à l'infirmière de réaliser un bilan biologique large comprenant entre autres un bilan d'hémostase et une numération-formule sanguine.

À la demande de l'infirmière lui proposant de débuter des antibiotiques, Jeanne préfère ne pas le faire tout de suite car il y a un risque de négativer les prélèvements microbiologiques et de ne pas documenter l'infection. Par ailleurs, l'histoire de rhinorrhée ainsi que l'enfant malade dans l'entourage lui font suspecter plutôt une origine virale qui ne nécessiterait pas d'antibiothérapie.

Le patient reste ainsi environ 3 heures sans antibiotique en attendant les résultats de sa TDM cérébrale. Cette dernière est normale tout comme le bilan d'hémostase. La ponction lombaire montre un liquide cérébrospinal trouble dont l'analyse en cytologie révèle plus de 500 éléments/mm^3, une protéinorachie à 2 g/l et une glycorachie indétectable. Jeanne démarre alors une antibiothérapie par céfotaxime et appelle le réanimateur de garde.

Où on peut faire confiance à Jeanne

Jeanne évoque le diagnostic de méningite aiguë compte tenu des symptômes présentés par le patient. Consciente de la sévérité de cette pathologie et des risques de complications fonctionnelles, elle prévient immédiatement son médecin senior et demande la mise en place d'un isolement « gouttelettes ».

Devant ce tableau de céphalées fébriles, Jeanne déshabille totalement son patient et cherche des lésions cutanées évocatrices de purpura. Elle ne trouve pas de telles lésions.

Si la présentation neurologique du patient n'est pas rassurante, Jeanne n'objective pas de signe de localisation neurologique, pas d'élément anamnestique ou de stigmate clinique (perte d'urine, morsure de langue) de crise convulsive partielle ou généralisée. Elle vérifie auprès de l'épouse l'absence de prise de traitement anticoagulant et d'antécédent hémorragique. L'infirmière en charge a entre-temps prélevé des hémocultures et perfusé le patient. En accord avec son sénior, Jeanne décide de réaliser immédiatement la ponction lombaire.

Les premières gouttes de liquide cérébrospinal sortent rapidement initialement, lui faisant évoquer une hyperpression. Par ailleurs le liquide est discrètement trouble. Alors qu'elle a prélevé les cinq tubes, elle prescrit l'introduction immédiate de dexaméthasone intraveineuse suivi d'une dose de charge de céfotaxime. En l'absence de facteur de risque, et du fait d'un âge inférieur à 50 ans et d'un tableau très brutal, elle décide avec son sénior de ne pas associer d'amoxicilline.

L'examen du LCS révèle 1 500 cellules dont 95 % de neutrophiles avec à l'examen direct des cocci à Gram positif. L'antigène pneumocoque est positif. Le patient est transféré en unité de surveillance continue et l'isolement « gouttelettes » est levé.

Réponses aux quiz

Quiz 1

Réalisation d'une ponction lombaire et d'une paire d'hémocultures. Il faut, du fait de son immunodépression induite par la corticothérapie, prélever plus de tubes de LCS pour chercher des causes plus rares en fonction des premiers résultats (cytologie et examen direct au Gram). Si le liquide est trouble, une corticothérapie systémique par dexaméthasone suivie d'une antibiothérapie doit être initiée immédiatement — et dans tous les cas dans la première heure de prise en charge. Du fait de l'âge et du terrain immunodéprimé, l'antibiothérapie doit associer une céphalosporine de type céfotaxime ou ceftriaxone et de l'amoxicilline à doses méningées. Si le liquide n'est pas trouble, il faut obtenir en urgence les premiers résultats de l'analyse du LCS pour confirmer l'hypothèse d'infection neuroméningée et orienter la prise en charge, afin de pouvoir initier une antibiothérapie dans la première heure si besoin. En raison du terrain, la recherche de *Mycobacterium tuberculosis* (recherche de BAAR, ± PCR, et culture) et de cryptocoque par la coloration à l'encre de Chine est notamment pertinente en l'absence de diagnostic évident sur les premiers résultats du laboratoire de microbiologie. Enfin, un appel du réanimateur de garde doit être réalisé pour permettre une surveillance rapprochée.

Ce patient présente un tableau de méningite avec des troubles de la vigilance isolés, en particulier sans signe de focalisation, sans anomalie pupillaire, sans crise épileptique, ne justifiant donc pas la réalisation d'une imagerie cérébrale avant la réalisation d'une ponction lombaire. La corticothérapie et l'antibiothérapie, qui doit être démarrée en urgence si le liquide est trouble, peuvent donc être effectuées immédiatement après la ponction lombaire. La réalisation d'une paire d'hémocultures permet aussi d'augmenter la probabilité d'identification du micro-organisme responsable. Compte tenu de la gravité du patient, du risque de dégradation neurologique pouvant amener à une intubation, le patient doit être transféré en médecine intensive pour surveillance continue.

Quiz 2

Le tableau clinique de cette patiente est celui d'une méningoencéphalite aiguë, caractérisée cliniquement par l'association d'un syndrome méningé (ici modéré) et d'une atteinte encéphalique. Si les étiologies sont multiples, les causes à connaître sont principalement infectieuses. Devant ce tableau et par argument de fréquence, vous évoquez entre autres une méningoencéphalite herpétique et une listériose. La présence de signes de focalisation (clonies de l'hémiface gauche et déficit moteur) contre-indique la réalisation d'une ponction lombaire sans imagerie cérébrale du fait d'un risque potentiel d'engagement. Il convient donc d'initier immédiatement une antibiothérapie qui associe une céphalosporine de type céfotaxime ou ceftriaxone et de l'amoxicilline à doses méningées ainsi qu'un traitement par aciclovir intraveineux. Ce dernier semble pertinent ici en raison du tableau parfaitement compatible avec une méningoencéphalite herpétique.

Dans tous les cas, il est nécessaire de réaliser une TDM cérébrale avant d'envisager la ponction lombaire. Une PCR HSV devrait être réalisée d'emblée et en urgence (en plus des autres explorations biologiques standards).

CHAPITRE 47

Purpura fulminans

Focus MÉDECINE INTENSIVE-RÉANIMATION

Situations de départ

- 15 Anomalies de couleur des extrémités
- 43 Découverte d'une hypotension artérielle
- 44 Hyperthermie/fièvre
- 89 Purpura, ecchymose, hématome
- 190 Hémoculture positive
- 255 Prescrire un anti-infectieux

Items, objectifs pédagogiques

ITEM 151 – *Méningite et méningoencéphalites*

Rang	Rubrique	Intitulé	Descriptif
A	Définition	Méningites et méningoencéphalites infectieuses chez l'adulte et en pédiatrie, abcès cérébral	
A	Diagnostic positif	Savoir suspecter cliniquement un syndrome méningé fébrile et connaître les particularités sémiologiques en fonction du terrain (enfant, personne âgée)	
A	Diagnostic positif	Savoir identifier les éléments d'un syndrome encéphalitique et savoir évoquer une méningoencéphalite herpétique	Savoir suspecter cliniquement une méningoencéphalite
B	Diagnostic positif	Connaître les caractéristiques cliniques détaillées des différentes étiologies infectieuses des méningites purulentes chez l'enfant et l'adulte	
B	Diagnostic positif	Savoir suspecter cliniquement un abcès cérébral	
B	Éléments physiopathologiques	Connaître les éléments de physiopathologie des méningites, des méningoencéphalites et des abcès cérébraux	
A	Étiologie	Connaître les principales étiologies et l'épidémiologie bactériennes et virales des méningites en fonction de l'analyse cytochimique du liquide cérébrospinal (LCS) et de l'âge du patient	
A	Étiologie	Connaître les principales étiologies et l'épidémiologie infectieuses des méningoencéphalites	
B	Étiologie	Savoir citer les principales étiologies infectieuses des abcès cérébraux	
A	Examens complémentaires	Indication d'une ponction lombaire	Complications, contre-indications
A	Examens complémentaires	Indication et objectifs des examens d'imagerie devant une suspicion de méningite, d'une encéphalite ou d'un abcès	
A	Identifier une urgence	Connaître les signes cliniques de gravité d'une méningite	

Rang	Rubrique	Intitulé	Descriptif
A	Identifier une urgence	Savoir identifier un purpura fulminans	
A	Prise en charge	Connaître la prise en charge thérapeutique d'un purpura fulminans	
A	Prise en charge	Connaître la prise en charge immédiate en cas de suspicion de méningite	
A	Prise en charge	Connaître les indications et les modalités de l'antibiothérapie probabiliste devant une méningite présumée bactérienne	
B	Prise en charge	Connaître la prise en charge thérapeutique des méningites infectieuses non purulentes	
B	Prise en charge	Connaître la conduite à tenir immédiate en cas de suspicion de méningoencéphalite herpétique	Connaître la conduite à tenir immédiate en cas de méningoencéphalite, indication de l'aciclovir
A	Suivi et/ou pronostic	Connaître les mesures générales à prendre pour la personne atteinte et son entourage en cas d'infection invasive à méningocoque	Notification et déclaration obligatoire, précautions complémentaires « gouttelettes »
A	Définition	Méningites et méningoencéphalites infectieuses chez le nouveau-né et le nourrisson	

*ITEM 215 – **Purpuras chez l'adulte et l'enfant***

Rang	Rubrique	Intitulé	Descriptif
A	Définition	Savoir définir et reconnaître un purpura	Description sémiologique
A	Diagnostic positif	Savoir différencier un purpura vasculaire d'un purpura thrombopénique	
A	Identifier une urgence	Apprécier la gravité d'un purpura	
A	Identifier une urgence	Savoir évoquer le diagnostic de purpura fulminans	
A	Diagnostic positif	Savoir effectuer un examen clinique chez un patient porteur d'un purpura	
A	Diagnostic positif	Savoir prescrire les examens biologiques à effectuer en urgence devant un purpura	
B	Diagnostic positif	Savoir prescrire les examens biologiques de première intention selon l'orientation diagnostique du purpura	
A	Étiologie	Connaître les principales étiologies de purpura dont les causes infectieuses	
A	Prise en charge	Connaître les mesures d'urgence devant un purpura	

Introduction
I. Quand évoquer un purpura fulminans ?
II. Quelle est la prise en charge en urgence ?
III. Comment confirmer le diagnostic ?
IV. Quelles sont les principales étiologies ?

Introduction

A Le **purpura fulminans** est une infection bactérienne disséminée responsable d'un choc septique. Il s'agit de l'urgence infectieuse absolue. Le pronostic vital est très rapidement engagé et est directement lié au délai de l'initiation de l'antibiothérapie. La mortalité est proche de 40 % et les survivants doivent parfois subir des amputations distales des membres. Bien que les espèces bactériennes (méningocoque le plus souvent, parfois lié au pneumocoque) soient aussi responsables de méningites purulentes, le purpura n'est pas une infection neuroméningée. Deux groupes d'âge à haut risque existent : enfants de moins de 5 ans et jeunes adultes.

I. Quand évoquer un purpura fulminans ?

Toute **lésion purpurique** associée à une **fièvre** est un **purpura fulminans** jusqu'à preuve du contraire.

Pour mémoire, le purpura est une lésion cutanée rouge ne s'effaçant pas à la vitropression. Au cours du purpura fulminans, les lésions sont souvent multiples et nécrotiques, avec par définition au moins une lésion dépassant 3 mm (fig. 47.1). Elles s'étendent rapidement (fig. 47.2) avec une évolution parfois visible en simplement quelques minutes.

Attention : les lésions purpuriques à la phase précoce peuvent être prises à tort pour une cyanose des extrémités ou des marbrures sur les genoux. Le point majeur est qu'elles ne s'effacent pas à la pression — elles ne « blanchissent » pas lorsqu'on appuie dessus avant de reprendre leur couleur. Autre piège, ce ne sont pas des lésions rouge vif : elles sont plutôt violacées, pâles.

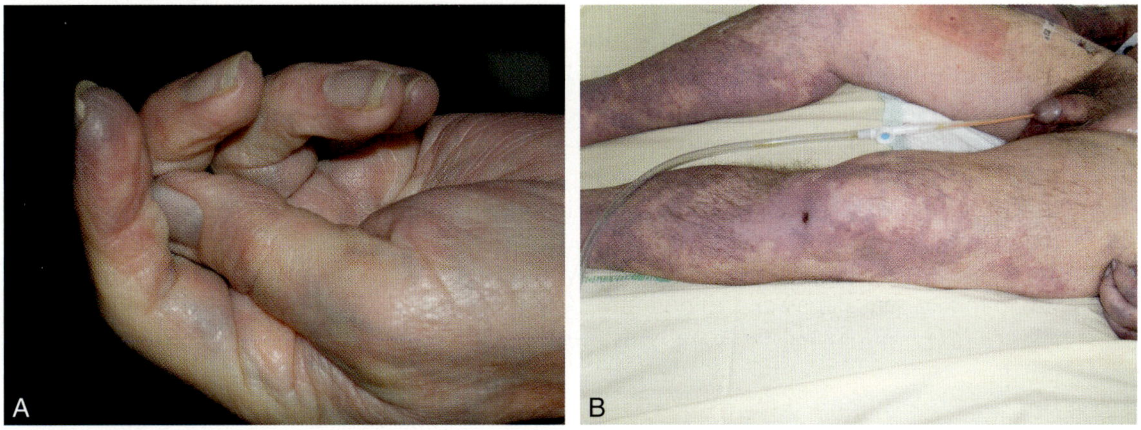

Fig. 47.1. Ⓐ Purpura fulminans à la phase initiale.

A. L'aspect violacé de l'extrémité de la phalange s'associe à des lésions plus purpuriques diffuses : ce n'est pas une cyanose ! B. Les lésions sur les genoux peuvent ressembler à des marbrures ; mais, ici, elles ne disparaissent pas à la vitropression, ce sont bien des lésions de purpura.

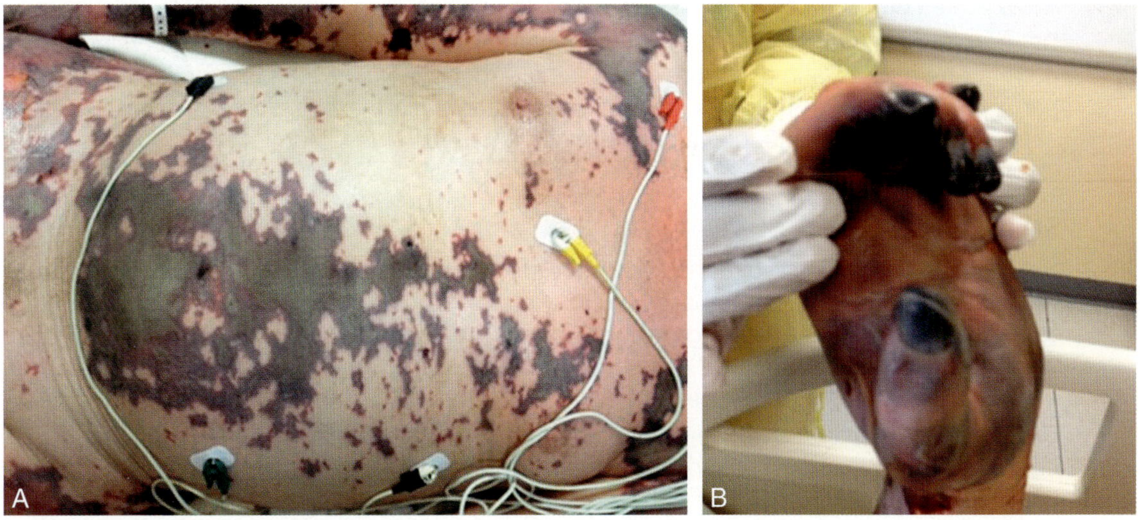

Fig. 47.2. Ⓐ Purpura fulminans à une phase évoluée.

Présence de nécrose des doigts dont l'évolution amène fréquemment, si le patient survit, à des amputations multiples des membres.

En pratique, tout enfant présentant une fièvre ou un malaise doit être **examiné entièrement nu**, afin de détecter des lésions purpuriques.

II. Quelle est la prise en charge en urgence ?

A. Éléments majeurs de prise en charge

Dès que le diagnostic de purpura fulminans est évoqué (quel que soit l'état hémodynamique), une **antibiothérapie parentérale** (intraveineuse ou à défaut intramusculaire) par une **céphalosporine de troisième génération de type ceftriaxone** (chez l'adulte : 1 à 2 g ; chez le nourrisson et l'enfant : 50 à 100 mg/kg sans dépasser 1 g) **ou céfotaxime** (chez l'adulte : 1 g ; chez le nourrisson et l'enfant : 50 mg/kg sans dépasser 1 g) doit être initiée (recommandations du Conseil supérieur d'hygiène publique de France du 10 mars 2000). *Pour mémoire, la ceftazidime, une autre céphalosporine de troisième génération, ne doit pas être utilisée car son spectre ne couvre pas de manière efficace le pneumocoque.*

Afin de ne pas perdre la moindre seconde, **le purpura fulminans est la seule situation en maladies infectieuses où le traitement doit précéder tout prélèvement diagnostique**.

Si l'hypothèse de purpura fulminans est posée en ville, le SAMU-centre 15 doit être appelé immédiatement. Le traitement antibiotique doit être initié immédiatement avant le transfert médicalisé du patient dans un hôpital comportant un service de médecine intensive-réanimation. Le service d'urgences ou de médecine intensive-réanimation doit être informé de l'arrivée d'un cas de purpura fulminans. En cas d'indisponibilité de ceftriaxone ou céfotaxime en ville, un traitement par amoxicilline (1 g IV ou IM chez l'adulte, chez le nourrisson et l'enfant : 25 ou 50 mg/kg sans dépasser 1 g) doit être initié.

NB : Le purpura fulminans n'étant pas une méningite purulente, la dexaméthasone n'est pas indiquée.

B. Autres éléments de la prise en charge

La prise en charge symptomatique est celle d'une infection grave compliquée fréquemment d'un choc septique (cf. chapitre 11). Du fait de la suspicion d'une cause méningococcémique, un **isolement « gouttelettes »** doit être mis en place dès que possible (masque chirurgical +++) du fait du risque de transmission interhumaine exclusive.

Dès que possible, et après initiation du traitement antibiotique intraveineux, des prélèvements doivent être réalisés, afin d'identifier la bactérie responsable. Une antibiothérapie à but curatif par céphalosporine de troisième génération injectable, ceftriaxone ou céfotaxime, doit être administrée, qu'un antibiotique ait été administré ou non avant l'admission.

Sujets contacts

Si un méningocoque est identifié, un risque de **contagiosité** est possible, depuis 10 jours avant l'apparition des symptômes jusqu'à la première injection de ceftriaxone ou de céfotaxime. Un **signalement à l'agence régionale de santé** (ARS) doit être réalisé dès que possible (24 heures/24, 7 jours/7) ainsi qu'une **déclaration obligatoire** (fiche de notification) à l'ARS qui transmettra le signalement à l'Institut de veille sanitaire (InVS).

Devant toute infection invasive à méningocoque, il convient d'**identifier tous les sujets contacts** (avec l'aide de l'agence régionale de santé) et de mettre en œuvre une **antibioprophylaxie**, quel que soit leur statut vaccinal. Un contact sous-entend une interaction en face-à-face à une distance de moins d'un mètre lors des 10 jours précédant le diagnostic. La durée du contact est corrélée au risque de transmission. L'antibioprophylaxie est fondée sur la rifampicine pendant 48 heures ou, en seconde intention, la ciprofloxacine ou la ceftriaxone en dose unique.

La vaccination de personnes ayant été en contact étroit avec une personne présentant une infection invasive à méningocoque est organisée par les autorités sanitaires dans les 10 jours suivant l'apparition du cas en complément d'un traitement antibiotique. Le vaccin utilisé dépend de la nature du méningocoque responsable. Des vaccins ciblant les sérogroupes A, C, Y et W135 et B sont disponibles[12].

III. Comment confirmer le diagnostic ?

À l'admission à l'hôpital et après introduction de l'antibiothérapie, des **hémocultures** doivent être prélevées très rapidement. Elles permettent le plus souvent le diagnostic en raison d'une densité bactérienne importante dans le sang. Une **biopsie cutanée** d'une lésion purpurique nécrotique permet le plus souvent d'identifier la bactérie en cause avec l'**examen direct**, la mise en **culture** et/ou la réalisation d'une **PCR** ciblée pour détecter le méningocoque.

La coloration de Gram de l'hémoculture révèle le plus souvent des diplocoques à Gram négatif (méningocoque) ou des diplocoques à Gram positif en cas de pneumococcémie.

Une ponction lombaire n'est pas nécessaire pour le diagnostic du purpura fulminans. Elle est même le plus souvent contre-indiquée du fait de la **coagulation intravasculaire disséminée** (révélée par le purpura nécrotique) et du risque hémorragique potentiel.

IV. Quelles sont les principales étiologies ?

Neisseria meningitidis (méningocoque) est la cause principale du purpura fulminans. La seconde étiologie est *Streptococcus pneumoniae* (pneumocoque), notamment chez les sujets aspléniques. D'autres espèces bactériennes peuvent être responsables mais de manière plus anecdotique.

Points de vigilance

- Déshabiller intégralement la patiente ou le patient (enfant +++) en cas de fièvre inexpliquée ou de malaise fébrile.
- Ne pas retarder l'introduction du traitement antibiotique pour réaliser des prélèvements diagnostiques devant une suspicion de purpura fulminans — il vaut mieux traiter à l'excès à la moindre suspicion.
- Ne pas oublier l'isolement « gouttelettes » devant cette suspicion d'infection invasive à méningocoque.
- Ne pas oublier de signaler le cas — doit être fait y compris la nuit et les jours fériés.

12 https://vaccination-info-service.fr/

Tic-tac…

< 1 min	• Évoquer le diagnostic purpura fulminans devant toute fièvre inexpliquée et/ou malaise fébrile
< 15 min	• Avoir examiné le patient entièrement déshabillé • Avoir injecté une première dose d'antibiotique (ceftriaxone/céfotaxime) • Avoir initié la prise en charge symptomatique
< 30 min	• Avoir transféré le patient en réanimation • Avoir prélevé les hémocultures

Une situation clinique… Deux prises en charge

Monsieur X., 45 ans, se présente aux urgences pour fièvre et fatigue intense depuis quelques heures. Inquiet de son épuisement, il est amené par son épouse. Il ne présente aucun antécédent.

À l'accueil des urgences, Monsieur X. présente une pression artérielle à 99/60 mmHg, une fréquence cardiaque à 110 bpm, la température est à 38,3 °C, la fréquence respiratoire à 23 cycles/min, la saturation de pouls est à 97 % en air ambiant.

Devant la pression artérielle < 100 mmHg et la fréquence respiratoire > 20 cycles/min, l'infirmière d'accueil des urgences demande une évaluation médicale immédiate.

Où Jean ne fait pas bien…

Jean, interne de garde, va voir Monsieur X. La pression est peu diminuée et la fréquence respiratoire est recontrôlée à 20 cycles/min. Monsieur X. est parfaitement conscient. Jean remarque juste que les doigts sont un peu rouges/bleus à leur extrémité. Jean pense qu'il s'agit d'une cyanose limitée. Même si la saturation est normale, Jean prescrit de l'oxygène aux lunettes 3 litres/min. Il dit à l'infirmière qu'il reviendra dans une heure et que, dans l'intervalle, il prescrit un bilan avec des hémocultures et les gaz du sang.

Jean reviendra en fait 3 heures plus tard, l'activité aux urgences étant importante. Les lésions se sont étendues à tous les avant-bras et il en observe sur les pieds (qu'il n'avait pas examinés la première fois). Il demande l'avis à son sénior sur ce patient qu'il croit maintenant très marbré même si la pression artérielle est peu diminuée. Le sénior arrive rapidement, constate l'étendue des lésions purpuriques et fait injecter 2 g de Rocéphine® immédiatement, puis organise le transfert en réanimation. Le patient aura un séjour très prolongé avec une défaillance multiviscérale. Devant l'extension des lésions de nécrose suite au purpura extensif, il sera amputé des deux avant-bras et en transtibial droit. Après un an de rééducation et appareillage, Monsieur X. retrouve une vie partiellement autonome.

Où on peut faire confiance à Jean

Dès l'entrée dans la chambre, Jean identifie que les lésions des doigts sont des lésions de purpura. Il fait déshabiller entièrement le patient et observe des lésions purpuriques limitées sur les genoux. Même si les lésions sont de petites tailles, Jean suspecte un purpura fulminans devant l'association fièvre + lésions purpuriques. Il va immédiatement chercher l'infirmière, lui dit que c'est une urgence absolue. Il lui demande de le perfuser pour injecter immédiatement 2 g de céfotaxime IVL. Il fait prélever ensuite 4 flacons d'hémoculture, les gaz du sang artériels avec lactate, avec un ionogramme sanguin, une NFS et un bilan hépatique. Il prescrit un remplissage de 500 ml de soluté salé isotonique puis appelle la réanimation.

Au total au moins 3 heures de différence pour l'injection de la première dose d'antibiotique et l'orientation vers la réanimation. Ces trois heures de retard sont probablement associées à un risque multiplié par 5 à 10 de surmortalité et de lésions nécrotiques requérant amputation.

CHAPITRE

48

Sepsis urinaire grave

Focus MÉDECINE INTENSIVE-RÉANIMATION

Situations de départ

- 44 Hyperthermie/fièvre
- 96 Brûlure mictionnelle
- 97 Rétention aiguë d'urines
- 189 Analyse d'un examen cytobactériologique des urines (ECBU)

Item, objectifs pédagogiques

ITEM 161 – Infections urinaires de l'enfant et de l'adulte

Rang	Rubrique	Intitulé	Descriptif
A	Définition	Savoir définir les différents types d'infections des voies urinaires simples ou à risque de complication et leur fréquence respective	Distinguer cystite, pyélonéphrite, infections urinaires simples (femme jeune sans facteur de risque), graves et infections urinaires à risque de complications, infections urinaires masculines, cystites récidivantes et recherche de facteurs de risque de complication
A	Étiologie	Connaître les principaux agents pathogènes à l'origine des infections urinaires et les principaux mécanismes de résistance aux antibiotiques	Connaître les résistances aux antibiotiques de *E. coli* communautaire, connaître les facteurs de risque de résistance aux fluoroquinolones et aux bêtalactamines
A	Examens complémentaires	Indications des examens complémentaires de première intention en fonction du type d'infection urinaire	BU, ECBU, échographie
B	Examens complémentaires	Indications des examens complémentaires de deuxième intention en fonction du type d'infection urinaire	Scanner, IRM, cystographie, cystoscopie, scintigraphie
A	Examens complémentaires	Connaître les principes de réalisation de la bandelette urinaire et son interprétation	
A	Examens complémentaires	Connaître les principes de réalisation et l'interprétation de l'ECBU	Interprétation des résultats, dont les seuils significatifs des bactériuries, les indications et quand ne pas faire d'ECBU systématique Connaître les causes de leucocyturie aseptique
A	Définition	Connaître la définition d'une colonisation urinaire	Connaître les mécanismes des colonisations urinaires, dont colonisation de sonde urinaire
A	Diagnostic positif	Connaître les critères diagnostiques des cystites aiguës (simple, à risque de complication)	Connaître le potentiel évolutif des cystites aiguës simples ; savoir éliminer les diagnostics différentiels

Médecine intensive – réanimation, urgences et défaillances viscérales aiguës

Rang	Rubrique	Intitulé	Descriptif
A	Diagnostic positif	Connaître les critères diagnostiques des pyélonéphrites aiguës (clinique, biologique, radiologique) avec ou sans signe de gravité (algorithme)	Connaître la différence entre une pyélonéphrite simple et à risque de complication, savoir reconnaître les risques de complications d'une pyélonéphrite, connaître les examens complémentaires à réaliser au cours d'une pyélonéphrite, en urgence, en différé, savoir poser l'indication d'un recours ; savoir éliminer les diagnostics différentiels
A	Prise en charge	Connaître le traitement des cystites aiguës simple dont suivi et prévention des récidives	
A	Prise en charge	Connaître le traitement des pyélonéphrites aiguës simples	
B	Prise en charge	Connaître le principe de la prise en charge des pyélonéphrites aiguës compliquées	
A	Diagnostic positif	Connaître les critères diagnostiques des infections urinaires masculines (clinique, biologiques, radiologique)	Savoir poser les indications des examens complémentaires des infections urinaires masculines, connaître les complications des infections urinaires masculines, savoir éliminer les diagnostics différentiels
A	Prise en charge	Connaître le traitement des infections urinaires masculines et connaître les modalités de leur prévention	Connaître les conditions de prise en charge urologique des infections urinaires masculines
A	Prise en charge	Connaître le traitement des infections urinaires au cours de la grossesse et son suivi	Connaître les modalités de suivi des infections urinaires au cours de la grossesse, savoir éliminer les diagnostics différentiels
A	Prise en charge	Connaître les spécificités de l'infection urinaire de la personne âgée	Indications de l'ECBU, observance
A	Diagnostic positif	Savoir évoquer une infection urinaire de l'enfant : enquête clinique	Situations et symptômes devant faire évoquer le diagnostic, critères diagnostiques d'une infection urinaire de l'enfant (haute, basse), savoir éliminer les diagnostics différentiels
A	Examens complémentaires	Savoir prescrire le ou les examens complémentaires chez l'enfant	Particularités du recueil des urines, indications de la bandelette urinaire, de l'ECBU, de l'échographie rénale, critères diagnostiques d'une infection urinaire de l'enfant (haute, basse)
A	Prise en charge	Prise en charge thérapeutique d'une infection urinaire de l'enfant	
B	Examens complémentaires	Connaître les examens complémentaires à réaliser dans les infections urinaires récidivantes	Connaître les étiologies, les facteurs favorisants et les examens complémentaires, (cystographie, cystoscopie, scanner) à réaliser
B	Prise en charge	Connaître les principes du traitement des cystites récidivantes (curatif médical, préventif)	Dont cystites post-coïtales, mesures hygièno-diététique, indication et surveillance des traitements prolongés
B	Prévalence, épidémiologie	Infections urinaires de l'enfant : épidémiologie	

Introduction
I. Comment faire le diagnostic d'infection urinaire grave ?
II. Quels examens complémentaires demander en urgence ?
III. Quels sont les principes de la prise en charge ?

Introduction

Ⓐ Les **infections urinaires (IU) parenchymateuses** (**pyélonéphrites aiguës** et **prostatites aiguës**) sont la troisième cause d'état septique grave (sepsis, choc septique) après les infections respiratoires et les infections intra-abdominales.

Ce chapitre décrit uniquement les formes graves d'infections urinaires susceptibles d'être prises en charge en réanimation.

Il existe deux présentations cliniques distinctes de sepsis urinaire :

- le patient peut présenter un tableau clinique d'infection urinaire et le diagnostic de sepsis est fait par la recherche des signes de gravité ;
- mais le patient peut également présenter un sepsis sans signes fonctionnels urinaires au premier plan. La recherche d'une porte d'entrée urinaire est donc systématique et obligatoire dans le cadre d'un état septique grave (BU/ECBU et imagerie rénale et des voies excrétrices au moindre doute). Un obstacle est fréquemment retrouvé dans les formes graves d'infection urinaire.

Les IU communautaires sont essentiellement dues aux entérobactéries et dans 60 à 80 % des cas à *Escherichia coli*. Les cas nosocomiaux sont majoritairement dus aux cocci à Gram positif (entérocoques), *Pseudomonas* sp., *Enterobacter* sp., *Serratia* sp., *Citrobacter* sp. et *Candida*. Les IU graves féminines sont rencontrées à tout âge et sont souvent des pyélonéphrites aiguës obstructives. Les IU graves masculines sont souvent rencontrées chez l'homme d'âge mûr. Il s'agit en général de prostatites aiguës chez des patients présentant une hyperplasie bénigne de prostate.

Les causes d'admission en réanimation sont une défaillance hémodynamique (sepsis ou choc septique), une insuffisance rénale aiguë (souvent obstructive) et/ou une nécessité de dérivation urinaire.

Tout sepsis urinaire grave est une urgence thérapeutique. Le traitement médical repose sur une bi-antibiothérapie probabiliste urgente (dans l'heure suivant le diagnostic). La dérivation d'urines purulentes en amont d'un obstacle (traitement chirurgical urologique ou par radiologie interventionnelle) est une urgence absolue en cas d'obstruction des voies excrétrices justifiant le recours rapide à une imagerie dédiée.

Tout sepsis justifie la recherche urgente d'une porte d'entrée urinaire.
Une imagerie rénale et des voies excrétrices (échographie ou uro-scanner) doit être effectuée en première intention en cas de suspicion de sepsis urinaire urinaire.
L'antibiothérapie intraveineuse probabiliste est introduite le plus rapidement possible : dans l'heure suivant le diagnostic.
Un obstacle est fréquent dans les formes graves d'infection urinaire, justifiant une imagerie systématique chez ces malades.
En cas d'obstacle sur les voies excrétrices en aval d'urines infectées, la dérivation chirurgicale (urologie) ou par radiologie interventionnelle est une urgence absolue qui ne doit pas être différée.

I. Comment faire le diagnostic d'infection urinaire grave ?

En soins critiques, deux tableaux sont possibles :

- le patient présente un sepsis ou un choc septique. La recherche d'une porte d'entrée urinaire est systématique par la réalisation d'un ECBU lors du sondage vésical. Des signes fonctionnels (brûlures, pollakiurie, douleurs lombaires — pyélonéphrite aiguë — ou sus-pubiennes — prostatite), physiques (douleur à l'ébranlement d'une fosse lombaire, douleur prostatique au toucher rectal, rétention aiguë d'urines) urinaires renforceront la présomption diagnostique ;

- le patient consulte d'emblée pour des signes fonctionnels urinaires associés à une fièvre. Le diagnostic de sepsis ou de choc septique est fait lors de l'examen clinique par la recherche des signes de gravité.

La présence d'une leucocyturie et d'une nitriturie sur la **bandelette urinaire** chez un patient non sondé évoque une infection urinaire sans discrimination d'atteinte parenchymateuse. La nitriturie peut cependant manquer en cas de germes non producteurs de nitrate réductase (cocci à Gram positif, comme les entérocoques, streptocoques ou staphylocoques, certains bacilles à Gram négatif aérobies comme *Pseudomonas* et *Acinetobacter*).

Le piège : **troubles digestifs** (douleurs abdominales, diarrhées, vomissements).

En dehors du sepsis/choc septique, la gravité peut être liée :

- à une complication locale : obstacle sur les voies urinaires (risque d'évolution rapide vers le sepsis et le choc septique, risque d'insuffisance rénale obstructive), pyonéphrose, abcès rénal ou prostatique ;
- à la fragilité du terrain sur lequel survient l'infection urinaire : femme enceinte (dosage des β-hCG systématique chez une femme en âge de procréer), patient immunodéprimé, geste urinaire invasif récent.

II. Quels examens complémentaires demander en urgence ?

L'infection urinaire parenchymateuse grave est une urgence diagnostique (tableau 48.1).

Tableau 48.1. A B Examens complémentaires en urgence.

ECBU	– Urgent, en première intention, avec demande exprès d'**examen direct** – Seuil de leucocyturie en général $\geq 10^4$/ml (selon laboratoire) – Seuil de significativité $\geq 10^3$ UFC/ml pour une grande majorité de prostatites et pyélonéphrites aiguës*
Hémocultures	– Aéro/anaérobies – Positives dans 15 à 20 % des cas, majoritairement en cas de pyélonéphrite
Bilan biologique	– NFS-plaquettes, fibrinogène, TP, ionogramme, urée, bilan hépatique – **Créatininémie** pour rechercher une insuffisance rénale aiguë – **Lactatémie** sur gazométrie (> 2 mmol/l en faveur de souffrance d'organe et d'état septique sévère) – **β-hCG plasmatiques** : chez toute femme en âge de procréer, pour éliminer une grossesse évolutive
Imagerie Uro-scanner (fig. 48.1) ou échographie réno-vésicale (fig. 48.2 et 48.3)	– Scanner injecté avec temps tardif sauf contre-indication – Recherche d'un **obstacle** sur les voies urinaires, d'une **dilatation des cavités pyélocalicielles**, et d'une complication infectieuse (abcès, phlegmon, pyonéphrose). – **Contre-indication relative en cas d'insuffisance rénale aiguë** (peser le rapport bénéfice/risque) et contre-indication absolue en cas d'allergie vraie aux produits de contraste iodés – Alternative : **échographie réno-vésicale**

* Chez la femme, seuil de significativité $\geq 10^4$ UFC/ml pour les entérobactéries autres que *E. coli*, entérocoque, *C. urealyticum*, *P. aeruginosa*, *S. aureus*, et $\geq 10^5$ UFC/ml chez la femme enceinte.

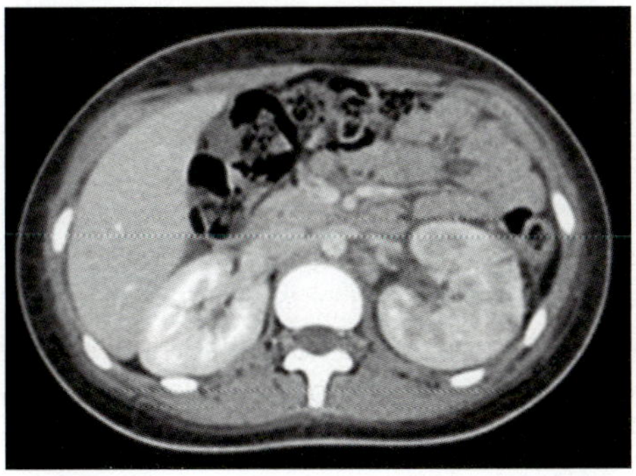

Fig. 48.1. B Scanner injecté temps tardif. Pyélonéphrite aiguë gauche avec formation d'abcès sous-corticaux.

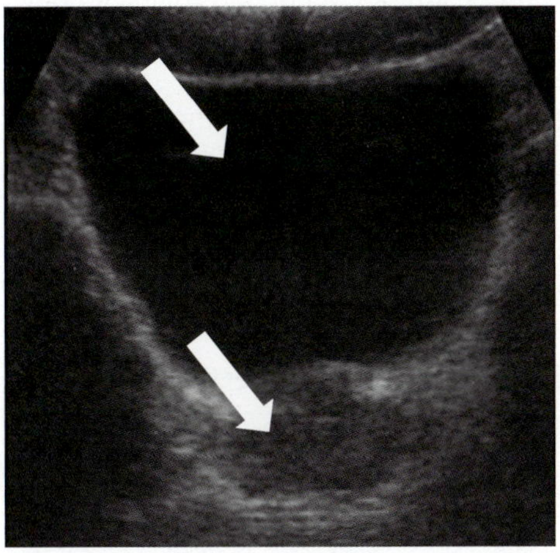

Fig. 48.2. B Échographie sus-pubienne. Rétention aiguë d'urines (flèche du haut). Prostate volumineuse (flèche du bas).

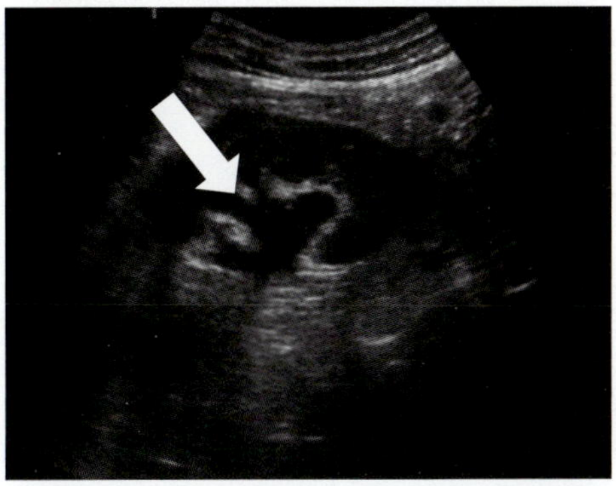

Fig. 48.3. B Échographie rénale. Dilatation des cavités pyélocalicielles (flèche).

III. Quels sont les principes de la prise en charge ?

A. Antibiothérapie

L'antibiothérapie doit être débutée **en urgence après les prélèvements microbiologiques**. Le pronostic d'une infection urinaire parenchymateuse grave dépend de la précocité et de la qualité de l'antibiothérapie administrée le plus rapidement possible.

Elle est **probabiliste**, **intraveineuse** et débutée **en bithérapie** (tableau 48.2). Une association initiale bêtalactamine et aminoside est à privilégier. Secondairement, l'antibiothérapie s'adapte aux données microbiologiques, tendant vers la **désescalade** la plus précoce possible.

Il faut savoir que :

- les **IU à facteur de risque de résistance aux antibiotiques** (hospitalisation récente, institutionnalisation, voyage en zone endémique, colonisation à bactérie résistante, liées aux soins, antibiothérapie dans les 6 derniers mois par fluoroquinolones, céphalosporines ou association pénicilline + inhibiteurs de pénicillinase) devront faire l'objet d'une antibiothérapie probabiliste à plus large spectre (carbapénème en association avec l'amikacine si choc septique) ;
- les fluoroquinolones sont contre-indiquées chez la femme enceinte, mais diffusent par ailleurs très bien dans l'appareil urinaire et la prostate ;
- l'amoxicilline-acide clavulanique, la céfixime et la furadantine ne diffusent pas dans la prostate ;
- contrôle des concentrations plasmatiques maximales (« pic ») et résiduelles d'amikacine.

Tableau 48.2. Ⓐ Antibiothérapie probabiliste des infections urinaires parenchymateuses graves.

	Antibiothérapie	Alternative (allergie)	Durée
Pyélonéphrite aiguë grave	Céfotaxime 2 g/8 h *ou* Ceftriaxone 2 g/24 h + Amikacine 25 mg/kg par jour	Aztréonam 2 g/8 h + Amikacine 25 mg/kg par jour	10 à 14 jours Traitements prolongés à discuter au cas par cas (notamment en cas d'abcès rénal) Amikacine : 1–3 jours
Prostatite aiguë	Céfotaxime 2 g/8 h ou Ceftriaxone 2 g/24 h + Amikacine 25 mg/kg par jour	Aztréonam 2 g/8 h + Amikacine 25 mg/kg par jour	14 jours si bêtalactamines IV, fluoroquinolones ou Bactrim® 21 jours dans tous les autres cas ou en cas d'uropathie sous-jacente non corrigée Amikacine : 1–3 jours

B. Dérivation d'urines infectées en amont d'un obstacle

Dans le cadre d'un sepsis urinaire, la dérivation des urines infectées est une urgence. Le geste de dérivation doit être le plus précoce possible. L'antibiothérapie aura déjà été mise en route.

Il peut s'agir d'un geste médical ou paramédical simple : sondage urétral ou mise en place d'un cathéter sus-pubien chez un patient présentant une IU grave et une rétention aiguë d'urines. Le sondage vésical par voie urétrale est théoriquement contre-indiqué en cas de prostatite aiguë, ce qui impose l'avis de l'urologue.

Il peut s'agir d'un geste plus complexe, chirurgical ou par radiologie interventionnelle, justifiant d'un avis spécialisé urgent.

La pyélonéphrite aiguë obstructive en est l'exemple le plus concret. Une dilatation des cavités pyélocalicielles associée doit la faire suspecter. **L'obstacle peut être un calcul urétéral, une infiltration tumorale ou une compression tumorale extrinsèque.**

Une pyélonéphrite aiguë obstructive doit être dérivée par :

- **cathétérisme urétéral rétrograde avec sonde urétérale** (sonde JJ);
- ou néphrostomie percutanée échoguidée.

Une situation clinique… Deux prises en charge

Madame A., 31 ans, consulte aux urgences pour des douleurs abdominales et lombaires gauches accompagnées de frissons.

À l'arrivée aux urgences à 21 h : ses constantes sont les suivantes : température 39,7 °C, fréquence cardiaque 119 bpm (tachycardie), pression artérielle systolique 84 mmHg, pression artérielle diastolique 51 mmHg, pression artérielle moyenne 62 mmHg (hypotension artérielle), fréquence respiratoire 23 cycles/min, SpO_2 en air ambiant 99 %, Glasgow 15 (qSOFA = 2). Bandelette urinaire : globules rouges ++, leucocytes +++, protides –, nitrites ++, glucose –, cétone –.

Les *examens complémentaires* réalisés immédiatement sont :

- un bilan sanguin : leucocytes 22 G/l (dont PNN 16 G/l), sans atteinte des lignées rouges, fibrinogène = 7 g/l, CRP = 260 mg/l, créatininémie = 160 µmol/l, sans anomalie au ionogramme et avec un taux nul de β-hCG;
- une gazométrie artérielle en air ambiant : pH = 7,37, PaO_2 = 98 mmHg, $PaCO_2$ = 30 mmHg, HCO_3^- = 18 mmol/l, lactates = 4,1 mmol/l.

On retient donc le diagnostic de sepsis secondaire à une probable pyélonéphrite aiguë gauche.

Devant une hypotension artérielle persistant malgré l'expansion volémique par cristalloïdes de 15 ml/kg, soit 1 000 ml, l'insuffisance rénale aiguë et l'hyperlactatémie, Amandine, interne de garde en réanimation, est sollicitée pour un transfert dans son unité.

Où Amandine ne fait pas ce qu'il faut…

Amandine n'ayant pas pu se libérer aussitôt, Madame A. n'est admise qu'à 23 h 30 en réanimation. Ses constantes sont les mêmes qu'aux urgences, hormis la pression artérielle moyenne mesurée à 52 mmHg.

La prise en charge se succède alors chronologiquement comme suit :

- équipement par cathéter veineux central pour administration intraveineuse continue de noradrénaline pour obtention d'une pression artérielle moyenne ≥ 65 mmHg;
- équipement par cathéter artériel pour mesure continue invasive de la pression artérielle;
- antibiothérapie probabiliste par céfotaxime 2 g intraveineux et amikacine 25 mg/kg (1,6 g) intraveineux administrés à 00 h 30;
- sondage vésical ramenant des urines troubles, alertant l'infirmière, qui réalise un ECBU.

L'évolution est marquée par une récidive des frissons avec persistance fébrile, rappelant à Amandine l'indication de réaliser des hémocultures aéro/anaérobies. Elle sollicite également un uro-scanner pour rechercher une dilatation des cavités pyélocalicielles.

Où Amandine fait ce qu'il faut

Amandine admet en urgence Madame A. à 21 h 40 et fait prélever à l'infirmière des hémocultures aéro/anaérobies ainsi qu'un ECBU avec ajout de demande d'examen direct. Une antibiothérapie par céfotaxime et amikacine est administrée immédiatement après les prélèvements avant tout autre acte médical. L'expansion volémique est poursuivie et Amandine met ensuite en place des cathéters veineux central et artériel permettant l'administration de noradrénaline.

L'échographiste de garde retrouve au lit de la patiente une dilatation des cavités pyélocalicielles gauches, avec dilatation urétérale homolatérale pouvant faire évoquer la récidive de calcul, sans abcès rénal.

Amandine contacte alors l'urologue de garde qui propose une dérivation urinaire par cathétérisme rétrograde gauche en urgence.

CHAPITRE

49

Endocardite infectieuse

Situations de départ

- 18 Découverte d'anomalies à l'auscultation cardiaque
- 44 Hyperthermie/fièvre

Item, objectifs pédagogiques

ITEM 152 – *Endocardite infectieuse*

Rang	Rubrique	Intitulé
A	Définition	Définir une endocardite infectieuse
B	Prévalence, épidémiologie	Connaître l'épidémiologie de l'endocardite infectieuse (EI)
A	Prévalence, épidémiologie	Connaître les situations à risque d'endocardite infectieuse (cardiopathie du groupe A, présence de matériel intracardiaque, bactériémie à cocci à Gram positif)
A	Étiologie	Connaître les principaux agents infectieux à l'origine d'endocardite infectieuse (bactéries, levures)
A	Éléments physiopathologiques	Connaître les portes d'entrée en fonction de l'agent infectieux
B	Éléments physiopathologiques	Connaître les cardiopathies à risque d'EI du groupe B
A	Diagnostic positif	Connaître les signes cliniques évocateurs d'EI
A	Diagnostic positif	Connaître la démarche initiale du diagnostic microbiologique
B	Diagnostic positif	Connaître la démarche du diagnostic microbiologique quand les hémocultures initiales sont négatives
A	Diagnostic positif	Connaître la démarche initiale du diagnostic échocardiographique en cas de suspicion d'EI
B	Diagnostic positif	Connaître les arguments échocardiographiques du diagnostic d'EI
A	Examens complémentaires	Savoir hiérarchiser les examens complémentaires en fonction de l'état clinique du patient (hémocultures, échocardiographie, autres examens complémentaires)
B	Examens complémentaires	Connaître les principales localisations emboliques en cas d'EI
A	Identifier une urgence	Savoir quand une antibiothérapie probabiliste est indiquée en cas de suspicion d'EI
A	Prise en charge	Connaître les principes du traitement antibiotique de l'EI
B	Prise en charge	Savoir prendre en charge la porte d'entrée d'une EI
A	Prise en charge	Connaître les principes d'éducation à la santé après un épisode d'EI
A	Prise en charge	Connaître les principes de l'antibioprophylaxie de l'EI (groupe de cardiopathie à risque, gestes à risque)
B	Suivi et/ou pronostic	Connaître les principales complications des EI : complications cardiaques, complications emboliques, complications infectieuses

Introduction
I. Comment faire le diagnostic d'une endocardite infectieuse ?
II. Comment faire le diagnostic de gravité immédiate ?
III. Quels examens complémentaires demander et dans quels délais ?
IV. Quels sont les principes de la prise en charge ?
V. Quelles sont les mesures prophylactiques à mettre en place ?

Introduction

Ⓐ L'endocardite infectieuse est une infection rare mais grave, touchant principalement des sujets âgés de plus de 70 ans de sexe masculin. Le taux de décès est de 20 à 25 %, s'élevant à 30 à 50 % en réanimation.

L'endocardite infectieuse est une inflammation de l'endocarde associée à une colonisation par un pathogène induit par une turbulence du flux sanguin secondaire à une anomalie valvulaire congénitale ou acquise ou à la présence de matériel intracardiaque. Elle est le plus fréquemment due à une bactérie ou plus rarement à un champignon, se greffant sur une ou plusieurs valves, native ou prothétique, ou sur une sonde intracardiaque.

Dans 80 % des cas, les endocardites infectieuses sont dues à des streptocoques, des entérocoques et des staphylocoques. Dans l'endocardite aiguë, *Staphylococcus aureus* est devenu le germe le plus fréquent. **Les causes d'admission en réanimation peuvent être un état de choc (septique ou cardiogénique), une insuffisance respiratoire aiguë (œdème aigu pulmonaire) ou des troubles de la conscience.**

Le tableau initial est très polymorphe, comportant dans 80 à 95 % des cas une fièvre et la présence d'un souffle cardiaque.

On parle d'endocardite aiguë lorsque les symptômes surviennent en quelques jours avec un tableau bruyant (fièvre élevée, choc septique, choc cardiogénique, œdème aigu pulmonaire), et d'endocardite subaiguë (maladie d'Osler) lorsque le tableau est plus fruste, s'installant sur plusieurs semaines (fièvre modérée et manifestations systémiques). Les manifestations systémiques sont expliquées soit par un mécanisme embolique (infarctus ou foyers septiques secondaires), soit par la formation de complexes immuns (vascularite des petits vaisseaux).

Le diagnostic est fondé sur un faisceau d'arguments anamnestiques, cliniques et paracliniques.
L'urgence est l'introduction d'une antibiothérapie intraveineuse à fortes doses selon les recommandations des sociétés savantes, après la réalisation de prélèvements infectieux.
Le recours à la chirurgie fait partie de l'arsenal thérapeutique, nécessitant l'avis d'experts.
Il est important de rechercher la porte d'entrée et de la traiter.

Les facteurs de mauvais pronostic sont l'existence de comorbidités, l'âge, une implication de germes à haut risque (*S. aureus* ++, *Candida albicans*) et la survenue de complications cardiaques et neurologiques.

Vignette clinique

Un patient de 69 ans appelle le SAMU pour une **dyspnée de survenue brutale** au cours de la nuit. Il a pour principaux antécédents une hypertension artérielle, un diabète de type 2 et une **bicuspidie aortique** (avec un souffle de grade 1). Il est traité par ramipril (inhibiteur de l'enzyme de conversion), hydrochlorothiazide (diurétique thiazidique) et metformine (biguanide).

L'anamnèse recueillie auprès de sa compagne retrouve l'existence de **soins dentaires** il y a un mois, puis l'installation d'une **asthénie** et d'une **fièvre** depuis 1 semaine. Au moment de se coucher, le patient était dyspnéique, le conduisant à s'endormir assis dans son fauteuil.

À son arrivée aux urgences, son examen clinique est le suivant :

Paramètres vitaux, signes de gravité : pression artérielle systolique 160 mmHg, pression artérielle diastolique 50 mmHg (hypertension artérielle), FC 120 bpm (tachycardie), FR 32 cycles/min (polypnée), SpO_2 91 % sous 10 litres/min (hypoxie), présence de signes de lutte, patient confus (Glasgow 14, Y4 V4 M6), température **38,7 °C**.

À l'auscultation cardiopulmonaire : présence d'un **souffle** systolique aortique (grade 3), crépitants bilatéraux jusqu'à mi-champs.

On retient donc une **insuffisance respiratoire aiguë fébrile**.

Les *examens complémentaires* réalisés immédiatement sont :

- un bilan sanguin : globules blancs 18 G/l (à PNN), sans atteinte des autres lignées, fibrinogène = 6,5 g/l, CRP = 250 mg/l ;
- une gazométrie artérielle sous oxygène à 10 litres/min : pH = 7,38, PaO_2 = 58 mmHg, $PaCO_2$ = 28 mmHg, bicarbonates = 25 mmHg, lactates = 1,8 mmol/l ;
- une radiographie thoracique : syndrome alvéolo-interstitiel bilatéral ;
- une échographie cardiaque : fonction ventriculaire gauche conservée, pressions de remplissage du ventricule gauche augmentées, fuite aortique massive excentrée avec une image appendue à la cusp aortique mobile hyperéchogène vibratile mesurant 3 × 16 mm.

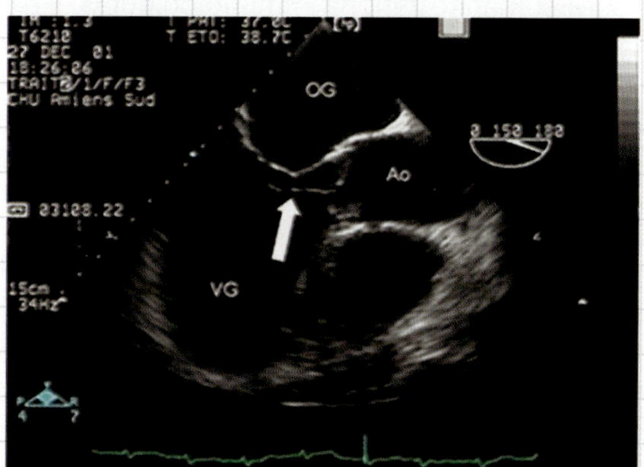

Vous retenez le diagnostic d'**endocardite infectieuse sur valve aortique native compliquée d'une insuffisance respiratoire aiguë sur œdème aigu pulmonaire**. Vous réalisez trois paires d'hémocultures sur 1 heure et vous introduisez une antibiothérapie probabiliste par amoxicilline-acide clavulanique et gentamicine à fortes doses en intraveineux. L'équipe de chirurgie cardiaque est mise au courant du dossier dans l'éventualité d'une intervention en extrême urgence. En parallèle, vous prenez en charge la défaillance respiratoire en introduisant un traitement par diurétiques et dérivés nitrés intraveineux, ainsi qu'une ventilation non invasive. Le patient est transféré en médecine intensive-réanimation. Alors qu'il s'améliore sur le plan respiratoire, l'évolution est compliquée d'une bradycardie à 35 bpm avec une hypotension artérielle. L'ECG retrouve un **bloc auriculoventriculaire du 3e degré**. Après une inefficacité de l'atropine, vous introduisez de l'isoprénaline permettant de stabiliser l'hémodynamique. Vous rappelez l'équipe de chirurgie cardiaque et la cellule endocardite, **l'indication chirurgicale est retenue en extrême urgence**. Le patient est transféré au bloc opératoire. L'ETO réalisée au bloc retrouvera une destruction de la valve aortique avec un abcès septal. Vous retiendrez le diagnostic de **bloc auriculoventriculaire de haut degré avec collapsus sur abcès septal.**

L'ECG au moment du choc.

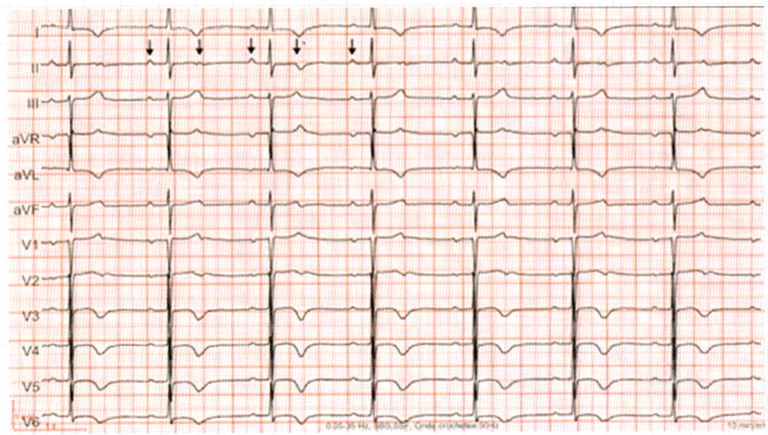

I. Comment faire le diagnostic d'une endocardite infectieuse ?

L'endocardite infectieuse est une **maladie systémique**, responsable d'un **tableau clinique polymorphe**. La forme typique associe des signes généraux (**fièvre**, asthénie), des signes cardiaques (apparition ou modification d'un **souffle**) et des signes extracardiaques (liés aux localisations emboliques ou aux manifestations immunologiques). Il existe cependant des formes trompeuses.

Il faut donc retenir que toute fièvre inexpliquée chez un patient ayant une valvulopathie peut être une endocardite infectieuse jusqu'à preuve du contraire.

Quels sont les critères permettant d'établir le diagnostic d'endocardite infectieuse ? Voir le tableau 49.1

Tableau 49.1. Ⓐ Critères de Duke modifiés.

Critères majeurs	
Hémocultures positives	– 2 hémocultures différentes positives à : *Streptococcus viridans*, *Streptococcus gallolyticus*, bactérie du groupe HACEK [*Haemophilus* sp., *Aggregatibacter actinomycetemcomitans, Cardiobacterium hominis, Eikenella corrodens, and Kingella kingae*], *S. aureus* ou entérocoques (en l'absence d'un autre foyer infectieux évident) – Ou : hémocultures positives persistantes aux germes susceptibles d'engendrer une endocardite infectieuse : au moins 2 hémocultures prélevées à plus de 12 heures d'intervalle, ou 3/3, ou la majorité (si > 3) prélevées à plus d'1 heure d'intervalle entre la première et la dernière – Ou : 1 seule hémoculture positive à *Coxiella burnetii* ou titre d'anticorps anti-phase I IgG > 1/800e

Imagerie en faveur d'une endocardite infectieuse	– Échocardiographie montrant des signes d'endocardite infectieuse : végétations, abcès, pseudo-anévrysme, fistule intracardiaque, perforation ou anévrysme valvulaire ; ou désinsertion prothétique partielle récente – Activité anormale autour du site d'implantation d'une prothèse valvulaire (TEP-scanner, scintigraphie aux leucocytes marqués) – Lésion paravalvulaire en scanner cardiaque
Critères mineurs – Prédisposition : atteinte cardiaque prédisposante* ou toxicomanie par voie intraveineuse – Température ≥ 38 °C – Phénomènes vasculaires : embolie artérielle majeure, infarctus pulmonaire septique, anévrysme mycotique, hémorragie intracrânienne, hémorragies conjonctivales, lésions de Janeway – Phénomènes immunologiques : glomérulonéphrite, nodosités d'Osler, taches de Roth, facteur rhumatoïde – Évidence microbiologique : hémoculture(s) positive(s) ne réunissant pas les critères majeurs, ou évidence sérologique d'une infection évolutive due à un micro-organisme pouvant causer une endocardite infectieuse	
Ainsi, grâce aux critères de Duke, on évalue la probabilité de l'endocardite. À titre indicatif, cette probabilité peut être : – **Certaine** : critères histologiques + cliniques (2 majeurs ou 1 majeur + 3 mineurs ou 5 mineurs) – **Possible** : critères cliniques (1 majeur + 2 mineurs ou 3 mineurs) – **Exclue** : diagnostic différentiel expliquant les signes cliniques, disparition des manifestations histologiques ou cliniques sans traitement ou après moins de 4 jours d'antibiothérapie	

* Cardiopathies à haut risque : prothèses valvulaires (mécaniques, homogreffes ou bioprothèses) ; cardiopathies congénitales cyanogènes avec shunt persistant et dérivations chirurgicales ; antécédents d'endocardite infectieuse. Cardiopathies à risque moins élevé : valvulopathies : insuffisance aortique, insuffisance mitrale, rétrécissement aortique ; prolapsus de la valve mitrale avec IM et/ou épaississement valvulaire ; cardiopathies congénitales non cyanogènes sauf communication interauriculaire [non à risque] ; cardiomyopathie hypertrophique obstructive (avec souffle à l'auscultation).

II. Comment faire le diagnostic de gravité immédiate ?

A. Complications hémodynamiques

1. Insuffisance cardiaque gauche

Ⓐ La présentation la plus fréquente est celle d'une **détresse respiratoire aiguë sur un œdème aigu pulmonaire cardiogénique** compliquant une **insuffisance mitrale** (rupture de cordage ou perforation valvulaire) ou une **insuffisance aortique**. Plus rarement, il existe une obstruction d'une valve native ou d'une prothèse par une volumineuse végétation ou une fistule intracardiaque par rupture d'abcès.

2. Choc cardiogénique

Secondaire à :

- un bloc auriculoventriculaire de haut degré survenant au cours d'une endocardite aortique avec abcès péri-annulaire et extension septale ;
- l'obstruction ou la destruction valvulaire mitrale ou aortique ;
- des embolies pulmonaires surtout pour les endocardites infectieuses du cœur droit (valves tricuspide et pulmonaire) ;
- des embolies coronaires ;
- exceptionnellement un épanchement péricardique (rupture d'un abcès ou hémopéricarde).

3. Choc septique

Principalement pour les endocardites infectieuses à *S. aureus* et bacilles à Gram négatif.

B. Complications neurologiques

- Accidents emboliques d'origine ischémique sur un embole provenant du cœur gauche.
- Hémorragies cérébrales compliquant un accident ischémique (par exemple, patients sous anticoagulants pour une prothèse valvulaire) ou la rupture d'un anévrysme mycotique (surtout *S. aureus* et streptocoques).
- Abcès cérébraux (surtout *S. aureus*).
- Méningites (surtout *S. pneumoniae*).

Toute méningite à *S. aureus* en dehors d'un contexte neurochirurgical doit faire rechercher une endocardite infectieuse.

Quelles sont les atteintes systémiques devant me faire évoquer une endocardite infectieuse ?

- **B** Les manifestations cliniques sont dominées par le purpura vasculaire, le faux panaris d'Osler et l'érythème palmoplantaire de Janeway. Les manifestations articulaires sont également fréquentes (polyarthrites).
- Les manifestations biologiques rencontrées sont une insuffisance rénale aiguë souvent associée à une protéinurie et une hématurie (glomérulonéphrite rapidement progressive), une consommation du complément, une cryoglobulinémie et la présence de facteur rhumatoïde.
- Les manifestations radiologiques systémiques de type emboles ischémiques ou abcès multiples doivent faire évoquer une endocardite infectieuse.

Les tableaux d'endocardites infectieuses rencontrées en réanimation sont les formes compliquées.

- Complications hémodynamiques :
  - œdème aigu pulmonaire cardiogénique compliquant une insuffisance mitrale (rupture de cordage ou perforation valvulaire) ou une insuffisance aortique (plus rarement, par obstruction d'une valve native ou d'une prothèse par une volumineuse végétation) ;
  - choc cardiogénique secondaire à un bloc auriculoventriculaire de haut degré (endocardite aortique avec abcès péri-annulaire et extension septale), une obstruction valvulaire, des embolies coronaires et exceptionnellement un épanchement péricardique (rupture d'un abcès ou hémopéricarde) ;
  - choc septique, principalement pour les endocardites infectieuses à *S. aureus* et bacilles à Gram négatif.
- Complications neurologiques :
  - accidents emboliques d'origine ischémique sur un embole provenant du cœur gauche ;
  - hémorragies cérébrales compliquant un accident ischémique ou la rupture d'un anévrysme mycotique ;
  - abcès cérébraux (surtout *S. aureus*) ;
  - méningites (surtout *S. pneumoniae*).

III. Quels examens complémentaires demander et dans quels délais ?

L'endocardite infectieuse est une urgence diagnostique.

A Avant de débuter toute antibiothérapie, il est nécessaire de prélever **au moins 3 paires d'hémocultures** (aéro/anaérobies, 40–60 ml) avec au moins 1 heure d'intervalle. Dans une situation d'urgence, celles-ci peuvent être toutes prélevées la première heure.

En cas de suspicion d'endocardite infectieuse, **l'échocardiographie transthoracique** (ETT) **est recommandée en première intention**. Cet examen est non invasif, rapidement disponible et est fondamental pour établir le **mécanisme initial** de l'état de choc (cardiogénique ?) et/ou de la détresse respiratoire aiguë (œdème aigu pulmonaire ?). Elle permet de plus d'établir le **diagnostic** (végétations, abcès, déhiscences de prothèse) avec une spécificité de 98 %. L'ETT a un intérêt également **pronostique** (quantification de la régurgitation, extension péri-annulaire, taille des végétations). Cependant, une ETT normale n'exclut pas le diagnostic d'endocardite infectieuse (sensibilité de 60 %).

L'échographie transœsophagienne (ETO) est alors indiquée s'il existe une suspicion clinique élevée (sensibilité de 100 %). L'ETO sera par ailleurs indiquée s'il existe du matériel intracardiaque et en préchirurgie valvulaire.

Quels examens complémentaires sont à réaliser si les premiers s'avèrent négatifs mais que la suspicion clinique est forte ?

- B Si hémocultures négatives sans critère de gravité : interrompre l'antibiothérapie et répéter les hémocultures à 72 heures.
- En l'absence d'antibiothérapie préalable : sérologies *Coxielle burnetti* et *Bartonella* sp.
- En cas d'échographie non contributive ou chez les patients porteurs d'une prothèse valvulaire : le scanner cardiaque permet de mettre en évidence des lésions paravalvulaires (abcès). Concernant les endocardites sur matériel, le TEP-scanner et la scintigraphie aux leucocytes marqués ont montré leur intérêt.
- La présence d'emboles systémiques (infarctus ou d'abcès multiples) au scanner « corps entier » oriente vers le diagnostic d'endocardite infectieuse.
- En cas d'accident hémorragique, l'éventualité d'un anévrysme mycotique justifiant la réalisation d'une artériographie cérébrale avec un éventuel geste d'exclusion doit être immédiatement discutée.
- La cellule endocardite doit être sollicitée si elle existe dans l'établissement — équipe multidisciplinaire experte dans l'endocardite constituée de cardiologues, chirurgiens cardiaques, radiologues, infectiologues et réanimateurs.

IV. Quels sont les principes de la prise en charge ?

A. Antibiothérapie

L'antibiothérapie doit être débutée en urgence après les prélèvements infectieux.

A Elle est **probabiliste, intraveineuse, à fortes doses, bactéricide**, débutée en **bithérapie** et **prolongée** (tableau 49.2). Initialement, s'il s'agit d'une endocardite sur valve native, une association bêtalactamine + aminoside est souvent réalisée. Secondairement, l'antibiothérapie s'adapte au germe documenté, au profil de résistance, à la nature de la valve atteinte (valve native ou prothétique) et aux complications.

Tableau 49.2. Ⓐ **Antibiothérapie des endocardites infectieuses.**

Germes et situations		Schéma	Alternative (allergie)	Durée
Entérocoques	S aux bêtalactamines	Amoxicilline + gentamicine	Vancomycine + gentamicine	4–6 semaines
	R aux bêtalactamines	Vancomycine + gentamicine		
Staphylocoques	Méti S	Oxacilline + gentamicine en 1 injection + rifampicine si prothèse	Vancomycine ou daptomycine + gentamicine en 1 injection + rifampicine si prothèse	4–6 semaines dont 3–5 jours de gentamicine
	Méti R	Vancomycine ou daptomycine + gentamicine + rifampicine si prothèse		
Absence de germe	Valve native	Amoxicilline-acide clavulanique + gentamicine	Vancomycine (30 mg/kg par jour) + gentamicine + ciprofloxacine	4–6 semaines
	Valve prothétique	Vancomycine + gentamicine + rifampicine		

B. Avis spécialisé

À prendre auprès des cardiologues et chirurgiens cardiaques et des infectiologues ou de la cellule endocardite si elle existe dans l'établissement.

C. Porte d'entrée

À rechercher (selon le type de germe) et à traiter.

Dans quel cas solliciter l'équipe de chirurgie cardiaque?

Ⓑ La chirurgie valvulaire dans l'endocardite infectieuse concerne 50 % des patients, dont la majorité au cours de la phase initiale. L'indication est à discuter au cas par cas, avec les cardiologues et chirurgiens cardiaques ou la cellule Endocardite si elle existe dans l'établissement.

Les indications absolues sont :

- l'insuffisance cardiaque sur fuite ou obstruction valvulaire;
- l'infection non contrôlée;
- les végétations de taille importante (> 10 mm) (prévention du risque embolique).

À noter : les complications neurologiques peuvent contre-indiquer temporairement la circulation extra-corporelle. Une imagerie cérébrale est nécessaire avant toute chirurgie valvulaire.

V. Quelles sont les mesures prophylactiques à mettre en place ?

La prévention des endocardites infectieuses est justifiée chez les **patients à haut risque d'endocardite infectieuse** :
- porteurs de prothèse valvulaire ;
- antécédent d'endocardite infectieuse ;
- porteurs d'une cardiopathie congénitale cyanogène ;

et : qui doivent subir des soins dentaires à haut risque :
- gestes avec manipulation de la gencive ou de la région péri-apicale ;
- effraction muqueuse.

Dans tous les autres cas, l'antibioprophylaxie n'est pas nécessaire.

Les modalités sont une l'administration de 2 g d'amoxicilline (*per os* ou intraveineux) 1 heure avant le geste ; si allergie aux pénicillines : 600 mg de clindamycine (*per os* ou intraveineux).

Quels sont les grands principes de mesures d'éducation à la santé ?

- B Hygiène dentaire stricte (suivi 1 à 2 fois par an).
- Hygiène cutanée (désinfection des plaies, piercing et tatouage déconseillés).
- Limiter tout geste invasif quand c'est possible.
- Consulter en cas de fièvre, pas d'automédication par des antibiotiques.
- Remise d'une carte de patient à risque d'endocardite.

Points de vigilance

- Il faut penser à l'endocardite infectieuse devant toute fièvre associée à un souffle cardiaque.
- La présence d'un accident vasculaire cérébral ou d'une ischémie aiguë de membre en climat fébrile est aussi évocatrice.
- Il faut réaliser des hémocultures répétées et une échographie cardiaque devant toute suspicion d'endocardite infectieuse.
- Il faut traiter par une antibiothérapie à fortes doses, parentérale, prolongée.
- Il faut prendre un avis spécialisé (cardiologues, chirurgiens cardiaques) pour discuter de l'indication chirurgicale et/ou pour les endocardites à hémocultures négatives.
- Il faut penser à l'antibioprophylaxie pour tous les patients à haut risque d'endocardite infectieuse subissant des soins dentaires à risque.

CHAPITRE

50

Paludisme grave

Situations de départ

- 44 Hyperthermie/fièvre
- 262 Prise en charge d'un accès palustre

Item, objectifs pédagogiques

ITEM 170 – Paludisme

Rang	Rubrique	Intitulé	Descriptif
A	Prévalence, épidémiologie	Accéder aux sources d'information concernant les zones d'endémie	
A	Diagnostic positif	Connaître les circonstances imposant la recherche d'un paludisme	Toute fièvre au retour d'une zone d'endémie est un paludisme jusqu'à preuve du contraire
A	Diagnostic positif	Diagnostiquer un accès palustre chez l'adulte et chez l'enfant	
A	Identifier une urgence	Savoir identifier un accès palustre grave	Connaître les signes de gravité cliniques et biologiques (cf. RPC 2017) : anémie, thrombopénie, créatininémie, bilan hépatique
B	Définition	Connaître les grandes généralités sur les *Plasmodium*	Principales espèces, modes de transmission, principaux éléments du cycle
A	Diagnostic positif	Connaître les examens complémentaires permettant de confirmer le diagnostic	Goutte épaisse ou recherche d'ADN + frottis sanguin pour identification d'espèce et parasitémie
A	Prise en charge	Connaître les principes généraux de la prise en charge	Connaître les critères de non-hospitalisation et les critères d'hospitalisation
A	Prise en charge	Connaître le traitement d'un accès palustre simple	Connaître les traitements de première ligne
B	Suivi et évolution	Connaître les principes de la surveillance d'un accès palustre simple	Cf. conférence de consensus 2017
B	Prise en charge	Connaître le traitement et les principes de la surveillance d'un accès palustre grave	Savoir que l'artésunate est le traitement de référence de l'accès grave. Connaître les effets secondaires (anémie hémolytique à J15), les modalités de surveillance de la parasitémie
A	Prise en charge	Connaître les principes de la prévention antivectorielle	Sources d'information pour une prévention du paludisme
A	Prise en charge	Connaître les principes de la protection médicamenteuse	Molécules disponibles et leur utilisation, sources d'information

Introduction
I. Quand évoquer le diagnostic de paludisme ?
II. Quels examens complémentaires demander en urgence ?
III. Comment reconnaître une forme grave ?
IV. Quels traitements d'urgence administrer sans délai ?

Introduction

A Le paludisme, première cause de décès par infection parasitaire dans le monde, est dû à un protozoaire du genre *Plasmodium*. Chez l'Homme, cinq espèces sont responsables de la maladie : *P. falciparum*, *P. vivax*, *P. ovale*, *P. malariae* et *P. knowlesi*. Les principales zones d'endémie palustre sont l'Afrique subsaharienne, l'Asie du Sud-Est, l'Inde et le nord de l'Amérique du Sud (zone intertropicale). Plus de 90 % des 228 millions de cas par an et des 405 000 décès surviennent en Afrique subsaharienne, majoritairement chez des enfants de moins de 5 ans. En France, on compte 4 000 à 5 000 cas par an, dont 10 à 20 décès. Cette pathologie reste donc d'actualité. L'émergence récente de *P. knowlesi* en Asie du Sud-Est, espèce initialement cantonnée aux singes, témoigne cependant de l'évolution possible du parasite responsable de cette infection, appelant ainsi à la vigilance. De plus, l'émergence de souches résistantes aux dérivés de l'artémisine en Asie du Sud-Est et l'implantation urbaine de certains anophèles (par le passé cantonnés aux zones rurales) sont aussi source d'inquiétude et donc de surveillance et de recherches par l'OMS.

En France, cette infection est une maladie principalement d'importation (voyageurs en zone d'endémie). Ses manifestations se développent soit sur place en zone d'endémie, soit surtout au retour du voyage. Cela concerne dans 30 % des cas des voyageurs occasionnels et dans 70 % des cas des migrants ayant perdu une partie de leur protection immunitaire. Cette dernière est plutôt appelée prémunité qu'immunité, car elle nécessite une exposition permanente pour être maintenue. La protection conférée est par ailleurs imparfaite. Le paludisme accidentel est anecdotique, survenant sporadiquement principalement autour des aéroports en lien avec l'importation d'anophèles infectantes.

Plasmodium est un parasite avec un réservoir humain. Le vecteur est l'anophèle femelle, moustique silencieux piquant principalement la nuit. Les manifestations cliniques de l'accès simple sont liées à un cycle parasitaire complexe, symptomatique lors de la phase asexuée de ce cycle chez l'Homme, durant laquelle se produit une lyse érythrocytaire des hématies parasitées les plus matures (schizontes). Cette hémolyse est alors cyclique, toutes les 48 à 72 heures, à l'origine de la classique cyclicité des symptômes. La **grande majorité des formes graves** sont à rapporter à ***P. falciparum.*** La virulence de *P. vivax* semble cependant avoir augmenté ces dernières années. Ces accès palustres graves (anciennement appelés « pernicieux ») se présentent sous la forme d'une atteinte neurologique isolée (neuropaludisme) ou d'atteintes multiviscérales. Le paludisme et, *a fortiori*, ses formes graves justifient donc un diagnostic et un traitement d'urgence dans une structure adaptée (pour les formes graves : unité de surveillance continue, soins intensifs, réanimation).

Vignette clinique

Monsieur D., 38 ans, consulte au service d'accueil des urgences de votre hôpital en raison d'une fièvre à plus de 39 °C évoluant depuis la veille, sans autre symptôme. À l'interrogatoire, vous apprenez que le patient est revenu il y a 4 jours d'un voyage en Côte d'Ivoire de 3 semaines. Il présente comme seul antécédent une hypertension artérielle essentielle traitée par une monothérapie dont il a oublié le nom.

À son arrivée aux urgences :

- les *paramètres vitaux* sont les suivants : PA 154/87 mmHg, FC 105 bpm, SpO_2 96 % en air ambiant, température 39,4 °C ;
- l'*examen clinique* retrouve un patient prostré, somnolent mais réveillable (Glasgow 14, Y3, V5, M6), et présentant un ictère cutanéomuqueux. Le reste de l'examen est sans particularité.

Le diagnostic de paludisme est rapidement évoqué devant cette **fièvre au retour d'un voyage en zone d'endémie**. Un frottis sanguin et une goutte épaisse sont réalisés, confirmant rapidement (< 2 heures) le diagnostic de paludisme à *P. falciparum*. La parasitémie est évaluée à 6 %.

Le *bilan biologique* est par ailleurs le suivant :

- anémie à 8,9 g/dl, normocytaire et régénérative ;
- thrombopénie à 80 G/l ;
- fonction rénale conservée : créatininémie 67 µmol/l et urée sanguine à 4,2 mmol/l ;
- hyperbilirubinémie à 51 µmol/l ;
- gazométrie artérielle normale avec une lactatémie à 1,2 mmol/l.

Le diagnostic de **paludisme d'importation avec critères de gravité cliniques et biologiques** est ainsi retenu :

- atteinte neurologique : prostration, somnolence ;
- ictère clinique et biologique ;
- parasitémie > 4 %.

La prise en charge initiale du patient consistera en :

- un transfert en unité de **surveillance continue** devant la présence de **signes de gravité** ;
- l'initiation en urgence d'un traitement par **artésunate** par voie intraveineuse.

I. Quand évoquer le diagnostic de paludisme ?

Le diagnostic d'accès palustre répond à un dogme simple :
« Toute fièvre au retour d'une zone endémique doit faire évoquer un paludisme. »
De manière encore plus large, retenez que :
« Tout symptôme inexpliqué au retour d'une zone d'endémie doit faire éliminer un paludisme. »

Les zones d'endémie correspondent grossièrement aux zones intertropicales : Afrique subsaharienne, le bassin amazonien, l'Inde et l'Asie du Sud-Est. Il est possible de se référer à des bases de données plus précises permettant d'analyser le risque de manière pondérée en fonction des zones réellement visitées (circuits urbains *versus* ruraux, altitude) et des activités effectuées. La principale source française est le numéro thématique du *Bulletin épidémiologique hebdomadaire*, dont les recommandations au voyageur sont actualisées tous les ans, consultable et téléchargeable en ligne. Les services dotés d'une consultation de médecine des voyages ont parfois recours à des bases plus spécialisées.

Le diagnostic sera d'autant plus plausible que le patient n'aura pas pris de prophylaxie antipalustre — attention, l'inverse n'est pas vrai : la prise même scrupuleuse d'une prophylaxie antipalustre adéquate n'élimine en aucun cas le diagnostic.

Périodes d'incubation

Les périodes d'incubation sont variables selon les espèces. La période d'incubation est relativement courte pour *P. falciparum* : en règle d'au moins 7 jours à 2 mois, soit en moyenne 15 jours. Elle peut être plus longue pour les autres espèces, de l'ordre de plusieurs mois, voire années.

Au cours de l'accès simple, la fièvre et les frissons sont rythmés par les cycles de l'hémolyse des hématies parasitées. Les descriptions historiques rapportaient une périodicité de la symptomatologie, donnant ainsi lieu à une fièvre dite récurrente, survenant tous les 2 (fièvre tierce en lien avec *P. falciparum*) à 3 jours (fièvre quarte en lien avec les autres espèces plasmodiales). Cette périodicité est en réalité rarement retrouvée en pratique clinique. Cette fièvre s'accompagne volontiers de frissons, de céphalées et d'arthromyalgies, pouvant ainsi mimer un syndrome pseudogrippal. Il faut avoir en tête ce piège diagnostique, particulièrement en période d'épidémie grippale durant l'hiver.

D'une façon plus générale, le paludisme peut se présenter sous de nombreuses formes :

- altération de l'état général : **asthénie**, anorexie;
- atteinte neurologique : **céphalées**, troubles de la vigilance (de la somnolence au coma);
- atteinte digestive : **diarrhée**, nausée/vomissement, douleurs abdominales aspécifiques (particulièrement chez l'enfant), qui peuvent tromper le clinicien en l'orientant vers une tourista, une gastroentérite, voire une fièvre typhoïde/paratyphoïde;
- arthralgies, myalgies;
- hépatosplénomégalie, classique mais inconstante, concernant surtout les formes chroniques (paludisme viscéral évolutif hors du champ de cette question).

Enfin, si le diagnostic de paludisme est évoqué, il convient d'en rechercher d'emblée les critères cliniques de gravité :

- toute anomalie neurologique;
- toute anomalie respiratoire;
- toute anomalie hémodynamique;
- toute anomalie hémorragique;
- ictère;
- oligurie, anurie.

Les autres critères de gravité sont principalement biologiques. L'ensemble de ces paramètres sera repris et détaillé *infra* (cf. III).

Encadré 50.1

Éléments de physiopathologie

C Les espèces du genre *Plasmodium* suivent deux grands cycles de développement :

- un cycle sexué dit vectoriel qui a lieu chez l'anophèle femelle;
- un cycle asexué chez l'Homme.

On parle de cycle sporogonique chez le moustique, qui dure 2 à 3 semaines. Les sporozoïtes sont inoculés à l'Homme, hôte intermédiaire du parasite, lors du repas sanguin du moustique, ce qui déclenche le cycle asexué.

Le cycle asexué chez l'Homme se divise en deux grandes étapes :

Encadré 50.1 Suite.

- une première **phase hépatique** est appelée schizogonie exo-érythrocytaire. Elle dure 5 à 7 jours pour *P. falciparum*, 10 à 15 jours pour les autres espèces. Après inoculation, les sporozoïtes envahissent le foie en moins d'une heure, pour y former le schizonte hépatique. Après maturation, celui-ci va libérer des mérozoïtes dans le courant circulatoire sanguin ;
- une **deuxième phase au niveau des hématies**, dite de schizogonie érythrocytaire. Les mérozoïtes hépatiques vont envahir les hématies où ils vont subir un nouveau processus de maturation (formes jeunes ou anneaux, puis trophozoïtes puis schizontes qui vont se lyser, aboutissant à la libération de nouveaux mérozoïtes érythrocytaires). Cette libération est à l'origine d'une **lyse des globules rouges** et explique la **fièvre** et l'**anémie**. Après plusieurs cycles, certains mérozoïtes vont se transformer en gamétocytes, formes sexuées réingérées par un anophèle femelle à l'occasion d'un nouveau repas sanguin, qui vont aboutir à la formation de sporozoïtes, perpétuant ainsi le cycle parasitaire.

On note quelques disparités entre les *Plasmodium*. Les espèces *P. malariae*, *P. ovale* et *P. vivax* peuvent donner naissance lors du cycle hépatique à des hypnozoïtes, véritables formes dormantes du parasite, expliquant les périodes d'incubation parfois très longues observées aves ces espèces.

La gravité des accès à *P. falciparum* est due en partie à son tropisme pour les cellules endothéliales des capillaires viscéraux profonds, notamment ceux du système nerveux central, où le parasite effectue son cycle schizogonique érythrocytaire. Les érythrocytes parasités adhérent à l'endothélium vasculaire et les capillaires sont obstrués, aboutissant à des phénomènes anoxo-ischémiques en aval. On parle ainsi de cyto-adhérence (entre hématies parasitées et cellules endothéliales, entre hématies parasitées et hématies saines), aboutissant à une séquestration capillaire de nombreux amas cellulaires.

En parallèle au phénomène de séquestration capillaire, une réaction immunitaire complexe et une réponse inflammatoire intense déclenchées par l'hôte vont participer à la physiopathologie du paludisme grave. De plus, plusieurs polymorphismes génétiques protecteurs ou conférant une susceptibilité de l'hôte à l'infection ont été identifiés. L'un des plus emblématiques est la drépanocytose. Les hématies déformées confèrent une relative résistance à l'infection, ce qui peut expliquer la coexistence et la coévolution de cette hémoglobinopathie et du paludisme.

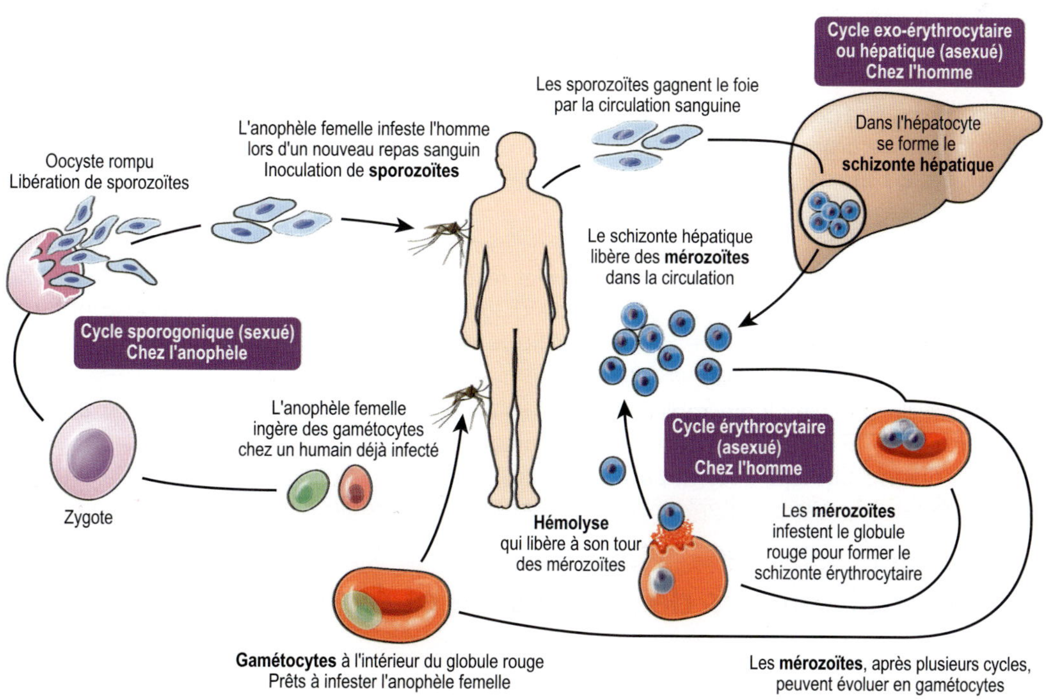

Fig. 50.1. C **Cycle parasitaire de *Plasmodium* chez l'anophèle et chez l'Homme.**

Toute fièvre ou symptomatologie évocatrice au retour d'une zone d'endémie = paludisme jusqu'à preuve du contraire.
Présentation protéiforme ++ (fièvre absente dans 10 % des cas).

II. Quels examens complémentaires demander en urgence ?

Deux types d'examens sont nécessaires lors d'un accès palustre. D'une part, les examens microbiologiques indispensables pour confirmer le diagnostic et, d'autre part, ceux visant à préciser la gravité. Cette dichotomie est purement pédagogique et les examens complémentaires sont à demander dans le même temps.

A. Confirmer l'infection palustre

Le diagnostic de paludisme d'importation repose sur l'association d'une **technique sensible (goutte épaisse ou technique de biologie moléculaire à réponse rapide)** et d'un **frottis mince**.

La goutte épaisse analyse beaucoup plus de sang, ce qui en fait un test diagnostique sensible. Il s'agit de la méthode de référence mais la technique et la lecture sont délicates, et le lecteur doit être expérimenté. Elle ne permet pas le diagnostic d'espèce plasmodiale, ni l'évaluation de la parasitémie.

Le frottis a l'avantage d'être une technique rapide, permettant un diagnostic d'espèce et une évaluation quantitative de la parasitémie. La quantité de sang analysée est en revanche faible, ce qui explique pourquoi cette méthode est un peu moins sensible que la goutte épaisse.

La combinaison de ces deux tests permet ainsi un diagnostic rapide et fiable des accès palustres. Il s'agit d'une urgence diagnostique. Le résultat doit être rendu et téléphoné par le laboratoire **dans les 2 heures**.

Si la goutte épaisse n'est pas réalisable, une alternative diagnostique consiste en l'association d'un frottis mince et d'un test de diagnostic rapide (TDR). Toutefois, cette association n'a pas une sensibilité optimale et, en cas de premier résultat négatif, un deuxième contrôle est nécessaire 12 à 24 heures plus tard si le doute diagnostique persiste. Le TDR repose notamment sur la détection de l'antigène HRP2, spécifique de *P. falciparum* et donc positif au cours de la quasi-totalité des formes graves de l'infection.

L'utilisation de la biologie moléculaire (PCR) est possible en première intention associée au frottis mince, mais actuellement elle est surtout utilisée en technique de recours, en cas de doute diagnostique persistant, particulièrement pour faire le diagnostic différentiel entre *P. falciparum* et *P. knowlesi* (intérêt essentiellement épidémiologique).

B. Signes biologiques de paludisme et évaluation de la gravité

Le bilan biologique systématique devra comprendre :

- numération-formule sanguine ;
- ionogramme sanguin, glycémie, urémie, créatininémie ;
- bilan hépatique complet (ASAT, ALAT, PAL, γGT, bilirubinémie totale et conjuguée) ;
- bilan d'hémolyse : bilirubine, LDH, haptoglobine ;
- gazométrie artérielle avec lactatémie.

Il est alors classique d'observer :

- une anémie à prédominance hémolytique (hyperbilirubinémie mixte, LDH élevées, haptoglobine basse), mais pouvant être arégénérative ;
- une **thrombopénie quasi constante** ;
- un syndrome inflammatoire avec CRP > 100 mg/l, mais avec leucocytose en règle normale. Ce biomarqueur ne fait donc pas la distinction entre infection bactérienne et accès palustre ;
- cytolyse hépatique modérée (1,5 à 3 N).

C. Attention aux diagnostics différentiels

Des hémocultures aérobies et anaérobies seront systématiquement réalisées.

Tout autre point d'appel infectieux clinique sera exploré (biologie et/ou imagerie). Des co-infections bactériennes communautaires peuvent s'associer aux accès palustres, notamment des pneumonies ou des bactériémies par translocation digestive.

Une hospitalisation pour un paludisme doit aussi être l'occasion d'interroger le patient sur d'éventuelles expositions au VIH, et peut amener à proposer une sérologie de dépistage.

- Faire le diagnostic et évaluer la gravité.
- Goutte épaisse : sensible mais pas de diagnostic d'espèce.
- Frottis : diagnostic d'espèce et parasitémie.
- Bilan biologique pour évaluation de la gravité.
- Attention aux diagnostics différentiels et associés (co-infection bactérienne ++).

III. Comment reconnaître une forme grave ?

Il convient tout d'abord de différencier les critères d'hospitalisation en milieu conventionnel des critères de gravité justifiant une hospitalisation en milieu de surveillance continue ou de réanimation.

A. Critères d'hospitalisation

- Impossibilité d'avoir un diagnostic parasitologique fiable et rapide.
- Décompensation d'une comorbidité, grossesse, enfant, patient splénectomisé.
- Thrombopénie < 50 G/l, anémie < 10 g/dl, créatininémie > 150 μmol/l, parasitémie > 2 %. Il est important de noter que la thrombopénie étant quasi constante, **elle ne constitue pas un facteur de gravité** mais seulement un facteur d'hospitalisation. Seul le retentissement hémorragique potentiel est considéré comme critère de gravité.
- Difficultés thérapeutiques : impossibilité de traitement par voie orale (vomissements), conditions socio-économiques défavorables…

En l'absence de ces critères, l'accès palustre simple pourra être traité en ambulatoire après une première prise orale du traitement curatif et quelques heures de surveillance aux urgences.

Néanmoins, dans le doute, tout accès palustre peut justifier d'une courte hospitalisation.

B. Critères de gravité : le paludisme grave

Le paludisme grave est essentiellement dû à ***P. falciparum,*** de manière plus anecdotique pour le moment à *P. vivax* ou *P. knowlesi*

L'Organisation mondiale de la Santé (OMS) a défini les critères de gravité du paludisme et des experts français les ont adaptés au paludisme d'importation. Au-delà de ces critères, il faut avoir en tête qu'**aucun accès dû à *P. falciparum* n'évolue vers la gravité s'il est rapidement traité dès les signes d'accès simple. Les signes d'accès simple ne comportent que : fièvre, frissons, céphalées, myalgies, troubles digestifs. Tout symptôme supplémentaire doit donc être considéré comme un élément d'aggravation.** Le tableau 50.1 indique les critères de gravité du paludisme d'importation à *P. falciparum* chez l'adulte (un tableau spécifique est disponible chez l'enfant : cf. référentiel de pédiatrie). La présence d'un seul de ces signes requiert une évaluation par un réanimateur, afin de débuter rapidement le traitement et d'orienter le malade en réanimation ou, en l'absence de détresse vitale, dans une unité de surveillance continue. Celle-ci devrait aussi accueillir, au moins pour les 24 premières heures, des malades sans signe de gravité mais dont les vomissements empêchent un traitement par voie orale, ainsi que certains patients à risque (âge > 65 ans, comorbidités, grossesse).

Tableau 50.1. Ⓐ Critères de gravité du paludisme d'importation chez l'adulte.

Critères	Commentaires
Défaillance neurologique	Obnubilation, confusion, somnolence, convulsion(s), coma (score de Glasgow < 11)
Défaillance respiratoire	Sans ventilation mécanique : PaO_2 < 60 mmHg ou SpO_2 < 92 % en air ambiant ou fréquence respiratoire > 30/min Avec ventilation mécanique ou ventilation non invasive : PaO_2/FiO_2 < 300 Images radiologiques alvéolaires ou interstitielles
Défaillance circulatoire	Pression artérielle systolique < 80 mmHg avec signes périphériques d'insuffisance circulatoire Drogues vasoactives Signes périphériques d'insuffisance circulatoire sans hypotension
Hémorragie	Définition purement clinique
Ictère	Clinique ou bilirubine totale > 50 μmol/l
Anémie profonde	Hémoglobine < 7 g/dl, hématocrite < 20 %
Hypoglycémie	Hypoglycémie < 2,2 mmol/l
Acidose	Bicarbonatémie < 15 mmol/l Ou : pH < 7,35 (attention dès que HCO_3^- < 18)
Hyperlactatémie	Toute valeur > 2 mmol/l (*a fortiori* si > 5 mmol/l)
Hyperparasitémie	> 4 %
Insuffisance rénale	Créatininémie > 265 μmol/l ou urée sanguine > 20 mmol/l Diurèse < 400 ml/24 h malgré réhydratation

Le terme de neuropaludisme doit rester la dénomination réservée aux cas de monodéfaillance neurologique avec score de Glasgow < 11. Les troubles de conscience sont très fréquents, allant de la simple obnubilation au coma profond.

Une surveillance très régulière de l'état neurologique est indispensable, d'autant plus que l'état de conscience peut s'altérer dans les premières heures du traitement, même si celui-ci est bien conduit. Le recours à la ventilation mécanique ne doit pas être retardé (risque de pneumonie d'inhalation). Le pronostic des complications neurologiques étant difficile à prévoir, il conviendra de réaliser un scanner cérébral ou, au mieux si techniquement réalisable, une IRM permettant parfois d'identifier des lésions (ischémie, œdème ou hémorragie).

Dans une population d'adultes non- ou pauci-immuns, les critères les plus fortement associés à un pronostic défavorable sont le coma, l'acidose métabolique, l'hyperlactatémie, l'état de choc, l'œdème pulmonaire et, à un moindre degré, l'insuffisance rénale et la parasitémie

Quiz 1

La prise en charge difficile ?
Monsieur A., 56 ans, consulte pour une altération de l'état général au retour d'un voyage au Togo.
Antécédents : diabète de type 2 non insulinorequérant, insuffisance rénale chronique (créatininémie de base = 135 µmol/l).
Cliniquement : température 38,4 °C, FC 110 bpm, PA 140/76 mmHg, FR 20 cycles/min, SpO_2 95 % en air ambiant, diurèse non quantifiée, conscience normale.
Le *bilan biologique* est le suivant : Hb = 9,1 g/dl, plaquettes 42 G/l, PNN 7 G/l, CRP = 220 mg/l, ionogramme sanguin et glycémie normaux, urée = 15 mmol/l, créatininémie = 220 µmol/l, ASAT et ALAT à 2 N, bilirubinémie totale = 46 µmol/l ; gaz du sang artériels : pH = 7,34, PaO_2 = 78 mmHg en air ambiant, $PaCO_2$ = 30 mmHg, bicarbonates = 16 mmol/l, lactate = 1,9 mmol/l.
Vous avez demandé deux séries d'hémocultures et un ECBU. La radiographie thoracique est normale. Le laboratoire vous appelle 1 heure après le prélèvement sanguin pour vous dire que le test de diagnostic rapide pour le paludisme est positif.
Quelle information complémentaire demandez-vous au biologiste ? Comment et où prendrez-vous en charge le patient ?

Quiz 2

Le piège diagnostique…
Madame V., 52 ans, consulte pour une détresse respiratoire fébrile alors qu'elle revient à peine de ses vacances au Cameroun.
Antécédents : asthme allergique, obésité modérée, diabète de type 2, dyslipidémie.
Cliniquement : température 39,2 °C, SpO_2 86 % en air ambiant, FR 28 cycles/min, FC 120 bpm, PA 98/52 mmHg, sibilants diffus à l'auscultation, crépitants en base droite, auscultation cardiaque sans particularité, pas de signe d'insuffisance cardiaque ou d'hypoperfusion périphérique.
Examens complémentaires en urgence :
- gaz du sang artériels (air ambiant) : pH = 7,42, PaO_2 = 50 mmHg, $PaCO_2$ = 39 mmHg ;
- NFS : Hb = 9,2 g/dl, plaquettes 78 G/l, GB 18 G/l (dont PNN 12 G/l) ;
- biochimie : créatinine = 67 µmol/l, urée = 7 mmol/l, pas de trouble ionique, pas de cytolyse hépatique, bilirubinémie totale à 37 µmol/l ;
- frottis-goutte épaisse : présence de *P. falciparum* avec parasitémie à 3 %.

Vous faut-il des examens complémentaires supplémentaires ? Quels traitements débutez-vous ?

IV. Quels traitements d'urgence administrer sans délai ?

A. En cas de défaillance d'organe

Comme vu précédemment, un accès palustre peut se présenter sous la forme d'une défaillance aiguë d'organe : un coma, une détresse respiratoire, un état de choc, une insuffisance rénale aiguë… Toutes ces manifestations doivent faire l'objet d'une prise en charge spécifique (cf. chapitres correspondants dans cet ouvrage). On soulignera cependant que le remplissage vasculaire, à effectuer en utilisant des cristalloïdes, doit être prudent, du fait d'une augmentation de la perméabilité vasculaire pouvant favoriser la survenue d'un œdème pulmonaire lésionnel ou l'aggraver.

B. Traitement antipaludique

Les dérivés de l'artémisine (notamment l'artésunate IV) sont devenus les molécules de référence dans la prise en charge du paludisme grave, pour des raisons d'efficacité, de tolérance et de facilité d'utilisation. Cette efficacité supérieure de l'artémisine par rapport aux autres molécules, notamment la quinine, s'explique par une action sur toutes les formes (des plus jeunes ou anneaux au plus matures ou schizontes) du parasite, la quinine n'ayant une activité que sur les formes matures (trophozoïtes et schizontes).

Ce chapitre ayant pour vocation d'introduire le paludisme grave, nous ne traiterons pas l'accès simple, qui sort du cadre de ce chapitre. Nous rappellerons simplement que le traitement repose en première intention sur une bithérapie par voie orale comprenant un dérivé de l'artémisine et une autre molécule de demi-vie longue (combinaison à base d'artémisine : artéméther-luméfantrine ou arténimol-pipéraquine).

B Le traitement de l'accès palustre grave repose quant à lui sur l'**artésunate** par **voie intraveineuse : 2,4 mg/kg (3 mg/kg chez l'enfant <20 kg) à H0, H12 et H24**. Les 3 premières doses IV sont obligatoires et le traitement sera poursuivi par voie IV selon l'état clinique et biologique du patient. Le nombre moyen de doses IV est de l'ordre de 3 à 4 (validé par la pratique), soit 48 heures de traitement complet. Toute persistance de critères de gravité doit faire prolonger le traitement par artésunate IV à concurrence de 7 jours complets (soit 9 doses). Le relais *per os* ne s'envisagera que chez un patient conscient, sans critère persistant de gravité, avec un transit fonctionnel. Le relais doit être systématique par un traitement complet de première intention du paludisme simple (3 jours) : arténimol-pipéraquine ou artéméther-luméfantine. Ainsi, selon la gravité initiale et l'évolution, le traitement durera au minimum 4 jours (3 premières doses d'artésunate IV puis combinaison à base d'artémisine par voie orale pendant 3 jours) et au maximum 10 jours (9 doses d'artésunate IV sur 7 jours puis combinaison à base d'artémisine par voie orale ou sonde gastrique pendant 3 jours).

L'artésunate IV est une molécule n'ayant pas encore obtenu son autorisation de mise sur le marché en France et est donc disponible sous forme d'autorisation temporaire d'utilisation (ATU) nominative différée permettant d'avoir le traitement en avance.

La molécule est globalement bien tolérée (rares troubles digestifs, neutropénie et atteintes du bilan hépatique). Un des effets secondaires à connaître est l'**hémolyse retardée, pouvant survenir entre J8 et J30** suivant le début du traitement.

L'administration de ce traitement nécessite donc une surveillance :

- NFS, réticulocytes, haptoglobine à J3, J7, J14, J21 et J28 ;
- frottis-goutte épaisse à J3, J7 et J28 ;
- ECG quotidien (allongement le plus souvent modeste du QT).

En cas d'indisponibilité de l'artésunate IV, le traitement par quinine IV reste un traitement efficace de l'accès palustre grave. Les patients doivent avoir un ECG avant la perfusion, du fait d'un risque d'allongement du QT. La quinine est administrée en IV à raison de 8 mg/kg sur 4 heures dans du G5 % ou du G10 %, toutes les 8 heures, sous surveillance scopée et contrôle de la glycémie, après une dose de charge de 16 mg/kg sur 4 heures suivie par un arrêt de 4 heures. La dose de charge est réalisée si le QT est normal et si le patient n'a pas déjà reçu de la quinine. L'imprégnation par cette molécule peut donner un cinchonisme (atteinte de la VIIIe paire crânienne), associant troubles digestifs, céphalées, acouphènes et surdité. Ce tableau signe seulement un taux thérapeutique, les signes sont réversibles et ne doivent pas faire arrêter la quinine.

Pour l'anecdote, l'artémisine et la quinine, deux molécules qui permettent de traiter l'une des plus importantes maladies infectieuses dans l'histoire de l'humanité, sont des produits extraits de végétaux naturels : une plante de la famille de l'armoise, originaire de Chine pour la première, et l'écorce de quinquina originaire de l'Amérique du Sud pour la deuxième, à l'origine de la « poudre des jésuites ».

C. Traitements associés

Ⓐ Le paludisme peut être responsable de nombreuses altérations clinicobiologiques, dont certaines peuvent nécessiter une prise en charge en urgence, de façon contemporaine au traitement antipalustre :

- correction d'une hypoglycémie, qui peut participer à l'atteinte neurologique, par perfusion de soluté glucosé (G10 %, G30 %) ;
- transfusion de CGR en cas d'anémie mal tolérée ;
- transfusion plaquettaire en cas de thrombopénie profonde associée à des manifestations hémorragiques ;
- antibiothérapie en cas d'argument pour un sepsis/choc septique associé (co-infections possibles, notamment liées à une pneumonie ou à une translocation digestive).

On se méfiera aussi sur le plan hydroélectrolytique de l'hypophosphatémie, fréquemment rencontrée, car le phosphore est utilisé par le parasite.

Paludisme avec critères de gravité

- Admission en réanimation, USC, soins intensifs.
- Artésunate IV urgent (le commander en avance : ATU nominative différée).
- Si artésunate indisponible immédiatement : débuter quinine IV.
- Traitement symptomatique (remplissage prudent, l'œdème pulmonaire vient vite).
- Antibiothérapie si choc dans le doute d'une co-infection bactérienne (antibiothérapie probabiliste minimale : céphalosporine de troisième génération).

Points de vigilance

- Toute fièvre au retour d'un voyage en zone d'endémie est un paludisme jusqu'à preuve du contraire.
- Tout symptôme évocateur ou inexpliqué au retour d'un voyage en zone d'endémie est aussi un paludisme jusqu'à preuve du contraire.
- Le résultat du frottis et de la goutte épaisse doit être obtenu dans les 2 heures.
- Même en l'absence de défaillance d'organe évidente, la présence d'un seul des signes cliniques ou biologiques de gravité impose de solliciter l'avis du réanimateur.
- Le traitement curatif par artésunate IV est urgent et ne doit pas être différé.

Tic-tac…

< 5 min
- Symptôme au retour d'une zone d'endémie = recherche de paludisme

< 15 min
- Avoir identifié/traité une défaillance vitale (neurologique, hémodynamique, respiratoire)
- Avoir évalué la gravité clinique et avoir prévenu le réanimateur

< 60 min
- Avoir prélevé le bilan biologique et listé les signes de gravité potentiels

120 min
- Avoir fait le diagnostic positif sur le frottis-goutte épaisse (ou TDR)
- Avoir débuté le traitement curatif par artésunate IV si accès grave et par une combinaison à base d'artémisine par voie orale si accès simple

Enfin, on ne peut pas parler du paludisme sans évoquer la prévention (cf. référentiel d'infectiologie). Cette thématique sort du contexte de cet item. Nous rappellerons cependant qu'elle repose à la fois sur des mesures barrières antivectorielles (moustiquaire et répulsifs) et sur une chimioprophylaxie, dont la pertinence et les modalités se discutent en fonction des zones visitées et des activités effectuées.

Une situation clinique… Deux prises en charge

Monsieur N., 49 ans, consulte aux urgences pour une diarrhée évoluant depuis 72 heures. Il n'a pas d'antécédent particulier en dehors d'une appendicectomie dans l'enfance. Employé de rayon dans un supermarché, il vit en appartement avec son épouse et ses deux enfants. Il est originaire de Côte d'Ivoire et retourne régulièrement dans son pays d'origine (deux à trois fois par an).

Antoine est l'interne de garde qui le reçoit au service d'accueil des urgences. Il découvre alors un patient fébrile à 38,8 °C, stable sur les plans hémodynamique (PA 122/79 mmHg, FC 103 bpm) et respiratoire (FR 14 cycles/min, SpO_2 98 % en air ambiant). Monsieur N. est par ailleurs parfaitement conscient et orienté et l'examen clinique est sans particularité.

Antoine demande un frottis-goutte épaisse à la recherche d'un paludisme ainsi qu'un bilan biologique « standard » :

- frottis-goutte épaisse positif à *Plasmodium falciparum* avec parasitémie à 5 % ;
- anémie à 9,8 g/dl, avec marqueurs d'hémolyse élevés ;
- thrombopénie à 120 G/l ;
- hyperbilirubinémie à 53 μmol/l ;
- ionogramme sanguin, fonction rénale et bilan hépatique sans particularité ;
- gazométrie artérielle normale ;
- lactatémie artérielle à 2,2 mmol/l.

Où Antoine ne fait pas ce qu'il faut…

Le patient présente un accès palustre à *P. falciparum*. Il ne présente aucune défaillance d'organe dans l'immédiat et Antoine se décide donc à débuter un traitement antipalustre par voie orale et d'hospitaliser son patient en service de médecine en raison de la NFS perturbée.

Antoine n'a pas eu la bonne attitude. Certes, il pose le bon diagnostic en confirmant l'accès palustre, mais son diagnostic de gravité est erroné. Monsieur N. présente en effet plusieurs critères de gravité biologiques (hyperparasitémie, hyperbilirubinémie, hyperlactatémie), justifiant un appel du réanimateur. En l'absence de traitement adapté à ces facteurs de gravité, l'accès palustre «simple» étiqueté par Antoine pourrait rapidement se compliquer…

Où l'on peut faire confiance à Antoine

Antoine récupère rapidement les résultats : il s'agit d'un accès palustre à *P. falciparum*. Il n'existe pas de critère clinique orientant vers un accès palustre grave (pas de défaillance neurologique, circulatoire ou respiratoire, pas de stigmate hémorragique à l'examen clinique, pas d'ictère clinique). Antoine se concentre donc sur la biologie et identifie plusieurs facteurs de gravité : une parasitémie >4 %, une hyperbilirubinémie > 50 µmol/l, une lactatémie > 2 mmol/l. Il contacte alors le réanimateur de garde qui, devant les éléments mis en avant par Antoine, fera hospitaliser Monsieur N. dans son service, afin que celui-ci bénéficie de la surveillance et de l'artésunate IV en urgence.

Réponses aux quiz

Quiz 1

Monsieur A. présente un accès palustre certain à *P. falciparum* puisque le TDR est positif.

Quand le biologiste vous contacte, vous devez lui demander s'il a à sa disposition la parasitémie.

L'orientation du patient (service de médecine conventionnelle ou unité de surveillance continue) est difficile. S'agit-il vraiment d'un paludisme grave ? Il n'y a en effet pas de critère de sévérité très évident. Dans le doute, l'avis du réanimateur sera sollicité pour décider de la suite de la prise en charge. Il s'agit d'un patient plus fragile car présentant des comorbidités (diabète, insuffisance rénale). Il existe également une insuffisance rénale aiguë responsable d'une acidose métabolique. Même sans critère de gravité immédiatement présent, vous pouvez sentir que ce patient est plus à risque d'évoluer défavorablement. Il pourra donc être surveillé pour une courte période en unité de surveillance continue.

Messages :
- ne pas hésiter à demander un avis en cas de doute ;
- ne pas hésiter à hospitaliser quelques heures en USC pour surveillance rapprochée.

Quiz 2

La patiente présente une fièvre au retour d'un voyage en zone d'endémie palustre. Ceci impose la réalisation d'un frottis mince et d'une goutte épaisse. Et, en effet, la patiente présente un accès palustre à *P. falciparum*.

Elle présente également un tableau de détresse respiratoire avec polypnée et hypoxémie à 50 mmHg. Ceci constitue un facteur de gravité, nécessitant l'avis d'un réanimateur et probablement un traitement par artésunate…

Mais la patiente n'a pas eu de radiographie thoracique ! Toute détresse respiratoire impose la réalisation d'un tel cliché, d'autant plus dans le contexte fébrile avec un foyer de râles crépitants à l'auscultation pulmonaire. Les co-infections bactériennes communautaires sont possibles au cours des accès palustres. Par ailleurs, il n'est pas précisé si la patiente a eu des hémocultures qui sont ici fondamentales (diagnostics différentiels, co-infection bactérienne). La radiographie révélera un foyer de condensation alvéolaire en base droite, motivant l'introduction d'une antibiothérapie par céphalosporine de troisième génération et macrolide en plus du traitement antipalustre, ainsi que la recherche d'une documentation microbiologique (cf. chapitre 24).

VIII

Défaillances et urgences digestives

CHAPITRE

51

Hémorragie digestive

Situations de départ

- 4 Douleur abdominale
- 14 Émission de sang par la bouche
- 60 Hémorragie aiguë

Items, objectifs pédagogiques

ITEM 355 – Hémorragie digestive

Rang	Rubrique	Intitulé	Descriptif
A	Définition	Hémorragie digestive haute et basse	
B	Épidémiologie	Connaître l'épidémiologie des hémorragies hautes et basses, en fonction du terrain et des facteurs de risque	
A	Diagnostic positif	Connaître les modes de révélation clinique (hématémèse, méléna, hématochézie, choc hémorragique)	
A	Diagnostic positif	Connaître les éléments du diagnostic d'une hémorragie digestive haute ou basse	Savoir différencier une hématémèse d'une cause extradigestive (hémoptysie, épistaxis) et différencier une rectorragie d'un méléna. Comprendre l'implication de la présence de méléna sur la localisation du saignement
B	Diagnostic positif	Connaître les éléments du diagnostic et les étiologies des hématémèses de l'enfant	
B	Diagnostic positif	Connaître les éléments du diagnostic et les étiologies des hémorragies digestives basses de l'enfant	
A	Étiologie	Savoir que la cause la plus fréquente d'hémorragie digestive haute est l'ulcération gastroduodénale	
A	Étiologie	Connaître les principales causes d'hémorragie digestives	Connaître les principales causes d'hémorragie digestives hautes (ulcères gastroduodénaux, varices œsophagiennes, gastropathie d'hypertension portale, œsophagite) et basses (tumeurs, diverticules, colites, angiodysplasies)
A	Examens complémentaires	Connaître les examens biologiques à réaliser devant une hémorragie digestive	Savoir réaliser un GDS artériel, une numération sanguine/HemoCue et les tests d'hémostase usuels
B	Examens complémentaires	Connaître les indications des examens d'imagerie devant une hémorragie digestive	
A	Identifier une urgence	Connaître les signes de gravité d'une hémorragie digestive haute ou basse chez l'adulte et l'enfant	Évaluer l'abondance d'une hématémèse, rechercher les signes cliniques de choc hémorragique, rechercher des signes de détresse respiratoire

Rang	Rubrique	Intitulé	Descriptif
A	Identifier une urgence	Connaître les diagnostics urgents devant une hémorragie digestive basse : invagination intestinale aiguë (basse), diverticule de Meckel	
A	Prise en charge	Connaître et prévenir les principaux facteurs de risque de saignement	Savoir identifier les deux principaux facteurs de risque d'hémorragie digestive haute : médicamenteuses (AINS, aspirine, antiagrégant, anticoagulant) et *Helicobacter pylori*
A	Prise en charge	Connaître les principes de la prise en charge thérapeutique en urgence des hémorragies digestives et de leurs complications y compris chez le cirrhotique	Savoir initier une oxygénothérapie, un remplissage et se préparer à une transfusion en urgence
B	Prise en charge	Hématémèse de l'enfant : traitement	
B	Prise en charge	Hémorragie digestive basse de l'enfant : traitement	
B	Prise en charge	Connaître la place de l'endoscopie digestive (diagnostique et thérapeutique) dans les hémorragies digestives	Savoir discuter avec les équipes interventionnelles la réalisation d'une endoscopie digestive haute

ITEM 279 – Cirrhose et complications

Introduction
I. Comment diagnostiquer une hémorragie digestive ?
II. Quelle doit être la prise en charge immédiate ?
III. Comment faire le diagnostic étiologique ?
IV. Comment traiter l'hémorragie digestive ?

Introduction

A L'hémorragie digestive se définit par un saignement ayant pour point de départ une partie du tube digestif. On sépare classiquement ces hémorragies en hémorragie digestive haute ou basse selon que leur origine se situe respectivement en amont ou en aval de l'angle duodéno-jéjunal (angle de Treitz après le quatrième duodénum).

Il s'agit d'une cause fréquente d'admission en médecine intensive-réanimation, que ce soit en raison d'une hémorragie digestive abondante à l'origine d'une instabilité hémodynamique, d'une nécessité de surveillance rapprochée devant des comorbidités ou simplement pour encadrer le geste endoscopique dans des conditions sécurisées.

Vignette clinique

Monsieur X., 48 ans, consulte aux urgences pour épigastralgies gênantes depuis quelques jours. Il vous informe que les douleurs cessent cependant après un bon repas et qu'il ne consomme de l'alcool qu'occasionnellement.

Déménageur, il se plaint d'un lumbago invalidant pour lequel il dit prendre de lui-même un traitement efficace. Suite à un syndrome coronarien aigu il y a environ 7 mois, le patient est porteur d'un stent.

Son traitement comporte Kardégic® (acide acétylsalicylique), Plavix® (clopidogrel), Tenormine® (aténolol), Tahor® (atorvastatine) et Triatec® (ramipril).

À l'interrogatoire, le patient décrit une douleur épigastrique sans irradiation et qui ne ressemble pas à celle de son infarctus récent. Il dit aussi avoir vomi un peu de sang la veille.

Alors que vous débutez votre *examen clinique*, le patient présente une hématémèse importante avec dégradation rapide de son état général au décours. L'examen clinique objective une légère pâleur cutanéo-muqueuse. La température est de 37,3 °C. Le patient est calme, cohérent et orienté. L'auscultation cardiopulmonaire est sans particularité. La palpation épigastrique est sensible. La palpation abdominale douloureuse mais sans défense. L'hémodynamique est instable avec une pression artérielle qui chute rapidement à 85/55 mmHg pour une fréquence cardiaque à 84 bpm. La SpO_2 est à 93 % en air ambiant, mais le patient est tachypnéique à 26 cycles/min. Vous notez la présence de quelques marbrures des genoux.

La prise en charge immédiate du patient consiste à la mise en place d'une **oxygénothérapie** pour un objectif de $SpO_2 > 95$ % et la pose de **deux voies veineuses périphériques**. Le patient est alors scopé.

Les *examens complémentaires* réalisés immédiatement sont :

- une gazométrie artérielle (sous 4 litres/min d'oxygénothérapie aux lunettes) : pH = 7,32, PaO_2 = 67 mmHg, $PaCO_2$ = 28 mmHg, lactate = 3,8 mmol/l, HCO_3^- = 20 mmol/l ;
- une radiographie thoracique : sans particularité.

Un ECG (tachycardie sinusale sans autre anomalie) est aussi réalisé ainsi qu'un bilan biologique (NFS, plaquettes, bilan de coagulation, groupe, Rhésus, RAI) dans un deuxième temps.

Le diagnostic étiologique retenu de ce choc hypovolémique est un choc hémorragique sur **hémorragie digestive haute sur probable ulcère gastroduodénal**.

La *réflexion étiologique* est la suivante : pas d'argument en faveur d'un diagnostic différentiel comme une hémoptysie ou une épistaxis déglutie, pas d'argument pour un autre type de choc, pas d'argument en faveur d'une hépatopathie sous-jacente. Il existe par contre des arguments anamnestiques et cliniques en faveur d'un ulcère digestif : caractérisation de la douleur épigastrique, bi-antiagrégation plaquettaire, probable automédication par AINS.

La prise en charge finale du patient consistera en :

- un transfert en réanimation devant la présence de signes de gravité ;
- une intubation orotrachéale devant cet état de choc pour protection des voies aériennes supérieures et pour réalisation d'une gastroscopie dans des conditions optimales ;
- un remplissage par cristalloïdes le temps de recevoir les produits sanguins ;
- une transfusion de produits sanguins labiles (culots globulaires, éventuellement plasma faire congelé et plaquettes) pour augmenter le taux d'hémoglobine et optimiser l'hémostase ;
- l'arrêt du traitement antihypertenseur par bêtabloquant (aténolol) qui risque de majorer l'hypotension, IEC (ramipril) qui risque de majorer une potentielle insuffisance rénale aiguë fonctionnelle secondaire au choc hémorragique ;
- la réalisation d'une gastroscopie dans les plus brefs délais après stabilisation de l'état de choc du patient de manière à réaliser l'hémostase ;
- la gestion des antiagrégants plaquettaires sera à discuter secondairement.

I. Comment diagnostiquer une hémorragie digestive ?

Deux circonstances peuvent amener à faire découvrir une hémorragie digestive. Il peut s'agir :

- de l'extériorisation de sang par la bouche ou le canal anal ;
- ou bien de l'exploration d'une anémie ferriprive chronique ayant pour origine un saignement méconnu.

Ce deuxième cas est rarement une situation aiguë et correspond généralement à une prise en charge « moins urgente ». Toutefois, il faut garder à l'esprit que le saignement d'origine digestive est la première cause d'anémie par carence martiale chez l'homme et la femme ménopausée et la deuxième chez la femme en âge de procréer (après les saignements d'origine gynécologique).

Le saignement digestif extériorisé peut se présenter sous trois formes :

- l'**hématémèse** : il s'agit d'un vomissement de sang. Elle traduit toujours une hémorragie digestive haute. Il faudra toutefois bien la distinguer de ses deux principaux diagnostics différentiels, que sont l'hémoptysie et l'épistaxis déglutie ;
- le **méléna** : il s'agit de l'émission par l'anus de sang digéré, noir et fétide (ayant l'aspect du goudron). Il est le symptôme d'une hémorragie digestive dont l'origine est en règle générale (mais pas toujours) située en amont de l'angle colique droit. Attention : chez le patient supplémenté en fer par voie orale, les selles peuvent être noirâtres et rendre le diagnostic plus difficile ;
- la **rectorragie** : il s'agit de l'émission par l'anus de sang rouge vif. Elle est le plus souvent due à une hémorragie digestive basse. Cependant, une rectorragie abondante devra toujours faire rechercher une origine haute qui constitue alors une urgence thérapeutique. À noter que le terme rectorragie est un abus de langage, cela signifiant *stricto sensu* « saignement d'origine rectale ». On devrait plutôt parler d'**hématochézie**.

Le symptôme d'appel est ainsi important car il permet d'orienter sur l'origine, haute ou basse, du saignement digestif et constitue ainsi la première étape du raisonnement étiologique. Une hémorragie digestive haute se traduira par du méléna, éventuellement précédé ou associé à un ou plusieurs épisodes d'hématémèse, tandis qu'une hémorragie digestive basse se traduira par une hématochézie, ou rectorragie, en général peu abondante (éventuellement par du méléna).

À noter qu'en cas d'hémorragie digestive haute suspectée mais non authentifiée, une sonde nasogastrique peut être mise en place et ainsi poser le diagnostic si elle ramène un liquide sanglant. En revanche, l'absence de sang n'élimine en aucun cas le diagnostic. En effet, un saignement digestif duodénal peut s'écouler dans le tube digestif sans forcément repasser le pylore pour remonter dans l'estomac, par exemple.

Enfin, dans certaines situations cliniques, l'hémorragie digestive peut être évoquée alors même que le patient ne rapporte pas d'extériorisation sanguine. Le toucher rectal constitue alors un élément indispensable de l'examen clinique, à la recherche d'un méléna ou d'une rectorragie passés inaperçus.

II. Quelle doit être la prise en charge immédiate ?

A. À la découverte du saignement

La prise en charge immédiate est conditionnée par l'état clinique du patient et par l'abondance de l'hémorragie.

La prise en charge d'un patient en état de choc constitue une urgence thérapeutique et, outre l'expansion volémique par cristalloïdes, c'est la transfusion de culots globulaires qui permet de maintenir l'hémodynamique du patient (cf. chapitre 18). À noter que la pression artérielle est longtemps conservée en cas d'hémorragie importante en raison d'une vasoconstriction sympathique performante. C'est alors la majoration de la fréquence cardiaque qui est le meilleur signe de défaillance hémodynamique débutante.

Une tachycardie chez un patient suspect d'hémorragie digestive constitue un signal d'alerte majeur. Il faut donc se méfier des patients traités par bêtabloquants.

Ainsi, on distingue deux situations :

1. Patient stable cliniquement, avec une fréquence cardiaque normale, sans saignement actif, sans forte déglobulisation et sans comorbidité majeure : ici la prise en charge habituelle

pourra se faire en service conventionnel, idéalement en hépato-gastro-entérologie devant l'absence de surveillance scopée obligatoire.

2. Patient tachycarde, présentant un saignement actif/abondant ou présentant des comorbidités, ou patient en état de choc :

- appel du réanimateur ;
- transfert en milieu adapté (soins intensifs ou réanimation) ;
- surveillance scopée ;
- disposer de deux voies veineuses périphériques ;
- bilan biologique d'urgence (comprenant notamment le taux d'hémoglobine et le bilan d'hémostase) ;
- arrêt ± antagonisation d'un traitement anticoagulant (cf. chapitre 62) ;
- arrêt du traitement antiagrégant à discuter avec les cardiologues si stent récent (moins d'un mois) ;
- restaurer une hémodynamique correcte :
  - remplissage vasculaire par cristalloïdes (principalement NaCl 0,9 %) limité à 1 000 ml (la priorité ici est de ramener du sang et de ne pas trop hémodiluer le patient avec un soluté de remplissage ne permettant pas le transport de l'oxygène) ;
  - transfusion de culots globulaires en urgence vitale : il n'existe pas de seuil fixé indiquant la transfusion en urgence ; cela dépend pour beaucoup de la tolérance du patient et de la cinétique d'installation de la déglobulisation. En effet, on peut transfuser en urgence un patient ayant 11 g/dl d'hémoglobine si une heure avant il avait 15 g/dl par exemple ;
  - cependant, les objectifs sont d'obtenir :
    - une fréquence cardiaque inférieure à 100 bpm ;
    - une hémoglobine entre 7 et 9 g/dl (supérieure à 9 g/dl en cas de maladie cardio-respiratoire ou de signes de choc) ;
    - une diurèse supérieure à 30 ml/h ;
    - une PAM > 65 mmHg.

Ensuite :

- initier un traitement par inhibiteur de la pompe à proton (IPP) ± octréotide (analogue de la somatostatine, cf. *infra*) ;
- penser à initier une antibioprophylaxie (par céphalosporine de troisième génération ou fluoroquinolone) en cas d'hémorragie digestive chez un patient cirrhotique (risque majeur d'infection du liquide d'ascite par translocation bactérienne dans cette situation, cf. chapitre 54).

B. Examens complémentaires en urgence

Le bilan biologique de base comprendra systématiquement :

- numération-formule sanguine (attention, à la phase initiale d'un choc hémorragique une hémoglobinémie normale n'a que peu de valeur, cf. chapitre 18) ;
- ionogramme sanguin avec calcémie ;
- bilan d'hémostase : TP et TCA ± INR si le patient est sous antivitamine K, ou anti-Xa s'il est sous héparine non fractionnée ou anticoagulant oral direct ;
- deux déterminations du groupe sanguin et recherche d'agglutinines irrégulières (RAI) en prévision d'une potentielle transfusion.

C. Endoscopie

Une hémorragie digestive impose une **exploration endoscopique**. Dans la majeure partie des cas (méléna, hématémèse mais aussi hématochézie abondante) une origine haute doit être suspectée en premier lieu et imposera alors la réalisation d'une endoscopie œsogastroduodénale (EOGD). Elle sera complétée dans un second temps par une coloscopie s'il n'a pas été retrouvé de cause haute. Ces deux examens apporteront le diagnostic étiologique dans 95 % des cas.

L'intérêt de l'endoscopie est **triple** : diagnostique, pronostique dans certains cas (ulcère, varice œsophagienne), thérapeutique.

L'EOGD doit être réalisée dans les délais suivants.

En urgence (dès que possible)

- B Une fois le patient stabilisé au plan hémodynamique (afin de supporter la fibroscopie et l'anesthésie qui sera pratiquée pour ce geste), lorsqu'une hémorragie haute active est suspectée.
- Chez un patient stable mais dont l'abondance des rectorragies et/ou les comorbidités peuvent faire suspecter une décompensation rapide (saignement actif sous anticoagulation curative, par exemple).
- En cas de rectorragies/hématochézies sévères.

A À noter, chez l'adulte, en cas de rectorragies sévères, un angioscanner abdominopelvien doit être réalisé en urgence, si l'EOGD n'est pas rapidement disponible et/ou si une fistule aortodigestive est suspectée (notamment chez les patients avec antécédents de chirurgie de l'aorte abdominale).

En semi-urgence

Dans les 24 heures suivant l'admission d'un patient suspect d'hémorragie digestive haute chez un patient stable et/ou non à risque.

Ce délai est raccourci à 12 heures suivant l'admission chez ce même patient (stable et/ou non à risque) lorsque l'origine suspectée de l'hémorragie digestive haute est une rupture de varices œsophagiennes (patient cirrhotique ou avec antécédents connus de varices œsophagiennes, par exemple, cf. chapitre 54).

Quiz 1

Quels arguments peuvent vous orienter vers un ulcère gastroduodénal en présence de méléna ?
A. des douleurs à type de crampe ou de faim douloureuse
B. la prise récente d'AINS
C. des ondes T amples et pointues à l'ECG
D. une hémoptysie
E. l'absence d'antécédents en faveur d'une cirrhose du patient

Quiz 2

Quel est le signe clinique quasi pathognomonique initial d'une perforation d'ulcère à l'origine d'un pneumopéritoine ?
A. une défense de l'hypochondre gauche
B. une contracture abdominale généralisée
C. un météorisme abdominal diffus
D. une perte de la matité pré-hépatique
E. la présence de ténesme à l'interrogatoire

Quiz 3

En cas de suspicion d'hémorragie digestive haute sur rupture de varice œsophagienne :

A. la fréquence cardiaque peut être anormalement basse lorsque les patients sont sous bêtabloquants
B. il ne faut pas arrêter les bêtabloquants en cas de choc hémorragique, car cela risquerait de majorer le saignement en augmentant la pression dans les varices
C. il n'est jamais nécessaire de mettre en place un traitement par inhibiteur de la pompe à proton (IPP) avant la réalisation de la gastroscopie si on est sûr de soi
D. une antibioprophylaxie n'est pas nécessaire puisqu'il ne s'agit pas d'un saignement sur ulcère
E. un TIPS est à mettre en place systématiquement

III. Comment faire le diagnostic étiologique ?

La recherche de la cause est orientée d'une part par l'origine haute ou basse du saignement suspectée à l'anamnèse et, d'autre part, par le contexte clinique. Par exemple, une rupture de varices œsophagiennes sera surtout évoquée en cas de cirrhose connue ou suspectée.

Comme dit précédemment, le diagnostic étiologique repose sur l'endoscopie digestive. Sa réalisation peut être facilitée et son rendement amélioré par l'administration de 250 mg d'érythromycine en perfusion 15 à 20 minutes avant le geste, afin d'améliorer la vidange gastrique par effet prokinétique.

A. Hémorragie digestive haute

Le diagnostic est posé par l'EOGD. Les deux causes les plus fréquentes sont alors l'**ulcère gastroduodénal** et l'**hypertension portale**.

1. Ulcère gastroduodénal

Il s'agit d'une perte de substance atteignant la musculeuse gastrique ou duodénale. En cas d'ulcère authentifié, il faut s'acharner à identifier les facteurs favorisants que sont l'antécédent d'ulcère, le tabac, une infection chronique à *Helicobacter pylori*, la prise de traitement anticoagulant ou la prise d'AINS, d'aspirine ou de corticoïdes.

L'hémorragie digestive est une cause classique de révélation d'un ulcère et l'ulcère est la cause la plus fréquente d'hémorragie digestive haute. L'EOGD constitue alors l'élément clé de la prise en charge.

Elle permet de poser le diagnostic positif, d'en définir le pronostic *via* la classification de Forrest, et constitue le premier temps thérapeutique en permettant un geste d'hémostase pour les ulcères les plus à risque. Il faut également savoir qu'il s'agit d'une pathologie à haut risque de récidive à la phase initiale (dans les premiers jours).

Classification de Forrest

B Elle est corrélée au risque de récidive hémorragique :

Ia : Hémorragie en jet.
Ib : Suintement diffus.
IIa : Vaisseau visible, non hémorragique.
IIb : Caillot adhérent.
IIc : Taches pigmentées.
IIIa : Cratère à fond propre.

Cas particuliers

B L'**ulcération de Dieulafoy** : il s'agit d'une ulcération muqueuse en regard d'une artère sous-muqueuse volumineuse. L'endoscopie retrouve alors soit un saignement abondant gênant le diagnostic et le geste d'hémostase, soit une légère ulcération si le saignement s'est spontanément tari. Le diagnostic peut en être difficile car l'artère n'est pas toujours apparente.

L'hémorragie massive due à un ulcère est classiquement associée à deux localisations particulières : l'ulcère de la **face postérieure du bulbe duodénal** (artère gastroduodénale en regard) et l'ulcère de la **petite courbure gastrique** (artère gastrique gauche).

2. Hypertension portale

L'hypertension portale constitue également une cause fréquente d'hémorragie digestive haute. Le saignement est alors dû :

- à une **rupture de varice(s) œsophagienne(s)** (principal mécanisme, fig. 51.1) ;
- à une rupture de varice(s) cardiotubérositaire(s) ;
- à une gastropathie d'hypertension portale.

Toute hémorragie digestive survenant sur un terrain d'hypertension portale connue ou suspectée doit faire initier immédiatement un traitement vasoactif sur le territoire splanchnique, à savoir de l'octréotide (analogue de la somatostatine) ou de la terlipressine. Il sera ensuite interrompu si la rupture de varice œsophagienne est infirmée.

Lorsque l'hypertension portale est due à une cirrhose (cas le plus fréquent en France), l'hémorragie digestive est un facteur majeur de morbimortalité. Il est indispensable de rechercher les autres complications de la cirrhose, à commencer par l'infection du liquide d'ascite qu'il faudra par ailleurs prévenir (*via* une antibioprophylaxie systématique) (cf. chapitre 54). Enfin, il est important d'avoir en tête qu'un cirrhotique qui présente une hémorragie digestive peut tout à fait avoir un ulcère gastroduodénal. Ce dernier est d'ailleurs plus fréquent chez le patient cirrhotique que chez le patient tout-venant.

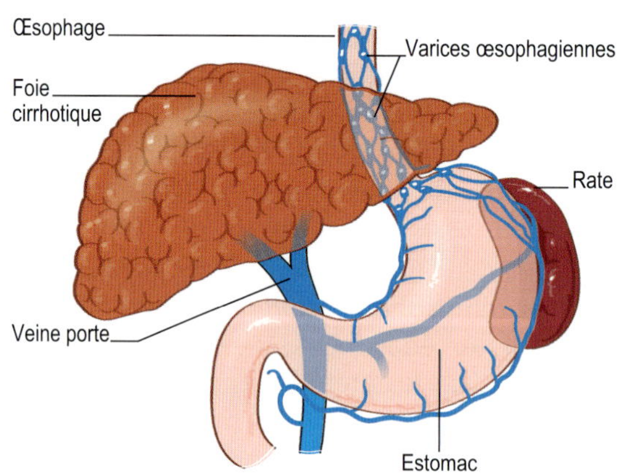

Fig. 51.1. A Varices œsophagiennes sur hypertension portale secondaire à une cirrhose.

3. Œsophagite

L'œsophagite définit une inflammation de l'œsophage, dont l'origine peut être variée (reflux gastro-œsophagien, médicament, produit caustique…). Elle est rarement à l'origine d'un saignement, auquel cas il est le plus souvent peu sévère. Le diagnostic positif se fait à l'EOGD.

4. Syndrome de Mallory-Weiss

Il s'agit d'une déchirure longitudinale de la jonction œsogastrique consécutive à des efforts de vomissement. Le contexte est alors assez souvent évocateur sous la forme de vomissements initiaux qui s'associent secondairement à une hématémèse le plus souvent modérée.

B. Hémorragie digestive basse

Le diagnostic repose sur la coloscopie. Celle-ci aura été précédée d'une EOGD en cas de rectorragie abondante ou d'instabilité hémodynamique initiale, afin d'éliminer une cause haute. La coloscopie nécessitant une préparation colique afin d'assurer la vacuité du tube digestif, elle ne pourra être réalisée dans les 24 premières heures comme l'EOGD. Elle doit en revanche être réalisée dans les jours qui suivent.

L'origine est plus souvent colique que grêlique. En coloscopie, il est possible de remonter jusqu'à la partie terminale de l'iléon mais pas plus haut. Ainsi, en cas d'explorations endoscopiques hautes et basses négatives, une vidéocapsule pourra être envisagée (avant une potentielle entéroscopie) à la recherche d'une cause grêlique.

On retrouve en tête de file des étiologies la diverticulose colique et les angiodysplasies. Un saignement peut aussi être le fait d'ulcérations (prise d'AINS, MICI…) ou de tumeurs (le saignement est alors plus volontiers chronique, à bas bruit). Enfin, une colite qu'elle qu'en soit l'origine peut être à l'origine d'un saignement. Des arguments en faveur d'une colite infectieuse, inflammatoire, ischémique ou radique devront être recherchés à l'interrogatoire.

1. Diverticulose

Le saignement est dû à la rupture d'une artériole localisée au niveau du collet du diverticule. Le saignement se tarit le plus souvent spontanément. Il faut savoir que la présence de diverticule est extrêmement fréquente avec l'âge et que leur constatation en coloscopie ne signe en aucun cas leur imputabilité en l'absence de saignement actif visible.

2. Angiodysplasies

Il s'agit d'ectasies vasculaires sous-muqueuses, plus fréquentes chez le sujet âgé. À l'instar des diverticules, leur présence ne prouve pas leur implication. Leur traitement repose sur une électrocoagulation pendant l'endoscopie.

IV. Comment traiter l'hémorragie digestive ?

La prise en charge d'une hémorragie digestive est multimodale, à la fois médicamenteuse et endoscopique. Une discussion pluridisciplinaire est toujours nécessaire, en particulier avec les équipes interventionnelles d'endoscopie digestive et de radiologie, parfois avec les chirurgiens.

A. Prise en charge médicamenteuse

Toute suspicion d'hémorragie digestive haute active devra faire démarrer un traitement par **IPP intraveineux** sous la forme d'un bolus initial de 80 mg IV relayé par une injection continue à la seringue électrique de 8 mg/h, avant même la réalisation de l'EOGD. Le traitement sera ensuite :

- poursuivi tel quel pendant 72 heures si un ulcère à haut risque de récidive est identifié (Forrest Ia à IIb), avant un relais *per os* par IPP double dose ;

- relayé d'emblée par IPP *per os* double dose si un ulcère à bas risque de récidive est identifié (Forrest IIc ou III) ;
- interrompu si aucun ulcère n'est retrouvé (éventuellement relayé par un IPP simple dose en prévention s'il existe une indication).

L'**octréotide (analogue de la somatostatine)** n'est pas systématique : elle devra être débutée en intraveineux en cas de suspicion d'hémorragie digestive haute chez un patient cirrhotique connu ou si une hypertension portale est suspectée (contexte d'alcoolisation chronique, présence d'une circulation veineuse collatérale abdominale...). Elle est alors introduite à la dose de 25 µg/heure et sera arrêtée si l'endoscopie ne retrouve pas de rupture de varice œsophagienne, autrement elle sera poursuivie. Elle devra être relayée par un traitement bêtabloquant en prévention secondaire d'une nouvelle rupture de varice.

B Un patient cirrhotique qui présente une hémorragie digestive doit recevoir une antibiothérapie par céphalosporine de troisième génération ou fluoroquinolone durant 5 à 7 jours en **prévention d'une infection du liquide d'ascite**. Les autres complications de la cirrhose devront être systématiquement recherchées (cf. chapitre 54).

À noter : il n'y a probablement pas de bénéfice à traiter en urgence, une infection à *H. pylori* en cas d'hémorragie digestive ulcéreuse. Il faudra donc envisager son traitement dans un second temps.

B. Prise en charge endoscopique

L'endoscopie reste l'élément clé de la prise en charge thérapeutique. En plus de permettre le diagnostic positif et éventuellement l'évaluation pronostique, elle permet la réalisation d'un geste d'hémostase.

B Différentes méthodes permettent de réaliser l'hémostase :

- méthodes **pharmacologiques** : l'injection de sérum adrénaliné sur la zone qui saigne peut permettre, notamment *via* une vasoconstriction locale, d'amender le saignement ;
- méthodes **mécaniques** : pose de clip, ligature de varice... ;
- méthodes **thermiques** : électrocoagulation mono- ou bipolaire.

En cas d'échec

B En cas d'échec à réaliser l'hémostase après une première endoscopie, une deuxième tentative pourra être effectuée. En cas de persistance ou de risque vital immédiat, il faudra discuter :

- la réalisation d'une artério-embolisation, réalisée en radiologie interventionnelle, voire un recours à la chirurgie (gastrectomie d'hémostase, par exemple) dans les saignements sur ulcères gastroduodénaux ;
- la mise en place d'un TIPS (*Transjugular Intrahepatic Porto-Systemic Shunt*) dans les saignements sur rupture de varices œsogastroduodénales, dont la pose peut majorer ou induire une encéphalopathie hépatique.

Points de vigilance

- En cas d'hémorragie massive, il ne faut pas se fier qu'à la pression artérielle qui est longtemps conservée. La tachycardie reste le meilleur signe à surveiller.
- Attention au patient sous bêtabloquants chez qui la tachycardie peut être masquée, par exemple chez l'insuffisant cardiaque chronique ou en prévention d'une rupture de varice œsophagienne chez un cirrhotique connu.
- Une hémorragie digestive chez un patient ayant une hypertension portale connue peut être un ulcère gastroduodénal jusqu'à preuve du contraire et le malade doit recevoir des IPP à la prise en charge initiale en plus de l'octréotide.
- Il faut systématiquement rechercher les facteurs favorisants et les corriger dès que possible (prise d'AINS, d'anticoagulant…).
- Penser à prescrire une antibioprophylaxie en prévention de l'infection du liquide d'ascite chez le cirrhotique présentant une hémorragie digestive.
- Des rectorragies peuvent être le simple fait d'une pathologie hémorroïdaire. Toutefois, il ne faut pas méconnaître une cause sus-jacente chez un patient souffrant d'une pathologie hémorroïdaire connue (une coloscopie sera indispensable pour éliminer une cause tumorale).

Tic-tac…

< 5 min	• Diagnostiquer une hémorragie digestive
< 15 min	• Avoir mis en place le monitorage des paramètres vitaux et une VVP • Avoir prélevé le bilan biologique
< 30 min	• Avoir administré le traitement médicamenteux démarré : IPP ± analogue de la somatostatine • Avoir contacté le réanimateur et l'endoscopiste
EOGD	• Dès que possible après stabilisation hémodynamique en cas d'état de choc • < 12 heures si une rupture de varice œophagienne est suspectée • < 24 heures de manière générale

Une situation clinique… Deux prises en charge

Monsieur C., 66 ans, est hospitalisé depuis 10 jours en hépato-gastro-entérologie pour une décompensation œdémato-ascitique chez un patient avec cirrhose alcoolique.

À 23 h, le patient présente brutalement une altération de conscience et une dyspnée (désaturation à 87 % en air ambiant). Marie, l'infirmière en charge du patient s'empresse alors d'appeler Cécile, l'interne de garde.

Où Cécile ne fait pas ce qu'il faut…

Cécile demande à Marie de mettre en place une oxygénothérapie aux lunettes à 5 litres/min. Elle termine des courriers avant de se rendre au chevet de son patient. Elle confirme alors l'existence de quelques difficultés respiratoires (polypnée à 29 cycles/min) mais la SpO_2 est alors remontée à 94 % sous 5 litres/min d'oxygène, ce qu'elle juge satisfaisant. L'auscultation pulmonaire ne retrouve aucune anomalie. La pression artérielle est à 98/54 mmHg et la fréquence cardiaque à 82 bpm. Cécile pense alors à un *delirium tremens*. Elle prescrit donc du diazépam immédiatement et un bilan pour le lendemain matin (NFS-plaquettes, bilan de coagulation, ionogramme sanguin, créatininémie), ainsi qu'une radiographie du thorax. Après s'être levée le lendemain matin, Cécile regarde la radiographie thoracique du patient, qui est strictement normale. Au moment de la relève, elle évoque cet épisode de désaturation qui, pour elle, n'est pas grave. Le patient se dégradera dans la journée…

Cécile n'a pas eu la bonne attitude. D'abord, elle ne considère pas l'urgence vitale potentielle. Ensuite, elle se contente d'une prise en charge symptomatique chez ce patient qui présente clairement une dégradation de l'état respiratoire. Elle ne développe aucun raisonnement étiologique. Cette attitude va grever le pronostic du patient.

Où l'on peut faire confiance à Cécile

Cécile arrive rapidement sur place et corrige immédiatement l'hypoxémie en mettant le patient sous oxygénothérapie nasale avant de refaire une synthèse rapide de l'histoire récente du patient. Elle constate que le patient est sous bêtabloquant pour un antécédent de rupture de varices œsophagienne et que sa pression artérielle était à 140/90 mmHg ce matin avec une fréquence cardiaque à 55 bpm. Devant cette baisse de PA et l'augmentation de la FC de presque 30 bpm, elle décide d'arrêter les traitements antihypertenseurs et de demander un bilan en urgence comprenant une gazométrie artérielle, une NFS, un ionogramme et des RAI. Le bilan met en évidence une acidose métabolique avec hyperlactatémie (pH = 7,31, $PaCO_2$ = 35 mmHg, PaO_2 = 76 mmHg, HCO_3^- = 19 mmol/l, lactate = 4,2 mmol/l) associée à une chute de l'hémoglobine de 13 à 9 g/dl.

Cécile a posé le diagnostic d'état de choc (diminution de la PA de plus de 30 % en quelques heures, tachycardie masquée par les bêtabloquants) ; elle contacte donc les réanimateurs et entame alors un raisonnement étiologique. Elle recherche une notion d'hémorragie récente ; cela dit le patient est confus mais l'IDE ne rapporte pas d'hématémèse ni de selles depuis plus de 3 jours. En réalisant un toucher rectal, Cécile objective des traces de méléna, ce qui conforte son diagnostic d'hémorragie digestive haute. À l'arrivée des réanimateurs, Cécile aura déjà débuté un remplissage vasculaire par cristalloïdes. Le patient sera transféré rapidement en réanimation pour stabilisation et réalisation d'une gastroscopie en urgence qui objectivera une nouvelle rupture de varice œsophagienne.

Réponses aux quiz

Quiz 1
Réponses : A, B, E.

Quiz 2
Réponse : D.

Quiz 3
Réponse : A.

CHAPITRE

52

Pancréatite aiguë

Situation de départ

205 Élévation des enzymes pancréatiques

Item, objectifs pédagogiques

ITEM 358 – *Pancréatite aiguë*

Rang	Rubrique	Intitulé	Descriptif
A	Définition	Définition de la pancréatite aiguë	
A	Identifier une urgence	Savoir identifier les situations de gravité immédiate de la pancréatite aiguë	Savoir rechercher devant une pancréatite aiguë des signes de choc, une hypoxie et une oligurie/anurie
A	Diagnostic positif	Savoir faire le diagnostic de pancréatite aiguë : sémiologie de la douleur pancréatique et biologie (lipase)	
A	Diagnostic positif	Diagnostic différentiel des douleurs abdominales	Connaître les quatre principaux diagnostics différentiels abdominaux d'une pancréatite aiguë
B	Diagnostic positif	Savoir identifier une complication infectieuse secondaire	
B	Diagnostic positif	Connaître les éléments biologiques permettant de suspecter une origine biliaire devant une pancréatite aiguë	
A	Examens complémentaires	Connaître les indications et les objectifs des examens d'imagerie devant une pancréatite aiguë	
B	Identifier une urgence	Connaître les éléments de gravité d'une pancréatite aiguë	
B	Contenu multimédia	Exemple TDM d'une pancréatite aiguë nécrosante	
A	Étiologie	Savoir identifier les deux principales causes de pancréatite aiguë	Savoir évoquer devant une pancréatite aiguë une cause lithiasique ou une cause alcoolique
B	Étiologie	Connaître les autres causes de pancréatite aiguë	
B	Prise en charge	Prise en charge symptomatique : nutrition des pancréatites, analgésie multimodale, principes de réanimation hydroélectrolytique, indication de transfert en réanimation ou surveillance continue	
B	Prise en charge	Prise en charge étiologique : connaître les principes de prise en charge d'une pancréatite biliaire	Savoir discuter avec les équipes interventionnelles la réalisation d'une cholangiographie pancréatique rétrograde endoscopique
B	Prise en charge	Prise en charge des complications : connaître les principes de prise en charge d'une coulée de nécrose	
B	Prévalence, épidémiologie	Connaître le pronostic des pancréatites bénignes et sévères, évolution et mortalité	
B	Suivi et/ou pronostic	Connaître les deux principales complications tardives d'une pancréatite aiguë	

Médecine intensive – réanimation, urgences et défaillances viscérales aiguës

Introduction
I. Comment faire le diagnostic de pancréatite aiguë ?
II. Quelle est la prise en charge en urgence ?
III. Quels examens complémentaires demander en urgence ?
IV. Quel est le raisonnement étiologique ?

Introduction

A La pancréatite aiguë est une inflammation aiguë de la glande pancréatique qui s'étend le plus souvent aux tissus voisins. Elle fait suite à une autodigestion du parenchyme pancréatique liée à une rétention des sucs pancréatiques. Les principaux facteurs responsables de la maladie sont l'impaction d'un calcul dans la voie biliaire principale et une consommation éthylique abusive aiguë ou chronique. D'autres causes sont toutefois possibles (toxiques, métaboliques, infectieuses, postopératoires, tumorales).

La pancréatite aiguë revêt différentes formes en termes de gravité, allant de l'affection modérée, limitée au pancréas, qui justifie une hospitalisation de courte durée, jusqu'à des formes très graves, fulminantes, à l'origine d'un syndrome de défaillance multiviscérale. Ces dernières formes sont grevées d'une mortalité importante (5 à 20 %) et justifient d'un transfert en milieu spécialisé en réanimation ou soins intensifs. Pour cette raison, la recherche systématique de marqueurs de gravité est indispensable devant toute pancréatite aiguë.

Vignette clinique

Monsieur S., 43 ans, se présente aux urgences pour des **douleurs abdominales** évoluant depuis 48 heures. Il a pour principaux antécédents un épisode dépressif majeur et un alcoolisme actif. Récemment, il s'est automédiqué par du paracétamol codéiné pour des douleurs costales faisant suite à une chute. Son traitement habituel associe : fluoxétine 10 mg le matin, zopiclone 7,5 mg le soir si besoin.

Cela fait quelques jours qu'il se plaint d'une **douleur abdominale intense** épigastrique, associée à une augmentation du périmètre abdominal et à des **vomissements**. La douleur est depuis ce matin insupportable, décrite comme transfixiante (en « coup de poignard »), et **ne cède pas malgré les antalgiques**. Depuis 24 heures, il a remarqué l'apparition d'une **dyspnée** d'aggravation progressive.

À son arrivée aux urgences, l'examen clinique est le suivant :

Paramètres vitaux, signes de gravité : PAS 90 mmHg, PAD 50 mmHg, FC 116 bpm, FR 21 cycles/min, SpO_2 89 % en air ambiant sans cyanose, sans signe de lutte, température 37,2 °C (apyrexie), vigilance normale (Glasgow 15).

Examen physique systématisé : la palpation abdominale révèle un abdomen distendu, pléthorique, **diffusément sensible sans défense**. Les orifices herniaires sont libres. L'auscultation pulmonaire est claire et symétrique, l'auscultation cardiaque est sans particularité. L'examen ne met pas en évidence de turgescence jugulaire mais de discrets œdèmes des membres inférieurs.

La prise en charge immédiate consiste en une **oxygénothérapie** aux lunettes nasales (4 litres/min), afin de maintenir une $SpO_2 \geq 95$ %, un accès veineux est posé ; un remplissage par solutés cristalloïdes est également initié devant les signes d'hypovolémie (tachycardie, hypotension). Le patient est immédiatement **scopé**.

Les *examens complémentaires* réalisés à l'admission sont :

- lipasémie = 1 615 UI/l (10 N) ;
- bilan hépatique : ASAT = 72 UI/l, ALAT = 852 UI/l, bilirubine = 51 µmol/l ;

- gaz du sang artériels : pH = 7,33, $PaCO_2$ = 50 mmHg, PaO_2 = 68 mmHg, HCO_3^- = 19 mmol/l, lactate = 9,2 mmol/l ;
- ionogramme sanguin : Na = 137 mmol/l, K = 4,6 mmol/l, Cl = 86 mmol/l, urée = 13,4 mmol/l, créatinine = 306 µmol/l.

Dans ce contexte, vous retenez le diagnostic de **pancréatite aiguë grave** de l'adulte. De cause probablement alcoolique sans pouvoir formellement exclure une cause lithiasique intriquée.

Le raisonnement étiologique est le suivant : on retient de diagnostic de pancréatite aiguë devant la présence d'une douleur abdominale typique (ici épigastrique, intense, rebelle aux antalgiques, transfixiante) et l'élévation de la lipase à plus de 3 fois la normale (> 3 N). S'y associent des signes aspécifiques tels que les vomissements et l'iléus réflexe avec météorisme abdominal. Compte tenu du contexte et de l'anamnèse (homme jeune, alcoolique), on privilégie l'hypothèse alcoolique ; néanmoins, il convient de s'assurer de façon systématique de l'absence de lithiase (notamment compte tenu de la cytolyse hépatique associée) au moyen d'une échographie abdominale ou d'un scanner.

La prise en charge du patient consistera en :

- réalisation d'une **échographie abdominale** en urgence à la recherche de signes en faveur d'une cause lithiasique, en cas d'arguments pour une angiocholite, une cholangiopancréatographie rétrograde endoscopique (CPRE) serait réalisée sans délai ;
- transfert en **réanimation** devant la présence de signes de gravité : hypovolémie importante avec retentissement hémodynamique, atteinte rénale et respiratoire (possible syndrome de détresse respiratoire aiguë) ;
- **réhydratation abondante** par solutés cristalloïdes, traitement antalgique et symptomatique (oxygénothérapie) ;
- **pas de traitement antibiotique systématique à ce stade précoce** : la présence de fièvre traduit l'inflammation systémique.

I. Comment faire le diagnostic de pancréatite aiguë ?

Le diagnostic de **pancréatite aiguë** doit être évoqué devant une **douleur abdominale typique** et une élévation de la **lipasémie à plus de 3 fois la normale (> 3 N).** L'examen physique s'attachera principalement à rechercher les **signes de gravité**. Les diagnostics différentiels sont l'ulcère gastroduodénal perforé, l'ischémie mésentérique, la péritonite aiguë, les urgences hépatobiliaires et l'infarctus du myocarde inférieur.

Le diagnostic de pancréatite aiguë repose sur deux éléments.

A. Douleur abdominale

La **douleur abdominale** est présente dans près de 100 % des cas. Elle est typiquement épigastrique, transfixiante, irradiant dans le dos ou l'hypochondre gauche. Elle s'installe de façon rapidement progressive pour être maximum en quelques heures. La douleur est permanente et résiste aux antalgiques habituels. Elle est typiquement calmée par l'antéflexion du tronc ou le décubitus latéral gauche, le patient adoptant traditionnellement la **position en « chien de fusil »**.

Les autres signes cliniques sont peu spécifiques. On peut citer la présence de **vomissements** dans 50 % des cas, d'abord alimentaires puis bilieux ; la présence d'un **iléus réflexe** (occlusion fonctionnelle) est fréquemment associée et se traduit par un météorisme abdominal. La palpation abdominale est assez peu spécifique et peut révéler une sensibilité abdominale voire une défense.

Le reste de l'examen clinique s'attachera à rechercher des **signes de gravité**, notamment les atteintes viscérales qui imposeront le transfert immédiat du malade en réanimation.

B. Élévation de la lipase > 3 N

C'est l'élément incontournable du diagnostic (cf. *infra*).

C. Diagnostic de gravité (pancréatite aiguë grave)

Il repose essentiellement sur la présence d'un syndrome de réponse inflammatoire systémique (SIRS).

B Celui-ci se définit par la présence d'au moins deux des quatre signes suivants :

- température < 36 °C ou > 38 °C ;
- fréquence cardiaque > 90 bpm ;
- fréquence respiratoire > 20 cycles/min ;
- leucocytose < 4 G/l ou > 12 G/l.

A Le SIRS correspond à une réponse inflammatoire à l'agression et fait que la pancréatite peut ressembler à un sepsis. Dans le cadre de la pancréatite aiguë, l'agression initiale n'est cependant pas infectieuse !

B Une ou plusieurs défaillances d'organes peuvent d'emblée être associées ou apparaître secondairement :

- l'état de choc (défaillance hémodynamique) est de type distributif : marbrures, hypotension artérielle et hyperlactatémie artérielle sont à rechercher ;
- l'insuffisance respiratoire aiguë : polypnée, hypoxémie variable jusqu'au syndrome de détresse respiratoire aiguë ;
- l'insuffisance rénale aiguë : oligo/anurie, élévation des chiffres de créatinine et d'urée ;
- la coagulopathie : thrombopénie, allongement du TCA, abaissement du TP jusqu'à la coagulation intravasculaire disséminée.

A À noter que l'utilisation des scores (APACHE II, Ranson, Glasgow) ou celle des biomarqueurs (y compris la CRP) ne sont plus recommandées dans l'évaluation de la gravité d'une pancréatite aiguë.

Les patients atteints de pancréatite aiguë s'aggravent souvent dans les jours qui suivent le diagnostic positif. En cas de doute sur la gravité initiale (tachycardie, polypnée, insuffisance rénale aiguë…), les indications de prise en charge en unité de surveillance continue doivent être larges et réévaluées au cours du temps.

Quiz 1

Le piège diagnostique

Monsieur O., 55 ans, consulte pour une épigastralgie en barre rebelle aux antalgiques évoluant depuis 48 heures. Il est diabétique (sous insuline) et consomme une bouteille de vin par jour. Vous évoquez une pancréatite aiguë mais la lipasémie est normale. Le reste du bilan biologique standard est sans particularité. Le scanner abdominal réalisé avec injection de produit de contraste ne retrouve aucune anomalie particulière.

Que proposez-vous ?

II. Quelle est la prise en charge en urgence ?

Il n'existe pas de traitement spécifique de la pancréatite aiguë. Le traitement est principalement symptomatique mais peut dans certains cas (cause biliaire ou métabolique) impliquer une part étiologique.

Premier temps : administrer le traitement symptomatique

Restauration d'une volémie par solutés cristalloïdes

L'objectif est de corriger l'hypovolémie qui résulte de la constitution d'un troisième secteur — c'est-à-dire un compartiment liquidien qui se forme aux dépens du compartiment extracellulaire. Son apparition est liée à l'inflammation systémique majeure ; elle se manifeste par la présence d'œdèmes importants, déclives, et d'épanchements des séreuses (péritonéal, pleural). L'efficacité de la réhydratation sera évaluée en fonction de la réponse clinique : fonction rénale (reprise de la diurèse, diminution de la créatinine, correction de l'acidose), diminution de la fréquence cardiaque et de la fréquence respiratoire.

Traitement antalgique

L'analgésie peut parfois être un problème difficile dans la pancréatite aiguë. C'est une affection extrêmement douloureuse et qui justifie une attention particulière sur ce point. L'utilisation d'antalgiques de palier III est le plus souvent nécessaire, malgré leurs effets digestifs et dépresseurs respiratoires ; on privilégiera l'utilisation d'une PCA de morphiniques (*Patient-Controlled Analgesia*) dans la mesure du possible. Les AINS sont contre-indiqués dans ce contexte compte tenu du risque hémorragique et de surinfection.

Alimentation entérale précoce (< 48 heures)

C'est le seul traitement ayant montré un bénéfice en termes de mortalité dans la pancréatite aiguë. Elle doit être débutée le plus tôt possible. Elle participe à la prévention des infections de coulées de nécrose en limitant le risque de translocation bactérienne. La gestion de l'alimentation est guidée par la symptomatologie douloureuse. Chez les patients présentant des vomissements incoercibles (situation rare), une sonde nasogastrique sera initialement mise en place en aspiration douce avec compensation des pertes digestives.

Traitement des défaillances viscérales associées

Les défaillances viscérales associées à la pancréatite aiguë conditionnent son pronostic. Elles sont traitées selon les modalités habituelles (cf. chapitres correspondants). Au maximum, elles peuvent entraîner un syndrome de défaillance multiviscérale dont la mortalité est extrêmement importante. Garder à l'esprit qu'une pancréatite initialement non grave peu rapidement se compliquer et impose donc une surveillance clinicobiologique initiale rapprochée.

Pas d'antibiothérapie à visée préventive ou devant la présence d'une fièvre isolée

On s'attachera à effectuer le plus systématiquement possible des prélèvements bactériologiques en cas de suspicion de sepsis surajouté à une pancréatite (notamment ponction des coulées de nécrose). Le risque à administrer à tort des antibiotiques est la sélection de pathogènes résistants.

Deuxième temps : trouver et traiter l'étiologie

En particulier **éliminer une obstruction** des voies biliaires. Il s'agit d'une priorité, la cause biliaire étant une cause fréquente de pancréatite. En cas de pancréatite aiguë biliaire **avec angiocholite associée** : celle-ci impose un traitement spécifique endoscopique en urgence : une **cholangiopancréatographie rétrograde endoscopique** pour sphinctérotomie endoscopique et extraction des calculs. Une cholécystectomie sera à réaliser à froid en cas de pancréatite aiguë biliaire.

Quiz 2

Le diagnostic difficile

Madame H., 67 ans, consulte pour une épigastralgie d'apparition brutale quelques jours auparavant. Elle est obèse et hypertendue. La douleur est actuellement très intense, calmée transitoirement par 10 mg de morphine. La patiente est difficile à examiner et l'abdomen est tendu. FC 120 bpm, PA 150/80 mmHg, température 38,6 °C, FR 22 cycles/min, conscience normale ; ECG normal ; le bilan biologique retrouve un syndrome inflammatoire avec une leucocytose à 14 G/l, une CRP à 340 mg/l. Le bilan hépatique, la troponinémie sont normaux. La lipasémie est à 2 N. La lactatémie est à 4 mmol/l.

Que faites-vous ?

III. Quels examens complémentaires demander en urgence ?

Les examens complémentaires vont permettre de confirmer le diagnostic, d'apprécier la gravité du tableau clinique en termes de défaillance(s) d'organe(s) (fonction rénale, coagulopathie, gazométrie artérielle), d'avoir une orientation étiologique et/ou d'évaluer le retentissement de la pancréatite aiguë selon le terrain et les comorbidités du patient.

A. Lipasémie

Le dosage de la lipase sanguine est *le seul* examen complémentaire nécessaire au diagnostic en cas de douleur abdominale typique. Son élévation au-delà de 3 N suffit à porter le diagnostic de pancréatite aiguë.

Lipasémie > 3 N.

Le dosage de l'amylase n'a aucun intérêt dans cette indication car il est moins sensible. L'utilisation de la CRP comme marqueur de gravité n'est plus retenue.

Aucun autre examen à visée diagnostique n'est nécessaire.

B. Échographie abdominale

Celle-ci est impérative et urgente pour mettre en évidence une lithiase vésiculaire ou un obstacle sur la voie biliaire principale qui imposerait un traitement spécifique (CPRE).

Un **scanner abdominal non injecté** peut être proposé comme alternative si cet examen est plus facilement disponible.

C. Autres

B Les autres examens à demander à visée étiologique sont :

- enzymes hépatiques : une élévation des ALAT au-dessus de 150 UI/l est évocatrice d'une cause lithiasique ;
- triglycérides : typiquement un seuil supérieur à > 1 000 mg/dl est considéré comme pancréatotoxique ;
- calcémie : le calcium est pancréatotoxique (et non la PTH).

D. Scanner abdominal

A Le scanner peut être utilisé à visée de diagnostic positif devant un tableau atypique et/ou pour la recherche d'une autre urgence abdominale.

Le scanner est indiqué plus tardivement (72 à 96 heures) dans le suivi des pancréatites aiguës graves pour évaluer les deux types lésionnels possibles de pancréatites aiguës :

- les pancréatites aiguës œdémateuses (œdème de la glande) ;

- les pancréatites aiguës nécrosantes : constitution des coulées de nécrose avec recherche de complications (abcès, complications vasculaires, digestives…).

IV. Quel est le raisonnement étiologique ?

Première étape

Devant toute douleur abdominale intense, **éliminer une urgence chirurgicale**, au moyen d'un examen scrupuleux à la recherche d'une défense abdominale ou de signes d'irritation péritonéale. Au moindre doute, on demandera la réalisation d'un scanner abdominal en urgence. Les caractéristiques de la douleur seront recherchées de manière systématique.

Deuxième étape

Rechercher les signes de gravité : inflammation systémique, défaillance d'organe (choc, insuffisance respiratoire aiguë, insuffisance rénale aiguë, coagulopathie).

Troisième étape

Rechercher des arguments cliniques et anamnestiques en faveur d'une cause lithiasique : demander la réalisation d'une échographie abdominale en urgence, récupérer les premiers éléments du bilan biologique.

Pancréatite aiguë lithiasique

C'est la cause la plus fréquente, il convient de systématiquement la rechercher et de l'éliminer au moyen d'une échographie abdominale et d'un bilan biologique. L'examen clinique s'attachera à rechercher un ictère, des antécédents de douleurs vésiculaires évocatrices de migration lithiasique à l'interrogatoire. Le bilan biologique peut également apporter des éléments d'orientation. La présence d'une élévation des ALAT > 150 UI/l est typiquement décrite, mais des anomalies du bilan hépatique notamment une cholestase biologique (élévation de la bilirubine, des PAL et γGT) sont évocatrices. Concernant le terrain, la pancréatite lithiasique survient volontiers chez la femme de plus de 50 ans en surpoids.

Pancréatite aiguë alcoolique

Elle est évoquée en cas de consommation aiguë ou chronique d'alcool et en l'absence d'obstacle sur la voie biliaire principale à l'échographie abdominale ou au scanner abdominal. La pancréatite aiguë alcoolique est la deuxième cause en termes de fréquence. Elle survient typiquement chez un homme jeune (< 40 ans) avec une consommation d'alcool excessive (> 100 g par jour) aiguë ou chronique.

Pancréatite aiguë non alcoolique non lithiasique

En cas de pancréatite non lithiasique, non alcoolique, le bilan biologique d'admission recherchera une hypercalcémie et une hypertriglycéridémie majeures, causes rares mais classiques de pancréatite. Il convient de reprendre l'interrogatoire. Celui-ci recherchera un antécédent récent de cathétérisme des voies biliaires (CPRE), une prise médicamenteuse (azathioprine, acide valproïque, antirétroviraux). Un amaigrissement récent et une altération de l'état général devront faire redouter une compression tumorale des voies biliaires. Enfin, un terrain d'auto-immunité devra faire rechercher les causes auto-immunes de pancréatite. À titre informatif, on peut également citer les cas, très rares, de pancréatite virale notamment ourlienne.

Points de vigilance

- Il faut systématiquement éliminer une cause lithiasique même en cas d'autre cause apparemment évidente.
- Il faut systématiquement rechercher les signes de gravité : présence d'un syndrome de réponse inflammatoire systémique et défaillances d'organes.
- Dans le cadre d'une pancréatite aiguë, il ne faut pas administrer d'antibiotiques devant une fièvre isolée sans signe manifeste d'infection.
- En cas d'inflammation systémique et/ou de défaillance d'organe associée, il faut appeler le réanimateur.

Tic-tac...

< 5 min
- Avoir identifié une douleur abdominale typique de pancréatite aiguë

< 15 min
- Avoir recherché et identifié les signes de gravité

< 30 min
- Avoir envoyé un dosage de la lipasémie et un bilan hépatique
- Avoir administré les premiers traitements : antalgique, réhydratation
- Avoir prévenu le réanimateur si besoin

< 60 min
- Avoir demandé la réalisation d'une imagerie abdominale
- Avoir des hypothèses étiologiques
- Bien orienter le patient (réanimation en cas de signes de gravité)

Une situation clinique... Deux prises en charge

Monsieur K. se présente aux urgences pour douleurs abdominales évoluant depuis 48 heures. Il se plaint de douleur épigastrique résistant aux antalgiques usuels. À son arrivée, il présente une fièvre à 38,3 °C. La PA est à 80/40 mmHg, FC 104 bpm. Il décrit un iléus avec absence de gaz et de selles depuis 48 heures. L'examen clinique met en évidence un abdomen très douloureux avec défense. Le bilan biologique d'admission met en évidence une lipasémie à 3 N, une augmentation des γGT sans cytolyse, une créatininémie à 157 µmol/l, une thrombopénie à 87 G/l.

Où Charlotte ne fait pas ce qu'il faut…

Charlotte porte le diagnostic de pancréatite aiguë alcoolique devant la douleur abdominale, l'élévation de la lipasémie > 3 N et le contexte d'éthylisme chronique. Elle décide d'hospitaliser le patient en service d'hépato-gastro-entérologie compte tenu des symptômes ; elle prescrit une hydratation et met le patient à jeun. Compte tenu de la présence d'une fièvre, Charlotte prescrit des antibiotiques après réalisation d'une paire d'hémocultures.

Charlotte n'a pas eu la bonne attitude. Tout d'abord elle néglige la gravité du tableau clinique (hypotension artérielle, inflammation systémique, coagulopathie et insuffisance rénale aiguë). Ensuite, elle ne recherche pas la cause lithiasique en demandant une imagerie abdominale. Elle prescrit des antibiotiques à tort devant une fièvre nue d'origine probablement inflammatoire. Pour finir, elle met le malade à jeun, alors qu'une alimentation orale doit être débutée aussitôt que possible, idéalement dans les 48 heures.

La prise en charge adaptée de Charlotte

Charlotte identifie tout de suite une douleur abdominale typique de pancréatite aiguë ; elle demande la réalisation d'une échographie abdominale, afin d'éliminer une cause lithiasique. Devant la présence de signes de gravité (inflammation systémique, hypotension artérielle, coagulation intravasculaire disséminée biologique et insuffisance rénale aiguë), elle hospitalise le malade en unité de surveillance continue. Sur le plan symptomatique, elle prescrit un remplissage vasculaire et une réhydratation abondante par cristalloïdes. Elle s'assure du bon contrôle de la douleur par la prescription d'antalgiques. Compte tenu de la présence d'une fièvre sans point d'appel infectieux clinique, Charlotte propose une surveillance renforcée des signes infectieux ; elle réalise une paire d'hémocultures à titre systématique et ne prescrit pas de traitement antibiotique. Enfin, après diminution des douleurs abdominales, Charlotte prescrit une nutrition entérale précoce à débuter dans les 48 heures.

Réponses aux quiz

Quiz 1

Dans le cadre du diagnostic différentiel, il ne faut pas oublier la possibilité d'un syndrome coronarien aigu dans le territoire inférieur. Un ECG et le dosage de la troponinémie doivent être demandés. Si ces examens sont normaux, il peut s'agir (par élimination) d'une pathologie médicale digestive : ulcère gastroduodénal non compliqué, gastrite… L'urgence est en tout cas éliminée ; le patient pourra bénéficier sans urgence du reste du bilan complémentaire.

Quiz 2

Le diagnostic positif de pancréatite aiguë est parfois difficile. La douleur peut être atypique, la lipasémie peut être augmentée mais < 3 N quelques jours après le début des symptômes et il peut y avoir une urgence à un diagnostic différentiel (autre urgence chirurgicale abdominale notamment). La patiente présente par ailleurs des signes de gravité avec présence d'un syndrome inflammatoire systémique. Le scanner abdominal permettra de redresser le diagnostic : c'est l'examen essentiel à ce stade. Il sera injecté en l'absence de contre-indication.

CHAPITRE

53

Insuffisance hépatique aiguë

Focus MÉDECINE INTENSIVE-RÉANIMATION

Situation de départ

47 Ictère

Items, objectifs pédagogiques

ITEM 167 – Hépatites virales

Rang	Rubrique	Intitulé
A	Définition	Connaître la définition d'une hépatite
A	Prévalence, épidémiologie	Connaître les modes de transmission et la prévalence mondiale des différentes hépatites virales
A	Prévalence, épidémiologie	Connaître les différents virus (A à E)
A	Diagnostic positif	Connaître les principales causes d'élévation des transaminases en dehors de l'infection virale
A	Examens complémentaires	Connaître les examens biologiques de première intention devant une hépatite aiguë
A	Examens complémentaires	Connaître les examens biologiques de première intention devant une hépatite chronique
B	Diagnostic positif	Connaître les manifestations extrahépatiques des hépatites chroniques
A	Identifier une urgence	Connaître les signes de gravité d'une hépatite aiguë
A	Suivi et/ou pronostic	Connaître le mode évolutif des hépatites virales
B	Prise en charge	Connaître le principe des traitements
A	Prise en charge	Connaître les principales indications des vaccins VHB/VHA

ITEM 278 – Ictère

Rang	Rubrique	Intitulé	Descriptif
A	Définition	Connaître la définition d'un ictère du nouveau-né	Distinction ictère bénin *vs* autres
A	Étiologie	Connaître les situations urgentes devant un ictère du nouveau-né	
A	Diagnostic positif	Connaître la stratégie diagnostique devant un ictère du nouveau-né	
B	Prise en charge	Connaître les principes de la prise en charge d'un ictère du nouveau-né	Principes de la photothérapie du nouveau-né
A	Définition	Connaître la définition d'un ictère de l'adulte	
B	Définition	Connaître la définition du syndrome de Gilbert	

Médecine intensive – réanimation, urgences et défaillances viscérales aiguës

Rang	Rubrique	Intitulé	Descriptif
A	Étiologie	Connaître les principales étiologies de l'ictère de l'adulte	
B	Étiologie	Connaître les causes de l'obstruction de la voie biliaire principale	
A	Diagnostic positif	Connaître les tableaux cliniques d'ictère selon l'étiologie	Connaître les deux catégories : ictère à bilirubine conjuguée ou non conjuguée
A	Identifier une urgence	Connaître les signes cliniques d'insuffisance hépatocellulaire grave	Connaître les signes de gravité (facteur V < 50 %, encéphalopathie hépatique)
A	Diagnostic positif	Connaître les complications de l'insuffisance hépatocellulaire grave	
A	Examens complémentaires	Connaître les examens complémentaires à réaliser en première intention devant un ictère de l'adulte	Savoir demander : un bilan hépatique, un bilan de coagulation (+ facteur V), des sérologies virales et une imagerie hépatique
B	Examens complémentaires	Connaître les examens complémentaires à réaliser en deuxième intention (à visée étiologique) devant un ictère de l'adulte	Savoir demander une échographie cardiaque et les autres examens biologiques (sérologies et PCR virales), écho-endoscopie, cholangiopancréatographie rétrograde endoscopique…
A	Identifier une urgence	Connaître les situations d'urgence devant un ictère de l'adulte	Angiocholite et insuffisance hépatique aiguë
B	Examens complémentaires	Connaître l'objectif de l'imagerie par échographie dans l'exploration d'un ictère à bilirubine conjuguée	Affirmer ou exclure une dilatation des voies biliaires intra- et extrahépatiques, détecter des calculs dans la vésicule biliaire, facilite parfois le diagnostic de masse de la tête du pancréas

*ITEM 337 – **Principales intoxications aiguës***

Rang	Rubrique	Intitulé	Descriptif
B	Éléments physiopathologiques	Connaître les principales intoxications aiguës de l'adulte et de l'enfant	Connaître la toxicité des médicaments rencontrés dans l'urgence par les cliniciens dans les intoxications médicamenteuses volontaires : benzodiazépine, opioïde, neuroleptiques, antidépresseurs non tricycliques, paracétamol, alcool
B	Éléments physiopathologiques	Connaître les principales intoxications aux cardiotropes	Connaître les principaux effets des intoxications aux bêtabloquants, inhibiteurs calciques et digoxine
B	Prévalence, épidémiologie	Connaître l'épidémiologie des principales intoxications aiguës chez l'enfant et l'adulte	En France, adule et enfant
A	Diagnostic positif	Connaître les signes cliniques des intoxications aiguës	Reconnaître un syndrome opioïde, un syndrome de myorelaxation, un syndrome anticholinergique, la présentation clinique d'une intoxication alcoolique aiguë
A	Diagnostic positif	Reconnaître les signes de gravité des intoxications aiguës chez l'adulte	Savoir évaluer la profondeur du trouble de conscience, les conséquences respiratoires, pour l'enfant voir item 239

Rang	Rubrique	Intitulé	Descriptif
B	Diagnostic positif	Savoir identifier les autres toxidromes	Savoir reconnaître un syndrome adrénergique, un syndrome sérotoninergique et un effet stabilisant de membrane
A	Diagnostic positif	Savoir suspecter un événement chimique de grande ampleur	Savoir suspecter en cas de répétition de toxidromes au cours d'une période de temps restreinte
B	Examens complémentaires	Savoir identifier un effet stabilisant de membrane	Savoir réaliser un ECG en urgence et reconnaître le syndrome stabilisant de membrane
B	Examens complémentaires	Savoir quand et comment demander un bilan biologique toxicologique	Savoir comment demander une paracétamolémie et un bilan toxicologique orienté par la clinique
A	Prise en charge	Savoir mettre en œuvre le traitement symptomatique à la phase initiale	Libération des voies aérienne, position latérale de sécurité, oxygénothérapie, appel du médecin référent
B	Prise en charge	Connaître le traitement spécifique d'une intoxication aux morphiniques	Savoir prescrire la naloxone en cas de syndrome opioïde
B	Prise en charge	Connaître le traitement spécifique d'une intoxication aux benzodiazépines (et hypnotiques apparentés)	Savoir prescrire le flumazénil. Connaître les contre-indications (co-intoxications sévères, épilepsie)
A	Prise en charge	Savoir demander un avis psychiatrique systématique en cas d'intoxication volontaire	
B	Prise en charge	Connaître les principes du traitement d'une intoxication aiguë au paracétamol chez l'adulte et l'enfant	Connaître le principe d'administration de la N-acétylcystéine, adulte et enfant
B	Prise en charge	Connaître les principes du traitement d'une intoxication aiguë aux autres psychotropes	Connaître le principe de prise en charge d'une intoxication aux neuroleptiques, aux antidépresseurs (inhibiteurs de la recapture de la sérotonine et antidépresseurs polycycliques)
B	Prise en charge	Connaître les principes du traitement d'une intoxication aiguë aux cardiotropes	Connaître le principe de prise en charge d'une intoxication aux bêtabloqueurs et aux produits stabilisants de membrane et inhibiteurs calciques
A	Prise en charge	Savoir diagnostiquer une intoxication aiguë au monoxyde de carbone et connaître sa prise en charge chez l'adulte et l'enfant	Savoir diagnostiquer une intoxication au CO et connaître sa prise en charge, adulte et enfant
A	Prise en charge	Connaître les principes de prise en charge d'une intoxication alcoolique aiguë	
B	Prise en charge	Connaître la prise en charge d'une intoxication aiguë aux fumées d'incendie	Savoir diagnostiquer une intoxication aux fumées d'incendie et connaître sa prise en charge
A	Prise en charge	Connaître les principes de protection en cas d'événement chimique de grande ampleur	Savoir se protéger et isoler la victime en extérieur
B	Prise en charge	Connaître les indications d'une décontamination digestive	

Rang	Rubrique	Intitulé	Descriptif
B	Diagnostic positif	Connaître les principales manifestations des intoxications aiguës au cannabis, amphétamines, cocaïne, nouvelles drogues de synthèse	
A	Prévalence, épidémiologie	Intoxications aiguës de l'enfant : circonstances	
A	Identifier une urgence	Intoxications aiguës de l'enfant : identifier les situations d'urgence selon le terrain et le toxique	
A	Prise en charge	Intoxications aiguës de l'enfant : principe de prise en charge	
A	Suivi et/ou pronostic	Intoxications aiguës de l'enfant : prévention	

Introduction
I. Comment faire le diagnostic d'insuffisance hépatique aiguë
II. Prise en charge initiale : recherche des signes de gravité, traitement initial et diagnostic étiologique
III. Synthèse

Introduction

A L'insuffisance hépatique aiguë se définit comme une dysfonction hépatique évoluant depuis en général moins de 3 mois.

Il faut distinguer deux entités nosologiques différentes : **l'insuffisance hépatique aiguë** (survenant par définition sur foie sain) et l'**insuffisance hépatique aiguë sur chronique**, qui correspond à une décompensation d'une cirrhose sous-jacente secondaire à un événement aigu (facteur déclenchant). En effet, il s'agit véritablement de deux maladies distinctes n'ayant ni les mêmes risques ni le même pronostic ni la même prise en charge.

L'insuffisance hépatique aiguë est une pathologie **rare**, environ 10 cas pour un million d'habitants par an dans les pays industrialisés. Sa mortalité est d'environ 10 %. L'insuffisance hépatique aiguë sur chronique est plus fréquente : environ 2 500 cas par million d'habitants, et sa mortalité intrahospitalière est plus importante : environ 30 à 50 %.

L'insuffisance hépatique aiguë sur chronique correspond à une complication de la cirrhose. Elle est souvent secondaire à une autre complication de la cirrhose hépatique (hémorragie digestive haute, infection spontanée du liquide d'ascite, sepsis, décompensation œdémato-ascitique) ou à un événement intercurrent hépatique (hépatite alcoolique aiguë), à l'origine d'une décompensation de la fonction hépatique résiduelle. L'insuffisance hépatique aiguë sur chronique est traitée dans le chapitre 54 et ne sera pas abordée dans cette fiche.

Le diagnostic d'insuffisance hépatique aiguë est évoqué cliniquement et confirmé biologiquement. L'évaluation de la gravité est aussi clinicobiologique.

Les étiologies d'une insuffisance hépatique aiguë sont variées : infectieuse, médicamenteuse/toxique, cardiaque ou vasculaire et parfois auto-immune. L'étiologie n'est pas identifiée chez une proportion non négligeable de patient(e)s.

L'évolution naturelle de cette pathologie se fait dans la majorité des cas en deux phases : une aggravation rapide en quelques semaines (par définition moins de 3 mois), puis une récupération lente de la fonction hépatique. Néanmoins, un nombre non négligeable de patients n'atteindront pas une régénération hépatique suffisante et évolueront vers une défaillance multiviscérale et le décès en absence de transplantation hépatique en urgence.

Le principal diagnostic différentiel de l'insuffisance hépatique aiguë est le surdosage en antivitamine K, pour lequel les facteurs de la coagulation II, VII, IX, X sont diminués. Le facteur V reste normal et doit donc être systématiquement mesuré devant une baisse du TP, au moins sur le premier bilan biologique.

Vignette clinique

Monsieur H., 36 ans, sans antécédent, est admis au service d'accueil des urgences pour une asthénie; il n'arrive plus à effectuer son travail de moniteur sportif.

Les *paramètres vitaux* à l'admission sont : pression artérielle 100/55 mmHg, fréquence cardiaque 95 bpm, saturation en oxygène à 95 % en air ambiant et température à 38,5 °C.

Alerté par cette pression artérielle un peu basse pour un jeune homme actif de 36 ans, la fréquence cardiaque trop élevée au repos, une saturation trop basse et une hyperthermie, vous allez rapidement le voir dans l'hypothèse probable d'un sepsis.

Lorsque vous entrez dans le box des urgences, il répond à votre bonjour. Il ne présente pas de signes de détresse respiratoire et n'est pas marbré. Devant l'absence de signes cliniques de gravité immédiate, vous prenez donc le temps de l'interroger sur le motif de sa consultation.

Il vous rapporte qu'il est « très fatigué et a mal au ventre » depuis un mois environ, depuis son retour de voyage touristique au Cambodge en « *backpacker* » pendant 10 jours. Il a initialement expliqué sa fatigue par le décalage horaire et les conséquences de son périple, tout de même intense, mais la fatigue persiste et il est inquiet. Vous l'interrogez sur les conditions de son voyage et les prophylaxies qu'il aurait prises. Il voyageait avec un ami, qui n'est pas malade, il dormait chez l'habitant et n'a pas pris de traitement prophylactique, il n'a pas non plus mis à jour ses vaccinations avant son départ.

Il n'a pas pris sa température à la maison, mais n'a jamais eu de frissons; il a des douleurs abdominales diffuses, peu intenses mais persistantes, non modifiées par l'alimentation. Il n'a pas de trouble du transit mais vous précise qu'il trouve ses urines très foncées, alors qu'il s'hydrate beaucoup. Il ne prend aucun médicament et n'a rien pris contre la douleur.

À l'examen clinique, vous constatez un ictère conjonctival modéré, un abdomen souple mais sensible en hypochondre droit, sans hépatomégalie. Il n'a pas de signe fonctionnel urinaire, pas de douleur à la percussion lombaire. Il n'y a pas de turgescence jugulaire, les bruits du cœur sont réguliers et l'auscultation est claire. Il n'a pas de lésion cutanée, pas d'œdème, pas d'ascite. Les aires ganglionnaires sont libres et l'examen neurologique normal.

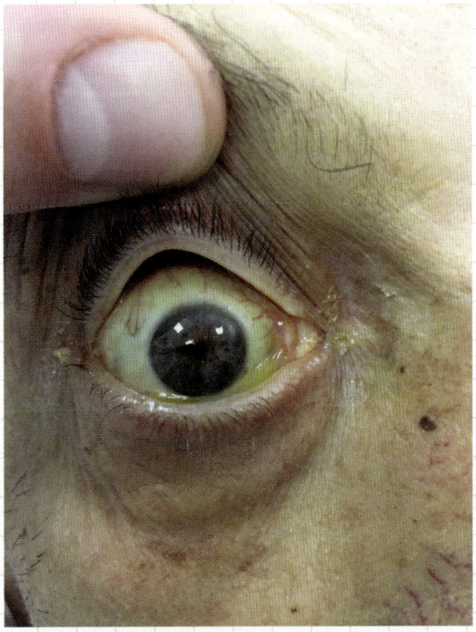

Circonspect, vous demandez à l'infirmier de mettre en place le monitorage des paramètres vitaux (scope, saturomètre de pouls, mesure de la pression artérielle), de prélever un bilan biologique comportant un ionogramme sanguin avec créatinine, un bilan hépatique complet (PAL, γGT, ASAT, ALAT, bilirubine totale et conjuguée) avec dosage des CPK et des LDH, une numération-formule sanguine avec plaquettes, un bilan d'hémostase, une paire d'hémocultures, et de poser une voie veineuse périphérique avec une perfusion de base ainsi que 500 ml de sérum salé isotonique en débit libre.

Vous en parlez à votre cheffe, qui vous demande d'ajouter les gaz du sang pour le lactate, un ECG devant la tachycardie, une radiographie de thorax et un ECBU à la recherche d'un foyer infectieux devant la fièvre (par argument de fréquence).

Pour le moment, vos hypothèses diagnostiques sont une hépatite virale, un sepsis à point de départ abdominal, une appendicite, une colite infectieuse.

La radiographie de thorax et l'ECG sont normaux. En dehors d'une cytolyse hépatique à 5 fois la normale et une cholestase ictérique (bilirubine conjuguée à 40 μmol/l), le bilan biochimique est normal, notamment la fonction rénale. La normalité des CPK dans ce contexte vous permet de rattacher la cytolyse à une origine hépatique. Le bicarbonate et le lactate artériel sont respectivement à 24 mmol/l et à 2,5 mmol/l. La numération est normale, il n'y a pas de thrombopénie mais le TP est diminué à 48 % avec un facteur V à 43 %.

Vous retournez voir votre cheffe avec le diagnostic d'insuffisance hépatique aiguë sévère : altération des fonctions hépatiques avec un TP spontanément bas, inférieur à 50 %, sans trouble de conscience. Vous avez éliminé le sepsis car, bien que le tableau soit compatible, il n'y a pas de signe de CIVD pouvant expliquer l'abaissement du TP; de la même façon, l'appendicite aiguë n'expliquerait pas à elle seule le tableau clinique et biologique.

Vous complétez vos prescriptions par une surveillance de la glycémie, une surveillance neurologique clinique (score de Glasgow) et la prescription d'un traitement intraveineux par N-acétylcystéine. Vous précisez dans le dossier l'importance de ne pas prescrire de médicament hépatotoxique, en premier lieu l'interdiction du paracétamol.

Vous réfléchissez ensuite à l'étiologie possible de cette atteinte hépatique. Il n'a pas pris de médicaments, notamment pas de paracétamol, d'AINS ou d'antiépileptique. Vous prescrivez donc des sérologies à la recherche des virus VHA (IgM anti-VHA), VHB (Ag HBs, IgM anti-HBs) et VHE (ARN VHE). Vous appelez ensuite votre collègue interne de radiologie pour demander la réalisation rapide d'une échographie-doppler hépatique à la recherche d'une anomalie des voies biliaires ou de la morphologie hépatique et à la recherche d'une thrombose des veines sus-hépatiques.

Vous gardez le patient sous surveillance rapprochée en surveillant ses paramètres vitaux, sa glycémie capillaire et vous réalisez un contrôle du dosage du lactate, en attendant le reste des examens complémentaires.

Six heures plus tard, alors que son échographie hépatique a éliminé une thrombose des veines sus-hépatiques et une dilatation des voies biliaires, ne montrant qu'un foie hypotrophique, vous êtes appelé par l'infirmier qui le trouve moins bien. Les paramètres vitaux sont stables. Vous trouvez en effet le patient confus et somnolent; il a maintenant un *flapping tremor* (ou astérixis : vidéo 53.1); le reste de l'examen est inchangé. Vous demandez un contrôle immédiat de la glycémie capillaire, qui est à 5,5 mmol/l, ainsi que la réalisation d'un nouveau bilan biologique avec ionogramme sanguin, bilan hépatique, numération et bilan d'hémostase.

Vous en parlez à votre cheffe et informez le réanimateur de garde qui vient l'évaluer. Le patient est alors transféré en réanimation. L'antigène HBs est positif. Devant une dégradation croissante et des signes de gravité, la transplantation hépatique sera discutée avec le centre spécialisé.

I. Comment faire le diagnostic d'insuffisance hépatique aiguë

Le diagnostic d'insuffisance hépatique aiguë est clinicobiologique. Elle se définit comme :

- une **altération globale** des fonctions hépatiques;
- survenant sur **foie sain**;
- d'installation **aiguë** (quelques jours à quelques semaines, évoluant par définition depuis moins de 3 mois).

L'insuffisance hépatique aiguë est dite :

- **sévère** si le TP ou le facteur V est inférieur à 50 %, en l'absence d'encéphalopathie;
- **grave** lorsque le tableau se complique d'une **atteinte neurologique** (encéphalopathie).

L'apparition de troubles neurologiques dans les 15 jours suivant l'apparition de l'ictère définit l'**hépatite fulminante**. Elle est dite **subfulminante** si ce délai entre ictère et encéphalopathie est de 15 jours à 3 mois.

L'insuffisance hépatique aiguë est le plus souvent suspectée et diagnostiquée lors de l'interprétation du bilan biologique.

En pratique, le premier élément du diagnostic positif est l'**identification du terrain** : foie sain ou hépatopathie sous-jacente. En l'absence d'hépatopathie sous-jacente, il convient d'attester du **caractère aigu**, défini par l'apparition des signes sur moins de 3 mois.

Deuxièmement, il faut rechercher les **critères de gravité** de l'insuffisance hépatique aiguë (neurologique en priorité, puis hyperlactatémie, hypoglycémie, défaillances d'organe associées).

Enfin, il faut identifier le **contexte** d'apparition des symptômes à l'origine de l'admission à l'hôpital, afin de préciser l'étiologie, élément majeur pour orienter la thérapeutique et le pronostic. Il est particulièrement important de reconnaître les étiologies (paracétamol, en premier lieu) pouvant bénéficier d'un traitement spécifique.

A. Confirmation diagnostique d'insuffisance hépatique aiguë

L'**interrogatoire** est un élément essentiel du diagnostic positif et étiologique. On interroge le patient et au besoin la famille, les proches, notamment en cas d'encéphalopathie.

Les questions principales à poser portent sur :

- l'existence d'une **maladie hépatique sous-jacente** (l'hépatopathie chronique élimine l'hypothèse d'une insuffisance hépatique aiguë, cf. chapitre 54);
- le **délai d'apparition des symptômes** : rechercher la présence d'un ictère (fig. 53.1), de douleurs abdominales, de troubles de la vigilance, d'une asthénie importante; importance de l'évaluation du délai ictère-troubles de la vigilance.

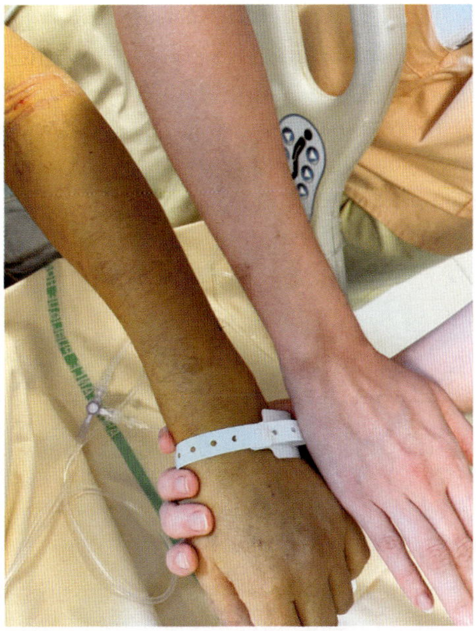

Fig. 53.1. Ⓐ **Ictère.**

L'**examen clinique** complète l'interrogatoire, afin d'éliminer les éléments en faveur d'une **maladie chronique du foie** (cf. chapitre 54) : une circulation veineuse collatérale, une hépatomégalie dure, des angiomes stellaires, une érythrose palmaire. Il permet de reconnaître des éléments **en faveur d'une pathologie hépatique aiguë** : ictère cutanéomuqueux, ascite, troubles de la vigilance, éventuellement syndrome hémorragique, d'intensité variable. L'hyperventilation est fréquente et précoce (alcalose respiratoire habituelle).

Le **bilan biologique** montre un **TP spontanément diminué**. Cette diminution est secondaire à la diminution de tous les facteurs de la coagulation, dont la synthèse et l'activation sont médiées par le foie. Le principal diagnostic différentiel est la présence ou le surdosage en antivitamine K. La différence se fait aisément grâce au **dosage systématique du facteur V**, dont l'activation est indépendante de la vitamine K.

Le **bilan hépatique** est le plus souvent altéré avec une cytolyse hépatique (augmentation des transaminases ASAT et ALAT, avec un dosage concomitant des CPK permettant d'éliminer l'origine musculaire d'une élévation ± isolée des ASAT), une cholestase hépatique et une **bilirubinémie** totale et conjuguée augmentée. Ces éléments ne sont pas nécessaires au diagnostic. La diminution de la synthèse de l'**albumine** est un très mauvais marqueur en situation aiguë ; son dosage n'a donc pas d'intérêt en pratique clinique dans ce contexte (demi-vie de 21 jours).

Une échographie hépatique (avec doppler) permet d'éliminer une maladie chronique du foie et apporte des éléments d'orientation diagnostique (cf. *infra*).

B. Évaluation de la gravité

L'examen clinique permet de rechercher les signes cliniques de gravité.

1. Neurologique

Encéphalopathie, gradée selon la classification ci-dessous :

- Stade 1 : Astérixis, altération du cycle veille/sommeil.
- Stade 2 : Confusion.
- Stade 3 : Coma vigil (réaction adaptée aux stimulus), score de Glasgow 10–13.
- Stade 4 : Coma profond, score de Glasgow 3–9.

D'autres complications neurologiques sont moins fréquentes, comme l'hypertension intracrânienne et les convulsions. Une surveillance de la glycémie doit être systématique. Elle est indispensable en cas de signes neurologiques.

Les troubles de la vigilance peuvent également être aggravés par une hypoglycémie ou une hyponatrémie, fréquentes au cours de l'insuffisance hépatique. Il est donc nécessaire de les normaliser.

2. Hémodynamique

Avec une hypotension artérielle et une tachycardie, voire un tableau de défaillance multiviscérale.

3. Lactate artériel augmenté

Secondaire à une diminution de la clairance hépatique (insuffisance hépatique) et parfois associée à une augmentation de la production (état de choc).

4. Hypoglycémie

Par hyperinsulinisme secondaire et diminution de la néoglucogenèse.

C. Bilan étiologique

1. En première intention

L'interrogatoire doit chercher :

- l'**exposition à des toxiques et médicaments** : paracétamol à dose toxique (plus de 4 g par jour voire moins en cas de dénutrition, d'insuffisance rénale, de faible poids, d'âge avancé), antiépileptiques, antituberculeux, AINS, amanite phalloïde, amphétamines, cocaïne ;
- l'**exposition à des virus hépatotropes**, notamment au cours de voyage dans les pays en voie de développement (VHA, VHE), notion de virose voire éruption cutanée précédant les symptômes (VZV, CMV, EBV, HSV) ;
- les **comorbidités** et autres antécédents, notamment une cardiopathie.

Cliniquement, des **signes extrahépatiques** peuvent aider à orienter l'**enquête étiologique** : éruption cutanée, fièvre, signes d'insuffisance cardiaque droite (turgescence jugulaire) ou de choc (hépatite hypoxique). Une **fièvre** élevée est évocatrice d'une infection à virus *herpes simplex*.

Le bilan biologique de première intention vise à identifier les étiologies les plus fréquentes (paracétamolémie, sérologie des hépatites virales A, B et E, et parfois recherche urinaire de cocaïne et d'amphétamine) [le bilan minimal est mis en valeur en gras] :

- recherche de virus hépatotropes (essentiellement les virus des hépatites) :
  - **hépatite A** (IgM anti, VHA) ;
  - **hépatite B** (Ag HBs, IgM anti-HBc, ADN VHB) ;
  - hépatite C (anticorps anti-VHC et ARN VHC) ;
  - **hépatite E** (ARN VHE) ;
  - si fièvre élevée : ***herpes simplex virus*** (PCR HSV) ;
- recherche de toxiques :
  - **paracétamolémie** (à interpréter en fonction du délai de la prise selon le nomogramme de Rumack et Matthew ; une paracétamolémie nulle en cas de suspicion d'insuffisance hépatique aiguë n'élimine pas cette hypothèse si le dosage est fait tardivement ; les symptômes d'insuffisance hépatique ne surviennent classiquement qu'après 24 heures environ) ;
  - alcoolémie ;
  - recherche urinaire de cocaïne et d'amphétamine ;
- **échographie-doppler hépatique**, à la recherche d'une thrombose des veines sus-hépatiques (syndrome de Budd-Chiari) ou de la veine porte ;
- échocardiographie dès que l'hypothèse d'une atteinte hépatique ischémique est évoquée : bas débit cardiaque avec signes cliniques d'insuffisance cardiaque droite (hépatalgie, turgescence jugulaire) et biologiques (insuffisance rénale aiguë et cytolyse hépatique prédominant sur les ASAT).

2. En deuxième intention

Les étiologies plus rares sont recherchées en l'absence d'étiologie identifiée (autres hépatites virales à CMV, EBV et HSV, pour lesquelles le diagnostic se fait sur PCR plasmatique, hépatite auto-immune, pathologies métaboliques…). La biopsie hépatique peut être discutée en l'absence de diagnostic après les tests non invasifs. Elle est cependant rarement contributive pour l'enquête étiologique, en dehors de l'hépatite alcoolique aiguë, et potentiellement dangereuse (troubles de l'hémostase, nécessitant souvent de la réaliser par voie transjugulaire plutôt que transpariétale).

L'étiologie n'est pas identifiée chez une proportion non négligeable de patient(e)s.

II. Prise en charge initiale : recherche des signes de gravité, traitement initial et diagnostic étiologique

Un des éléments clés est d'**initier le plus rapidement possible un éventuel traitement étiologique** (N-acétylcystéine, aciclovir, reperméabilisation des veines sus-hépatiques…).

A. Traitement symptomatique et prévention des complications

La prise en charge symptomatique initiale d'un patient ayant une insuffisance hépatique aiguë ne présente pas de particularités : mise en place d'un **monitorage des paramètres vitaux** (scope, saturomètre de pouls et tensiomètre automatique), pose d'une voie veineuse périphérique, correction d'une éventuelle hypovolémie par remplissage vasculaire avec des cristalloïdes.

Les éléments de surveillance sont très importants :

- contrôle de la **glycémie** capillaire (hypoglycémie secondaire à la défaillance hépatique fréquente et à l'origine d'une aggravation des troubles de la vigilance, de même l'hyponatrémie, fréquente chez ces patients, peut compliquer l'état neurologique du patient) ;
- surveillance biologique du **TP/facteur V** et du **lactate** ;
- surveillance **neurologique** rapprochée.

Il est indispensable d'administrer de la **N-acétylcystéine** en IV à la moindre suspicion d'intoxication au paracétamol et ce quel que soit le résultat de la paracétamolémie (dose de charge puis en continu jusqu'à amélioration des paramètres biologiques hépatiques).

En pratique, la N-acétylcystéine est proposée de manière systématique en cas d'insuffisance hépatique aiguë sévère quelle que soit la cause suspectée. En effet, le bénéfice a été montré également pour des étiologies diverses non liées au paracétamol.

Un contact précoce avec un centre expert est indispensable en cas d'insuffisance hépatique aiguë grave ou fulminante, afin de discuter de la transplantation hépatique en super-urgence.

Certaines conduites sont à **éviter** :

- prescription d'un traitement sédatif ou d'un traitement pouvant avoir un effet sédatif fréquent dans ses effets secondaires (risque de majoration des troubles neurologiques) ;
- prescription de traitement visant à corriger les troubles biologiques d'hémostase, tel que le plasma frais congelé (ce traitement ne concerne que les patients présentant un syndrome hémorragique clinique) ;
- prescription de traitement hépatotoxiques (paracétamol).

B. Recherche étiologique et prise en charge spécifique

Dès l'identification de l'insuffisance hépatique aiguë, la **recherche de l'étiologie** est urgente et primordiale. Elle permet de préciser le pronostic et donc la prise en charge. En effet, l'intoxication au paracétamol et l'hépatite A ont un pronostic favorable. À l'inverse, l'hépatite B aiguë ou l'absence de diagnostic étiologique est associée à un pronostic plus défavorable, devant motiver un rapprochement plus rapide vers un centre de greffe.

Le bilan étiologique de base comporte la recherche des causes les plus fréquentes. L'ensemble du bilan n'est pas à réaliser intégralement d'emblée et doit s'adapter à la situation clinique et aux hypothèses étiologiques initiales (détaillé plus haut).

B Un traitement étiologique spécifique peut alors être proposé :

- N-acétylcystéine (déjà introduit) en cas d'intoxication au paracétamol ;
- traitement antiviral en cas d'hépatite B aiguë fulminante ou subfulminante ;
- aciclovir intraveineux en cas d'hépatite virale à *herpes simplex virus* ;
- désobstruction des veines sus-hépatiques si un syndrome de Budd-Chiari est objectivé sur le doppler ;
- traitement d'une insuffisance cardiaque (hépatite hypoxique, foie de choc).

Insuffisance hépatique aiguë

- Première étape : évaluer la sévérité de l'insuffisance hépatique aiguë :
  - sévère : TP < 50 % ;
  - grave : encéphalopathie ;
  - fulminante : encéphalopathie avec délai ictère-encéphalopathie < 15 jours.
- Deuxième étape : rechercher une cause fréquente :
  - intoxication au paracétamol ;
  - foie de choc ;
  - hépatite virale A, B, E, et HSV ;
  - thrombose veineuse sus-hépatique (syndrome de Budd-Chiari).
- Troisième étape : débuter le traitement symptomatique et la surveillance rapprochée (notamment neurologique) :
  - introduire de la N-acétylcystéine quelle que soit l'étiologie suspectée ;
  - dépister et lutter contre les hypoglycémies et l'hyponatrémie ;
  - ne pas traiter les anomalies de l'hémostase (pas de plasma frais congelé systématique) ;
  - éviter les médicaments pouvant aggraver les symptômes (hépato- et néphrotoxiques potentiels) : sédatifs, paracétamol, AINS ;
  - administrer un éventuel traitement étiologique.
- Quatrième étape : contacter un centre de greffe hépatique pour discuter de la réalisation du bilan étiologique de deuxième ligne, d'une biopsie hépatique et de la transplantation hépatique.

Points de vigilance

- Ne pas se contenter d'un traitement symptomatique : il faut initier le plus rapidement possible un éventuel traitement étiologique.
- Ne pas prescrire de traitement sédatif ou pouvant avoir un effet sédatif fréquent dans ses effets secondaires (risque de majoration des troubles neurologiques).
- Ne pas prescrire de traitement visant à corriger les troubles biologiques d'hémostase.
- Ne pas hésiter à contacter le centre expert.

Une situation clinique... Deux prises en charge

Une femme de 35 ans est adressée aux urgences par les pompiers pour une intoxication médicamenteuse volontaire. Devant l'état de vigilance altérée, l'IDE appelle immédiatement l'interne.

Les *paramètres vitaux* sont : pression artérielle 109/72 mmHg, fréquence cardiaque 128 bpm, fréquence respiratoire 21 cycles/min, SpO_2 96 % en air ambiant, température 36,3 °C, Glasgow 9.

Où Nadia ne fait pas ce qu'il faut...

Lorsque Nadia arrive, les pompiers sont déjà repartis; tant mieux, elle n'avait pas envie de leur parler, elle est fatiguée de cette garde. Elle reprend donc les transmissions écrites : intoxication médicamenteuse volontaire au paracétamol et aux benzodiazépines sans précision du moment de l'intoxication.

Elle examine rapidement la patiente, la trouve assez somnolente, elle demande donc à l'infirmier de la monitorer (scope, saturomètre de pouls, tensiomètre automatique), de poser une voie veineuse périphérique, puis d'administrer du flumazénil IV en bolus de 0,3 mg jusqu'à ce qu'elle se réveille. Une fois la patiente réveillée, Nadia est rassurée et va se coucher en attendant le résultat du bilan. Elle hospitalise la patiente dans le service de post-urgence, afin qu'elle soit évaluée par les psychiatres le lendemain.

Sur des idéations suicidaires encore très marquées et une dangerosité mise en évidence lors de l'entretien avec les psychiatres, la patiente est hospitalisée en service spécialisé.

Elle est de nouveau admise 3 jours plus tard dans le service des urgences pour troubles de la vigilance et ictère. Nadia est encore de garde et la reçoit. Elle n'est pas réveillable. Elle tente de nouveau du flumazénil qui n'a pas l'effet espéré. Nadia appelle le réanimateur qui admet immédiatement la patiente dans son service.

Le diagnostic d'insuffisance hépatique aiguë fulminante sur intoxication au paracétamol est rapidement envisagé. Un traitement par N-acétylcystéine IV est donc débuté en urgence, trop tardivement.

Où l'on peut faire confiance à Nadia

Nadia demande à l'infirmier de retenir les pompiers jusqu'à son arrivée car elle a quelques questions à leur poser. Elle reprend l'anamnèse avec les pompiers puis avec les proches. La patiente a été retrouvée par sa colocataire dans le salon avec un mot d'adieu. La patiente aurait envoyé un message à sa colocataire lui demandant pardon vers 15 h. Celle-ci n'arrivant pas à la joindre et s'inquiétant est rentrée plus tôt, vers 16 h et l'a trouvée endormie dans le salon. Elle a immédiatement appelé les pompiers, qui sont arrivés au domicile 10 minutes plus tard. Nadia apprend que la patiente est dépressive et suivie depuis plusieurs mois et qu'elle a perdu son travail et son petit ami récemment. Les boîtes de médicaments étaient bien rangées dans la salle de bains mais vide. Il y avait du paracétamol et des hypnotiques de la classe des benzodiazépines. Il n'est malheureusement pas possible d'évaluer quelle quantité elle aurait ingérée.

Nadia confirme de cette façon son diagnostic d'intoxication, ainsi que les produits potentiellement ingérés et l'heure de la prise.

Pendant qu'elle examine la patiente, Nadia demande à l'infirmier de monitorer la patiente (scope, saturomètre de pouls, tensiomètre automatique), ainsi que de poser une voie veineuse périphérique et, devant les troubles de la vigilance, une glycémie capillaire, qui est normale.

À l'examen clinique, Nadia met en évidence des troubles de la vigilance avec somnolence, pas de signe de localisation neurologique, des pupilles intermédiaires réactives et symétriques, une auscultation pulmonaire claire, des bruits du cœur réguliers sans souffle, pas de signe d'insuffisance cardiaque. L'abdomen est souple sans hépatomégalie. L'haleine est œnolique. Au total, il s'agit donc d'un coma calme, hypotonique, sans autre anomalie neurologique ni extraneurologique associée, compatible avec un toxidrome de myorelaxation, secondaire aux benzodiazépines.

Dans le cadre d'une intoxication aiguë médicamenteuse avec signes de gravité (troubles de la vigilance avec un score de Glasgow à 9) liée vraisemblablement à la prise de benzodiazépines, et afin d'éviter l'intubation, elle demande l'administration de flumazénil IVD jusqu'à obtention d'un score de Glasgow > 12, relayé par une perfusion continue à la seringue électrique. Nadia prescrit un bilan biologique avec une alcoolémie, ainsi qu'un prélèvement toxicologique conservatoire. Elle demande aussi une paracétamolémie pour 19 h (estimant la prise médicamenteuse vers 15 h). Nadia prescrit également immédiatement de la N-acétylcystéine IV dans l'attente du dosage.

▶

Nadia contacte le réanimateur de garde et transfert la patiente en unité de surveillance continue. Le bilan biologique initial est sans particularité, la paracétamolémie est à la limite de la zone de toxicité selon le nomogramme de Rumack Matthew. Étant donné la gravité de la situation et l'incertitude concernant l'horaire de la prise, il est décidé de poursuivre la perfusion de N-acétylcystéine. Les contrôles du bilan hépatique montreront une cytolyse hépatique, pour laquelle le N-acétylcystéine sera poursuivi jusqu'à normalisation.

Compléments en ligne

Des compléments numériques sont associés à ce chapitre. Ils proposent une vidéo, indiquée dans le texte par un picto . Pour voir ces compléments, connectez-vous sur http://www.em-consulte/e-complement/476958 et suivez les instructions.

Vidéo 53.1. Astérixis, ou *flapping tremor*.

CHAPITRE
54

Décompensation de cirrhose

Focus MÉDECINE INTENSIVE-RÉANIMATION

Situation de départ

47 Ictère

Items, objectifs pédagogiques

ITEM 279 – Cirrhose et complications

Rang	Rubrique	Intitulé	Descriptif
A	Définition	Connaître la définition de la cirrhose	
B	Prévalence, épidémiologie	Connaître la prévalence de la cirrhose hépatique	
A	Définition	Connaître les stades évolutifs de la cirrhose	Compensée : asymptomatique Décompensée : six principales complications
A	Diagnostic positif	Connaître les manifestations cliniques de cirrhose	Signes cliniques d'HTP, IHC, et consistance ferme du foie
A	Diagnostic positif	Connaître les signes paracliniques (biologiques et échographiques) associés à la cirrhose	
B	Examens complémentaires	Connaître les méthodes diagnostiques d'une cirrhose compensée	PBH (indications, contre-indications, voies) et tests non invasifs de fibrose
B	Étiologie	Connaître les étiologies de cirrhose et les arguments diagnostiques étiologiques	Tableau des causes et arguments étiologiques
A	Identifier une urgence	Connaître les quatre principales complications sévères de la cirrhose : hémorragie digestive, encéphalopathie hépatique, infection de liquide d'ascite, syndrome hépatorénal	Signes de gravité et principes généraux de prise en charge + encéphalopathie hépatique (manifestations cliniques, physiopathologie et facteurs déclenchants de l'encéphalopathie hépatique)
B	Prise en charge	Connaître les principes de la prise en charge thérapeutique d'une cirrhose du foie et de ses principales complications (encéphalopathie hépatique, ascite, hémorragie digestive)	
B	Prise en charge	Connaître la prise en charge de l'encéphalopathie hépatique	Critères d'IOT, traitements pharmacologiques (lactulose, rifaximine)
B	Prise en charge	Connaître les principes du traitement de l'ascite	Ascite tendue, poussée d'ascite, ascite réfractaire
B	Prise en charge, suivi	Connaître les principes prévention de l'encéphalopathie hépatique	Information du risque, prudence à l'égard des hypnotiques
B	Prise en charge, suivi	Savoir que le patient cirrhotique est à risque de CHC	

ITEM 280 – Ascite

Médecine intensive – réanimation, urgences et défaillances viscérales aiguës

Introduction
I. Comment faire le diagnostic de cirrhose ?
II. Quelles sont les complications potentielles ?
III. Quel est le raisonnement en urgence ? Quels examens complémentaires demander ?
IV. Quels traitements d'urgence administrer sans délai ?

Introduction

Ⓐ La cirrhose correspond à un état de fibrose hépatique, complication terminale de nombreuses atteintes hépatiques chroniques. Sa définition est histologique, bien qu'un ensemble concordant de signes cliniques, biologiques et morphologiques soit suffisant pour poser le diagnostic. Les principales causes de cirrhose en France sont la consommation excessive et prolongée d'alcool, la NASH (stéato-hépatite non alcoolique) et les hépatites virales chroniques B et C.

Il s'agit d'une affection irréversible, caractérisée par une fibrose cicatricielle à l'origine d'une désorganisation de l'architecture hépatique lobulaire normale et de la formation de nodules hépatocytaires de structure anormale. Cela a pour conséquence une hypertension portale (le foie fibrosé réalisant un obstacle au flux sanguin portal), une insuffisance hépatocellulaire chronique et un risque de carcinome hépatocellulaire.

Cette pathologie est longtemps asymptomatique, n'ayant ni retentissement fonctionnel ni complication. On parle alors de cirrhose « compensée ». On parle ensuite de cirrhose « décompensée » lorsqu'elle devient parlante cliniquement et/ou que des complications se développent.

Vignette clinique

Un homme de 58 ans est conduit au service d'accueil des urgences par la brigade des sapeurs-pompiers en raison d'une somnolence excessive rapportée depuis 24 heures par les proches. Il n'a pas d'antécédent mais « n'aime pas aller chez le médecin ». L'épouse rapporte par ailleurs une consommation d'alcool excessive depuis de nombreuses années.

À son arrivée aux urgences, il présente des troubles de conscience, avec un score de Glasgow à 10 (Y2, V3, M5). Les paramètres vitaux sont par ailleurs stables (fréquence cardiaque à 84 bpm, pression artérielle à 146/73 mmHg, SpO_2 à 96 % en air ambiant, fréquence respiratoire à 18 cycles/min). Le patient est apyrétique.

L'examen clinique révèle une hépatomégalie à bord tranchant, une circulation veineuse collatérale péri-ombilicale avec un abdomen distendu présentant une matité déclive des flancs à la percussion. Vous observez aussi une érythrose palmoplantaire et de nombreux angiomes stellaires sur le haut du thorax et le visage. La rate n'est pas palpable. L'examen cardiopulmonaire est par ailleurs sans particularité. Il n'existe aucun signe de focalisation neurologique, pas de syndrome méningé. La recherche d'un *flapping tremor* (astérixis) n'est pas contributive (patient non coopérant).

Le diagnostic d'**encéphalopathie hépatique sur cirrhose sous-jacente non documentée** est ainsi évoqué.

La **prise en charge initiale** consiste alors en :

- un prélèvement d'un bilan biologique : NFS-plaquettes, ionogramme sanguin avec créatininémie et urémie, bilan hépatique (ASAT, ALAT, γGT et phosphatases alcalines) avec bilirubinémie, albuminémie, et un bilan d'hémostase (TP, TCA, fibrinogène) ;
- la réalisation d'une imagerie abdominale et notamment de la veine porte et des veines sus-hépatiques pour documenter le potentiel foie cirrhotique et rechercher une hypertension portale (scanner injecté ou échographie doppler) ;
- la réalisation d'une imagerie cérébrale dans le cadre du diagnostic différentiel au trouble de la vigilance ;

- la recherche de l'origine de cette décompensation de cirrhose (ponction d'ascite, notamment à la recherche d'une infection du liquide d'ascite);
- un transfert en médecine intensive-réanimation devant les troubles de conscience;
- la recherche rapide de l'étiologie possible de cette cirrhose si elle est confirmée.

I. Comment faire le diagnostic de cirrhose ?

A. Diagnostic clinique d'une cirrhose

Les signes cliniques évocateurs d'une cirrhose se décomposent en signes d'insuffisance hépatocellulaire et d'hypertension portale, dans un contexte de palpation hépatique anormale. La majeure partie de ces signes peut se voir au stade de cirrhose « compensée ». Il convient ainsi d'être minutieux lors de l'examen clinique afin d'identifier précocement une atteinte hépatique peu ou non symptomatique pour le patient. Bien que le diagnostic soit typiquement histologique, un diagnostic de cirrhose peut être avancé devant la présence de signes cliniques de cirrhose et d'une complication typique (cf. II), le diagnostic se faisant alors d'emblée au stade « décompensée ».

1. Palpation du foie

- Hépatomégalie ou, à l'inverse, foie de taille normale ou atrophique.
- Aspect irrégulier et dur, bord inférieur dur et tranchant.

2. Signes cliniques d'insuffisance hépatocellulaire

- Angiomes stellaires dans le territoire cave supérieur (thorax, membres supérieurs, visage) : petite tache rouge en forme d'étoile, disparaissant à la vitropression pour réapparaître du centre vers la périphérie (signe non spécifique d'une cirrhose).
- Érythrose palmaire et plantaire.
- Leuconychie (ongles blancs), agrandissement de la lunule de l'ongle, hippocratisme digital.
- Ictère conjonctival et cutanéomuqueux (à un stade plus avancé).
- Hypogonadisme avec gynécomastie et dépilation chez l'homme.
- Majoration d'une ascite en rapport avec l'hypoalbuminémie dans les formes d'insuffisance hépatocellulaire évoluées.

3. Signes cliniques d'hypertension portale

- Ascite : matité mobile et déclive des flancs associée à un tympanisme en péri-ombilical (en décubitus dorsal), signe du flot à la palpation (l'hypoalbuminémie de l'insuffisance hépatocellulaire majore l'ascite).
- Circulation veineuse collatérale abdominale : d'abord épigastrique, puis évoluant en péri-ombilical.
- Splénomégalie (inconstante).

B. Diagnostic paraclinique d'une cirrhose

1. Biologie

Il est important de noter que les perturbations biologiques traduisent une insuffisance hépatocellulaire et/ou une hypertension portale déjà évoluée. À ce titre, un patient cirrhotique peut avoir un bilan biologique tout à fait normal au stade de cirrhose « compensée ». Un bilan normal n'élimine donc pas le diagnostic !

- Bilan hépatique : transaminases normales ou cytolyse qui prédomine sur les ASAT chez le patient alcoolique, cholestase inconstante.
- Insuffisance hépatocellulaire : TP abaissé (avec baisse associée du facteur V), hypoalbuminémie, hyperbilirubinémie conjuguée le plus souvent.
- Hypersplénisme, liée à l'hypertension portale, responsable d'une thrombopénie, d'une leucopénie et parfois d'une anémie.
- Bloc bêta-gamma à l'électrophorèse des protéines sériques.
- En cas d'étiologie alcoolique de la cirrhose, une macrocytose peut être observée.

2. Morphologie

L'examen de référence est l'**échographie hépatique** couplée au doppler. Elle montre un foie à contours irréguliers et bosselés, ainsi qu'une dysmorphie hépatique. L'échostructure est en général modifiée (aspect granité). La mise en évidence de signes d'hypertension portale est également en faveur du diagnostic : augmentation du diamètre de la veine porte, ralentissement voire inversion du flux porte au doppler qui devient hépatofuge, splénomégalie ou ascite (non perçues cliniquement). L'échographie permet aussi de dépister la présence d'un carcinome hépatocellulaire.

Sur le plan morphologique, la mise en évidence de varices œsophagiennes ou parfois d'une gastropathie typique lors d'une endoscopie digestive haute témoigne d'une hypertension portale.

3. Histologie

Le diagnostic de certitude d'une cirrhose est histologique. En dernier recours, une ponction-biopsie hépatique peut être réalisée pour affirmer le diagnostic si les éléments cliniques, biologiques et morphologiques ne sont pas suffisants. Ce n'est pas le problème de la prise en charge en urgence où le plus souvent l'ensemble des signes préalablement décrits sont suffisants pour évoquer de manière quasi certaine le diagnostic.

L'examen anatomopathologique peut aussi participer au diagnostic étiologique de la cirrhose.

C. Scores pronostiques

Deux scores ont été développés dans l'objectif d'évaluer le pronostic d'une cirrhose en l'absence de transplantation : le score de Child-Pugh et le score MELD (*Model for End-Stage Liver Disease*).

Le score de Child-Pugh s'étend de 5 à 15 points en fonction des cinq critères présentés dans le tableau 54.1. Trois classes de pronostic progressivement défavorable sont définies : classe A de 5 à 6 points (cirrhose « compensée »), classe B de 7 à 9 points et classe C de 10 à 15 points. Par exemple, on parlera de cirrhose de classe B9 ou de classe C12.

Le score MELD est fondé sur une formule incluant la bilirubinémie, l'INR, la créatinine et le recours ou non à l'épuration extrarénale dans la semaine précédente. La natrémie a été secondairement intégrée pour améliorer le modèle (MELD-Na). Il s'étend de 6 à 40 points. Un score plus élevé est de plus mauvais pronostic.

Tableau 54.1. B **Score de Child-Pugh.**

	1 point	2 points	3 points
Ascite	Absente	Modérée	Permanente
Encéphalopathie hépatique	Absente	Modérée	Invalidante
Bilirubine totale (μmol/l)	< 35	35–60	> 60
Albumine (g/l)	> 35	28–35	< 28
TP (%)	> 50	40–50	< 40

Diagnostic positif

- Critères cliniques, biologiques et morphologiques évocateurs.
- Dysmorphie hépatique + insuffisance hépatocellulaire + hypertension portale.
- Sévérité = score de Child-Pugh.

Tableau 54.2. A **Étiologie de cirrhose.**
Attention, plusieurs causes peuvent coexister !

Causes fréquentes	Causes plus rares
– Consommation excessive d'alcool – Stéato-hépatite non alcoolique – Hépatite chronique B – Hépatite chronique C	– Hémochromatose génétique – Hépatite auto-immune – Cholangite sclérosante primitive et autres cirrhoses biliaires secondaires – Cholangite biliaire primitive – Syndrome de Budd-Chiari (thrombose des veines sus-hépatiques) – Maladie de Wilson – Déficit en α_1-antitrypsine – Mucoviscidose

Quiz 1

L'étiologie difficile

Monsieur A., 62 ans, cirrhotique connu ayant déjà présenté plusieurs épisodes d'hémorragie digestive sur rupture de varice œsophagienne et ayant été hospitalisé en réanimation il y a 2 ans dans le cadre d'un coma liée à une encéphalopathie hépatique compliquant une infection spontanée du liquide d'ascite, est de nouveau hospitalisé pour troubles de conscience d'aggravation progressive depuis quelques jours.

Antécédents : hypertension artérielle, BPCO post-tabagique, cardiopathie ischémique stentée.

Traitement : acide acétylsalicylique, bisoprolol, lercanidipine, spironolactone, ramipril, atorvastatine, traitements bronchodilatateurs inhalés.

Cliniquement, le patient est vigilant mais présente un syndrome confusionnel et un astérixis, une ascite très tendue, un ictère cutanéomuqueux. L'examen cardiopulmonaire est sans particularité.

Examens complémentaires en urgence :

- NFS : hémoglobine = 10,2 g/dl, plaquettes 82 G/l, leucocytes 7 G/l ;
- ionogramme : Na = 134 mmol/l, K = 4 mmol/l, créatinine = 156 μmol/l, urée = 14 mmol/l ;
- GDS : pH = 7,43, PO_2 = 76 mmHg, PCO_2 = 37 mmHg, HCO_3^- = 26 mmol/l.

Le patient n'ayant pas uriné, vous ne disposez pas du ionogramme urinaire.

Quelles hypothèses avez-vous concernant l'origine de cette insuffisance rénale ? Quelle est la conduite à tenir initiale ?

II. Quelles sont les complications potentielles ?

L'histoire naturelle de la cirrhose est d'évoluer progressivement jusqu'à devenir cliniquement parlante et de voir apparaître certaines complications. Ces dernières marquent un tournant évolutif majeur dans l'histoire du patient cirrhotique. Il est important de se rappeler que l'**apparition d'une complication** décompensant une cirrhose doit **systématiquement faire rechercher les autres**. Chaque complication peut être le facteur déclenchant des autres complications et *vice versa*.

Les quatre principales complications typiques de la cirrhose sont l'**hémorragie digestive haute** par rupture de varices œsophagiennes ou gastriques, l'**encéphalopathie hépatique**, l'**infection spontanée du liquide d'ascite** et le **syndrome hépatorénal**. Un concept plus récent de complication de la cirrhose a émergé : la **décompensation hépatique aiguë sur atteinte chronique** ou *Acute-on-Chronic Liver Failure* (ACLF). Enfin, la cirrhose est un facteur de risque d'infections et favorise les formes graves de ces infections.

A. Hémorragie digestive liée à l'hypertension portale

L'hémorragie digestive est fréquente chez le patient cirrhotique ; c'est une cause majeure de mortalité (de l'ordre de 10 % de mortalité). Elle doit systématiquement faire chercher une complication sous-jacente, notamment une infection du liquide d'ascite.

La physiopathologie implique l'hypertension portale, responsable d'une rupture de varices œsophagiennes (ou parfois gastriques) ou, plus rarement, d'un saignement aigu sur une gastropathie d'hypertension portale. Par argument de fréquence, comme pour toute hémorragie digestive haute, il convient d'évoquer un ulcère gastroduodénal. En effet, bien que l'ulcère ne soit pas spécifique de la pathologique cirrhotique, il reste fréquent sur ce terrain.

B. Encéphalopathie hépatique

Cette entité désigne l'ensemble des manifestations neuropsychiques en rapport avec l'insuffisance hépatocellulaire et/ou les shunts veineux porto-systémiques. Ces symptômes sont dus à l'accumulation de toxiques qui ne sont plus métabolisés par le foie. On observe ainsi classiquement une hyperammoniémie. Un facteur déclenchant une encéphalopathie hépatique chez un patient cirrhotique doit toujours être cherché : infection, hémorragie digestive, hépatite alcoolique aiguë, insuffisance rénale, prise médicamenteuse, hyponatrémie…

On distingue plusieurs grades d'encéphalopathie :

- Grade I : Inversion du cycle nycthéméral, trouble de l'attention, lenteur d'idéation ± astérixis.
- Grade II : Somnolence, désorientation temporelle, astérixis +++.
- Grade III : Somnolence marquée, désorientation dans le temps et l'espace, agitation.
- Grade IV : Coma calme, de profondeur variable, signe de Babinski bilatéral fréquent ± convulsions et décérébration (œdème cérébral) dans les formes terminales.

Bien que non spécifique de l'encéphalopathie hépatique, l'**astérixis** (ou ***flapping tremor***) est un signe majeur orientant vers l'origine hépatique d'une encéphalopathie chez un cirrhotique : il s'agit d'une interruption transitoire du tonus musculaire, mise en évidence en demandant au patient d'écarter les doigts en tenant les mains à l'horizontale, bras tendus devant lui et yeux fermés (cf. vidéo 53.1 au chapitre 53). On observe alors une chute répétée des mains — à ne pas confondre avec un tremblement du sevrage alcoolique ou les trémulations « physiologiques ».

On peut également observer d'autres signes cliniques comme un *foetor hepaticus* (odeur douceâtre ou aromatique de l'haleine) ou des symptômes extrapyramidaux. Une alcalose respiratoire par hyperventilation centrale est habituelle.

C. Infection spontanée du liquide d'ascite

Le risque principal d'une ascite chez le patient cirrhotique est l'apparition d'une **infection spontanée du liquide d'ascite** (ou péritonite primitive ou péritonite bactérienne spontanée). Ce risque est d'autant plus élevé que le taux de protides dans l'ascite est bas. Le diagnostic d'infection du liquide d'ascite repose sur l'analyse de la ponction d'ascite qui doit être systématique devant toute majoration d'une ascite ou toute complication d'un patient cirrhotique présentant une ascite. Un taux de **polynucléaires neutrophiles > 250/mm³** dans l'ascite définit traditionnellement l'infection. Une culture positive à une bactérie non contaminante définit aussi l'infection, même si le nombre d'éléments est inférieur.

Les signes d'appel de cette complication incluent une fièvre (très inconstante), des douleurs abdominales et de la diarrhée, une hyperleucocytose et la présence d'une autre complication de la cirrhose (notamment l'encéphalopathie hépatique).

Les bactéries en cause sont principalement des bacilles à Gram négatif (60 % des cas) de type entérobactéries et des cocci à Gram positif, mais l'examen direct est le plus souvent négatif. La culture microbiologique du liquide, notamment ensemencée dans des flacons d'hémoculture aérobie et anaérobie, permet d'identifier la bactérie en cause. Néanmoins sa négativité n'élimine pas le diagnostic d'infection spontanée du liquide d'ascite (environ 40 % de cultures négatives). L'infection du liquide d'ascite est en général monomicrobienne. Une infection plurimicrobienne doit faire suspecter une perforation du tube digestif (péritonite secondaire).

D. Syndrome hépatorénal

Le syndrome hépatorénal est une insuffisance rénale de profil fonctionnel (oligurie, natriurèse effondrée) ne répondant pas au remplissage vasculaire dans un contexte de cirrhose évoluée et en l'absence de diurétiques. La présence d'une ascite et d'une insuffisance hépatocellulaire marquée est habituelle. Il s'agit d'un diagnostic d'élimination qui requiert l'élimination des autres causes d'insuffisance rénale aiguë. Sa physiopathologie est complexe et dépasse le cadre de ce chapitre. Il faut toutefois retenir que cette complication est particulièrement grave, son pronostic étant sombre. Seule la transplantation hépatique permet une réelle amélioration du pronostic.

E. *Acute-on-Chronic Liver Failure* (syndrome d'ACLF)

La décompensation hépatique aiguë sur atteinte chronique est un concept émergeant depuis quelques années. Il s'agit d'une décompensation compliquée de défaillance viscérale pouvant toucher un ou plusieurs organes ou fonctions vitales (foie, rein, cerveau, poumon, système cardiocirculatoire, hémostase…) sans autre cause que la cirrhose évoluée. Une inflammation systémique pourrait expliquer cette complication, mais la physiopathologie reste encore incomplètement comprise. Une consommation alcoolique excessive, une infection récente ou une hémorragie digestive sont souvent à l'origine du syndrome d'ACLF. Son pronostic est très réservé, avec une mortalité atteignant 80 à 100 % en cas d'atteinte de trois organes ou fonctions ou plus.

F. Autres complications

1. Infections

Les infections sont plus fréquentes chez le cirrhotique. Une infection peut être l'origine ou la conséquence d'une autre complication. Il peut s'agir d'une infection spontanée du liquide d'ascite ou de tout autre site (urines et poumons, notamment). Ces infections sont volontiers sévères et nécessitent une prise en charge diagnostique et thérapeutique rapide.

2. Ascite

Complication la plus fréquente de la cirrhose, l'ascite ne menace pas le pronostic vital à court terme mais traduit une évolution péjorative de l'hépatopathie. L'ascite peut être révélatrice de la maladie ou apparaître au décours d'une complication (hémorragie digestive, infection…). Il s'agit d'un liquide pauvre en protides le plus souvent. Un très faible taux de protides (< 10–15 g/l) est possiblement associé à un risque augmenté d'infection du liquide d'ascite et doit faire discuter une antibioprophylaxie.

3. Ictère

L'apparition d'un ictère peut traduire l'aggravation de l'insuffisance hépatocellulaire, étant alors de mauvais pronostic, ou s'associer à une complication aiguë (hémorragie digestive, infection…). Toutefois, il ne faudra pas méconnaître une autre cause associée qu'il faut systématiquement éliminer (infections virales hépatotropes, hémolyse, lithiase de la voie biliaire principale…).

4. Carcinome hépatocellulaire

La cirrhose est un état précancereux à risque majeur d'évoluer vers un carcinome hépatocellulaire, que ce soit au stade de cirrhose « compensée » ou « décompensée ». Le carcinome hépatocellulaire peut en soi être une cause de décompensation d'une cirrhose et favoriser la survenue d'une autre complication.

5. Complications hématologiques

On peut observer une anémie par carence martiale (saignement chronique), carence en folates ou hémolyse par anomalie corpusculaire acquise (acanthocytose). Il peut aussi exister un hypersplénisme à l'origine d'une thrombopénie voire d'une leucopénie. L'alcool favorise, par toxicité directe, la survenue d'une thrombopénie.

Une complication en appelle une autre : la présence d'une complication doit faire réaliser un bilan global de la cirrhose à la recherche des autres complications !

Quiz 2

Le piège diagnostique

Monsieur H., 58 ans, consulte aux urgences pour une fièvre dans un contexte de brûlures mictionnelles.

Antécédents : obésité morbide avec NASH connue, pas d'exploration hépatique récente, hypertension artérielle, syndrome d'apnée du sommeil.

Cliniquement, le patient est fébrile à 38,6 °C, sans défaillance hémodynamique. Le reste de l'examen est sans particularité, en dehors d'un doute sur une hépatomégalie chez ce patient obèse.

L'ECBU retrouve de nombreux bacilles à Gram négatif à l'examen direct et confirme votre hypothèse d'infection urinaire masculine. Vous débutez une antibiothérapie par céfotaxime (céphalosporine de troisième génération) mais décidez d'évaluer l'atteinte hépatique sous-jacente.

Votre *bilan* montre notamment : albuminémie à 36 g/l ; cytolyse à 1,5 N prédominant sur les ASAT ; γGT à 2 N ; PAL normales ; bilirubine à 11 µmol/l ; TP à 52 % ; facteur V à 82 %.

Quelle est la cause la plus probable de cette diminution du TP ?

III. Quel est le raisonnement en urgence ? Quels examens complémentaires demander ?

A. Accueil du patient cirrhotique

La prise en charge initiale du patient cirrhotique connu ou suspecté est très variable selon le motif de consultation. Néanmoins, il faut toujours prendre en compte cette pathologie et toujours évaluer sa gravité et son risque de décompensation.

Certaines situations nécessitent l'appel rapide du réanimateur :
- la présence de troubles de conscience, voire d'un coma : une encéphalopathie hépatique peut nécessiter une intubation orotrachéale à visée de protection des voies aériennes supérieures ;
- une hémorragie digestive, même sans signe de gravité, pour organiser rapidement l'endoscopie digestive haute sur ce terrain à risque (en général à réaliser dans les 12 heures de l'admission et plus rapidement en cas de critère de gravité) ;
- une insuffisance rénale aiguë inexpliquée ;
- toute situation de gravité non spécifique à la cirrhose.

B. Bilan diagnostique à réaliser

1. Bilan biologique

En plus du bilan nécessaire au motif de consultation initial, il faut également s'intéresser à la cirrhose, sa gravité et ses complications potentielles. Ce bilan peut comporter :
- numération-formule sanguine ;
- hémostase complète, deux déterminations du groupe sanguin et une recherche d'agglutinines irrégulières (RAI) ;
- ionogramme sanguin avec créatinine et urée ;
- ionogramme urinaire ;
- albuminémie ;
- bilan hépatique complet avec TP, facteur V, bilirubine, ASAT, ALAT, γGT, PAL ;
- dosage de l'ammoniémie en cas de suspicion d'encéphalopathie hépatique (mais de peu d'intérêt si la cirrhose est évidente) ;
- hémocultures.

2. Ponction d'ascite (paracentèse)

En cas d'ascite, il est indispensable de réaliser une ponction exploratrice, à la recherche notamment d'une infection du liquide d'ascite :
- biochimie : 1 tube, indispensable pour déterminer le taux de protides dans le liquide d'ascite ;
- bactériologie : 1 tube pour mise en culture + ensemencement dans des flacons d'hémoculture aéro- et anaérobie ; la cytologie est généralement réalisée par le laboratoire de microbiologie ;
- anatomopathologie : 1 tube, indispensable pour l'analyse fine de la cellularité.

La technique de réalisation d'une ponction d'ascite est disponible en vidéo sur le site du *New England Journal of Medicine*[13].

Cette ponction d'ascite peut être évacuatrice en cas de mauvaise tolérance sur le plan respiratoire.

[13] https://www.nejm.org/doi/full/10.1056/nejmvcm062234.

Chez le patient hypovolémique ou en état de choc, l'évacuation d'ascite est à proscrire, car elle entraînera une majoration de l'hypovolémie, seule une ponction exploratrice doit être effectuée.

En cas paracentèse de grand volume (plusieurs litres d'ascite), il est nécessaire de compenser la perte liquidienne par un remplissage vasculaire (notamment par albumine). Au-delà de 5 litres évacués, une perfusion d'albumine apporte un bénéfice par rapport aux autres solutés de remplissage.

3. Endoscopie œsogastroduodénale

L'endoscopie digestive haute est l'examen clé de toute hémorragie digestive haute, pour le bilan étiologique et parfois pour la prise en charge thérapeutique endoscopique. Chez le patient cirrhotique — que la cirrhose soit connue ou suspectée —, l'endoscopie doit être réalisée le plus tôt possible, encore plus rapidement que chez le patient non cirrhotique. En pratique, il est recommandé de la réaliser dans les 12 premières heures de prise en charge, d'autant plus en urgence que l'hémorragie est grave. La prise en charge en réanimation est souvent souhaitable.

4. Imagerie

Une imagerie peut être indiquée en urgence en fonction du point d'appel. Une échographie hépatique à la recherche d'un carcinome hépatocellulaire et un doppler de la veine porte et des veines sus-hépatiques sont parfois utiles.

IV. Quels traitements d'urgence administrer sans délai ?

La prise en charge du patient cirrhotique dans les situations non spécifiques de la cirrhose rejoint celle de tout patient en médecine intensive-réanimation. Il faut en revanche veiller à prendre la situation dans son ensemble et intégrer le traitement de la cirrhose et/ou de ses complications dans la prise en charge globale du patient. Certains traitements (sédatifs, aminosides, notamment) peuvent induire une complication de la cirrhose (encéphalopathie, insuffisance rénale). Le rapport bénéfice-risque doit être évalué avec précision.

Nous détaillerons ici uniquement la prise en charge spécifique des cinq principales complications aiguës détaillées plus haut.

A. Hémorragie digestive

Le bilan et la prise en charge de l'hémorragie digestive et du choc hémorragique sont traités dans des chapitres dédiés (cf. chapitre 18 et chapitre 51). Toute instabilité hémodynamique doit motiver un transfert rapide en réanimation dans l'objectif d'une stabilisation hémodynamique. Nous ne détaillons ici que les spécificités de l'hémorragie digestive du patient cirrhotique. Les seuils transfusionnels ne sont pas modifiés par la cirrhose. Il n'y a pas lieu d'apporter du plasma frais congelé chez ces patients. Une transfusion plaquettaire peut se discuter en cas de thrombopénie profonde < 30 G/l.

La particularité de l'hémorragie digestive haute en cas de cirrhose est la possibilité d'une rupture de varices œsophagiennes ou gastriques comme étiologie. Une hémorragie digestive haute révélée par une hématémèse, un méléna voire des rectorragies chez un patient cirrhotique connu ou suspecté implique en urgence :

- l'administration habituelle d'un **inhibiteur de la pompe à protons**, avant même la réalisation de l'endoscopie;
- l'introduction d'un **traitement vasoactif** visant à réduire la pression portale (dérivé de la somatostatine tel que l'octréotide, terlipressine ou somatostatine) en injection intraveineuse continue. L'octréotide est souvent préféré pour son coût modéré. La terlipressine est contre-indiquée en cas de coronaropathie ou d'artériopathie oblitérante;
- la mise en route d'une **antibioprophylaxie** de manière systématique (du fait du risque d'infection du liquide d'ascite) par une céphalosporine de troisième génération de type céfotaxime ou ceftriaxone;
- la réalisation rapide (typiquement dans les 12 heures de prise en charge) d'une **endoscopie œsogastroduodénale** dans l'objectif de diagnostiquer précocement l'étiologie expliquant l'hémorragie digestive et de permettre la ligature des varices œsophagiennes (mise en place d'élastique).

En cas d'échec de contrôle hémorragique par un geste endoscopique, le pronostic est péjoratif. Peuvent être envisagés :

- la mise en place temporaire d'une sonde à double ballonnet (gastrique et œsophagien pour tamponner les varices œsophagiennes), telle que la sonde de Blakemore-Sengstaken;
- la réalisation d'un shunt porto-cave intrahépatique (TIPS, *Transjugular Intrahepatic Portosystemic Shunt*).

Si un ulcère est identifié, le traitement vasoactif peut être interrompu. Si une varice œsophagienne est la cause de l'hémorragie digestive, ce traitement est poursuivi pour une durée de 3 à 5 jours, relayé par un bêtabloquant; le traitement curatif par inhibiteur de la pompe à protons est réduit en simple dose préventive de l'ulcère.

Chez les patients les plus à risque de récidive ou de complication (Child-Pugh B avec hémorragie active ou Child-Pugh C), la réalisation d'un TIPS précoce doit être discutée.

B. Encéphalopathie hépatique

Le traitement de l'encéphalopathie hépatique repose essentiellement sur le traitement du facteur déclenchant (infection, médicament sédatif, hémorragie digestive, hyponatrémie…). Il faut prévenir le risque d'inhalation, ce qui peut parfois motiver le recours à la ventilation mécanique invasive.

Malgré une efficacité modeste voire non prouvée, des traitements visant à favoriser l'élimination digestive des toxiques non épurés par le foie sont parfois proposés :

- lactulose (disaccharide non absorbable);
- traitement antibiotique non absorbé au niveau digestif.

C. Infection du liquide d'ascite

- **Traitement curatif : antibiothérapie** débutée en urgence. Le traitement empirique doit cibler les bacilles à Gram négatif et fait donc appel à une céphalosporine de troisième génération ou à une fluoroquinolone, à adapter secondairement à l'antibiogramme si un germe est identifié. La durée de traitement est de 5 à 7 jours.
- **Perfusion systématique d'albumine**.
- Une ponction exploratrice de contrôle est indiquée à 48 heures du début du traitement, afin de confirmer son efficacité. Cette dernière est définie par un taux de neutrophiles ayant diminué d'au moins 50 %. Dans le cas contraire, une modification de l'antibiothérapie est à discuter.
- **Traitement préventif** : une antibioprophylaxie par céphalosporine de troisième génération ou fluoroquinolone doit être instaurée dans les situations suivantes, en prévention d'une infection du liquide d'ascite :

- hémorragie digestive ;
- prophylaxie secondaire : éviter la récidive après un premier épisode d'infection spontanée du liquide d'ascite ;
- à discuter en cas d'ascite chronique avec un taux de protides dans l'ascite < 10–15 g/l.

D. Syndrome hépatorénal

Le syndrome hépatorénal est le marqueur d'une cirrhose évoluée. Le pronostic est particulièrement sombre. En l'absence de transplantation hépatique, le décès survient souvent dans les semaines ou mois suivant le diagnostic.

Un traitement vasopresseur tel que la terlipressine ou la noradrénaline, associé à de l'albumine, permet parfois d'améliorer la situation mais seule la transplantation hépatique permet de corriger ce trouble.

Points de vigilance

- Ne pas oublier de ponctionner l'ascite en cas de cirrhose compliquée.
- Ne pas oublier de faire un toucher rectal à la recherche d'hémorragie digestive en cas de cirrhose compliquée.
- Il faut associer les inhibiteurs de la pompe à protons au traitement vasoactif en cas d'hémorragie digestive. Un ulcère reste une cause fréquente d'hémorragie digestive même avec un antécédent de varice œsophagienne.
- Ne pas prescrire sans évaluation du rapport bénéfice-risque des molécules à élimination hépatique et/ou des traitements à risque sur ce terrain (benzodiazépines, métoclopramide, paracétamol, aminosides...).

Tic-tac...

< 5 min	• Avoir suspecté la cirrhose à l'anamnèse et/ou à l'examen clinique • À part : encéphalopathie hépatique comateuse ou hémorragie digestive grave → Appel immédiat du réanimateur
< 15 min	• Avoir prélevé le bilan paraclinique adéquat
< 30 min	• Avoir des hypothèses étiologiques • Bien orienter le patient (réanimation ?)
< 60 min	• Avoir réalisé la ponction d'ascite exploratrice le cas échéant

Une situation clinique... Deux prises en charge

Monsieur K., 66 ans, est conduit aux urgences car il tient des propos incohérents et présente une somnolence excessive depuis 48 heures. Pierre le prend en charge et apprend auprès de la famille que le patient est suivi pour une cirrhose jusqu'alors non compliquée, avec une dernière échographie il y a 6 mois qui ne trouvait pas de carcinome hépatocellulaire. Il présente de plus une hypertension artérielle essentielle et une bronchopneumopathie chronique obstructive post-tabagique.

À l'*examen clinique*, Monsieur K. présente un ictère conjonctival, des angiomes stellaires et une ascite. Sur le plan neurologique, le patient est confus et présente un astérixis. Le score de Glasgow est à 13 (Y3, V4, M6). L'auscultation cardiopulmonaire est sans particularité hormis des sibilants diffus.

Où Pierre ne fait pas ce qu'il faut...

Pierre conclut à une aggravation de la cirrhose sous la forme d'une encéphalopathie hépatique. Il débute alors un traitement par lactulose et prescrit un bilan biologique «standard». Il demande alors l'avis du réanimateur pour hospitaliser le patient dans une unité de surveillance continue, afin de surveiller l'évolution du patient et ses troubles de conscience débutant.

Pierre n'a pas la bonne attitude. Certes, il identifie la gravité de la situation sur le plan neurologique et demande une hospitalisation en secteur adéquat, mais il ne se pose pas de questions sur la gravité de la cirrhose et sur l'origine de cette décompensation.

Où l'on peut faire confiance à Pierre

Pierre conclut à une aggravation de la cirrhose sous la forme d'une encéphalopathie hépatique et d'un ictère. Il axe son raisonnement selon deux bras :

- d'une part la réévaluation de la cirrhose avec le score Child-Pugh;
- d'autre part la recherche du facteur déclenchant cette décompensation.

Concernant la gravité de la cirrhose, il inclut dans son bilan biologique une albuminémie et une évaluation hépatique avec TP, facteur V et bilirubine en plus du bilan standard.

Concernant le facteur déclenchant, il cherche une hémorragie digestive à l'anamnèse et à l'examen clinique *via* un toucher rectal. Il recherche également un foyer infectieux d'abord cliniquement, puis biologiquement avec réalisation d'hémocultures, d'un ECBU et d'une radiographie thoracique. Il se prépare ensuite pour réaliser une ponction d'ascite exploratrice.

Dans l'attente des résultats, il contacte le réanimateur de garde pour discuter de la suite de la prise en charge.

Réponses aux quiz

Quiz 1

Le syndrome hépatorénal est évidemment une hypothèse à évoquer chez ce cirrhotique de longue date qui semble présenter une évolution de sa maladie, tant son pronostic est sévère. Le diagnostic ne peut être envisagé qu'après arrêt des diurétiques pendant 2 jours et test d'expansion volémique par l'albumine hyperoncotique. Toutefois, cela nécessite d'avoir éliminé toutes les autres causes, notamment une insuffisance rénale aiguë fonctionnelle rapidement réversible. Il faut faire le bilan de cette insuffisance rénale :

- imagerie des voies urinaires pour éliminer une cause obstructive;
- recherche d'argument pour une insuffisance rénale aiguë organique (ionogramme urinaire);
- éliminer d'autres causes d'insuffisance rénale fonctionnelle avant de retenir un syndrome hépatorénal.

Quiz 2

Il existe une atteinte hépatique chronique chez ce patient. Vous faites donc bien d'évaluer la situation ! Le bilan révèle une baisse du TP à 52 %. Il est alors très important d'avoir le dosage des facteurs de la coagulation, en pratique surtout celui du facteur V. En effet, une atteinte hépatique se traduit par un défaut de production des facteurs de la coagulation. Le facteur V étant ici normal, la baisse du TP n'est probablement pas liée à une insuffisance hépatocellulaire. Il s'agit plus vraisemblablement d'une carence en vitamine K, à l'origine d'un défaut d'activation des facteurs vitamine K-dépendants (II, VII, IX et X, et protéines C et S). L'administration de vitamine K devrait normaliser le TP.

IX

Défaillances et urgences d'origines circonstancielles

CHAPITRE
55
Situations sanitaires exceptionnelles, afflux de victimes

Situation de départ

346 Situation sanitaire exceptionnelle

Item, objectifs pédagogiques

ITEM 333 – Situations sanitaires exceptionnelles

Rang	Rubrique	Intitulé	Descriptif
A	Définition	Connaître la définition d'une situation sanitaire exceptionnelle (SSE)	
B	Prise en charge	Connaître les principes de l'organisation médicale face à une SSE et un afflux de victime	ORSAN/ORSEC et leurs déclinaisons
A	Prise en charge	Savoir se protéger face à une SSE	
A	Prise en charge	Savoir apporter son aide en préhospitalier	Connaître les principaux gestes/thérapeutiques permettant d'améliorer le pronostic des victimes
B	Prise en charge	Comprendre le principe du tri des victimes et son impact sur le délai de prise en charge	Urgence absolue, urgence relative, urgence dépassée
B	Suivi et/ou pronostic	Savoir s'entraîner et débriefer	

Introduction
I. Savoir se protéger
II. Savoir apporter son aide en préhospitalier
III. Savoir apporter son aide à l'hôpital
IV. Savoir s'entraîner et débriefer

Introduction

A Tout médecin pourra être confronté à la gestion d'une situation sanitaire exceptionnelle (SSE). Cette dernière s'entend comme la survenue d'un événement émergent, inhabituel et/ou méconnu, qui dépasse le cadre de la gestion courante des alertes, au regard de son ampleur, de sa gravité (en termes notamment d'impact sur la santé des populations ou de fonctionnement du système de santé) ou de son caractère médiatique (avéré ou potentiel) et pouvant évoluer jusqu'à la crise.

La catastrophe industrielle de l'usine AZF à Toulouse en 2001, la canicule de 2003, la pandémie grippale H1N1 en 2009, les attentats terroristes de novembre 2015, de Nice en 2016 en sont autant d'exemples. Ces SSE se caractérisent par une mise en tension du système de soins, soit du fait d'une augmentation des besoins (afflux de victimes sur une période plus ou moins longue), soit d'une diminution des moyens de soins disponibles (crise dans l'hôpital). Quelle que soit sa spécialité, au cours d'une SSE, le médecin sera amené à jouer un rôle clé dans la résolution de la crise.

L'objectif de ce chapitre est d'identifier les mesures de protection individuelle et collective permettant de garantir la sécurité du soignant, le fonctionnement du système de soins, de présenter les principes de l'organisation préhospitalière et intrahospitalière mise en œuvre en réponse à une SSE, d'expliquer les principes de triage et de prise en charge médicale des victimes.

I. Savoir se protéger

Un soignant blessé ou mort ne peut soigner. Ce truisme introduit l'absolue nécessité de préserver les acteurs et les moyens du système de soins, seuls à être en capacité de réparer les dégâts que la crise a occasionnés aux victimes. Cette protection est facile à concevoir lorsque le danger est visible (immeuble en feu, fumées, effondrement). Il en est tout autrement lorsque le danger ne l'est pas (menace terroriste, chimique, biologique, radiologique ou nucléaire). L'impératif de protection peut conduire à éloigner, dans un premier temps, le soignant des victimes, tant que l'environnement n'est pas propice à la réalisation de soins en toute sécurité. Ainsi, la priorité est donnée au contrôle de la menace (par les forces de l'ordre en cas de menace terroriste ou par les pompiers en cas d'incendie ou d'événement NRBC — nucléaire, radiologique, biologique, chimique). Il s'agit d'un changement de logique majeur par rapport aux soins usuels où la rapidité du contact soigné-soignant est primordiale.

La mise en sécurité du médecin consiste à se soustraire du danger en se confinant dans ou en s'échappant vers une zone sécurisée. Le médecin pourra y emmener et confiner des patients et d'autres soignants. En aucun cas, il ne faudra revenir en arrière pour procéder à l'extraction des victimes ou patients. Cette mission d'extraction relève de services spécialisés, disposant de matériels de protection (cf. *infra*).

Il se peut que des victimes viennent se protéger au sein de la zone de confinement. Dans ce cas, cette zone devient un « nid de blessés », au sein de laquelle des soins sommaires pourront être délivrés en attendant les équipes de secours et de soins préhospitaliers. La sortie de la zone de confinement ne pourra se faire que sur ordre des autorités compétentes (forces de l'ordre, pompiers). Il est important de chercher à contacter le commandant des opérations de secours (COS) qui conduit la manœuvre tactique.

II. Savoir apporter son aide en préhospitalier

A. Principes d'organisation

Tout médecin peut se trouver à proximité des lieux d'une catastrophe. Une fois le danger maîtrisé, il peut apporter son concours aux équipes médicales préhospitalières en fonction de ses compétences. Pour cela, il convient de connaître les principes de l'organisation des secours et soins préhospitaliers sur site définie par le dispositif d'Organisation de la réponse de sécurité civile (dit ORSEC). Ce dispositif prévoit, dans le cadre de sa déclinaison ORSEC NOVI (pour NOmbreuses VIctimes), un plan de prise en charge de nombreuses victimes. Tout médecin qui apportera son concours le fera sous les ordres du directeur des secours médicaux (DSM), qui est le bras droit du COS (fig. 55.1).

Selon la typologie du sinistre, les lieux peuvent faire l'objet d'un zonage, à l'accès limité à des fins de sécurité, y compris aux équipes soignantes. Cette zone peut être visible, par exemple en

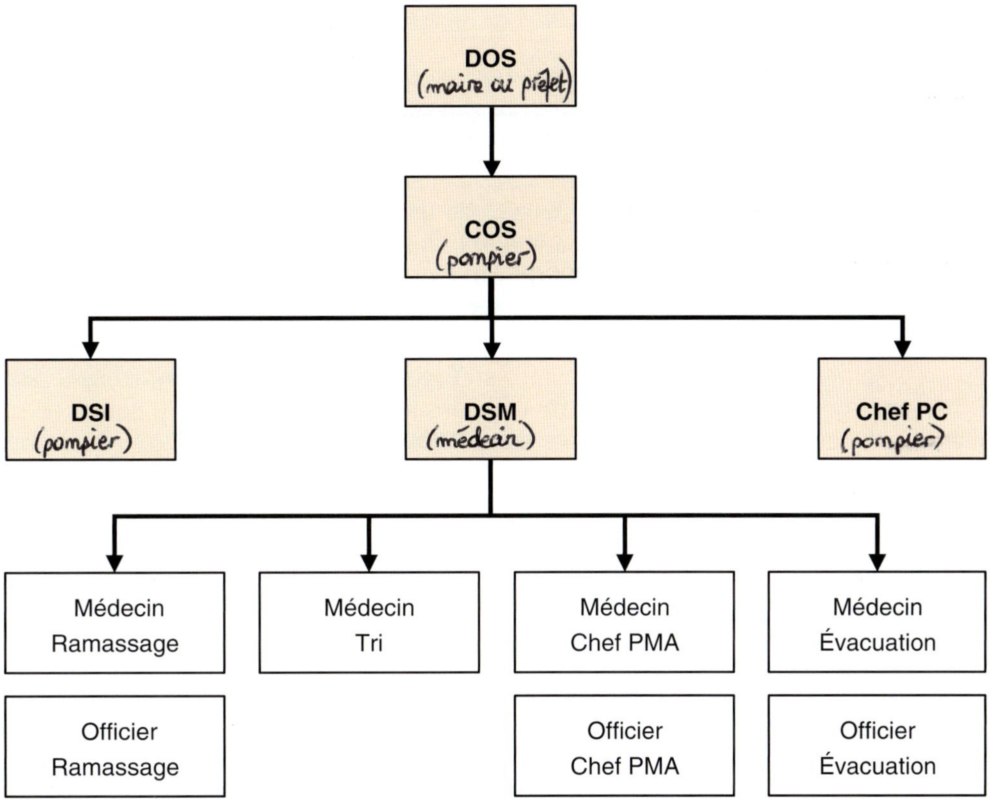

Fig. 55.1. **A** **Chaîne hiérarchique au cours d'une crise conduisant au déclenchement d'un plan ORSEC NOVI.** DOS : directeur des opérations de secours (maire ou préfet, en général) ; COS : commandant des opérations de secours (officier pompier) ; DSI : directeur des services d'incendie (pompier) ; DSM : directeur des secours médicaux (médecin) ; Chef PC : officier pompier responsable du poste de commandement ; PMA : poste médical avancé.

cas d'accident chimique, au moyen de dispositifs de séparation matériels (rubalise, barrières). Elle peut ne pas être visible, particulièrement au cours des événements terroristes, caractérisés par une évolution spatiale et temporelle de la zone d'accès interdit (dite zone d'exclusion). La délimitation de ces zones dépendra de la capacité de rayonnement de la menace. Ainsi, en cas d'acte terroriste, la zone sécuritaire se trouvera dans une rue ou un local accessible après avoir tourné à deux reprises à angle droit, protégeant ainsi des projectiles ou tirs. En cas d'accident chimique, elle dépendra du vent impactant la zone de dispersion du produit utilisé.

Les victimes extraites des lieux du sinistre par des équipes spécialisées dans le ramassage, seront conduites à un point de regroupement des victimes (PRV) ou directement au poste médical avancé (PMA). En cas d'accident de type NRBC, les victimes sont décontaminées en amont du PMA par des équipes spécialisées, afin d'éliminer au plus vite l'agent vulnérant, limitant ses effets sur les victimes et évitant une contamination du personnel soignant. Elles bénéficient au PMA d'une catégorisation en niveaux de priorité et sont orientées, en son sein, en fonction de ce tri. Les soins indispensables à leur survie leur sont prodigués par des équipes soignantes, avant évacuation rapide vers des hôpitaux en capacité de les recevoir.

L'orientation des victimes vers ces hôpitaux est assurée par le médecin régulateur du SAMU. L'objectif est d'orienter rapidement les victimes au bon endroit en séquençant leur évacuation dans le temps et dans l'espace. La régulation des patients permet d'éviter les transferts ou transports secondaires vers d'autres structures, d'autant plus catastrophiques au plan pronostique que les victimes sont dans un état grave, et de prévenir un afflux massif de victimes dans le même hôpital au même moment, ce qui rendrait impossible leur bonne prise en charge. Dans ce type d'événement, il faut prendre en compte un certain nombre de victimes se présentant spontanément, de manière non régulée, vers les hôpitaux (notamment de proximité du sinistre).

B. Tri des patients

B Le triage des victimes est un maillon fondamental de leur prise en charge. Cette action découle du principe que le « mieux doit être fait pour le plus grand nombre » (*Do the most for the most*). Il demande au médecin de changer sa manière de soigner puisque les capacités de soins sont saturées ou dépassées. Il ne s'agit nullement de « choisir » arbitrairement qui sera soigné en priorité, mais d'évaluer le niveau de gravité des blessures, d'en déduire le degré d'urgence à les soigner et donc de catégoriser chaque victime en fonction de ce degré d'urgence, afin de prioriser les soins. L'objectif est donc double : individuel (garantir que le patient reçoive les bons soins au bon moment) et collectif (en tenant compte des besoins des autres victimes).

En préhospitalier, le tri répartit les victimes en urgence absolue (UA) et urgence relative (UR). Différents algorithmes permettent cette catégorisation, qui doit se faire d'autant plus rapidement qu'il y a de nombreuses victimes (idéalement en 30 secondes). Parmi les algorithmes, citons le « START-ABC » (fig. 55.2).

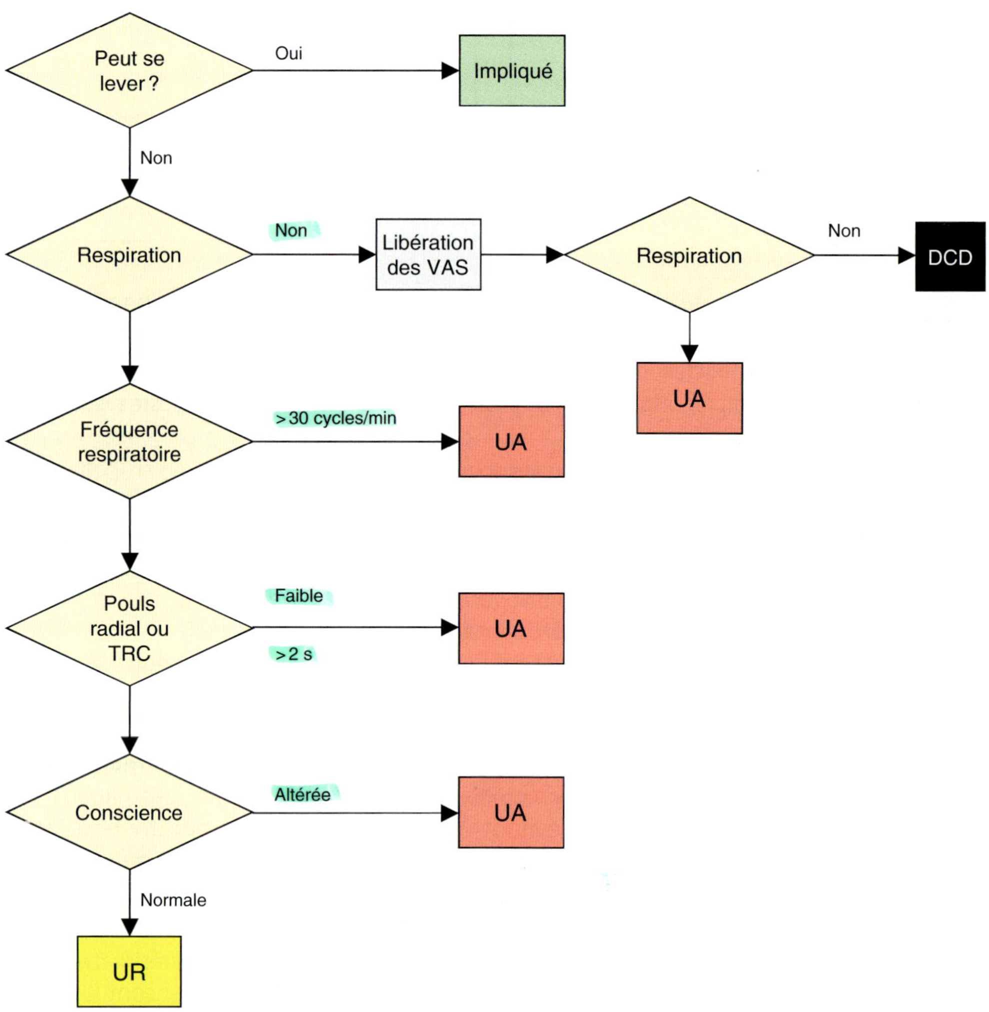

Fig. 55.2. B **Algorithme de triage START-ABC (*Simple Triage And Rapid Treatment-Airway, Bleeding and blanching, Cognition*).**

VAS : voies aériennes supérieures ; DCD : décédé ; UA : urgence absolue ; UR : urgence relative ; TRC : temps de recoloration cutanée.

C. Gestes de sauvetage

Une fois le tri préhospitalier réalisé, les victimes doivent recevoir les soins de sauvetage leur permettant de rester en vie jusqu'à ce qu'elles soient prises en charge par une équipe médicale préhospitalière[14]. Les gestes thérapeutiques doivent se limiter au minimum nécessaire, dans le but de ne pas perdre de temps et de traiter un maximum de victimes. Afin de pouvoir être réalisés en situation de stress, ils sont guidés par l'algorithme MARCHE (fig. 55.3). Cet algorithme prévoit six étapes de prise en charge, à réaliser dans l'ordre défini. Le principe est qu'on ne passe pas à la lettre suivante tant que le problème correspondant à la lettre en cours n'est pas contrôlé.

Si le soignant est seul pour prendre en charge plusieurs victimes, il applique la règle des « 3R » : Reconnaissance avec la réalisation du START-ABC, Radio pour passer son bilan, Regroupement en deux zones (celles des blessés UA et les autres). À l'issue des « 3R », on débute le MARCHE dans la zone des UA.

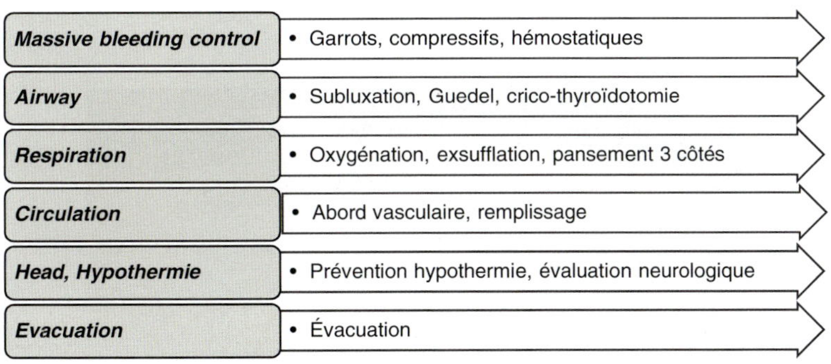

Fig. 55.3. Ⓐ Algorithme MARCHE de traitement des victimes.

La lettre « M » définit la stratégie permettant d'arrêter une hémorragie massive. Elle prévoit la recherche de saignement actif. Le cas échéant, elle conduit à la mise en place d'un garrot en cas de saignement au niveau d'un membre, la réalisation d'une compression manuelle directe lorsqu'un garrot n'est pas envisageable (tête, cou, tronc), l'utilisation de pansements hémostatiques et l'immobilisation du bassin en cas de suspicion d'instabilité pelvienne.

La lettre « A » définit la stratégie permettant de libérer les voies aériennes. Elle prévoit la recherche d'une obstruction des voies aériennes. Le cas échéant, elle impose le positionnement du blessé en position assise, la subluxation mandibulaire et la mise en place d'une canule de Guedel. En cas d'échec, en présence de matériel *ad hoc*, il est recommandé de procéder à une cricothyroïdotomie.

La lettre « R » définit la stratégie permettant de traiter une détresse respiratoire. Elle prévoit la recherche d'un trouble de la ventilation. Le cas échéant, elle conduit à permettre une ventilation suffisante. La première des étapes consiste, si l'état neurologique le permet, de mettre le patient en position assise ou demi-assise. S'ensuivra l'administration d'oxygène si celui-ci est disponible. La présence d'une plaie soufflante conduira à la mise en place d'un pansement constitué d'un emballage de compresse, fixé au thorax au moyen de sparadrap fixé sur trois des quatre côtés de l'emballage (le côté laissé libre est vers le bas). Ce « pansement trois côtés » (fig. 55.4) permet de laisser sortir le sang et l'air sous pression, tout en empêchant l'air de rentrer, *via* la plaie, dans la cavité pleurale. En cas de suspicion de pneumothorax soustension ou suffoquant, il faut le décomprimer au moyen d'un cathéter introduit sur la ligne médioclaviculaire (décompression à l'aiguille), au niveau du deuxième espace intercostal, en rasant le bord supérieur de la côte inférieure. La persistance d'une détresse respiratoire malgré ces

[14] La prise en charge médicale préhospitalière, réalisée au PMA, ne sera pas traitée dans ce chapitre.

gestes conduira à la ventilation mécanique invasive du blessé après intubation orotrachéale si celle-ci est réalisable.

La lettre « C » définit la stratégie permettant d'assurer le maintien de l'hémodynamique. Elle prévoit la recherche d'un collapsus, défini par l'absence de pouls radial, le matériel de monitorage n'étant que très rarement disponible. L'absence de pouls conduit à mettre en place une voie d'abord permettant un remplissage vasculaire (voie intraveineuse, ou intraosseuse après deux échecs d'intraveineuse).

La lettre « H » définit la stratégie permettant de lutter contre l'hypothermie et de prendre en charge les détresses neurologiques. Cette étape prévoit la recherche d'une lésion neurologique centrale par l'évaluation du niveau de conscience et d'une lésion neurologique rachidienne par un examen rapide de la motricité. En cas de suspicion de lésion médullaire, la rectitude de l'axe tête-cou-tronc sera respectée. La lutte contre l'hypothermie consiste à isoler la victime du sol froid, de lui retirer tout vêtement mouillé susceptible de majorer la perte de température, et de la couvrir, au mieux avec une couverture de survie et des vêtements chauds.

La lettre « E » définit la stratégie d'évacuation de la victime. Elle sera assurée par les équipes de secours ou de soins médicaux préhospitaliers.

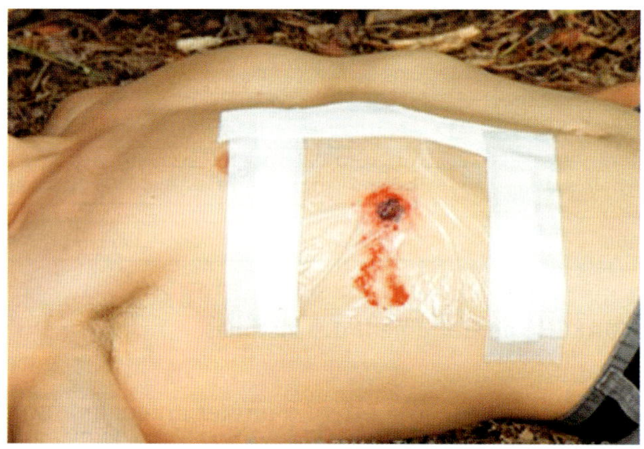

Fig. 55.4. Ⓐ **Pansement trois côtés.**

III. Savoir apporter son aide à l'hôpital

A. Principes d'organisation

À l'hôpital, les modalités de réponse à la crise sont définies par le volet spécifique à la SSE du schéma de l'Organisation de la réponse du système sanitaire (ORSAN) : ORSAN-AMAVI pour l'afflux massif de victimes, ORSAN-CLIM en cas de conséquences climatiques majeures (canicule ou froid intense), ORSAN-EPI-VAC en cas d'épidémie, ORSAN-BIO en cas d'événement biologique et ORSAN-NRC en cas d'événement nucléaire, radiologique ou chimique. La crise conduit le directeur de l'établissement de santé à déclencher le plan blanc. Ce dernier prévoit une réorganisation de l'hôpital au profit de la gestion de la crise, tout en maintenant l'activité d'urgence courante. Les activités de soins non urgentes sont déprogrammées. Les personnels non présents sont rappelés de manière graduelle. L'organisation pratique du site (circulation dans l'établissement, parking, crèche, zone d'accueil des familles, point presse…) est sous la responsabilité d'une cellule de crise réunie par la direction de l'hôpital. Le directeur médical de crise (DMC) prend ses fonctions. Ce DMC définit et coordonne la stratégie médicale permettant de prendre en charge les victimes de la SSE. Il a pour correspondants les responsables des services de soins impliqués dans les soins aux victimes (service d'urgence, bloc opératoire, réanimation, chirurgie, psychiatrie, banque du sang…). Il est le correspondant médical unique du médecin régulateur du SAMU centre 15 et de la cellule de crise hospitalière.

L'impératif sécuritaire s'impose quelle que soit la crise. L'hôpital doit se protéger de tout acte terroriste interne, de l'intrusion de curieux, de journalistes (fermeture et contrôle des accès). Les soignants appelés en renfort doivent pouvoir justifier de leur appartenance à l'établissement de santé (carte professionnelle, carte d'identité, feuille de salaire). La menace sur la sécurité peut être liée à la nature de la SSE, par exemple lorsque cette dernière est de type NRBC. Dans ce cas, cette menace peut être la survenue d'un mouvement de panique ou d'une contamination du personnel soignant. Pour s'en prémunir, seules les victimes décontaminées peuvent rentrer dans l'hôpital. Leur décontamination est réalisée sur les lieux, au moyen d'une chaîne de décontamination projetée, ou à l'entrée de l'hôpital au moyen d'une chaîne de décontamination propre. L'expérience montre qu'en cas d'attentat terroriste chimique, de nombreuses victimes affluent dans les hôpitaux par leurs propres moyens et contaminent le personnel. La réaction est de se protéger : il faut fermer les portes de l'hôpital pour empêcher les victimes de rentrer, se réorganiser en séparant les flux (contaminés et décontaminés) et mettre en place à l'entrée de l'hôpital les moyens de décontamination.

B. Tri des victimes

B Un nouveau tri s'impose à l'entrée de l'hôpital, lors de l'enregistrement des victimes. D'une part, de nombreuses victimes affluent dans les hôpitaux par leurs propres moyens et n'ont pas fait l'objet d'un premier tri. D'autre part, l'état de santé des victimes peut avoir évolué au cours de la prise en charge préhospitalière. Ce tri est réalisé par un binôme médecin-chirurgien. Le premier évalue les réserves physiologiques de la victime, le second évalue les besoins chirurgicaux. Ce nouveau tri est plus précis que celui réalisé en préhospitalier. Ainsi, chaque catégorie UA et UR est subdivisée, tel que présenté dans le tableau 55.1. Cette nouvelle catégorisation tient compte du délai maximum avant soins tolérable par la victime. Elle permet par ailleurs leur orientation dans l'hôpital. Les UA (EU et U1) sont orientées le plus tôt possible vers les réanimations, les salles de déchocage, les salles de réveil ou les blocs opératoires (si la chirurgie est indiquée d'emblée). Les UR (U2 et U3) sont prises en charge dans des salles d'attente organisées à cet effet ou dans les halls.

Tableau 55.1. B Catégorisation des victimes à l'entrée de l'hôpital.

Catégorisation intrahospitalière	Priorité de prise en charge	Délai de prise en charge	Commentaire	Exemple
UA	EU	< 1 h	Pronostic vital engagé en l'absence de prise en charge **immédiate**	Choc hémorragique non contrôlé
	U1	< 6 h	Pronostic vital engagé en l'absence de prise en charge **rapide**	Membre garrotté
UR	U2	< 18 h	Traitement urgent mais pouvant être différé sans mettre en jeu le pronostic vital	Plaie non hémorragique
	U3	< 36 h	Traitement sans urgence ou absence d'indication chirurgicale	Fracture fermée immobilisée
UD		–	Lésion grave nécessitant un traitement lourd et long avec probabilité limitée de survie	Plaie craniocérébrale

UA : urgence absolue ; EU : extrême urgence ; UR : urgence relative ; UD : urgence dépassée.

C. Gestion médicale des victimes

Les soins sont délivrés dans le calme et le silence, pour ne pas aggraver l'état de stress des victimes. À chaque étape, le patient doit bénéficier de soutien psychologique. Le recours aux examens biologiques et d'imagerie est limité au strict nécessaire et est priorisé selon la catégorie de tri de chaque victime (priorité est donnée aux UA). Les patients les plus graves doivent bénéficier d'une stratégie de chirurgie écourtée (ou *damage control*) associée à une réanimation intensive. Cette stratégie consiste à n'assurer que les gestes chirurgicaux d'hémostase ainsi que ceux visant à empêcher la contamination de la cavité péritonéale (coprostase), afin de rétablir la physiologie, reportant les gestes de réparation anatomique, une fois l'homéostasie restaurée. En cas d'afflux massif de victimes, le DMC peut décider d'imposer une prise en charge chirurgicale écourtée pour tous les patients, de manière à réduire le temps d'occupation des salles d'opération et ainsi réduire le délai d'accès au bloc opératoire.

Chaque victime doit faire l'objet, au cours de sa prise en charge, d'une évaluation psychologique, voire psychiatrique en cas de signe de stress aigu.

IV. Savoir s'entraîner et débriefer

Des exercices « plan blanc »/« gestion de SSE » doivent être mis en place dans tous les hôpitaux et faire participer, avec une mise en situation, tous les personnels. La préparation des équipes soignantes et l'anticipation d'éventuels dysfonctionnements sont fondamentales pour gérer les inévitables situations sanitaires exceptionnelles qui nous attendent à l'avenir. Ces exercices de simulation ont pour objectif d'acquérir/entretenir les compétences techniques spécifiques à ces prises en charge inhabituelles (connaissances procédurales), mais aussi les compétences relatives au travail en équipe en situation de stress et d'incertitude (*Crisis Resource Management*).

Une fois ce genre de situation vécue en réel, le débriefing structuré des acteurs impliqués et le retour d'expérience (Retex) sont absolument indispensables.

CHAPITRE

56

Intoxications aiguës

Situations de départ

- 49 Ivresse aiguë
- 125 Idées ou conduites suicidaires/lésions auto-infligées
- 340 Prise volontaire ou involontaire d'un toxique ou d'un médicament potentiellement toxique

Item, objectifs pédagogiques

ITEM 337 – Principales intoxications aiguës

Rang	Rubrique	Intitulé	Descriptif
B	Physiopathologie	Connaître les principales intoxications aiguës de l'adulte et de l'enfant	Connaître la toxicité des médicaments rencontrés dans l'urgence par les cliniciens dans les intoxications médicamenteuses volontaires : benzodiazépine, opioïde, neuroleptiques, antidépresseurs non tricycliques, paracétamol, alcool
B	Physiopathologie	Connaître les principales intoxications aux cardiotropes	Connaître les principaux effets des intoxications aux bêtabloquants, inhibiteurs calciques et digoxine
B	Prévalence, épidémiologie	Connaître l'épidémiologie des principales intoxications aiguës chez l'enfant et l'adulte	En France, adule et enfant
A	Diagnostic positif	Connaître les signes cliniques des intoxications aiguës	Reconnaître un syndrome opioïde, un syndrome de myorelaxation, un syndrome anticholinergique, la présentation clinique d'une intoxication éthylique aiguë
A	Diagnostic positif	Reconnaître les signes de gravité des intoxications aiguës chez l'adulte	Savoir évaluer la profondeur du trouble de conscience, les conséquences respiratoires, pour l'enfant voir item 239
B	Diagnostic positif	Savoir identifier les autres toxidromes	Savoir reconnaître un syndrome adrénergique, un syndrome sérotoninergique, un effet stabilisant de membrane
A	Diagnostic positif	Savoir suspecter un événement chimique de grande ampleur	Savoir suspecter en cas de répétition de toxidromes au cours d'une période de temps restreinte
B	Examens complémentaires	Savoir identifier un effet stabilisant de membrane	Savoir réaliser un ECG en urgence et reconnaître le syndrome stabilisant de membrane
B	Examens complémentaires	Savoir quand et comment demander un bilan biologique toxicologique	Savoir comment demander une paracétamolémie et un bilan toxicologique orienté par la clinique

Rang	Rubrique	Intitulé	Descriptif
A	Prise en charge	Savoir mettre en œuvre le traitement symptomatique à la phase initiale	Libération des voies aériennes, position latérale de sécurité, oxygénothérapie ; appel du médecin référent
B	Prise en charge	Connaître le traitement spécifique d'une intoxication aux morphiniques	Savoir prescrire la naloxone en cas de syndrome opioïde
B	Prise en charge	Connaître le traitement spécifique d'une intoxication aux benzodiazépines (et hypnotiques apparentés)	Savoir prescrire le flumazénil, connaître les contre-indications (co-intoxications sévères, épilepsie)
A	Prise en charge	Savoir demander un avis psychiatrique systématique en cas d'intoxication volontaire	
B	Prise en charge	Connaître les principes du traitement d'une intoxication aiguë au paracétamol chez l'adulte et l'enfant	Connaître le principe d'administration de la N-acétylcystéine adulte et enfant
B	Prise en charge	Connaître les principes du traitement d'une intoxication aiguë aux autres psychotropes	Connaître le principe de prise en charge d'une intoxication aux neuroleptiques, aux antidépresseurs (inhibiteurs de la recapture de la sérotonine et antidépresseurs polycycliques)
B	Prise en charge	Connaître les principes du traitement d'une intoxication aiguë aux cardiotropes	Connaître le principe de prise en charge d'une intoxication aux bêtabloqueurs et aux produits stabilisant de membrane et inhibiteurs calciques
A	Prise en charge	Savoir diagnostiquer une intoxication aiguë au monoxyde de carbone et connaître ses principes de prise en charge chez l'adulte et l'enfant	Savoir diagnostiquer une intoxication au CO et connaître sa prise en charge adulte et enfant
A	Prise en charge	Connaître les principes de prise en charge d'une intoxication alcoolique aiguë	
B	Prise en charge	Connaître la prise en charge d'une intoxication aiguë aux fumées d'incendie	Savoir diagnostiquer une intoxication aux fumées d'incendie et connaître sa prise en charge
A	Prise en charge	Connaître les principes de protection en cas d'événement chimique de grande ampleur	Savoir se protéger et isoler la victime en extérieur
B	Prise en charge	Connaître les indications d'une décontamination digestive	
B	Diagnostic positif	Connaître les principales manifestations des intoxications aiguës au cannabis, amphétamines, cocaïne, nouvelles drogues de synthèse	
A	Prévalence, épidémiologie	Intoxications aiguës de l'enfant : les circonstances	
A	Identifier une urgence	Intoxications aiguës de l'enfant : identifier les situations d'urgence selon le terrain et le toxique	
A	Prise en charge	Intoxications aiguës de l'enfant : principe de prise en charge	
A	Suivi et/ou pronostic	Intoxications aiguës de l'enfant : prévention	

Introduction
I. Épidémiologie et éléments de toxicologie
II. Approche diagnostique et actions immédiates
III Orientation, prise en charge thérapeutique et surveillance
IV. Évaluation psychiatrique et suivi à long terme
V. Spécificités des intoxications les plus fréquentes
VI. Intoxications aiguës non médicamenteuses

Introduction

Ⓐ La toxicologie s'étend sur un spectre extrêmement large : médicaments, plantes, champignons, produits sanitaires dont les irritants et caustiques, produits industriels et agricoles avec les pesticides, les gaz toxiques comme le monoxyde de carbone ou les fumées d'incendie, les morsures de vipères et autres animaux, les formes aiguës, les formes chroniques, les formes volontaires et accidentelles, les formes criminelles, les expositions professionnelles ou environnementales, les accidents domestiques, le terrorisme…

Néanmoins, la forme la plus fréquente qui représente une source importante de consultation dans les services d'urgence et d'admission en unité de médecine intensive-réanimation, est l'intoxication médicamenteuse volontaire entrant dans le cadre d'une possible tentative de suicide. En France, il s'agit alors surtout de l'ingestion d'hypnotiques (notamment benzodiazépines) et en moindre mesure d'antalgiques (paracétamol, morphiniques…). Les co-ingestions sont toutefois fréquentes, notamment une consommation excessive d'éthanol. L'enjeu initial de la prise en charge à l'hôpital de ces patients intoxiqués par psychotropes ± éthanol est d'évaluer la gravité, confirmer le diagnostic et éviter les pièges des diagnostics différentiels (traumatisme, sepsis, accident cérébral…), et d'éviter les complications non spécifiques notamment respiratoires secondaires au coma toxique. La mortalité hospitalière après traitement bien conduit est alors très faible et l'importance est la prévention de la récidive et la prise en charge des comorbidités associées, imposant de manière médicolégale une évaluation psychiatrique et une attention médicosociale prolongée. Toutefois, un nombre mal évalué de patients, mais probablement non négligeable, meurt à domicile en l'absence d'intervention des secours par asphyxie ou insuffisance circulatoire secondaire à l'intoxication.

Ce chapitre vise en premier lieu à décrire les intoxications aiguës les plus fréquentes et leur prise en charge. Des points supplémentaires spécifiques sont abordés sur les situations un peu moins fréquentes mais non exceptionnelles et dont le mécanisme toxique porte sur l'atteinte d'autres organes que le cerveau : cardiotropes (hémodynamique), paracétamol (foie), monoxyde de carbone (cœur et cerveau), fumées d'incendie. Les nouvelles drogues de synthèse, les syndromes dits de sevrage et les situations d'intoxication à risque collectif, en particulier terroriste sont enfin abordés.

Vignette clinique

Madame P., 19 ans, est amenée par les pompiers aux urgences de votre hôpital pour « intoxication médicamenteuse volontaire ».

Vous accueillez la patiente et votre œil exercé repère en quelques secondes un trouble de vigilance modéré et l'absence de signes de gravité immédiate respiratoire et hémodynamique : les yeux sont ouverts à la stimulation verbale, elle dit quelques mots confus et retire les bras lorsqu'on les tient pour la transférer du brancard (Glasgow à 11 : Y3 V3 M5). Les paramètres vitaux affichés sur le scope des pompiers sont : pression artérielle 120/84 mmHg, fréquence cardiaque 96 bpm, saturation en oxygène

96 % en air ambiant; il n'y a pas de signes de lutte respiratoire, pas d'encombrement et une fréquence respiratoire de 14 cycles/min. Vous avez donc le temps de récupérer calmement les informations, fondamentales pour votre prise en charge, auprès des pompiers qui l'ont retrouvée. Vous ne les laissez pas partir tant qu'ils ne vous ont pas tout détaillé !

Pendant que vous discutez avec eux, vous demandez à votre équipe (infirmiers, étudiants) de recueillir les paramètres vitaux et de mettre en place un scope multiparamétrique (scope, saturation en oxygène, mesure de la pression artérielle non invasive automatisée, *dans un délai de 5 minutes*).

Le chef d'intervention pompier vous rapporte que la patiente a été retrouvée par sa mère dans sa chambre au sol, entourée par des boîtes de médicaments, que vous demandez à récupérer. Ils ont également retrouvé une lettre adressée à sa mère. Le diagnostic d'intoxication est effectivement crédible ! À l'examen clinique, vous cherchez encore à confirmer encore plus avant votre diagnostic, en parant le piège des diagnostics différentiels devant un trouble de vigilance : il n'y a pas de signes de localisation, ni de syndrome méningé, ni de fièvre, pas de plaie du scalp ni d'hématome sur le crâne. La glycémie capillaire est normale. Votre diagnostic d'intoxication est maintenant parfaitement crédible.

Vous cherchez maintenant à établir le diagnostic du ou des toxiques pris. Les informations des pompiers révèlent que les boîtes vides étaient de l'Oxynorm® et qu'une bouteille de whisky vide était à côté du lit. Vous réalisez un examen clinique complet à la recherche de signes évocateurs d'un toxidrome morphinique : la patiente est somnolente, calme, sans hypertonie (maintenant, Glasgow 8, Y2 V1 M5), les pupilles sont en myosis serré, la fréquence respiratoire est à 10 cycles/min. L'abdomen est souple, dépressible, indolore, mais vous laisse un doute sur un globe urinaire. Les réflexes ostéotendineux sont présents mais non vifs. Il n'y a pas d'hypersécrétion ni de sécheresse des muqueuses. L'ECG ne montre pas d'anomalie de rythme, de fréquence, de conduction, de dépolarisation ou repolarisation. Vous identifiez donc bien un toxidrome opioïde isolé devant les éléments caractéristiques : coma calme, bradypnée, myosis serré, possible globe vésical.

Il n'y a, pour le moment, pas de signes de détresse respiratoire aiguë, mais vous craignez une dégradation neurologique progressive, avec un risque accru d'obstruction des voies aériennes supérieures par chute de la langue en arrière et une inhalation. C'est bien ce risque qui met en jeu le pronostic vital et dont vous vous souciez.

L'infirmière vous suggère justement de mettre la patiente sous oxygène de manière préventive et de la perfuser. Vous vous félicitez de ce travail d'équipe et lui dites « OK : O_2 aux lunettes 3 litres/min et perfusion d'un soluté glucosé 5 % 500 ml par jour en garde veine ». Vous lui demandez également de réaliser un bilan biologique (ionogramme sanguin avec créatinine, bilan hépatique complet, numération-formule sanguine, paracétamolémie et alcoolémie de principe ainsi que des tubes toxicologiques conservatoires). Vous lui expliquez qu'il s'agit très probablement d'une intoxication aux morphiniques et que vous allez devoir administrer à la patiente l'antidote du fait de son état neurologique et des complications ventilatoires potentielles.

À votre écoute et suivant votre raisonnement, elle vous demande ce qu'elle doit préparer comme médicaments pour la suite. Vous lui expliquez et prescrivez donc la titration de naloxone : 0,1 mg IVD toutes les 2 minutes jusqu'à obtenir une fréquence respiratoire supérieure à 15 cycles/min, ce qui correspond la plupart du temps à un état de vigilance satisfaisant (Glasgow $\geq$ 12).

Après 0,6 mg de naloxone IVD, votre objectif est atteint : la fréquence respiratoire de la patiente augmente à 15 cycles/min et le score de Glasgow est à 12. L'infirmière vous questionne sur le fait de laisser la patiente endormie avec un score de Glasgow 12 et vous demande pourquoi ne pas injecter une dose supplémentaire pour la réveiller complètement. Vous trouvez sa question très pertinente ! Vous lui expliquez que l'antidote est utilisé pour maintenir un état de vigilance permettant la protection des voies aériennes et donc de surseoir à l'intubation orotrachéale, le temps de l'élimination du médicament. Vous ne voulez pas que la patiente se réveille complètement, avec un risque d'agitation et de fugue. Puisque la naloxone a une durée d'action très courte, vous maintenez donc une perfusion continue de naloxone IVSE, avec une dose horaire de la moitié de celle qui a permis de la réveiller (donc 0,3 mg/heure ici).

Vous récupérez les résultats du bilan biologique qui est normal, la paracétamolémie est nulle et l'alcoolémie est à 2 g/l. Ces résultats ne modifient pas votre prise en charge. La patiente est transférée en soins continus sous perfusion continue de naloxone. À 18 heures du début de la perfusion, devant l'amélioration de l'état neurologique et l'augmentation de la fréquence respiratoire, vous parvenez à diminuer puis arrêter la naloxone. La patiente est consciente, communicante, orientée, ce qui permet une évaluation par l'équipe de psychiatrie de liaison. Après l'entretien, ils considèrent que la patiente est bien entourée, que l'adhésion au soin est satisfaisante, qu'elle critique son geste, qu'il n'y a plus d'intentionnalité suicidaire, mais persistance d'idées tristes. Il n'y a pas de toxicomanie nécessitant une prise en charge en addictologie, cette prise de morphinique et alcoolique étant isolée. Ils préconisent un suivi rapproché psychiatrique en ambulatoire.

I. Épidémiologie et éléments de toxicologie

B Différents types de substances potentiellement toxiques ont été décrites dans l'introduction de ce chapitre : toute substance pouvant entrer dans le corps humain (xénobiotique) est potentiellement toxique ; c'est la dose qui fait le poison.

On distingue plusieurs catégories d'intoxications selon le contexte : volontaire (la plupart du temps médicamenteuse : intoxication médicamenteuse volontaire ou IMV), accidentelle (forme plus fréquente chez l'enfant), surdosage (plus souvent rencontrée chez les personnes âgées), festive, criminelle (en effet, certains agents toxiques peuvent être utilisés visé terroriste).

Les toxiques peuvent être classés en deux types :

- les **toxiques fonctionnels** ont une action pharmacologique *via* un ou plusieurs récepteurs cibles, et ne provoquent pas de lésions tissulaires. Leur toxicité est décrite par une relation dose-effet. L'effet est réversible après élimination complète de la substance. La gravité de ces intoxications réside dans la sévérité de l'effet (troubles de la vigilance, troubles de conduction cardiaque…) et ses complications (coma avec risque asphyxique pour les psychotropes, état de choc cardiogénique voire arrêt cardiaque pour les cardiotoxiques) ;
- les **toxiques lésionnels** produisent des lésions directes d'un ou plusieurs organes. L'apparition retardée des symptômes est fréquente, avec une phase initiale parfois asymptomatique. L'exemple le plus typique est l'intoxication au paracétamol.

Aux urgences et en réanimation, 90 % des intoxications sont des intoxications médicamenteuses volontaires ; la deuxième situation la plus fréquente reste le surdosage médicamenteux (secondaire à une erreur de prescription, de prise, ou dans un contexte d'insuffisance rénale) :

- la première classe thérapeutique représentée est celle des benzodiazépines et apparentés (inducteurs du sommeil) ;
- suivent les autres psychotropes : neuroleptiques, antihistaminiques H1, antidépresseurs non tricycliques (inhibiteurs de la recapture de la sérotonine notamment), plus rarement maintenant les antidépresseurs tricycliques qui possèdent également une toxicité cardiaque (par effet stabilisant de membrane) ;
- les antalgiques : paracétamol, tramadol, morphine ;
- l'association à l'éthanol, fréquente : plus de 40 % des cas ;
- parmi les intoxications moins fréquentes mais non exceptionnelles : les antiépileptiques, le lithium, les cardiotropes (bêtabloquants, inhibiteurs calciques, digoxine).

Une intoxication médicamenteuse volontaire se présente dans 85 % des cas environ avec un contexte clair d'ingestion de psychotropes. Dans 10 % des cas, le contexte est aussi évident mais avec un toxique fonctionnel cardiaque ou lésionnel. Les quelques cas restants se présentent sous la forme d'un coma ou une défaillance d'organe sans que le contexte d'intoxication soit évident.

On observe une recrudescence des intoxications « festives » : cannabis, cocaïne, amphétamines, nouvelles drogues de synthèse.

La gravité n'est pas uniquement liée à l'épisode aigu. En effet, la mortalité hospitalière des patients admis pour intoxication aiguë est faible (< 3 pour 1 000). Elle est plutôt liée au risque important de récidive fatale (5 à 10 % dans l'année) et à l'apparition de maladie chronique ou événements intercurrents plus importante dans cette population (cancer, événement cardiovasculaire, accidents vasculaires cérébraux, accident…). Ces patients sont plus souvent affectés par des problèmes sociaux, psychiatriques et des habitudes de vie à risque de comorbidités de toutes sortes. Une consultation spécialisée de psychiatrie et/ou addictologie avant la sortie d'un patient admis pour une intoxication médicamenteuse volontaire est donc essentielle. Il est également nécessaire d'organiser un relais avec la médecine de ville pour assurer un suivi.

Ethanol & Psychotropes : les intoxica° aigues sont ⊕ graves
Lithium & Digoxine : les surdosages thérapeutiq sont ⊕ graves

II. Approche diagnostique et actions immédiates

A. Confirmation du diagnostic et évaluation de la gravité immédiate, actions immédiates

Ⓐ Comme dans toutes situations d'urgence, le diagnostic positif et l'évaluation de la gravité se font simultanément. Néanmoins, pour des raisons pédagogiques nous différencions ces deux points.

Tout d'abord, il faut différencier un cas isolé d'un afflux de victimes avec des symptômes identiques. L'organisation des soins est alors radicalement différente (cf. chapitre 55).

1. Confirmer le diagnostic d'intoxication

Dans la grande majorité des cas, le motif de consultation/admission est celui d'une intoxication. **Le plus souvent le contexte est effectivement clair d'emblée** : le patient est conscient et exprime son geste autoagressif ou l'exposition accidentelle, ou les proches peuvent le décrire, ou encore les secours décrivent la situation (blisters vides, lettre d'adieu).

Le patient est souvent déjà connu pour des antécédents de tentative de suicide, de dépression ou autre maladie psychiatrique.

Les cas de surdosages médicamenteux peuvent être plus difficiles à détecter :

- prise d'un médicament à index thérapeutique étroit ;
- erreur de posologie ;

Attention : ne laissez pas repartir les premiers secours sans avoir eu toutes les informations (contexte, terrain) ! Après c'est trop tard, surtout si le patient est inconscient...

- installation d'une insuffisance rénale aiguë (intoxication au lithium, notamment).

Comme dit précédemment, le trouble de conscience est la présentation clinique initiale la plus fréquente. Néanmoins, il est nécessaire de confirmer l'origine toxique de l'altération de la conscience et de la vigilance et d'**éliminer les diagnostics différentiels. Pour cela, il faut donc systématiquement rechercher** :

- une **hypoglycémie** ;
- un **traumatisme crânien** : à l'interrogatoire, plaie du scalp, hématome, ecchymose ;
- un **syndrome méningé** ;
- des **signes de localisation** ;
- un **syndrome fébrile**.

Traumatisme et intoxication

Devant des troubles de la vigilance, si le contexte est clair et qu'il n'y a pas d'éléments en faveur d'un diagnostic différentiel, aucun examen paraclinique d'exploration neurologique ne sera réalisé. Néanmoins, en présence d'un traumatisme crânien patent ou de signes de localisation, un scanner cérébral doit impérativement être réalisé. (cf. chapitre 57).

2. Évaluer la gravité immédiate

Après avoir éliminé la question du suraccident/accident collectif, la gravité est évaluée selon les signes de défaillance d'organe habituels. La gravité immédiate doit s'évaluer à l'inspection en quelques secondes :

- le patient est conscient ? Oui/Non ; puis calcul du score de Glasgow ;
- le patient présente-t-il une ventilation spontanée ? Oui/Non ; puis mesure de la saturation en oxygène, fréquence respiratoire, évaluation de l'encombrement et de l'obstruction pharyngée ;
- le patient présente-t-il un arrêt cardiaque ? Oui/Non ; puis recherche des signes d'état de choc.

La mesure de la glycémie capillaire et celle de la température sont vérifiées à ce stade.

À partir de ces données simples, les premières mesures thérapeutiques sont mises en place en quelques minutes :

- mise en place d'un moniteur de la SpO_2, scope ECG, fréquence respiratoire, mesure de la pression artérielle non invasive automatisée ;
- oxygénothérapie ;
- mise en position latérale de sécurité, canule de Guedel ;
- mise en place d'une perfusion, remplissage vasculaire ;
- réanimation cardiopulmonaire ;
- appel à l'aide (sénior, réanimateur).

B. Identification du ou des toxiques et évaluation du risque spécifique et des défaillances d'organe

1. Identification du ou des toxiques

L'enquête toxicologique clinique repose sur l'**analyse du contexte** et la **recherche de toxidrome**.

L'analyse du contexte est essentielle (patient, famille, proche, témoin, secours) pour évaluer :

- le **type de médicament(s), drogue(s), substance(s)** pris ; si besoin, demander à récupérer les emballages et produits ingérés. Attention, les co-intoxications sont fréquentes ! La connaissance du **terrain**, en plus d'identifier des terrains à risque (maladie chronique, grossesse), oriente sur la disponibilité des produits du patient et de l'entourage, même en l'absence de boîte retrouvée ;
- ingestion d'un aliment inhabituel (champignons ramassés, plantes, produit chimique ou toxique) et demander aux proches de ramener les aliments ou autres toxiques ingérés récemment ;
- **l'heure de la prise et du début des symptômes** ;
- la **quantité des produits ingérés** (« dose supposée ingérée ») ;
- un contexte festif évoque la prise d'alcool, de substances médicamenteuse et non médicamenteuse (cocaïne, morphinique, drogue de synthèse…) ;
- les populations à risque d'intoxication avec un médicament lésionnel (agriculteur, professionnel de santé, vétérinaire).

L'examen clinique minutieux permet ensuite d'assembler les signes permettant de diagnostiquer un **toxidrome**. En effet, certaines familles de toxique, notamment les psychotropes, ont des propriétés pharmacologiques propres leur conférant des effets cliniques et biologiques caractéristiques. Les toxidromes portent essentiellement sur les modifications du système neurovégétatif. Alors que la profondeur d'un coma n'a aucune valeur dans l'orientation étiologique, les modifications neurovégétatives en ont (cf. *infra* fig. 56.1 à 56.6).

Pourquoi rechercher les toxidromes ?

- Les médicaments ou toxiques sont *a priori* connus : la concordance médicament supposé/toxidrome confirme le diagnostic de l'exposition ou l'infirme ou fait supposer une co-intoxication.
- Il n'y a pas de médicaments ou toxiques supposés : l'existence d'un toxidrome permet une première orientation.

2. Évaluation du retentissement : défaillances d'organe et évolution défavorable

À ce stade, un examen clinique approfondi permet d'évaluer les atteintes d'organe de manière non spécifique à la toxicologie : examen neurologique, recherche de signes de détresse respiratoire, de choc, tous les organes pouvant être potentiellement atteints…

Un point plus spécifique concerne la recherche des complications du coma et de la station au sol prolongée :

- points de compression (risque de rhabdomyolyse, compression nerveuse) ;
- hypothermie (quelques heures de coma immobile en hiver à l'extérieur font vite baisser la température) ;
- inhalation possible (vomissements à proximité), encombrement/foyer à l'auscultation ;
- déshydratation.

L'ECG doit être systématiquement réalisé à la recherche d'un effet stabilisant de membrane, qui est une modalité de toxicité cardiaque commune à de nombreuses classes thérapeutiques, notamment des psychotropes (cf. *infra*).

Attention : en toxicologie, l'évaluation des défaillances d'organe est un processus dynamique et doit être répétée. Il est notamment fréquent qu'un patient arrive conscient à l'hôpital puis s'aggrave, avec évolution vers le coma au cours de la prise en charge.

La gravité potentielle dépend du type de toxique. La symptomatologie liée aux toxiques fonctionnels est dose- ou concentration-dépendante. À l'inverse, les risques liés aux toxiques lésionnels sont plus complexes à évaluer, les lésions d'organes étant souvent dissociées de la présence du toxique dans l'organisme. Le pronostic pour ces toxiques doit toujours tenir compte du délai écoulé depuis l'exposition et les concentrations plasmatiques interprétées en fonction de ce paramètre. Il est alors intéressant de demander avis au centre antipoison.

En pratique, en dehors des situations de toxiques que vous maîtrisez parfaitement, un appel au centre antipoison et de toxicovigilance de référence est requis. Le centre antipoison et de toxicovigilance possède toutes les compétences pour aider à la prise en charge diagnostique et thérapeutique des intoxications. De plus, les centres antipoison et de toxicovigilance sont chargés de la surveillance épidémiologique des intoxications et suivent les patients.

C. Réalisation d'examens complémentaires

La réalisation des examens complémentaires a également pour objectif l'évaluation des défaillances d'organe et la détermination du ou des toxiques et éventuellement la ou leur concentration.

1. Évaluer les défaillances d'organe

Il existe schématiquement trois situations :

- **le patient est symptomatique (dès Glasgow < 14)** : un bilan d'évaluation de la sévérité est requis avec des examens non spécifiques (ionogramme sanguin avec créatinine et urée au minimum), mais aussi des examens guidés par la toxicité potentielle ou manifeste : bilan hépatique et taux de prothrombine en cas d'ingestion de paracétamol, échographie cardiaque et mesure du lactate artériel si cardiotrope, gaz du sang et radiographie de thorax si atteinte respiratoire;
- **le patient est asymptomatique et a ingéré un toxique fonctionnel à risque vital faible** (benzodiazépine, antidépresseur non tricyclique, neuroleptique, morphinique) : pas de bilan requis; il peut néanmoins se discuter en fonction des comorbidités;
- **le patient est asymptomatique et a ingéré un produit lésionnel** : le bilan de l'organe cible ou déterminant la gravité de la toxicité permet d'orienter la prise en charge thérapeutique (par exemple, rein pour le lithium, foie pour le paracétamol).

Ne pas oublier l'ECG systématique.

Quiz 1

Le piège classique…

Madame B., 43 ans, est amenée par les pompiers après avoir été retrouvée par sa fille inconsciente chez elle dans la salle de bains. On vous l'adresse pour intoxication aux benzodiazépines. En effet, sa fille aurait dit aux pompiers que sa mère prenait du Séresta® depuis plusieurs années pour son syndrome dépressif.

Antécédents : syndrome dépressif, cure de hernie discale il y a 2 semaines.

Examen clinique : paramètres vitaux : pression artérielle 109/72 mmHg, fréquence cardiaque 142 bpm, fréquence respiratoire 18 cycles/min, saturation en oxygène à 96 % en air ambiant, score de Glasgow 12, température 37,7 °C.

La patiente est agitée avec une hypertonie périphérique et des pupilles en mydriase, sans signe de localisation ni de signes traumatiques. Le reste de l'examen est sans particularités.

Que faites-vous ? Réalisez-vous une antagonisation par flumazénil ?

2. Diagnostic toxicologique

On distingue trois types de prélèvements.

Prélèvement pour dosage spécifique du toxique

Certains toxiques ont une toxicité dépendante de la concentration sérique et un traitement spécifique peut être proposé. En cas de prise avérée ou même suspectée d'un des médicaments suivants, un dosage de ce médicament doit être demandé en urgence. Les services de biologie des hôpitaux avec service d'urgence doivent pouvoir rendre le résultat rapidement (généralement en moins de 2 heures) :

- B paracétamol (cf. *infra* pour les conditions de dosage et interprétation);
- C digoxine;
- lithium;
- carbamazépine;
- valproate de sodium;
- salicylés;

- phénobarbital;
- fer;
- théophylline.

Prélèvement pour criblage toxicologique

Ⓐ En absence d'orientation sur les produits ingérés ou en cas de doute chez un patient présentant des signes de gravité (hors coma expliqué par un toxique fonctionnel), un « *criblage toxicologique* » peut se justifier. Il s'agit d'une technique qui permet de détecter et de donner une quantification approximative des xénobiotiques présents dans le sang (du moins une part importante). Ce type de screening est réalisé en interaction avec le laboratoire de toxicologie (screening d'urgence) et en coordination supplémentaire avec le centre antipoison ou un centre expert (criblage orienté pour un diagnostic toxicologique rétrospectif).

Prélèvement conservatoire

Chez tout patient bénéficiant d'un bilan biologique dans le cadre de l'évaluation des défaillances d'organe, un prélèvement conservatoire (deux tubes de sérum minimum et un tube d'urine) est réalisé et conservé au réfrigérateur. Il n'est envoyé au laboratoire de toxicologie qu'en cas d'évolution clinique défavorable ou inattendu ou de nouvelle information. Un criblage ou un dosage spécifique pourra alors être réalisé.

III. Orientation, prise en charge thérapeutique et surveillance

La prise en charge thérapeutique d'une intoxication repose sur un volet symptomatique avec une surveillance non spécifique et un volet toxicologique spécifique.

On peut distinguer deux grandes situations :

- le patient est **asymptomatique** (pas d'anomalie cardiovasculaire ni respiratoire, Glasgow $\geq$ 14, ECG normal) et **les toxiques ingérés sont bien identifiés et à libération immédiate** et n'ont pas de mécanisme lésionnel, ni de potentielle atteinte cardiaque (exemple typique de l'intoxication aux benzodiazépines ou aux neuroleptiques ou aux antidépresseurs inhibiteurs de recapture de la sérotonine, à faibles doses) : aucun geste toxicologique ou symptomatique ne sera nécessaire. Une surveillance de quelques heures (en général entre 4 et 6 heures selon la quantité et la demi-vie des médicaments) doit être réalisée avant l'entretien psychiatrique qui décide de l'orientation du patient. La prise en charge se déroule entièrement aux urgences avant l'orientation psychiatrique;
- le patient est **symptomatique** ou il existe un **toxique à risque** (toxique fonctionnel cardiaque, toxique lésionnel, toxique à libération prolongée) : l'admission en hospitalisation est alors impérative, en unité adaptée à l'état du patient (réanimation, unité de surveillance continue, unité d'hospitalisation de courte durée…). Le traitement symptomatique et toxicologique sera réalisé suivant les besoins.

A. Mesures symptomatiques

Les mesures symptomatiques immédiates (oxygène, PLS, appel au réanimateur…) ont déjà été décrites *supra* (« Évaluer la gravité immédiate »).

La surveillance plus ou moins continue des paramètres vitaux dépend du niveau de gravité de l'intoxication : un patient asymptomatique ayant ingéré un toxique fonctionnel sans atteinte cardiaque potentielle peut bénéficier d'une surveillance discontinue jusqu'à l'évaluation psychiatrique ; un patient symptomatique ou ayant ingéré un toxique lésionnel ou cardiotrope doit à l'inverse bénéficier d'un monitorage continu.

Le traitement symptomatique est guidé par la présence d'une défaillance d'organe, sans spécificités :

- protection des voies aériennes par intubation-ventilation en cas de trouble de vigilance (score de Glasgow < 8) non réversible par antidote ;
- prise en charge d'une pneumopathie d'inhalation ;
- traitement d'un état de choc par remplissage initial (sauf OAP manifeste) puis catécholamine si le remplissage est insuffisant (typiquement noradrénaline, qui possède des effets α vasoconstricteurs et β inotropes et chronotropes) ;
- la mise en place d'une assistance circulation extracorporelle veino-artérielle (ECMO) en cas de choc cardiogénique ou d'arrêt cardiaque réfractaire est une indication formelle ;
- épuration extrarénale si insuffisance rénale ou trouble métabolique grave.

B. Traitement toxicologique

B Le traitement toxicologique comporte trois possibilités (non exclusives) :

- décontamination digestive du toxique par charbon activé ;
- soustraction du toxique par épuration extrarénale (typiquement la dialyse). Cette technique a des indications limitées à certains toxiques (salicylés, lithium, metformine, alcools toxiques tels que le méthanol et l'éthylène glycol) et ne sera pas détaillée ici ;
- antidotes spécifiques.

1. Charbon activé

La décontamination digestive consiste en l'administration de **charbon activé**. Il s'agit d'un chélateur gastrique des substances carbo-adsorbables ; par conséquent, elles ne seront pas absorbées par le tube digestif. Cette technique reste d'efficacité modeste et est proposée uniquement si certaines conditions sont assurées :

- délai maximum de 2 heures entre l'ingestion du toxique et la décontamination (hors des médicaments à libération prolongée) ;
- pas de troubles de conscience ni vigilance et absence de trouble de déglutition ;
- pas de prise de toxiques moussants, pétrole, métaux lourds (comme le lithium, plomb, fer), potassium.

Au moindre doute, il ne faut pas administrer le produit. Son efficacité réduite ne justifie aucune prise de risque.

↳ inefficace : ions (K), métaux (lithium, fer), alcool

2. Antidotes spécifiques

La liste des antidotes dans les intoxications est extrêmement longue.

Dans le cadre de la préparation de l'ECN, les intoxications médicamenteuses à connaître avec utilisation de l'antidote correspondant sont les suivantes :

- intoxications aux morphiniques : naloxone ;
- intoxication aux benzodiazépines : flumazénil ;
- intoxication au paracétamol : N-acétylcystéine ;
- intoxication à un médicament ayant un effet stabilisant de membrane : bicarbonate de sodium molaire (8,4 %) ;
- intoxication à un bêtabloquant : catécholamine et glucagon, bicarbonate de sodium 8,4 % si effet stabilisant de membrane associé ;

- intoxication à la digoxine : atropine, anticorps anti-digoxine.

Seul le maniement des deux premiers antidotes est à connaître en détail.

Dans les intoxications non médicamenteuses, deux intoxications avec leur antidote sont à connaître :

- Ⓐ intoxication au CO : oxygène normobare et hyperbare ;
- B intoxication aux fumées d'incendie, qui cumule outre les brûlures (dont voies aériennes), intoxication au CO et intoxication au cyanure dont l'antidote spécifique est l'hydroxycobolamine (vitamine B12).

IV. Évaluation psychiatrique et suivi à long terme

Tout patient consultant et *a fortiori* hospitalisé pour une intoxication médicamenteuse volontaire doit bénéficier d'une évaluation psychiatrique ou addictologique (si l'intoxication s'inscrit dans un contexte de toxicomanie) avant la sortie.

Cette consultation psychiatrique a pour objectif d'évaluer l'**intentionnalité suicidaire**, le **risque de récidive immédiat**, la **disponibilité de l'entourage** et l'**adhésion aux soins**. Elle permet ainsi d'orienter la prise en charge en ambulatoire avec une consultation en centre médicopsychiatrique de suivi dans les 48 heures après la sortie, ou une hospitalisation complète avec ou sans accord du patient (cf. référentiel de psychiatrie).

Encadré 56.1

Principaux toxidromes

L'intoxication aux psychotropes se présente au premier plan par des troubles de conscience, allant du coma calme à l'agitation. L'association de signes neurovégétatifs du système sympathique/parasympathique dépendant des effets pharmacologiques des substances, permet de former les toxidromes.

Toxidrome morphinique ou opioïde

Triade clinique caractéristique : **myosis**, **bradypnée**, **coma calme** (fig. 56.1). Le globe urinaire est classique. Sa gravité réside dans les complications respiratoires du coma et de la bradypnée (hypoxie, inhalation), pouvant conduire à un arrêt cardiorespiratoire hypoxique. L'antidote spécifique est la naloxone.

+ O2 devant toute overdose

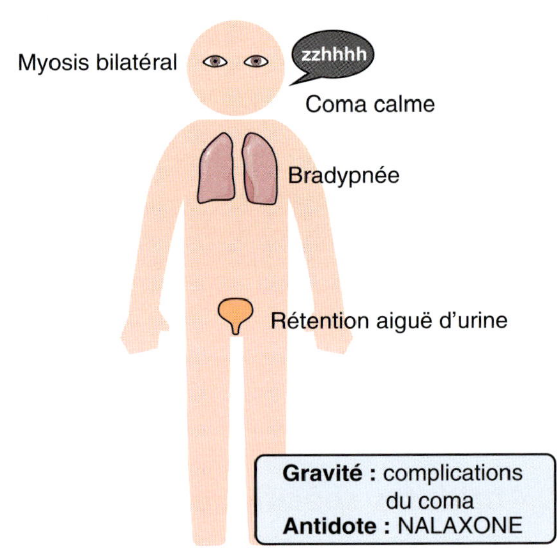

Fig. 56.1. Ⓐ **Toxidrome morphinique ou opioïde.**

Opiacés : • imprégnaᶿ = myosis
• EI = nausées, constipaᶿ, rétenᶿ urinaire, prurit, confusion
• Surdosage = tb de cs, dépression respiratoire

Encadré 56.1 Suite.

Toxidrome anticholinergique ou atropinique

Le patient (fig. 56.2) se présente avec une confusion avec hallucinations puis un coma agité avec hyperréflexie ostéotendineuse, qui peut aller jusqu'aux convulsions (crises tonico-cloniques généralisées). Il présente une mydriase, une tachycardie, un iléus, une rétention aiguë d'urine et une sécheresse des muqueuses. L'association à un effet stabilisant de membrane est à rechercher de façon systématique à l'ECG. Le retentissement cardiovasculaire *via* l'effet stabilisant de membrane fait la gravité de cette intoxication. Il n'y a pas d'antidote, le traitement est symptomatique. L'administration contre-indiquée de flumazénil antagonise les benzodiazépines éventuellement associées et dévoile l'effet proconvulsivant. En présence d'atypie au syndrome myorelaxant caractéristique de l'intoxication aux benzodiazépines, il est donc contre-indiqué d'administrer du flumazénil.

En cas d'effet stabilisant de membrane associé, l'antidote de cet effet est le bicarbonate de sodium molaire (8,4 %).

Toxidrome de myorelaxation

Ce toxidrome associe un coma calme à une myorelaxation (imaginez Gaston Lagaffe endormi…, fig. 56.3). Les réflexes ostéotendineux peuvent être abolis. Les pupilles sont sans particularité. La gravité est liée au risque asphyxique secondaire à l'obstruction des voies aériennes supérieures, liée à la fois au coma mais également à la myorelaxation. En cas d'intoxication isolée aux benzodiazépines, l'administration de flumazénil permet de reverser les symptômes.

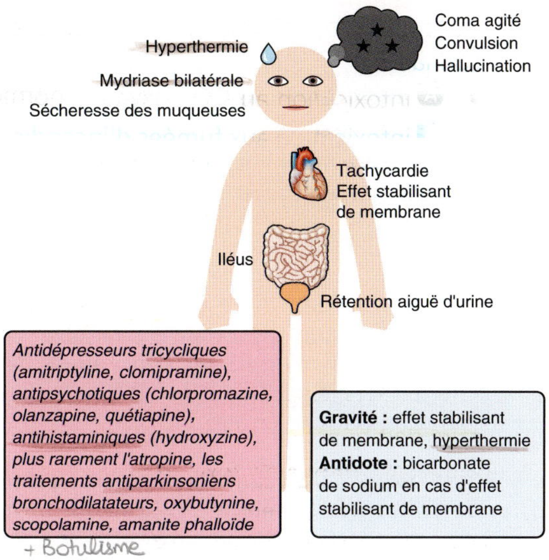

Fig. 56.2. Ⓐ **Toxidrome anticholinergique ou atropinique.**

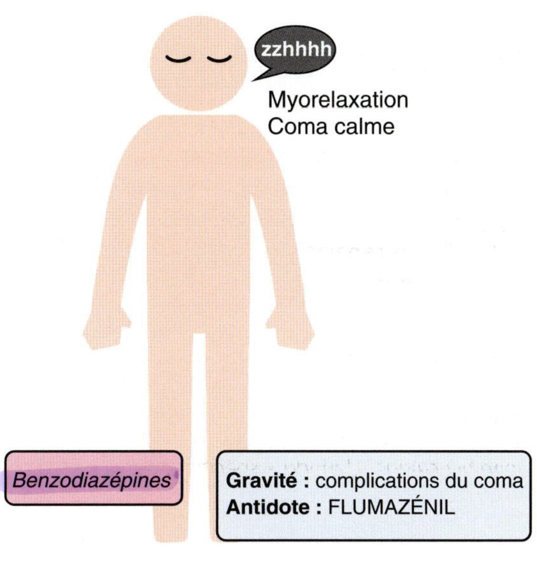

Fig. 56.3. Ⓐ **Toxidrome de myorelaxation.**

Encadré 56.1 Suite.

Toxidrome sérotoninergique

B Le patient (fig. 56.4) présente une confusion avec hallucinations puis un coma agité avec myoclonies, hyperréflexie, mydriase, des signes cardiovasculaire (tachycardie, hypo- ou hypertension artérielle), des diarrhées, une hypersudation et une hyperthermie. Il faudra réaliser un bilan biologique à la recherche d'une rhabdomyolyse et d'une CIVD. La présence d'une hyperthermie fait la gravité de cette intoxication avec le risque de défaillance multiviscérale. Le traitement spécifique est la cyproheptadine, traitement antidotique de première intention. Ce toxidrome est notamment lié aux intoxications par antidépresseurs inhibiteurs de la sérotonine ou aux amphétamines (MDMA surtout).

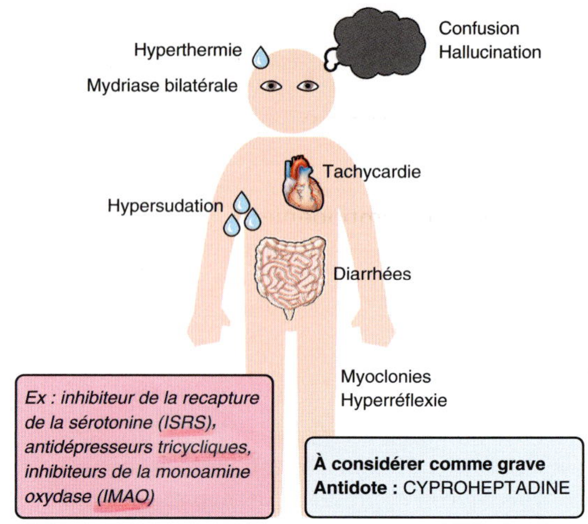

Fig. 56.4. B Toxidrome sérotoninergique.

Toxidrome adrénergique/sympathomimétique

Le patient (fig. 56.5) est agité, présente une mydriase bilatérale, des convulsions, une tachycardie, une hypertension artérielle et une hyperthermie. Un bilan biologique standard sera réalisé à la recherche d'une hypoglycémie, d'une hypokaliémie et d'une hyperlactatémie. Le système cardiovasculaire est initialement très stimulé avec HTA et hyperdébit cardiaque, puis s'épuise avec évolution défavorable vers un état de choc cardiogénique (sidération myocardique). Le traitement symptomatique dépend donc de la présentation clinique lors de la prise en charge.

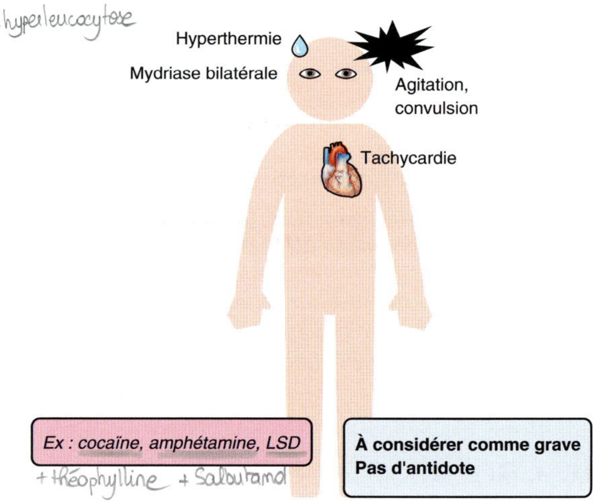

Fig. 56.5. B Toxidrome adrénergique/sympathomimétique.

Effet stabilisant de membrane

L'effet stabilisant de membrane est un blocage des canaux sodiques cardiaques. Il se manifeste par un trouble de conduction intracardiaque avec élargissement des QRS (fig. 56.6) puis choc cardiogénique/arrêt cardiaque. Le signe d'alerte est le blocage des canaux potassiques qui précède le blocage sodique ; il se manifeste par un ralentissement de la repolarisation avec allongement modéré de l'espace QT.

La recherche de cet effet motive l'indication très large d'un ECG dans les intoxications, d'autant plus que les toxiques à l'origine d'un tel effet sont nombreux :

- les antiarythmiques de classe 1 de Vaughan-Williams (lidocaïne, flécaïnide, quinidine…) ;
- certains bêtabloquants (propranolol, acébutolol…) ;
- les antidépresseurs tricycliques ;
- quinine, chloroquine ;
- cocaïne ;
- …

Le bicarbonate de sodium molaire ($NaHCO_3$ à 8,4 %) est l'antidote à administrer, uniquement lorsque les QRS sont élargis. L'allongement du QT représente uniquement un signe d'alerte. En cas d'échec, l'assistance circulatoire (ECMO) doit se discuter avec un centre expert.

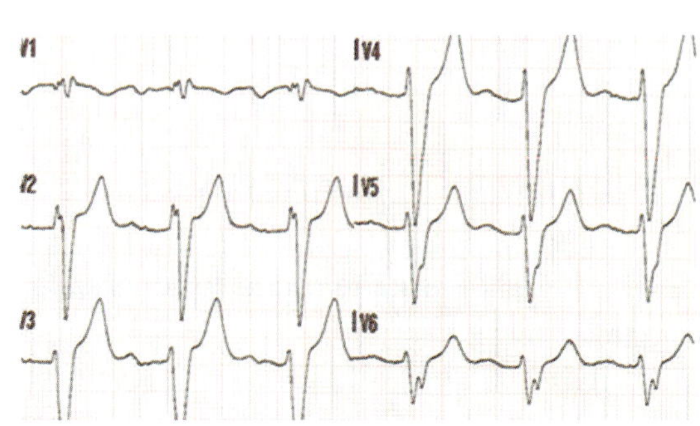

Fig. 56.6. B ECG. Effet stabilisant de membrane.

V. Spécificités des intoxications les plus fréquentes

A. Toxiques psychotropes

B La prise en charge des psychotropes les plus fréquents a été résumée dans l'encadré toxidromes.

Encadré 56.2

Les deux antidotes à savoir utiliser

Naloxone, antidote spécifique des opioïdes

B Il s'agit d'un antagoniste compétiteur réversible des opioïdes au niveau des récepteurs. Il est administré par voie intraveineuse en bolus de 0,04 mg puis 0,04 à 0,08 mg toutes les 2 minutes jusqu'à 2 mg maximum. Le résultat attendu est l'obtention d'une fréquence respiratoire supérieure ou égale à 15 cycles/min, correspondant à une amélioration de l'état de conscience, sans réveil complet. En effet, l'administration de naloxone a pour objectif de surseoir à l'intubation tout en évitant l'agitation qui pourrait être associée à un syndrome de sevrage. La durée d'action de la naloxone étant plus courte que celle des opioïdes, son administration doit être poursuivie d'une perfusion continue en secteur de soins continus, avec les mêmes objectifs. La dose horaire administrée à la seringue électrique est la moitié de celle utilisée en titration. L'échec doit faire revoir le diagnostic d'intoxication isolée aux opioïdes ou orienter vers la buprénorphine (dépression neurorespiratoire non réversible par la naloxone aux posologies usuelles). Il n'y a pas de contre-indication à ce traitement.

Flumazénil, antidote spécifique des benzodiazépines

Il est administré par voie intraveineuse en bolus de 0,2 mg puis 0,1 mg toutes les 2 minutes, jusqu'à 2 mg maximum. L'objectif est d'obtenir un réveil suffisant permettant la protection des voies aériennes supérieures et non le réveil complet, comme précédemment. Ce dernier peut exposer à des complications bien fâcheuses, comme l'agitation, la violence physique ou la fugue.

Comme pour la naloxone, une perfusion continue doit être poursuivie (dose horaire : moitié de la dose utilisée en titration).

Il faut absolument respecter les contre-indications : antécédent d'épilepsie et co-intoxication avec un toxique proconvulsivant (antidépresseurs, neuroleptique).

B. Cardiotoxiques

Dans toutes les situations de défaillance cardiaque toxique réfractaire aux thérapeutiques pharmacologiques usuelles (catécholamines), l'indication d'une circulation extracorporelle doit être discutée avec un centre de référence.

1. Inhibiteurs calciques

Il existe deux catégories d'inhibiteurs calciques :

- les bradycardisants et inotropes négatifs (de la classe des non-dihydropyridiniques : vérapamil et diltiazem), pour lesquels l'effet vasoplégique est plus modéré. Ce sont les formes les plus graves avec une mortalité élevée. Ils sont pourvoyeurs de troubles de conduction ;
- les non-bradycardisants, non inotrope négatif, à tropisme quasi exclusivement vasculaire, à l'origine d'une forte vasoplégie (de la classe des dihydropiridinique : amlodipine, nicardipine).

Le patient se présente avec une hypotension artérielle dont le mécanisme dépend du type d'inhibiteur calcique : vasoplégie associée à un état de choc cardiogénique ou vasoplégie isolée. Le traitement spécifique repose sur les catécholamines (noradrénaline et dobutamine). Dans les formes graves, une perfusion d'insuline à fortes doses associée à du glucose (insuline euglycémique) et l'administration de calcium peuvent être proposées.

2. Bêtabloquants

L'intoxication se traduit par une bradycardie, associée à une hypotension artérielle, secondaires aux effets pharmacologiques β⁻. Ces effets sont généralement assez facilement antagonisés par les catécholamines : isoprénaline, dobutamine ou noradrénaline. Le glucagon est un antidote qui peut être tenté. Le danger de ces intoxications est lié aux bêtabloquants qui ont un effet stabilisant de membrane ajouté (propranolol, acébutolol, labétalol…).

3. Digitaliques

L'intoxication associe des troubles neurologiques et neurosensoriels (anomalies de la vision des couleurs : dyschromatopsie jaune/vert, agitation, délire, coma), des troubles digestifs (douleurs abdominales, nausées, vomissements) et cardiologique (bradycardie sinusale, bloc auriculo-ventriculaire, troubles du rythme ventriculaire, asystolie) ainsi qu'une hyperkaliémie. Le dosage de la digoxinémie est obligatoire, elle permet de confirmer le diagnostic et permet le calcul de la dose d'anticorps neutralisants le cas échéant (DigiFab®).

L'atropine est indiquée en cas de bradycardie.

C. Paracétamol

L'intoxication au paracétamol est fréquente, le plus souvent au cours d'une tentative de suicide, mais parfois de façon accidentelle, à doses suprathérapeutiques notamment chez les sujets âgés, dénutris, alcooliques, ayant une hépatopathie sous-jacente (par diminution des stocks cellulaires en glutathion) ou sous traitement antituberculeux ou antiépileptique (par induction enzymatique du cytochrome P450). C'est le toxique lésionnel le plus caractéristique et le plus fréquent.

Cette intoxication est asymptomatique initialement même dans les formes graves, puis évolue vers l'hépatite cytolytique voire l'insuffisance hépatique en cas d'intoxication sévère. On distingue quatre phases spontanées :

- phase 1 : pré-lésionnelle, asymptomatique clinique et biologique (H0–H24) ;
- phase 2 : hépatite aiguë toxique avec cytolyse (H24–H72) ;
- phase 3 : insuffisance hépatocellulaire (trouble de conscience, chute du taux de prothrombine, acidose lactique), insuffisance rénale aiguë et CIVD (H24–J5) ;
- phase 4 : convalescence avec régénération hépatique ou décès dans les formes les plus graves et en l'absence de transplantation hépatique.

La N-acétylcystéine est l'antidote de l'intoxication au paracétamol. Elle permet la régénération du glutathion, nécessaire à la neutralisation des métabolites toxiques du paracétamol. En absence de signes de gravité immédiate ou d'ingestion massive bien établie, son administration IV se fait selon la paracétamolémie mesurée à partir de H+4 de la prise, rapportée sur le nomogramme de Rumack et Matthew. Son efficacité est meilleure si administrée dans les 8 à 10 heures suivant l'ingestion ; il n'y a donc pas d'urgence à débuter la N-acétylcystéine avant H4 et donc le dosage, mais il doit être démarré avant H12 pour un maximum d'efficacité.

En cas de signe d'hépatite fulminante, un contact avec un centre de transplantation hépatique est requis.

Quiz 2

Pas classique…

Monsieur N., 75 ans, est admis aux urgences, amené par son épouse car elle le trouve plus somnolent. Elle vous raconte qu'il est épileptique et qu'il a fait une crise la semaine précédente. Il a donc augmenté la dose en attendant son rendez-vous avec son neurologue.

Antécédents : méningiome frontal diagnostiqué il y a 6 mois, compliqué d'une épilepsie.

▶

Cliniquement : paramètres vitaux : pression artérielle 124/63 mmHg, fréquence cardiaque 72 bpm, fréquence respiratoire 16 cycles/min, saturation en oxygène à 95 % en air ambiant, score de Glasgow 12 (Y3 V4 M5), température 36,5 °C.

À l'examen clinique, il n'y a pas de signes de localisation, les pupilles sont intermédiaires réactives et symétriques, les réflexes ostéotendineux sont absents. L'auscultation pulmonaire est claire, les bruits du cœur sont réguliers, sans souffle ajouté. L'abdomen est souple, dépressible, indolore.

Le tableau clinique est-il compatible avec une intoxication aiguë médicamenteuse ?

VI. Intoxications aiguës non médicamenteuses

A. Alcool

A L'intoxication alcoolique aiguë est de loin la plus fréquente des intoxications aiguës. Son diagnostic est clinique. Le contexte et l'interrogatoire sont primordiaux. Sa gravité réside dans les complications de l'intoxication aiguë mais également du sevrage dans les formes chroniques.

Le diagnostic est clinique et requiert donc un examen complet même si le patient est somnolent et qu'il n'est pas très coopérant. On définit deux types d'intoxication :

- intoxications éthyliques aiguës simples, marquées par une phase d'agitation (agitation motrice, logorrhée, trouble de l'élocution) avec haleine œnolique et troubles de l'équilibre puis une phase hyporéactive pouvant aller jusqu'au coma (hyporéflexie, hypoesthésie, incontinence urinaire) ;
- intoxications éthyliques aiguës pathologiques, plus rares, de plusieurs types : ivresse excito-motrice (agressivité verbale et motrice), d'allure maniaque (euphorie, toute puissance), dépressive, délirante (sur les thèmes de persécution, jalousie, autodépréciation), hallucinatoire.

Il faut porter attention aux potentielles **complications** et les rechercher à l'examen clinique :

- neurologique : **crise généralisée tonico-clonique** (généralement unique, sa prise en charge ne comporte pas de spécificité), **traumatisme crânien** ;
- métabolique : **hypoglycémie** (chez l'enfant et les patients alcooliques chroniques dénutris), acidocétose alcoolique, hypothermie, rhabdomyolyse ;
- digestif : **hépatite aiguë** ;
- cardiologique : **fibrillation.**

Aucun examen paraclinique biologique n'est nécessaire au diagnostic. En effet, ni le dosage d'éthanol dans le sang ni dans l'air expiré n'est corrélé avec la gravité clinique. De la même façon, le bilan d'alcoolisme chronique est à considérer dans un deuxième temps.

Il n'y a pas d'antidote spécifique, la prise en charge est uniquement symptomatique :

- en cas d'agitation, l'administration d'une benzodiazépine est justifiée ;
- l'hydratation est de règle. Dans ce contexte de troubles de la vigilance, elle nécessite une perfusion IV de NaCl 0,9 % ;
- ne pas oublier l'adjonction de thiamine (vitamine B1) et de vitamine B6, en cas de dénutrition ou d'alcoolisme chronique, dans la prévention de l'encéphalopathie de Gayet-Wernicke.

Toute admission aux urgences pour intoxication éthylique aiguë justifie une prise en charge addictologique. Elle a pour objectif la recherche du contexte social, la caractérisation de la conduite d'alcoolisation : usage, mésusage (usage à risque et nocif), dépendance, consommations associées, terrain et comorbidités.

Ne pas banaliser une hospitalisation en soins d'urgence pour alcoolisation aiguë ni sur le plan somatique (complications graves potentielles) ni sur le plan psychologique (contexte de violence, dépendance, co-intoxications, comorbidités).
Attention aux adolescents ! Il n'est pas classique d'être admis aux urgences pour une intoxication alcoolique...

Le syndrome de sevrage alcoolique est traité dans l'encadré 56.3 (voir p. 745).

B. Monoxyde de carbone (CO)

Le monoxyde de carbone (CO) est un gaz inodore, invisible, insipide et non irritant. Toute combustion incomplète de matières carbonées par défaut d'oxygène (O_2) produit du CO. En France, les causes d'intoxications sont ainsi pléomorphes, fréquemment collectives, généralement domestiques et saisonnières (chaudières, chauffe-eau, cuisinières…), parfois professionnelles (engins de chantier, groupe électrogène…), plus souvent involontaires (incendie…) que volontaires (tentative de suicide par gaz d'échappement…), essentiellement dans des lieux clos (salle de bains, garage, salle de réunion…). Le CO bloque le transport de l'O_2 vers les tissus. Sa toxicité tient à sa fixation sur l'hémoglobine (Hb) supérieure à celle de l'O_2. Les organes cibles cliniquement parlant s'avèrent être essentiellement le cerveau et les muscles (dont le myocarde). Le CO passant la barrière placentaire, il entraîne une toxicité fœtale.

La particularité clinique de l'intoxication au CO tient au caractère totalement aspécifique des symptômes et signes fonctionnels (céphalées, nausées, confusion…) qui la font méconnaître fréquemment si elle n'est pas suspectée sur des critères de collectivité ou de lieux d'exposition. Il faudra l'évoquer de principe en l'absence d'autres causes évidentes à ces tableaux.

Les formes dites bénignes peuvent présenter une asthénie ou faiblesse musculaire, des céphalées, des troubles de l'équilibre, des nausées/vomissements, une confusion voire des pertes de conscience brèves. À un stade plus avancé, celles-ci se prolongent, pouvant aboutir à un véritable coma hypertonique avec des signes d'irritation pyramidale et/ou une comitialité. Des modifications de l'ECG aspécifiques, à type de troubles du rythme et de lésions d'ischémie, sont possibles notamment chez le patient coronarien. Les formes sévères de coma peuvent se compliquer de manifestations cardiovasculaires (collapsus, œdème pulmonaire).

Des séquelles neurologiques peuvent apparaître. Elles correspondent soit à des troubles neuropsychologiques présents dès le départ et en rapport avec l'hypoxie, soit à des manifestations apparaissant après un intervalle libre de quelques jours à quelques semaines. Ce syndrome post-intervallaire peut comprendre des troubles de l'attention, de la mémoire, mais aussi être plus invalidant avec des séquelles psychologiques ou psychiatriques, praxiques ou cognitives. Sa prévention représente l'enjeu du traitement par oxygénothérapie hyperbare.

Le diagnostic d'intoxication au CO repose sur la présence de signes cliniques compatibles associés à la mise en évidence de CO dans l'organisme ou dans l'environnement. De plus en plus d'équipes de secours à domicile sont équipées de détecteurs automatiques de CO permettant une alarme. La mesure de la carboxyhémoglobinémie (HbCO) artérielle ou veineuse, est le test le plus couramment utilisé à l'hôpital. En présence de signes cliniques évocateurs d'intoxication au CO, un taux ≥ 3 % chez un non-fumeur ou ≥ 6 % chez un fumeur confirme le diagnostic d'intoxication. En l'absence de signes cliniques, des taux ≥ 6 % chez le non-fumeur et ≥ 10 % chez le fumeur permettent aussi de parler d'intoxication au CO. Une valeur normale n'exclut aucunement le diagnostic : un délai suffisamment long entre la fin de l'exposition et le prélèvement ou l'administration préalable d'O_2 peuvent l'expliquer. Seule une valeur anormale a un intérêt.

Le traitement repose sur l'éviction de l'exposition à la source de CO (aération des locaux, arrêt si possible de la source de CO, évacuation du patient de la zone contaminée…), en prenant des précautions pour éviter un suraccident chez les sauveteurs. L'O_2 pur est le traitement de l'intoxication au CO, permettant non seulement d'oxygéner mais aussi de détoxifier les tissus. Réalisé au masque à haute concentration, il doit être prescrit au moins 12 heures et débuté dès la prise en charge sur les lieux de l'intoxication. Les formes les plus graves (perte de connaissance, coma, convulsions, atteinte cardiaque) ainsi que la femme enceinte relèvent de l'oxygénothérapie hyperbare. Le traitement d'éventuelles défaillances d'organes est symptomatique et non spécifique. Un signalement est obligatoire auprès de l'agence régionale de santé *via* les centres antipoisons et permet une enquête pour éviter les récidives ; une déclaration d'accident de travail ou de maladie professionnelle est à conseiller pour les salariés.

C. Fumées d'incendie

B L'inhalation des fumées d'incendie expose à de multiples substances toxiques, en plus du risque de brûlures des voies aériennes. Seules deux ont été véritablement identifiées et ont un antidote spécifique. Il s'agit du monoxyde de carbone (cf. *supra*) et du cyanure. Le cyanure bloque la chaîne oxydative mitochondriale et est responsable d'un coma avec état de choc et acidose lactique. L'antidote est l'hydroxocobalamine (vitamine B12), contenu dans le Cyanokit®. Il doit être administré sur les lieux même de l'accident à tout patient ayant des suies sur les vibices et présentant un trouble de conscience, un état de choc ou une hyperlactatémie (≥ 10 mmol/l).

D. Intoxications massives

A Utilisées comme arme militaire ou terroriste, les substances toxiques peuvent devenir un véritable enjeu de santé publique. De plus, les accidents industriels existent encore comme le montre régulièrement l'actualité. Une intoxication de grande ampleur doit être suspectée lorsque plusieurs personnes provenant du même endroit se présentent avec les mêmes symptômes médicaux.

Les substances utilisées sont très nombreuses : neurotoxiques, irritants des voies respiratoires (pouvant aller jusqu'au SDRA), asphyxiants…

Il est alors nécessaire de mettre en place un périmètre de sécurité, une chaîne de décontamination et une réorganisation des urgences et de tout l'hôpital.

La logique immédiate change complètement : le problème n'est pas de soigner mais d'anticiper, de se protéger, de protéger les lieux de soins et les soignants pour éviter la contamination de ceux-ci et préserver la capacité des lieux de soins à remplir leur mission jusqu'à la réorganisation adaptée. En effet, lors des dernières intoxications massives, les victimes ont été fréquemment les membres du personnel médical de l'hôpital dans lequel avaient été accueillies les personnes exposées.

Ainsi, lors du déclenchement de la crise :

- sur les lieux de l'accident toxique : l'urgent est de fuir la zone puis d'appeler les secours ;
- à l'hôpital : l'urgent est de fermer les portes des urgences pour éviter l'entrée non contrôlée des victimes.

Le déploiement et l'organisation des secours et l'organisation hospitalière sont décris dans le chapitre 55.

E. Nouvelles drogues de synthèse

B Dans le monde de la toxicologie, se développe un marché avec une multitude de substances aux effets variés et plus polymorphes que les anciennes drogues festives. On peut distinguer trois classes :

- les dépresseurs du système nerveux central : GHB (gamma-hydroxy-butyrate), opioïdes (action de la naloxone variable) ;
- les psychostimulants : par exemple, des cathinones vendues sous la qualification de « sels de bain » sur internet ;
- les hallucinogènes : par exemple, des cannabinoïdes de synthèse (vendus sous la qualification de « spice »).

Les molécules sont innombrables et changent en permanence. Deux complications dominent : les comas avec décès par asphyxie — les décès liés au fentanyl, opioïde de synthèse, sont devenus la première cause de décès toxique aux États-Unis — et les encéphalopathies avec parfois des comportements agressifs — épidémie de « zombie » à New York, description de cannibalisme…

F. Cocaïne

Dérivé de la feuille de coca, elle est le plus souvent consommée par voie nasale (sniffée) ou inhalée (crack). Elle provoque une euphorie associée à une sensation de facilité intellectuelle, physique avec notamment une absence de sommeil et de faim. Sa consommation est suivie par une phase de descente (syndrome dépressif, anxiété, irritabilité), à l'origine d'un phénomène de *craving* (sensation de manque intense).

La consommation de cocaïne peut entraîner une crise aiguë hypertensive, une vasoconstriction coronaire à l'origine d'un infarctus du myocarde ou des troubles du rythme. Peuvent également être observés des complications neurologiques à type d'accident vasculaire cérébral et de convulsions. Des lésions pulmonaires ou des épistaxis peuvent s'observer selon les voies d'administration.

G. Cannabis

Plante dont le principe actif (tétrahydrocannabinol, ou THC) présente des effets psychotropes. Il se consomme le plus souvent en association avec le tabac, sous différentes formes (en feuilles séchées ou en résine). Les effets sont ressentis dès les premières minutes suivant la consommation et peuvent persister plusieurs heures. Les symptômes sont le plus souvent une euphorie avec désinhibition associée à une modification de la perception sensorielle, de l'appréciation du temps et de l'espace et une hyperphagie. L'intoxication se manifeste par une tachycardie, une hypertension artérielle, une mydriase bilatérale et une sécheresse des muqueuses.

H. Amphétamines

Stupéfiants, elles se consomment en comprimés ou sniffés. Le chef de file est le MDMA (ecstasy). Leurs effets sont proches de ceux de la cocaïne, mais leur coût est plus faible. Psychostimulants et anorexigènes, ils provoquent également une sensation d'euphorie. La consommation de fortes doses, peut se compliquer de crises d'angoisse, de confusion et d'hallucinations, de crises convulsives, d'hypertension artérielle, d'hyponatrémie et surtout d'hyperthermie (signe de gravité extrême de l'intoxication). La phase de descente se caractérise par une dépression intense et un syndrome de manque, souvent associé à une dénutrition et une nervosité sur manque de sommeil. La prise en charge est surtout symptomatique mais l'apparition d'une hyperthermie d'origine sérotoninergique requiert l'administration de cyproheptadine.

Encadré 56.3

Syndrome de sevrage

Le syndrome de sevrage regroupe un ensemble des symptômes faisant suite à l'arrêt complet ou partiel (diminution de la consommation) d'une substance psychoactive consommée de façon répétée et habituellement prolongée ou massive. Il marque la **dépendance** à la substance.

Le délai d'installation et sa durée varient selon la dernière dose consommée et le type de substance.

Le sevrage s'associe à une stimulation adrénergique, qui est à l'origine d'une tachycardie avec mydriase bilatérale et de troubles neurologiques variés (agitation, hallucinations, insomnie, pouvant se compliquer convulsions et d'agressivité). En règle générale, les caractéristiques d'un syndrome de sevrage sont à l'opposé de celles d'une intoxication aiguë.

Les substances les plus à risque sont l'alcool, les benzodiazépines et les opioïdes. Le traitement spécifique est la réintroduction de la substance ou d'un substitut. Sa prévention passe par la sensibilisation au risque de dépendance et par la diminution progressive et encadrée des doses jusqu'à l'arrêt.

Sevrage alcoolique

Le sevrage alcoolique survient dans les 6 à 48 heures après l'arrêt de la consommation. Il est caractérisé par des tremblements, une anxiété, une agitation psychomotrice, un syndrome dépressif et des nausées. En absence de complications, il se dissipe en 2 à 5 jours. Il est difficile de prédire son apparition ainsi que sa sévérité.

On distingue plusieurs niveaux de sevrage :

- niveau 1 : hyperactivité neurovégétative (sueurs, tachycardie) ;
- niveau 2 : trouble de l'attention, hallucinations ;
- niveau 3 : tremblements, convulsions ;
- niveau 4 : *delirium tremens*, qui associe aux troubles des niveaux précédents une agitation majeure.

Le syndrome de sevrage alcoolique est à craindre et à anticiper notamment chez les patients ayant une intoxication aiguë sur chronique. Il est nécessaire de maintenir le patient dans un endroit calme. La sortie, même contre avis médical, ne doit pas être autorisée. Le traitement comporte une hydratation intraveineuse avec vitamines B1 et B6 associée à l'administration de benzodiazépines.

Sevrage aux opioïdes

Le patient présente initialement des rhinorrhée, larmoiements, douleurs musculaires, vomissements, frissons, puis des crampes musculaires et abdominales. Ces signes physiques sont associés à un comportement compulsif de recherche de la substance. En effet, les symptômes de manque sont intenses. Le traitement est la réintroduction de la substance, sous forme de substitut, tel que la buprénorphine ou la méthadone.

Sevrage aux benzodiazépines

Il présente les mêmes caractéristiques que le syndrome de sevrage alcoolique (tremblements, nausées, anxiété, agitation psychomotrice), associé à une altération de la perception (notamment de la perception du corps).

Ne pas suspendre brutalement une prescription d'une benzodiazépine prise au long cours (notamment en hospitalisation) au risque de provoquer un syndrome de sevrage, notamment chez le sujet âgé chez qui les benzodiazépines sont prescrites pour traiter des insomnies, qui peut se présenter sous la forme d'un syndrome confusionnel. Si vous souhaitez les arrêter, mieux vaut diminuer la posologie progressivement.

Points de vigilance

- Ne pas laisser partir les témoins (famille, pompiers, amis...) avant d'en avoir obtenu toutes les transmissions et informations relatives au patient et nécessaires au diagnostic et à la prise en charge.
- Vérifier votre diagnostic en cas de trouble de la vigilance : éliminer l'hypoglycémie, le syndrome méningé, la fièvre, le traumatisme crânien et l'existence de signes de localisation.
- Protéger les voies aériennes : PLS immédiate chez un patient inconscient, appeler le réanimateur pour intubation.

- Réaliser systématiquement un ECG.
- Le bilan biologique et toxicologique n'est pas systématique, il est réalisé en fonction de la gravité clinique, du type de substance ingérée et des comorbidités du patient.
- Interagir avec le réanimateur et le centre antipoison et de toxicovigilance.
- Consultation psychiatrique/addictologique systématique si intoxication volontaire.

Tic-tac...

< 5 min	• Avoir évalué les signes de détresse clinique (score de Glasgow, signe de détresse respiratoire, signe de choc) • Avoir recherché les causes alternatives de troubles de conscience : examen du scalp...
< 15 min	• Avoir débuté les premières mesures symptomatiques • Avoir évalué la présence d'un toxidrome
< 30 min	• Avoir appelé le réanimateur si détresse vitale • Avoir défini la stratégie des examens complémentaires à visée toxicologique • Avoir évalué l'indication du charbon activé • Avoir évalué l'indication d'un antidote
< 60 min	• Avoir organisé le transfert en milieu adapté • Avoir pris contact avec le centre antipoison pour toute intoxication dont la prise en charge n'est pas totalement usuelle

Une situation clinique... Deux prises en charge

Monsieur X. est admis aux urgences suite à une chute sur la voie publique en état d'ébriété. Les paramètres vitaux relevés par l'infirmier d'accueil des urgences sont : pression artérielle 126/79 mmHg, fréquence cardiaque 124 bpm, fréquence respiratoire 15 cycles/min, saturation 100 % en air ambiant, Glasgow 10.

Où Nicolas ne fait pas ce qu'il faut...

Nicolas entre dans le box, dit bonjour au patient qui ne lui répond pas. Nicolas s'agace car il est 3 h du matin et il en a marre de ces patients qui lui pourrissent sa garde. Il se dit qu'il reviendra le réévaluer plus tard, une fois que le patient aura cuvé son mauvais whisky. Il le met à peu près en PLS, se félicite de ce geste salvateur et part vers d'autres aventures plus exaltantes.

Deux heures plus tard, l'infirmière retourne dans le box pour relever de nouveau les paramètres vitaux. Le trouvant particulièrement endormi, elle appelle Nicolas. Il lui dit de ne pas s'inquiéter, qu'il le sait, que ce patient est alcoolisé et que c'est tout à fait normal. Il faut le laisser dormir. Il ira mieux dans quelques heures.

Un patient admis aux urgences ne doit jamais être négligé quel que soit le motif d'admission. Ne disposant pas des informations suffisantes concernant les circonstances de la chute, Nicolas aurait dû essayer de trouver un témoin. Il n'a réalisé qu'un examen superficiel bien insuffisant. Encore plus grave, Nicolas néglige l'information de l'infirmière qui trouve la situation grave et cherche à attirer son attention. Enfin, Nicolas n'a rien noté dans le dossier médical.

Où l'on peut faire confiance à Sofia

À partir des paramètres vitaux que l'infirmière a relevés, Sofia estime que le patient présente une seule défaillance (neurologique), qui pourrait effectivement être compatible avec une intoxication alcoolique aiguë, d'autant plus que l'odeur œnolique est assez nettement perceptible. Elle note cependant que le patient est tachycarde. Elle confirme la somnolence du patient dès son entrée dans le box. En effet, le patient ne lui rend pas son salut, n'ouvre pas spontanément les yeux et grommelle à la stimulation verbale. Elle note des ronflements qui évoquent un début d'obstruction des voies aériennes supérieures. Elle demande immédiatement à l'infirmière de réaliser une glycémie capillaire, qui est normale, de mettre le patient sous oxygène, de le perfuser et d'installer un scope ECG, SpO_2 et une mesure automatisée de la pression artérielle. Sofia réalise un examen clinique orienté : les pupilles sont réactives; Sofia doit lui faire mal pour que le patient ouvre les yeux; il bouge les quatre membres, mais les réflexes du membre inférieur gauche sont vifs. Sofia recherche une atteinte du scalp. Il relève un gros hématome temporal droit avec plaie du scalp. Monsieur X. fait une grimace avec grognements et mouvements non orientés lors de la palpation du crâne (soit un score de Glasgow à 8). Le reste de l'examen est sans particularité; il n'y a aucun autre signe traumatique. Sofia est inquiète et elle a raison. Il existe certes une intoxication alcoolique mais manifestement un traumatisme crânien a eu lieu. Pendant l'examen, Sofia demande à son externe d'interroger les amis de Monsieur X., afin de déterminer ses antécédents, le contexte exact du malaise et de les informer de l'état préoccupant de Monsieur X. Ce dernier n'a pas d'antécédents connus (notamment pas d'épilepsie), ne prend pas de traitement, n'est pas alcoolique mais « aime bien faire la fête et consomme de l'alcool à ces occasions ». Il est tombé en arrière en glissant sur le trottoir et a eu des difficultés pour se relever, d'après l'une de ses amis. Ils l'ont donc assis contre un mur et ont appelé les pompiers. Il était à ce moment-là légèrement somnolent sans plus. Ils n'ont consommé aucune drogue, juré !

Sofia appelle son chef et le réanimateur de garde. Il est convenu de réaliser rapidement un scanner du crâne et du rachis cervical non injecté. Un collier cervical est installé. Il est convenu de ne pas mettre le patient en PLS en attendant le scanner cervical mais une canule de Guedel est mise en place. Un ECG et un bilan biologique standard (ionogramme sanguin, numération-formule sanguine avec plaquettes, taux de prothrombine et temps de céphaline activée) et une alcoolémie sont réalisés; des tubes conservatoires sont prélevés.

Le scanner cérébral montre un hématome extradural et une fracture temporale associée à des contusions intraparenchymateuse. Les neurochirurgiens sont contactés et retiennent l'indication chirurgicale immédiate. Le patient est donc transféré directement au bloc opératoire. Sofia demande à ce qu'on n'oublie pas la prévention du tétanos et consigne tout soigneusement dans le dossier médical. Après analyse du dossier, les réanimateurs qui s'occupent de Monsieur X. en postopératoire demanderont la réalisation d'un criblage toxicologique sur les tubes conservatoires initiaux prélevés aux urgences. L'analyse montrera outre la présence d'alcool, la présence de gamma-hydroxy-butyrate (GHB). L'enquête de police révélera le caractère criminel de cette intoxication au psychotrope, réalisée à l'insu de Monsieur X. et de ses amis en boîte de nuit.

Réponses aux quiz

Quiz 1

Devant les signes de gravité (altération de la conscience, agitation, tachycardie), la mise en place d'une surveillance continue (SpO_2, scope ECG, pression artérielle automatisée), la mise sous O_2 nasal (préventif) et la pose d'une voie veineuse périphérique avec sérum salé isotonique sont nécessaires.

L'intoxication aux benzodiazépines se caractérise par un syndrome de myorelaxation. Les patients présentent donc un coma calme, une relaxation généralisée (membres flasques, obstruction des voies aériennes supérieures par relâchement des muscles laryngés). Classiquement, les paramètres vitaux sont parfaitement normaux (sauf complications du coma et obstruction des voies aériennes supérieures, qui peut entraîner une hypoxémie).

Ici, la patiente est agitée, en mydriase bilatérale et hypertonique, tachycarde. Vous devez donc plutôt évoquer un syndrome anticholinergique. Au vu du contexte de dépression chronique, il est probable qu'il s'agisse d'une intoxication médicamenteuse volontaire aux antidépresseurs tricycliques, ce qui n'exclut pas une co-ingestion d'une benzodiazépine, d'alcool, d'antalgiques.
Attention : les antidépresseurs tricycliques ont un effet stabilisant de membrane à rechercher à l'ECG ! La patiente étant symptomatique avec de plus un médicament à risque vital (antidépresseur tricycliques), un bilan biologique standard (ionogramme sanguin, NFS, bilan hépatique) est prélevé, ainsi que deux tubes de sang et un tube d'urines conservatoires. La mesure de l'alcoolémie et celle de la paracétamolémie peuvent se discuter. L'injection de flumazénil est strictement contre-indiquée ici. Les médicaments anticholinergiques sont proconvulsivants : vous risqueriez de révéler les convulsions en levant un éventuel effet protecteur de la benzodiazépine. Si le trouble de conscience s'aggrave, il n'y aura pas d'autres solutions que d'intuber la patiente. Un transfert en réanimation ou en surveillance continue est ici souhaitable.

Quiz 2

Les éléments en faveur sont :

- prise de quantités suprathérapeutiques de médicament : augmentation de la posologie ;
- troubles de la vigilance au premier plan.

Mais il faut être méthodique et minutieux, rechercher des signes de localisation et éliminer les autres causes potentielles de troubles de la vigilance : métabolique (dysnatrémie, hypercalcémie, hypoglycémie), méningoencéphalite infectieuse, traumatisme crânien compliqué, accident vasculaire cérébral…
Le médicament potentiellement incriminé est un antiépileptique. Vous n'avez malheureusement pas le nom du médicament. Il faut donc doser les antiépileptiques à dosage obligatoire figurant dans la liste : valproate de sodium, carbamazépine et phénobarbital.
Cette intoxication peu classique nécessite une interaction du réanimateur avec le centre antipoison.
Ne pas oublier la prise en charge symptomatique associée à une surveillance rapprochée.

CHAPITRE

57

Traumatismes sévères

+ uro
+ vasculaire
+ ortho

Situations de départ

- 171 Traumatisme abdominopelvien
- 173 Traumatisme des membres
- 174 Traumatisme facial
- 175 Traumatisme rachidien
- 176 Traumatisme sévère
- 177 Traumatisme thoracique

Item, objectifs pédagogiques

ITEM 334 – Prise en charge immédiate préhospitalière et à l'arrivée à l'hôpital, évaluation des complications chez un traumatisé sévère

Rang	Rubrique	Intitulé	Descriptif
A	Définition	Savoir définir un traumatisé sévère	Patient victime d'un traumatisme dont l'énergie est susceptible d'entraîner une lésion menaçant le pronostic vital
B	Prévalence, épidémiologie	Connaître les causes de mortalité après un traumatisme	Mortalité précoce (hémorragie et traumatisme crânien), mortalité tardive (traumatisme crânien, défaillance multiviscérale)
A	Diagnostic positif	Savoir identifier et caractériser les lésions cliniquement	Caractériser les lésions céphaliques, rachidiennes, thoraciques, abdominales, pelviennes, des membres
A	Diagnostic positif	Connaître les critères de gravité d'un traumatisé	
A	Prise en charge	Connaître les principes de prise en charge préhospitalière des lésions	Hémostase, immobilisation des foyers de fracture, analgésie, lutte contre l'hypothermie, connaître l'impact négatif du temps jusqu'au geste d'hémostase
B	Prise en charge	Connaître les principes de réanimation préhospitalière	Traitement des défaillances ventilatoire (item 359), hémodynamique (item 332) et neurologique (item 334 – crâne)
B	Prise en charge	Connaître les principes de la prise en charge diagnostique à l'arrivée à l'hôpital	Examen clinique, place des examens complémentaires, bilan lésionnel exhaustif
B	Prise en charge	Connaître les principes de la prise en charge thérapeutique à l'arrivée à l'hôpital	Poursuivre les manœuvres de réanimation, organiser la planification des interventions chirurgicales avec les équipes spécialisées, savoir demander un avis urologique devant toute uréthrorragie en vue du sondage urinaire
B	Prise en charge	Connaître les principales complications du traumatisé sévère à court, moyen et long termes	Infectieuses, thromboemboliques, psychiques, douleur

Introduction
Traumatisme sévère
I. Qu'est-ce qu'un traumatisme sévère et pourquoi une telle définition ?
II. Quels sont les éléments de la prise en charge préhospitalière ?
III. Organisation hospitalière de l'accueil du traumatisé sévère
IV. Quels examens complémentaires réaliser et dans quels délais ?
V. Gestion du choc hémorragique et *damage control*
Traumatismes du thorax
I. Principales lésions anatomiques intrathoraciques
II. Examen clinique en moins de 30 secondes
III. Examens complémentaires
IV. Thérapeutiques spécifiques
Traumatismes de l'abdomen
I. Principales lésions anatomiques
II. Examen clinique en moins de 30 secondes
III. Examens complémentaires
IV. Thérapeutiques spécifiques
Traumatismes du bassin et des membres
I. Traumatismes pelviens
II. Traumatismes des membres
Traumatismes vertébromédullaires
I. Principales lésions anatomiques
II. Examen clinique en moins de 30 secondes
III. Examens complémentaires
IV. Thérapeutiques spécifiques
Traumatismes craniofaciaux
I. Lésions intracrâniennes, traumatisme crânien grave
II. Principales lésions anatomiques
III. Examen clinique en moins de 30 secondes
IV. Examens complémentaires
V. Prise en charge du traumatisé crânien grave
VI. Lésions maxillofaciales et ORL

Introduction

A La traumatologie est un problème majeur de santé publique. Elle est la première cause de mortalité du sujet jeune et la troisième cause de mortalité tous âges confondus. Les deux principaux mécanismes du décès post-traumatique précoce sont le choc hémorragique et le traumatisme crânien grave.

La prise en charge d'un traumatisme sévère ne doit souffrir d'aucun retard diagnostique et thérapeutique. Ainsi, un traumatisme sévère ne se définit pas *a posteriori* avec un bilan lésionnel exhaustif (scanner « corps entier » ou *body scanner*) déjà réalisé. Le traumatisme sévère est défini *a priori*, chez un patient qui présente au moins une lésion menaçant le pronostic vital et/ou fonctionnel, ou bien dont le mécanisme et/ou la violence du traumatisme laissent penser que de telles lésions puissent exister. Par exemple, une victime d'un accident de deux-roues à très haute cinétique ne souffrant *a priori* que d'une fracture de jambe doit être considérée comme un traumatisé sévère jusqu'à preuve du contraire et doit bénéficier d'un accueil dans un centre hospitalier spécialisé disposant d'un plateau technique adapté (radiologie interventionnelle, chirurgie, réanimation-« *trauma center* »).

Nous allons ici détailler les éléments d'évaluation et de prise en charge d'un patient souffrant d'un traumatisme sévère, de la prise en charge préhospitalière jusqu'à l'admission à l'hôpital puis en réanimation.

Vignette clinique

Monsieur M., 25 ans, est pris en charge sur la voie publique après avoir été renversé par un véhicule léger alors qu'il circulait en scooter. L'accident aurait eu lieu à 7 h 56. Il n'y a pas d'autre victime.

Une ambulance du SMUR arrive sur les lieux à 8 h 20.

Les témoins présents sur place décrivent un traumatisme à haute vélocité (le scooter roulait à 60 km/h environ et s'est fait percuter sur sa droite, il est complètement détruit plus loin sur la chaussée) avec une éjection du conducteur casqué sur plusieurs mètres. La victime n'a aucun antécédent, mais présente une haleine œnolique.

Après un retrait prudent du casque par les secours, le patient est évalué : Glasgow à 13-14, sans anomalie pupillaire, légèrement agité. Ses constantes vitales sont les suivantes : FC 125 bpm, PA 115/55 mmHg, FR 18 cycles/min, SpO_2 98 % sous masque à haute concentration 12 litres/min (mis en place par les pompiers). L'examen de l'ensemble du tégument ne révèle pas de plaie hémorragique. Il existe une déformation isolée laissant entrevoir une fracture ouverte de la cheville droite. L'HemoCue® est à 12 g/dl.

L'évaluation initiale permet d'emblée d'identifier cette victime comme un traumatisé sévère :

- **la violence du traumatisme est évidente : accident de deux-roues, éjection du conducteur, déformation du véhicule;**
- **même si les variables physiologiques (constantes vitales : Glasgow, SpO2, PA) sont relativement préservées, la tachycardie et l'agitation peuvent laisser présager une défaillance vitale débutante, notamment un choc hémorragique (chez le jeune, la pression artérielle est longtemps conservée !).**

Le médecin du SMUR contacte immédiatement sa régulation et confirme la nécessité d'une admission rapide de la victime dans le «*trauma center*» le plus proche (unité de déchocage ou de réanimation).

À 8 h 30, après mise en place d'une VVP de bon calibre, une analgésie par voie intraveineuse est réalisée par 3 mg de morphine et 15 mg de kétamine. La cheville droite est alors ré-axée et positionnée dans une attelle. Après mise en place d'une minerve cervicale rigide, la victime est positionnée dans un matelas-coquille pour un parfait maintien de l'axe tête-cou-tronc (protection du rachis cervical). Une couverture de survie est mise en place pour prévenir l'hypothermie. Une expansion volémique par 500 ml de cristalloïdes est réalisée ainsi qu'une antibioprophylaxie par Augmentin® et la perfusion de 1 g d'acide tranexamique sur 10 minutes. Le statut vaccinal antitétanique est vérifié.

Pendant ce temps-là au «*trauma center*», tout est optimisé.

Après avoir reçu l'appel du régulateur à 8 h 30, toute l'équipe médicale et paramédicale de la réanimation s'active en suivant le «protocole d'accueil du patient traumatisé sévère».

Le brancard est déjà prêt dans le sas de transfert, avec un plan dur pour accueillir la victime et les deux plaques sont en place pour la radiographie du thorax et du bassin.

L'Établissement français du sang est prévenu de l'arrivée imminente d'un patient susceptible de présenter un choc hémorragique et de devoir bénéficier d'une transfusion massive. Les bons transfusionnels (groupage ABO, Rh, RAI, produits sanguins en réserve) sont déjà remplis.

Le chirurgien digestif, orthopédique et le neurochirurgien sont présents dans le box de déchocage. L'appareil d'échographie est allumé et prêt à être utilisé (*extended* FAST). L'interne est en stérile, prêt à poser les cathéters (désilet veineux et cathéter artériel) dont le montage a déjà été réalisé par les infirmiers.

À l'arrivée du patient à 8 h 50, après une relève médicale et paramédicale et son transfert sur le plan dur, celui-ci est immédiatement conduit en salle de déchocage. Ses vêtements sont entièrement retirés et la prise des constantes retrouve : FC 130 bpm, PA 85/45 mmHg, SpO_2 96 % sous masque à haute concentration 15 litres/min. Le patient est très agité. La température est à 35,9 °C. L'HemoCue® est à 9 g/dl. La FAST-écho met en évidence un épanchement intrapéritonéal, dans l'espace de Morrison et dans le cul-de-sac de Douglas. La radiographie thoracique et celle du bassin sont normales.

En même temps qu'un équipement rapide (10 minutes) avec une voie veineuse centrale et un cathéter artériel fémoraux droits est réalisé, une expansion volémique par un pack transfusionnel (deux CGR et deux PFC) est réalisée et de la noradrénaline est débuté à la posologie maximale de 1 mg/h. Devant l'agitation, le patient a été intubé en séquence rapide. Étant relativement stable au plan hémodynamique, il est transféré au scanner «corps entier» (*body scanner*) à 9 h 15. Celui-ci révèle une fracture de rate et une fracture hépatique qui seront toutes les deux artério-embolisées entre 9 h 30 et 9 h 45. Une splénectomie d'hémostase aura lieu après l'embolisation.

Traumatisme sévère

I. Qu'est-ce qu'un traumatisme sévère et pourquoi une telle définition ?

Autrefois, en traumatologie critique, le polytraumatisme définissait un traumatisme responsable d'au moins deux lésions dont au moins une mettait en jeu le pronostic vital.

Cette définition n'était pas adaptée à l'urgence diagnostique et thérapeutique que représente potentiellement un traumatisme sévère. En effet, un patient polytraumatisé ne pouvait être identifié qu'*a posteriori*, à l'hôpital, après avoir réalisé un bilan lésionnel exhaustif et notamment un *body scanner*.

La problématique est pourtant bien d'identifier *a priori* les patients les plus sévères dès la prise en charge préhospitalière, pour les orienter dans une structure disposant d'un plateau technique adéquat (« *trauma center* »), afin de réduire au maximum la mortalité évitable. La prise en charge d'un traumatisme sévère ne doit souffrir d'aucun retard et représente une vraie « course contre la montre ». L'hémostase ne doit souffrir d'aucun retard en cas d'hémorragie. Le scanner cérébral et l'avis neurochirurgical représentent une urgence absolue chez le traumatisé crânien grave.

Un patient traumatisé sévère est donc un patient qui a subi un traumatisme violent quelles qu'en soient les lésions apparentes. Le médecin prenant en charge le patient en préhospitalier (médecin « transporteur ») et le médecin régulateur du SAMU sont responsables de cette évaluation et de la bonne orientation du patient.

Pour identifier un traumatisme sévère, les **critères de Vittel** sont utilisés, avec cinq étapes d'évaluation (tableau 57.1).

Tableau 57.1. Ⓐ **Critères de Vittel.**

	Critères de gravité
1. Variables physiologiques	Glasgow < 13 Pression artérielle systolique < 90 mmHg SpO_2 < 90 %
2. Cinétique du traumatisme	Éjection d'un véhicule Autre passager du véhicule décédé Projection et/ou écrasement de la victime Blast Chute > 6 m Piéton renversé Évaluation globale (cinétique élevée, déformation du véhicule, absence de casque ou de ceinture de sécurité)
3. Lésions anatomiques identifiées	Traumatisme pénétrant Volet thoracique Fracas ou instabilité du bassin Déficit neurologique Amputation d'un segment de membre Ischémie aiguë d'un membre Brûlure sévère
4. Réanimation préhospitalière	Ventilation mécanique Remplissage > 1 000 ml Catécholamines
5. Terrains à risque	Âge > 65 ans Insuffisance cardiaque et coronaire Insuffisance respiratoire Grossesse Patient sous antithrombotique ou à risque hémorragique

Si un de ces critères est présent, le transfert du patient dans un centre expert est indispensable. Le régulateur informe l'équipe hospitalière (médecin « receveur ») qui va accueillir le patient de son état clinique. L'équipe hospitalière anticipera alors l'arrivée du patient (préparation du matériel, mise en alerte de tous les intervenants paramédicaux et médicaux).

Quiz 1

En rentrant de l'hôpital, vous êtes témoin d'un accident de la voie publique impliquant un véhicule léger et un véhicule deux-roues (scooter). Le scooter roulait à votre avis à 50 km/h et son conducteur a été projeté sur 3 à 4 mètres et se trouve désormais au milieu de la chaussée. Il porte un « casque jet ».

Vous vous rendez à son chevet où vous constatez que la victime est consciente avec des pupilles normales. Il n'y a pas de signe de détresse respiratoire. Il vous donne son identité et vous dit avoir 21 ans.

Quels sont les bons réflexes à adopter et que devrait vous donner le régulateur du centre 15 que vous contactez sans plus attendre ?

II. Quels sont les éléments de la prise en charge préhospitalière ?

À l'arrivée de l'équipe médicale (SMUR) sur les lieux de l'accident, après sécurisation de la zone de prise en charge (protection des victimes et des soignants), l'évaluation clinique est essentielle :

- identification des victimes et triage des patients les plus graves (algorithmes se fondant sur l'évaluation des grandes fonctions vitales ; par exemple, START-ABC) ;
- premier bilan au médecin régulateur (qui doit juger si les moyens médicaux sur place sont suffisants), organisation des secours ;
- puis bilan lésionnel anatomique rapide et critères de Vittel ;
- réalisation des soins médicaux ;
- relevage et transfert du ou des patients dans un centre hospitalier adapté.

S'il n'y a qu'une victime, la prise en charge s'en voit simplifiée.

L'accident ou l'attentat multivictimes n'est pas le sujet de ce chapitre (cf. chapitre 55).

Concernant les soins médicaux préhospitaliers, ils ne doivent en aucun cas retarder le transfert de la victime à l'hôpital. Cette phase ne doit jamais dépasser 90 minutes !

Le bilan lésionnel clinique prend quelques minutes.

Examen clinique du traumatisé sévère en moins de 5 minutes

- Signes de gravité immédiats :
  - constantes vitales : FC, PA, FR, SpO_2, Glasgow ;
  - critères de Vittel.
- Évaluation neurologique :
  - Glasgow ;
  - pupilles (anisocorie ?) ;
  - rechercher un déficit au niveau des quatre membres.
- Évaluation respiratoire :
  - asymétrie thoracique (inspection, auscultation) ;
  - emphysème sous-cutané (palpation).
- Examen abdominal :
  - douleur localisée, défense, contracture.

- Examen pelvien :
  - recherche d'une instabilité du bassin.
- Examen craniofacial :
  - recherche d'une plaie du scalp hémorragique;
  - recherche d'une otorragie (fracture du rocher);
  - recherche d'une épistaxis.
- Examen des membres :
  - recherche d'une hémorragie ± délabrement de membre;
  - recherche d'une déformation d'un membre;
  - examen sensitivomoteur (avant sédation) et vasculaire sous la lésion.

L'acronyme «ABCDE» est souvent utilisé pour qualifier les actions à mener par l'équipe du préhospitalier. L'évaluation des voies aériennes (*Airway*, A) tout en assurant la stabilisation de la colonne cervicale représente la première étape. Si nécessaire, le médecin doit libérer les voies aériennes supérieures. La prise en charge se poursuit par l'évaluation de la respiration (*Breathing*, B) avec l'administration d'oxygène, puis l'identification de problèmes circulatoires (*Circulation*, C) avec contrôle d'une éventuelle hémorragie. Une évaluation neurologique (*Disability*, D) est ensuite réalisée puis une exposition totale du patient (*Exposure*, E) à la recherche d'autres lésions.

B Au décours, le patient traumatisé sévère est classé comme :

- instable : PAS < 90 mmHg malgré la réanimation; le risque de décès est très élevé;
- critique : PAS > 90 mmHg grâce à une expansion volémique et/ou l'usage de noradrénaline;
- potentiellement grave : PAS > 90 mmHg sans manœuvre de réanimation.

Plus le patient est instable ou critique, plus le délai de la prise en charge doit être court.

A. Prise en charge des défaillances vitales (respiratoire, cardiovasculaire, neurologique)

1. Intubation orotrachéale

L'intubation orotrachéale est d'indication large après libération des voies aériennes supérieures et oxygénothérapie.

En préhospitalier, il s'agit d'une intubation à risque (intubation potentiellement difficile) : jusqu'à preuve du contraire (scanner), il existe une lésion du rachis cervical et la laryngoscopie doit être prudente. Un traumatisme facial compliquera également le geste et l'évaluation du bénéfice/risque par le médecin transporteur est fondamentale.

Elle est réalisée pour sécuriser et faciliter la prise en charge et le transport de la victime en cas de :

- détresse respiratoire ne répondant pas à l'oxygénothérapie conventionnelle;
- coma;
- agitation importante;
- douleur difficilement contrôlable (traumatisme délabrant).

Un examen neurologique synthétique doit précéder toute administration d'agent sédatif (et donc l'intubation).

2. Expansion volémique

L'expansion volémique est réalisée en cas d'état de choc. Chez le traumatisé, il s'agit le plus souvent d'un choc hémorragique. L'expansion volémique reste donc le premier traitement symptomatique et le transport à l'hôpital doit être ultrarapide pour réaliser le geste d'hémostase. Il peut aussi s'agir d'un pneumothorax compressif (à suspecter en cas d'emphysème sous-cutané homolatéral, d'asymétrie thoracique à l'examen clinique, d'état de choc réfractaire à l'expansion volémique, s'aggravant immédiatement après intubation — pression positive — ou d'arrêt cardiaque). Dans le cadre d'un arrêt cardiaque ou d'un choc réfractaire, une exsufflation à l'aiguille doit être réalisée. En revanche, le drainage thoracique ne doit pas être réalisé en préhospitalier (risque de complication iatrogène, perte de temps).

L'introduction de noradrénaline est également possible en préhospitalier en complément du remplissage vasculaire.

B. Conditionnement de la victime (fig. 57.1)

- (A) Surveillance hémodynamique et respiratoire par un scope multiparamétrique.
- Mise en place d'au moins une voie veineuse périphérique de bon calibre.
- Oxygénothérapie conventionnelle si pas d'indication d'intubation endotrachéale.
- Analgésie médicamenteuse (utilisation de morphine par voie intraveineuse).
- Désinfection sommaire des plaies et mis en place de pansements protecteurs.
- Réalisation d'un HemoCue® (hémoglobinémie capillaire).
- Immobilisation du patient, contentions osseuses.
- Prévention de l'hypothermie par mise en place d'une couverture de survie.

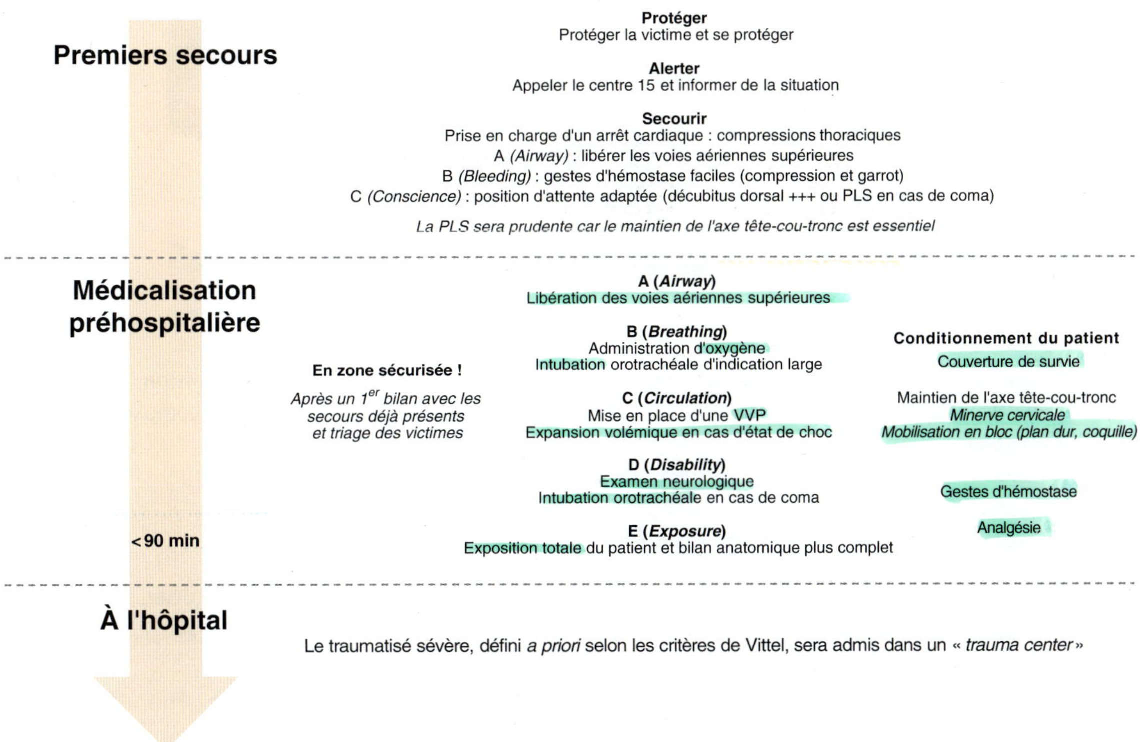

Fig. 57.1. (A) **Grands éléments de la prise en charge initiale du traumatisé sévère.**

Un collier cervical rigide est systématiquement mis en place : tout traumatisé sévère présente une atteinte du rachis cervical jusqu'à preuve du contraire !

Une ceinture de contention pelvienne (fig. 57.2) est mise en place au moindre doute sur un traumatisme pelvien.

Le patient est ensuite immobilisé dans un matelas à dépression (matelas-coquille) en respectant l'axe tête-cou-tronc.

Les fractures déplacées de membre sont réduites sous analgésie/sédation (après un examen neurologique et vasculaire d'aval, l'objectif étant de réduire le risque d'embolie graisseuse) et immobilisées dans des attelles à dépression (fig. 57.3).

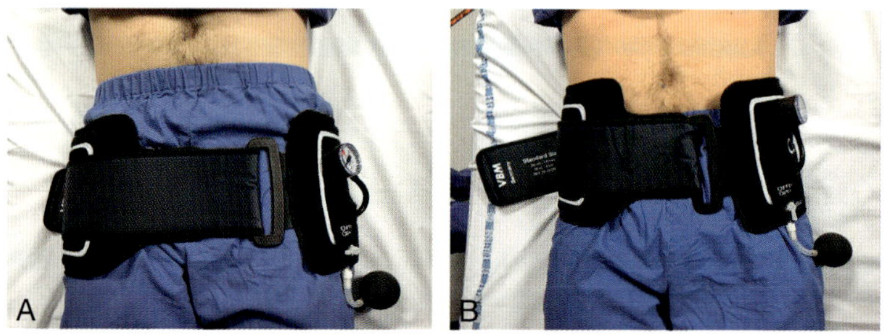

Fig. 57.2. Ⓐ Ceinture de contention pelvienne.

A. Correctement positionnée (ceinture en regard des trochanters, de bonne longueur, avec pressurisation adaptée). B. Positionnée trop haut (en regard des crêtes iliaques, ceinture trop longue).

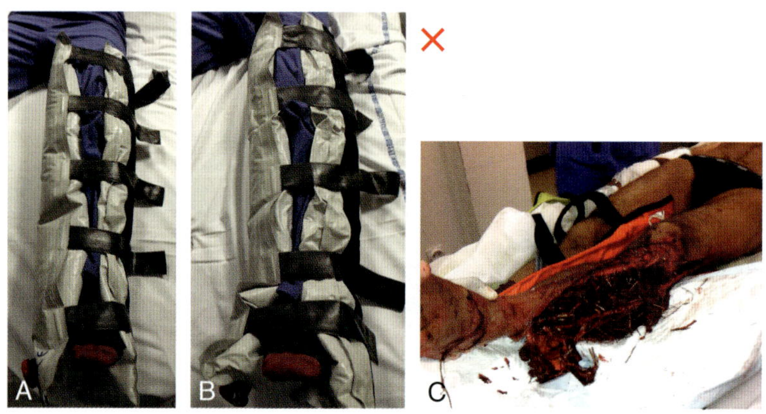

Fig. 57.3. Ⓐ Attelle à dépression.

A. Correctement installée. B. Mal installée (répartition inhomogène des billes, pas de dépression, cheville non immobilisée). C. Attelle à dépression ouverte pour permettre l'examen d'une fracture ouverte complexe de jambe (motard accidenté).

C. Gestes d'hémostase préhospitaliers

En cas de plaie hémorragique, une hémostase immédiate est essentielle à réaliser.

Un pansement compressif (pansement israélien, par exemple) doit être mis en place sur une plaie de membre associée à un saignement d'origine veineux.

Un garrot de type « garrot tourniquet » (vidéo 57.1) doit être mis en place en amont (racine du membre) d'une plaie ou d'une amputation de membre associée à un saignement d'origine artériel (bien noter l'heure de mise en place pour décompter le temps d'ischémie).

Une suture rapide d'une plaie hémorragique du scalp doit également être réalisée.

D. Autres médicaments du préhospitalier (les posologies ne sont pas à connaître)

Tout traumatisé sévère doit recevoir 1 g d'acide tranexamique sur 10 minutes en préhospitalier (amélioration du pronostic vital des patients qui présenteront un choc hémorragique).

B Une antibioprophylaxie par amoxicilline-acide clavulanique en l'absence d'allergie doit être administrée en cas de fracture ouverte. ↳ si allergie : Clindamycine

E. Transfert médicalisé

A Le transfert médicalisé se fait ensuite le plus rapidement possible vers le centre expert. Il doit se faire dans tous les cas dans un délai de moins de 90 minutes (et 90 minutes, c'est déjà trop long…).

Quiz 2

Un patient de 38 ans sans antécédent est victime d'une agression à l'arme blanche sur la voie publique. À l'arrivée du SMUR, il existe une plaie hémorragique du pli du coude à droite que les pompiers sont en train de comprimer. Ils vous témoignent d'une hémorragie extrêmement abondante. Les constantes vitales sont les suivantes : FC 120 bpm, PA 110/60 mmHg, FR 16 cycles/min, SpO_2 98 % en air ambiant, Glasgow 15. Le reste de l'examen est sans particularité.

Allez-vous demander aux pompiers de transférer la victime dans l'hôpital le plus proche en jugeant que ce transport ne doit pas forcément être médicalisé ?

III. Organisation hospitalière de l'accueil du traumatisé sévère

B Le médecin régulateur du SAMU, d'après le bilan donné par le médecin du SMUR « transporteur », oriente le patient dans une structure hospitalière apte (moyens humains et matériels) à le prendre en charge. Dans le cadre d'un traumatisme sévère, le patient est transféré dans un centre expert disposant de tout le plateau technique nécessaire, appelé « *trauma center* ». Cet hôpital dispose entre autres d'une unité de réanimation, d'un centre de transfusion rapidement mobilisable, d'un service de radiologie diagnostique et interventionnelle et de chirurgiens présents 24 heures/24 (neurochirurgie, chirurgie viscérale, chirurgie orthopédique, chirurgie vasculaire).

Le médecin urgentiste ou réanimateur « receveur » reçoit l'appel du régulateur et va préparer l'ensemble de ses équipes et les différents intervenants à l'accueil du patient. Il prend le rôle de superviseur de la prise en charge du patient (« *trauma leader* »). La prise en charge doit être standardisée et protocolisée. L'improvisation n'a pas sa place. Il faut aller vite et rester efficace.

L'objectif va être de pouvoir dans un même temps :

- réaliser le bilan diagnostique initial (radiographie de thorax, du bassin, FAST-écho, bilan biologique sanguin) ;
- débuter la prise en charge thérapeutique (pose de cathéters, expansion volémique par produits sanguins labiles, introduction de catécholamines si nécessaire, intubation orotrachéale, drainage thoracique si nécessaire).

Si le patient est stable ou stabilisé, un *body scanner* sera réalisé le plus rapidement possible pour un bilan lésionnel exhaustif. Si le patient est très instable ou moribond, une prise en charge par une hémostase chirurgicale première pourra être proposée.

Tableau 57.2. B **Exemple de check-list avant accueil d'un traumatisme sévère.**

Accueil administratif	Avoir l'identité et la date de naissance de la victime Avoir déjà réalisé l'entrée administrative et affilier un lit au patient
Installation du patient **Matériels**	Brancard positionné dans le box Plan dur aligné sur le brancard Plaques de radiographie sous le plan dur en bonne position
	L'appareil d'échographie (FAST-écho) est dans le box, allumé, avec du gel déjà sur la sonde
	Voie veineuse centrale montée
	Le réchauffeur de perfusion à réaction exocalorique est dans le box (système monté si choc hémorragique annoncé)
	Avoir préparé le matériel d'intubation si nécessaire
Intervenants prévenus et disponibles	Manipulateurs radio
	Anesthésiste de garde
	Chirurgien viscéral de garde
	Neurochirurgien de garde
	Chirurgien orthopédique
	Chirurgien vasculaire
	Le service de radiologie est prévenu, apte à recevoir rapidement la victime pour un *body scanner*
	Le radiologue interventionnel est déjà mis en alerte
	Centre de transfusion ou Établissement français du sang prévenu *En cas de choc hémorragique avéré, un déblocage de concentrés globulaires O négatifs (femme en âge de procréer) ou O positif (hommes ou femmes ménopausées) et un début de décongélation de plasma frais congelé peut d'emblée être demandé*
Préparation de la biologie	Avoir préparé et signer les bons transfusionnels (bilan prétransfusionnel et réserves de produits sanguins labiles)
	Avoir préparé le bilan biologique à réaliser : bilan prétransfusionnel, NFS-plaquettes, bilan de coagulation (TP, TCA, fibrinogène), ionogramme sanguin, créatininémie, bilan hépatique, lipasémie, troponinémie, gazométrie artérielle
Tous les professionnels de santé connaissent leurs tâches respectives	Le *trauma leader* est bien identifié
	L'interne de garde est en stérile, prêt à mettre en place les voies
	Chaque infirmier connaît son rôle

À l'arrivée du patient à l'hôpital, la prise en charge d'une nouvelle détresse vitale doit être réalisée : intubation endotrachéale, expansion volémique avec transfusion de produits sanguins labiles si choc hémorragique… Les cathéters (désilet ou VVC, cathéter artériel) sont posés en urgence par un médecin dédié.

Dans le même temps, un bilan diagnostique lésionnel rapide et précis a lieu.

IV. Quels examens complémentaires réaliser et dans quels délais ?

A. En préhospitalier

Une hémoglobinémie capillaire (HemoCue®) est réalisée. Basse, elle signe d'emblée un choc hémorragique d'une extrême gravité. Normale, elle n'a que peu de valeur car, en cas de choc hémorragique, la spoliation sanguine initiale concerne à la fois le plasma et les éléments figurés du sang chez une victime hypovolémique. Ce n'est qu'après restauration d'une volémie normale que l'anémie va se démasquer. En préhospitalier, aucun examen complémentaire ne saurait retarder le transfert du malade. Au cours du transport, des appareils d'échographie miniaturisés permettent parfois de compléter le bilan lésionnel (FAST-écho dans le véhicule du SMUR).

B. À l'hôpital

Un bilan biologique sanguin est réalisé le plus tôt possible (par un infirmier dévolu spécifiquement à cette tâche) avec une NFS-plaquettes, un bilan de coagulation (TP, TCA, fibrinogène), un bilan prétransfusionnel (groupage ABO, Rhésus, RAI), un ionogramme sanguin, créatininémie, bilan hépatique, lipasémie (contusion pancréatique), troponinémie (contusion myocardique), CPK (rhabdomyolyse)… Ce bilan est rendu en urgence par les laboratoires.

La gazométrie artérielle délocalisée détecte immédiatement certains signes de gravité, en termes d'hématose (hypoxémie) et d'équilibre acidobasique (acidose lactique dans le cadre d'un choc hémorragique). Elle permet aussi de disposer immédiatement d'une hémoglobinémie (choc hémorragique) et d'adapter les paramètres ventilatoires (PaO_2, $PaCO_2$) pour un contrôle rapide des agressions cérébrales secondaires d'origine systémique (ACSOS) chez le traumatisé crânien.

Quel est le bilan lésionnel complémentaire à réaliser immédiatement ?

1. FAST-écho

Une FAST (*Focused Assesment with Sonography in Trauma*) échographie (FAST-écho) doit être **immédiatement réalisée pour tout traumatisme sévère** arrivant à l'hôpital.

Elle est réalisée par le *trauma leader* ou un médecin totalement dédié à cette tâche.

Elle doit répondre à trois questions :

- Existe-t-il un hémopéritoine (image anéchogène dans l'espace inter-hépato-rénal dit de Morrison, et/ou autour de la rate — dont l'espace inter-spléno-rénal dit de Köhler — et/ou dans le cul-de-sac de Douglas) ?
- Existe-t-il un hémothorax (à droite et/ou à gauche) ?
- Existe-t-il un hémopéricarde ?

En cas de choc hémorragique, la FAST-écho permet d'envisager rapidement la localisation du saignement. En revanche, elle ne voit pas une hémorragie rétropéritonéale, siège électif des hémorragies secondaires aux traumatismes pelviens (bassin).

Elle peut être complétée (eFAST pour FAST *extended*) par une échographie thoracique antérieure à la recherche d'un pneumothorax et par un doppler transcrânien si le patient est stable au plan hémodynamique à la recherche d'une HTIC.

2. Radiographies

Une **radiographie thoracique de face** (recherche d'un pneumothorax ou d'un hémothorax, d'un élargissement du médiastin — hémomédiastin — pour une rupture de l'isthme aortique) et une **radiographie du bassin de face** à la recherche d'une fracture instable du bassin. Si la plupart des équipes de traumatologie réalisent toujours ces radiographies, leur intérêt est aujourd'hui remis en question. L'intérêt principal de ces radiographies est l'élimination d'un pneumothorax compressif avant de se rendre au *body scanner*.

3. *Body scanner*

Faut-il conduire tout patient traumatisé sévère au body scanner ?

Tout traumatisme sévère doit avoir un scanner « corps entier » dans les plus brefs délais.

Il permet un bilan morphologique exhaustif, permet de guider très précisément les gestes d'hémostase (chirurgicaux ou en radiologie interventionnelle) dans le cadre d'un choc hémorragique, en hiérarchisant leur priorité. Il permet aussi de faire le bilan des lésions neurologiques (cérébrales et vertébromédullaires) et de relever les urgences neurochirurgicales.

La seule exception est représentée par le patient moribond (instabilité hémodynamique extrême), *a fortiori* sur un traumatisme pénétrant (sous-évaluation des lésions au scanner), qui devrait alors être transféré au bloc opératoire en urgence — le scanner sera alors réalisé si possible dans un second temps.

À noter que sans imagerie préalable, le geste d'hémostase est complexe pour le chirurgien.

Le délai de réalisation du scanner pour un traumatisme grave en état critique doit absolument être inférieur à 45 minutes. Pour les patients stables au plan hémodynamique, conscient et pour qui la FAST-écho est normale, ce délai peut être porté à 90 minutes maximum.

Pourquoi vouloir réaliser un scanner « corps entier » avant le bloc chez le patient instable ?

Car s'il existe des lésions hémorragiques multiples :

- le chirurgien pourra orienter et accélérer ses procédures d'hémostase ;
- le radiologue interventionnel sera peut-être l'interlocuteur privilégié. Il est le seul à pouvoir réaliser une hémostase de lésions intrapéritonéales (hépatiques, spléniques) et rétropéritonéales (rénales, pelviennes) en quelques minutes au décours d'une seule et même procédure.

V. Gestion du choc hémorragique et *damage control*

Un état de choc à la phase initiale d'un traumatisme sévère correspond le plus souvent à un choc hémorragique. Chez le traumatisé, surtout chez le sujet jeune, le seul signe clinique initial est la tachycardie. L'hypotension artérielle n'apparaît qu'à un stade tardif et signe alors une extrême gravité.

La physiopathologie du choc hémorragique est initialement facile à comprendre : l'hypovolémie est secondaire et proportionnelle à la spoliation sanguine. Le système de la coagulation s'active sans efficacité et une coagulopathie de consommation se constitue et s'aggrave de manière rapidement progressive tant que l'hémorragie persiste. Elle aggrave à son tour le saignement. L'hypothermie aggrave ce phénomène et sa prévention est essentielle. À une phase plus tardive, l'agression traumatique au sens large est responsable de phénomènes inflammatoires et d'un choc distributif où la vasoplégie s'ajoute à l'hypovolémie.

La prise en charge d'un choc hémorragique repose sur deux éléments essentiels :

- les traitements symptomatiques permettant d'éviter un décès précoce et les complications en lien avec l'hypoperfusion des organes;
- le traitement étiologique qui correspond au geste d'hémostase. Celui-ci doit être réalisé le plus précocement possible. Il s'agit d'une vraie « course contre la montre ».

Les difficultés rencontrées chez le traumatisé grave sont :

- de ne jamais retarder l'hémostase ;
- de rationaliser les traitements symptomatiques pour corriger les défaillances d'organe sans entretenir le saignement : aggravation de la coagulopathie par l'hémodilution et l'hypothermie (expansion volémique à base de produits « frais »), hypertension artérielle qui aggrave une hémorragie active… ;
- qu'il peut exister plusieurs lésions hémorragiques : la priorisation des gestes d'hémostase est alors sous la responsabilité du *trauma leader* ;
- de ne pas procéder à un geste d'hémostase trop long pendant lequel les défaillances d'organes deviendraient irréversibles. La stratégie hémostatique est appelée le *damage control* !

A. Prise en charge symptomatique initiale

1. Corriger l'hypovolémie et l'état de choc

Ⓐ L'expansion volémique est le premier moyen thérapeutique symptomatique.

En préhospitalier, sur une VVP, elle fait appel à des solutés de remplissage en privilégiant les cristalloïdes. Le remplissage vasculaire préhospitalier doit être mesuré pour réduire au maximum l'hémodilution. Après un litre d'expansion volémique, l'adjonction d'un vasopresseur (noradrénaline) est nécessaire (deuxième VVP alors indispensable).

À l'hôpital, sur un désilet ou une VVC (posée le plus rapidement possible), l'expansion volémique sera réalisée avec des produits sanguins labiles. Les concentrés de globules rouges seront administrés en O+ (homme) ou O– (femme en âge de procréer) en cas d'urgence extrême. Du plasma frais et des concentrés de plaquettes y seront associés pour traiter la coagulopathie (cf. *infra*).

Les objectifs tensionnels sont modestes : pression artérielle moyenne entre 60 et 65 mmHg, pas au-delà. On parle d'hypotension artérielle permissive. Une pression artérielle plus élevée est à risque d'aggraver l'hémorragie. La seule exception est représentée par la suspicion d'un traumatisme crânien grave associé à l'hémorragie. Préserver la pression de perfusion cérébrale avec une pression artérielle moyenne entre 75 et 85 mmHg est alors une priorité.

Particularités transfusionnelles chez le traumatisé

En cas de traumatisme sévère compliqué d'un choc hémorragique, on ne peut pas attendre le résultat de l'hémogramme et du bilan de coagulation pour transfuser le patient. L'indication de la transfusion suit donc une logique clinique. Si le patient est très grave, des produits sanguins labiles seront administrés sans bilan biologique préalable ni groupage. L'EFS doit donc être prévenue. Ceci n'empêche pas de réaliser le bilan biologique avant toute transfusion ! Les objectifs transfusionnels chez le traumatisé sont précisés dans le tableau 57.3.

Tableau 57.3. Ⓐ **Objectifs transfusionnels chez le traumatisé.**

	Sans neurotraumatisme	Avec neurotraumatisme
Hémoglobine	> 7 g/dl	> 10 g/dl
Plaquettes	> 50 G/l	> 100 G/l
TP	> 40 %	> 60 %

Connaissances

3. Prévenir ou corriger la coagulopathie

Administration de facteurs procoagulants

B La prise en charge de la coagulopathie se fait en même temps que celle de la correction de l'état de choc.

À l'hôpital, le **plasma frais congelé** se passe avec les concentrés globulaires dans un ratio de 1/1 (1 CGR pour 1 PFC) ou 1/2 (1 PFC pour 2 CGR). Des **concentrés plaquettaires** sont également administrés dans un ratio de 1/4 le plus généralement (1 CP pour 4 CGR).

En préhospitalier, l'utilisation de plasma lyophilisé est possible.

Autres facteurs ou médicaments administrés

Des concentrés de fibrinogène sont administrés pour un objectif de fibrinogénémie > 1,5–2 g/l.

De l'acide tranexamique (agent antifibrinolytique) est administré à la posologie de 1 g sur 10 minutes en préhospitalier puis de 1 g sur 8 heures une fois le patient hospitalisé.

La transfusion massive (au moins 4 produits sanguins labiles transfusés) peut se compliquer d'hypocalcémies iatrogènes car les poches sont riches en citrate (chélateur du calcium qui bloque la coagulation à l'intérieur de la poche). L'administration de calcium (chlorure ou gluconate de calcium) par voie intraveineuse doit se faire de manière régulière (2 g toutes les 4 poches).

Prévention de l'hypothermie

Une couverture de survie est rapidement mise en place sur la victime. Une couverture chauffante la remplacera ensuite dès que possible une fois la victime à l'hôpital.

Pour limiter l'hypothermie secondaire à l'expansion volémique, un accélérateur de perfusion couplé à un réchauffeur (« girafe ») est utilisé.

B. Prise en charge étiologique : réaliser l'hémostase

A Réaliser l'hémostase représente l'urgence absolue du choc hémorragique.

Pour qu'elle ait toutes les chances d'être un succès, la coagulopathie doit être corrigée du mieux possible (plaquettes > 50 G/l, TP > 50 %, fibrinogène > 2 g/l).

Des gestes d'hémostase simples ne doivent pas être négligés à la prise en charge initiale :

- ceinture de contention pelvienne en cas de traumatisme du bassin ;
- compresses hémostatiques et pansement compressif d'une plaie segmentaire hémorragique (saignement d'origine veineux) ;
- garrot à la racine d'un membre amputé ou en amont d'une hémorragie segmentaire artérielle (noter l'heure de pose) ;
- suture précoce (parfois à l'arrivée à l'hôpital) d'une plaie hémorragique du scalp.

Pour les autres lésions hémorragiques, l'hémostase sera réalisée le plus tôt possible, idéalement après réalisation du scanner « corps entier » (cartographie des lésions et priorisation par le « *trauma leader* » des gestes d'hémostase à réaliser), par radio-embolisation ou par chirurgie.

Encadré 57.1

Concept de *damage control*

B Le concept de *damage control* repose sur une stratégie thérapeutique séquentielle visant à privilégier la restauration physiologique à la réparation anatomique chez des patients traumatisés en choc hémorragique. Il ne s'agit pas de réparer les tissus ou organes lésés (gestes chirurgicaux souvent longs) mais de stopper l'hémorragie le plus rapidement et le plus efficacement possible.

À l'heure actuelle, ce concept s'applique à toutes les phases de la gestion hémostatique du choc hémorragique post-traumatique. En préhospitalier, les plaies hémorragiques sont comprimées, « garrottées » ou suturées (scalp). Une ceinture de contention pelvienne est mise en place pour toute suspicion de fracture du bassin. À l'hôpital, les hémorragies « internes » seront gérées le plus rapidement et efficacement possible par radio-embolisation et/ou par chirurgie. Le geste chirurgical sera « sommaire », permettant simplement de stopper l'hémorragie. Dès l'hémorragie arrêtée, la priorité est de nouveau donnée à la réanimation (réchauffement du patient, correction de la coagulopathie, monitorage et correction de l'hémodynamique…). La chirurgie « réparatrice » au sens large aura lieu plusieurs heures voire plusieurs jours plus tard (chirurgie de « *second look* »).

Tic-tac…

Traumatisme n'intéressant qu'une seule victime, timing à l'arrivée du médecin en préhospitalier.

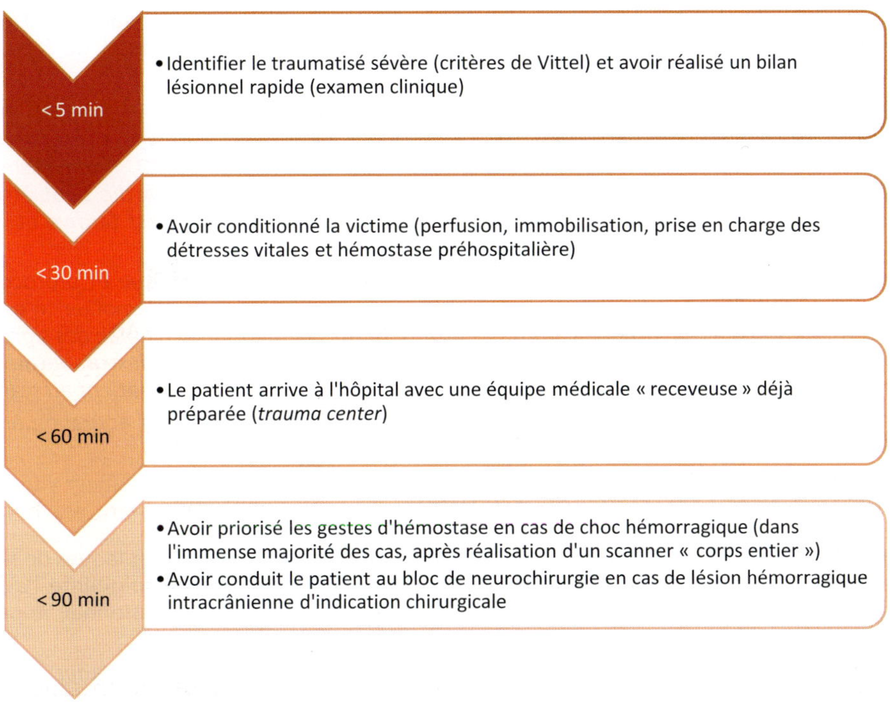

Ces délais doivent être raccourcis au maximum. Le délai de transport à l'hôpital après le traumatisme ne doit pas excéder 90 minutes.

Une situation clinique... Deux prises en charge

Julien est de garde en salle d'accueil des urgences vitales (SAUV) dans un hôpital universitaire. Il est 2 h du matin et on vous prévient de l'arrivée imminente d'un patient de 26 ans, traumatisé dans les suites d'un accident de la voie publique alors qu'il était conducteur non casqué d'un véhicule motorisé deux-roues. Le patient serait tachycarde mais stable sur tous les autres plans.

Où Julien ne fait pas ce qu'il faut…

Julien demande à l'infirmière de la SAUV d'installer un brancard muni d'un plan dur pour accueillir le patient.

Il s'occupe alors rapidement des deux autres patients dont il a la charge avant que la victime n'arrive. Celle-ci arrive 40 minutes plus tard. Le médecin du SMUR confirme qu'il s'agit d'un jeune homme de 26 ans, non casqué au moment de l'accident, qui a été projeté quelques mètres en arrière de son scooter après avoir percuté un terre-plein central.

Les constantes du patient sont les suivantes : FC 135 bpm, PA 100/55 mmHg, FR 20 cycles/min, SpO_2 99 % sous masque à haute concentration 15 litres/min, Glasgow 12 (Y2 M6 V4). Il n'y a pas d'anomalie pupillaire ni signe de focalisation neurologique. Il existe une fracture ouverte de la cheville droite qui a été réduite sous morphine et midazolam. Le patient est alors transféré sur le plan dur du brancard de la SAUV. La minerve cervicale rigide est laissée en place.

Julien demande à l'infirmière un bilan biologique (NFS-plaquettes, bilan de coagulation, ionogramme sanguin, créatininémie, bilan hépatique, CPK, lipase, troponine ainsi qu'un groupage sanguin). Devant la stabilité de la victime, une radiographie thoracique et une radiographie du bassin de face sont réalisées.

Trente minutes plus tard, le service de radiologie appelle pour conduire le patient au scanner « corps entier ». Sur la table du scanner, le patient présentera un arrêt cardiaque…

Il s'agit d'emblée d'un traumatisme sévère selon les critères de Vittel : Glasgow < 13, traumatisme en deux-roues à haute cinétique avec un patient non casqué. D'autre part, la tachycardie peut être un signe de choc hémorragique débutant. Chez ces patients, l'hypotension artérielle est tardive et signe souvent une extrême gravité.

L'accueil de ce traumatisme sévère ne s'est pas fait de la bonne manière, systématique et protocolisée comme décrit ci-dessus (pas d'appel des différents intervenants, EFS, chirurgiens). L'HemoCue® n'est pas connue et une première gazométrie artérielle aurait peut-être permis de dépister d'emblée des signes de gravité : hyperlactatémie, hémoglobinémie. La FAST-échographie manque de manière inexcusable au bilan lésionnel initial. Julien n'a pas non plus analysé les radiographies avant le transfert du patient au scanner.

Dans ce cas précis, l'arrêt cardiaque était secondaire à un pneumothorax compressif aggravé par une hémorragie rétropéritonéale sur un traumatisme du bassin.

Où l'on peut faire confiance à Julien

Julien demande à l'infirmière de la SAUV d'installer un brancard muni d'un plan dur (plaques de radiologie en place) pour accueillir le patient. Il organise avec l'ensemble de l'équipe soignante l'accueil de ce patient gravement traumatisé : préparation du bilan biologique et prétransfusionnel, appel du centre de transfusion, appel des chirurgiens.

À l'arrivée du patient, il est accompagné du médecin sénior qui prend le rôle de *trauma leader*. Pendant que Julien pose la voie veineuse centrale et le cathéter artériel, il réalise une FAST-échographie qui ne retrouve aucun épanchement intrapéritonéal, pas d'épanchement péricardique et pas d'hémothorax. Le doppler transcrânien est normal et l'échographie pleurale est en faveur d'un pneumothorax droit. Le diagnostic de pneumothorax compressif est confirmé par la radiographie. La radiographie du bassin retrouve une disjonction pubienne et des fractures multiples. Le bilan biologique est envoyé en extrême urgence. La gazométrie artérielle retrouve : pH = 7,30, PaO_2 = 95 mmHg, $PaCO_2$ = 30 mmHg, lactatémie = 5 mmol/l. L'hémoglobinémie est à 10 g/dl. Sans attendre le résultat du reste du bilan biologique, devant la suspicion de choc hémorragique, 2 CGR et 2 PFC sont demandés et 1 g d'acide tranexamique est perfusé sur 10 minutes. Un drain thoracique est positionné dans la plèvre à droite avant la réalisation du scanner « corps entier ». Devant une agitation, le patient sera ensuite rapidement intubé pour faciliter sa prise en charge.

Une hypotension artérielle apparaîtra et sera corrigée par la transfusion des produits sanguins labiles et l'utilisation de noradrénaline à la posologie de 1 mg/heure. Le scanner ne retrouvera rien à l'étage cérébral et vertébromédullaire. Le scanner thoracique confirmera la bonne position de la sonde d'intubation et du drain thoracique droit ainsi que l'existence de contusions pulmonaires bilatérales. Il existe une contusion hépatique isolée sans fuite active de produit de contraste. En revanche, le bassin est le siège de fractures multiples avec un saignement actif rétropéritonéal d'origine artérielle. Celui-ci sera pris en charge immédiatement en radio-embolisation.

Tout au long de la procédure, le patient sera « réchauffé » et seront transfusés au total 6 CGR, 6 PFC et 1 CP. 2 g d'acide tranexamique et 3 g de concentrés de fibrinogène y seront associés pour corriger la coagulopathie ainsi que 2 g de chlorure de calcium devant la transfusion massive. Le séjour en réanimation durera 4 jours au total.

Réponses aux quiz

Quiz 1

Il faut dans un premier temps éviter le suraccident en signalant l'accident aux autres usagers de la route. Il ne faut surtout pas que le témoin se mette en danger en prenant en charge la ou les victimes. Il faut ensuite identifier la ou les victimes (ici il n'y en a qu'une) et rechercher un arrêt cardiaque d'emblée qui pourrait justifier le recours à une réanimation cardiopulmonaire (ici la victime n'est pas en arrêt cardiaque car elle est vigile et respire). En donnant au régulateur d'emblée les éléments de cinétique et la projection, selon les critères de Vittel, il identifiera le traumatisme comme sévère et dépêchera une équipe médicale du SMUR le plus rapidement possible sur place. Attention de ne pas retirer le casque ni mobiliser le patient (mise en péril de l'axe tête-cou-tronc). Les premiers secours (pompiers) réaliseront ces manœuvres en équipe et immobiliseront la victime dans les meilleures conditions. Vous pouvez en revanche éviter d'emblée la déplétion thermique en recouvrant la victime avec des couvertures ou des vêtements.

Quiz 2

Non ! La victime doit être conditionnée mieux que cela.

Il faut poser une VVP au membre supérieur controlatéral, assurer l'analgésie et considérer qu'il s'agit d'une hémorragie grave. La levée du pansement compressif fait par les pompiers permettra d'identifier un saignement d'origine artériel ou profus d'origine veineuse. Dans ce cadre, la mise en place d'un garrot à la racine du membre supérieur droit est obligatoire — en notant l'heure de pose (quantification du temps d'ischémie) et en transportant le plus rapidement possible le patient dans un hôpital muni d'un chirurgien compétent pour assurer l'hémostase. Un transport médicalisé est indispensable. L'équipe médicale receveuse et le chirurgien référent de cette prise en charge seront mis en alerte.

Traumatismes du thorax

Item, objectifs pédagogiques

ITEM 334 – Prise en charge immédiate préhospitalière et à l'arrivée à l'hôpital, évaluation des complications chez un traumatisé thoracique

Rang	Rubrique	Intitulé	Descriptif
B	Éléments physiopathologiques	Connaître la physiopathologie de l'atteinte des organes intrathoraciques après traumatisme	Décrire les mécanismes d'atteinte des organes intrathoraciques et l'incidence des atteintes
A	Diagnostic positif	Savoir suspecter un traumatisme thoracique	Identifier les signes évocateurs : anamnèse, inspection (signe de la ceinture, contusion, plaie)
A	Examens complémentaires	Savoir demander les examens complémentaires permettant le diagnostic de traumatisme thoracique	Échographie pleuropulmonaire, tomodensitométrie thoraco-abdominale avec injection de produit de contraste, radiographie de thorax, électrocardiogramme

Rang	Rubrique	Intitulé	Descriptif
A	Examens complémentaires	Savoir reconnaître un hémothorax et un pneumothorax sur une radiographie	
A	Contenu multimédia	Radiographies d'hémothorax et de pneumothorax	
A	Identifier une urgence	Savoir identifier les situations indiquant le recours à une thérapeutique de sauvetage	Pneumothorax suffoquant, syndrome hémorragique, détresse respiratoire, choc
B	Prise en charge	Connaître les principes de la prise en charge d'un traumatisme thoracique	Analgésie multimodale, drainage thoracique, assistance ventilatoire non invasive, exploration chirurgicale des traumatismes pénétrants, avis chirurgical spécialisé pour les cas complexes (rupture de l'isthme aortique, volet thoracique, lésions diaphragmatiques et cardiaques)

A L'importance des lésions intrathoraciques n'est pas corrélée à la sévérité des atteintes pariétales éventuelles, en particulier par certains mécanismes lésionnels comme la décélération ou l'accélération brutale, la compression abdominale à glotte fermée et l'effet de souffle (blast).

Tout traumatisé sévère doit être considéré comme un traumatisé thoracique jusqu'à preuve du contraire.

Les points d'appel cliniques sont surtout les douleurs pariétales, la détresse respiratoire et l'emphysème sous-cutané.

I. Principales lésions anatomiques intrathoraciques

- Atteinte des plèvres : les épanchements pleuraux à type d'hémothorax (sang), de pneumothorax (air) ou les deux (hémopneumothorax) sont très fréquents. Tout pneumothorax visible en radiographie (fig. 57.4 et 57.5) doit être drainé. S'il n'est pas visible en radiographie mais au scanner, on parle de pneumothorax occulte dont le drainage n'a pas montré de bénéfice. S'il est compressif, son drainage est une urgence absolue, parfois précédé d'une exsufflation à l'aiguille ou d'une thoracostomie au doigt (pneumothorax suffocant qui s'associe à une déviation médiastinale parfois compliqué d'un état de choc voire d'un arrêt cardiaque — l'association à un emphysème sous-cutané est évocatrice). Un hémothorax doit être systématiquement drainé devant le risque d'empyème secondaire. S'il est compressif (refoulement du médiastin), son drainage se fera au bloc opératoire devant l'éventuelle nécessité de recours d'urgence à une thoracotomie d'hémostase.
- B Lésions du parenchyme pulmonaire : contusions pulmonaires, rupture alvéolaire (pneumatocèle).
- A Fractures costales : elles sont extrêmement fréquentes et douloureuses. Lorsqu'elles sont bifocales, elles réalisent un volet costal, à haut risque d'insuffisance respiratoire aiguë (respiration paradoxale avec affaissement de la paroi thoracique en regard à l'inspiration). Les fractures de côtes posent très souvent un problème d'analgésie. Celle-ci est pourtant fondamentale à prendre en charge (analgésie multimodale ou locorégionale) car le patient algique ne tousse pas et s'encombre. Les insuffisances respiratoires aiguës secondaires sont alors fréquentes. Au-delà de deux fractures de côtes, *a fortiori* en présence d'un volet costal, l'avis du réanimateur est indispensable (admission en unité de surveillance continue).
- B Lésions de l'aorte thoracique : rupture traumatique de l'isthme aortique au décours d'un traumatisme avec décélération (zone de fragilité entre une aorte thoracique fixée et une aorte abdominale plus mobile). Les autres atteintes vasculaires sont plus rares.

- Contusion myocardique et hémopéricarde : ces lésions sont rares mais systématiquement dépistées par l'échographie, l'ECG (anomalies du segment ST) et le dosage d'une troponinémie.
- Les ruptures trachéobronchiques et les lésions œsophagiennes sont exceptionnelles.

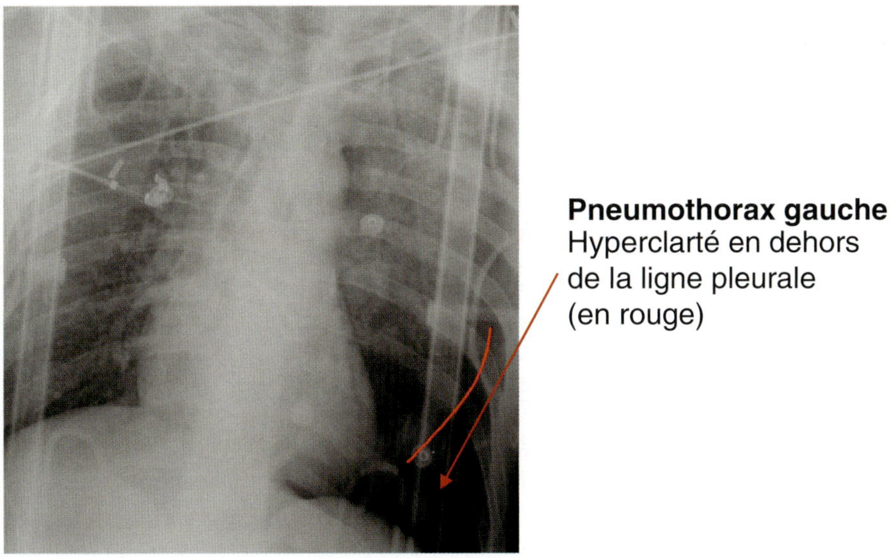

Fig. 57.4. Ⓐ **Radiographie thoracique d'un patient de 34 ans, chute de 6 mètres.**

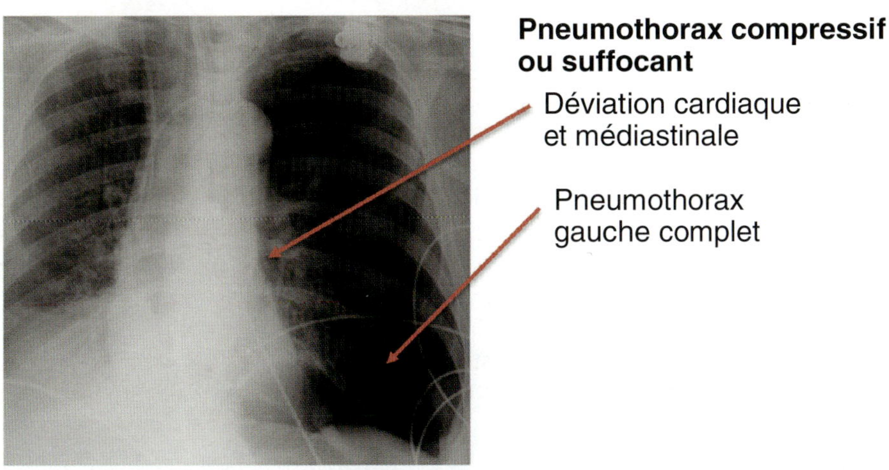

Fig. 57.5. Ⓐ **Pneumothorax gauche complet suffocant.**
Le patient est en état de choc et le drainage thoracique est urgent dans cette situation.

II. Examen clinique en moins de 30 secondes

Ⓐ L'examen clinique recherche à l'inspection et à l'auscultation une asymétrie ventilatoire (épanchement pleural gazeux et/ou liquidien du côté de l'hémithorax immobile) et à la palpation, un emphysème sous-cutané (crépitements sous-cutanés) en faveur d'un pneumothorax (brèche pleurale) homolatéral.

III. Examens complémentaires

A. Radiographie thoracique de face

Elle tend à être supplantée par l'échographie pleuropulmonaire qui fait partie de la FASTe et qui pourrait être plus performante pour le diagnostic d'épanchement pleural liquidien post-traumatique (hémothorax) ou gazeux (pneumothorax).

B. Scanner thoracique injecté (fig. 57.6 et 57.7)

Il précisera l'importance des épanchements pleuraux sanguins ou gazeux, l'étendue des contusions pulmonaires, l'existence d'un hémomédiastin faisant suspecter une lésion des gros vaisseaux intrathoraciques (rupture traumatique de l'isthme aortique).

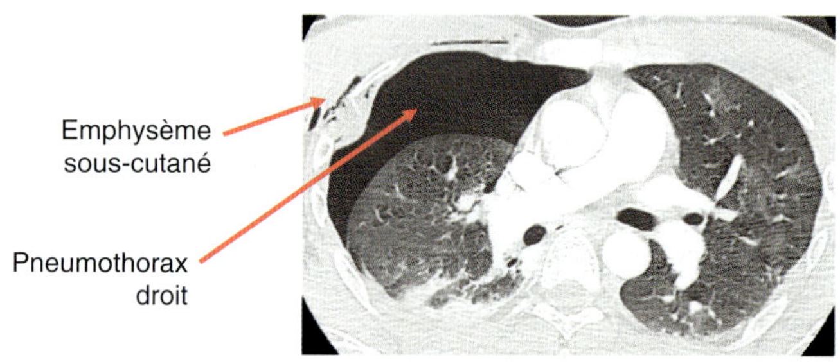

Fig. 57.6. Ⓐ **Scanner thoracique d'un patient de 33 ans, victime d'un accident de deux-roues à haute cinétique.**

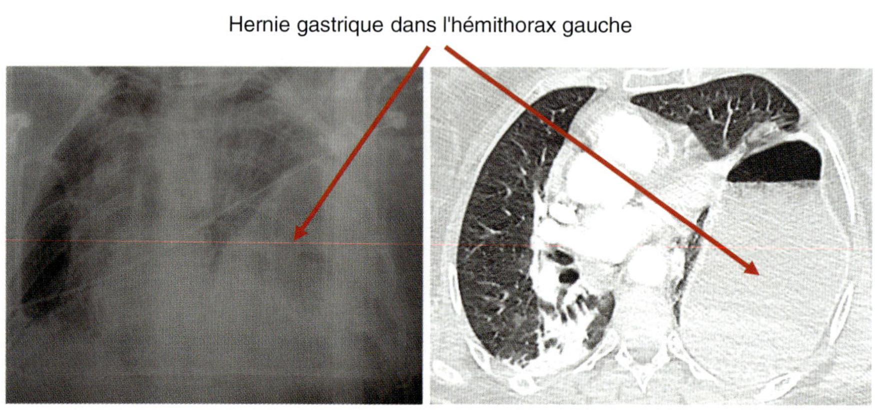

Fig. 57.7. Ⓐ **Radiographie et scanner thoraciques chez une patiente défenestrée de 54 ans. Rupture diaphragmatique gauche.**

À ne pas confondre avec un hémothorax !

IV. Thérapeutiques spécifiques

- L'exsufflation à l'aiguille d'un pneumothorax compressif est une urgence thérapeutique, parfois réalisée en préhospitalier.
- B Le drainage thoracique d'un pneumothorax ou d'un hémothorax. L'association des deux (hémopneumothorax), situation post-traumatique la plus fréquente, impose en général la pose d'un drain de gros diamètre par technique chirurgicale en position postéro-basale. Un pneumothorax isolé, s'il est bien toléré, peut se drainer avec un drain de moins gros calibre, par technique percutanée de Seldinger, en position antéro-apicale.
- La prise en charge interventionnelle d'une rupture traumatique de l'isthme aortique se fait essentiellement par voie endovasculaire (endoprothèse).

Traumatismes de l'abdomen

Item, objectifs pédagogiques

ITEM 334 – Prise en charge immédiate préhospitalière et à l'arrivée à l'hôpital, évaluation des complications chez un traumatisé abdominal

Rang	Rubrique	Intitulé	Descriptif
B	Éléments physiopathologiques	Connaître la physiopathologie de l'atteinte des organes abdominaux (intra- et rétropéritonéaux) après traumatisme	Décrire les mécanismes d'atteinte des organes intra- et rétropéritonéaux et l'incidence des atteintes
A	Diagnostic positif	Savoir suspecter un traumatisme abdominal	Identifier les signes évocateurs : anamnèse, inspection (signe de la ceinture, contusion, plaie)
A	Examens complémentaires	Savoir demander les examens d'imagerie permettant le diagnostic de traumatisme abdominal	Échographie abdominale, tomodensitométrie abdominale avec injection de produit de contraste
A	Identifier une urgence	Savoir identifier le recours à une thérapeutique d'hémostase en urgence chez l'adulte et l'enfant	Association d'une instabilité hémodynamique (PAS < 90 mmHg ou recours aux vasopresseurs ou transfusion préhospitalière ou réponse absente ou transitoire à l'expansion volémique) et d'un épanchement intrapéritonéal à la FAST
B	Prise en charge	Connaître les principes de la prise en charge d'un traumatisme abdominal chez l'adulte et l'enfant	*Damage control* chirurgical (hémostase, coprostase, lavage, fermeture incomplète), embolisation radiologique, réinterventions intératives, surveillance de la pression intra-abdominale

Tout traumatisé sévère doit être considéré comme un traumatisé abdominal jusqu'à preuve du contraire.

I. Principales lésions anatomiques

B La rate est le viscère plein le plus souvent touché, suivie par le foie, le ou les reins puis le pancréas. Les fractures, les lacérations, les contusions, les hématomes sous-capsulaires (sauf pour le pancréas) sont les lésions anatomiques les plus fréquentes.

Les traumatismes des organes creux (tube digestif) sont rares au cours des traumatismes fermés mais d'autant plus à risque que le traumatisme a été violent. Sont touchés par ordre de fréquence : le grêle, le côlon, le duodénum et l'estomac. En dehors d'un pneumopéritoine, l'imagerie est d'un apport modeste dans le cadre de ces lésions. Leur diagnostic est souvent retardé et peut être fait secondairement suite à l'apparition d'une péritonite. Dans le cadre des traumatismes pénétrants (arme blanche, arme à feu), l'atteinte des organes creux est classique et l'indication d'une laparotomie exploratrice diagnostique ± thérapeutique doit être large (quasi systématique).

Le mésentère peut être atteint au cours d'un traumatisme avec deux conséquences possibles : l'ischémie/nécrose d'un segment digestif ou une hémorragie par arrachement d'un pédicule vasculaire. Le diagnostic d'une telle atteinte est difficile et justifie la laparotomie au moindre doute.

Les autres traumatismes vasculaires, essentiellement de la veine cave inférieure, sont grevés d'une lourde mortalité, qui est fonction de la localisation (80 à 100 % dans les lésions suprahépatiques et rétro-hépatiques).

II. Examen clinique en moins de 30 secondes

Ⓐ La recherche d'une douleur à la palpation abdominale, d'une défense et/ou d'une contracture laisse envisager un traumatisme grave avec lésions intra-abdominales. Les lésions rénales peuvent se manifester par une hématurie (constatée à l'inspection des urines à postériori).

III. Examens complémentaires

A. FAST-écho

La FAST-échographie a toute sa place dès l'arrivée du patient à l'hôpital.

Elle recherche essentiellement un hémopéritoine : épanchement liquidien post-traumatique (à droite) dans l'espace inter-hépato-rénal de Morrison, (à gauche) autour de la rate ou dans l'espace inter-spléno-rénal de Köhler et (en sus-pubien) dans le cul-de-sac de Douglas.

L'hémopéritoine laisse envisager un traumatisme grave de la rate et/ou du foie.

B. Scanner abdominopelvien injecté (fig. 57.8 et 57.9)

Il permet de préciser les lésions (fracture ? lacération ? contusion ?) et leur grade. Il permet surtout une cartographie lésionnelle essentielle pour prioriser les prises en charge hémostatiques. Dans certains cas, une fuite (*blush*) artérielle et/ou veineuse de produit de contraste identifiera le « foyer » hémorragique et permettra de cibler l'hémostase interventionnelle.

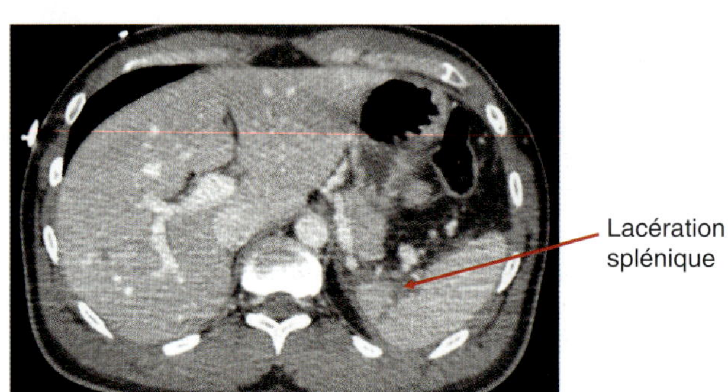

Fig. 57.8. Ⓐ **Scanner abdominopelvien au temps portal d'un patient de 33 ans victime d'un accident en deux-roues à haute cinétique.**

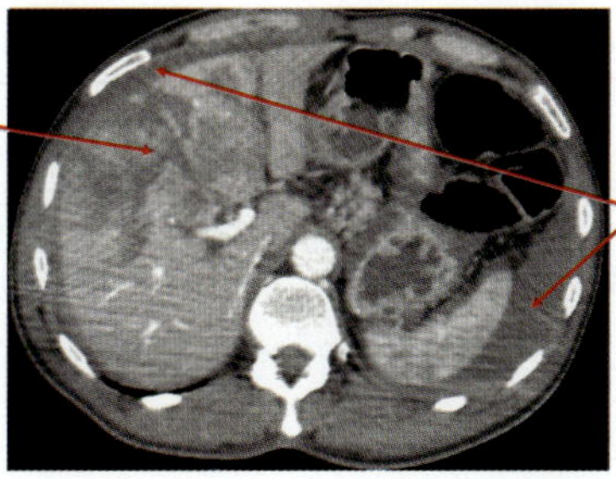

Fig. 57.9. Ⓐ **Scanner abdominopelvien au temps portal d'un patient de 42 ans victime d'un accident en véhicule léger. 1 heure 30 de désincarcération par les secours sur le lieu de l'accident.**

IV. Thérapeutiques spécifiques

B La radio-embolisation a pris une place croissante dans la prise en charge hémostatique des lésions hémorragiques des viscères pleins. Le radiologue interventionnel a l'opportunité de traiter rapidement plusieurs foyers hémorragiques, ce que ne peut pas faire (ou moins rapidement) le chirurgien. Un scanner injecté préalable est en revanche indispensable.

La chirurgie garde toute sa place dans certaines indications :

- les ruptures complètes de la rate sont traitées par splénectomie (même si une embolisation splénique peut la précéder);
- les fractures et hémorragies hépatiques peuvent être prises en charge par un tamponnement ou *packing* (champs secs non dépliés) péri-hépatique;
- les ruptures rénales peuvent être traitées par néphrectomie;
- la laparotomie exploratrice diagnostique ± thérapeutique doit être réalisée sans tarder si la lésion d'un organe creux ou si une lésion mésentérique est suspectée (*a fortiori* si le traumatisme a été pénétrant ou violent). Le pneumopéritoine en représente l'indication obligatoire. Il n'y a aucune place à l'heure actuelle pour la laparoscopie diagnostique ± thérapeutique dans ce cadre.

Traumatismes du bassin et des membres

Item, objectifs pédagogiques

ITEM 334 – Prise en charge immédiate préhospitalière et à l'arrivée à l'hôpital, évaluation des complications chez un traumatisé des membres et/ou du bassin

Rang	Rubrique	Intitulé	Descriptif
B	Éléments physiopathologiques	Classification des fractures ouvertes	Cauchoix et Gustillo
A	Diagnostic positif	Savoir suspecter à l'anamnèse et à l'examen clinique une lésion osseuse	
A	Identifier une urgence	Savoir suspecter des complications vasculaires et neurologiques	
A	Examens complémentaires	Connaître les indications et savoir demander un examen d'imagerie devant un traumatisé du membre et/ou du bassin	Si suspicion de fracture de membre, radiographie standard de face et de profil englobant les articulations sus- et sous-jacentes
B	Examens complémentaires	Connaître la sémiologie radiologique de base des fractures diaphysaires simples des os longs	Fracture = trait interrompant la ligne corticale

▶

Rang	Rubrique	Intitulé	Descriptif
B	Contenu multimédia	Identifier une fracture diaphysaire des os longs	Exemples de fractures diaphysaires simples des os longs sur des radiographies
A	Examens complémentaires	Savoir rechercher des complications précoces	Vasculaires (artère poplitée notamment) : doppler, angioscanner ; place respective de la kaliémie, de la créatininémie, des CPK et de la myoglobine
A	Prise en charge	Connaître des principes de prise en charge initiale d'une fracture	Alignement, antalgie, antibioprophylaxie, prévention du tétanos, avis spécialisé
B	Prise en charge	Connaître les principes de prise en charge des fractures ouvertes et fermées	Fractures fermées : orthopédique ou chirurgicale ; mesures associées : analgésie multimodale, prévention de la maladie thromboembolique veineuse, rééducation, surveillance clinique (patient sous plâtre) et radiologique Fractures ouvertes : traitement local (détersion, parage), suture sans tension, ostéosynthèse dictée par la classification de Gustillo, antibiothérapie
A	Prise en charge	Connaître les principes de prise en charge des principales complications des fractures	Aponévrotomie, hydratation, anticoagulation

I. Traumatismes pelviens

Tout traumatisé sévère doit être considéré comme un traumatisé pelvien jusqu'à preuve du contraire.

A. Principales lésions anatomiques

B Les lésions pelviennes à redouter sont les lésions instables du bassin (fractures et luxations). La complication immédiate des traumatismes du bassin est le choc hémorragique, dont la fréquence est environ de 10 %. La gravité des fractures du bassin est fonction de l'existence d'une atteinte postérieure (sacrum, articulations sacro-iliaques), qui va déstabiliser le bassin en permettant sa rotation ou son ascension et qui s'associe souvent à des lésions vasculaires (hématome rétropéritonéal) et nerveuses.

B. Examen clinique en moins de 30 secondes

Une instabilité du bassin lors de la palpation des deux crêtes iliaques est à rechercher chez tout traumatisé sévère.

C. Examens complémentaires

L'intérêt de la radiographie du bassin de face tend à être remis en question. Elle permet de mettre en évidence les principales lésions du bassin (disjonction de la symphyse pubienne, fractures, fig. 57.10) avant d'aller au scanner. En présence d'un choc hémorragique, la présence d'un fracas du bassin radiologique, associé à une FAST-échographie négative, permettra d'envisager une hémorragie grave d'origine pelvienne. Elle permet aussi l'identification de fractures de l'extrémité supérieure du fémur (fig. 57.11).

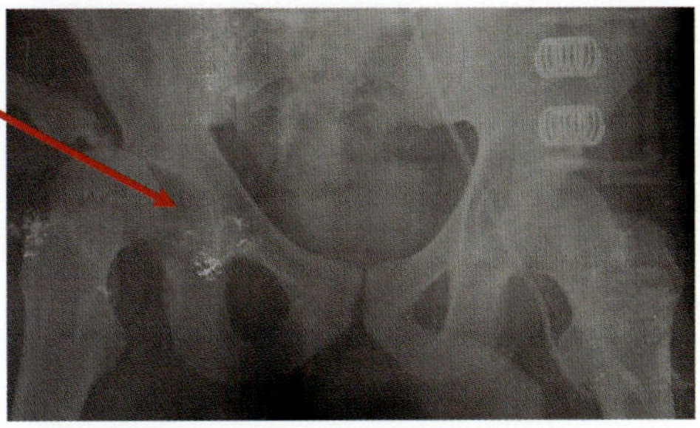

Fig. 57.10. Ⓐ **Radiographie du bassin chez un homme de 25 ans renversé par un véhicule léger.**

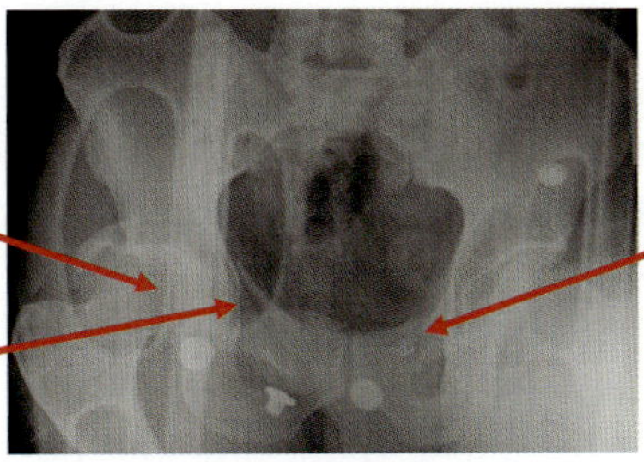

Fig. 57.11. Ⓐ **Radiographie du bassin chez un homme de 38 ans défenestré.**

Le scanner du pelvis injecté permet de cartographier les lésions osseuses et, surtout, de retrouver l'origine du saignement d'origine pelvienne en vue d'une artério-embolisation.

D. Thérapeutiques spécifiques

Les **deux règles fondamentales** sont les suivantes :

- toute suspicion de traumatisme pelvien grave (traumatisme violent, instabilité clinique du bassin, choc hémorragique) impose la mise en place préhospitalière d'une ceinture de contention pelvienne. Celle-ci doit être mise en place au niveau des trochanters fémoraux ;
- il est interdit de réaliser un sondage vésical avant interprétation du scanner dans le cadre d'un traumatisme pelvien (risque de lésion urétrale associée).

Un choc hémorragique d'origine pelvienne peut être traité de trois manières possibles :

- l'artério-embolisation est la technique de choix mais est surtout efficace pour l'hémostase de saignements d'origine artérielle ; or, de nombreuses hémorragies pelviennes sont d'origine veineuse ;
- la fixation chirurgicale externe du bassin (clamp de Ganz ou fixateur externe antérieur) est efficace pour traiter une hémorragie veineuse. L'objectif est de fermer l'anneau pelvien pour réduire l'expansion de l'hématome rétropéritonéale ;

- le tamponnement ou *packing* pelvien pré-péritonéal est une technique moins répandue en France. Il s'agit en revanche d'une technique de choix si le patient est instable et pris en charge d'emblée chirurgicalement (laparotomie exploratrice et thérapeutique associée à ce tamponnement).

II. Traumatismes des membres

A La prise en charge des fractures des membres n'est en général pas la priorité chez le traumatisé sévère.

Seules les fractures avec atteintes vasculonerveuses, syndrome des loges (ischémie d'aval liée à un œdème post-traumatique des loges musculaires) ou grand délabrement (fracture ouverte Cauchoix III) constituent des priorités chirurgicales dans les 6 heures qui suivent l'accident.

A. Examen clinique en moins de 30 secondes

Dès la prise en charge initiale, tout patient traumatisé sévère doit être examiné à la recherche d'une fracture de membre ou d'une luxation articulaire. En présence d'une fracture ou d'une luxation, la recherche de complications précoces est systématique :

- palpation des pouls périphériques à la recherche d'une lésion artérielle (compression directe ou par syndrome des loges, section);
- examen neurologique sensitivomoteur à la recherche d'une lésion nerveuse (compression ou section);
- examen cutané à la recherche d'une fracture ouverte (plaie cutanée en communication avec la fracture).

La réduction rapide d'une fracture (ou d'une luxation) puis une immobilisation (attelle pneumatique puis plâtre une fois le patient stabilisé) sont la règle, afin de réduire le risque d'embolie graisseuse. La chirurgie aura lieu secondairement. Un avis orthopédique est dans tous les cas nécessaires.

À noter l'importance de réexaminer, une fois le patient stabilisé, les membres à la recherche de fractures ou entorses passées inaperçues initialement, afin d'éviter des complications fonctionnelles invalidantes à moyen et plus long terme.

B. Classification des fractures ouvertes (Cauchoix et Duparc, Gustilo)

B L'ouverture cutanée est un facteur de mauvais pronostic en cas de fracture par le risque de complications infectieuses (ostéoarthrites secondaires). La classification de Cauchoix et Duparc ainsi que celle de Gustilo définissent trois stades de gravité et de risque infectieux croissant. La rapidité et le type de prise en charge au bloc opératoire dépendront de cette classification.

C. Thérapeutique (tableau 57.4)

A Le parage chirurgical de la plaie est dans tous les cas obligatoire. Il correspond d'abord à un débridement au bloc permettant une exploration complète. S'ensuit une décompression voire un drainage des loges musculaires. Enfin, les tissus contus ou dévitalisés sont excisés pour permettre la cicatrisation et éviter la contamination secondaire.

En cas de fracture ouverte, l'antibioprophylaxie est recommandée.

Tableau 57.4. Ⓐ **Prise en charge chirurgicale.**

Classification		Prise en charge chirurgicale habituelle
I	Plaie punctiforme < 1 cm, peu étendue, rendant possible une suture possible sans tension	*Idem* fractures fermées (délai < 24 h)
II	Ouverture cutanée > 1 cm, étendue, avec lésions des tissus mous rendant une suture sans tension difficile	*Idem* fractures fermées (délai idéalement < 6 h)
III	Perte de substance rendant une suture primaire impossible, grand délabrement	Pas de suture, mise en place d'un fixateur externe (délai < 6 h)

Traumatismes vertébromédullaires

Item, objectifs pédagogiques

ITEM 334 – Prise en charge immédiate préhospitalière et à l'arrivée à l'hôpital, évaluation des complications chez un traumatisé du rachis ou vertébromédullaire

Rang	Rubrique	Intitulé	Descriptif
A	Définition	Fracture du rachis, atteinte médullaire associée	
B	Éléments physiopathologiques	Connaître les conséquences hémodynamiques et ventilatoires de l'atteinte médullaire selon le niveau lésionnel	
A	Identifier une urgence	Connaître les symptômes devant faire suspecter une lésion médullaire	Syndrome lésionnel, syndrome sous-lésionnel
A	Prise en charge	Connaître les indications et les modalités des principes d'immobilisation	
A	Examens complémentaires	Connaître les indications d'imagerie devant un traumatisé du rachis ou vertébromédullaire	Places respectives de la tomodensitométrie et de l'IRM et précautions à prendre
B	Prise en charge	Connaître les principes de prise en charge des traumatismes du rachis	Remplissage vasculaire, vasopresseurs, indication de ventilation mécanique, chirurgie, non-indication de la corticothérapie

Tout traumatisme sévère doit être considéré comme associé à une lésion rachidienne jusqu'à preuve du contraire.

I. Principales lésions anatomiques

Ⓐ La possible association traumatisme sévère-lésion rachidienne instable impose tout au long de la prise en charge préhospitalière puis hospitalière un maintien strict de l'axe tête-cou-tronc, au mieux sur un plan dur et/ou dans un matelas-coquille, après une immobilisation cervicale par une minerve rigide. Cette attitude s'impose jusqu'à l'interprétation définitive du scanner rachidien par le radiologue et la certitude qu'il n'existe aucun risque de compression médullaire par déplacement d'une lésion instable.

Les traumatismes rachidiens et médullaires sont essentiellement retrouvés lors de traumatismes violents : accident de la voie publique à haute vélocité, chute d'un lieu élevé (défenestration volontaire ou accidentelle), sports à risque (équitation, parapente).

Le traumatisme rachidien grave s'associe d'emblée à ou est à risque de se compliquer d'une lésion médullaire. La moelle spinale est protégée par la stabilité rachidienne qui implique les vertèbres et le segment mobile rachidien (SMR, éléments capsulo-disco-ligamentaires).

Un rachis instable peut donc correspondre à :

- une lésion osseuse impliquant le segment vertébral moyen : fracture du mur vertébral postérieur, des pédicules, des apophyses articulaires postérieures. Les lésions du segment antérieur (partie antérieure des corps vertébraux) et postérieur (lames, apophyses transverses et épineuses) ne sont pas instables (sauf s'il existe une entorse grave associée) ;
- une lésion grave du segment mobile rachidien : entorse grave jusqu'à la luxation. Les entorses graves concernent essentiellement le rachis cervical.

Certaines lésions rachidiennes instables sont caractéristiques. La *burst fracture* correspond à une fracture comminutive avec éclatement du corps vertébral. La *tear drop* correspond à une fracture du corps vertébral associée à une rupture complète du SMR.

Au niveau médullaire, il peut exister une lésion déjà patente au moment de la prise en charge avec un syndrome médullaire correspondant à :

- un choc spinal dans les premières heures suivant le traumatisme : le syndrome sous-lésionnel correspond alors à une atteinte sensitivomotrice flasque pouvant s'associer à une dysautonomie (une dysautonomie sévère d'origine cervicale peut s'associer à un choc distributif par vasoplégie voire un arrêt cardiaque) et des troubles vésicosphinctériens (atonie anale, rétention d'urines, priapisme) ;
- un automatisme médullaire différé (syndrome neurogène central) au cours duquel seront constatés un syndrome pyramidal et des réflexes ostéotendineux vifs.

Au niveau anatomique, il faut différencier la contusion médullaire (pronostic fonctionnel variable, récupération possible) de la section médullaire (absence de récupération possible). Des troubles vésicosphinctériens sévères avec une béance anale initiale témoignent en général de lésions médullaires complètes et de moins bon pronostic.

II. Examen clinique en moins de 30 secondes

Un examen neurologique segmentaire sommaire, moteur et sensitif, doit avoir lieu dès que possible. En cas de syndrome médullaire (choc spinal), un examen périnéal avec toucher rectal est essentiel à visée pronostique.

Encadré 57.2

Conséquences hémodynamiques et ventilatoires des lésions médullaires

B Les lésions médullaires peuvent d'emblée mettre en jeu le pronostic vital :

- une lésion médullaire située au-dessus de C4 peut être responsable d'une insuffisance respiratoire aiguë par paralysie diaphragmatique ;
- une lésion médullaire peut être responsable d'une vasoplégie (dysautonomie) dans tout le territoire sous-lésionnel. Un état de choc, parfois un arrêt cardiaque lors du choc spinal, peut compliquer de telles lésions.

Encadré 57.3

Score ASIA

B Le score ASIA (*American Spinal Injury Association*) permet une évaluation et un suivi neurologique plus précis et objectif chez tous les blessés neuromédullaires. Il combine une évaluation motrice et une évaluation sensitive précises sur tous les niveaux médullaires.

III. Examens complémentaires

Le scanner du rachis total avec reconstructions sagittales est de réalisation systématique. Le plan dur et la minerve cervicale rigide ne sont retirés que quand le résultat est interprété comme négatif et qu'il n'existe aucune suspicion d'entorse grave rachidienne.

L'**IRM du rachis et médullaire** (fig. 57.12 et 57.13) sera réalisée au moindre doute d'une lésion du SMR : mécanisme lésionnel (chute d'un lieu haut situé, par exemple), lésions traumatiques multiples du segment vertébral antérieur ou postérieur… Un avis neurochirurgical ou orthopédique doit alors être pris.

Les lésions vertébromédullaires les plus fréquentes sont situées (comme dans les exemples ci-dessous) au niveau des charnières (cervicothoracique et thoracolombaire).

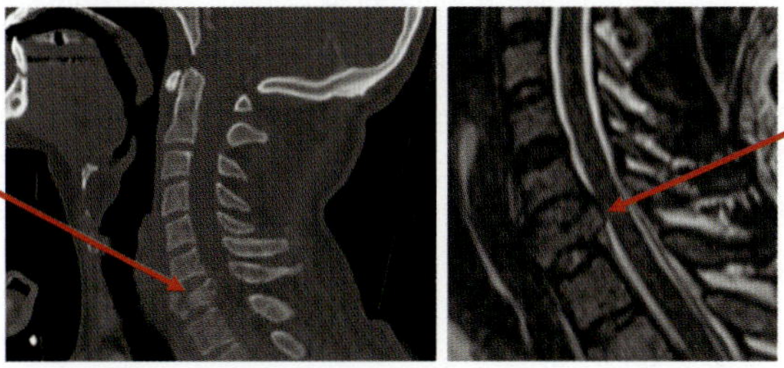

Fig. 57.12. Ⓐ **Homme de 37 ans, défenestration, fracture.**

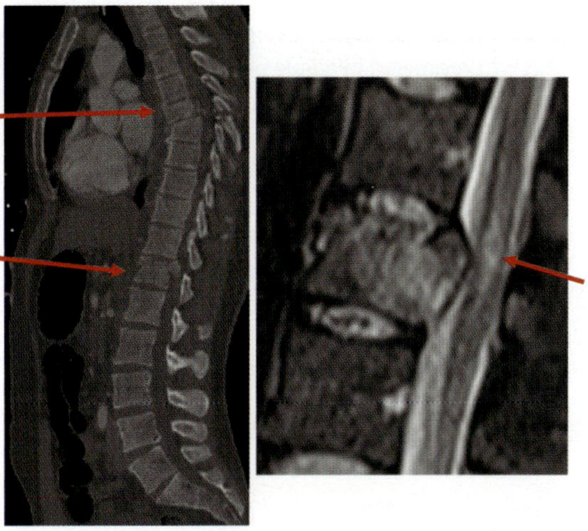

Fig. 57.13. Ⓐ **Homme de 28 ans, accident de moto, paraplégie flasque à la prise en charge par le SMUR.**

IV. Thérapeutiques spécifiques

B La chirurgie est la règle en cas de lésion rachidienne instable ou de lésion médullaire (signe neurologique). Son indication est prise après réalisation du scanner, parfois complété par une IRM.

En attendant les résultats du scanner, l'essentiel du traitement repose sur le maintien de l'axe tête-cou-tronc, grâce à un plan dur et/ou un matelas-coquille. La minerve cervicale est également obligatoire.

Traumatismes craniofaciaux

Item, objectifs pédagogiques

ITEM 334 – Prise en charge immédiate préhospitalière et à l'arrivée à l'hôpital, évaluation des complications chez un traumatisé crânien ou cranio-encéphalique

Rang	Rubrique	Intitulé	Descriptif
B	Définition	Définition d'un traumatisé crânien léger, modéré et grave	En fonction du score de Glasgow
B	Éléments physiopathologiques	Connaître les principes physiopathologiques des lésions cérébrales traumatiques	Débit sanguin cérébral, pression de perfusion cérébrale, HTIC, lésions primaires et secondaires
A	Diagnostic positif	Savoir suspecter et diagnostiquer un traumatisme crânien	Clinique traumatologique, évaluation de l'état de conscience, traumatismes crâniens mineur, modéré, grave
A	Identifier une urgence	Identifier le traumatisé crânien grave	Savoir calculer le score de Glasgow, dépister de signes de localisation : motricité oculaire intrinsèque et extrinsèque, réponse motrice à la stimulation douloureuse
A	Identifier une urgence	Identifier le traumatisé crânien nécessitant une évaluation spécialisée	Notion de perte de connaissance, traitement associé, terrain, circonstances
A	Examens complémentaires	Savoir demander à bon escient l'examen d'imagerie pertinent devant un traumatisme crânien à la phase aiguë	Indications de la tomodensitométrie cérébrale
B	Contenu multimédia	Exemple de TDM d'hématome extradural, sous-dural et contusions cérébrales	
B	Prise en charge	Connaître les principes de prise en charge des traumatisés crâniens	Symptomatique, ACSOS, neurochirurgie

I. Lésions intracrâniennes, traumatisme crânien grave

A Le traumatisme crânien grave est, avec le choc hémorragique, la cause essentielle de mortalité chez le traumatisé. Il est une cause de mortalité précoce par hypertension intracrânienne conduisant à la mort encéphalique. Il est aussi une cause de morbimortalité à moyen et long terme par les complications et séquelles fonctionnelles qui le compliquent.

Le traumatisme crânien est considéré comme grave si le score de Glasgow obtenu après les premières mesures de réanimation est ≤ 8. Une mydriase unilatérale avec une asymétrie pupillaire de plus de 3 mm est le témoin d'un engagement temporal interne (engagement du lobe temporal sous la tente du cervelet avec compression du tronc cérébral) homolatéral et donc d'un effet de masse à l'étage encéphalique. Si rien n'est fait (osmothérapie puis neurochirurgie), l'engagement temporal sera bilatéral puis total avec compression de tout le tronc cérébral et évolution rapide vers la mort encéphalique.

Encadré 57.4

Traumatismes crâniens légers et modérés

Un traumatisme crânien est dit « léger » si le score de Glasgow est supérieur ou égal à 13 et « modéré » si le score de Glasgow est compris entre 9 et 12. Les traumatismes crâniens modérés ou légers peuvent tout de même se compliquer : épilepsie, vasospasme en cas d'hémorragie méningée… Tout traumatisme crânien s'associant à des troubles de conscience (Glasgow ≤ 14) ou des signes de focalisation neurologiques justifie d'une imagerie cérébrale. Cette dernière est une urgence en cas de traumatisme crânien grave. Si le patient est parfaitement vigil (Glasgow 15) et asymptomatique, l'imagerie cérébrale est discutable et sera réalisée en cas de facteurs de risque de complications hémorragiques intracrâniennes : céphalées persistantes, convulsions, intoxication (alcool, drogues), traitement antithrombotique.

II. Principales lésions anatomiques

B Les principales lésions neurologiques sont hémorragiques :

- hématome extradural (fig. 57.14 ; hyperdensité spontanée au scanner, extradurale, sous forme d'une lentille biconvexe), responsable rapidement d'un effet de masse. Sa constitution peut se caractériser par un intervalle libre après le traumatisme ;
- hématome sous-dural (fig. 57.15 ; hyperdensité spontanée au scanner, sous-durale, sous forme d'une lentille biconcave) ;
- hématome intraparenchymateux de plus ou moins grande taille (pétéchie(s), contusion(s)…).

Connaissances

779

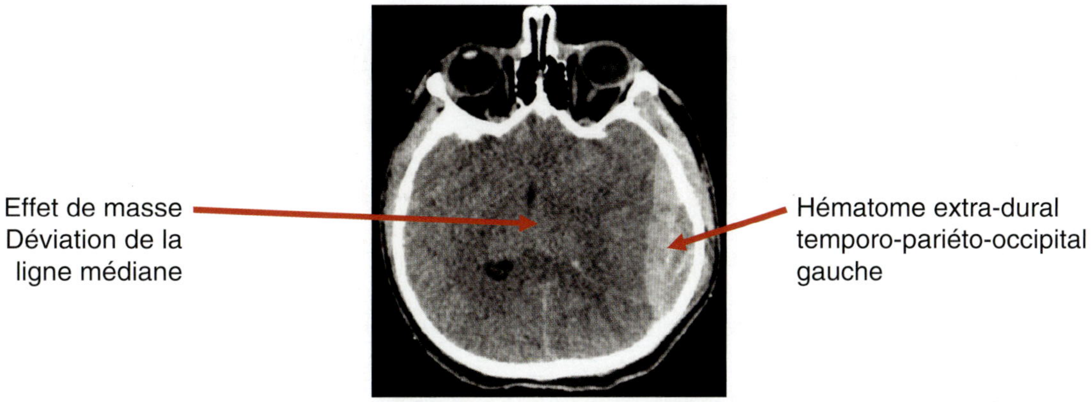

Fig. 57.14. A **Homme de 27 ans, chute de 10 mètres responsable d'un traumatisme crânien grave (Glasgow 6 au ramassage).**

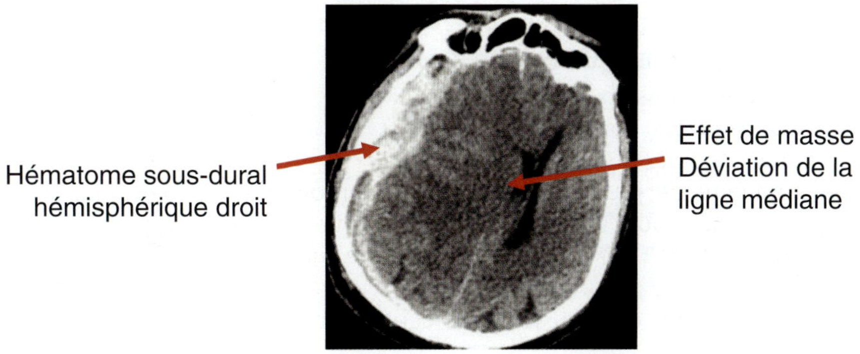

Fig. 57.15. A **Homme de 77 ans, chute de sa hauteur sous clopidogrel responsable d'un traumatisme crânien grave (Glasgow 5 puis mydriase droite).**

Les autres lésions traumatiques :

- les artères à destinée intracrânienne (carotides, vertébrales…) peuvent subir une dissection post-traumatique visible sur l'angioscanner des troncs supra-aortiques ;
- des « fractures » axonales, appelées lésions axonales diffuses, peuvent passer inaperçues sur le scanner initial. Elles peuvent parfois être responsables de pétéchies profondes ou être associées à un œdème cérébral majeur. Elles sont en tout cas visibles sur l'IRM. Leur pronostic fonctionnel est souvent réservé.

III. Examen clinique en moins de 30 secondes

Ⓐ L'évaluation du score de Glasgow et l'examen pupillaire (mydriase unilatérale responsable d'une asymétrie pupillaire ou anisocorie) font partie des éléments essentiels de l'examen clinique initial du traumatisé grave. Un examen neurologique sommaire et rapide à la recherche d'un déficit sensitivomoteur doit aussi avoir lieu.

IV. Examens complémentaires

Le **doppler transcrânien**, associé à la **FAST-échographie** (eFAST), permet de rechercher immédiatement (dès l'arrivée à l'hôpital) des signes échographiques en faveur d'une hypertension intracrânienne (HTIC).

Le **scanner cérébral** sans puis avec (troncs supra-aortiques) injection permet de définir les principales lésions intracrâniennes post-traumatiques (à l'exception des lésions axonales diffuses).

V. Prise en charge du traumatisé crânien grave

A. En préhospitalier

La qualité de la prise en charge préhospitalière est essentielle. Le conditionnement du patient doit être rapide :

- l'intubation orotrachéale est systématique si le score de Glasgow est inférieur ou égal à 8 ;
- l'osmothérapie d'urgence par voie intraveineuse (mannitol ou sel hypertonique) : l'objectif est la diminution rapide de l'œdème cérébral par un appel d'eau du secteur intracellulaire au secteur intravasculaire. Elle est à administrer en urgence s'il existe d'emblée des signes d'engagement temporal (mydriase unilatérale). Elle constitue un traitement de sauvetage dans l'attente de la prise en charge neurochirurgicale ;
- la prise en charge précoce et la prévention des ACSOS :
  - normalisation de la pression artérielle ;
  - normalisation de la SpO_2 et de la capnie ;
  - correction d'une hyperglycémie ;
  - respect de l'osmolarité plasmatique (natrémie) ;
  - traitement de l'hyperthermie.

B. À l'hôpital

Tous les traitements suscités doivent être poursuivis.

L'urgence est ensuite neurochirurgicale. Le scanner cérébral (dans le cadre d'un scanner « corps entier ») doit être réalisé le plus tôt possible. L'équipe de neurochirurgie aura préalablement été informée.

VI. Lésions maxillofaciales et ORL

B Les traumatismes faciaux représentent en général une urgence différée mais font toujours craindre l'association à un traumatisme crânien grave associé.

Certaines lésions peuvent toutefois représenter une entrave à la bonne prise en charge initiale :

- les traumatismes délabrants (autolyse par arme à feu) et/ou les œdèmes sévères des voies aériennes supérieures peuvent entraîner une détresse respiratoire obstructive. L'intubation peut être extrêmement difficile dans ce contexte, surtout en préhospitalier et si le saignement est important, justifiant parfois une trachéotomie d'urgence ;
- les épistaxis cataclysmiques peuvent être secondaires à des fuites artérielles d'origine carotidienne. Leur prise en charge par radio-embolisation ou chirurgie reste très difficile. Les autres épistaxis peuvent justifier en urgence (à visée hémostatique), un tamponnement antérieur et/ou postérieur (sonde à ballonnet) en attendant une éventuelle radio-embolisation ou une chirurgie ;
- les otorragies témoignent en général d'une fracture du rocher homolatéral. Il peut alors s'agir d'une urgence chirurgicale différée (après traitement des urgences vitales) s'il existe une paralysie faciale associée ;
- les fractures du massif facial sont soumises à la classification de Lefort en fonction de leur stabilité.

Compléments en ligne

Des compléments numériques sont associés à ce chapitre. Ils proposent une vidéo, indiquée dans le texte par un pictogramme. Pour voir ces compléments, connectez-vous sur http://www.em-consulte/e-complement/476958 et suivez les instructions.

Vidéo 57.1. Garrot tourniquet.

CHAPITRE

58

Brûlures

+ ortho

Situation de départ

168 Brûlure

Item, objectifs pédagogiques

ITEM 334 – Prise en charge immédiate préhospitalière et à l'arrivée à l'hôpital, évaluation des complications chez un brûlé

Rang	Rubrique	Intitulé	Descriptif
A	Définition	Connaître la définition d'une brûlure et de sa profondeur	Connaître les différents types de brûlure (thermique, chimique, électrique) et leur profondeur (atteinte histologique, évolution naturelle)
B	Définition	Connaître la définition d'un syndrome d'inhalation de fumées d'incendie	
B	Éléments physiopathologiques	Comprendre le mécanisme des complications après une brûlure	Inflammation, œdème, atteinte de la barrière endothéliale, contraction du volume intravasculaire, perte de la barrière cutanée, syndrome compartimental et conséquences de l'ischémie, immunodépression
B	Éléments physiopathologiques	Comprendre la physiopathologie du syndrome d'inhalation de fumées d'incendie	Toxicité liée au défaut du transporteur (HbCO) et à la toxicité mitochondriale (cyanure), agression muqueuse directe thermique et chimique, obstruction bronchique, SDRA
A	Diagnostic positif	Savoir diagnostiquer une brûlure et la surface brûlée	Règle des neufs de Wallace, paume de la main du patient = 1 %, tables de Lund et Browder chez l'enfant. Le premier degré ne compte pas
A	Contenu multimédia	Identifier une brûlure superficielle et une brûlure profonde	Photographies de brûlure du premier degré, du second degré, du troisième degré
A	Identifier une urgence	Savoir reconnaître les signes de gravité d'une brûlure chez l'adulte et l'enfant	Identifier une brûlure profonde (deuxième degré profond, troisième degré), circulaire, cou, face, orifices, surface > 10 %, reconnaître une brûlure des voies aériennes
A	Contenu multimédia	Identifier une brûlure des voies aériennes	Photographies de brûlures des vibrisses, suies oro- et nasopharyngées
A	Prise en charge	Connaître les principes des soins locaux de brûlure	Refroidissement de la zone brûlée, prévention de l'hypothermie, pansements, analgésie, escarrotomie
B	Prise en charge	Connaître les principes de la prise en charge d'un brûlé (hors soins locaux)	Remplissage vasculaire, protection des voies aériennes, avis spécialisé
B	Prise en charge	Connaître les principes de prise en charge d'un syndrome d'inhalation de fumées d'incendie	Oxygénothérapie, hydroxocobalamine, ventilation mécanique protectrice, fibroscopie bronchique

Introduction
I. Comment évaluer une brûlure ?
II. Quels sont les critères de gravité immédiats et comment orienter le patient ?
III. Quelle est la prise en charge immédiate et quelles sont les complications précoces ?
IV. Quelle est la prise en charge hospitalière et quelles sont les complications tardives ?

Introduction

A L'incidence des brûlures en France est d'environ 500 000 brûlures par an toutes gravités confondues ; les brûlures graves sont également fréquentes avec environ 1 000 décès par an. On observe une prédominance masculine (65 % d'hommes pour 35 % de femmes).

Chaque année, environ 2 000 enfants sont hospitalisés pour brûlure, ce qui représente environ 35 % des hospitalisations pour brûlures. Plus les enfants sont jeunes, plus les brûlures sont graves avec 60 % de brûlures graves chez l'enfant de moins de 4 ans.

Les situations favorisant les brûlures sont diverses : accidents domestiques (52 %), accidents de loisir (10 %), accidents du travail (18 %), tentatives de suicide (6 %), accident de la voie publique (3 %), incendies (3 %)…

La surface cutanée brûlée et l'âge du patient sont les deux principaux facteurs pronostiques.

La précocité de prise en charge des brûlés conditionne le pronostic vital.

Vignette clinique

Vous êtes l'interne de garde au SAMU, vous êtes appelé(e) à intervenir dans un appartement en feu. Sur les lieux, les pompiers vous signalent la présence d'une femme d'une quarantaine d'années dans l'appartement. Vous ne connaissez pas ses antécédents, ni les circonstances de l'incendie. Les pompiers ont extrait la patiente et ont sécurisé les lieux.

Vous la prenez en charge immédiatement après, les paramètres vitaux sont une pression artérielle à 90/50 mmHg, une fréquence cardiaque à 130 bpm, SpO_2 en air ambiant à 90 %.

La patiente est consciente, orientée, sans signe de localisation neurologique.

Elle n'a pas d'antécédent notable en dehors d'une appendicectomie, de deux grossesses sans particularités et d'une allergie à l'amoxicilline.

Vous observez sur la cuisse droite et le périnée une brûlure rouge avec des plages nacrées extrêmement douloureuse sans phlyctène associée. La patiente hurle de douleur avec une modification de la voix qui devient rauque associée à des crachats de suie et à une polypnée.

La surface brûlée est supérieure 10 %, probablement du deuxième degré superficiel associé à des plages de deuxième degré profond.

Vous débutez une oxygénothérapie au masque à haute concentration, sécurisez un accès veineux en zone cutanée saine et administrez un remplissage par 1 200 ml de sérum salé 0,9 % sur 1 heure selon la formule de Baxter pour un poids estimé à 60 kg. Vous décidez d'une intubation trachéale devant la détresse respiratoire aiguë, l'inhalation de suies et la nécessité d'une anesthésie générale afin de gérer les douleurs de la patiente.

Vous décidez également de mettre en place une sonde urinaire sur les lieux, en raison d'une brûlure proche du périnée.

La patiente est enveloppée dans une couverture de survie et sa brûlure est recouverte d'un linge propre mouillé, puis elle est transférée vers le centre de référence des brûlés le plus proche.

L'évolution est favorable avec une extubation au 10e jour, une sortie de réanimation au 15e jour et une sortie en rééducation un mois après sans séquelles fonctionnelles sur la jambe brûlée.

I. Comment évaluer une brûlure ?

Les brûlures résultent d'une destruction plus ou moins complète de la peau en rapport avec une agression qui peut être thermique (flammes, liquide, vapeur), électrique, chimique ou, plus rarement, par des radiations ionisantes.

La gravité clinique est proportionnelle à l'étendue et à la profondeur de la brûlure et à l'existence de lésions associées.

Encadré 58.1

Épidémiologie et physiopathologie

B La mortalité par brûlure en France est de 0,2 % toutes brûlures confondues, mais elle peut atteindre jusqu'à 40 % en cas de brûlure grave.

Environ 40 % des patients hospitalisés pour une brûlure le seront en centre spécialisé en raison de critères de gravité.

Dans plus de 80 % des cas, la brûlure est d'origine thermique, les brûlures chimiques ou par accident électrique représentent chacune moins de 5 % des cas. L'agression thermique et la brûlure qui en découle conduisent à une réaction inflammatoire avec activation de la cascade pro-inflammatoire à l'origine de manifestations inflammatoires systémiques et d'une dysfonction immunitaire secondaire. En effet, l'action de divers médiateurs (cytokines, chimiokines, radicaux libres, monoxyde d'azote) aboutit à une altération des principales fonctions immunitaires des leucocytes (lymphocytes B et T, monocytes-macrophages), expliquant la grande susceptibilité du brûlé aux infections.

L'agression thermique modifie tous les paramètres de l'équilibre de Starling régissant les mouvements liquidiens transcapillaires. À la phase initiale, une destruction de la matrice extracellulaire s'accompagne d'une baisse brutale de la pression hydrostatique interstitielle, qui va générer une fuite capillaire importante pendant quelques heures avec pertes hydroélectrolytiques et protéiques. Ce syndrome de fuite capillaire est entretenu par l'inflammation systémique et la baisse rapide de la pression oncotique. Son apparition est retardée par rapport à la réponse locale (6 à 12 heures) mais plus prolongée (24 à 72 heures).

A. Surface brûlée

Toute brûlure atteignant plus de 10 % de la surface cutanée totale est grave.

Il existe une corrélation entre l'augmentation de la surface cutanée brûlée, les besoins volémiques initiaux et la mortalité.

Le calcul de la surface cutanée brûlée est donc primordial : celle-ci est calculée en pourcentage de la surface corporelle totale à l'aide de règles et de schémas.

En préhospitalier, la règle des neuf de Wallace (fig. 58.1) est la plus facile à utiliser. → QUE ADULTE

La paume d'une main du patient représente environ 1 % de sa surface corporelle totale. Ceci représente une unité simple facilitant le calcul.

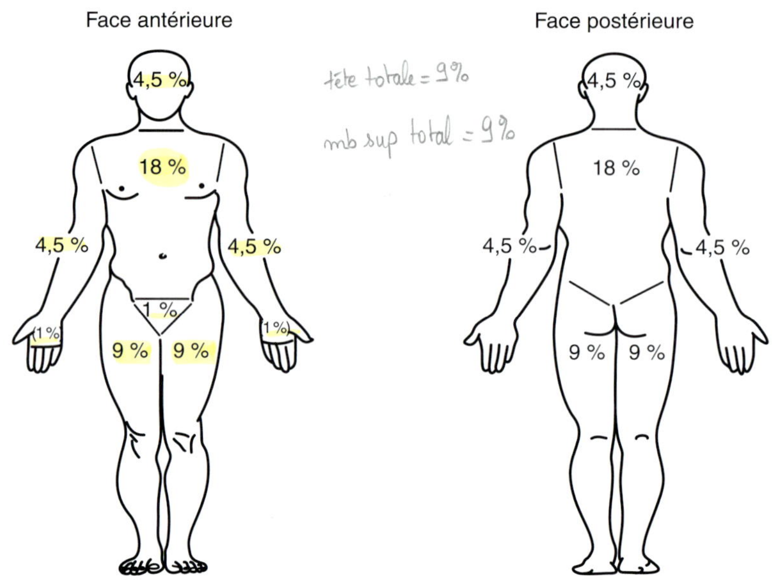

Fig. 58.1. Ⓐ **Règle des neuf de Wallace.**

Encadré 58.2

Table de Berkow

B Des schémas plus précis tenant compte de l'âge permettent d'affiner cette évaluation lors de l'admission à l'hôpital. On peut utiliser notamment la table de Berkow (tableau 58.1), qui est applicable également chez l'enfant.

Tableau 58.1. B **Table de Berkow.**

	Adulte	10–15 ans	5–9 ans	1–4 ans	0–1 an
Tête	7 %	10 %	13 %	17 %	19 %
Cou	2 %	2 %	2 %	2 %	2 %
Tronc antérieur	13 %	13 %	13 %	13 %	13 %
Tronc postérieur	4 %	4 %	4 %	4 %	4 %
Bras	3 %	3 %	3 %	3 %	3 %
Avant-bras	3 %	3 %	3 %	3 %	3 %
Main	2,5 %	2,5 %	2,5 %	2,5 %	2,5 %
Périnée	1 %	1 %	1 %	1 %	1 %
Fesse	2,5 %	2,5 %	2,5 %	2,5 %	2,5 %
Cuisse	9,5 %	9 %	8 %	6,5 %	5 %
Jambe	7 %	6 %	5,5 %	5 %	5 %
Pied	3,5 %	3,5 %	3,5 %	3,5 %	3,5 %

B. Localisation

Certaines localisations anatomiques sont à risque :

- les zones fonctionnelles comme la face, le cou et en particulier les zones périorificielles telles que le nez, les oreilles les paupières ; les mains, les plis de flexion comme le pli du coude, du poignet ; le périnée, les organes génitaux externes, les seins ;
- les brûlures des voies aériennes ;
- les brûlures circulaires des membres : par effet de garrot, elles peuvent entraîner une ischémie et une rhabdomyolyse.

C. Profondeur

En cas de brûlures thermiques, la température et la durée d'exposition à l'agent vulnérant (flamme, eau…) déterminent la profondeur de l'atteinte cutanée (fig. 58.2).

Les brûlures superficielles (premier degré, deuxième degré superficiel) peuvent cicatriser spontanément sans séquelles, tandis que les brûlures profondes (deuxième degré profond, troisième degré) nécessitent un geste chirurgical (excision-greffe) et peuvent s'accompagner de séquelles fonctionnelles.

Plus la brûlure est profonde, moins elle est douloureuse.

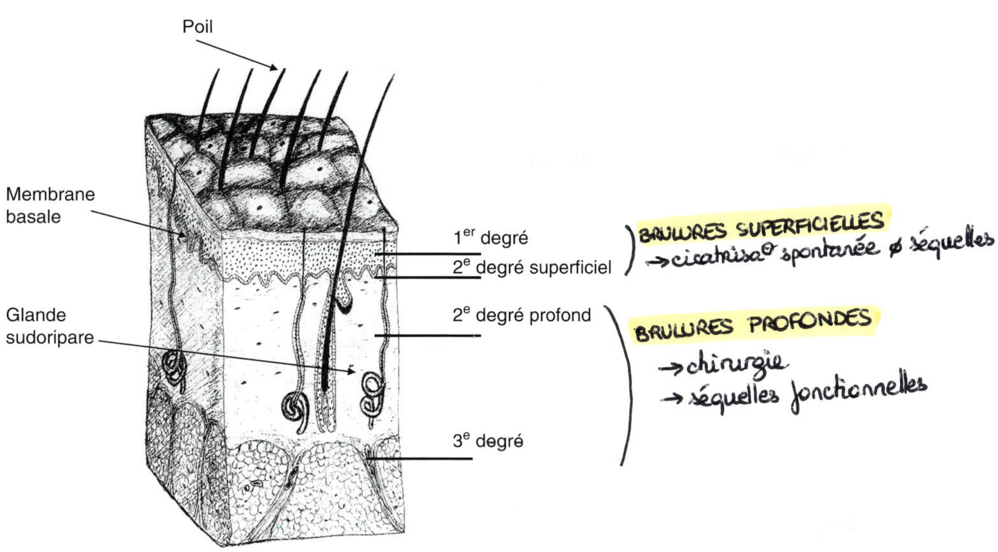

Fig. 58.2. Ⓐ **Profondeur des brûlures.**

Degrés de profondeur

- **Premier degré** : lésion isolée de l'épiderme qui cicatrise spontanément en quelques jours sans séquelles. Elle se caractérise par un érythème douloureux (aspect de « coup de soleil »).
- **Deuxième degré** : lésion de l'épiderme associée à une atteinte du derme, dont la caractéristique pathognomonique est la présence de phlyctènes :
  - le deuxième degré superficiel présente un derme rouge, bien vascularisé, excessivement sensible et spontanément douloureux ;
  - le deuxième degré profond se caractérise par un derme blanc rosé, mal vascularisé et peu douloureux. Les phanères et les annexes pilo-sébacés restent viables.
- **Troisième degré** : aspect « cartonné » des lésions, qui sont indolores. Les phanères, les annexes pilo-sébacés et les terminaisons nerveuses sont détruits.

Il est souvent difficile de reconnaître précisément dans le deuxième degré la part superficielle et la part profonde (s'apparentant au troisième degré, qui ne cicatrisera pas spontanément), avant le 15e jour d'évolution.

II. Quels sont les critères de gravité immédiate et comment orienter le patient ?

Il est primordial d'orienter correctement le patient, soit vers un service d'accueil et d'urgences, soit vers un service de réanimation spécialisée d'emblée si la brûlure est grave.

A. Critères de gravité

Les facteurs de gravité dépendent des caractéristiques des lésions (surface brûlée, localisation, profondeur, exposition aux fumées d'incendie), de l'agent vulnérant, des traumatismes associés, des comorbidités et des complications précoces.

Critères de gravité d'une brûlure

- **Surface brûlée** : > 10 %.
- **Localisation** : zones à risque, zones fonctionnelles (visage, périnée, mains, membres).
- **Exposition aux fumées de l'incendie** : s'accompagne de brûlures respiratoires secondaires à l'inhalation de gaz très chauds et de suies brûlantes. Doit être suspecté en cas d'incendie en espace clos, présence de suie au niveau de l'oropharynx ou dans les expectorations, de signes fonctionnels respiratoires tels de la toux sèche, une dysphonie, des sibilants ou encore un *wheezing*.
- **Agent vulnérant** : certains agents vulnérants peuvent provoquer des lésions graves par leur effet propre. Les brûlures électriques en plus du risque cardiaque potentiel (troubles du rythme, nécrose myocardique) entraînent des lésions très délabrantes, car le courant électrique traverse le corps en empruntant les zones de moindre résistance, à savoir les trajets vasculonerveux des membres. Il existe alors des brûlures des masses musculaires importantes avec risque de rhabdomyolyse et d'ischémie de membres par syndrome des loges. Les brûlures chimiques sont souvent peu étendues mais profondes, et certains composés peuvent se compliquer d'effets systémiques.
- **Traumatismes associés** : contexte d'explosion, d'accident de la voie publique ou d'incendie en milieu clos.
- **Troubles de conscience** : la brûlure n'induit pas en elle-même de troubles de conscience. Si le patient présente des troubles de conscience, il faut suspecter une intoxication associée :
  - CO : affinité supérieure du CO pour l'hémoglobine comparativement à l'O_2 ; peut provoquer des céphalées, troubles de conscience… ;
  - cyanure : hypoxie cellulaire sans hypoxémie par blocage de la chaîne respiratoire mitochondriale. Peut provoquer céphalées, troubles de conscience, douleur thoracique, douleurs abdominales, état de choc, défaillance multiviscérale et décès ;
  - intoxications détaillées dans la prise en charge médicale sur place.
- **Terrain du patient** :
  - l'âge > 60 ans ou l'âge < 3 ans sont des facteurs de risque de gravité clinique ;
  - l'un des scores de gravité le plus pertinent est le score de Baux, associant l'âge et la surface brûlée totale (Score = Âge + Surface brûlée totale). Un score supérieur à 100 s'accompagne d'une mortalité proche de 50 % ;
  - certaines pathologies associées aggravent le pronostic : insuffisance respiratoire, cardiaque, hépatique ou rénale antérieure, diabète, tabagisme, éthylisme chronique.

B. Retentissement sur les fonctions vitales

1. Appareil cardiovasculaire

Une défaillance hémodynamique peut survenir ; elle peut témoigner d'un choc hypovolémique, d'une intoxication associée (CO, cyanure…) et peut évoluer vers un syndrome de défaillance multiviscérale (rénale, hépatique…). Cette situation s'accompagne d'une surmortalité très importante, d'où la nécessité d'initier la réanimation le plus rapidement possible.

2. Appareil respiratoire

Une détresse respiratoire peut survenir lors de l'inhalation de fumées d'incendie ; parfois plusieurs heures après l'accident. Il peut s'agir d'un œdème laryngé ou de la survenue d'un bronchospasme.

En cas d'explosion, penser aux possibles lésions de blast pulmonaire (pneumothorax, pneumomédiastin, contusion pulmonaire).

3. Appareil musculo-squelettique

Un syndrome de loge et une rhabdomyolyse peuvent survenir, principalement sur des brûlures du troisième degré circulaires des membres s'accompagnent de compression des masses musculaires et des pédicules vasculonerveux.

C. Orientation

Les patients présentant une atteinte grave du fait de la surface brûlée, des localisations et/ou du terrain doivent être orientés vers un centre spécialisé comprenant une réanimation pour les patients les plus graves. Les brûlures simples (moins de 10 % de la surface corporelle, absence de troisième degré, pas de localisation à risque, pas de co-morbidités) peuvent être prises en charge aux urgences générales. Un contact avec une équipe spécialisée est souhaitable dès que la brûlure comprend du deuxième degré profond ou s'il existe des facteurs de risque tels que détaillés préalablement.

III. Quelle est la prise en charge immédiate et quelles sont les complications précoces ?

A. Premiers secours

La première prise en charge est d'alerter le centre 15 si l'on se trouve seul. Si l'on est en présence de plusieurs personnes, une personne appelle le centre 15 pendant que les autres interrompent l'action de l'agent brûlant et sécurisent les lieux.

Premiers soins locaux

- En cas de vêtement enflammé, stopper les flammes en mettant l'individu au sol et en le roulant par terre si possible afin d'éteindre les flammes.
- Enlever les vêtements non adhérents, ne pas ôter les vêtements adhérents sauf s'ils sont imprégnés de liquides chauds ou de caustiques provoquant un approfondissement de la brûlure.
- Couvrir les brûlures avec un linge humide et propre.
- Retirer les bagues des doigts avant l'apparition de l'œdème.

- Refroidir la brûlure immédiatement. Le refroidissement par l'eau diminue la douleur et la profondeur de la brûlure. Il doit être interrompu en cas de sensation de froid.

  Règle des « 15 » = refroidir à l'eau à 15° pendant 15 minutes, le plus rapidement possible.

  Attention : Il faut refroidir la brûlure et non le brûlé ; paradoxalement, il faut effectuer chez les brûlés un réchauffement externe passif à l'aide d'une couverture de survie.

  En cas de brûlure chimique, il est conseillé de rincer la peau pendant 30 minutes (eau à température ambiante). C'est l'action mécanique (douche) qui évitera l'approfondissement de la brûlure chimique. On peut rincer une brûlure chimique jusqu'à une heure après l'accident.
- Si le patient est évacué vers un centre spécialisé, il faut éviter les pommades et crèmes qui modifient l'aspect local et envelopper le patient de champs stériles puis d'une couverture isotherme.

Brulstop®

Si les pompiers possèdent un hydrogel type Brulstop®, l'utilisation est possible et recommandée. Il s'agit de compresses imprégnées d'un hydrogel à appliquer directement sur la brûlure, qui permettent un refroidissement de la brûlure par absorption de la chaleur par l'aquagel et une lutte contre la douleur. Le refroidissement de la brûlure par l'eau fraîche n'est donc pas nécessaire en cas d'utilisation de Brulstop®.
L'utilisation du Brulstop® n'est pas recommandée en cas d'état de choc, d'hypothermie ou de brûlure datant de plus d'une heure.

B. Prise en charge médicale sur place

Il est nécessaire de mettre en place un accès veineux, si possible en zone saine.

Le monitorage est continu (pression artérielle, fréquence cardiaque, saturation).

S'il existe une brûlure périnéale, il est nécessaire de poser une sonde vésicale avant l'apparition d'un œdème.

Il faut s'assurer de la liberté des voies aériennes supérieures.

L'oxygénothérapie est systématiquement débutée à débit élevé et ensuite adaptée à la saturation pulsée en oxygène ou poursuivie à 15 litres/min en cas de suspicion d'intoxication au monoxyde de carbone.

Antidote de l'intoxication au cyanure

B À utiliser en urgence si besoin (encadré 58.4).

Maintien d'une hémodynamique correcte

Le brûlé est à risque de choc hypovolémique. Le maintien de la volémie est donc une priorité absolue pour compenser les pertes hydroélectrolytiques induites quasi immédiatement par la brûlure.
Il faut pour cela réaliser la perfusion sur la 1re heure de prise en charge de 20 ml/kg de cristalloïdes (Ringer lactate), quelle que soit la surface brûlée dès lors que celle-ci représente au moins 10 % de la surface cutanée totale (n'est comptabilisée que la brûlure de deuxième degré au moins).

Encadré 58.3

Complications immédiates

Respiratoire

Possibilité d'une détresse respiratoire aiguë, surtout si intoxication par des fumées d'incendie. Intubation orotrachéale si détresse respiratoire aiguë, score de Glasgow < 8, brûlures étendues (> 50 %) en raison de l'anesthésie générale requise pour l'analgésie, lésions graves du visage et/ou du cou. Une modification de la voix, un stridor ou une dyspnée laryngée doivent faire poser l'indication de l'intubation sans attendre devant le risque de rétrécissement des voies aériennes supérieures dû à l'œdème. Si l'on procède à une intubation, il est recommandé de contrôler également la filière digestive avant l'apparition de l'œdème à l'aide d'une sonde gastrique posée le plus rapidement possible.

Hémodynamique

Hypovolémie vraie du fait de l'exsudation par la brûlure de liquide hypotonique et hyperperméabilité capillaire en réponse au choc thermique. Le patient peut également présenter une instabilité hémodynamique sur un choc hémorragique dans le cadre d'un polytraumatisme.

Hypothermie

Le refroidissement de la brûlure doit être précoce et vise à stopper le processus de destruction cutanée liée à l'agression thermique. Cependant, en cas de surface brûlée supérieure à 20 %, le risque d'hypothermie très important en fait limiter l'usage. La brûlure doit être refroidie, pas le malade. Le risque étant la vasoconstriction pouvant compromettre la perfusion d'organe, incluant la peau avec risque d'approfondissement de la brûlure. Une association entre mortalité et hypothermie a également été mise en évidence chez le brûlé. La lutte contre l'hypothermie doit donc être réalisée en emballant les lésions à l'aide de champs stériles et d'une couverture de survie, en chauffant l'atmosphère (cellule de l'unité mobile hospitalière) et en limitant les temps de prise en charge préhospitalière au maximum.

IV. Quelle est la prise en charge hospitalière et quelles sont les complications tardives ?

A. Fonction respiratoire

(A) Les patients exposés à une inhalation de fumées et les brûles en général sont à haut risque de SDRA.

En cas d'inhalation de fumées, il peut être discuté de réaliser une fibroscopie bronchique, afin d'établir un bilan lésionnel.

B. Fonction cardiovasculaire

Pour maintenir une hémodynamique correcte, il est nécessaire de poursuivre le remplissage après la 1re heure de prise en charge en calculant les apports nécessaires.

En raison d'un remplissage important et d'une fuite capillaire peut survenir chez ces malades un syndrome du compartiment abdominal.

Poursuite du remplissage après la première heure

Le remplissage vasculaire est à poursuivre après H1, afin d'obtenir une hémodynamique satisfaisante. L'introduction de noradrénaline peut être nécessaire.

C. Intoxication aux gaz asphyxiants

Y penser devant tout trouble de conscience, trouble neurologique aigu, état de choc, anomalie ECG.

Encadré 58.4

Intoxication aux gaz asphyxiants

L'inhalation de fumées d'incendie est liée à la combustion des matériaux synthétiques et naturels au cours d'un incendie en milieu clos. Elle peut provoquer une déprivation en oxygène et une intoxication aux gaz asphyxiants : monoxyde de carbone (CO), dioxyde de carbone (CO_2) et cyanure (HCN) en particulier.

Intoxication au monoxyde de carbone

Le monoxyde de carbone bloque le transport de l'O_2 vers les tissus (cf. chapitre 56). Sa toxicité tient à sa fixation sur les protéines comme la myoglobine mais surtout héminiques avec une affinité du CO pour l'hémoglobine supérieure à celle de l'O_2. Par ailleurs, les chaînes respiratoires mitochondriales sont aussi inhibées. Le CO provoque ainsi une hypoxie cellulaire.

Les organes cibles cliniquement parlant s'avèrent être essentiellement le cerveau et les muscles (dont le myocarde). → sd pyramidal, hypertonie, convulsions, teinte cochenille

Les gaz du sang peuvent confirmer l'intoxication avec une carboxyhémoglobine augmentée (HbCO > 3 % chez le non-fumeur, HbCO > 10 % chez le fumeur), mais ils peuvent être tout à fait normaux. La carboxyhémoglobine baisse en effet très vite dès extraction de l'atmosphère toxique et mise sous O_2, qui doit se faire au plus vite en préhospitalier à la FiO_2 la plus haute possible, soit en pratique chez le patient en ventilation spontanée au masque à haute concentration à 15 litres/min avec les deux ailettes, et chez les patients intubés/ventilés en réglant la FiO_2 à 100 %. Des gaz du sang normaux n'éliminent donc pas le diagnostic, qui doit être évoqué sur l'anamnèse, et dont l'hypothèse est renforcée lorsque les détecteurs de CO des secours (pompiers et SMUR) ont sonné sur place.

L'oxygénothérapie hyperbare est indiquée si possible en présence de signes neurologiques (perte de connaissance, irritation pyramidale), d'ischémie myocardique, et chez la femme enceinte — l'affinité du CO pour l'hémoglobine fœtale étant très élevée.

En cas de brûlure grave, la séquence réanimation hémodynamique et ventilatoire, traitements chirurgicaux urgents, oxygénothérapie hyperbare doit faire l'objet d'une discussion collégiale autour de la balance bénéfice/risque et de la logistique.

Intoxication au cyanure (HCN)

L'intoxication au cyanure est possible en cas d'incendie. Le cyanure est dégagé par la combustion de produits tels que les pesticides, les insecticides, certaines plantes ou simplement par les fumées d'incendie.

Il se présente sous forme de cyanure d'hydrogène à l'état gazeux, hautement toxique et mortel. L'ion cyanure va venir inhiber la respiration mitochondriale en se fixant sur une enzyme, la cytochrome oxydase. Le blocage de la chaîne mitochondriale aboutit à une incapacité cellulaire à métaboliser l'oxygène et induit une anoxie cellulaire aboutissant à un arrêt de la production d'ATP. La mécanique cellulaire se réoriente alors vers un métabolisme anaérobie avec la production de lactates. Il n'y a pas d'hypoxémie mais une hypoxie cellulaire car les cellules se retrouvent incapables d'utiliser l'oxygène.

Les signes cliniques sont des troubles de conscience, des céphalées, des vertiges, une douleur thoracique, des troubles digestifs. En cas d'inhalation massive, le patient peut présenter des convulsions, une apnée et un collapsus cardiocirculatoire amenant le patient à l'arrêt cardiaque.

L'odeur parfois retrouvée du cyanure d'hydrogène est celle de l'amande amère.

Une acidose métabolique avec hyperlactatémie peut orienter le diagnostic vers l'intoxication au cyanure.

L'administration d'un antidote efficace en cas d'intoxication massive suspectée paraît donc justifiée. En France, l'antidote disponible de l'intoxication au cyanure est l'hydroxocobalamine (Cyanokit®), à utiliser en urgence devant une forte suspicion d'intoxication au cyanure avec signes de gravité clinique et classiquement une hyperlactatémie. À noter que l'administation d'hydroxocobalamine expose au risque de néphropathie aiguë par précipitation de cristaux d'oxalate de calcium pouvant aboutir à une insuffisance rénale aiguë grave ; l'antidote doit donc être réservé aux patients présentant des signes de gravité. La coloration rouge carmin des urines témoigne du métabolisme de l'antidote et de son excrétion rénale, elle n'est pas pathologique en soi.

D. Lutte contre la douleur

La prise en charge de la douleur est essentielle. Celle-ci est souvent majorée par le stress induit par l'hospitalisation, par les circonstances de l'accident.

La douleur peut être responsable de diverses complications à la phase aiguë telles que l'apparition de syndromes confusionnels aigus, délires, agressivité et autres troubles comportementaux.

Les conséquences somatiques de la douleur sont multiples. La douleur majore le stress métabolique, l'hypermétabolisme et constitue un frein à la mobilisation, contribuant ainsi à aggraver la dénutrition et à retarder la cicatrisation.

L'antalgie fait appel à l'utilisation d'un antalgique de palier I (paracétamol) associé à un antalgique de palier III (morphinique) ; elle peut être renforcée par l'utilisation de kétamine ou d'un anxiolytique.

Les neuroleptiques ou les traitements antiépileptiques peuvent également être utilisés dans les douleurs neuropathiques.

On peut également avoir recours à une sédation profonde type anesthésie générale lors des premières phases de brûlures graves, ou lors des soins douloureux.

E. Antibiothérapie et infections

Aucune antibiothérapie systématique n'est prescrite dans les premières heures.

C'est par le traitement local qu'il faut prévenir l'infection locale : lavage des brûlures et mise à plat des phlyctènes avec un savon antiseptique puis rinçage à l'eau stérile en cas de brûlure profonde, rasage des poils sur et en périphérie de la brûlure, pansement avec un topique prévenant l'infection comme la sulfadiazine d'argent (Flammazine®). La couverture cutanée, temporaire ou définitive en général par allogreffe est une pierre angulaire du traitement dans la prévention des infections à point de départ cutané.

Ne pas oublier la prévention antitétanique.

Les patients brûlés sont comme tous les patients à risque d'infection nosocomiale de par leur hospitalisation longue : pneumonie acquise sous ventilation mécanique, bactériémie ou fongémie à point de départ sur un cathéter ou une sonde urinaire…

Y penser, y être vigilant car ces infections graves grèvent de façon majeure le pronostic des malades brûlés.

F. Prise en charge chirurgicale

Une brûlure circulaire représente un risque, car la peau est alors devenue inextensible et les structures anatomiques sous-jacentes (nerfs, muscles, veines, artères, mais aussi trachée, poumons et viscères abdominaux) peuvent être comprimées.

Ce risque augmente dans le temps du fait de l'œdème.

Ceci est potentiellement responsable d'une ischémie, d'un approfondissement des brûlures, de rhabdomyolyse, avec un risque d'amputation secondaire, d'une diminution de la compliance thoracopulmonaire ou d'un syndrome du compartiment abdominal.

Des incisions chirurgicales doivent ainsi être réalisées en urgence, au risque de voir apparaître des lésions irréversibles (classiquement dans un délai de 6 heures).

Prise en charge chirurgicale des brûlures

Des paresthésies, une douleur croissante, une hypothermie locale, une abolition des pouls confirmée par l'absence de signal à l'oxymétrie pulsée, voire la prise des pressions locales dans les loges musculaires conduisent à poser l'indication d'escarrotomies (incision de l'escarre cutanée créée par la brûlure de troisième degré), voire d'aponévrotomies (incision des loges musculaires) de décharge en cas d'hyperpression des loges musculaires persistantes, au risque de lésions vasculo-nerveuses si les délais de traitement sont prolongés.

G. Prise en charge nutritionnelle

Les brûlures graves s'accompagnent d'un stress oxydatif et d'un état inflammatoire systémique associés à un état hypermétabolique. Les semaines suivant l'agression thermique vont donc être associées à une dénutrition et à un risque infectieux majeur. Dans ce cadre, la nutrition entérale précoce fait partie de la thérapie initiale du brûlé grave.

H. Prise en charge sociale

Dès l'hospitalisation en réanimation, des démarches seront à entreprendre avec l'assistante sociale afin d'anticiper la sortie de l'hôpital.

Devant un accident domestique, les patients se retrouvent hospitalisés en réanimation et se retrouvent à leur réveil confronté en plus de leurs brûlures à la perte d'une habitation et de tous leurs biens.

Une prise en charge psychologique doit également être proposée et ceci le plus rapidement possible.

Points de vigilance

Erreurs à ne pas commettre :

- Intervenir dans le foyer d'incendie :
  - la première chose à faire est de prévenir les secours si vous êtes seul avant de sécuriser les lieux et le patient, afin de pouvoir intervenir en toute sécurité.
- Refroidir le brûlé :
  - en cas de brûlure étendue, il faut prévenir l'hypothermie chez le brûlé à l'aide d'une couverture de survie mais pas refroidir la brûlure.
- Ne pas rincer une brûlure chimique :
  - c'est l'action mécanique de la douche qui va permettre de stopper l'action de l'agent chimique.
- Considérer un trouble de conscience comme normal dans le cadre d'une brûlure :
  - suspecter une intoxication au CO ou au cyanure associée ;
  - la brûlure n'induit pas en elle-même de troubles de la conscience.
- Retarder l'intubation orotrachéale :
  - en cas de détresse respiratoire aiguë, surtout si une intoxication par des fumées d'incendie est associée, de brûlures étendues, de lésions graves du visage ou du cou ;
  - une modification de la voix, un stridor ou une dyspnée laryngée doivent faire poser l'indication de l'intubation sans attendre.
- Retarder le remplissage vasculaire :
  - risque majeur de choc hypovolémique ; le maintien de la volémie est une priorité ;
  - première heure : perfusion de 20 ml/kg de cristalloïdes, quelle que soit la surface brûlée dès lors que celle-ci représente au moins 10 % de la surface corporelle totale.
- Orienter vers un service d'accueil et d'urgence standard une brûlure grave :
  - devant toute brûlure grave, orienter votre patient vers un service de réanimation spécialisé en évaluation et traitement de la brûlure ;
  - un déchoquage initial par une équipe de réanimation non spécialisée peut être indispensable au tout début de la prise en charge.

Tic-tac...

< 5 min	• Évaluation des détresses • Refroidissement de la brûlure • Prévention de l'hypothermie
< 15 min	• Pose voie veineuse • Oxygénothérapie (FiO_2 100 % si CO) ± cyanokit
< 30 min	• Pansements antiseptiques
< 60 min	• Expansion volémique réalisée selon Wallace • Orientation vers le service approprié et coordination accueil/prise en charge

Une situation clinique... Deux prises en charge

Monsieur V.J., 80 ans, est retrouvé inconscient à son domicile en feu par les pompiers. Céline intervient en tant qu'interne du SMUR.

Le patient est suivi pour une hypertension artérielle, un diabète de type 2 sous insuline et metformine, une BPCO post-tabagique et une insuffisance rénale chronique. On note la notion d'une intoxication mixte tabagique et alcoolique.

À l'arrivée des pompiers, le patient est inconscient avec un score de Glasgow à 6 (Y1 V1 M4). Céline objective à son arrivée une instabilité hémodynamique avec une pression artérielle à 70/40 mmHg, une fréquence cardiaque à 160 bpm et une SpO_2 à 85 % en air ambiant.

Monsieur V.J. présente une brûlure importante de la face, du cou, du torse et de tout le bras droit avec des zones rouges et sanglantes, des zones plus blanches et une zone sur le bras droit noire, sans phanères.

Où Céline ne fait pas tout ce qu'il faut...

Céline demande à l'IDE de poser une voie veineuse, sur laquelle elle débute un remplissage vasculaire par 500 ml de sérum salé 0,9 %. Elle oxygène le patient à l'aide d'un masque à haute concentration et décide de refroidir les brûlures à l'aide d'eau tempérée pendant 15 minutes. Après avoir procédé au refroidissement des brûlures, elle applique sur celles-ci le Brulstop® des pompiers. Céline attribue le coma aux brûlures et décide de rapatrier Monsieur V.J. au plus vite dans le centre hospitalier général le plus proche, afin qu'il soit pris en charge aux urgences. Mais, sur le trajet, l'hémodynamique précaire s'aggrave avec l'apparition d'un choc hypovolémique. Céline entretient le remplissage avec un 2e puis un 3e sérum salé de 500 ml et se retrouve contrainte à mettre en place un traitement par noradrénaline. L'état respiratoire du patient se dégrade de plus en plus avec une hypoxémie de plus en plus sévère malgré l'oxygénothérapie.

La situation se dégrade jusqu'à la survenue d'un arrêt cardiaque sur choc hypovolémique et hypoxémie profonde. Une réanimation intensive de 45 minutes ne permet pas de récupérer un rythme cardiaque, l'intubation est impossible durant les manœuvres de réanimation en raison de l'œdème majeur des voies aériennes.

Où l'on peut faire confiance à Céline

Céline débute rapidement un remplissage de 1 800 ml de sérum salé 0,9 % sur 1 heure selon la formule de Baxter au travers d'une voie veineuse posée en peau saine.

Devant l'importance de la surface brûlée (entre 20 et 30 %) et la profondeur (deuxième degré superficiel et profond, zone de troisième degré sur le bras), Céline enveloppe le patient dans une couverture de survie et ne refroidit pas les brûlures.

Elle procède à l'intubation orotrachéale en séquence rapide devant les troubles de la conscience, les brûlures du visage et du cou.

Elle suspecte une intoxication au monoxyde de carbone ou au cyanure devant les troubles de conscience du patient. Elle administre donc une dose d'hydroxocobolamine. L'indication du caisson hyperbare sera discutée dans un deuxième temps.

Devant l'importance de la surface brûlée, la profondeur, l'intoxication au monoxyde de carbone, la brûlure du bras droit qui semble être circulaire, Céline décide de transférer le patient dans un centre spécialisé.

En réanimation, le patient va présenter un SDRA nécessitant une curarisation et des séances de décubitus ventral en plus d'une ventilation mécanique adaptée. Il sera trachéotomisé en raison du sevrage respiratoire difficile.

Il va présenter une insuffisance rénale aiguë nécessitant la mise en place d'une épuration extrarénale avec récupération d'une fonction rénale correcte et d'une diurèse efficace après 5 jours.

Il présentera également un sepsis sur porte d'entrée cutanée avec mise en place d'une antibiothérapie et escarotomie de sa brûlure circulaire du bras droit.

Il va bénéficier d'une nutrition entérale permettant de couvrir les apports nécessaires à son organisme en hypercatabolisme.

Le patient sortira de réanimation après 20 jours de prise en charge, trachéotomisé.

Après quelques mois d'hospitalisation puis de rééducation, il retourne dans son nouvel appartement, trouvé suite aux démarches entamées avec l'assistante sociale. Il est décanulé, il ne garde que des séquelles esthétiques de ses brûlures et aucune séquelle fonctionnelle.

Ses deux premiers achats furent une nouvelle chaudière et un paquet de cigarettes…

CHAPITRE

59

Hypothermie

Focus MÉDECINE INTENSIVE-RÉANIMATION

Situation de départ

45 Hypothermie

Objectifs pédagogiques

Cet item est hors ECN, mais compte tenu de la fréquence de cette pathologie, le Collège des enseignants de médecine intensive-réanimation a souhaité vous présenter ce chapitre.

Introduction
I. Comment faire le diagnostic d'une hypothermie ?
II. Quels sont les critères de gravité ?
III. Quel est le raisonnement étiologique ?
IV. Quels examens complémentaires demander ?
V. Quelle est la prise en charge thérapeutique à adopter ?

Introduction

(A) L'hypothermie est une urgence thérapeutique. Elle est le plus souvent accidentelle et survient dans deux types de circonstances : un accident de sport (montagne, immersion en eau froide) ou, le plus souvent dans les autres cas, chez les sujets vivant en situation précaire en période hivernale. Une pathologie médicale aiguë associée doit cependant toujours être évoquée (sepsis et hypothyroïdie notamment), en dehors des circonstances évidentes.

Les thermomètres classiques ne mesurent pas les températures basses. En cas de suspicion d'hypothermie modérée à profonde, le diagnostic peut nécessiter un thermomètre spécial (thermomètre hypothermique).

Le traitement par réchauffement progressif doit être réalisé sous surveillance médicale continue en raison des risques de troubles du rythme (majeurs entre 30 et 32 °C) et d'insuffisance circulatoire ainsi que des complications liées au réchauffement (collapsus, élévation de la kaliémie). Le réchauffement « optimal » s'effectue à la vitesse inverse de l'installation de l'hypothermie. Les hypothermies profondes (≤ 28 °C) et/ou associées à un arrêt cardiaque requièrent une réanimation prolongée (incluant éventuellement une assistance circulatoire permettant un réchauffement très rapide), car des survies ont été observées pour des arrêts cardiaques de durée supérieure à 30 minutes.

Vignette clinique

Madame G., 23 ans, est amené aux urgences par les pompiers pour une immersion accidentelle dans un lac sans noyade.

Elle ne présente pas d'antécédent et ne prend pas de traitement. Elle est allergique à la pénicilline.

Les *paramètres vitaux* sont : PA 98/47 mmHg, FC 42 bpm, température 34 °C avec couverture de survie, FR 13 cycles/min, SpO_2 92 % sous 4 litres/min d'oxygène.

À votre demande, la température est recontrôlée avec un thermomètre hypothermique à 27 °C.

Votre *examen physique* retrouve des frissons diffus, des marbrures des genoux et un score de Glasgow à 13 (réponse verbale incohérente). Le reste de l'examen est sans particularité. Vous n'avez pas d'argument pour un traumatisme.

L'*ECG* retrouve un BAV I avec une onde J d'Osborn.

Vous mettez en place immédiatement un réchauffement progressif par couverture chauffante et transférez la patiente en réanimation devant la sévérité de l'hypothermie. La patiente est installée sur un matelas chauffant dès son arrivée.

Vous demandez également un bilan biologique sanguin qui retrouve : potassium = 5,0 mmol/l, plaquettes = 145 G/l; le reste du ionogramme sanguin et de la numération est normal.

La température augmente progressivement de 1,5 °C en une heure, alors que la patiente présente une hypotension artérielle à 87/64 mmHg pour une fréquence cardiaque à 44 bpm. Elle vient d'uriner 400 ml. Vous mettez en place un remplissage vasculaire par NaCl 0,9 % 500 ml qui normalise la pression artérielle.

Vous recontrôlez la kaliémie à 2,9 mmol/l et mettez donc en place une supplémentation IVSE (avec dilution dans NaCl 0,9 %). Vous objectivez également une rhabdomyolyse qui n'était pas présente initialement (CPK 876 UI/l).

La température continue d'augmenter progressivement de 1 °C par heure jusqu'à normalisation.

La patiente ne présente pas de nouvel épisode d'hypotension, ni d'autre événement intercurrent. La kaliémie est normalisée. Elle ne présente plus de propos incohérents.

I. Comment faire le diagnostic d'une hypothermie ?

La mesure de la température centrale fait partie de l'examen clinique de tout malade, en particulier dans le cadre de l'urgence. La constatation d'une température **inférieure à 35 °C** signe le diagnostic d'hypothermie.

Il existe au moins deux risques d'ignorer le diagnostic d'hypothermie :

- ne pas mesurer la température centrale d'une personne au prétexte que la température cutanée semble normale;
- utiliser un thermomètre inadapté, en particulier un thermomètre standard dont les graduations ne commencent qu'à 34 °C. La vérification de la température avec un thermomètre gradué à partir de 28 °C (thermomètre hypothermique) est nécessaire au moindre doute si la température ne s'affiche pas avec un thermomètre standard. Les thermomètres à gadolinium et électronique permettent cette mesure.

La triade clinique de l'hypothermie est la suivante :

- **dépression cardiocirculatoire** : hypotension artérielle et bradycardie (jusqu'à l'arrêt cardiaque);
- **dépression respiratoire** : hypoventilation alvéolaire avec bradypnée;
- **trouble de la vigilance jusqu'au coma**.

ECG

Par son action sur la dépolarisation diastolique lente (en particulier sur le tissu nodal), l'hypothermie modifie l'ECG (fig. 59.1) : elle engendre une bradycardie progressive, parfois associée à un **bloc auriculoventriculaire complet** quand la température baisse en dessous de 30 °C. La repolarisation ventriculaire est modifiée et présente la classique **onde J d'Osborn** (pas toujours présente). Quand ils existent (phase de lutte), les frissons perturbent la lecture du tracé. Les complications rythmiques classiques de l'hypothermie profonde sont la fibrillation ventriculaire, voire l'asystolie. La fibrillation ventriculaire survient volontiers à l'occasion d'une stimulation nociceptive et s'avère parfois résistante au choc électrique tant que la température reste inférieure à 30 ou 32 °C.

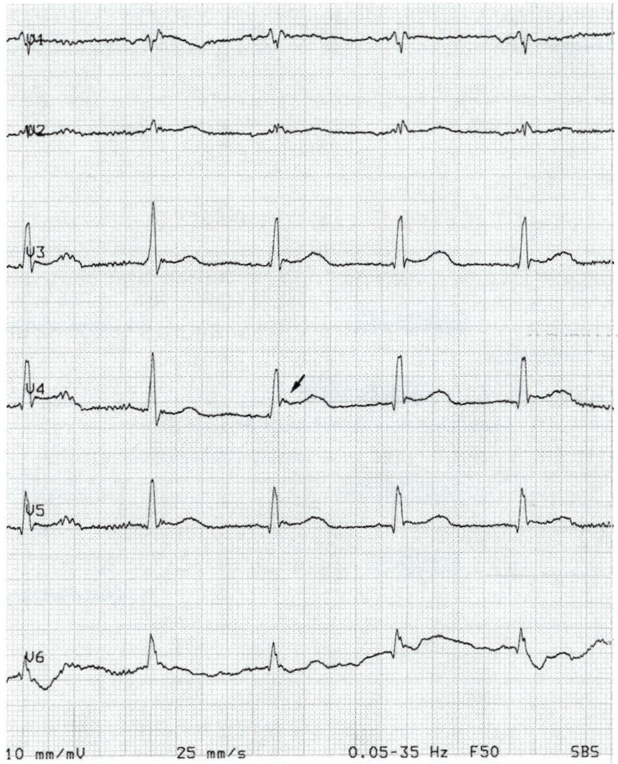

Fig. 59.1. Ⓐ **ECG caractéristique d'une hypothermie.**

La flèche indique le tracé d'onde J caractéristique des hypothermies. Noter les trémulations de la ligne de base qui témoignent de la persistance des frissons chez ce malade qui avait une hypothermie à 32 °C. Attention : cet ECG peut aussi faire évoquer un SCA.

Encadré 59.1

Chronologie, physiopathologie

Ⓒ On considère classiquement dans la description de l'homéothermie deux compartiments : le noyau (viscères, système nerveux central), finement régulé à 37 °C, et l'enveloppe (la peau) qui peut varier de 20 à 40 °C sans que la température du noyau ne change. La lutte contre le froid chez l'homme est avant tout comportementale, les systèmes d'adaptation physiologique étant vite dépassés.

Après une phase initiale de lutte au cours de laquelle le sujet se plaint du froid et de frissons (augmentation de la thermogenèse), les signes cliniques de l'hypothermie sont **neurologiques** (du syndrome confusionnel au coma vigil) et circulatoires (**bradycardie** progressive, **hypotension artérielle**). La peau est froide. Au début de l'exposition au froid, les moyens de défense permettent le maintien de la température centrale vers 37 °C malgré l'abaissement de la température extérieure. Ceci est possible tant que l'organisme exerce ses activités réflexes de thermogenèse. La régulation de la température débute au niveau des thermorécepteurs ►

Encadré 59.1 Suite.

cutanés, activant les noyaux hypothalamiques, ceux-ci répondent par une action vasculaire et musculaire *via* le système nerveux végétatif. L'exposition au froid entraîne d'abord une vasoconstriction cutanée réflexe pour limiter l'afflux sanguin chaud et donc les pertes de chaleur par convection, conduction, radiation et évaporation. Ensuite, l'organisme augmente sa production de chaleur par les frissons, activité musculaire involontaire qui multiplie par 5 à 6 la production de chaleur d'origine métabolique. Le frisson est un mécanisme efficace, mais douloureux et très coûteux en énergie, qui va ainsi vite s'épuiser. Si ces mécanismes s'avèrent insuffisants (par épuisement de leurs effets et/ou par poursuite de l'exposition au froid), la température diminue jusqu'à la mort par **asystolie** ou **fibrillation ventriculaire**. En dessous de 30 °C, le métabolisme est proche de ses valeurs au repos ; les besoins tissulaires en oxygène baissent de façon majeure, ce qui explique la relative bonne tolérance des organes à l'hypoxie, en particulier des organes « nobles » (cœur, cerveau), quand survient un arrêt circulatoire.

Au fur et à mesure que la température décroît, le patient devient aréactif et son aspect extérieur s'apparente à celui d'un cadavre vers 26 °C. Des survies ont néanmoins été rapportées après constatation de températures proches de 15 °C.

II. Quels sont les critères de gravité ?

On distingue la gravité selon la profondeur de l'hypothermie :

- hypothermies légères : de 32 à 35 °C : le patient est alors paucisymptomatique (somnolent) et peut encore frissonner ;
- hypothermies modérées : de 28 à 32 °C : le patient ne frissonne plus. Les troubles neurologiques s'aggravent (confusion, obnubilation). La pression artérielle baisse et le rythme cardiaque se ralentit. Il peut exister une onde J d'Osborn sur l'ECG ;
- hypothermies sévères : de 24 à 28 °C : le patient est dans le coma, bradypnéique. Le risque d'arrêt cardiaque est élevé ;
- hypothermies profondes : < 24 °C : le patient est le plus souvent en arrêt cardiaque (mort apparente). Si l'heure de l'arrêt cardiaque est connue, la réanimation cardiopulmonaire doit être débutée et prolongée.

III. Quel est le raisonnement étiologique ?

Le contexte et l'anamnèse peuvent ne laisser aucun doute : accident en montagne, immersion en eau froide, station prolongée sur sol froid (intoxication médicamenteuse volontaire), précarité en période de froid, etc.

Il faut savoir évoquer et rechercher des diagnostics différentiels lorsque les circonstances ne sont pas évidentes, en particulier le sepsis et l'hypothyroïdie.

Quiz

L'étiologie à ne pas manquer !

Madame D., 71 ans, est amenée aux urgences pour une chute mécanique sans traumatisme crânien avec station au sol prolongée.

Antécédents : HTA essentielle, diabète de type 2, BPCO stade II, AVC ischémique cérébelleux droit il y a 6 mois sans séquelle.

Histoire clinique : asthénie et amaigrissement depuis 48 heures. La patiente se plaint de douleurs lombaires. Elle se lève la nuit pour uriner à plusieurs reprises, trébuche sur le tapis ; l'asthénie ne lui permet pas de se relever jusqu'au passage de sa fille le lendemain matin.

Cliniquement : PA 89/35 mmHg, FC 116 bpm, température 34 °C avec couverture de survie, au thermomètre électronique 29 °C, FR 25 cycles/min, SpO_2 = 92 % en air ambiant. L'examen physique retrouve des frissons diffus, des marbrures des genoux et une patiente Glasgow 13 (réponse verbale incohérente). Le reste de l'examen est sans particularité. Vous n'avez pas d'argument pour un traumatisme.

Bilan biologique sanguin : sodium = 138 mmol/l, potassium = 5,0 mmol/l, plaquettes = 145 G/l, urée = 13 mmol/l, créatinine = 135 µmol/l, CRP 47 mg/l.
Vous mettez en place un réchauffement progressif par couverture chauffante.
Quel diagnostic étiologique devez-vous évoquer pouvant être à l'origine de l'hypothermie ? Quels examens réalisez-vous pour le confirmer ou l'infirmer ?

IV. Quels examens complémentaires demander ?

De nombreuses anomalies **biologiques** non spécifiques peuvent être observées. L'hyperkaliémie, la thrombopénie et la coagulation intravasculaire disséminée sont les seules à avoir une valeur pronostique. Si l'hyperkaliémie signe une gravité supplémentaire, une hypokaliémie de transfert est régulièrement observée et ne doit être corrigée qu'avec prudence — le réchauffement progressif suffit en général à normaliser la kaliémie et le risque d'hyperkaliémie, en cas de supplémentation excessive, est élevé.

La recherche d'**intoxications associées** doit être réalisée au moindre doute (alcoolémie, autres toxiques).

L'interprétation des paramètres des gaz du sang, s'ils sont réalisés, nécessite une normalisation en fonction de la température corporelle. L'acidose métabolique est cependant la règle en cas d'hypothermie modérée ou sévère.

Tout autre examen adapté à l'**étiologie** doit également être réalisé : recherche d'un point d'appel infectieux et prélèvement microbiologiques, recherche d'une hypothyroïdie franche par dosage de la TSHus et de la T4 libre.

V. Quelle est la prise en charge thérapeutique à adopter ?

L'objectif principal est le **réchauffement** pour normaliser la température centrale.

Il doit débuter dès le début de la prise en charge en préhospitalier (extraction, isolement du froid, couverture de survie) et être poursuivi sous surveillance médicale continue sans iatrogenèse. On pensera à isoler la tête, zone d'échange thermique majeure. Il existe des systèmes spécialisés de réchauffement (bouillotte, couverture chauffante, réchauffement de perfusions) que les secours médicalisés type SAMU peuvent mettre en place, la couverture de survie étant une technique d'isolement plus que de réchauffement. La mobilisation de ces patients doit être très prudente, progressive et douce, après expansion volémique, le risque d'arrêt cardiaque par désamorçage étant majeur.

Les hypothermies modérées, sévères et profondes doivent être surveillées en **réanimation** et monitorées en continu par un thermomètre électronique (sonde thermique vésicale le plus souvent ou sonde œsophagienne introduite par voie nasale). En effet, les complications cardiaques, circulatoires, respiratoires et infectieuses sont fréquentes.

Les moyens de réchauffement sont de deux types :

- ceux qui **arrêtent la déperdition calorique**. Le malade est soustrait de l'atmosphère froide et placé dans une ambiance chaude ou réchauffée (couverture de survie, locaux chauffés). Ces mesures ne permettent pas un réchauffement supérieur à 1 °C/heure et ne sont efficaces que s'il persiste des possibilités de thermogenèse spontanée (hypothermies modérées et peu sévères). Il est essentiel de les mettre en place en préhospitalier par les secours (dont les témoins éventuels) ou le SAMU en cas de risque d'hypothermie suspectée (traumatisme, coma sur la voie publique) ou avérée, ou pour prévenir la survenue d'une hypothermie durant le transport ;

- ceux qui augmentent **activement** le réchauffement :
  - les **couvertures et matelas chauffants** : les modèles à air pulsé permettent la remontée de la température de 1 à 2 °C/heure, sans les risques hémodynamiques et rythmiques des immersions en bains chauds et des réchauffements externes trop brutaux par air « soufflé » ;
  - les méthodes actives internes (réchauffement de l'air inspiré, irrigations pleurales, réchauffement des perfusions, hémodialyse ou dialyse péritonéale, etc.) ont été détrônées dans les formes les plus graves par l'**assistance circulatoire**. Cette dernière nécessite un matériel spécifique (dispositifs transportables, canules fémoro-fémorales) et des équipes entraînées à l'abord des gros vaisseaux fémoraux. Elle permet un réchauffement rapide du cœur tout en maintenant la perfusion et l'oxygénation de l'ensemble de l'organisme. **Elle est efficace pour la réanimation des hypothermies en arrêt circulatoire ou hémodynamiquement instables**.

Les indications thérapeutiques schématiques dépendent de la sévérité de l'hypothermie (profondeur, vitesse d'installation, terrain) et des moyens disponibles.

En pratique

Les hypothermies légères avec conservation des moyens de défense relèvent d'un réchauffement passif par voie externe sous surveillance hémodynamique.

En cas d'hypotension survenant au cours du réchauffement, le **remplissage vasculaire** (avec évaluation de la précharge-dépendance) et une surveillance ECG continue suffisent en général.

Les hypothermies profondes avec instabilité circulatoire et/ou arrêt circulatoire requièrent une réanimation lourde et le plus souvent une assistance circulatoire.

En cas d'arrêt cardiaque, la réanimation cardiopulmonaire médicalisée doit être **prolongée**. Les **chocs électriques externes** peuvent être inefficaces sur la fibrillation ventriculaire si la température est inférieure à 32 °C.

Complications liées au réchauffement

La prise en charge thérapeutique comporte une iatrogenèse potentielle : compte tenu de ces risques, elle doit être réalisée en réanimation.

En effet, au cours du réchauffement thérapeutique, la restitution de la chaleur expose à des risques cardiovasculaires d'autant plus sérieux qu'elle est rapide, que le réchauffement est appliqué par la périphérie de l'organisme et que l'hypothermie initiale est profonde. Le risque est de démasquer un déséquilibre entre une augmentation aiguë des besoins périphériques en oxygène et une incompétence myocardique par retard au réchauffement du cœur (différence de température entre l'écorce et le noyau). Le réchauffement doit donc être soit progressif soit rapide mais alors associé à une technique de support hémodynamique type circulation extracorporelle.

Une **hypokaliémie** d'aggravation progressive est fréquente au cours du réchauffement dès lors que la diurèse reprend. Les risques de complications **rythmiques** sont élevés lorsque la température est inférieure à 32 °C. Ils sont à type de **fibrillation ventriculaire** puis d'**asystolie**. Il existe également des atteintes **viscérales** consécutives ou associées à l'hypothermie. Elles peuvent ne se révéler qu'après correction de l'hypothermie (pancréatite, rhabdomyolyse, fractures, lésions traumatiques initiales, syndrome dépressif grave, etc.).

La mortalité des hypothermies reste élevée, proportionnelle à leur profondeur.

On pensera lors de la prise en charge de ces patients aux pathologies associées à l'hypothermie, en lien avec l'étiologie : station au sol prolongée et rhabdomyolyse, troubles de conscience et pneumonie d'inhalation, exposition à un environnement froid et gelures (pouvant être méconnues), etc.

Tic-tac…

< 5 min	• Envisager le diagnostic d'hypothermie dans un contexte ou un tableau clinique caractéristiques
< 15 min	• Avoir évalué la gravité et prévenu le réanimateur
< 30 min	• Avoir mis en place les mesures de réchauffements adaptées à la gravité de l'hypothermie • Orienter le patient en service de réanimation en cas d'hypothermie modérée, sévère et profonde
< 60 min	• Explorer les complications cliniques, biologiques • Réaliser un bilan étiologique (hémocultures, autres prélèvements microbiologiques, TSHus, T4)

Une situation clinique… Deux prises en charge

Monsieur G., 38 ans, est amené aux urgences par les pompiers alors qu'il a été retrouvé au sol l'hiver, dans la rue en pleine nuit.

L'interrogatoire est impossible ; les propos sont incohérents.

Dans ses *antécédents*, on note une hospitalisation pour pancréatite aiguë alcoolique grave un an auparavant et une hypertension artérielle essentielle. Son traitement en sortie d'hospitalisation comportait amlodipine 10 mg le soir. L'observance semble médiocre.

Les *paramètres vitaux* sont : PA 98/47 mmHg, FC 43 bpm, température 34 °C, FR 13 cycles/min, SpO_2 92 % en air ambiant. L'examen physique retrouve une incurie, des frissons diffus, des marbrures des genoux et un patient Glasgow 13 (réponse verbale incohérente). Le reste de l'examen est sans particularité.

Le bilan biologique sanguin retrouve : potassium = 5,0 mmol/l, plaquettes = 145 G/l, CRP < 0,1 mg/l ; le reste du ionogramme sanguin et de la numération est normal.

Où Imane ne fait pas ce qu'il faut…

L'hypothermie est évaluée légère. Le patient est pris en charge aux urgences. Devant l'évaluation initiale non grave et le nombre de patients aux urgences, il attend dans son box.

Il est retrouvé par l'aide-soignante au sol.

La pression artérielle est recontrôlée à 70/59 mmHg et sa fréquence cardiaque à 37 bpm. Le patient est Glasgow 3. Il est installé au SAUV.

Imane est appelée ; elle débute un remplissage vasculaire par cristalloïdes.

Le scope montre alors une fibrillation ventriculaire. Imane réalise un choc électrique externe puis un second, un troisième devant la persistance de la fibrillation ventriculaire. Le patient présente alors une asystolie.

Imane réalise la réanimation de l'arrêt circulatoire : malgré les bolus répétés d'adrénaline, le rythme cardiaque persiste en asystolie. Après 30 minutes de réanimation correctement conduite, elle arrête la réanimation et constate le décès.

Très autonome au cours de l'ensemble de la prise en charge, elle préviendra son sénior une heure plus tard à 8 h du matin pour la réalisation du certificat de décès.

Imane n'a pas eu la bonne attitude.

D'abord, la température n'a pas été recontrôlée avec un thermomètre gradué à moins de 34 °C à l'origine de la non-connaissance de la gravité de l'hypothermie et de l'orientation du patient, dont la réelle température (29 °C) nécessitait d'emblée un transfert en réanimation. Un ECG n'a donc pas été réalisé.

Lors de la survenue de la fibrillation ventriculaire, l'absence de réchauffement parallèle à la prise en charge du trouble du rythme est à l'origine d'une fibrillation ventriculaire réfractaire.

Lors de la prise en charge de l'arrêt cardiocirculatoire, le traitement de l'hypothermie n'a pas été entrepris; il nécessitait devant la gravité de l'hypothermie et les complications un réchauffement par circulation extracorporelle.

La prise en charge de l'arrêt cardiocirculatoire a été poursuivie pendant 30 minutes, tandis qu'en situation d'hypothermie, du fait de l'inhibition métabolique, la prise en charge de l'arrêt cardiocirculatoire aurait dû être prolongée.

La famille du patient ne semble pas avoir été prévenue.

Enfin, et surtout, l'autonomie d'Imane n'est pas garante d'une bonne prise en charge : Imane aurait dû prévenir son sénior dès le début de la prise en charge devant la gravité de la situation de même que la réanimatrice de garde.

Où l'on peut faire confiance à Imane

À la demande d'Imane, la température est recontrôlée avec un thermomètre électronique hypothermique et mesurée à 27 °C. Le patient est installé immédiatement au SAUV et un réchauffement externe par couverture chauffante est débuté.

Imane prévient son sénior et la réanimatrice de garde pour un transfert en réanimation de cette hypothermie sévère.

Son examen clinique ne retrouve pas d'argument pour un traumatisme ni pour une infection.

Un ECG est réalisé; l'examen retrouve un BAV I avec une onde J d'Osborn.

À l'arrivée de la réanimatrice, le patient présente une fibrillation ventriculaire résolutive après deux chocs électriques externes. Le patient est installé sur un matelas chauffant en service de réanimation. La famille du patient est prévenue.

Le patient va présenter un état de choc secondairement, motivant un remplissage vasculaire par NaCl 0,9 % 500 ml. L'équipe spécialisée est prévenue pour la mise en place d'une circulation extracorporelle.

Un arrêt cardiocirculatoire survient alors. La prise en charge de l'arrêt cardiocirculatoire est réalisée et poursuivi pendant 1 heure et 20 minutes jusqu'à mise en place d'une circulation extracorporelle et récupération d'un rythme cardiaque.

L'hypothermie se corrige progressivement jusqu'à normalisation. Le patient récupère un état de conscience normal. La circulation extracorporelle est arrêtée et le patient pourra retourner à domicile.

L'assistante sociale récupère un logement pour le patient en difficultés sociales.

Réponse au quiz

Vous devez évoquer un sepsis ! En effet, l'hypothermie est contemporaine d'un tableau évocateur de sepsis. Le contexte d'altération de l'état général depuis 48 heures, le terrain (diabète de type 2, âge), la symptomatologie avec la pollakiurie nocturne, les lombalgies, le profil tensionnel (PAD basse) et la tachycardie sont en faveur de ce diagnostic. Le point d'appel semble urinaire.

Examens pour le confirmer : bandelette urinaire, ECBU; bilan biologique sanguin : CRP; hémocultures.

Vous mettez en place un remplissage vasculaire par NaCl 0,9 % qui ne permet pas une correction de la pression artérielle; vous introduisez un traitement par noradrénaline, une antibiothérapie probabiliste adaptée et transférez la patiente en réanimation pour choc septique à point de départ urinaire.

Le bilan étiologique de l'hypothermie est toujours indispensable, ne jamais se contenter de traiter l'hypothermie !

CHAPITRE

60

Hyperthermie et coup de chaleur

Focus MÉDECINE INTENSIVE-RÉANIMATION

Situation de départ

45 Hyperthermie, fièvre

Objectifs pédagogiques

Cet item est hors ECN, mais compte tenu de la fréquence de cette pathologie (qui augmentera, par le réchauffement climatique), le Collège des enseignants de médecine intensive-réanimation a souhaité vous présenter ce chapitre.

Introduction
I. Comment faire le diagnostic d'une hyperthermie et d'un coup de chaleur ?
II. Quels sont les critères de gravité ?
III. Quelle est la prise en charge thérapeutique à adopter ?

Introduction

A L'hyperthermie est à différencier de la fièvre. Toute élévation de la température corporelle ≥37,5 °C doit faire rechercher une infection (bactérienne, virale, fongique ou parasitaire). Dans le cadre d'une infection, il s'agit d'une fièvre. D'un point de vue physiopathologique, la fièvre correspond à une élévation de la température centrale sous l'influence de substances biologiques pyrogènes. L'augmentation de la température dans le contexte d'une fièvre est adaptée et répond à un besoin de l'organisme, au moins au départ. L'hyperthermie est liée à une augmentation non régulée de la thermogenèse et/ou à un échec de la thermolyse (normalement assurée par le couple sudation/évaporation). Elle peut être d'origine endogène (augmentation de la thermogenèse comme au cours d'un exercice physique), d'origine exogène (augmentation de la température extérieure) ou mixte.

Il s'agit principalement d'une cause environnementale (on parlera alors de coup de chaleur classique dans les formes les plus sévères) ou d'une exposition médicamenteuse ou toxique (syndrome malin des neuroleptiques, syndrome sérotoninergique, intoxication aux amphétamines ou à la cocaïne…). Les modifications climatiques actuelles sont telles qu'il est devenu incontournable de bien connaître l'hyperthermie et le coup de chaleur, la probabilité de devoir les prendre en charge ou les prévenir étant devenu importantes en période estivale, y compris en France.

Vignette clinique

Madame G., 23 ans, est amenée aux urgences par les pompiers pour un malaise et des vomissements au décours d'un marathon en pleine journée chaude et pluvieuse au mois de juin. Elle a présenté un épisode de crise tonico-clonique généralisée spontanément résolutive au cours du transport.

Elle ne présente pas d'antécédent et ne prend pas de traitement. Elle est allergique à l'azithromycine.

Les *paramètres vitaux* sont : PA 95/66 mmHg, FC 129 bpm, température 41 °C, FR 28 cycles/min, SpO_2 99 % sous 4 litres/min d'oxygène.

Votre *examen physique* retrouve des frissons diffus, des marbrures des genoux, une peau sèche et un score de Glasgow à 13 (réponse verbale incohérente). Le reste de l'examen est sans particularité. Vous n'avez pas d'argument pour un traumatisme.

L'*ECG* retrouve une tachycardie sinusale à 129 bpm.

Vous mettez en place immédiatement un refroidissement par une couverture réfrigérée et des vessies de glace et débutez un remplissage vasculaire par NaCl 0,9 %.

Vous demandez également un bilan biologique sanguin qui retrouve : potassium = 5,5 mmol/l, CRP < 1 mg/l, sodium = 147 mmol/l, urée = 25 mmol/l, créatinine = 195 µmol/l, CPK = 967 UI/l, TP 45 %, protides = 90 g/l, Hb = 18 g/dl, plaquettes = 135 G/l. Le reste du ionogramme sanguin et de la numération est normal.

Devant l'épisode de convulsion, les troubles neurologiques avec propos incohérents et l'hyperthermie, vous souhaitez éliminer une méningoencéphalite. Il n'y a cliniquement aucun signe de focalisation et pas de raideur méningée. Vous décidez donc de réaliser une ponction lombaire. L'examen biochimique et cytologique est normal et l'examen direct est négatif en bactériologie. Vous excluez donc l'hypothèse d'une méningoencéphalite. La patiente se dégrade alors sur le plan neurologique avec l'installation d'un coma Glasgow 3 et sur le plan hémodynamique avec une pression artérielle à 85/32 mmHg. Vous appelez la réanimatrice de garde devant ce tableau de coup de chaleur. La patiente est intubée et mise sous ventilation mécanique; un remplissage par NaCl 0,9 % est poursuivi et la noradrénaline est introduite. La patiente est transférée en réanimation.

Un refroidissement externe est réalisé à l'aide d'un ventilateur et d'un drap humidifié.

Le bilan biologique est complété : ASAT = 455 UI/l, ALAT = 522 UI/l, TP = 25 %, facteur V = 32 %, pH = 7,01, HCO_3^- = 10 mEq/l, $PaCO_2$ = 50 mmHg, lactate = 25 mg/l.

Vous complétez le refroidissement externe à l'aide d'un dispositif dédié et débutez une épuration extrarénale.

La patiente présente donc une défaillance multiviscérale : hémodynamique, neurologique, hématologique (CIVD), rénale, métabolique (acidose lactique) et hépatique.

L'évolution sera progressivement favorable après 10 jours de prise en charge en réanimation.

I. Comment faire le diagnostic d'une hyperthermie et d'un coup de chaleur ?

La définition du coup de chaleur repose sur l'association des éléments suivants :

- une hyperthermie avec une température centrale supérieure à 40 °C ;
- un syndrome neurologique central pouvant être polymorphe : troubles de la vigilance, de la confusion jusqu'au coma en passant par un délire et des troubles du comportement. Il existe fréquemment des convulsions. Un déficit focal peut exister, de mécanisme variable (ischémie, hémorragie, œdème…) ;
- absence d'argument en faveur d'une origine infectieuse ;
- présence d'un contexte évocateur (canicule, exposition à la chaleur, exercice physique intense).

Le début peut être brutal ou précédé d'une altération de l'état général avec présence de prodromes aspécifiques tels que : asthénie, douleurs abdominales, vertiges, vomissements, crampes musculaires, sueurs profuses. À la phase d'état, contrastant avec le niveau d'hyperthermie, la présence d'une peau sèche (témoin du dépassement des capacités sudoripares) est un signe évocateur du diagnostic.

On distingue deux entités nosologiques en fonction du facteur favorisant en cause :

- le coup de chaleur classique, d'origine « climatique », à l'occasion des vagues de chaleur, lié à une exposition prolongée à des températures ambiantes élevées. Il touche, sous nos latitudes, préférentiellement les sujets âgés ou vulnérables en période caniculaire ;
- le coup de chaleur d'exercice, conséquence d'un effort physique intense et prolongé, pouvant être favorisé par une atmosphère chaude et humide. Trois situations sont particulièrement à risque, y compris chez un sujet jeune en bonne santé : les théâtres d'opérations militaires en situations extrêmes, les compétitions de sports de fond (marathon), les travaux de force en ambiance chaude et/ou enceinte close (travaux publics, sidérurgie).

Certains terrains sont particulièrement à risque : âges extrêmes de la vie, isolement social, prise de médicaments ou de toxiques favorisant l'hyperthermie (neuroleptiques, antidopaminergiques). On retrouve fréquemment des situations mixtes où coexistent à la fois des facteurs comportementaux (effort physique) et environnementaux (vague de chaleur ± humidité) ainsi qu'une grande variabilité de la susceptibilité individuelle face à ces conditions.

Devant un tableau d'hyperthermie maligne avec signes neurologiques, il faudra savoir évoquer d'autres diagnostics. On pensera notamment, en fonction de la présentation clinique et du contexte, à éliminer la méningoencéphalite infectieuse et les causes toxiques ou médicamenteuses (encadré 60.1). **Néanmoins, en situation climatique à risque (vague de chaleur) ou de contexte particulier (activité physique majeure), il faut aussi savoir limiter les examens complémentaires à la recherche de diagnostics alternatifs.**

Encadré 60.1

Étiologies médicamenteuses et toxiques

Le syndrome sérotoninergique doit être évoqué chez un patient récemment traité ou intoxiqué par un inhibiteur sélectif de la sérotonine.

Syndrome malin des neuroleptiques

C'est une complication rare, consécutive à l'utilisation de phénothiazines ou de butyrophénones. Une latence de 2 à 15 jours après le début du traitement est habituelle. Cependant, l'apparition de symptômes après l'arrêt du traitement (en particulier avec les formes galéniques « retard ») ou précocement en cas de surdosage, n'élimine pas le diagnostic. L'hyperthermie est sévère, parfois supérieure à 40 °C, associée à des sueurs profuses, une rigidité musculaire extrapyramidale. La survenue d'une telle complication contre-indique de manière définitive cette classe thérapeutique.

Hyperthermie maligne peranesthésique

C'est une complication peropératoire rare mais grave, consécutive à l'anesthésie générale. Elle est liée aux gaz halogénés ou aux curares dépolarisants. Le diagnostic et la prise en charge sont du domaine de la spécialité.

En plus des causes médicamenteuses, de nombreuses drogues sont susceptibles d'induire ou de participer à une hyperthermie.

Un prélèvement de tubes sanguins et urinaires conservatoires à visée toxicologique est recommandé devant toute hyperthermie !

Quiz

L'étiologie facile !
Madame B., 29 ans, est amenée aux urgences pour altération de l'état général.
Antécédent : bouffée délirante aiguë apparue suite à son licenciement il y a un mois, actuellement sous neuroleptiques depuis 10 jours.
Histoire clinique : asthénie, anorexie depuis 48 heures, avec frissons motivant la consultation aux urgences accompagnée de son conjoint.
Cliniquement : PA 95/66 mmHg, FC 129 bpm, température 41 °C, FR 28 cycles/min, SpO_2 99 % en air ambiant. Votre examen physique retrouve des frissons diffus, des marbrures des genoux et une patiente Glasgow 13 (réponse verbale incohérente). Le reste de l'examen est sans particularité hormis une rigidité musculaire. Vous n'avez pas d'arguments pour un traumatisme.
Le *bilan biologique sanguin* retrouve : potassium = 5,5 mmol/l, CRP = 11 mg/l, sodium = 147 mmol/l, urée = 23 mmol/l, créatinine = 132 µmol/l, CPK = 967 UI/l, protides = 70 g/l, Hb = 15 g/dl, plaquettes = 147 G/l, Leucocytes = 12 000/mm^3, ASAT = 98 UI/l, ALAT = 95 UI/l ; le reste du ionogramme sanguin et de la numération-formule sanguine est normal.
Quel diagnostic étiologique évoquez-vous pouvant être à l'origine de l'hyperthermie ? Quels examens réalisez-vous pour le confirmer ou l'infirmer ?

II. Quels sont les critères de gravité ?

En l'absence de prise en charge, le tableau peut aboutir à une défaillance multiviscérale :

- signes de gravité neurologiques : troubles de la vigilance, convulsions, déficits focaux ;
- état de choc de mécanisme distributif justifiant une expansion volémique et le recours aux catécholamines ;
- signes de gravité respiratoires : insuffisance respiratoire aiguë pouvant évoluer vers un SDRA et justifier le recours à la ventilation mécanique ;
- insuffisance rénale aiguë pouvant justifier une épuration extrarénale ;
- atteinte hématologique avec coagulation intravasculaire disséminée (CIVD) ;
- rhabdomyolyse ;
- hépatite aiguë grave, parfois fulminante, pouvant conduire à la transplantation hépatique.

L'évolution du coup de chaleur peut être rapidement défavorable en l'absence de traitement. La mortalité, toutes causes confondues, survient dans environ 30 à 50 % des cas. Le pronostic fonctionnel est également un enjeu du traitement. En effet, en fonction de la durée d'hyperthermie et de l'importance des lésions cérébrales, **des séquelles neurologiques définitives sont observées dans 20 à 30 % des cas** (ataxie, troubles sensoriels, vertiges, syndrome cérébelleux, troubles des fonctions supérieures…).

III. Quelle est la prise en charge thérapeutique à adopter ?

A. Prise en charge initiale

S'agissant d'une pathologie à risque évolutif, les patients atteints de coup de chaleur doivent être hospitalisés. Devant la gravité et le risque évolutif, les patients doivent être admis en unité de surveillance continue ou en réanimation.

B. Traitement spécifique

La base du traitement repose sur le refroidissement. L'objectif à atteindre est de ramener la température corporelle centrale en dessous de 39 °C dans les meilleurs délais (idéalement dans la première heure de prise en charge). Ce refroidissement nécessite une surveillance continue et fiable de la température. Il existe différents systèmes pour cela : sonde thermique œsophagienne, sonde thermique sur sonde vésicale. Ils ont tous en commun de monitorer une température interne.

Plusieurs techniques de refroidissement sont disponibles; seules les **méthodes conductives externes** sont présentées ici.

La technique la plus simple est le « tunnel », associant convection et conduction. On couvre le malade d'un drap mouillé, posé sur des arceaux, et complété de blocs de glace, dans l'idéal posés à proximité des axes vasculaires. Un ventilateur est ajouté au pied du lit. Le refroidissement est cependant difficile à gérer avec cette technique en raison d'une inertie importante. Des techniques avancées plus fiables sont disponibles en réanimation : système automatisé asservi à la température, avec par exemple des dispositifs dans lesquels circulent de l'eau refroidie dont la température s'adapte à la température cible en fonction de celle du patient.

C. Prise en charge des défaillances d'organes

La prise en charge symptomatique des défaillances d'organes constitue également une priorité du traitement. Elle repose, en milieu de réanimation, sur les différents supports d'organes adaptés au niveau de gravité des patients.

D. Traitement préventif

Le meilleur traitement du coup de chaleur demeure la prévention. Compte tenu des évolutions climatiques, avec comme conséquence la récurrence probable de futures vagues de chaleur intense en Europe, ces mesures doivent être largement diffusées. La prévention des coups de chaleur repose en effet sur l'application de deux mesures simples :

- limiter les facteurs favorisants chez les sujets à risque : vaincre autant que faire se peut l'isolement, limiter l'exposition à la chaleur, protéger du soleil, porter des vêtements légers, favoriser l'accès aux espaces climatisés, limiter l'exercice physique en période caniculaire, hydrater et contrôler les apports hydrosodés, limiter l'usage des diurétiques, des antihypertenseurs, des psychotropes... ;
- appliquer un système de veille sanitaire en « temps réel » : plan national Canicule mis en place en France depuis 2004 pour prévenir l'impact sanitaire des vagues de chaleur; coordonné par les préfets, le plan Canicule comporte trois niveaux reposant sur l'évaluation concertée des risques météorologiques et sanitaires et permettant de déployer des actions de prévention et des mesures de gestion de crise avec mobilisation des parties prenantes au niveau national et au niveau local.

On pensera aussi à ces mesures de prévention chez les malades hospitalisés fragilisés : adaptation de l'hydratation, contrôle de la température, etc.

Tic-tac...

< 5 min

- Évoquer le diagnostic d'hyperthermie et évaluer sa gravité
- Avoir évoqué les diagnostics alternatifs et programmé les éventuels examens nécessaires pour les infirmer

< 30 min

- Mettre en place les mesures de refroidissement adaptées
- Orienter le patient vers une unité de soins critiques selon la gravité
- Débuter le traitement des défaillances et complications

< 60 min

- Prise en charge thérapeutique adaptée à l'étiologie
- Surveillance/traitement des complications

Réponse au quiz

Vous évoquez un syndrome malin des neuroleptiques. En effet, on retrouve la prise de neuroleptiques, le délai est compatible (2 à 15 jours), le tableau clinique également avec notamment la rigidité musculaire extrapyramidale. En cas de prise d'un inhibiteur sélectif de la sérotonine (comme en cas de dépression), il aurait fallu évoquer le syndrome sérotoninergique.

Examens pour le confirmer : aucun pour le diagnostic de syndrome malin des neuroleptiques mais il faut avant tout éliminer une origine infectieuse, notamment une méningite devant les troubles neurologiques et l'hyperthermie. En l'absence de contre-indication, une ponction lombaire est à réaliser.

CHAPITRE
61

Complications graves de la grossesse : pré-éclampsie

Situation de départ

42 Hypertension artérielle

Item, objectifs pédagogiques

ITEM 344 – Prise en charge d'une patiente atteinte de pré-éclampsie

Rang	Rubrique	Intitulé	Descriptif
A	Définition	Connaître la définition de la pré-éclampsie	Savoir mesurer la PA artérielle chez la femme enceinte et connaître les éléments diagnostic de la pré-éclampsie
B	Éléments physio-pathologiques	Connaître l'évolution naturelle et les complications maternelles et fœtales associées à la pré-éclampsie	Éclampsie, complications hépatiques, complications rénales, complications cardiovasculaires, troubles de l'hémostase, retard de croissance intra-utérin, prématurité, mort fœtale *in utero*
B	Prévalence, épidémiologie	Connaître l'incidence et les facteurs de risque de pré-éclampsie	Avant et en début de grossesse, repérer les facteurs de risque de pré-éclampsie, facteurs génétiques, immunologiques, physiologiques, pathologiques maternels, environnementaux et liés à la grossesse
A	Diagnostic positif	Connaître les complications de la pré-éclampsie	
A	Diagnostic	Connaître les éléments du bilan clinique d'une pré-éclampsie	
B	Examens complémentaires	Connaître les examens complémentaires à réaliser en première intention	En cas de pré-éclampsie, savoir prescrire les examens complémentaires à visée diagnostique
A	Identifier une urgence	Connaître les éléments d'anamnèse permettant d'identifier un retentissement fœtal de la pré-éclampsie	
B	Prise en charge	Connaître les principes de prise en charge de la pré-éclampsie	Hospitalisation dans une structure adaptée, modalités et objectifs du traitement antihypertenseurs, corticothérapie de maturation fœtale
B	Prise en charge	Connaître les principes de prévention des complications de la pré-éclampsie	Modalité du traitement par sulfate de magnésium, surveillance de l'efficacité et de la tolérance du sulfate de magnésium
B	Suivi et/ou pronostic	Connaître les principes de la surveillance de la pré-éclampsie	Nécessité d'une surveillance rapprochée après l'extraction (OAP, HELLP, éclampsie), suivi et/ou pronostic à court terme, surveillance immédiatement après la naissance et dans les semaines qui suivent
B	Suivi et/ou pronostic	Connaître les éléments de prévention pour la grossesse suivante	Règles hygiéno-diététiques de prévention de la pré-éclampsie et traitements à proposer, récidive fréquente de pré-éclampsie au cours des grossesses ultérieures, Aspirine 75 à 160 mg débutée entre 12 et 14 SA

Introduction
I. Épidémiologie, incidence, facteurs de risque
II. Pré-éclampsie : diagnostic et complications
III. Évaluation spécialisée et orientation
IV. Stratégie de prise en charge

Introduction

A L'incidence des complications de la grossesse, qui nécessitent une prise en charge en réanimation, est estimée à moins de 2 % des motifs d'entrée en réanimation dans les pays développés mais peut s'élever au-delà de 10 % dans les pays en voie de développement.

Au cours de la grossesse, le clinicien doit repérer certains signes d'alerte simples, afin de ne pas méconnaître les complications obstétricales sous-jacentes, potentiellement mortelles. Les pathologies spécifiques à la grossesse ou les complications de l'accouchement à l'origine d'un transfert en réanimation sont principalement la pré-éclampsie et ses complications, les atteintes hépatiques spécifiques, les complications infectieuses ainsi que l'hémorragie du *post-partum*.

Ce chapitre traite essentiellement de la pré-éclampsie, pathologie obstétricale la plus fréquente en réanimation et unité de surveillance continue. En raison d'une importante morbidité maternofœtale, elle doit être diagnostiquée et prise en charge précocement.

D'un point de vue physiopathologique, la pré-éclampsie est liée à une atteinte endothéliale limitant l'adaptation vasculaire placentaire au cours de la grossesse. Cette dysgravidie peut être à l'origine d'une souffrance fœtale et de complications systémiques maternelles d'expression variable, notamment neurologiques, hépatiques et rénales.

Le diagnostic précoce de la pré-éclampsie a pour but de limiter sa progression en initiant un traitement rapide. Celui-ci repose sur le contrôle tensionnel strict. Le seul traitement efficace reste l'interruption de la grossesse permettant la réversion de la dysgravidie.

Vignette clinique

Vous recevez aux urgences gynécologiques Madame J., 27 ans. Elle n'a pas d'antécédent médical particulier, elle est deuxième geste, primipare avec un enfant né à terme par voie basse sans complications particulières. Le poids de naissance était cependant inférieur à la norme (2600 g). Elle est actuellement suivie pour sa deuxième grossesse. À 30 semaines d'aménorrhée, elle consulte pour œdèmes des membres inférieurs d'aggravation rapide.

À l'interrogatoire, la patiente vous apprend que ces œdèmes sont apparus il y a 72 heures et initialement mis sur le compte d'une insuffisance veineuse à la suite d'une marche prolongée. L'aggravation sur les dernières 24 heures amène la patiente à consulter.

Votre examen clinique retrouve :

Paramètres vitaux, signes de gravité : **PAS 180 mmHg, PAD 100 mmHg, contrôlée à 165/85 mmHg après 20 minutes au repos,** FC 110 bpm, FR 23 cycles/min, SpO_2 96 % en air ambiant, température 37,2 °C.

Examen physique systématisé : absence de signe d'hypoperfusion périphérique, notamment pas de marbrures, temps de recoloration cutanée <3 secondes, diurèse préservée. Absence de dyspnée au repos, absence d'orthopnée, **œdèmes des membres inférieurs bilatéraux et symétriques prenant le godet**, absence de crépitants à l'auscultation pulmonaire. **Hauteur utérine à 22 cm** (pour une norme à 26 cm à ce terme), bruits du cœur fœtaux présents, toucher vaginal retrouvant un col long postérieur, fermé.

▶

Vous réalisez immédiatement une **bandelette urinaire** retrouvant **deux croix de protéinurie.** Vous demandez à l'infirmière d'envoyer au laboratoire une demande de **protéinurie sur échantillon** complémentaire. Celle-ci retrouvera une **protéinurie à 1 g par g de créatininurie**.

Vous évoquez une **pré-éclampsie**. En effet, votre patiente présente une **hypertension artérielle gravidique survenant au-delà de 20 SA associée à une protéinurie significative.**

Les autres éléments confortant votre diagnostic sont :

› la présence d'œdème des membres inférieurs chez une femme enceinte;
› un probable retard de croissance intra-utérin (RCIU) (hauteur utérine à 22 cm pour une normale à 26 cm);
› un antécédent de RCIU lors de la première grossesse.

Le reste de votre examen ne retrouve pas de **signe de gravité clinique**. Vous demandez un bilan complémentaire à la recherche de **signes de gravité biologiques**. Celui-ci confirme une protéinurie à 1 g/24 heures, le reste du bilan étant sans particularité.

Vous contactez le gynécologue-obstétricien de garde afin de rechercher des **signes de souffrance fœtale** avec, entre autres, une analyse du rythme cardiaque fœtal. L'évaluation confirme un RCIU, mais retrouve une bonne vitalité fœtale.

Vous décidez donc d'hospitaliser votre patiente en unité de grossesse pathologique (maternité niveau III : grossesse à haut risque). Vous expliquez à la patiente les modalités de surveillance et de prise en charge suivantes :

› repos strict au lit;
› surveillance clinique, poids, diurèse;
› surveillance du rythme cardiaque et de la pression artérielle toutes les 6 heures;
› surveillance du rythme cardiaque fœtal toutes les 8 heures;
› introduction d'un traitement antihypertenseur selon l'évolution clinique, en faisant attention aux contre-indications spécifiques; vous lui précisez que certaines classes d'antihypertenseurs sont particulièrement contre-indiquées (diurétiques et inhibiteurs de l'enzyme de conversion);
› corticothérapie anténatale préventive à visée de maturation pulmonaire en cas d'évolution défavorable et de nécessité d'extraction fœtale avant 34 semaines d'aménorrhée.

I. Épidémiologie, incidence, facteurs de risque

La pré-éclampsie concerne 3 à 10 % des grossesses. Il s'agit d'une dysgravidie, synonyme d'insuffisance placentaire. Elle correspond à une atteinte endothéliale limitant l'adaptation physiologique vasculaire au cours de la grossesse, permettant normalement les échanges placentaires sans retentissement maternel ou fœtal.

Les facteurs de risque de la pré-éclampsie sont multiples. On retrouve des facteurs de risque génétiques mais aussi immunologiques. Il faut par ailleurs compter l'ensemble des facteurs pouvant influencer les échanges placentaires. Ceux-ci peuvent être d'ordres environnementaux, maternels ou fœtaux.

Des facteurs génétiques sont suspectés devant une incidence augmentée en cas d'antécédents familiaux de pré-éclampsie (mère et sœurs). Le risque est par ailleurs augmenté chez les femmes noires.

Des facteurs immunologiques sont eux suspectés devant un risque de pré-éclampsie triplé en cas de primiparité. Il s'agit d'un risque immunologique lié à l'exposition au sperme paternel en cas d'exposition brève avant conception : primipaternité, changement de partenaire récent, exposition à un sperme de donneur en cas de procréation médicalement assistée. Parmi les facteurs liés à l'altération des échanges placentaires on retrouve :

- des facteurs environnementaux :
  - altitude, stress, travail;
- des facteurs maternels :
  - âge <20 ans ou >35 ans;
  - obésité;

  - pathologies cardiovasculaires, diabète, hypertension artérielle (chronique ou gravidique) ;
  - pathologies rénales chroniques ;
  - pathologies endothéliales et trouble de la coagulation, notamment thrombophilie héréditaire ou acquise ;
  - grossesses multiples ;
  - antécédent de grossesse compliquée de pré-éclampsie ou d'hypertension artérielle gravidique ;
- des facteurs fœtaux :
  - anomalies chromosomiques et congénitales ;
  - anasarque fœtale ;
  - môle hydatiforme.

Encadré 61.1

Physiopathologie de la pré-éclampsie

B La pré-éclampsie est une microangiopathie thrombotique spécifique de la grossesse. Il s'agit d'une atteinte de l'endothélium maternel d'origine placentaire. Elle survient exclusivement durant la grossesse et disparaît avec l'ablation du placenta. Ses manifestations peuvent cependant survenir jusque dans les 6 semaines du *post-partum*.

L'ischémie placentaire est le pivot de la physiopathologie au cours de la pré-éclampsie. Elle s'explique généralement par un trouble du remodelage vasculaire utérin (défaut d'invasion trophoblastique) responsable d'une hypoperfusion et d'une hypoxie placentaire. En effet, au cours de la grossesse normale, les cellules trophoblastiques se différencient pour acquérir des propriétés de vasculogenèse leur permettant d'envahir la paroi des artères utérines, afin d'aboutir à une vascularisation à haut débit et faible résistance du placenta.

Le défaut d'invasion trophoblastique est lié à une dysrégulation d'origine multiple (immunologique, système rénine-angiotensine, facteurs pro-angiogéniques). L'ischémie placentaire consécutive entraîne un stress oxydatif associé au relargage systémique de facteurs antiangiogéniques et pro-inflammatoires, notamment radicaux libres, lipides oxydés et cytokines. S'ensuivent une dysfonction endothéliale systémique et un défaut de régulation du tonus vasculaire.

La grossesse normale s'accompagne d'une diminution des résistances vasculaires avec baisse de la pression artérielle systémique sous l'effet des facteurs pro-angiogéniques. La pré-éclampsie et la symptomatologie de celle-ci sont à l'inverse liées à :

- une réponse inflammatoire exagérée : augmentation de la perméabilité vasculaire et hypovolémie efficace ;
- une dysfonction avec activation endothéliale : activation plaquettaire, majoration de l'état procoagulant et/ou pro-hémorragique (thrombopénie) ;
- un mécanisme adaptatif afin de lutter contre l'hypovolémie et le défaut de perfusion fœtale : vasoconstriction intense et hypertension artérielle.

On comprend mieux dès lors les différentes manifestations clinicobiologiques de la pré-éclampsie :

- l'hypertension artérielle sévère et ses complications notamment neurologiques (éclampsie) ;
- l'atteinte rénale multifactorielle, inflammatoire, vasculaire et thrombotique : glomérulopathie avec protéinurie et diminution de la pression oncotique, altération/activation du système rénine-angiotensine-aldostérone ;
- l'œdème aigu pulmonaire lié à l'augmentation des pressions hydrostatiques, aggravée par la perméabilité vasculaire et la baisse de la pression oncotique ;
- les troubles sévères de la coagulation sur le versant thrombotique et/ou hémorragique (HELLP syndrome, hématome sous-capsulaire du foie, hématome rétroplacentaire).

II. Pré-éclampsie : diagnostic et complications

A. Comment faire le diagnostic ?

Une pré-éclampsie est diagnostiquée sur l'association des critères suivants :

- **hypertension artérielle (HTA) gravidique ≥ 140/90 mmHg;**
- **protéinurie ≥ 300 mg/24 heures;**
- **survenue à partir de la 20e semaine d'aménorrhée.**

La pré-éclampsie peut être associée ou évoluer vers une atteinte systémique. Celle-ci est liée à une cascade physiopathologique non parfaitement élucidée : ischémie placentaire, inflammation, dysfonction endothéliale, trouble de la perméabilité et du tonus vasculaire. Les complications, d'expression variable, sont d'ordre neurologique, cardiovasculaire, néphrologique, hépatique et hématologique. Ainsi, la pré-éclampsie peut être associée à ou se compliquer de :

- une hypertension sévère;
- un œdème aigu du poumon;
- une atteinte rénale avec insuffisance rénale aiguë, oligurie, protéinurie;
- un HELLP syndrome (*Hemolysis, Elevated Liver, Low Platelet*, pour hémolyse, cytolyse thrombopénie);
- un hématome rétroplacentaire ou sous-capsulaire du foie en lien avec un trouble de la coagulation;
- une éclampsie : troubles neurologiques, coma ou convulsions.

La présence d'un signe clinique ou biologique évocateur de pré-éclampsie ou en lien avec une de ses atteintes devra conduire à un examen clinique complet et un bilan biologique exhaustif à la recherche de l'ensemble des complications, certaines pouvant constituer des critères de sévérité ou d'extraction fœtale en urgence.

Les manifestations fœtales sont parfois au premier plan. La découverte d'un retard de croissance intra-utérin tardif, une prématurité ou la survenue d'une mort fœtale *in utero* doit faire suspecter une insuffisance placentaire sous-jacente et faire éliminer une pré-éclampsie.

Éclampsie

Elle doit être suspectée devant toute crise convulsive ou trouble de la conscience survenant au cours de la grossesse. Le début est en général brutal mais il existe des signes annonciateurs qui doivent alerter le clinicien et lui faire débuter une prise en charge thérapeutique en urgence : céphalées intenses, phosphènes, acouphènes, les troubles visuels, les réflexes ostéotendineux vifs.

En cas de troubles visuels persistants, il faut réaliser un fond d'œil à la recherche de complication rétinienne hypertensive et une IRM cérébrale ou à défaut une TDM cérébrale à la recherche d'une complication hypertensive ou d'un diagnostic différentiel. La réalisation de ces examens ne doit pas retarder la prise en charge thérapeutique.

La survenue de troubles neurologiques évocateurs, de convulsion ou de troubles de conscience doit faire initier un traitement par sulfate de magnésium en urgence.

Un des principaux diagnostics différentiels, rare mais grevé d'une mortalité élevée, est l'embolie amniotique, d'autant plus si les troubles neurologiques sont associés à la survenue d'un collapsus cardiovasculaire ou à un syndrome de détresse respiratoire aiguë.

HELLP syndrome

Il s'agit d'une microangiopathie thrombotique avec atteinte hépatique spécifique de la grossesse. Celle-ci se manifeste sur le plan biologique par une thrombopénie (par consommation plaquettaire et formation de microthrombus) et une hémolyse mécanique (haptoglobine basse, LDH et bilirubine libre élevée, Coombs négatif, présence de schizocytes). Cette dernière est liée à la lyse des globules rouges dans les vaisseaux obstrués.

Dans le HELLP syndrome, l'atteinte prédomine au niveau du foie et notamment dans la zone périportale. Celle-ci comporte de nombreux dépôts obstructifs de fibrine disséminée dans les sinusoïdes hépatiques à l'origine d'une nécrose hépatocytaire focale responsable d'une cytolyse hépatique, de thromboses et d'hémorragies intrahépatiques.

Le HELLP syndrome doit être évoqué devant toute douleur épigastrique en barre ou en hypochondre droit d'autant plus en contexte d'HTA gravidique ou de pré-éclampsie. Celui-ci peut cependant être inaugural et doit conduire à la réalisation d'un bilan biologique complet à la recherche d'une cytolyse, d'une hémolyse mécanique et d'une thrombopénie. Une échographie abdominale doit être réalisée à la recherche d'un hématome sous-capsulaire du foie. La survenue d'un HELLP syndrome engage le pronostic maternel et fœtal.

Hématome rétroplacentaire

La survenue d'un hématome rétroplacentaire engage à très court terme le pronostic fœtal (par interruption brutale des échanges transplacentaires entraînant une asphyxie et une mort *in utero* rapide) mais aussi maternel car souvent compliqué d'un choc hémorragique et d'une coagulopathie.

L'hématome rétroplacentaire se manifeste par des métrorragies peu abondantes, noirâtres, incoagulables. Le tableau clinique associe donc un état de choc non corrélé à l'importance des saignements extériorisés avec une pression artérielle variable parfois élevée notamment en cas de pré-éclampsie.

Une douleur abdominale brutale, intense et permanente doit alerter le clinicien. L'examen retrouve alors une contracture utérine douloureuse et permanente (« ventre de bois »). L'hématome rétroplacentaire est exceptionnellement vu en échographie ; le diagnostic est avant tout clinique.

B. Quels examens cliniques et paracliniques réaliser sans délai ?

Je recherche les signes cliniques de gravité maternelle

- **B** Signes annonciateurs d'éclampsie : réflexes ostéotendineux vifs, céphalées, troubles de la vision (flou visuel).
- Signes évocateurs d'hématome rétroplacentaire : douleur épigastrique, signes de choc hémorragique (tachycardie, hypotension artérielle, pâleur cutanéomuqueuse, signes d'hypoperfusion tissulaire, tels que marbrures et temps de recoloration cutanée augmenté).
- Œdème pulmonaire aigu : détresse respiratoire, crépitants ou sibilants à l'auscultation.
- Insuffisance rénale aiguë : oligurie.

Encadré 61.2

Physiopathologie de l'éclampsie

B L'éclampsie est définie par une crise convulsive tonico-clonique ou de troubles de conscience dans un contexte de pathologie hypertensive de la grossesse. Il s'agit de la complication la plus sévère de la pré-éclampsie, pouvant conduire dans les cas extrêmes au décès.

Encadré 61.2 Suite.

L'éclampsie est liée à la constitution d'un œdème cérébral vasogénique prédominant dans les régions cérébrales postérieures. Celui-ci est déclenché par une rupture de la barrière hématoencéphalique lors de la poussée hypertensive. Cette zone cérébrale est en effet la plus sensible aux variations tensionnelles à cause d'une fragilité de son innervation périvasculaire. De plus, l'adaptation vasculaire à une poussée hypertensive est rendue moins efficace par la perturbation endothéliale et l'altération du tonus vasculaire sous-jacente à la pré-éclampsie.

Cette atteinte constitue classiquement une encéphalopathie réversible postérieure (*Posterior Reversible Encephalopathy Syndrome*, PRES). Les manifestations radiologiques sont caractérisées à l'IRM par une atteinte pariéto-occipitale classiquement décrite mais qui n'est pas exclusive. L'ensemble des lobes cérébraux, le tronc cérébral et le cervelet peuvent être atteints au cours d'un PRES. Classiquement, des hypersignaux corticaux–sous-corticaux en en T2 et FLAIR sont mis en évidence avec des hyposignaux en T1. En diffusion, un œdème vasogénique est observé.

Je complète mon examen par la recherche de critères biologiques de gravité

- Recherche d'une coagulation intravasculaire disséminée : plaquettes et bilan de coagulation complet.
- Recherche d'une hémolyse mécanique : NFS-plaquettes, LDH, bilirubine totale, schizocytes, haptoglobine.
- Recherche d'une cytolyse hépatique : bilan hépatique.
- Bilan rénal avec protéinurie des 24 heures.

Je recherche des signes de retentissement fœtal

Le terme de la grossesse est important, afin de définir la présence éventuelle d'un retard de croissance intra-utérin. Celui-ci peut être suspecté devant une hauteur utérine diminuée par rapport à la hauteur attendue selon le terme. Une diminution des mouvements fœtaux perçus doit faire suspecter une perte de vitalité fœtale. Avant 25 semaines d'aménorrhée, les bruits du cœur peuvent être recherchés à l'auscultation — après 25 semaines d'aménorrhée l'analyse des bruits du cœur nécessite un enregistrement cardio-tocographique.

Critères de gravité : pré-éclampsie sévère

Chez la mère :

- HTA sévère (PAS ≥ 160 mmHg ou PAD ≥ 110 mmHg);
- atteinte viscérale définie par au moins l'un des critères suivants :
  - oligurie inférieure à 500 ml par 24 heures, ou une créatininémie supérieure à 135 µmol/l, ou une protéinurie supérieure à 3 g par 24 heures;
  - œdème aigu du poumon;
  - douleur en barre épigastrique persistante (signe annonciateur d'hématome sous-capsulaire, compliquant ou non un HELLP syndrome);
  - hématome rétroplacentaire;
  - HELLP syndrome : hémolyse intravasculaire, cytolyse hépatique et thrombopénie;
  - signes neurologiques persistants (troubles visuels, céphalées, réflexes ostéotendineux vifs et polycinétiques);
  - éclampsie : convulsion ou troubles de la conscience en contexte d'HTA gravidique.

Chez le fœtus :

- toute anomalie du rythme cardiaque fœtal;
- anomalies sévères des dopplers fœtaux;
- retard de croissance intra-utérin sévère au-delà de 32 SA.

Quiz

Une autre complication très grave...

Madame F. est secondipare (G2P1), maman d'une petite fille de 3 ans accouchée par voie basse (poids de naissance 4000 g). Le suivi de grossesse est sans particularité. En salle d'accouchement, elle donne naissance par voie basse à un petit garçon de 4300 g. Afin de faciliter la délivrance dirigée 10 UI d'oxytocine sont administrés au dégagement des épaules. Malgré une délivrance complète, le sac de recueil contient 600 ml de sang. Vous renouvelez 10 UI d'oxytocine en intraveineux.

La patiente est agitée, cyanosée et présente une dyspnée associée à une toux et à des sibilants auscultatoires, la pression artérielle est à 85/43 mmHg. Les mesures de réanimation sont initiées, notamment oxygénothérapie au masque à haute concentration et remplissage vasculaire poursuivie par la transfusion de culots globulaires et l'initiation de noradrénaline. Malgré le massage utérin et la perfusion d'oxytocine l'atonie utérine reste importante, l'hémorragie ne se tarit pas et le volume de celle-ci atteint 950 ml à 10 minutes du début de la prise en charge.

L'évolution immédiate se complique de la survenue d'un arrêt cardiorespiratoire. Une intubation orotrachéale est réalisée, le massage cardiaque externe est initié dans le même temps. Le retour à une activité cardiaque spontanée est obtenu après 5 minutes de réanimation. Le bilan biologique montre des stigmates de CIVD majeure, l'hémorragie persiste après initiation de sulprostone. Dans ce contexte, une hystérectomie d'hémostase est décidée.

Dans le même temps, la transfusion globulaire et de plasma frais congelé est associée à un culot plaquettaire et la perfusion de 3 g de fibrinogène. À l'incision surviennent des mouvements anormaux immédiatement suivis d'un nouvel arrêt cardiaque. La patiente décède malheureusement dans l'heure malgré les mesures de réanimation.

Quel diagnostic évoquez-vous ?

Encadré 61.3

Microangiopathie thrombotiques et grossesse

C La grossesse normale s'accompagne d'un état d'hypercoagulabilité, afin de préparer la femme enceinte à se protéger d'une hémorragie lors de la délivrance par augmentation des facteurs physiologiques de la coagulation et inhibition de la fibrinolyse.

Dans la pré-éclampsie, l'hypercoagulabilité est majorée par l'activation endothéliale, plaquettaire et un tableau de coagulation intravasculaire microthrombotique à l'origine du développement d'infarctus placentaires avec retard de croissance intra-utérin voire de mort fœtale *in utero*, de microthromboses systémiques ou d'un HELLP syndrome.

La consommation des facteurs hémostatiques et coagulants expose cependant à des complications associées d'ordre hémorragique favorisées par les à-coups hypertensifs (hémorragies cérébrales, hématome sous-capsulaire du foie, hématome rétroplacentaire, hémorragie de la délivrance).

La pré-éclampsie, en particulier le HELLP syndrome, est donc un type de microangiopathie thrombotique. La microangiopathie thrombotique est cependant un syndrome dont les étiologies peuvent être multiples. Parmi elles, on compte notamment le purpura thrombotique thrombocytopénique (PTT) et le syndrome hémolytique et urémique (SHU).

La grossesse peut agir comme un facteur déclenchant ces pathologies préexistant à la grossesse. À la différence du HELLP syndrome, l'origine de la MAT n'est alors pas placentaire.

Ces étiologies doivent être évoquées devant une microangiopathie thrombotique atypique pour une pré-éclampsie ou un HELLP syndrome ou ne se corrigeant pas après délivrance. La mise en place d'un traitement spécifique est alors une urgence.

III. Évaluation spécialisée et orientation

Évaluation spécialisée : je fais appel aux équipes de gynécologie-obstétrique, anesthésie et réanimation

L'évaluation maternofœtale initiale doit systématiquement être complétée par une évaluation spécialisée. Celle-ci fait appel de façon conjointe aux gynécologue-obstétriciens, anesthésistes et réanimateurs en cas de critères de sévérité.

Lorsque le diagnostic de pré-eclampsie est posé, la patiente doit être adressée à un gynécologue-obstétricien afin de réaliser un bilan à la recherche des complications maternofœtales, d'évaluer la gravité et d'organiser le cas échéant un transfert vers une maternité de niveau adapté. L'évaluation spécialisée permet notamment la réalisation d'une échographie obstétricale pour évaluation précise :

- du terme ;
- de la vitalité ;
- des biométries ;
- du rythme cardiaque fœtal ;
- du doppler utérin, ombilical, cérébral et du canal d'Arantius.

Dans le même temps, un bilan préopératoire et une consultation d'anesthésie doivent être réalisés rapidement. Il faut en effet garder en tête que la découverte de critères de sévérité au bilan initial ou l'apparition de ceux-ci peut conduire à une extraction fœtale en urgence, seul traitement curatif de la pré-éclampsie.

En cas de critères de gravité, les équipes de réanimation sont contactées, afin de discuter d'un transfert.

Orientation : quel que soit le niveau de gravité, je pose l'indication d'une hospitalisation

La pré-éclampsie est une indication d'hospitalisation immédiate. En l'absence de critère de gravité, la patiente est hospitalisée ou transférée dans une maternité de niveau adaptée au terme. En cas de critères de gravité, une hospitalisation ou un transfert en réanimation ou unité de surveillance continue s'impose.

Conduite à tenir devant une pré-éclampsie

- Confirmation diagnostique :
  - HTA > 140/90 mmHg ;
  - BU +, protéinurie > 0,3 g/g sur échantillon ;
  - survenant après 20 semaines d'aménorrhée.
- Examen clinique et paraclinique complet à la recherche des signes de gravité :
  - signes cliniques :
    - dyspnée, crépitants à l'auscultation, œdème aigu pulmonaire, œdème des membres inférieurs ;
    - oligo/anurie ;
    - douleur en barre épigastrique ou douleur en hypochondre droit ;
    - contracture utérine, métrorragies de sang noir ;
    - troubles visuels, réflexes ostéotendineux vifs, céphalées intenses, phosphènes, acouphènes ;
  - examen biologique exhaustif : créatininémie, uricémie, protéinurie des 24 heures, NFS, plaquettes, bilan hépatique, haptoglobine, LDH, TP, TCA, fibrinogène, D-dimères ;
    - insuffisance rénale aiguë ;
    - cytolyse hépatique ;
    - hémolyse mécanique ;
    - thrombopénie ;
    - stigmates de coagulation intravasculaire disséminée ;
  - échographie hépatique en cas de douleurs abdominales.
- Bilan préopératoire :
  - groupe ABO + RAI ;
  - NFS, TP, TCA + bilan de coagulation complet avec dosage du fibrinogène.
- Consultation d'anesthésie.
- Appel du gynécologue-obstétricien pour évaluation et orientation.
- Hospitalisation systématique.
- Transfert en réanimation pour surveillance.

IV. Stratégie de prise en charge

A. Anticiper l'urgence

La présence ou l'apparition de critère de gravité cliniques ou biologiques peut faire poser l'indication d'une extraction fœtale en urgence pour sauvetage maternel ou fœtal.

Dès que possible mais sans retarder la prise en charge thérapeutique, la patiente doit donc bénéficier :

- d'une pose de voie d'abord veineux ;
- de l'administration de corticoïdes à visée de maturation pulmonaire fœtale si terme entre 24 et 34 semaines d'aménorrhée, et de l'administration de sulfate de magnésium à visée de maturation cérébrale fœtale si terme inférieur à 33 semaines d'aménorrhée ;
- d'un bilan préopératoire ;
- d'une consultation d'anesthésie.

La présence ou l'apparition de critères de gravité (pré-éclampsie sévère) doit motiver un transfert en réanimation ou surveillance continue.

Rôle du réanimateur

Un transfert en réanimation est nécessaire en cas de pré-éclampsie sévère.

La surveillance en secteur de soins critiques permet :

- une surveillance clinique et paraclinique maternelle et fœtale pluriquotidienne ;
- un monitorage continu de la FC, PA, SpO_2 et de la diurèse ;
- l'initiation du traitement antihypertenseur en urgence : nicardipine, labétalol ou clonidine ;
- traitement par sulfate de magnésium intraveineux en continu ;
- un examen clinique et une surveillance biologique pluriquotidienne à la recherche de critères de gravité maternels (complications hépatiques, rénales, neurologiques ou des troubles de la coagulation) ;
- la recherche des signes de souffrance fœtale pluriquotidienne par enregistrement du rythme cardiaque fœtal en lien avec l'équipe obstétricale.

En *post-partum*, la mère est à nouveau transférée en soins critiques pour :

- poursuite de la surveillance clinique et biologique pluriquotidienne ;
- poursuite du contrôle tensionnel strict.

B. Contrôle tensionnel

Les traitements antihypertenseurs recommandés pendant la grossesse sont : le labétalol, la nicardipine, la nifédipine et la clonidine. Les inhibiteurs de l'enzyme de conversion, les antagonistes des récepteurs de l'angiotensine II et les diurétiques ne doivent pas être utilisés quel que soit le trimestre de la grossesse.

Les traitements à privilégier en première intention sont la nicardipine ou le labétalol. La clonidine est utilisée en deuxième intention en cas d'inefficacité ou de mauvaise tolérance.

L'initiation d'un traitement antihypertenseur est indiquée avant extraction fœtale en cas de PAS > 160 mmHg et/ou PAD > 110 mmHg. Le contrôle tensionnel doit être strict. Son objectif est double :

- limiter les complications liées aux poussées hypertensives : PAS maintenue inférieure à 160 mmHg ;
- maintenir la perfusion placentaire et préserver celle-ci des variations tensionnelles : PAD maintenue entre 85 mmHg et 100 mmHg de façon stable.

Avant extraction fœtale, le contrôle tensionnel est limité par le risque d'hypotension et d'hypoperfusion placentaire. Après extraction fœtale, le contrôle tensionnel doit être strict.

Contrôle tensionnel

- Les inhibiteurs de conversion de l'angiotensine, les antagonistes des récepteurs de l'angiotensine II et les diurétiques sont strictement contre-indiqués.
- Les molécules de choix sont la nicardipine et le labétalol, la clonidine en deuxième intention.
- La PAS doit être maintenue entre 140 et 160 mmHg et la PAD entre 85 et 100 mmHg avant l'extraction fœtale. En dessous de ces valeurs le traitement doit être diminué ou suspendu. En *post-partum*, l'objectif est d'atteindre des chiffres de pression artérielle strictement normaux (120/80 mmHg).
- Remplissage vasculaire.

La pré-éclampsie est un état d'hypovolémie permanente secondaire à l'hypoalbuminémie (fuite rénale) et à l'activation endothéliale responsable d'une fuite de l'eau intravasculaire vers le secteur interstitiel.

L'objectif est de préserver une perfusion rénale optimale sans risquer une surcharge hydrosodée pulmonaire. Celle-ci peut survenir préférentiellement en *post-partum* immédiat du fait du retour physiologique de l'eau du secteur interstitiel vers le secteur vasculaire.

Dans ce contexte, un remplissage excessif peut précipiter la survenue d'un œdème aigu pulmonaire. Un remplissage vasculaire est à entreprendre seulement lorsqu'un risque d'hypovolémie est prévisible : vasodilatation secondaire à des agents vasodilatateurs tels qu'utilisés lors de la péridurale, d'une anesthésie générale et de toute situation hémorragique (hémorragie du *post-partum*, hématome rétroplacentaire).

C. Corticothérapie

L'administration d'une corticothérapie se fait à visée de maturation pulmonaire, en prévention de la maladie des membranes hyalines.

Pour le fœtus, elle n'a d'intérêt qu'avant 34 SA. Elle se fait selon le schéma suivant : 12 mg de bétaméthasone en IV à renouveler à 24 heures d'intervalle.

Hors critère d'extraction en urgence, il est donc recommandé de maintenir la grossesse 48 heures, afin d'administrer la corticothérapie.

D. Sulfate de magnésium

Le sulfate de magnésium est le traitement de référence de la crise d'éclampsie et en prévention de sa récidive. Il agit contre le vasospasme cérébral et possède des propriétés de neuroprotection. Son administration doit être envisagée dès l'apparition de signe neurologique évocateur.

La surveillance du traitement par sulfate de magnésium comprend une surveillance de la fonction rénale et une évaluation clinique répétée de la conscience, des réflexes ostéotendineux et de la fréquence ventilatoire à la recherche de signe de surdosage (somnolence, trouble de conscience, abolition des réflexes ostéotendineux, bradypnée).

En cas d'éclampsie, l'extraction fœtale devra être réalisée en urgence.

Tic-tac...

10 min	• Examen clinique complet • Contrôle de la pression artérielle en position assise ou allongée • BU à la recherche d'une protéinurie confirmée par la recherche d'une protéinurie sur échantillon
20 min	• Pose d'une voie veineuse périphérique • Bilan en urgence : créatininémie, uricémie, protéinurie des 24 h, NFS-plaquettes, bilan hépatique, haptoglobine, LDH, TP, TCA, fibrinogène, D-dimères • Bilan préopératoire associé, notamment groupe ABO + RAI
30 min	• Évaluation gyéncologique spécialisée, échographie obstétricale, enregistrement cardiotocographique • Contrôle tensionnel : débuter nicardipine ou labétalol, clonidine en 2e intention
45 min	• Si critère d'extraction en urgence : consultation d'anesthésie, transfert au bloc opératoire, avis auprès des équipes de réanimation pour transfert postopératoire
60 min	• En absence de critère d'extraction en urgence : poursuite du contrôle tensionnel, bétaméthasone 12 mg dès que possible si < 34 SA • Transfert en secteur d'hospitalisation approprié : hospitalisation ou transfert *in utero* vers maternité de niveau adaptée, secteur de réanimation selon critère de gravité

Une situation clinique... Deux prises en charge

Madame V., âgée de 32 ans, se présente aux urgences pour céphalées s'aggravant depuis 48 heures. Elle est G1P1 et est actuellement enceinte d'une petite fille, à 30 semaines d'aménorrhée. Le suivi de la grossesse a été simple. Madame V. ne présente pas d'antécédent personnel particulier. Le seul antécédent familial rapporté est une hypertension artérielle chez la mère qui se serait « révélée à la grossesse ».

Où Margot ne fait pas ce qu'il faut...

Margot prend les constantes de Madame V. et constate une pression artérielle à 175/95 mmHg. Elle effectue un contrôle après 10 minutes de repos, celle-ci se maintient au-dessus de 160/85 mmHg à plusieurs reprises. Pour le reste, Margot effectue un examen clinique sommaire, puisque la patiente ne présente aucune plainte fonctionnelle hormis des céphalées qu'elle peut facilement mettre sur le compte d'une hypertension artérielle modérée. Margot décide donc d'introduire un traitement par inhibiteur de l'enzyme de conversion à faible dose avec un bilan biologique de contrôle à réaliser en ville pour surveillance de la créatininémie. Elle adresse la patiente à son médecin traitant pour un suivi rapproché en ville, afin de pouvoir adapter rapidement les posologies du traitement introduit. Sur l'ordonnance, elle ajoute un traitement à visée symptomatique par paracétamol pour soulager les céphalées puis informe la patiente qu'elle peut rentrer à domicile en lui expliquant qu'il n'y a pas de raison de s'inquiéter.

Où l'on peut faire confiance à Margot

Margot prend les constantes de Madame V. et constate une pression artérielle à 175/95 mmHg. Elle effectue un contrôle après 10 minutes de repos, celle-ci se maintient au-dessus de 160/85 mmHg à plusieurs reprises. Margot décide donc de réaliser une bandelette urinaire devant cette hypertension non connue avant la grossesse et un terme supérieur à 20 semaines d'aménorrhée. En attendant les résultats, Margot interroge et examine la patiente à la recherche de signes d'alerte évocateurs de pré-éclampsie.

▶

La patiente confirme une dyspnée associée à des œdèmes des membres inférieurs qu'elle mettait, sans s'inquiéter, sur le compte de la grossesse. Elle avait d'ailleurs prévu d'aller s'acheter des bas de contention pour les semaines restantes. Sur le plan neurologique, Madame V. ne décrit pas de troubles visuels, pas de phosphène ni d'acouphène. Margot procède à un examen clinique complet et constate en effet la présence d'œdèmes des membres inférieurs prenant le godet; l'auscultation cardiopulmonaire est quant à elle normale. L'abdomen n'est pas douloureux, la patiente ne rapporte pas de métrorragie. Cependant, l'examen neurologique retrouve des réflexes ostéotendineux rotuliens vifs.

L'infirmière lui apporte le résultat de la bandelette urinaire : celle-ci montre, comme Margot le craignait, trois croix de protéinurie. Elle fait donc le diagnostic de pré-éclampsie avec signes de gravité notamment neurologiques.

Elle décide alors de compléter son examen par un bilan à la recherche de critères de gravité biologique notamment : créatininémie, uricémie, protéinurie des 24 heures, NFS-plaquettes, bilan hépatique, haptoglobine, LDH, TP, TCA, fibrinogène, D-dimères. Elle associe d'emblée un bilan préopératoire complémentaire notamment groupe ABO et RAI.

Elle fait initier immédiatement un traitement antihypertenseur par nicardipine 1 mg/heure avec réévaluation toutes les 30 minutes pour adaptation éventuelle du traitement.

Devant des signes neurologiques annonciateurs d'éclampsie, elle associe d'emblée un traitement par sulfate de magnésium (4 g sur 20 minutes).

Compte tenu de l'urgence et en attendant les résultats, elle appelle le gynécologue-obstétricien de garde pour une évaluation rapide avec notamment un enregistrement cardio-tocographique, une échographie obstétricale et pelvienne et une aide à l'orientation. Devant le potentiel risque d'extraction fœtale immédiat ou retardé, Margot appelle l'anesthésiste de garde, afin que la patiente bénéficie d'une consultation préanesthésique. Elle informe enfin le réanimateur de garde du dossier afin de discuter d'un transfert immédiat ou dans les suites d'une éventuelle extraction fœtale.

Réponse au quiz

Il fallait évoquer l'embolie amniotique.

Décrite la première fois en 1926, l'embolie amniotique est une complication rare mais extrêmement grave. Elle concerne 1 sur 8000 à 1 sur 80000 grossesses mais représente à elle seule 20 à 80 % de la mortalité maternelle en *post-partum*; elle est considérée comme la pathologie la plus dangereuse en obstétrique et fait partie des trois premières causes de mortalité maternelle avec l'hémorragie du *post-partum* et les complications sévères de l'hypertension artérielle. En cas de survie, le pronostic fonctionnel peut être grevé par des séquelles neurologiques présentes dans 85 % des cas. Le pronostic fœtal vital et fonctionnel est lui aussi engagé. Il est lié à l'hypoxie plus ou moins profonde et à la rapidité d'extraction.

L'embolie amniotique est imprévisible et grave. Elle survient dans la plupart des cas pendant le travail, après rupture des membranes (70 à 90 % des cas) ou dans le *post-partum* immédiat (généralement dans les 5 minutes mais pouvant survenir plusieurs heures après l'accouchement).

La physiopathologie de l'embolie amniotique est mal élucidée. Elle est liée au passage d'éléments solubles et insolubles du liquide amniotique dans la circulation maternelle avec trois effets discutés : l'obstruction des vaisseaux de petit calibre, un effet vasoactif des substances libérées et une réaction immuno-allergique.

Cliniquement, elle se manifeste par des signes de défaillances viscérales, associées ou non à une CIVD. Ces signes sont peu spécifiques et peuvent égarer le diagnostic. Il faut cependant savoir l'évoquer devant des signes généraux (malaise, angoisse, sueurs), neurologiques (agitation, perte de connaissance, convulsion), cardiovasculaire (collapsus, arrêt cardiorespiratoire), respiratoire (bronchospasme, détresse respiratoire aiguë, cyanose), digestifs (nausée, vomissement), ainsi qu'une atonie utérine persistante et la survenue d'une hémorragie.

Le diagnostic est histologique avec la mise en évidence d'éléments du liquide amniotique dans le sang. Le traitement est symptomatique.

X

Défaillances et urgences hématologiques

CHAPITRE

62

Accidents hémorragiques des anticoagulants

Focus MÉDECINE INTENSIVE-RÉANIMATION

Situations de départ

- 60 Hémorragie aiguë
- 89 Purpura, ecchymose, hématome

Item, objectifs pédagogiques

ITEM 330 – Prescription et surveillance des classes de médicament les plus courantes chez l'adulte et chez l'enfant hors anti-infectieux (pour AVK et héparine)

Rang	Rubrique	Intitulé	Descriptif
A	Définition	Héparines : connaître les mécanismes d'action, indications, effets secondaires, interactions médicamenteuses, modalités de surveillance et principales causes d'échec	Connaître les mécanismes d'action
A	Définition	Anticoagulants oraux (AVK et AOD) : connaître les mécanismes d'action, indications, effets secondaires, interactions médicamenteuses, modalités de surveillance et principales causes d'échec	Connaître les mécanismes d'action

I. Définition et épidémiologie
II. Comment poser le diagnostic ?
III. Comment estimer la gravité ?
IV. Quelles sont les mesures de prise en charge en urgence ?

Vignette clinique

Monsieur B., 68 ans, se présente au service d'accueil des urgences en début de nuit pour une douleur abdominale apparue le matin même et d'intensité progressivement croissante. Dans ses antécédents, on trouve une hypertension artérielle contrôlée sous valsartan, une fibrillation atriale paroxystique traitée par sotalol et apixaban, et un asthme depuis l'enfance pour lequel le patient n'a actuellement pas de traitement de fond.

Paramètres vitaux : PA 93/72 mmHg, FC 96 bpm en rythme sinusal, SpO_2 96 % en air ambiant, FR 24 cycles/min, température 37,3 °C, EVA 7/10.

NB : Si les valeurs présentées ici sont *stricto sensu* dans les normes, la présence d'une fréquence cardiaque > 80 bpm sous traitement bêtabloquant, d'une pression artérielle relativement basse pour un patient hypertendu, et « pincée » (pression différentielle = PAS – PAD < 30 mmHg) constituent des signes de gravité !

Connaissances

Médecine intensive – réanimation, urgences et défaillances viscérales aiguës

Examen physique : l'interrogatoire du patient vous permet de mieux caractériser la douleur du patient : il s'agit d'une douleur en fosse iliaque gauche irradiant dans la racine de la cuisse. Le patient décrit également des paresthésies de la face antérieure de la cuisse gauche. La douleur est majorée lors de la flexion active de la cuisse sur le tronc, responsable d'une impotence fonctionnelle. Il n'y a pas de trouble du transit associé à cette douleur. Après un examen systématique neurologique, cardiovasculaire et pulmonaire ne trouvant aucune anomalie, vous procédez à un examen abdominal. L'abdomen est souple, sensible en fosse iliaque gauche, sans masse palpable. Les bruits hydroaériques sont bien perçus.

Les *examens complémentaires* d'orientation réalisés montrent :

- biochimie : Na^+ = 136 mmol/l, K^+ = 3,9 mmol/l, créatinine = 97 µmol/l, urée = 5,2 mmol/l, bilirubine = 18 µmol/l, ALAT = 41 UI/l, ASAT = 37 UI/l, CRP = 35 mg/l ;
- numération-formule sanguine : hémoglobine = 7,1 g/dl, VGM = 88 fl, leucocytes = 12 G/l, plaquettes = 385 G/l ;
- hémostase : TP = 78 %, INR = 1,1, ratio TCA = 1,2 ;
- bilan prétransfusionnel : groupe A–, recherche d'anticorps irréguliers négative.

Sur les seules données de l'examen clinique, il est difficile de poser le diagnostic d'accident des anticoagulants. Cependant, la présence d'une douleur en fosse iliaque irradiant à la cuisse avec impotence fonctionnelle chez un patient sous anticoagulant est très évocatrice d'un hématome musculaire profond, en particulier du muscle psoas. La présence d'une anémie renforce cette hypothèse diagnostique et justifie la réalisation d'un scanner abdominopelvien injecté à la recherche d'un saignement actif.

Le scanner abdominopelvien avec injection de produit de contraste confirme votre diagnostic en objectivant un hématome du muscle psoas gauche avec saignement actif.

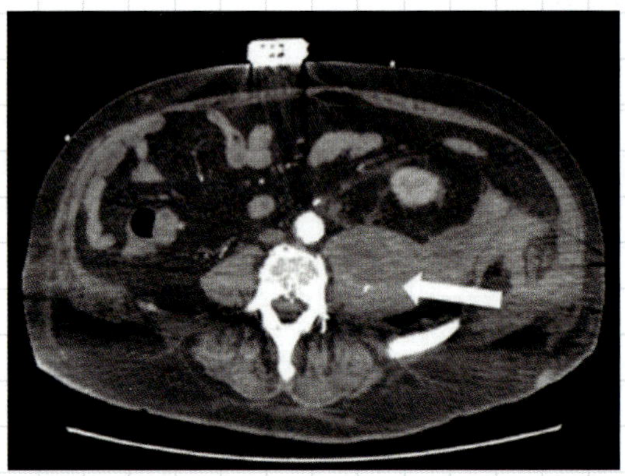

Hématome du psoas gauche avec saignement actif

Le diagnostic retenu est donc celui d'hématome spontané du muscle psoas gauche sous apixaban. Il s'agit d'un diagnostic relativement fréquent devant être facilement évoqué devant une déglobulisation sous anticoagulant sans saignement extériorisé ou devant une douleur en fosse iliaque ou une cruralgie chez un patient sous anticoagulant.

La prise en charge du patient consiste en :

- hospitalisation en réanimation ou en surveillance continue ;
- support transfusionnel en urgence relative (dans les 2 heures) ;
- arrêt du traitement par apixaban ;
- mesure de l'activité anti-Xa spécifique et suivi ;
- réversion du traitement anticoagulant par concentrés de complexes prothrombiniques à discuter ;
- embolisation de l'artère responsable du saignement par radiologie interventionnelle à discuter, notamment si signe de saignement actif sur le scanner injecté ;
- déclaration de la complication en pharmacovigilance.

I. Définition et épidémiologie

Les accidents hémorragiques des anticoagulants sont simplement définis par la présence d'un saignement chez un patient traité par antivitamine K (AVK), héparine non fractionnée (HNF), héparine de bas poids moléculaire (HBPM) ou par un anticoagulant oral direct (AOD), classe thérapeutique représentée en France par trois molécules : rivaroxaban (Xarelto®), dabigatran (Pradaxa®) et apixaban (Eliquis®).

Il s'agit d'une situation fréquente et potentiellement grave, concernant 5 à 7 % des patients traités par AVK chaque année, dont 0,5 à 1 % d'accident fatal. L'incidence est comparable pour les traitements par HNF mais moins importante pour les HBPM. Les anticoagulants oraux directs semblent également moins à risque, avec une incidence des saignements majeurs de l'ordre de 2 à 4 % par an (tableau 62.1).

Tableau 62.1. C Incidences annuelles des saignements majeurs en fonction du type d'anticoagulants (à titre indicatif).

	AVK	HNF	HBPM	Apixaban	Rivaroxaban	Dabigatran
Incidence annuelle des saignements majeurs	5–7 %	0–7 %	0–3 %	2–3 %	3–4 %	2–3 %

Plusieurs facteurs de risque d'accident hémorragique ont été mis en évidence, quelle que soit la molécule utilisée, et doivent être pris en compte lors de l'initiation d'un traitement anticoagulant :

- une posologie et une cible d'anticoagulation plus élevées ;
- un âge plus élevé ;
- l'association à d'autres traitements antithrombotiques ;
- certaines comorbidités comme l'insuffisance rénale, l'insuffisance hépatique, l'hypertension artérielle ;
- la présence préalable de lésions connues, en particulier cérébrales ou digestives.

Quiz 1

Un patient de 72 ans est adressé en urgence pour l'apparition brutale d'une hémiplégie droite proportionnelle. Dans ses antécédents, on note une hypertension artérielle sous candesartan et une thrombose veineuse profonde il y a 3 mois traitée par rivaroxaban.

Quel(s) diagnostic(s) évoquez-vous ? Que faut-il anticiper au plan thérapeutique ?

II. Comment poser le diagnostic ?

Lorsque le saignement est cliniquement évident (par exemple, rectorragies) ou fortement symptomatique (par exemple, AVC hémorragique), poser le diagnostic d'accident des anticoagulants ne présente généralement pas de difficulté, la prise de traitement anticoagulant étant le plus souvent connue.

Néanmoins, il convient de ne pas méconnaître un saignement occulte chez un patient pauci- ou asymptomatique présentant une déglobulisation. L'examen clinique doit dans un premier temps chercher un saignement actif extériorisé à l'interrogatoire : Avez-vous saigné récemment ? Avez-vous présenté des vomissements sanglants (hématémèse) ? Des selles noires (méléna) ?

À noter, après inspection clinique à la recherche d'une plaie ou d'un hématome, l'examen physique devra impérativement comprendre un toucher rectal à la recherche de sang sur le doigtier.

De manière systématique, toute déglobulisation inexpliquée chez un patient sous anticoagulant doit faire pratiquer des examens complémentaires, avec en premier lieu par argument de fréquence une endoscopie digestive haute puis basse (gastrites, ulcères gastroduodénaux, cancers de l'appareil digestif…) ou un scanner abdominopelvien injecté (hématomes musculaires des grands droits ou du psoas, hématome rétropéritonéal…), selon l'anamnèse et la présentation clinique.

Par ailleurs, un des enjeux diagnostiques est l'identification d'un éventuel surdosage, et de ne pas méconnaître une anomalie de l'hémostase autre que celle induite par le traitement du patient. Aussi les anomalies de l'hémostase induites par les traitements anticoagulants et les modalités diagnostiques d'un surdosage sont-elles rappelées dans le tableau 62.2.

Tableau 62.2. Ⓐ Anomalie de l'hémostase et mise en évidence d'un surdosage en fonction des anticoagulants.

Pour rappel, sans traitement anticoagulant, le TCA ratio normal est < 1,2 et l'INR normal est de 1.Si le suivi de l'activité anticoagulante est facile pour les traitements par AVK et héparines, la répercussion sur l'hémostase des traitements par AOD et le diagnostic de surdosage est plus difficile à apprécier en pratique courante. Pour les inhibiteurs directs du facteur Xa (apixaban, rivaroxaban), des kits de dosage spécifique permettant d'apprécier l'activité anti-Xa ont été mis au point et sont de plus en plus utilisés. Pour le dabigatran, inhibiteur direct de la thrombine (facteur II), il existe un test depuis peu.

	AVK	HNF	HBPM	Apixaban	Rivaroxaban	Dabigatran
Anomalie de l'hémostase attendue chez un patient traité	INR en zone cible (le plus souvent entre 2 et 3)	TCA ratio entre 2 et 3	Effet variable sur le TCA	Effet variable et faible sur le TP et le TCA	Effet variable sur le TP	Effet variable sur le TCA
Test biologique objectivant un surdosage	INR > INR cible	TCA ratio > 3 Activité anti-Xa > 0,6 anti-Xa/ml	Activité anti-Xa > 1 anti-Xa/ml	Test anti-Xa spécifique > cible	Tests anti-Xa spécifique > cible	Tests anti-IIa spécifique > cible

III. Comment estimer la gravité ?

Si le diagnostic positif pose peu de problèmes en pratique, **le diagnostic de gravité est un véritable enjeu**, car il a un impact majeur sur chacune des étapes de la prise en charge.

En cas d'anémie peu profonde, les symptômes sont surtout marqués par une pâleur cutanéomuqueuse diffuse ainsi que par des signes fonctionnels hypoxiques peu spécifiques, tels qu'une asthénie, une dyspnée d'effort puis de repos, une tachycardie, un souffle cardiaque anorganique voire des douleurs d'angor ou de claudication des membres inférieurs même au repos.

La Haute Autorité de Santé définit un accident hémorragique comme « grave » dans les situations suivantes :

- hémorragie extériorisée non contrôlable par les moyens usuels ;
- retentissement hémodynamique (PAS < 90 mmHg ou diminution de 40 mmHg, PAM < 65 mmHg ou présence de signes de choc) ;
- nécessité d'un geste d'hémostase en urgence (chirurgie, radiologie interventionnelle ou endoscopie) ;
- nécessité de recours à un support transfusionnel ;
- localisation du saignement menaçant le pronostic vital ou fonctionnel : intracrânien, intramédullaire, intraoculaire, hémothorax, hémopéritoine, musculaire profond…

La présence ou l'absence de ces critères permet de guider la prise en charge du patient. Ainsi, tout accident hémorragique remplissant l'un de ces critères doit impérativement conduire à une hospitalisation. Une hospitalisation en réanimation ou surveillance continue se justifie d'emblée en cas de retentissement hémodynamique ou de localisation menaçant le pronostic vital.

Quiz 2

Un patient de 55 ans est pris en charge pour un malaise survenu à son domicile. Il est porteur d'une prothèse mécanique aortique depuis 12 ans mise en place pour un rétrécissement aortique sur bicuspidie. Il est traité au long cours par warfarine. Son épouse vous dit qu'il a des difficultés professionnelles depuis des semaines et qu'un traitement par escitalopram a été récemment introduit. Son examen clinique retrouve une pression artérielle à 95/55 mmHg, une fréquence cardiaque à 115 bpm, une pâleur cutanéomuqueuse et une sensibilité épigastrique. Le bilan biologique que vous avez demandé en urgence est le suivant : Hb = 8,1 g/dl, plaquettes = 115 G/l, TP = 5 %, INR = 10.

Quelle est votre prise en charge initiale ? À quoi peut être lié le surdosage en AVK ?

IV. Quelles sont les mesures de prise en charge en urgence ?

La prise en charge d'un accident hémorragique des anticoagulants se décompose en quatre volets : l'interruption du traitement anticoagulant, la prise en charge symptomatique, la correction de l'hémostase, la neutralisation de la lésion hémorragique.

A. Interruption de l'anticoagulant

Dans la très grande majorité des cas, **le traitement anticoagulant doit être interrompu dès l'hémorragie identifiée**. Dans certaines situations cependant, l'arrêt complet de l'anticoagulation doit faire l'objet d'une réflexion approfondie concernant la balance bénéfice-risque. Ces cas particuliers sont les situations à fort risque thrombotique, par exemple la présence d'une prothèse valvulaire mécanique (notamment en position mitrale) qui risque de se thromboser en cas d'arrêt du traitement anticoagulant, ou dans lesquelles il existe une thrombose grave concomitante, par exemple une embolie pulmonaire proximale à risque intermédiaire haut ou une thrombophlébite cérébrale.

B. Prise en charge symptomatique

La prise en charge symptomatique des accidents des anticoagulants rejoint celle des hémorragies en général, **avant tout fondée sur le support transfusionnel avec un degré d'urgence variable selon la gravité**. Ce volet renvoie au chapitre sur le choc hémorragique (cf. chapitre 18) et à l'item 178 sur la transfusion sanguine et les produits dérivés du sang (cf. chapitre 8).

C. Correction de l'hémostase

Il importe avant tout de bien faire préciser au patient l'heure de la dernière prise et la dose utilisée. Cependant, le seul arrêt du traitement ne suffit pas à rétablir une hémostase efficace en urgence, les effets anticoagulants persistant quelques heures (héparines non fractionnées) à plusieurs jours (AVK, AOD) en l'absence d'une neutralisation. Il existe cependant différentes stratégies de neutralisation des anticoagulants en fonction des traitements.

La durée d'action des anticoagulants en cas d'arrêt est rappelée dans le tableau 62.3.

Tableau 62.3. Ⓐ **Durée approximative avant normalisation de l'hémostase en cas d'arrêt selon l'anticoagulant.**

	HNF	HBPM	AVK	Apixaban	Rivaroxaban	Dabigatran
Durée approximative avant normalisation de l'hémostase chez un patient traité	IVSE (héparine sodique) : 2 à 4 h Sous-cutanée (calciparine) : 8 à 14 h	12 à 20 h	2 à 4 jours (selon le type d'AVK)	24 h	24 h	24 h si fonction rénale normale (sinon jusqu'à 48 h et plus)

1. AVK

La réversion du traitement par AVK en cas de saignement fait appel à une neutralisation rapide par **concentré de complexes prothrombotiques** (CCP), apportant l'ensemble des facteurs de coagulation dont la synthèse est inhibée par la vitamine K (II, VII, X et IX, aussi appelé PPSB, pour Prothrombine, Proconvertine, Facteur de Stuart et anti-hémophilique B), avec une dose efficace de 25 UI/kg. Cette supplémentation doit systématiquement s'associer à un apport en vitamine K de 5 à 10 mg en intraveineux pour maintenir une réversion prolongée après la 6e heure. L'objectif du traitement est d'obtenir un INR inférieur à 1,5.

2. Héparines

Pour la réversion du traitement par héparine non fractionnée, on utilise le **sulfate de protamine**, qui agit en neutralisant l'activité antithrombine de l'HNF, à la dose de 1 mg pour 100 UI d'HNF. En revanche, l'action du sulfate de protamine est quasi nulle sur les HBPM. Par ailleurs, ce traitement peut être mal toléré, avec notamment la survenue de malaises graves avec hypotension et bradycardie.

3. AOD

Concernant les anticoagulants oraux directs, seul le dabigatran possède un antidote spécifique disposant d'une AMM en France en cas de saignement menaçant le pronostic vital ou en cas de chirurgie urgente, l'idarucizumab (Praxbind®). Son usage est réservé à une prise en charge hospitalière. Son action est rapide et son efficacité d'environ 24 heures.

Pour les autres AOD, il n'existe pour l'heure aucun antidote spécifique. L'administration de facteur VII activé ou de CCP est proposée.

D. Neutraliser la source du saignement

Rechercher l'origine du saignement et la traiter est un point crucial du traitement en parallèle de la correction de l'hémostase. Dans les situations où l'origine du saignement est évidente, l'indication à un geste d'hémostase est donc à discuter systématiquement avec le spécialiste concerné (par exemple, le gastro-entérologue en cas d'hémorragie digestive). Dans les situations où l'origine du saignement n'est pas connue (déglobulisation sous anticoagulant sans saignement extériorisé), la recherche de l'origine précise est primordiale, le plus souvent par la réalisation d'un scanner abdominopelvien injecté, et la prise en charge est le plus souvent établie de manière multidisciplinaire avec chirurgiens et radiologues interventionnels.

Enfin, tout accident des anticoagulants doit être déclaré à la pharmacovigilance.

Points de vigilance

- La juste évaluation de la gravité d'un saignement est la clé d'une prise en charge adéquate, influençant chacun des éléments de la prise en charge depuis l'orientation initiale du patient jusqu'à un éventuel geste d'hémostase.
- Comme toute hémorragie, les saignements sous anticoagulants ont une source qu'il convient de maîtriser. Mettre un saignement, de quelque origine, sur l'unique compte du traitement anticoagulant et se contenter d'une correction des troubles de l'hémostase sont deux erreurs, diagnostique et thérapeutique.
- Attention aux patients ayant une carence martiale supplémentée en fer dont les selles noires peuvent à tort orienter vers une hémorragie digestive haute responsable d'un méléna. Cependant, à l'inverse, les patients déjà supplémentés en fer peuvent aussi souffrir d'hémorragie digestive haute et ne pas se rendre compte du méléna car leurs selles sont déjà noires du fait du traitement.
- Parfois, un train peut en cacher un autre, et il ne faut pas méconnaître une anomalie de l'hémostase surajoutée au traitement anticoagulant.
- Il faut faire attention à ne pas antagoniser une anticoagulation curative sans prendre en compte l'indication et sans anticiper la suite de la prise en charge. Antagoniser un patient sous anticoagulant pour un antécédent de thrombose veineuse profonde datant de 10 ans est beaucoup moins risqué que d'antagoniser un patient sous anticoagulation curative pour une valve mécanique en position mitrale à fort risque de thrombose.
- Il ne faut pas oublier de déclarer l'événement à la pharmacovigilance.

Une synthèse est proposée en fig. 62.1.

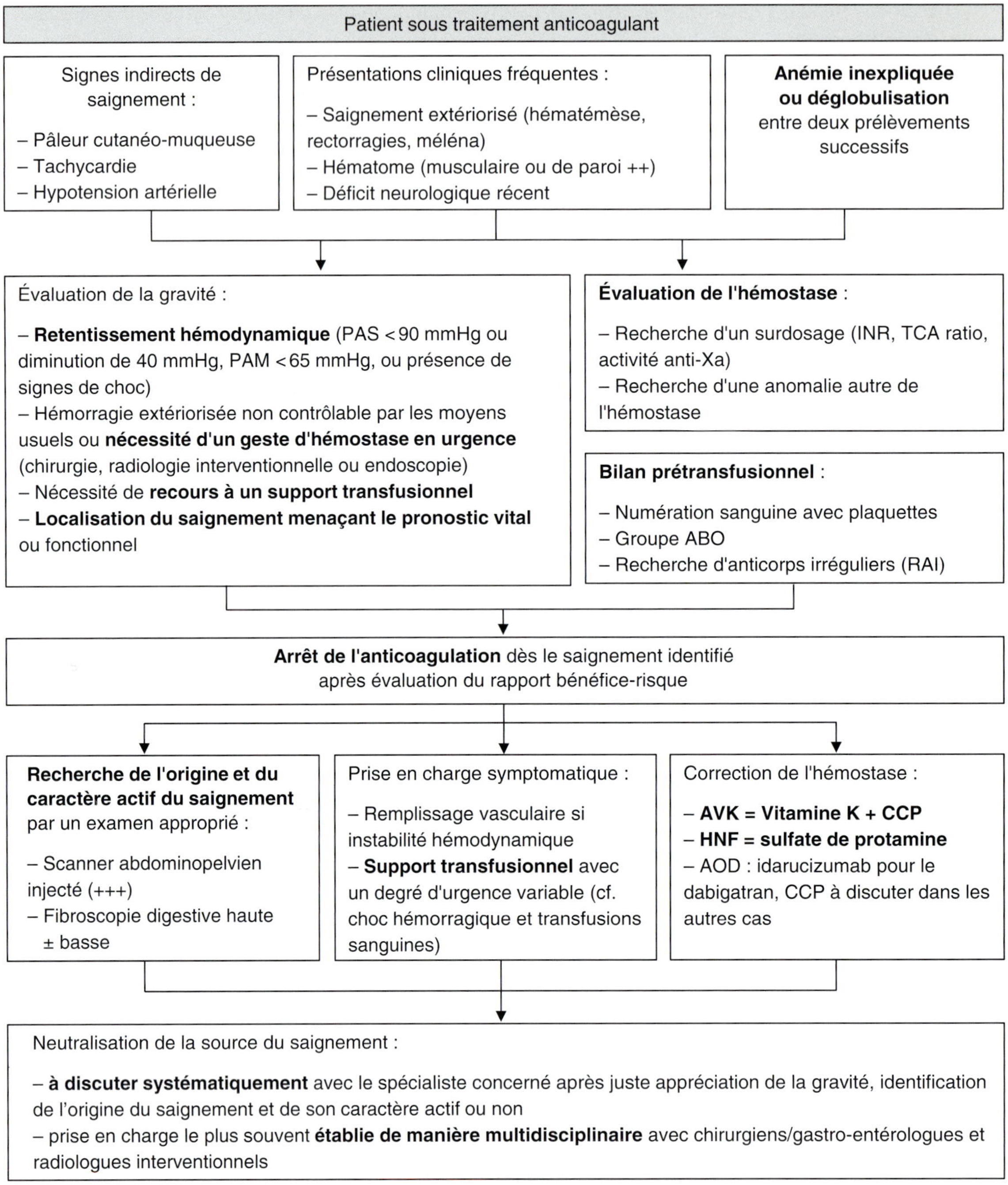

Fig. 62.1. Ⓐ **Algorithme devant un accident hémorragique des anticoagulants.**

Tic-tac…

< 15 min	• Évoquer un accident des anticoagulants en cas d'hémorragie extériorisée ou d'anémie aiguë (déglobulisation) inexpliquée chez un patient sous anticoagulant • Rechercher la prise d'anticoagulant en cas d'hémorragie ou d'anémie aiguë inexpliquée • Avoir prévenu le réanimateur en cas de signes de choc
< 30 min	• Avoir réalisé une NFS, un bilan de coagulation et un bilan prétransfusionnel
< 60 min	• Avoir arrêté ± antagonisé le traitement anticoagulant • Envisager une prise en charge étiologique adaptée

Une situation clinique… Deux prises en charge

Monsieur R., 64 ans, patient avec un antécédent d'ACFA anticoagulée par AVK, est hospitalisé en unité de surveillance continue pour un volumineux hématome crural droit (au niveau de la face antérieure de la cuisse) compliquant une chute mécanique de sa hauteur, responsable d'une perte de 2 g/dl d'hémoglobine en 6 heures (de 13 à 11 g/dl). Le patient est tachycarde et pâle, sans hypotension artérielle. Le bilan d'hémostase est le suivant : TP 15 %, INR 5,3, ratio TCA 1,3.

Où Stephan ne fait pas ce qu'il faut…

Devant la présence de fuite de produit de contraste sur le scanner injecté au niveau d'une collatérale de l'artère fémorale superficielle, l'indication d'une radio-embolisation est retenue et Stephan décide d'arrêter le traitement par AVK, d'antagoniser l'AVK par administration de CCP (concentré de complexe prothrombinique) à dose adaptée à l'INR et de discuter un support transfusionnel par culots globulaires. Au bilan de contrôle réalisé après le geste d'hémostase, l'INR est descendu à 1,9 et l'hémoglobine semble stabilisée à 10 g/dl. Stephan est rassuré et va se coucher en ce début de soirée en prévoyant un bilan de contrôle pour le lendemain matin. Dans la matinée, avant même les résultats du bilan, le patient se dégrade de nouveau et présente à la fois une douleur de la face antérieure de la cuisse droite et des paresthésies de la jambe.

Où l'on peut faire confiance à Antonin

Après l'arrêt du traitement par AVK et de l'antagonisation par CCP, Antonin n'oublie pas d'administrer de la vitamine K à la dose de 10 mg en IV. Il contrôle l'INR 30 minutes plus tard qui est à 1,9. Devant cet INR > 1,5, il administre une nouvelle dose de CCP à dose adaptée qui permet de diminuer l'INR à 1,3 au contrôle 30 minutes plus tard. Le geste d'hémostase est réalisé avec succès et Antonin programme un contrôle du bilan d'hémostase (comprenant l'INR) et de l'hémoglobine 6 heures plus tard. Le bilan est satisfaisant et l'évolution dans les suites est favorable, permettant le transfert du patient en soins de suite et de réadaptation (SSR).

En effet, il convient de ne pas oublier que l'objectif cible de l'INR lors d'une hémorragie grave sous AVK est < 1,5. Il convient donc de viser cette cible et de ne pas oublier d'administrer une dose de vitamine K (per os ou en IV) de manière à éviter un effet rebond après administration de CCP. L'effet des CCP est souvent efficace mais de courte durée. Il convient de plus de bien monitorer l'hémostase et le taux d'hémoglobine de manière rapprochée dans cette situation. Cette surveillance rapprochée nécessite a minima une hospitalisation en unité de surveillance continue voire en service de réanimation.

Réponses aux quiz

Quiz 1

Le déficit neurologique *de novo* fait évoquer un accident vasculaire cérébral (AVC). Le patient étant traité par un anticoagulant oral direct, il est à risque d'accident hémorragique et notamment d'AVC hémorragique. Une imagerie cérébrale doit être demandée en urgence. Un bilan biologique complet avec un bilan de coagulation (avec activité anti-Xa rivaroxaban) doit précéder l'imagerie. En cas d'AVC hémorragique, l'administration de CCP est alors une urgence thérapeutique.

Quiz 2

Il s'agit d'une urgence diagnostique et thérapeutique. Même si les constantes vitales sont relativement préservées (pour le moment…), il existe une probable anémie aiguë (responsable du malaise) et donc une hémorragie (accident des anticoagulants chez ce patient sous AVK). À ce stade, le patient doit être pris en charge dans un secteur de soins critiques. Le bilan prétransfusionnel doit être réalisé et des concentrés de globules rouges commandés. Une imagerie (scanner abdominopelvien injecté) doit être réalisée en urgence à la recherche d'une hémorragie active. Le scanner mettra en évidence un hémopéritoine avec un saignement aux dépens d'un faux anévrysme de l'artère splénique. Le traitement anticoagulant sera rapidement antagonisé par CCP et vitamine K. Un geste de radio-embolisation sera réalisé. Devant la présence d'une prothèse valvulaire mécanique aortique, après avis cardiologique, une anticoagulation prudente, en secteur de soins continus, sera entreprise par héparine non fractionnée IVSE dès la 24e heure.

Le surdosage en AVK peut être lié à l'interaction médicamenteuse avec le traitement par ISRS introduit récemment (attention aux interactions médicamenteuses et à vos prescriptions chez les patients sous AVK !).

CHAPITRE
63

Thrombopénie en soins critiques

Focus MÉDECINE INTENSIVE-RÉANIMATION

Situations de départ

- 90 Tache cutanée du nourrisson
- 215 Anomalie des plaquettes
- 217 Baisse de l'hémoglobine
- 218 Diminution du taux de prothrombine (TP)

Items, objectifs pédagogiques

ITEM 214 – Thrombopénie chez l'adulte et l'enfant

Rang	Rubrique	Intitulé	Descriptif
A	Définition	Connaître la définition d'une thrombopénie	
B	Éléments physiopathologiques	Connaître les principaux mécanismes de thrombopénie	Destruction ou consommation, défaut de production, séquestration
A	Diagnostic positif	Connaître les manifestations cliniques associées aux thrombopénies	Asymptomatique ou manifestations hémorragiques (dont signes de gravité ?)
A	Diagnostic positif	Connaître les caractéristiques cliniques d'un purpura thrombopénique	
B	Contenu multimédia	Photographie d'un purpura thrombopénique	
A	Contenu multimédia	Photographie d'une bulle intrabuccale	
A	Identifier une urgence	Connaître les signes de gravité et les urgences vitales devant une thrombopénie	Accidents cérébroméningés, hémorragies digestives ou génitales avec déglobulisation ?
A	Diagnostic positif	Savoir reconnaître une fausse thrombopénie	
A	Étiologie	Connaître les principales causes de thrombopénie chez l'enfant et l'adulte	
A	Étiologie	Connaître la démarche diagnostique étiologique devant une thrombopénie de l'enfant et de l'adulte	
B	Examens complémentaires	Connaître les indications du myélogramme devant une thrombopénie	
A	Examens complémentaires	Examens à prescrire devant une thrombopénie de l'enfant et de l'adulte	
B	Contenu multimédia	Fond d'œil	Hémorragie

ITEM 215 – Purpuras chez l'adulte et l'enfant

Rang	Rubrique	Intitulé	Descriptif
A	Définition	Savoir définir et reconnaître un purpura	Description sémiologique
A	Diagnostic positif	Savoir différencier un purpura vasculaire d'un purpura thrombopénique	
A	Identifier une urgence	Apprécier la gravité d'un purpura	
A	Identifier une urgence	Savoir évoquer le diagnostic de purpura fulminans	
A	Diagnostic positif	Savoir effectuer un examen clinique chez un patient porteur d'un purpura	
A	Diagnostic positif	Savoir prescrire les examens biologiques à effectuer en urgence devant un purpura	
B	Diagnostic positif	Savoir prescrire les examens biologiques de première intention selon l'orientation diagnostique du purpura	
A	Étiologie	Connaître les principales étiologies de purpura dont les causes infectieuses	
A	Prise en charge	Connaître les mesures d'urgence devant un purpura	

Introduction
I. **Comment établir le diagnostic de thrombopénie ?**
II. **Quels examens complémentaires en urgence ?**
III. **Quel est le raisonnement étiologique ?**
IV. **Quelle est la prise en charge initiale ?**
V. **À propos de quelques causes rencontrées en médecine intensive-réanimation**

Introduction

A La thrombopénie est fréquente dans les situations critiques. La démarche diagnostique (et en particulier la place du myélogramme) dépend du contexte clinique. En dehors des hémopathies malignes, du purpura thrombopénique immunologique (PTI) et de l'hypersplénisme, non traités dans ce chapitre, il faut évoquer en priorité une coagulation intravasculaire disséminée (CIVD) et une cause médicamenteuse (mécanisme toxique ou immunoallergique). Le syndrome de microangiopathie thrombotique (MAT), comprenant le purpura thrombotique thrombocytopénique (PTT), le syndrome hémolytique et urémique (SHU) et les MAT secondaires, est rare mais doit être évoqué du fait de sa gravité et du caractère urgent de son traitement. La survenue d'une thrombopénie en cours d'hospitalisation chez un patient traité par héparine doit systématiquement faire évoquer une thrombopénie induite par l'héparine (TIH).

Vignette clinique

Madame D., 47 ans, est hospitalisée en réanimation pour un choc septique à point de départ urinaire avec une bactériémie à bacilles à Gram négatif. Ce matin, lors de la visite, la patiente présente une pression artérielle moyenne (PAM) à 60 mmHg sous noradrénaline, une diurèse de 400 ml/24 heures et des marbrures des genoux. Vous remarquez quelques taches violettes et plusieurs placards rouge foncé ne s'effaçant pas à la vitropression au niveau des extrémités ; les pouls périphériques sont perçus. La biologie met en évidence une thrombopénie à 45 G/l, l'hémoglobine est à 12 g/dl.

Vous suspectez une CIVD avec un purpura des extrémités. Vous complétez le bilan biologique par un bilan de coagulation comprenant TP, TCA, fibrinogène, D-dimères, facteur V ; vous recherchez également une défaillance hépatique associée par un bilan hépatique.

Très rapidement, vous êtes appelé par le biologiste de votre laboratoire, qui confirme votre suspicion diagnostique. Le TP est abaissé à 30 %, le fibrinogène diminué à 0,4 g/l, les D-dimères sont fortement augmentés et le facteur V est diminué. L'instabilité hémodynamique de votre patiente ne s'améliore pas malgré vos soins. Vous constatez l'apparition d'urines rouges dans la sonde vésicale.

Votre prise en charge consiste alors à poursuivre le traitement étiologique déjà entrepris et à pallier la défaillance du système hématologique par l'apport de PFC et de fibrinogène dans un premier temps. Devant cette manifestation hémorragique, vous envisagez un support transfusionnel de plaquettes. Vous recontrôlez ensuite régulièrement le bilan biologique pour vérifier l'efficacité de votre traitement.

I. Comment établir le diagnostic de thrombopénie ?

Le diagnostic positif se réalise par une numération plaquettaire avec un tube EDTA.

La thrombopénie est classiquement définie par une **numération plaquettaire inférieure à 150 G/l**.

Toutefois, il est possible d'observer chez certaines populations un taux de plaquettes entre 100 et 150 G/litre de manière physiologique (populations orientales et africaines, femmes enceintes). Ainsi, certains groupes d'expert retiennent le seuil de **100 G/litre**.

L'évolution du taux de plaquettes (diminution de 30 à 50 % du taux) permet également d'alerter le clinicien sur l'éventuelle apparition d'une thrombopénie.

Il convient d'éliminer les fausses thrombopénies

- Agrégation plaquettaire en présence d'EDTA.
- Agrégation plaquettaire lors de la prise de certains antiagrégants (antagonistes de la glycoprotéine IIb/IIIa).
- Pseudo-satellitisme des plaquettes avec les leucocytes (il s'agit d'une fausse thrombopénie puisqu'elle n'a lieu qu'*in vitro* en présence d'EDTA).

L'examen direct du frottis sanguin peut mettre en évidence un agrégat plaquettaire. Le contrôle du taux de plaquettes avec un **tube citraté** permet de s'affranchir de cette erreur et est à réaliser lorsque la thrombopénie semble isolée et asymptomatique. Pour rappel, l'EDTA et le citrate permettent de chélater le calcium. Sans calcium (facteur IV de la coagulation), il n'y a pas de coagulation possible, ce qui permet d'obtenir une numération plaquettaire fiable.

Manifestations cliniques et signes de gravité

La thrombopénie est associée à une augmentation du risque hémorragique.

Toutefois certaines étiologies de thrombopénie sont associées à un **risque thrombotique** :

- CIVD ;
- thrombopénie induite par l'héparine (TIH) ;
- microangiopathies thrombotiques (MAT) ;
- syndrome des antiphospholipides (SAPL).

La thrombopénie peut ainsi se manifester par des signes :

- cutanés (fig. 63.1) : purpura réparti sur l'ensemble de la peau : pétéchies ou ecchymoses ;
- muqueux : bulles hémorragiques intrabuccales ;
- viscéraux : saignement digestif, saignement urinaire, saignement intracrânien…

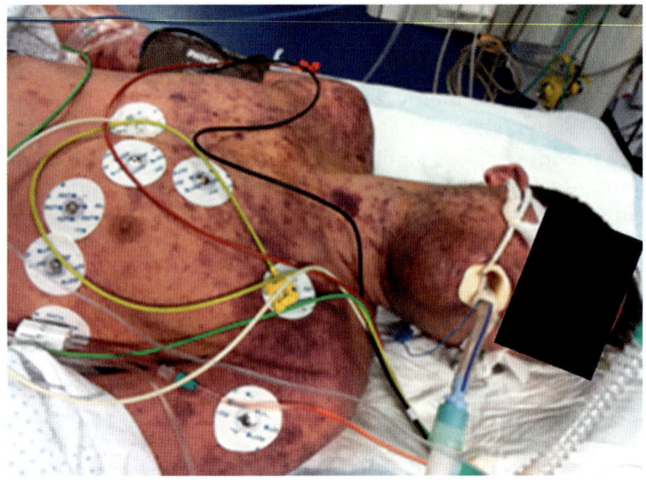

Fig. 63.1. Ⓐ **Purpura pétéchial et ecchymotique.**

La thrombopénie est considérée comme **grave lorsque la numération plaquettaire est inférieure à 20 G/l** ; le risque d'hémorragie spontanée augmente significativement en dessous de ce seuil. Les hémorragies spontanées intracérébrales sont rares et surviennent le plus souvent pour des thrombopénies < 10 G/l.

En cas de thrombopénie, il convient de rechercher systématiquement des signes de gravité :

- purpura cutanéomuqueux extensif, *a fortiori* nécrotique ;
- bulles hémorragiques endobuccales ;
- syndrome d'hypertension intracrânienne ;
- numération plaquettaire inférieure à 20 G/l.

Quiz 1

Une patiente de 36 ans est adressée aux urgences pour une confusion avec un déficit moteur du membre supérieur droit. La température est à 39,1 °C. Le bilan biologique met en évidence une anémie à 7,9 g/dl et une thrombopénie à 29 G/l. Les leucocytes sont à 10,5 G/l. Le TP et le TCA sont normaux. La créatininémie est à 89 µmol/l. Le ionogramme et le bilan hépatique sont sans particularité.

Quel(s) diagnostic(s) évoquez-vous ? Que ne faut-il surtout pas faire ?

II. Quels examens complémentaires en urgence ?

Les examens complémentaires dépendent du tableau clinique et des orientations étiologiques.

A. Diagnostic positif

- **Numération plaquettaire sur tube citraté** : rechercher des agrégats plaquettaires si la thrombopénie est isolée et asymptomatique.

B. Diagnostic étiologique

- **Bilan de coagulation à la recherche d'une CIVD (TP, TCA, fibrinogène, D-dimères, facteur V)**.
- **Bilan d'hémolyse (haptoglobine, LDH, schizocytes, bilirubine libre)** : rechercher une MAT en cas d'anémie associée.

- **Myélogramme** : permet d'orienter vers l'étiologie centrale ou périphérique de la thrombopénie (n'est pas systématique en soins intensifs).
- Recherche des **anticorps anti-PF4** (± test fonctionnel) : rechercher une thrombopénie induite par l'héparine.
- Recherche des **anticorps anti-phospholipides** : rechercher un SAPL.
- Recherche des **anticorps anti-HPA1a** : rechercher d'un purpura post-transfusionnel.

C. Recherche de complications

- **Scanner cérébral** : éliminer une hémorragie intracrânienne en cas de symptômes neurologiques centraux.

Quiz 2

Un patient de 65 ans hospitalisé pour la prise en charge de son cancer du poumon présente une pancytopénie à 8 jours de sa chimiothérapie. Ses autres antécédents sont une BPCO post-tabagique et une HTA. Le bilan biologique retrouve une atteinte sévère des trois lignées avec notamment une thrombopénie à 9 G/l. Le bilan de coagulation est normal.
Quelle est votre hypothèse étiologique concernant la thrombopénie ? Que proposez-vous ?

III. Quel est le raisonnement étiologique ?

Il existe trois grands types de thrombopénie :

- thrombopénie centrale en lien avec un défaut de production ;
- thrombopénie périphérique en lien avec un excès de destruction ou de consommation périphérique ;
- thrombopénie liée à un trouble de la distribution.

En réanimation, les étiologies sont souvent multiples et intriquées.

Le tableau 63.1 **ci-dessous résumant les principales étiologies n'est pas exhaustif.**

Tableau 63.1. Ⓐ Causes de thrombopénie en réanimation (liste non exhaustive).

Thrombopénie centrale	– Médicaments : chimiothérapie, antibiotiques, antiépileptiques… – Alcoolisme chronique – Infection : famille des *herpes virus*, VIH, tuberculose, parvovirus B19 – Carence en vitamines B9 et B12 – Hémopathie et cancer : infiltration médullaire, myélodysplasie, aplasie médullaire – Syndrome d'activation macrophagique
Thrombopénie périphérique	– Sepsis, choc septique, paludisme, virose – Polytraumatisme, chirurgie lourde – Coagulation intravasculaire disséminée, syndrome hémorragique – Microangiopathie thrombotique, HELLP syndrome – Thrombopénie induite à l'héparine – Thrombopénie médicamenteuse immunoallergique – Purpura thrombopénique immunologique – Thrombopénie par allo-immunisation (purpura post-transfusionnel) – Circulation extracorporelle
Thrombopénie de maldistribution	– Splénomégalie (notamment la cirrhose) – Remplissage vasculaire, support transfusionnel

La démarche diagnostique (fig. 63.2) devant une thrombopénie d'évolution aiguë n'est pas la même que celle à adopter devant une thrombopénie d'évolution ancienne. Il est nécessaire de rechercher un diagnostic pouvant mettre en jeu le pronostic vital du patient, en premier lieu la CIVD, en réalisant un **bilan de coagulation**. Même s'il est rare, la présence d'une anémie associée doit faire évoquer un syndrome de MAT et nécessite la réalisation d'un **bilan d'hémolyse** (haptoglobine, LDH, schizocytes, bilirubine libre).

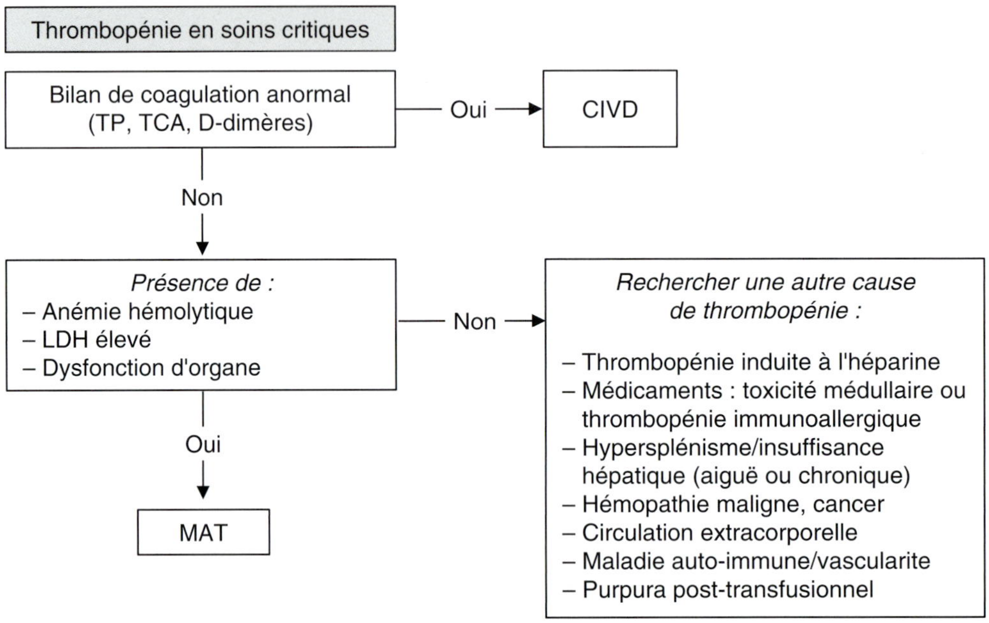

Fig. 63.2. Ⓐ **Arbre décisionnel : orientation diagnostique devant une thrombopénie en soins critiques.**

La CIVD et les MAT sont deux entités graves et nécessitent un diagnostic précoce et un traitement urgent.

Il faut également comprendre que la CIVD a de nombreuses étiologies et que toute thrombopénie au cours d'un sepsis n'est pas synonyme de CIVD. **La thrombopénie isolée est fréquente au cours du sepsis**.

La survenue d'une thrombopénie en cours d'hospitalisation chez un patient traité par héparine doit systématiquement faire évoquer une thrombopénie induite par l'héparine.

En dehors d'élément de contexte ou de signes cliniques orientant fortement vers un diagnostic, un myélogramme doit être réalisé rapidement.

IV. Quelle est la prise en charge initiale ?

L'indication de transfusion plaquettaire dépend de la numération plaquettaire, du contexte clinique et de la nécessité de réaliser des examens invasifs.

Le seuil de **20 G/l** est habituellement retenu pour un support transfusionnel plaquettaire prophylactique (tableau 63.2) car il existe une augmentation du risque d'hémorragie spontanée en dessous de ce seuil.

Tableau 63.2. Ⓐ **Seuils transfusionnels plaquettaires prophylactiques.**

Seuil (giga/l)	Indications de transfusion prophylactique de plaquettes
20	Systématique (sauf MAT)
50	Avant chirurgie mineure, ponction lombaire, ponction pleurale
80	Avant chirurgie majeure
100	Avant intervention neurochirurgicale ou chirurgie oculaire complexe

Une transfusion plaquettaire doit être discutée pour des seuils plus élevés en cas de saignements.

L'indication de support transfusionnel doit également prendre en compte la balance bénéfice/risque. **Le support transfusionnel en plaquettes expose à plusieurs risques** : immunologique (allo-immunisation), allergique et, dans une moindre mesure, hémodynamique (surcharge vasculaire) et infectieux (exposition virale, infection bactérienne par un produit contaminé). Les aspects particuliers du support transfusionnel sont détaillés dans le chapitre 8.

La transfusion plaquettaire favorise l'allo-immunisation et peut compromettre le rendement transfusionnel ultérieur.

Il faut également noter que la transfusion plaquettaire peut aggraver certaines pathologies (par exemple, la CIVD et la MAT).

La posologie dépend du poids et du taux de plaquettes du patient. Elle est calculée par l'établissement délivrant le produit labile sanguin.

V. À propos de quelques causes rencontrées en médecine intensive-réanimation

A. Thrombopénie induite par l'héparine (TIH)

La TIH est liée à l'activation plaquettaire par un anticorps anti-facteur 4 plaquettaire (anti-PF4) qui est stimulé par l'héparine. Elle survient plus fréquemment sous héparine non fractionnée que sous héparine de bas poids moléculaire. Le score « 4 T », incluant le nadir de la thrombopénie, sa cinétique d'installation, la présence ou l'extension de thrombose et l'existence d'un éventuel diagnostic différentiel, permet de définir une probabilité diagnostique. La mise en évidence de l'anticorps anti-PF4 permet de confirmer le diagnostic. Même s'il s'agit d'une thrombopénie, le risque lié à cette entité n'est pas hémorragique mais thrombotique.

Il existe deux types de TIH :

- type 1, non immunologique : la thrombopénie survient dans les 5 premiers jours et est asymptomatique ;
- type 2, immunologique : la thrombopénie survient entre le 5e et 21e jour et s'accompagne de thromboses vasculaires dans 50 % des cas.

Les délais de survenue peuvent être plus courts en cas d'exposition préalable à l'héparine.

En cas de suspicion diagnostique, il est nécessaire d'arrêter l'héparine et de la remplacer par un anticoagulant apparenté : danaparoïde (Orgaran®) En cas d'insuffisance rénale, l'argatroban (Arganova®) est indiqué. S'il existe une thrombose, la posologie doit être curative.

B. Coagulation intravasculaire disséminée (CIVD)

Toutes les situations aiguës critiques (sepsis, polytraumatisme, choc hémorragique…) sont associées à une activation de l'inflammation, allant dans certains cas jusqu'à une CIVD.

1. Définition

La CIVD correspond à la défaillance du système de coagulation caractérisée par l'**activation de la coagulation et de la fibrinolyse**. Il existe une consommation des facteurs de coagulation et une déplétion des inhibiteurs de la coagulation.

2. Physiopathologie

L'étape initiale de la CIVD implique la voie du facteur tissulaire (FT).

L'expression ou la libération excessive du facteur tissulaire par de nombreux types de cellules (monocytaires, endothéliales, tumorales, placentaires, prostatiques, pulmonaires) génère une activation diffuse de la coagulation avec consommation des facteurs de coagulation. Il s'ensuit une réaction fibrinolytique.

Il existe une activation systémique de la coagulation qui intéresse conjointement la thrombinoformation et la plasminoformation.

La résultante est la formation de microthrombus dans les vaisseaux de manière diffuse.

La thrombopénie est expliquée par la captation des plaquettes circulantes par les microthrombus.

3. Causes

La première cause de CIVD est le sepsis (en particulier les bactériémies à bacilles à Gram négatif). La CIVD complique 30 % des sepsis.

En réanimation, les deux autres principales causes sont le **polytraumatisme** et l'**hémorragie obstétricale.**

La leucémie aiguë promyélocytaire (LAM 3) est souvent associée à une CIVD. La LAM3 est rare mais ne doit pas être ignorée car elle nécessite un traitement spécifique urgent.

4. Diagnostic positif

Les critères diagnostiques de CIVD associent :

- thrombopénie ;
- diminution du TP ;
- augmentation des marqueurs de la dégradation de la fibrine ;
- diminution du taux de fibrinogène (peut être normal au cours du sepsis).

5. Prise en charge (à titre indicatif)

C Le premier traitement est étiologique. Le traitement symptomatique consiste en l'apport de facteurs de coagulation (PFC), fibrinogène et plaquettes soit 1) en amont immédiat d'un geste à risque hémorragique soit 2) en cas d'hémorragie active. L'apport de complexe prothrombinique (CCP) est contre-indiqué car il existe un risque d'aggravation de la CIVD. Le plasma frais congelé (PFC) contient un ensemble de facteurs de coagulation et permet un équilibre entre coagulation et fibrinolyse, tandis que le complexe prothrombinique ne contient que des facteurs favorisant la coagulation et expose ainsi à un risque de thrombose.

C. Syndrome de microangiopathie thrombotique (MAT)

A Le syndrome de microangiopathie thrombotique est un ensemble de maladies caractérisées par la constitution de thromboses microcirculatoires.

Le syndrome de microangiopathie thrombotique est défini de manière clinique et biologique par :

- une **anémie hémolytique** (élévation du taux des LDH et de la bilirubine libre, effondrement de l'haptoglobine) **mécanique** (présence de schizocytes et test de Coombs négatif) ;
- une **thrombopénie périphérique de consommation** ;
- une **défaillance d'organe de sévérité variable par ischémie microcirculatoire** (essentiellement insuffisance rénale aiguë et signes neurologiques centraux).

L'atteinte correspond histologiquement (fig. 63.3) à une occlusion artériolaire par des thrombus fibrineux.

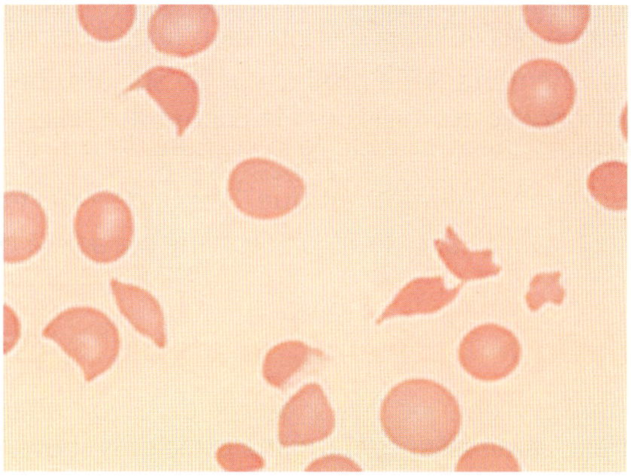

Fig. 63.3. A Le frottis sanguin met en évidence des schizocytes avec un aspect dit en « bicorne » ou en « cimier de casque ». Cette image est caractéristique des syndromes de MAT.

Il existe plusieurs formes de MAT :

- le purpura thrombotique thrombocytopénique (PTT) ;
- le syndrome hémolytique et urémique typique (SHU typique) ;
- le syndrome hémolytique et urémique atypique (SHU atypique) ;
- les microangiopathies thrombotiques secondaires (HTA maligne, cancer métastatique, VIH, médicaments, HELPP syndrome…).

1. Purpura thrombotique thrombocytopénique (PTT)

Cette maladie est caractérisée par un déficit d'activité en ADAMTS13 le plus souvent acquis, auto-immun, beaucoup plus rarement congénital. L'ADAMTS13 est une métalloprotéase permettant le clivage du facteur Willebrand impliqué dans l'hémostase primaire. En l'absence de clivage par l'ADAMTS13, les multimères de facteur Willebrand deviennent hyper-adhésifs et s'agrègent avec les plaquettes. En s'accumulant, ils sont à l'origine de la formation de microthrombus au sein des capillaires et des artérioles de la microcirculation, responsables d'une ischémie et d'une souffrance viscérale disséminée.

La présentation clinique associe une fièvre, une anémie hémolytique et une thrombopénie. L'atteinte d'organe est :

- le plus souvent une atteinte cérébrale (signes neurologiques fluctuants comme des paresthésies, des céphalées, des signes neurosensoriels, jusqu'à un AVC, une crise épileptique ou un coma) ;
- parfois une atteinte cardiaque (élévation des troponines, tachycardie sinusale, infarctus du myocarde) ;
- rarement une atteinte rénale (qui oriente plutôt vers un SHU).

Une activité ADAMTS13 inférieure à 5–10 % signe le diagnostic. Le diagnostic étiologique s'effectue par la recherche d'anticorps anti-ADAMTS13.

Le traitement par échanges plasmatiques est instauré en urgence avant réception du résultat de l'activité ADAMTS13. La transfusion plaquettaire n'est pas indiquée et pourrait aggraver la symptomatologie.

2. Syndrome hémolytique et urémique typique (SHU typique)

Le SHU typique se manifeste classiquement par des diarrhées fébriles chez un enfant. La diarrhée est sanglante dans 70 % des cas. L'atteinte d'organe est une insuffisance rénale aiguë d'apparition brutale avec hématurie, protéinurie, hypertension artérielle, parfois anurie. L'atteinte d'autres organes (en particulier système nerveux central) est possible mais reste toutefois rare et n'évoque pas en première intention un SHU typique.

L'*Escherichia coli* entérohémorragique producteur de shigatoxine (STEC) est le germe causal le plus fréquent. Le diagnostic est réalisé par la culture des selles et recherche de shigatoxine par PCR dans les selles.

Le traitement est uniquement symptomatique. Une épuration extrarénale est parfois nécessaire.

Le SHU post-diarrhéique avant l'âge de 15 ans est une maladie à déclaration obligatoire.

3. Syndrome hémolytique et urémique atypique (SHU atypique)

Il s'agit d'une entité rare en lien avec une anomalie de la voie alterne du complément dont la protéine C5 est centrale. La défaillance d'organe est le plus souvent une défaillance rénale.

4. Microangiopathies thrombotiques (MAT) secondaires

Les MAT secondaires sont plus fréquentes que les formes primitives. Les causes sont nombreuses : HTA maligne, cancer métastatique, VIH, médicaments, HELLP syndrome…

5. Démarche diagnostique devant un syndrome de microangiopathies thrombotique (MAT)

Devant une thrombopénie avec anémie, il est nécessaire de rechercher une hémolyse mécanique par la réalisation d'un bilan d'hémolyse et la recherche de schizocytes.

Une fois le syndrome de MAT identifié, il faut doser l'activité ADAMTS13 et s'aider du contexte :

- la présence de diarrhée glairosanglante fébrile avec une insuffisance rénale aiguë chez un enfant oriente vers un SHU typique ;
- la présence d'une atteinte cérébrale oriente vers un PTT ;
- il faut également évoquer d'autres causes spécifiques de syndrome de MAT (HELLP syndrome chez la femme enceinte, HTA maligne, cancer, certaines chimiothérapies, complications liées au VIH et à la transplantation d'organe).

En l'absence de tableau évident de SHU typique et/ou de signes orientant de façon évidente vers une MAT secondaire, il est nécessaire de débuter en urgence des échanges plasmatiques.

Quiz 3

Un patient de 42 ans se présente aux urgences un vendredi soir pour une épistaxis dans un contexte d'altération de l'état général avec fièvre, asthénie, anorexie et amaigrissement. Il présente par ailleurs des ecchymoses multiples au niveau des bras et des membres inférieurs mais dit ne pas s'être cogné récemment pourtant. Le bilan biologique objective une anémie à 6,4 g/dl et une thrombopénie à 16 G/l ainsi qu'une hyperleucocytose à 56 000/mm^3 avec présence de blastes dans le sang. Le bilan d'hémostase est fortement perturbé avec présence d'une CIVD (baisse des facteurs de la coagulation dont le facteur V et le fibrinogène). Vous suspectez une leucémie aiguë myéloïde (LAM). *Que faites-vous au plan diagnostique et thérapeutique ?*

D. Autres causes de thrombopénies pouvant être rencontrées chez des patients critiques

La **thrombopénie septique** est fréquente en réanimation. Il s'agit principalement de mécanismes périphériques, mais de nombreux mécanismes coexistent. Il existe une part d'inflammation systémique, de coagulation intravasculaire, d'hémophagocytose réactionnelle. Le sepsis engendre également une réponse immunitaire inappropriée avec sécrétion d'anticorps anti-plaquettes pouvant se fixer à la surface altérée des plaquettes ou sur des produits bactériens fixés aux plaquettes. **Le taux de plaquettes reflète la sévérité du sepsis** et son traitement repose avant tout sur la prise en charge de l'état septique.

Le **syndrome catastrophique des anti-phospholipides (CAPS)** est une forme rare du syndrome des anti-phospholipides (SAPL) qui met en jeu le pronostic vital. Le CAPS est caractérisé par la survenue de thromboses microcirculatoires multiples, diffuses et simultanées jusqu'à la défaillance multiviscérale.

Le **syndrome d'activation macrophagique (SAM)** est une pathologie rare mais extrêmement grave. Il correspond à une activation histiocytaire majeure caractérisée cliniquement par un tableau bruyant avec une fièvre élevée, une hépatosplénomégalie et biologiquement par une cytopénie, une hyperferritinémie, une hypertriglycéridémie, une hypofibrinogénémie, une élévation des LDH, des anomalies du bilan hépatique. Le myélogramme peut mettre en évidence des images d'hémophagocytose.

La **thrombopénie par allo-immunisation anti-plaquettes** : il s'agit d'une complication dysimmunitaire de la transfusion plaquettaire. Le receveur de phénotype HPA1b développe des anticorps anti-HPA1a détruisant les plaquettes autologues. Le mécanisme de destruction des plaquettes autologues n'est pas élucidé. La symptomatologie est marquée par un purpura thrombopénique qui peut mettre en jeu le pronostic vital.

Le **purpura thrombopénique immunologique (PTI)** est un diagnostic d'élimination. Cette maladie est abordée dans les enseignements de médecine interne et d'hématologie. Elle se rencontre en réanimation lors des complications hémorragiques et nécessite alors une prise en charge spécifique (corticothérapie et immunoglobulines intraveineuses).

Points de vigilance

- L'apparition d'une thrombopénie est fréquente en soins intensifs mais n'est pas à négliger.
- L'apparition d'une thrombopénie sans aucun signe clinique de thrombopénie et sans cause évidente doit faire rechercher une agrégation plaquettaire en présence d'EDTA.
- Certains diagnostics doivent absolument être établis rapidement (CIVD, MAT) car ils nécessitent une prise en charge urgente.
- La survenue d'une thrombopénie chez un patient traité par héparine doit systématiquement faire évoquer une thrombopénie induite par l'héparine.
- Une thrombopénie est souvent à risque hémorragique mais peut parfois être associée à un risque thrombotique dans certaines causes de thrombopénie de consommation (MAT et TIH notamment).

Tic-tac…

< 15 min	• Évoquer une thrombopénie devant un syndrome hémorragique • Rechercher des signes cliniques de gravité (purpura extensif, bulles hémorragiques buccales, HTIC)
< 30 min	• Avoir réalisé une numération plaquettaire sur EDTA (± contrôle sur tube citraté)
< 60 min	• Transfuser des concentrés de plaquettes en cas de signes de gravité ou si la thrombopénie est inférieure à 20 G/l (en dehors d'une MAT ! = transfusion contre-indiquée)

Une situation clinique… Deux prises en charge

Un patient de 74 ans, ayant été hospitalisé il y a 2 mois pour la mise en place d'une prothèse de hanche, présente à 4 jours de la prise en charge d'un choc septique, alors que l'évolution est jusqu'à présent favorable, une vive douleur au niveau du site d'insertion du cathéter artériel radial. L'écho-doppler artérielle met en évidence une thrombose de l'artère radiale. Le bilan du patient est normal, hormis une chute des plaquettes à 130 G/l alors qu'elles étaient à 440 G/l la veille.

Où François ne fait pas ce qu'il faut…

Devant ce tableau de thrombose artérielle, François arrête le traitement par héparine de bas poids moléculaire à dose préventive et débute un traitement par héparine non fractionnée à dose curative. Il contrôle la numération-formule sanguine avant de décider d'éventuelles explorations concernant la thrombopénie.

Où l'on peut faire confiance à Hamid

Devant l'apparition brutale d'une thrombopénie et la survenue d'une thrombose artérielle, Hamid évoque une TIH de type 2. L'exposition récente à l'héparine, lors de l'hospitalisation pour la prothèse de hanche, explique le délai très court entre le début de l'exposition à l'héparine et les symptômes. Hamid suspend immédiatement, sans attendre les résultats des examens confirmant le diagnostic de TIH, le traitement par héparine de bas poids moléculaire à dose préventive et débute un traitement anticoagulant curatif par danaparoïde (Orgaran®). Il prescrit un bilan biologique sanguin comprenant un bilan de coagulation (TP, TCA, D-dimères) pour éliminer de principe une CIVD, et un bilan permettant de confirmer le diagnostic de TIH (recherche d'anticorps anti-PF4 ± test d'agrégation plaquettaire ± test à la sérotonine).

Réponses aux quiz

Quiz 1

L'association anémie + thrombopénie doit faire évoquer une MAT (PTT dans ce contexte de symptomatologie neurologique). Le diagnostic sera confirmé par la présence d'une hémolyse (réticulocytose, haptoglobine effondrée, élévation de la bilirubinémie libre et des LDH) mécanique (présence de schizocytes au frottis). Il ne faut pas transfuser de concentrés de plaquettes qui pourraient aggraver la situation clinique (aggravation des phénomènes de thrombose par consommation). Il ne faut pas non plus réaliser de ponction lombaire, contre-indiquée devant la thrombopénie !

Quiz 2

Il s'agit certainement d'une thrombopénie d'origine centrale dans le cadre d'une aplasie post-chimiothérapie. Devant une thrombopénie < 20 G/l, il faut transfuser un concentré plaquettaire pour prévenir la survenue d'un syndrome hémorragique grave (hémorragie intracrânienne, notamment).

Quiz 3

Un contact doit être pris immédiatement avec un centre d'hématologie. Le myélogramme sera réalisé en urgence. La présence d'une CIVD dans ce contexte fait suspecter une LAM de type 3 (promyélocytaire). Le traitement étiologique est une urgence.

Index

A

ABCDE, 754
Abcès
– cérébral, 608
– pulmonaire, 596
– rénal, 633
– septal, 639
Abord veineux, **49**, 166
Acanthocytose, 708
Accès palustre, 648
Accident
– hémorragique des anticoagulants, **828**
– médical, 31
– sur la voie publique, 751
– transfusionnel, 94
– vasculaire cérébral, 346, 361, **388**
Acébutolol, 738, 740
Aciclovir, 613, 616, 697
Acide
– acétoacétique, 520
– clavulanique, 550, 601
– lactique dans le LCS, 612
– tranexamique, 228, 757, 762
Acidocétose
– alcoolique, 741
– diabétique, 467, **518**
Acidose
– hyperchlorémique, 463
– lactique, 461, 743, 759
– métabolique, 13, 196, 432, **454**, **460**, 465, 520, 792, 801
– respiratoire, 282, 286, 295, 448, **454, 460**
– tubulaire, 464, 465
Acinetobacter baumannii, 569
Acinetobacter sp., 308, 563
Acouphènes, 206, 819
ACTH, 532
Activité électrique sans pouls, 167
Acupan®, 76
Acute-on-chronic liver failure, 706–707
ADAMTS13, 845
ADH, 69, 477–478, 482
Admission en réanimation, 26
Adrénaline, 119, 122, 167, 242
Afflux de victimes, 717
Agence de biomédecine, 105
Agglutinines irrégulières, 87
Agranulocytose médicamenteuse, 579
Agressions cérébrales secondaires d'origine systémique (ACSOS), 367, 393, 780
AINS, 76
Albumine, 62, 710
Albuminurie, 438
Alcalose
– hypochlorémique, 501
– métabolique, **454**, **460**, **468**, 500, 504
– respiratoire, 295, **454**, **460**, 500, 694, 706
Alcool, 479, 683, 702, 708, 741
– sevrage, 745
Aldostérone, 436, 531, 534
Aléa thérapeutique, 31
Algorithme MARCHE, 721
Allergie, 242, 295
Allogreffe, 793
Allo-immunisation, 95, 843
– anti-plaquettes, 847
Allongement de l'espace QT, 499, 738
Alphabloquants, 394
Amikacine, 135, 555, 584, 634
Amiloride, 469
Amines vasopressives, 122, 228, 535
Aminosides, 551, 710
Amiodarone, 168
Amlodipine, 739
Ammoniémie, 709
Amoxicilline, 554, 613
– -acide clavulanique, 550, 584, 601, 644, 757
Amphétamines, 695, 738, 744
Analgésie, 72
Anaphylaxie, **238**
Anémie, 91, **227**, 235, 651, 665, 708, 759, 842
– hémolytique, 845
Anesthésie
– générale, 81, 784, 791, 793
– hyperthermie maligne peranesthésique, 807
– locale, 79
Anévrysme
– aortique, 232
– artériel, 410
– intracrânien, 363, 403
– mycotique, 641, 643
– valvulaire, 641
Angiocholite, 681
Angiodysplasie, 671
Angio-IRM, 401
Angiome stellaire, 703
Angio-œdème
– allergique, 240
– bradykinique, 246
Angioplastie, 216
Angioscanner
– abdominopelvien, 668
– cérébral, 103
– thoracique, 158, 183, 268, 320
Anion indosé, 461
Anisocorie, 780

Anomalies, 95, 123, 180, 229, 695, 830
– de l'hémostase1, 2, 3, 4, 5, 6
– hydroélectrolytiques, 473, *Voir* Désordres hydroélectrolytiques
Antagonisation d'un traitement anticoagulant, 394, 833
Antalgiques
– de palier I, 76
– de palier II, 76
– de palier III, 77, 681, 793
Antiarythmiques, 738
Antibioprophylaxie
– fracture ouverte, 757, 774
– hémorragie digestive sur cirrhose, 670, 711
– infection invasive à méningocoque, 624
– patient à risque d'endocardite infectieuse, 645
– péri-opératoire, 571
Antibiothérapie
– avant ponction lombaire, 612
– brûlure, 793
– de la neutropénie fébrile, 584
– de la splénectomie, 585
– dermohypodermite bactérienne nécrosante, 602
– endocardite, 643
– infection neuroméningée, 613
– infection urinaire parenchymateuse grave, 634
– pneumonie aiguë communautaire grave, 307
– probabiliste en urgence, 135, **545**
– purpura fulminans, 624
Anticholinergique, 280
Anticholinestérasiques, 421
Anticoagulants
– accidents hémorragiques des, **828**
– oraux directs, 829
Anticoagulation, 182, 828
Anticorps
– anti-ADAMTS13, 845
– anti-cytoplasme des polynucléaires neutrophiles (ANCA), 439
– anti-digoxine, 736, 740
– anti-membrane basale glomérulaire (anti-MBG), 439
– anti-PF4, 843
– anti-récepteurs à l'acétylcholine (anti-rACh), 416
Antidépresseurs tricycliques, 738, 748
Antidotes, 735, 739
Antiépileptiques, 382, 729, 748
Antifongique, 585
Antigène pneumococcique, 614
Antigénurie, 305
Antihistaminiques, 243
Antihypertenseurs, 394, 820
Antipaludique, 656
Anti-phospholipides (syndrome catastrophique des), 847
Antivitamines K, 690, 694, 828
Anti-Xa, 830
Anurie, 14, 433, **435**, 494, 503, 819, 846
Aphasie, 342
Apixaban, 828–829
Aplasie, 585, 849
Apnée, 260
Aponévrotomie, 793
Argatroban, 843
Arrêt
– cardiaque, 6, **218**, 241, 344, 399, 776, 797
– – de l'enfant, 171
– des thérapeutiques, 18
Artère(s)
– coronaires, 221
– intracrâniennes, 360
– radiale, 449
Artério-embolisation, 406, 672, 751, 773
Artériographie cérébrale, 401
Artésunate, 656
Ascite, 694, 703, 705, 708
– infection du liquide d, 711
Aspergillome cavitaire, 321, 583
Aspergillose, 580
Asphyxie, 262, 727
Aspirine, 76
Asplénie, 581
Assistance circulatoire, 802
Astérixis, 254, 261, 692, 706
Asthénie, 532, 596, 640, 650, 742, 830
Asthme aigu grave, 290
Asystolie, 164, 169, 800, 802
Atélectasie, 270
Athérome, 214
Atonie utérine, 232, 823
Atropine, 422, 639, 736, 740
Attelle à dépression, 756
Attentat, 723
Avibactam, 548
Aztréonam, 135, 555, 601, 634

B

Bactériémie, 564, 566, 598, 844
Bactéries
– du groupe HACEK, 640
– hautement résistantes, 562, 569
– multirésistantes, 562, 569
– pyogènes, 564
Bacteroides fragilis, 555
Balancement thoraco-abdominal, 261
Ballon autoremplisseur à valve unidirectionnelle (BAVU), 45
Bandelette urinaire, 632
Bartonella sp., 643
Béance anale, 776
Benzodiazépines, 349, 381, 698
– intoxication aux, 737, 739
– sevrage aux, 745
Besoins intraveineux, 64
β_2-adrénergiques, 280, 293
β-hydroxybutyrate, 462, 520
Bêtabloquants, 296, 298, 417, 673, 711
– intoxication aux, 150, 729, 738, 740
Bêtalactamines, 439, 548, 601, 634

Bétaméthasone, 821
Bicarbonate de sodium molaire, 735, 738
Bicarbonates, 453, **454**, **460**, 462, 465, 469
Bilan hydrique, 474, 476, 478, 485
Bilirubinémie, 694, 705
Bioéthique, 104
Bioprothèse valvulaire, 151
Biopsie
– cutanée, 625
– hépatique, 695, 704
– rénale, 438
Bisphosphonates, 511
Blast, 766, 789
Bloc
– auriculoventriculaire, 149, 219, 493, 641, 799
– bêta-gamma, 704
– de branche droit, 181
– de branche gauche, 215
– sino-atrial, 219, 493
Blush, 770
BNP, 185, 196
Body scanner, 757, 760
Botulisme, 416–417
Bradycardie, **150**, 169, 215, 493, 500, 502–503, 740, 798
Bradypnée, 260, 736, 798, 821
Bronchoconstriction, 199
Bronchodilatateurs, 293
Bronchogramme aérique, 301, 304
Bronchopneumopathie chronique obstructive (BPCO), **276**
Bronchospasme, 823
Brulstop®, 790
Brûlure, **785**
– circulaire, 793
Bulles, 595, 839
Buprénorphine, 77, 739, 745
Burst fracture, 776
Butyrophénone, 807

C

Caisson hyperbare, 796
Calcémie, 508
Calciparine, 832
Calcium ionisé, 509
Campylobacter jejuni, 415
Cancer (hypercalcémie), 513
Candida, 568, 580, 638
Candidose, 580
Cannabis, 744
Canule de Guedel, 43, 721
Capnie, 265, 295
Carbamazépine, 733
Carbapénèmes, 548, 634
Carboxyhémoglobinémie, 742, 792
Carcinome hépatocellulaire, 708
Cardiomyopathie, 199
Cardiopathie, 641
Cardiotoxiques, 739
Carence
– d'apport d'eau, 467, 485
– d'apport en potassium, 500
– en aldostérone, 436, 534
– en folates, 708
– en insuline, 491, 518, 525
– en magnésium, 503
– en potassium, 466, 501
– en vitamine B1, 349
– en vitamine K, 714
– en vitamines B9 et B12, 841
– martiale, 665, 708
Catastrophe, 718
Catécholamines, 55, **122**, 146, 223, 228, 399, 532, 735, 739
Cathéter
– artériel radial, 566
– infection liée au, 566
– intraosseux, 54
– sus-pubien, 634
– veineux central, 52
Céfépime, 556, 584
Céfixime, 634
Céfotaxime, 135, 307, 556, 613, 624, 634
Ceftazidime, 556, 569, 584, 624
Ceftriaxone, 135, 307, 556, 613, 624, 634
Ceinture de contention pelvienne, 756, 763, 773
Cellulite de la face, 596
Centre antipoison, 732
Céphalées, 254, 345, 480, 650, 654, 788, 815
– fébriles, 608
Céphalosporines, 548
– de troisième génération, 584, 613, 624, 672, 711
Cétonémie, 520–521
Cétonurie, 520
Cétose, 461
Charbon activé, 735
Chirurgie de « *second look* », 763
Chlamydia pneumoniae, 308, 555
Chlorure de calcium, 762
Choc, **114**
– anaphylactique, 123, **238**
– cardiogénique, 114, 123, 125, **143**, 157, 195, 214, 219, 223, 641, 738
– distributif, 114, 680
– électrique externe, 167
– hémorragique, 123, **225**, 666, 751, 755, 759–760, 772, 816
– hypovolémique, 64, 114, 225, 467, 532–533, 790
– obstructif, 114, 123, 151
– septique, 123, **130**, 555, 562, 592, **631**
– – purpura fulminans, 622
– spinal, 776
– toxinique, 593
Cholangiopancréatographie rétrograde endoscopique, 681
Cholangite, 705
Cholécystectomie, 681

Cholestase, 683, 692, 694, 704
Ciprofloxacine, 556, 584
Circulation extracorporelle, 43, 104, 122, 146, 220, 644, 739, 802
Cirrhose, 669–670, **702**
– décompensée, 702
Clairance de la créatinine, 432
Classification
– de Cauchoix et Duparc, 774
– de Forrest, 669
– de Gustilo, 774
– de Maastricht, 104
– de Ring et Meisner, 239
Clindamycine, 601, 604
Clonazépam, 381
Clonidine, 820
Clostridium difficile, 568
Clostridium perfringens, 593
Cloxacilline, 550
CMV, 583, 585, 695
CO *Voir* Monoxyde de carbone
Coagulation intravasculaire disséminée, 625, 817, 841, 843
Coagulopathie, 228, 232, 761–762
– de consommation, 760
Cocaïne, 695, 738, 744
Codéine, 77
Coils, 406
Colite, 232, 671
– pseudomembraneuse post-antibiotique, 568
Collapsus, 722, 792, 815
Collégialité, 20
Collier cervical rigide, 756
Colloïdes, 62
Colonisation bactérienne, 566, 568, 582
Coloscopie, 668
Coma, **338**, 399, 480, 510, 650, 655
– calme, 706, 736
– fébrile, 349
– hypercapnique, 344, 349
– hyperosmolaire, 518
– toxique, 727
– vigil, 694, 799
Communication
– infirmier-médecin, 9
– interventriculaire, 220
Compatibilité
– ABO, 88, 93
– immunologique, 107
Complément (déficit du), 581
Complexe prothrombinique, 832, 844
Complications
– de décubitus, 412
– de la grossesse, 812
Compression(s), 6, 119, 721
– du mésencéphale, 365
– du tronc cérébral, 343, 778
– extrinséque d'un ventricule cérébral, 363
– extrinsèque du ventricule droit, 151
– médullaire, 420, 775
– thoraciques, 163
– – chez l'enfant, 172
Concentration minimale inhibitrice (CMI), 557
Concentré
– de complexes prothrombotiques, 832, 844
– de fibrinogène, 762
– de globules rouges, 88, 761
– plaquettaire, 89, 762, 849
Conditionnement, 119, 755
Confusion, **118**, 134, 228, 279, 292, 476, 480, 510, 612, 840
– postcritique, 374
Congestion cardiaque, 145
Continuous Positive Airway Pressure (CPAP), 198
Contusion
– cérébrale, 779
– médullaire, 776
– myocardique, 759, 767
– pancréatique, 759
– pulmonaire, 766
Convulsions, 369, 480, 608, 806
Coprostase, 724
Cornage, 262
Coronaires, 221
Coronarographie, 169, 217
Corps cétoniques, 467
Corticoïdes, 536
Corticothérapie, 293, 421, 512
– infection neuroméningée, 613
– maturation pulmonaire fœtale, 821
– prolongée, 580
Cortisol, 531–532
Cortisolémie, 534
Coulées de nécrose, 681
Coup de chaleur, 806
Coxiella burnetii, 640
Créatininémie, 429
Crépitants, 193, 215, 816
Crépitation neigeuse, 595
Criblage toxicologique, 734
Crise
– cholinergique, 417
– d'asthme, 193, 269, 290
– d'épilepsie, 372
– hypertensive, 206, 744
– myasthénique, 417
– non épileptique psychogène, 376
– sanitaire, 717
– tonico-clonique (éclampsie), 816
Cristalloïdes, 61
Critères
– d'Anthonisen, 283
– de Duke, 640
– de gravité d'une brûlure, 788
– de Vittel, 752
Cross-match, 108
CRP, 133, 680
Cruralgie, 828

Cryptocoque, 619
Curares, 807
Cyanokit®, 743, 792
Cyanose, 261, 292, 330
Cyanure, 736, 743, 788, 792
Cycle de troponine, 215
Cyproheptadine, 738, 744
Cytolyse hépatique, 692, 694, 704, 816

D

Dabigatran, 829, 832
Damage control, 724, 760, 763
Danaparoïde, 843
Daptomycine, 644
D-dimères, 183, 823
Décérébration, 342
Décompensation
– de BPCO, 276, 339
– de cirrhose, 702
– hépatique aiguë sur atteinte chronique, 707
Décontamination
– des victimes, 723
– digestive, 735
– du matériel, 564
Décortication, 342
Défaillance multiviscérale, 19, 27, 114, 143, 160, 444, 575, 626, 690, 694, 789, 847
Défense abdominale, 684
Défibrillateur automatisé externe, 164
Déficit
– de l'immunité, 579
– du complément, 581
– hydrique, 66, 486
– neurologique, 390, 407
Déglobulisation, 666
– inexpliquée, 829
Delirium tremens, 745
Démarche qualité, 33
Dénutrition, 741, 794
Dépendance, 745
Dépistage des BMR, 573
Dérivation
– urinaire, 435, 631, 634
– ventriculaire externe, 407
Dérivés nitrés, 198
Dermohypodermite bactérienne, 593
Désaturation, 14, 115, 169, 179, 181, 271, 330
Désescalade (antibiothérapie), 557
Déshydratation
– extracellulaire, **66**, 69, 440, 466–467, 483, 498, 504, 510, 521, 532
– globale, 520
– intracellulaire, **66**, 478, **484**, 522
Désilet, 761
Désordres hydroélectrolytiques
– dyskaliémies, **489**
– dysnatrémies, **473**
Détresse respiratoire aiguë, **259**, 263, 272, 292, 418, 641, 721, 791
Dexaméthasone, 613
Diabète
– insipide, 478, 486
– sucré, 478, 517
Diarrhée, 500, 533, 650
– à *Clostridium difficile*, 568
– glairosanglante fébrile, 846
DigiFab®, 740
Digitaliques (intoxication aux), 740
Digoxine, 733, 736
Dilatation
– des bronches, 318
– des cavités droites, 220
– des cavités pyélocalicielles, 632
Diltiazem, 739
Disjonction de la symphyse pubienne, 772
Dissection aortique, 155, 206
Dissociation
– albuminocytologique, 420
– électromécanique, 164, 169, 493, 503
Distension thoracique, 279
Diurèse, 14
– osmotique, 467, 478, 518, 521
Diurétiques, 436, 482
– de l'anse, 198, 441, 486, 501
– thiazidiques, 477, 481, 500, 514
Diverticulose colique, 671
Dobutamine, **122**, 146, 739
Dommage lié aux soins, 32
Donneur vivant, 104
Doppler transcrânien, 403, 408, 759, 780
Douleur, **72**
– abdominale, 510, 516, 533, 650, 678–679, 693, 707, 816, 828
– brûlure, 792
– d'angor, 830
– de l'hypocondre droit, 5, 145, 215, 816
– de l'hypocondre gauche, 229, 679
– épanchement pleural, 331
– épigastrique, 679, 816
– neuropathique, 422
– thoracique, 143, 155, 212, **214**
– – migratrice, 206
Drainage
– pleural, 332
– thoracique, 769
DRESS syndrome, 439
Drogues de synthèse, 743
Dysautonomie, 422, 776
Dysfonction
– endothéliale, 132, 814
– myocardique, 149
– valvulaire, 151
Dysgravidie, 813
Dyskaliémie, 489
Dyspnée, 192, 215, **260**, 268, 639, 830
– de Cheynes-Stokes, 609
– de Kussmaul, 270, 465, 522
– laryngée, 791
– *sine materia*, 272

E

ECBU, 632
Ecchymoses, 839, 846
Échanges plasmatiques, 421, 846
Échelles d'évaluation de la douleur, 74
Échocardiographie, 641
– transœsophagienne, 643
– transthoracique, 147, 197, 643
Écho-doppler transcrânien, 403
Échographie
– abdominale, 682, 816
– FAST, 759, 770
– hépatique, 692, 704, 819
– obstétricale, 823
– pleuropulmonaire, 768
– rénale et des voies urinaires, 434, 632
– thoracique antérieure, 759
Éclampsie, 206, 815
Ecstasy, 744
Effet
– « basse PvO_2 », 266
– de masse, 364, 779
– espace mort, 252
– stabilisant de membrane, 738
Élargissement des QRS, 738
Électrocardiogramme, 147, 166, 196, 214, 493, 499, 732, 799
Électroencéphalogramme, 349, 380
Électroneuromyogramme, 420
Eliquis®, 829
Embole(s)
– de cholestérol, 440
– provenant du cœur gauche, 642
Embolie
– amniotique, 815
– pulmonaire, 151, 154, **178**, 187, 272, 284
EMLA®, 80
Emphysème, 278
– sous-cutané, 766
Empyème, 766
Encéphalite, 606
– herpétique, 379, 615
Encéphalopathie, 692
– de Gayet-Wernicke, 349, 741
– hépatique, 694, 705–706, 711
– hypercapnique, 339
– postérieure réversible, 379, 817
Endocardite, 151, 439, **638**
Endoscopie œsogastroduodénale, 668, 710
Engagement cérébral, **342**, 364, 609, 778, 780
Enterobacter cloacae, 565
Entérobactéries, 555, 631
– productrices de bêtalactamase à spectre étendu, 564, 569
– productrices de carbapénémase, 570
Enterococcus faecalis, 570
Entérocoques, 555, 563, 580, 631, 638, 640, 644
Entérovirus, 614, 616
Entorse grave rachidienne, 776
Épanchement
– des séreuses, 681
– péricardique, 641
– pleural
– – gazeux, **329**, 766
– – liquidien, **329**, 766
Épigastralgie, 680
Épilepsie, 372
Épistaxis, 206, 754
– cataclysmique, 781
Épuisement respiratoire, 14, 138, 147, 195, 199, 255, 261, 263, 265, 293, 306, 414, 457–458, 465
Épuration extrarénale, 433, 441, 503, 735
Équation d'Henderson-Hasselbalch, 453
Erreur(s)
– cognitives, 9
– médicale, 30, 32
Érysipèle, 593
Érythromycine, 669
Escarrotomie, 793
Escherichia coli, 308, 550, 555, 568, 631
– entérohémorragique producteur de shigatoxine (STEC), 846
Établissement français du sang, 86
État
– de choc, **114**, 115, 761, 776
– de mal épileptique, **373**
– hyperglycémique hyperosmolaire, 518
Éthylisme chronique, 685
Évaluation de la douleur, 74
Éveil, 340
Événement indésirable associé aux soins, 31
Exacerbation
– d'asthme, 290
– de BPCO, 193, 269, 276
Expansion volémique, 60, 182, 755, 761
Exsufflation, 331, 755, 766, 769
Extracorporal life support, 122, 146, 220, 735, 739
Extraction fœtale en urgence, 815, 820

F

Facteur
– tissulaire, 844
– V, 690, 694, 704, 846
– Willebrand, 845
Fasciite nécrosante, 593
FAST-écho, 759, 770, 780
Fausse thrombopénie, 839
Femme enceinte. *Voir* Complications de la grossesse
Fentanyl, 744
Fibrillation
– atriale, 218
– ventriculaire, 164, 218, 494, 799–800
Fibrinogène, 762, 844
Fibrinolyse, 216, 844
Fibrose hépatique, 702
Fièvre, **130**, 193, 302, 345, 415, **578**, 594, 607, 624, 640, 654, 695, 805, 847
– chez l'immunodéprimé, 578
– paludisme, 649
FiO_2, 41, 792

Fistule
– aortodigestive, 668
– intracardiaque, 641
Fixateur externe, 775
Flammazine®, 793
Flapping tremor, 692, 706
Flécaïnide, 738
Flumazénil, 698, 735, 737, 739
Fluoroquinolones, 307, 551, 634, 672, 711
Flutter atrial, 150
Foetor hepaticus, 706
Foie de choc, 697
Formule de Katz, 523
Fosphénytoïne, 382
Fraction d'éjection ventriculaire gauche, 191
Fracture
– costale, 766
– déplacée de membre, 756
– du bassin, 772
– du massif facial, 781
– du rocher, 754, 781
– instable du bassin, 759
– ouverte, 757, 774
– vertébrale, 776
Freinage expiratoire, 193
Frissons, 654, 799
Frottis-goutte épaisse, 652
Fumées d'incendie, 736, 743, 788, 791
Furadantine, 634
Furosémide, 198, 201, 437, 441, 470, 486

G

Gangrène
– de Fournier, 597
– gazeuse, 593
Garrot, 6, 119, 721, 756, 762
Gastrite aiguë, 232
Gastropathie d'hypertension portale, 670
Gaz du sang, 265, 282, 448
Gentamicine, 135, 556, 613, 644
Geste
– d'hémostase, 669, 672, 755, 760, 830, 832
– invasif, 564
GHB, 744, 747
Glasgow Coma Scale, **341**, 778
Globe urinaire, 736
Glomérulonéphrite rapidement progressive, 439
Glucagon, 735, 740
Glucocorticoïdes, 531
Gluconate de calcium, 497, 762
Glucosé, 62
Glutathion, 740
Glycémie, 15, 341, 344, 480, 521, 692, 696, 731
Glycopeptides, 553, 564
Glycorachie, 611, 616
Glycosurie, 467
Granulomatose, 514
– avec polyangéite, 439
Greffe
– d'organe, 102, 581
– de cellules souches hématopoïétiques, 581
– de peau, 787
– hépatique, 697
– rénale, 586
Grippe, 305, 307–308
Grosse jambe rouge aiguë, 593
Grossesse (complications de la), 812

H

Haemophilus influenzae, 308, 550, 581, 613–614
Haleine
– cétonique, 522
– fétide, 596
– œnolique, 698, 706, 741, 751
HbCO, 742, 792
Helicobacter pylori, 669
HELLP syndrome, 816, 818, 846
Hématémèse, 231, 666, 829
Hématochézie, 666
Hématome
– extradural, 362, 779
– intraparenchymateux, 362, 389, 779
– musculaire profond, 828
– rétropéritonéale, 773
– rétroplacentaire, 815–816
– sous-capsulaire, 769
– – du foie, 815
– sous-dural, 362, 485, 779
Hématose, 251
Hématurie, 846
– *a vacuo*, 435, 445
Hémiplégie, 342
HemoCue®, 226–227, 758
Hémocultures, 133, 305, 580, 583, 598, 610, 625, 632, 640
Hémodilution, 228, 235, 761
Hémoglobine, 91
Hémolyse, 816, 840, 846
Hémomédiastin, 759, 768
Hémopathies, 841
Hémopéricarde, 151, 220, 641, 759, 767
Hémopéritoine, 759, 770
Hémopneumothorax, 766
Hémoptysie, **315**
Hémorragie
– accident hémorragique des anticoagulants, **828**
– choc, 225
– de la délivrance, 231, 818
– digestive, 229, **664**
– – basse, 671
– – haute, 669, 710
– du *post-partum*, 232
– extériorisée, 6, 226, 231
– intracrânienne, 841
– intraventriculaire, 363
– massive, 721
– occulte, 226, 829
– rétropéritonéale, 764
– sous-arachnoïdienne, 352, 362, **398**
– spontanée, 840

Hémostase, 321, 669, 752, 760, 762, 770, 832
– correction de l', 831
– préhospitalière, 756
Hémothorax, 759, 766
Héparine
– de bas poids moléculaire, 829
– non fractionnée, 182, 828
– thrombopénie induite par l, 842–843
Hépatalgie, 215, 695
Hépatite
– A, 696
– à HSV, 697
– alcoolique aiguë, 695
– B, 696, 705
– C, 705
– cytolytique, 740
– fulminante, 693, 740
– hypoxique, 695
Hépatomégalie, 193, 694, 703
Hépatopathie sous-jacente, 693, 702
Hépatosplénomégalie, 650, 847
Herpes simplex virus, 565, 615–616, 695
Hippocratisme digital, 703
Hormone antidiurétique, 477
Hydrocéphalie, 363, 407
Hydrocortisone, 535
Hydroxocobalamine, 743, 792
Hygiène, 572
Hyperaldostéronisme, 456, 469, 500
Hyperammoniémie, 706
Hyperbilirubinémie, 704
Hypercalcémie, **508**, 683
Hypercapnie, 254, 265
Hypercoagulabilité, 818
Hyperglycémie, 466–467, 520
Hyperhydratation
– extracellulaire, **66**
– intracellulaire, 67, **480**
Hyperkaliémie, 432, 444, 464, **491**, 534, 740, 801
Hyperlactatémie, 130, 471, 743, 792
Hypermétabolisme, 794
Hypernatrémie, 66, **484**
Hyperosmolarité, 485, 520
Hyperparathyroïdie primaire, 513
Hyperpnée, 522
Hyperprotéinorachie, 611, 616
Hypersplénisme, 704, 708
Hypertension
– artérielle, 193, **204**, 254, 261, 405
–– gravidique, 815
–– maligne, 206, 440
– intracrânienne, 206, **342**, 407, 476, 608, 610, 780, 840
– portale, 670, 703, 706
Hyperthermie, 532, 738, 744, **805**
– maligne
–– peranesthésique, 807
Hyperthyroïdie, 514
Hypertriglycéridémie, 683
Hypoalbuminémie, 703–704, 821
Hypocapnie, 265, 331
Hypogammaglobulinémie, 581
Hypoglycémie, 349, 379, 532, 694, 741
Hypoglycorachie, 611, 616
Hypokaliémie, 467, **498**, 524, 802
– de transfert, 500, 801
Hypomagnésémie, 470, 500–501
Hyponatrémie, 379, 407, **480**, 534, 696
– hypo-osmolaire, 67
Hypoperfusion périphérique, 117, 533
Hypophosphatémie, 657
Hypotension artérielle, 14, **117**, 130, 145, 181, 227, 240, 498, 521, 739–740, 798
– orthostatique, 532
– permissive, 761
Hypothermie, 228, 722, 732, 760, 762, 791, **797**
Hypothyroïdie, 800
Hypoventilation alvéolaire, 252, 266
Hypovolémie, 435, 485, 521, 532, 680, 760–761, 790, 821
– efficace, 477, 482, 814
Hypoxémie, 43, 180, 182, 251, 263, 266, 280, 282, 295, 307, 330–331
– *sine materia*, 268
Hypoxie, 91, 114, 251
– cellulaire, 792

I

Ictère, 649, 693, 703, 708
Idarucizumab, 832
Iléus réflexe, 679
Imipénème, 569, 584
Immunoglobulines polyvalentes, 421, 602
Immunosuppresseurs, 109
Immunosuppression, 578
Incendie, 736, 792
Indices urinaires, 435
Induction en séquence rapide, 81
Infarctus
– cérébelleux, 392
– cérébral, 390
–– malin, 392
– du myocarde, 149, 206, 214, 223, 744
– du tronc cérébral, 348
– placentaires, 818
Infection
– associée aux soins, 546, 563
– bronchopulmonaire aiguë, 300
– chez l'immunodéprimé, 578
– cutanéomuqueuse, 589
– de cathéter, 562, 583
– de site opératoire, 564, 567, 571
– des parties molles, 135
– digestive, 568
– du liquide d'ascite, 670, 672, 707, 711
– endocardite, 638
– fongique, 585
– intra-abdominale grave, 135
– liée aux cathéters, 566, 571
– neuroméningée, 345, 606

– nosocomiale, 32, 547, 562
– palustre, 652
– par le VIH, 580
– parasitaire, 648
– pneumonie aiguë communautaire, **300**
– respiratoire, 283, 296, 565
– sepsis, 130
– urinaire, 135, 564, 568, 571, **631**
Inflammation
– méningée, 606
– systémique, 681, 794, 847
Inhalation
– de corps étranger, 262
– de fumées d'incendie, 743, 791
– pulmonaire, 345, 565
Inhibiteurs
– calciques, 394, 739
– – intoxication aux, 150, 729
– de l'enzyme de conversion, 435
– de la pompe à protons, 671, 711
– de la recapture de la sérotonine (intoxication aux), 729
– de β-lactamases, 548
– des récepteurs de l'angiotensine II, 435
INR, 830, 832
Instabilité
– du bassin, 772
– du rachis, 776
Insuffisance
– aortique, 641
– cardiaque
– – aiguë, 143, 198
– – chronique, 150, 199
– – droite, 154, **193**, 215, 695
– – gauche, 154, **191**, 215, 283, 641
– circulatoire aiguë, 117, 261
– hépatique
– – aiguë, **692**, 695
– – chronique, 713
– hépatocellulaire, 471, 703, 740
– mitrale, 214, 220, 641
– placentaire, 813
– rénale, 462, 495
– – aiguë, **429**, 707, 846
– – fonctionnelle, 436
– – chronique, 432
– respiratoire
– – aiguë, 180, **259**
– – du patient BPCO, 276
– surrénalienne, 483, 496, **530**
Insufflations, 163
– chez l'enfant, 173
Insuline, 467, 497, 500, 518, 524
– euglycémique, 739
Insulinorésistance, 519
Insulinothérapie, 467, 524
Intervalle libre, 779
Intoxication, **727**, 729
– à la digoxine, 736
– alcoolique aiguë, 741
– au cyanure, 736, 743, 788, 792
– au monoxyde de carbone, 349, 736, 742, 788, 792
– au paracétamol, 695–696, 740
– aux benzodiazépines, 349, 698, 737, 739
– aux cardiotropes, 150
– aux digitaliques, 740
– aux gaz asphyxiants, 791
– aux morphiniques, 349
– aux psychotropes, 736
– massive, 743
– médicamenteuse volontaire, 727
– par des fumées d'incendie, 736, 791
Intubation orotrachéale, 263, 344, 422, 709, 722, 754, 780
– prolongée, 565
IRM
– cérébrale, 348, 361, 390, 616
– du rachis, 777
– médullaire, 420, 777
Ischémie
– cérébrale retardée, 407
– de membre, 788
– mésentérique, 442, 679
– microcirculatoire, 845
– placentaire, 814
– silencieuse, 125
Isolement, 624
Isoprénaline, 502, 639, 740
Ivresse aiguë, 725, 741

K

Kaliémie, 490, 499, 798
Kaliurèse, 496, 501, 534
Kayexalate®, 441
Kétamine, 77, 793
Kingella kingae, 640
Klebsiella pneumoniae, 308
Klebsiella sp., 555

L

Labétalol, 740, 820
Lactate, 118, 130, 454, 461–462
Lactatémie, 694
Lactorachie, 616
Lactulose, 711
Legionella pneumophila, 308, 555
Lésion(s)
– axonales diffuses, 780
– purpurique, 623
Leucémie aiguë promyélocytaire, 844
Leucocyturie, 438, 568, 576, 632
Leuconychie, 703
Leucopénie, 708
Levée d'obstacle, 445, 479
Lévétiracétam, 382
Lévofloxacine, 575
Libération des voies aériennes, 165, 172, 721, 754
Lidocaïne, 78, 738

Ligne(s)
– B de Kerley, 195
– de Damoiseau, 331
Limitation ou arrêt des thérapeutiques, 18
Linézolide, 601
Lipasémie, 679, 682
Liquide cérébrospinal, 360, 407, 610
Listeria monocytogenes, 611, 613–614, 616
Listeriose neuroméningée, 615
Lithiase
– biliaire, 683
– urinaire, 434
Lithium, 514, 733
– intoxication au, 729
Locked-in syndrome, 342, 392, 481
Low flow, 163
Lunettes à oxygène, 44
Lupus érythémateux aigu disséminé, 439
Lymphopénie, 582

M

Macrolides, 307, 553
Maladie
– chronique du foie, 694
– d'Osler, 638
– de Churg et Strauss, 439
– de Goodpasture, 439
– de Wegener, 439
– des emboles de cholestérol, 440
– des membranes hyalines, 821
Malformation artérioveineuse, 363, 403
Mannitol, 780
Manœuvre
– d'Allen, 450
– de Heimlich, 262
– de Pierre Marie et Foix, 341
Marbrures, **117**, 131, 279, 521, 533, 680, 816, 838
Masque à oxygène, 44
Massage cardiaque externe, 166
– chez l'enfant, 172
Matelas-coquille, 756, 775
MDMA, 738, 744
Médecin régulateur, 752, 757
Médiastin (refoulement du), 269, 766
Médiastinite, 604
Méléna, 231, 666, 829
Méningite, 352, 379–380, **606**
– à liquide clair, 614
– purulente, 346, 385, 613–614
Méningocoque, 581, 613, 622, 624–625
Méningoencéphalite, 352, 606, **616**, 807
– herpétique, 346, 615
MEOPA, 78
Météorisme abdominal, 679
Metformine, 444
Métrorragies, 816
Microangiopathie
– diffuse, 206
– thrombotique, 440, 814, 818, 840, 844
Microbiote, 563
Microthrombus, 816, 844
Midazolam, 381, 764
MidLine, 51
Minéralocorticoïdes, 531
Minerve rigide, 775, 777
Monobactames, 548
Monocytopénie, 579
Monoxyde de carbone, 736, 742, 788, 792
Morphine, 77, 764
Mort
– encéphalique, 101–110, 778
– *in utero*, 816
– subite, 214, 218
Myalgies, 217, 302, 499, 650, 654
Myasthénie, 414, 416
Mycobacterium tuberculosis, 615, 619
Mycoplasma pneumoniae, 308, 415
Mydriase, 737
– bilatérale, 745
– unilatérale, 342, 778
Myélinolyse centropontine, 481
Myélogramme, 841
Myélome, 440, 513
Myocardite, 150
Myonécrose, 593
Myorelaxation, 737
Myosis, 736
Myosite infectieuse, 593

N

N-acétylcystéine, 696, 735, 740
Nalbuphine, 77
Naloxone, 79, 728, 735, 739
Narcan®, 79
NASH (stéato-hépatite non alcoolique), 702
Natrémie, 474, 480, 484, 523
Natriurèse, 534
– de pression, 205
Nécrose tubulaire aiguë, 437
Néfopam, 76
Neisseria meningitidis, 556, 581, 614, 616, 625
Néphrite interstitielle, 439
Néphroangiosclérose maligne, 440
Néphrostomie percutanée, 435, 635
Neuroleptiques (syndrome malin des), 807
Neuropaludisme, 648
Neuroprotection, 821
Neutralisation des anticoagulants, 831
Neutropénie fébrile, 555, 579
NH_4^+, 463
Nicardipine, 394, 739, 820
Nifédipine, 820
Nimodinine, 407
Nitriturie, 632
No-flow, 163
Non-admission en réanimation, 26
Noradrénaline, **122**, 136, 146, 182, 228, 712, 735, 739, 754, 761, 791
NT-proBNP, 185, 196
Nutrition entérale précoce, 794

O

Objectifs
– tensionnels, 393, 405, 820
– – chez le traumatisé, 761
– transfusionnels, 91, 843
– – chez le traumatisé, 761
Obstacle
– sur la voie biliaire, 682
– sur les voies urinaires, 433, 632
Obstruction
– d'une valve cardiaque, 641
– des voies aériennes supérieures, 262, 721, 737
– des voies biliaires, 681
– des voies urinaires, 631
Occlusion coronaire, 214
Octréotide, 670, 672, 711
Œdème, 69, 482, 681
– aigu pulmonaire, 65, 96, 119, 145, **154**, 269, 639, 816
– – cardiogénique, **191**, 219, 641
– – lésionnel, 194
– cérébral, 345, 365, 480, 780
– – vasogénique, 817
– de Quincke, 240, 244
– des membres inférieurs, 145, 193, 812
– des voies aériennes supérieures, 781, 791
– du pancréas, 682
– généralisé, 482, 681
Œsophagite, 670
Oligurie, 14, **118**, **429**, 433, 494, 816
Onde J d'Osborn, 799
Opacités alvéolo-interstitielles, 148, 196, 267, 269
Opiacés, 76
Opioïdes
– intoxication aux, 739
– sevrage aux, 745
Oracilline, 550
Organisation
– de la réponse de sécurité civile (ORSEC), 718
– de la réponse du système sanitaire (ORSAN), 722
Orgaran®, 843
Orthopnée, 192, 215
Oseltamivir, 307
Osmolarité
– plasmatique, 475, 478, 520
– urinaire, 483
Osmoles, 477
Osmothérapie, 780
Otorragie, 754, 781
Oxacilline, 550, 644
Oxygénothérapie, **41**, 119, 293, 307
– chez le patient BPCO, 263, 280
– hyperbare, 742, 792

P

Pack transfusionnel, 751
Packing
– pelvien, 774
– péri-hépatique, 771
$PaCO_2$, **254**, 265, 453, **454**, **460**
Paludisme grave, **648**
Pancréatite aiguë, **678**
Pansement israélien, 756
PaO_2, **250**, 282, 295
Paracentèse, 709
Paracétamol, 76
– intoxication au, 695, 740
Paracétamolémie, 695, 740
Paralysie
– extensive, 412
– flasque, 415
Paramètres PK/PD, 551
Parasitémie, 655
Parathormone, 513
Parvovirus B19, 841
PCR
– BK, 614
– HSV, 614, 616, 695
– influenzavirus, 305
– méningocoque, 614, 625
– multiplex, 614
– *Plasmodium*, 652
– pneumocoque, 614
– pneumocystose, 586
– shigatoxine, 846
Pénicillines, 548
Perfusion, 59
Péricardite, 221
Péritonite, 679, 707, 770
Pertes
– d'eau
– – extrarénales, 478, 485
– – rénales, 478, 485
– de bicarbonates
– – digestives, 462, 465
– – rénales, 463
– de potassium
– – digestives, 499, 501
– – rénales, 500
– digestives, 482, 535
– hydroélectrolytiques, 67, 790
– rénales, 485
– sanguines, 228
– sodées, 478
Pétéchies, 839
– cérébrales, 780
pH, 453, **454**, **460**, 464, 469, 521
Phénobarbital, 382, 734
Phénothiazine, 807
Phlyctènes, 787, 793
Phono/Photophobie, 608
Phosphènes, 206, 819
PICC line, 53
Pipéracilline, 135
– -tazobactam, 556, 584, 601
Piqûre d'hyménoptère, 242
PK/PD, 548
Placenta prævia, 232
Plaie hémorragique, 757, 762
Plan
– blanc, 722

– Canicule, 809
– ORSAN, 722
– ORSEC NOVI, 719
Plaque d'athérome, 214
Plasma frais congelé, 90, 758, 762, 844
Plasmodium, 648
Pleurésie, 193, 269, **329**
– purulente, 333
Pli cutané, 69
Pneumatocèle, 766
Pneumocoque, 308, 552, 613, 622, 625
Pneumocystose, 583, 585–586
Pneumonie, 193, 269, 312, 321
– acquise sous ventilation mécanique, 562, 565
– aiguë communautaire, 135, **300**
– chez le neutropénique, 583
Pneumopathie
– d'inhalation, 393, 565, 735
– de l'immunodéprimé, 19
– nosocomiale, 570
Pneumothorax, 151, 270, 284, **329**, 721, 755
– compressif, 759, 764, 766
– occulte, 766
Polyangéite
– granulomateuse à éosinophiles, 439
– microscopique, 439
Polygone de Willis, 360, 401
Polypnée, 117, 454
Polyradiculonévrite aiguë inflammatoire, 412
Polytraumatisme. *Voir* Traumatisme sévère
Polyurie, 485–486
– hypotonique, 478
– osmotique, 466, 478, 482
Ponction
– artérielle radiale, 450
– -biopsie rénale, 438
– d'ascite, 707, 709, 711
– de bulle, 603
– lombaire, 349, 380, 385, 420, 610, 615, 810
– – traumatique, 401
– pleurale, 331
Port-A-Cath®, 53, 580
Posterior Reversible Encephalopathy Syndrome (PRES), 379, 817
Post-partum, 821
Potassium, 490, 501–502
Potomanie, 481
Pouls
– anisophtygmie, 206
– brachial, 172
– carotidien, 6, 162
– dissocié, 557
– fémoral, 6, 162, 172
– filant, 227, 279
– paradoxal, 152
– périphériques, 774
– radial, 451, 722
Poussée hypertensive, 204, 817
Pradaxa®, 829
Praxbind®, 832
Précautions complémentaires, 573
Pré-éclampsie, 206, **812**
Prélèvements conservatoires, 734, 807
Pression artérielle pincée, 120, 125, 227, 532, 827
Pristinamycine, 604
Procalcitonine, 133
Produits sanguins labiles, 87, 758
Profondeur des brûlures, 787
Propranolol, 738, 740
Prostatite aiguë, 631
Prostigmine, 421
Protéinorachie, 611, 616
Protéinurie, 815, 846
Proteus sp., 308, 555
Prothèse valvulaire, 151, 641
Protocole d'accueil du patient traumatisé sévère, 751
Pseudomonas aeruginosa, 308, 555, 569, 580, 584
Psychiatrie, 736
Psychotropes (intoxication aux), 729
PTHrp, 513–514
Purpura
– fulminans, 119, 131, 537, 550, 609, **622**
– pétéchial et ecchymotique, 840
– post-transfusionnel, 841
– thrombopénique immunologique, 847
– thrombopénique post-transfusionnel, 95
– thrombotique thrombocytopénique, 440, 845
– vasculaire, 385, 642
Pyélonéphrite aiguë, 439, 631
Pyomyosite, 597
Pyonéphrose, 632
Pyridostigmine, 421

Q

Quick SOFA, 131, 303, 555
Quinidine, 738
Quinine, 656, 738

R

Rachis instable, 776
Radio-embolisation, 763, 771, 781, 835
Radiologie interventionnelle, 760
RAI, 87, 108
Raideur de nuque, 608
Rapport
– PaO_2/FiO_2, 250, 265, 295
– ventilation/perfusion, 252, 266
Réanimation cardiopulmonaire, 163
– de l'enfant, 172
– extracorporelle, 170
Réchauffement, 797, 801
Rectorragie, 231, 666, 829
Réflexe(s)
– de Cushing, 206, 399
– du tronc cérébral, 342
– ostéotendineux
– – abolis, 415, 737, 741, 821
– – vifs, 776, 815
Reflux hépatojugulaire, 145, 193
Refoulement du médiastin, 269, 766

Refroidissement, 809
– de la brûlure, 790–791
Registre national informatisé des refus, 105
Règle des neuf de Wallace, 786
Régulateur, 753, 757
Rejet, 109
Remplissage vasculaire, 119, 123, 228, 667, 791, 802, 821
Reperfusion coronaire, 216
Resaignement, 406
Réserve alcaline, 453
Résistance aux antibiotiques, 557, 564
Respiration paradoxale, 766
Responsabilité médicale, 32
Restriction hydrique, 67, 473, 480, 484, 487
Retard de croissance intra-utérin, 817
Rétention aiguë d'urines, 633
Revascularisation, 394
Rhabdomyolyse, 377, 495, 732, 738, 759, 788, 798
Rhombencéphalite, 615
Rifampicine, 569, 625, 644
Rigidité musculaire extrapyramidale, 810
Risque médico-légal, 32
Rivaroxaban, 829
Ronchus, 278
Rupture
– d'anévrysme aortique, 232
– de l'isthme aortique, 759, 766
– de la paroi libre du ventricule gauche, 220
– de la rate, 771
– de pilier, 151, 214, 220
– de varices œsophagiennes, 232, 670, 710
– du segment mobile rachidien, 776
– rénale, 771
Rythme
– choquable, 164, 167
– idioventriculaire accéléré (RIVA), 218
– non choquable, 168

S

Salbutamol, 122, 243, 497
SARS, 565
Scanner. *Voir aussi* Angioscanner
– «corps entier», 229, 757, 760
– abdominal, 682
– abdominopelvien, 434, 770, 828, 832
– cardiaque, 643
– cérébral, 347, **355**, 391, 400, 608, 780, 841
– – avant ponction lombaire, 612
– cervicothoracique, 599
– du rachis total, 777
– pelvien, 599, 773
– thoracique, 309, 583, 768
– uro-scanner, 632
Schizocytes, 816, 840, 845–846
Scintigraphie pulmonaire de ventilation-perfusion, 185
Sclérose latérale amyotrophique, 417
Scope multiparamétrique, 119
Score
– «4T», 843
– ASIA, 776
– de Baux, 788
– de Child-Pugh, 704
– de Glasgow, **341**, 778
– MELD, 704
– myasthénique, 418
Screening toxicologique, 734
Sécrétion inappropriée d'ADH, 477, 482
Section médullaire, 776
Segment mobile rachidien, 776
Sepsis, **129**, 555, 842, 844
– urinaire, 631
Septicémie, 562
Seuils transfusionnels, 91, 843
Sevrage (syndrome de), 745
Shigatoxine, 846
Shunt, 252, 266
– porto-cave, 711
Sibilants, 193, 243, 278, 292, 788, 816
Sidération myocardique, 738
Signe
– de Babinski, 706
– de Brudzinski, 608
– de Kernig, 608
Situations sanitaires exceptionnelles, 717
Skew deviation, 343
SOFA, 131
Soins palliatifs, 22, 24
Solutés de perfusion, 59
Somnolence, 79, 81, 254, 279, 292, 650, 706
Sonde
– à ballonnet, 781
– à double ballonnet, 711
– double J, 435
– gastrique, 791
– urétérale, 635
– urinaire, 435, 634
– – infection sur, 568
– vésicale, 790
Souffle cardiaque, 640, 830
Souffrance
– du tronc cérébral, 342
– fœtale, 812
sPESI, 178
Spironolactone, 469
Splénectomie, 585, 751, 771
Splénomégalie, 703, 841
SpO_2, 14, 261
Stabilisant de membrane, 738
Staphylococcie maligne de la face, 595
Staphylococcus aureus, 308, 550, 593–594, 638, 642
– résistant à la méticilline, 552, 556, 569, 601
– sensible à la méticilline, 552, 601
Staphylocoques, 563, 580, 638, 644
Stéato-hépatite non alcoolique, 705
Stent, 217
Streptococcus gallolyticus, 640

Streptococcus pneumoniae, 27, 308, 555, 581, 614, 616, 625
Streptococcus pyogenes, 550, 593, 601, 604
Streptococcus viridans, 640
Streptocoques, 580, 593, 598, 638
Stridor, 262, 791
Stylo auto-injecteur d'adrénaline, 242
Sueurs, 254, 261, 334, 339
Sulfadiazine d'argent, 793
Sulfate de magnésium, 502, 820–821
Sulfate de protamine, 832
Sulprostone, 818
Supplémentation en potassium, 502
Support transfusionnel, 86, 843
Surcharge
– hydrosodée, 433, 821
– vasculaire, 68
Surdosage
– en anticholinestérasique, 417
– en anticoagulants, 830
– en antivitamine K, 690, 694, 836
– en opiacés, 79, 284
– en paracétamol, 740
– en pénicillines, 550
– médicamenteux, 729
Sus-décalage de segment ST, 215
Suture précoce, 762
Synacthène®, 534
Syndrome
– ACLF, 707
– alvéolaire, 296, 301, 304, 320, 582
– asphyxique, 6
– cardinal, 521
– cardiorénal, 437
– catastrophique des anti-phospholipides, 847
– coronaire aigu, 125, 144, **153**, 198, **212**
– d'activation macrophagique, 847
– d'encéphalopathie postérieure réversible, 379, 817
– d'hypertension intracrânienne, 342
– de Budd-Chiari, 695, 705
– de défaillance multiviscérale, 21, 143, 678, 681, 789
– de détresse respiratoire aiguë, 194, 260, 791
– de glomérulonéphrite rapidement progressive, 439
– de Guillain-Barré, 412
– de Lambert-Eaton, 417
– de Lemierre, 596
– de levée d'obstacle, 435, 445, 479
– de Mallory-Weiss, 671
– de microangiopathie thrombotique, 844
– de pénétration, 262
– de réponse inflammatoire systémique, 680
– de sevrage, 745
– de Sheehan, 537
– de Wallenberg, 393
– de Waterhouse-Friderichsen, 537
– des loges, 774, 788
– DRESS, 439
– du compartiment abdominal, 791, 793
– glomérulaire, 438
– HELLP, 816
– hémolytique et urémique, 440, 846
– hépatorénal, 707, 712
– inflammatoire, 681
– interstitiel, 125, 305, 311–312, 583
– *locked-in syndrome*, 342, 392, 481
– malin des neuroleptiques, 807
– médullaire, 415, 776
– méningé, 352, 398, 554, 607
– néphrotique, 438
– neurogène périphérique, 413
– neurologique central, 806
– pneumorénal, 439
– polyuropolydipsique, 13, 467, 485, 510
– post-intervallaire, 742
– pyramidal, 413, 415–417, 509, 607, 618, 776
– SIADH, 477, 482
– sous-lésionnel, 776
Système
– ABO, 87, 108
– HLA, 107
– rénine-angiotensine-aldostérone, 491, 814
– Rhésus, 87

T

Table de Berkow, 786
Taches cyaniques, 595
Tachycardie, **117**, 181, 193, 215, 227, 760, 830
– supraventriculaire, 150
– ventriculaire, 150, 164, 218, 494
Tachypnée, 260, 292, 330, 454
Tako-tsubo, 399, 407
Tamponnade, **151**
– gazeuse, 151, 330
Tamponnement
– antérieur, 781
– pelvien, 774
– péri-hépatique, 771
Tazobactam, 135, 548
TCA, 830
Tear drop fracture, 776
Temps de recoloration cutané, 117
Tentative de suicide, 150, 727
Terlipressine, 319, 670, 711–712
Test
– anti-Xa, 830
– au Synacthène®, 534
– de Beth-Vincent, 93
– de Coombs, 845
– de diagnostic rapide (*Plasmodium*), 652
Théophylline, 734
Thermogenèse, 805
Thermomètre hypothermique, 797
Thrombectomie, 394
Thrombolyse, 394
Thrombopénie, 91, 653, 708, 801, 816, **838**
– induite par l'héparine, 842–843
– par allo-immunisation, 841, 847
– septique, 847

Thrombophlébite, 51
– cérébrale, 389, 393, 831
Thrombose
– artérielle, 363, 389
– carotidienne, 392
– coronaire, 162, 214
– de la veine jugulaire, 596
– de la veine porte, 695
– des veines rénales, 440
– des veines sus-hépatiques, 692
– du tronc basilaire, 395
– microcirculatoire, 844
– veineuse profonde, 155, 188, 412
– VVC, 55
– VVP, 51, 55
Thrombus, 180, 816, 844–845
– intraventriculaire gauche, 222
TIPS (*Transjugular Intrahepatic Porto-Systemic Shunt*), 672, 711
Tirage, 292
Titration morphinique, 78
Tonicité plasmatique, 520
Topographie coronaire, 221
Torsade de pointe, 164, 169, 499
Toucher rectal, 666, 712, 776, 829
Toux, 315, 344
Toxidrome, 347, 732
– adrénergique/sympathomimétique, 738
– anticholinergique, 737
– de myorelaxation, 698, 737
– opioïde, 728, 736
– sérotoninergique, 738
Toxiques, 729
– psychotropes, 739
TP diminué, 694, 704, 844
Trachéotomie, 422, 781
Tramadol, 76
Transfert
– de potassium, 500
– médicalisé, 757
Transfusion
– plaquettaire, 657, 710, 842
– sanguine, 86, 228, 667
– – chez le traumatisé, 761
– – massive, 762
Translocation bactérienne, 580, 667, 681
Transplantation, 101
– hépatique, 690, 692, 696, 712, 740
Trauma center, 757
Trauma leader, 757
Traumatisme, 229
– crânien grave, 778
– de l'abdomen, 769
– des membres, 774
– du thorax, 766
– pelvien, 772
– sévère, **750**
– vertébromédullaire, 775
Tri des patients, 720
Triméthoprime-sulfaméthoxazole, 587
Trismus, 596
Troisième secteur, 680
Troponine, 185, 196
Troponinémie, 215, 681, 685, 767
Trou anionique
– plasmatique, 462, 521, 523
– urinaire, 463
Troubles, 261, 727
– de conduction, 164, 219, 738
– de l'équilibre acidobasique, 448, 460
– de l'hémostase, 222
– de la coagulation, 815
– de la conscience, 157, **338**, 480, 522, 533, 654, 730, 788, 792, 816
– de la déglutition, 412, 418
– de la repolarisation, 214
– de la soif, 485
– de la vigilance1, 2, 3, 4
– digestifs, 533, 654
– du comportement, 608, 617
– du rythme, 218, 500, 744, 797
– hydroélectrolytiques, 473
– neurologiques, 262, 286, **342**, 476, 485, 509–510, 521, 527, 533, 693, 696–697, 815
– vésicosphinctériens, 776
– visuels, 815
Tuberculose, 321, 537, 841
– neuroméningée, 615
Tubulopathie myélomateuse, 439
Turgescence jugulaire, **145**, 152, 154, 193, 330, 695
Tympanisme, 703

U

Ulcération de Dieulafoy, 670
Ulcère
– gastroduodénal, 232, 669, 706, 711
– veineux, 592
Urée, 433, 475, 521
Urgence
– absolue, 720
– dépassée, 723
– hypertensive, 204
– relative, 720
Uro-scanner, 631–632
Urticaire, 240

V

Vaccinations, 585
Valproate de sodium, 382, 733
Valvulopathie, 199
Vancomycine, 556, 570, 644
Varices œsophagiennes, 670, 710
Vascularites, 439, 638
Vasoconstriction, 814
Vasoplégie, 739, 760, 776
Vasospasme, 408, 821
Végétation, 641
Veinite, 54
Ventilation
– en pression positive, 197

– invasive, 46
– mécanique, 344, 565, 722
– non invasive, 46, 264, 281, 344
Ventre de bois, 816
Vérapamil, 739
Vigilance, 340
VIH, 580, 615, 841
Virus
– d'Epstein-Barr, 415, 565
– de l'hépatite A, 695
– de l'hépatite B, 695
– de l'hépatite C, 695
– grippal, 305, 565
Vitamine
– B1, 349, 352, 741, 745
– B12, 736, 743, 792
– B6, 741, 745
– D, 513
– K, 694, 714, 832
Vitropression, 623
Voie
– intraosseuse, 53, 166
– veineuse
– – centrale, 52, 167
– – infection, 566
– – périphérique, 50, 166
Volet costal, 766
Volume
– extracellulaire, 69
– intracellulaire, 476
Vomissements, 68, 456, 478, 500, 536, 679
– en jets, 608
VRS, 308, 565

W

Warfarine, 831
Wheezing, 243, 262, 788

X

Xarelto®, 829

Elsevier Masson S.A.S
65, rue Camille-Desmoulins
92442 Issy-les-Moulineaux Cedex
Dépôt Légal : avril 2021

Retirage: septembre 2021

Imprimé en Italie par Printer Trento